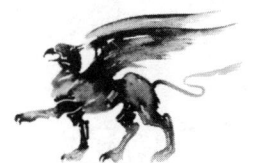

GERHARDT NISSEN

Kulturgeschichte seelischer Störungen bei Kindern und Jugendlichen

KLETT-COTTA

Klett-Cotta
© J. G. Cotta'sche Buchhandlung Nachfolger GmbH, gegr. 1659,
Stuttgart 2005
Alle Rechte vorbehalten
Fotomechanische Wiedergabe nur mit Genehmigung des Verlags
Printed in Germany
Schutzumschlag: Klett-Cotta-Design
unter Verwendung eines Aquarells von Egon Schiele:
Halbwüchsiges Bauernmädchen, stehend nach links (1912)
Gesetzt aus der Minion von Kösel, Krugzell
Auf säure- und holzfreiem Werkdruckpapier gedruckt
und gebunden von fgb – freiburger graphische betriebe
ISBN 3-608-94104-5

Bibliographische Information Der Deutschen Bibliothek
Die Deutsche Bibliothek verzeichnet diese Publikation in der
Deutschen Nationalbibliographie; detaillierte bibliographische
Daten sind im Internet über <http://dnb.ddb.de> abrufbar.

Meiner lieben Frau und meinen Kindern
und Enkelkindern.
Meine Frau hat nach mir, wie bei vielen anderen Büchern,
den größten Teil der Arbeit geleistet.

Inhalt

Vorwort 11

Einleitung 13

1. **Psyche, Ärzte und Medizin im Altertum** 17
   1.1 Einführung 17
   1.2 Naturrecht und Kindesaussetzungen 18
   1.3 Sitz der Seele 18

2. **Dämonenglaube, Exorzismus, Kinderkreuzzüge** 26
   5.–15. Jahrhundert
   2.1 Einführung 26
   2.2 Dämonenglaube und Exorzismus 27
   2.3 Kinder und Jugendliche als Hexen 29
   2.4 Kinderkreuzzüge und Tanzwut 34
   2.5 Ärzte als Aufklärer 36

3. **Ärzte und Pädagogen als Helfer und Heiler** 41
   16.–18. Jahrhundert
   3.1 Einführung 41
   3.2 Ärzte als Diagnostiker und Systematiker 42
   3.3 Pädagogen als Theoretiker und Praktiker 47
   3.4 Reformpädagogik als Prävention und Therapie 57
   3.5 Primär hochbegabte Wunderkinder und „Wunderkinder" durch Lerntorturen 64

4. **Psychisch gestörte Kinder in Findel-, Waisen- und Rettungshäusern** 70
   16.–19. Jahrhundert
   4.1 Einführung 70
   4.2 Säuglinge und Kleinkinder in Findelhäusern 72
   4.3 Kinder und Jugendliche in Waisenhäusern 76
   4.4 Verwahrloste Kinder und Jugendliche in Heimen 78
   4.5 Rettungshäuser für sozialisationsgestörte Kinder und Jugendliche 79

5.   Geistig behinderte Kinder in besonderen Einrichtungen   82
16.–19. Jahrhundert
5.1   Einführung   82
5.2   Geistig behinderte Kinder in Asylen und Spitälern   85
5.3   Das geistig behinderte Wildkind „Victor von Aveyron"   86
5.4   Geistig behinderte Kinder in physiologisch-therapeutischen Anstalten   89
      5.4.1   Das „Heim für minderbegabte Kinder" in Berlin von Carl Wilhelm Saegert   90
      5.4.2   Der Abendberg, „Heilanstalt für Cretinen und blödsinnige Kinder"
            in Interlaken   91
      5.4.3   Samuel Gridley Howe errichtete in den USA eine Versuchsschule für
            schwachbegabte Kinder   94
      5.4.4   Die „Anstalt für Schwach- und Blödsinnige" in Leipzig von
            Karl Ferdinand Kern   94
5.5   Geistig behinderte Kinder in Erziehungs- und Pflegeanstalten in Deutschland   96

6.   Asyle und Spitäler für seelisch gestörte Kinder und Jugendliche in Europa   107
Mittelalter – 19. Jahrhundert
6.1   Einführung   107
6.2   Kinder und Jugendliche in Hôtels, Hospices und Kliniken in Frankreich   108
6.3   Kinder und Jugendliche in Asylums, Lunacies und Kliniken in Großbritannien . . .   115
6.4   Kinder und Jugendliche in Heil- und Pflegeanstalten und Kliniken in
     deutschsprachigen Ländern   119
      6.4.1   Irrenanstalten in Deutschland   120
      6.4.2   Statistische Erhebungen in Heil- und Pflegeanstalten deutsch-
            sprachiger Länder   122
      6.4.3   Kinder in Heil- und Pflegeanstalten für Erwachsene   123
      6.4.4   Statistiken über die Belegung der Heil- und Pflegeanstalten mit Kindern . . .   123
      6.4.5   Psychisch kranke Kinder in der Familie   125
      6.4.6   Mißstände in der psychiatrischen Krankenversorgung   126

7.   Psychisch kranke Kinder und Jugendliche im 19. Jahrhundert in Deutschland   128
19. Jahrhundert
7.1   Einführung   128
7.2   Die besondere Situation in Deutschland   128
7.3   Entwicklungspsychiatrische Tendenzen   131
7.4   Ätiopathogenetische Paradigmenwechsel   132

8.   Der Streit der romantischen und somatischen Psychiater   135
19. Jahrhundert
8.1   Einführung   135
8.2   Die romantischen Ärzte   136
8.3   Die Ärzte der somatischen Schule   143

9. Entwicklungspsychiatrische Kasuistiken 148
19. Jahrhundert
9.1 Vom Einzelfall zur Diagnose 148
9.2 Kasuistiken psychisch kranker Kinder und Jugendlicher 150
    9.2.1   Pränatale Existenz, Neugeborene und Säuglinge 152
    9.2.2   Kleinkind- und Vorschulalter 157
    9.2.3   Schulalter 160
    9.2.4   Pubertät 174
    9.2.5   Jugendalter 179

10. Psychiater, Pädiater, Pädagogen und Psychologen als Wegbereiter 186
19. Jahrhundert
10.1 Einführung 186
10.2 Psychiater 189
    10.2.1   Anfänge einer Psychopathologie 190
    10.2.2   Ansätze zu einer einheitlicheren Nomenklatur 201
    10.2.3   Beginn der ätiopathogenetischen Forschung 215
    10.2.4   Psychosen im Kindes- und Jugendalter 235
10.3 Pädiater 261
    10.3.1   Einführung 261
    10.3.2   Pädiater als heilpädagogische und psychische Ärzte 262
    10.3.3   Nervöse und hysterische Störungen im Kindesalter 270
    10.3.4   Psychischer Hospitalismus als Ursache der Säuglingssterblichkeit
           und von Entwicklungsstörungen 275
    10.3.5   Psychasthenische und neuropathische Kinder 283
10.4 Philosophen, Pädagogen und Psychologen 286
    10.4.1   Pädagogen als Heilpädagogen 287
    10.4.2   Sonder- und Heilerziehung behinderter oder gestörter Kinder 294
    10.4.3   Psychologen als Diagnostiker und Therapeuten 297

11. Pioniere und Begründer der Entwicklungspsychiatrie 323
11.1 Einführung 323
11.2 Psychiater als Gründungsväter 325

12. Auf dem Weg zur Wissenschaft 358
12.1 Einleitung 358
12.2 Pioniere einer Psychopathologie des Kindes- und Jugendalters 358

13. Neue therapeutische Verfahren 396
19. und 20. Jahrhundert
13.1 Einleitung 396
13.2 Psychotherapie durch Hypnose 397

13.3 Psychoanalyse und Tiefenpsychologie 401
    13.3.1 Psychodynamische Verfahren für Kinder und Jugendliche 405
13.4 Verhaltenstherapie 413
    13.4.1 Kognitive Verhaltenstherapie 421
    13.4.2 Verhaltenstherapeutische Verfahren für Kinder und Jugendliche 427
13.5 Andere psychotherapeutisch wirksame Verfahren 430
13.6 Psychopharmakotherapie 434
    13.6.1 Zur Vorgeschichte psychotroper Substanzen 434
    13.6.2 Psychotrope Arzneimittel für Kinder und Jugendliche 437
    13.6.3 Das hyperkinetische Kind im 19. und 20. Jahrhundert 442

14. Kinder- und Jugendpsychiatrie im 20. Jahrhundert 447
20. Jahrhundert
14.1 Einleitung 447
14.2 Kinder- und Jugendpsychiatrie in Europa 448
14.3 Kinder- und Jugendpsychiatrie in den USA 475
14.4 Kinder und Jugendliche im Nationalsozialismus 479
    14.4.1 Kinder und Jugendliche in der „Hitler-Jugend" 479
    14.4.2 Die T-4 Aktion („Kindereuthanasie") 481
14.5 Neubeginn nach dem Zweiten Weltkrieg 487
    14.5.1 Wegweisende Kinder- und Jugendpsychiater 496
    14.5.2 Ambulanzen, Polikliniken, Erziehungsberatungsstellen 500
    14.5.3 Stationen, Abteilungen, Kliniken 502
    14.5.4 Das Fachgebiet Kinder- und Jugendpsychiatrie 506
    14.5.5 Alte und neue Klassifikationen 510

15. Ausblick und Rückblick 514

Literaturverzeichnis 521
Personenregister 555
Sachregister 569
Abbildungsnachweis 576

Vorwort

Als ich begann, aus den durch Jahrzehnte ange-
sammelten Materialien, Exzerpten, Zitaten und
eigenen Arbeiten eine Sammeldarstellung über
die Historie der seelischen Störungen im Kin-
des- und Jugendalter zu planen, war zunächst
an eine Broschüre von 80 bis 100 Seiten gedacht. Nach ersten Gesprächen mit dem Verlag
und besonders nach einer systematischen
Durchsicht psychiatrischer Zeitschriftenbände
des 19. Jahrhunderts ergaben sich aus der uner-
warteten Fülle des Materials neue Perspektiven.
Vor die Wahl gestellt, eine erschöpfende oder
eine begrenzte historische Darstellung zu erarbeiten, habe ich mich für die zweite Fassung
entschieden. Dieses Buch stellt somit keine
vollständige, sondern eine nach meinen Vorstellungen ausgewählte und begrenzte und
besonders seit dem 19. Jahrhundert überwiegend am deutschsprachigen Raum orientierte
Geschichte der sich seitdem zunehmend rascher formierenden Entwicklungspsychiatrie
des Kindes- und Jugendalters dar. Ich bin mir
bewußt, daß ich als Kliniker nicht alle medi-
zinhistorischen Vorgaben erfüllen kann, und
bitte dafür um Nachsicht. Im Mittelpunkt der
Konzeption stehen die Erkenntnisse, Einsichten und Theorien bedeutender Psychiater,
Pädiater, Psychologen, Heilpädagogen und
Psychotherapeuten und wichtige praktische
Beiträge von Anstaltsärzten und Pädagogen
über ihre psychotherapeutischen, heilpädagogischen und medikamentösen Behandlungsmethoden.

Für die erste Epoche, die Antike, stelle ich dar,
wie seelisch gestörte Kinder und Jugendliche in
die Klassifikationen der antiken Medizin einbezogen wurden, für die zweite Epoche das Schicksal seelisch gestörter Kinder- und Jugendlicher
im Mittelalter, und bei der dritten Epoche, dem
Zeitalter der Aufklärung, zeige ich die Rückbesinnung auf antike und Gewinnung neuer
Erkenntnisse auf. In der vierten Epoche, die vor
200 Jahren begann, schildere ich die allmähliche
Emanzipation der Kinder- und Jugendpsychiatrie und -psychotherapie.

Dem Verlag Klett-Cotta und dem Verleger,
Herrn Dr. Michael Klett, möchte ich meinen
Dank dafür aussprechen, daß er sich trotz
schwieriger Zeiten meines Projekts angenommen hat. Besonderen Dank schulde ich dem
Fachlektor, Herrn Dr. Heinz Beyer, für seine
vielfachen Ratschläge und seine kritische Begleitung des Buches, Frau Renate Warttmann
für ihre sorgfältige Durchsicht und Korrekturen
sowie allen Mitarbeitern des Verlages, die an der
Vorbereitung und Drucklegung des Buches
beteiligt waren. Dem Medizinhistoriker Herrn
Professor Dr. G. Keil und meinem früheren
Oberarzt Professor Dr. G.-E. Trott danke ich für
die Überlassung einiger Abbildungen. Ein ganz
besonderer Dank gilt meinem langjährigen
Mitarbeiter und Freund Dr. Frank Badura und
meiner lieben Frau Gerda für ihre akribische
und kritische Durchsicht der Manuskripte.

Im Herbst 2004

Einleitung

Die Geschichte der seelischen Störungen bei Kindern und Jugendlichen beginnt mit der Erkenntnis, daß abweichendes Verhalten Ursachen haben muß, die entweder von außen auf das Kind einwirken oder im Kind selbst liegen. Im Laufe der Jahrhunderte fand ein ständiger, von religiösen, philosophischen. pädagogischen und politischen Strömungen abhängiger ursächlicher Paradigmenwechsel (Götter und Dämonen, Erbsünde, Abfall von Gott, Masturbation, Degeneration, Eugenik) statt, an dessen Stelle später Anlage, Umwelt und organische Ursachen traten. Dieser zeitlose Wechsel von Ideen hat auch heute nicht an Aktualität verloren, weil die auslösenden Konstellationen und Noxen in der menschlichen Gesellschaft trotz aller Wandlungen im Kern unverändert geblieben sind. Die Häufigkeit der behandlungsbedürftigen psychischen Störungen im Kindes- und Jugendalter liegt nach repräsentativen Stichproben in den westlichen Ländern seit Jahrzehnten unverändert bei 4 bis 6 Prozent. Das zeigt, daß in den anthropologischen Disziplinen Kulturgeschichte immer auch Problemgeschichte darstellt. Sie dient nicht allein der chronologischen Information über bestimmte diagnostische oder therapeutische Forschungen und Entwicklungen, sondern hat einen direkten Bezug zur aktuellen Realität.

Berichte über Anfänge und Fortschritte einer Wissenschaft lassen sich nur insoweit zuverlässig verwerten, als sie schriftlich überliefert, kritisch gesichtet und publiziert wurden. Die Schwierigkeit, einen ausgewogenen Überblick über die chronologische Entwicklung der Erkennung und Behandlung von psychischen Störungen zu geben, liegt darin begründet, daß bis ins 19. Jahrhundert kaum ausführliche schriftliche Berichte über psychische Störungen im Kindes- und Jugendalter vorlagen oder zu wenig beachtet wurden, und zum andern darin, daß eine präzise Interpretation der auf die multiplen Ursprünge unseres Faches hinweisenden psychiatrischen, pädiatrischen, neurologischen, heilpädagogischen oder psychologischen Texte oft problematisch ist. Bemerkenswert ist, daß es nur wenige Bilder oder Abbildungen von psychisch gestörten Kindern und ihren Familien und über ihre Unterbringung in Heimen, Asylen und Irrenhäusern gibt.

Die Geschichte der Psychiatrie hat mit der der Philosophie gemeinsam, daß sie vom Altertum bis zur Neuzeit Kulturgeschichte war und erst spät Wissenschaftsgeschichte wurde. Die Psychiatrie war seit Anbeginn keineswegs ausschließlich an psychisch kranken Erwachsenen orientiert, auch wenn psychisch gestörte Kinder und Jugendliche nur selten in den frühen Nosographien registriert wurden. Man hört zwar von Kindern in antiken Mythologien, etwa über das idealisierte goldene Kind, das ungestraft die goldenen Äpfel der Hesperiden ergreifen durfte, oder über die verschiedenen Herrschern zugeschriebene Legende über die Erforschung der „Ursprache" bei Säuglingen. Es gibt jedoch in der Antike keine und in den ersten nachfolgenden Jahrhunderten nur wenige spezielle Berichte über seelisch oder körperlich kranke Kinder. Dabei waren die Ärzte ursprünglich für den ganzen Menschen und für alle Krankheiten und alle Lebensalter zuständig. Ebenso wie Greise als „alte Erwachsene" angesehen wurden, galten Kinder als „kleine Erwachsene". Die an psychisch kranken Erwachsenen gewonnenen Krankheitsbilder wurden lange Zeit einfach auf das Kindesalter übertragen. Psychische und körperliche Störungen bei Kindern wurden wie die bei Erwachsenen im Altertum von spirituellen Heilern und von philosophisch orientierten Pädagogen und von Ärzten einer archaischen Medizin behandelt. Erst spät erkannte man, daß viele Erscheinungsbilder psychisch gestörter Kinder nicht mit denen der Erwachsenen übereinstimmten, sondern eine entwicklungstypische Symptomatik aufwiesen und eine spezielle Diagnostik und eine daran angepaßte Therapie erforderten. Alle sozialen Mißstände, denen psychisch gestörte Erwachsene ausgesetzt waren, betrafen gleichermaßen und oft in noch viel stärkerem Ausmaß Kinder und Jugendliche. Denn die betroffenen Kinder konnten ihre Not und ihr Elend nicht artikulieren, oder ihre Stimmen wurden nicht gehört. Deshalb war jeder Fortschritt in der Diagnostik und Therapie bei psychisch kranken Erwachsenen auch ein Fortschritt für psychisch gestörte Kinder und Jugendliche.

Die Geschichte der psychischen Störungen bei Kindern und Jugendlichen ist naturgemäß mit dem Wirken ihrer Betreuer, ihrer Helfer und Heiler, eng verbunden. Diese waren immer der aktive, jene der passive Teil. Es hat sich deshalb nicht nur als zweckmäßig, sondern als notwendig erwiesen, nicht nur das Schicksal der Kinder und Jugendlichen, sondern auch das ihrer Therapeuten in die vorliegende Abhandlung einzubeziehen. Neben ihren wissenschaftlichen Ver-

diensten ist in einem so stark humanistisch ausgerichteten Fach wie der Kinder- und Jugendpsychiatrie ihre Persönlichkeit von kaum zu überschätzender, großer, oft entscheidender Bedeutung. Deshalb wurden hier ihre Vita, ihre eigene Kindheit, früher Elternverlust ebenso wie Armut, Kinderarbeit und Krankheit und der oft labyrinthische Weg ihrer Berufsfindung und ihr späteres Schicksal besonders berücksichtigt.

Die Bedeutung der Kindheit sowohl für eine normale als auch eine gestörte seelische Entwicklung des Kindes war den Pädagogen und Ärzten spätestens zu Beginn des 18. Jahrhunderts bekannt. Teilweise lagen bereits Erfahrungen aus vorausgegangenen Jahrhunderten vor. Dabei handelte es sich um Vorstellungen über die Entfaltung des Erbinventars bei Montaigne (1533–1592), über die pädagogischen Präventionsversuche Johann Bernhard Basedows (1724–1790), um die Ideen des „Wachsenlassens" von Rousseau (1712–1778) oder der „Willensbildung" von Ludwig Scholz (1868–1918). Der Universalgelehrte Carl Gustav Carus (1789–1869) definierte psychische Krankheiten als ein „Zurückweisen des Organismus auf eine unreife Lebensperiode". „Soweit das Kind einmal sprechen kann", schrieb der Psychiater Heinrich Wilhelm Neumann (1814–1884), „kann es auch delirieren, das heißt irre reden, das heißt, irre sein." Die Entdeckung spezieller Psychosen im Jugendalter und seine systematischen Nosographien durch Karl Ludwig Kahlbaum (1828–1899) sind eine Vorstufe zu Emil Kraepelins systematischen Klassifikationen. In Amerika beschrieb Benjamin Rush (1745–1813) im Jahr 1812 in seinen „Explorationen" geistige Anomalien bei Jugendlichen. Walter Dandy veröffentlichte 1848 eine Monographie über „Geisteskrankheiten im Kindesalter", und Henry Maudsley (1835–1918) beschrieb in seinem 1867 erschienenen Werk „Physiologie und Pathologie der Geistestätigkeit" die Vor- und Reifungsstadien des Kindesalters. Die Beurteilung der psychischen Störungen des Kindesalters durch Wilhelm Griesinger (1817–1868) als unspezifische, milieureaktive und organische Hirnfunktionsstörungen förderte ebenso wie die Psychoanalyse Sigmund Freuds (1856–1939) mit ihren frühkindlich-libidinösen Entwicklungsstörungen die Etablierung einer eigenen kinder- und jugendpsychiatrischen Disziplin. Schon Hermann Emminghaus (1845–1904) hatte darauf hingewiesen (1878), daß „in keiner anderen Lebensperiode auf unbedeutende Anlässe hin die psychischen Prozesse leichter in Unordnung geraten, als gerade in der Kindheit", und Friedrich Moeller (1882) konstatierte, daß „die seelische Entwicklung des Kindes und die Entwicklung des Gedächtnisses" Hand in Hand mit einer „fortschreitenden Besetzung der einzelnen Rindenzelle" gehe, ein Gedanke, der später von Joseph Feldner in seiner „Entwicklungspsychiatrie des Kindes" (1955) erwogen wurde und in der modernen Entwicklungspsychiatrie vertieft werden konnte. Alle diese Autoren weisen ebenso wie die moderne Lernpsychologie auf die Kindheit als das natürliche Zentrum der menschlichen Entwicklung hin.

Für die Kinder- und Jugendpsychiatrie, die lange Zeit eine Brückenfunktion zwischen den Geistes- und den Naturwissenschaften innehatte, ist Geschichte deshalb nicht allein als Ideengeschichte von Bedeutung, sie ist immer auch eine Geschichte ihrer Fehler und Irrtümer. Auch für die Kinder- und Jugendpsychiatrie, die wie alle anderen Fachgebiete auf Kreativität und Innovationen angewiesen ist, besteht die Gefahr, neue, tatsächlich jedoch längst widerlegte Hypothesen als Novitäten zu präsentieren oder bewährte Therapien allzu rasch zu verwerfen, wenn sie dem modischen Zeitgeist nicht entsprechen. Die Griechen hatten für diesen ständigen Drang nach nur scheinbaren Neuigkeiten den Terminus Polypragmosyne. Der attische Historiker Thukydides (460–400 v. Chr.) meinte dazu, daß ihm nichts verhaßter sei als Menschen, die ständig leichtfertig neue Hypothesen in die Welt setzen und die schwierige Last der Widerlegung anderen überlassen.

1. Psyche, Ärzte und Medizin im Altertum

1.1 Einführung

Die Geschichte der Medizin war seit Anbeginn immer auch Geschichte der psychisch kranken Menschen, überwiegend psychisch kranker Erwachsener, aber auch psychisch gestörter Kinder und Jugendlicher. Die Einsicht, daß es neben somatischen auch psychische Erkrankungen gab, die sich durch ärztliche Maßnahmen beeinflussen ließen, war schon früh vorhanden. Erste Versuche einer nosographischen Klassifikation psychischer Störungen reichen bis etwa 2000 v. Chr. zurück. Aus der vorchristlichen Zeit stammen Dokumente aus Ägypten, Indien (die Veden und Upanishaden) und aus China (Laotse und Konfuzius, im 7. Jh. v. Chr.).

Aber mit den Beschreibungen von Geisteskrankheiten bei Erwachsenen vergleichbare oder spezielle Schilderungen von psychischen Störungen bei Kindern sind nicht überliefert. Die meisten der aus Babylon erhaltenen Urkunden, in denen Kinder erwähnt werden, sind Mietverträge mit Ammen. Aus Griechenland sind Maximen der Vorsokratiker erhalten, in denen die Seele, ihre Substanz und ihre Antriebe eine vorrangige Rolle spielen. Thales von Milet (ca. 625–547 v. Chr.) gilt als der Begründer der griechischen Philosophie. Er wurde von Platon zu den Sieben Weisen gezählt. Von ihm stammen die Sinnsprüche „Erkenne dich selbst", „Unmäßigkeit ist schlecht" und „Schädlich ist ein Mangel an Selbstbeherrschung". Er erklärte, die ganze Welt, auch Gegenstände wie der Ma-gnet, sei voller Seelen und Götter. Ihm oder Chiron wird die bekannte Inschrift des Apollotempels in Delphi „Erkenne dich selbst" zugeschrieben. Der hebräische Talmud weist auf die geringe Lebensfähigkeit der Sieben- und Achtmonatskinder hin. Die Frage, ob es ein „Seelenleben vor der Geburt" gibt oder nicht, sei eine Scheinfrage. Soma und Psyche entwickelten sich in gegenseitiger Abhängigkeit von der Befruchtung bis zur Geburt. „Schwangere Frauen müssen für ihren Körper Sorge tragen, ihr Gemüt aber sollten sie frei von Sorge halten", meinte Aristoteles (384–322 v. Chr.), „denn das werdende Kind nimmt vieles von der Mutter an, wie die Pflanze von dem Erdreich, in dem sie wurzelt." In der Heilkunde heißt es seit ihren Anfängen: verbis, herba, lapidibus. Schon damals wurde die Therapie körperlicher und seelischer Krankheiten von der Trias: psychotherapeutisch, konservativ, chirurgisch bestimmt. Die Ägypter führten bei psychisch gestörten Menschen bereits zur Zeit des Imhotep (525 v. Chr.) in Memphis mit dem Tempelschlaf eine modern anmutende Milieutherapie mit Konzerten, Tänzen, Zeichnen und Malen und Ausflügen zum Nil durch, die befriedigende Resultate gezeitigt haben müssen. Auch die griechischen und römischen Ärzte versuchten, Krankheiten nicht allein durch Substanzen, Massagen, Diätetik oder durch Wundheilung und körperliche Eingriffe zu bessern oder zu heilen, sondern auch durch spirituelle Konzepte, durch suggestive und disziplinierende Maßnahmen, durch Tempelschlaf und Musiktherapie, durch magische Beschwörungen und rituelle Handlungen. Auch unser heutiges Behandlungsarsenal kennt aktive und passive psychodynamische Methoden, Heilpädagogik und Psychotherapie, Bewegungs-, Beschäftigungs-, Mal- und Musiktherapie, die keineswegs nur als strukturierte Freizeitangebote anzusehen sind. Die Ansicht, daß Geisteskranke, wenn auch unter anderen Vorzeichen, von außen her krank gemacht werden, blieb bis heute lebendig.

1.2 Naturrecht und Kindesaussetzungen

Nach dem babylonischen Codex Hammurabi um 2000 v. Chr. war es dem Vater vorbehalten, ein gesundes oder mißgebildetes Neugeborenes mit den Worten „mein Kind" anzuerkennen oder nicht. Mädchen wurden in der Antike häufiger als Jungen getötet, weil Jungen als künftige Krieger erwünscht waren. Aussetzung und Verkauf aus wirtschaftlicher Not waren den Eltern erlaubt. Nach dem Naturrecht durften im Altertum körperlich mißgebildete und schwer geistig behinderte Neugeborene und Kleinkinder ausgesetzt werden. Es entsprach den damaligen ethischen Vorstellungen, das Leben von Kindern mit irreparablen körperlichen oder geistigen Schäden, die eine schwere Belastung für die oft kinderreichen Familien und die Gemeinschaft bedeutet hätten, frühzeitig zu beenden. Diese Aussetzungen erscheinen uns heute als grausam und unmenschlich, aber eine generelle Verurteilung erscheint nicht unbedingt gerechtfertigt, weil damals im Gegensatz zu heute häufig keine Möglichkeiten einer Lebensverlängerung bestanden. Die Tötung oder Aussetzung neugeborener Kinder war an unterschiedliche Voraussetzungen geknüpft. In

Athen erlaubte Solon (um 600 v. Chr.) generell die Tötung schwächlicher oder mißgebildeter Neugeborener. In Sparta entschieden dagegen angesehene alte Männer nach einer Besichtigung des Neugeborenen, ob es aufgezogen werden durfte oder nicht. Körperlich mißgebildete oder geistig behinderte Kinder wurden nach den Gesetzen des Lykurg in den Schluchten des Taygetos-Gebirges ausgesetzt. Soranus (98–138 n. Chr.) und Galenus (129–199 n. Chr.) berichteten, daß Neugeborene durch ein Bad im kalten Wasser auf ihre Lebensfähigkeit überprüft wurden. Im alten Rom wurden unerwünschte Kinder auf den Gemüsemarkt oder vor einen Tempeleingang gelegt. Kaiser Konstantin (322 n. Chr.) verfügte dagegen, daß von ihren Eltern verstoßene Kinder auf Staatskosten aufgezogen werden sollten. Mit der Einführung des Christentums als Staatsreligion und der ausdrücklichen Weisung Jesu: „Liebe deinen Nächsten wie dich selbst" und „Selig sind die geistlich Armen" besserte sich zunächst die Situation; willkürliche Kindesaussetzungen wurden verboten. Aber die rechtliche Situation blieb unsicher. Es gab Ausnahmen für Früh- und Mißgeburten, auch durften ungetaufte Kinder ausgesetzt werden. Schließlich wurden noch in den ersten nachchristlichen Jahrhunderten „Wechselbälge", die als Früchte einer Vereinigung mit einem „Inkubus", dem Teufel, erklärt wurden, mit geistlichem Beistand getötet.

1.3 Sitz der Seele

Seit dem Altertum, verstärkt im Mittelalter und gelegentlich auch noch in der Neuzeit wurde über den Sitz und die Lokalisation der Seele diskutiert. Aus dem ägyptischen Smith-Papyrus, um 1550 v. Chr. abgefaßt, geht hervor, daß man das Gehirn als den Sitz der geistigen Funktionen betrachtete. Bei den Hebräern spielte die Niere, bei den Griechen (Homer) zunächst das Zwerchfell (phreneticos = der Wahnsinnige) die Hauptrolle, bevor eindeutig der Kopf als Sitz des Geistes bestimmt wurde. Aretaios von Kappadokien (2. Jh. n. Chr.) lehrte: „Die Ursache der Krankheiten steckt im Kopf und im Unterleib." Durch die Besessenheit werde der ganze Leib okkupiert. Rudimentäre Ansätze zu einer Einteilung psychiatrischer Krankheitsbilder, der ältesten, die wir kennen, finden sich auf der Basis dämonischer Besessenheit in Indien, im Ayur Veda (1400 v. Chr.). Bei den Priesterärzten Babyloniens und Ägyptens spielte die Traumdeutung eine große Rolle; Götter und Dämonen sind ihre Helfer oder Gegner. In Memphis wurden neben dem Tempelschlaf Bewegungs-, Beschäftigungs- und Musiktherapie praktiziert, die deutliche therapeutische Resultate zeigten. Über den Sitz der Seele bestand selbst vor 200 Jahren unter den naturwissenschaftlich eingestellten Ärzten noch keine Einigkeit. So glaubten Psychiater wie Christian Friedrich Nasse (1778–1851), daß Gefühle und Emotionen in der Brust und das Begehren im Unterleib lokalisiert seien, und Johannes Baptista Friedrich (1796–1862) vermutete (1833), daß jedes Körperorgan Ursache einer psychischen Krankheit sein könne. Erst Wilhelm Griesinger (1817 bis 1886) erklärte, daß psychische Krankheiten zwar ihren Sitz im Gehirn, aber weder ausschließlich geistige noch rein körperliche Ursachen hätten, sondern immer beides zugleich.

In den medizinischen und philosophischen Schriften der alten Griechen findet sich bereits ein reiches ärztliches Wissen. Dem Pythagoreer Timon von Lokroi wurden (zit. n. Falk 1866) die Worte „Unsere Anlagen zur Tugend und zum Laster, zur Gesundheit wie zur Krankheit stammen von unseren Eltern" zugeschrieben. Alk-

maion von Kroton (560–500 v. Chr.) vermutete, daß eine unzulängliche geistige Wahrnehmung auf einer Verstopfung der Kanäle von Ohr und Auge zum Gehirn beruhe.

Der griechische Philosoph Demokrit von Abdera (ca. 470–380 v. Chr.) war besonders der Naturforschung zugeneigt und begründete, gestützt auf die Wahrnehmungstheorie des Protagoras, die Lehre des Materialismus, in dem die Atome und die Bewegungen der Atome im Mittelpunkt des Weltbildes standen. Er sah das Materielle nicht nur aus physikalischer Sicht, sondern auch im Hinblick (zit. n. Windelband 1948) „auf das psychische Leben mit allen seinen inhaltlichen Bestimmungen und Werten als Erscheinung... Damit erst nimmt das demokritische System den Charakter des bewußten und ausgesprochenen Materialismus an."

Hippokrates (ca. 460–ca. 377 v. Chr.) war der berühmteste Arzt der Antike und Begründer einer wissenschaftlichen Medizin. Die meiste Zeit seines Lebens verbrachte er auf Wanderschaft; er war mit Sokrates befreundet, obgleich er weniger an philosophischen als an den physischen und physiologischen Aspekten der Medizin interessiert war. Er hat als erster ausgesprochen, daß das Gehirn der Sitz der geistigen Störungen sei. Er sah die Medizin nicht als Wissenschaft, sondern als „ars medica" (ärztliche Kunst). Im „Corpus Hippocraticum" finden sich über 60 medizinische Abhandlungen: Krankheitsberichte, Diagnosen und Diätanweisungen. Es gibt von Hippokrates keine ausschließlich den seelischen Störungen gewidmete Schrift. Krankheit bedeutete für ihn eine Störung des Gleichgewichts der verschiedenen Körperflüssigkeiten untereinander. Er beschrieb körperliche Mißbildungen und damit auch mehrere Kinderkrankheiten. Bestimmte Fachbegriffe wie Hydrozephalus („Wasserkopf"), Epilepsie (Krampfanfälle) und

Kachexie (hochgradige Abmagerung) wurden von ihm geprägt. Das Gehirn sei das wichtigste Organ: „Lust, Kummer, Tränen kommen vom Gehirn und nur vom Gehirn." Er unterschied zwischen (1) Phrenitis (akute geistige Störung mit Fieber), (2) Mania (akute geistige Störung ohne Fieber), (3) Melancholia (alle Arten chronischer geistiger Störungen), (4) Epilepsie, (5) Hysterie, (6) Skythische Krankheit, die einem Störungsbild ähnelt, das wir heute als Transvestitismus bezeichnen. Seine Therapie war somatisch ausgerichtet: Helleborus, ein Brechmittel, Aderlaß, Kaltwassergüsse, Diät (Eselsmilch), Gymnastik; hysterischen Mädchen wurde Heirat empfohlen.

Daraus und aus weiteren Ausführungen ergibt sich, daß Hippokrates bereits durch Umwelteinflüsse bedingte, „exogene", von ursächlich ungeklärten Psychosen abgrenzte. Zu den unterschiedlichen Wahnsinnsformen führte er aus: „Wenn der Wahnsinn als Lustigkeit auftritt, lachen die Kranken, scherzen, tanzen Tag und Nacht, auch öffentlich auf dem Markt, zuweilen sogar bekränzt, wie die Sieger nach einem Wettkampf" und: „Andere haben im Wahnsinn Wutanfälle; solche haben schon Kleider zerrissen, ihre Sklaven getötet und Hand an sich selber gelegt. Diese Form ist für die Nächsten nicht ungefährlich." Als Inhalte von Psychosen differenzierte er: „Die Wahnvorstellungen sind vielfältig: Begabte und Studierte treiben Astronomie ohne Anleitung, schaffen philosophische Systeme, dichten, angeblich von den Musen inspiriert. Auch in den Krankheiten bewährt sich eine gute Bildung. Ungebildete fühlen sich als Lastenträger, Töpfer, Zimmerleute oder Steinmetzen. Ganz sonderbare Wahnvorstellungen kommen vor: einer glaubte, er sei ein Krug, und fürchtete sich vor dem Aufschlagen; ein anderer, der sich für einen Lehmziegel hielt, trank nicht, um nicht von der Nässe aufgelöst zu werden."

Bei der Epilepsie – diese Überzeugung bestand bereits in der Antike – handele es sich nicht um eine „heilige Krankheit", sondern um eine Krankheit des Gehirns. Aber auch andere Geistes- und Gemütskrankheiten wurden in der griechischen Medizin nicht als numinose Störungen klassifiziert, sondern, der Säftelehre entsprechend, als Stoffwechselstörungen definiert. Dennoch kannte man bei den Psychosen bis ins 20. Jahrhundert hinein kaum eine andere Möglichkeit, als sie durch moralische Verurteilung zu „behandeln". Ein solches Verfahren schob Dämonen oder Göttern, den Leidenschaften oder der Sünde, der Gesellschaft, dem Patienten selbst oder seiner Familie die Schuld zu, offenbarte aber gerade dadurch die Inkompetenz der Ärzte.

Der künstlerisch und poetisch begabte Platon von Athen (427–347 v. Chr.) stammte aus einer sehr angesehenen Familie. Er erhielt seine entscheidenden philosophischen Eindrücke von Sokrates, den er in seinen Werken als Dialogpartner auftreten ließ. Er gründete nach seiner ersten sizilischen Reise seine Akademie, der viele später berühmte Schüler angehörten, unter ihnen Aristoteles. Platons Psychologie war soziologisch orientiert und ganz auf den Staat ausgerichtet. Er entwickelte die Vorstellung von einer dreigeteilten Seele: Das Denken verlegte er in den Kopf, die Emotionen und die Liebe in die Brust und in den Unterleib die Instinkte, Begierden und Leidenschaften. Wir finden diese Zuordnungen bei den Psychoanalytikern Melanie Klein und Jacques Lacan wieder. Von Platon stammt auch die Definition der Intuition als „das Auge des Gedankens". Für Platon ist der Körper ein Kerker, in dem die Seele herrscht; Gedanken, die sich sowohl in seinem berühmten „Höhlengleichnis" als auch in Freuds Instanzenmodell (Über-Ich – Ich – Es) wiederfinden. Zwischen dem von Carl Gustav Jung eingeführten „kollektiven Unbewußten" (1928) und der „Einheit der Gesinnung seiner Bürger" im „Staat", aber auch der „Archetypen" und den „Paradigmata" bei Platon bestehen enge Beziehungen.

Platon übernahm das medizinische Konzept des Hippokrates in seine Naturphilosophie. Danach wird gefordert, daß ein Arzt über ausreichende Kenntnisse von der Ganzheit der Natur verfügen solle, um einen Menschen behandeln zu können. Diesem Konzept folgend, müsse nicht nur die Krankheit, sondern der ganze Mensch behandelt werden. Für Hippokrates haben neben den anlagebedingten auch peristatische Faktoren große Bedeutung für die Krankheitsentstehung. Er unterschied wie Hippokrates einen „Wahnsinn, der uns von den Göttern gegeben ist" („aus unbekannter Ursache"), und einen anderen, der als „Folge physischer Erkrankung" auftritt – eine frühe Andeutung in Richtung endogener und exogener Ursachen.

Als bedeutendster Lehrer und Erzieher des Abendlandes gilt Aristoteles (384–322 v. Chr.), der in seinem Lebenswerk das gesamte damalige Wissen systematisch bearbeitete und vollendete. Aristoteles, Sohn eines Arztes, trat mit 17 Jahren in die Akademie Platons ein und lernte und lehrte dort 20 Jahre. Er war der wichtigste Schüler Platons, und durch ihn stieg die Philosophie zur Wissenschaft auf. Nach Platons Tod verließ er Athen. Im Jahr 344 übernahm er auf Wunsch Philipps II. von Makedonien die Erziehung von dessen Sohn Alexander. Nach der Thronbesteigung des späteren Alexander des Großen kehrte er nach Athen zurück und gründete dort 335 v. Chr. seine eigene Schule, das nach dem Stadtteil Athens so benannte Lykeion, die auch wegen ihrer zum Herumgehen einladenden schattigen Wandelhallen des Stadions, wo er lehrte, die „peripatetische" genannt wurde. Seine Schüler erhielten einen umfassenden Unterricht in Pädagogik, Psychologie, Naturwissenschaften, Metaphysik und Rhetorik.

Aristoteles führte den Begriff Entelechie ein, an den später Leibniz in seiner Metaphysik und Goethe in seinem Begriff von der Natur anknüpften. Die Entelechie steht in besonders engem Zusammenhang mit der psychischen Entwicklung im Kindes- und Jugendalter. Entelechie bedeutet nach Aristoteles die zielstrebige Kraft des Organismus, seine Entwicklung zu lenken und sich nach der ursprünglich angelegten Form zu entwickeln. In seiner Schrift „De anima" teilt er das Stufenreich der Entelechien in: Pflanzenseele, Ernährung und Fortpflanzung – Tiere, Sinneswahrnehmung und Ortsveränderung, Tierseele – Menschen, Vernunft, Menschenseele ein. Von diesen könne die jeweils höhere Seele nicht ohne die niedere bestehen. Die Seele des neugeborenen Kindes sei eine *tabula rasa*, eine unbeschriebene Schreibtafel. In seinem Werk finden sich häufig Wendungen und Sinnsprüche, die die emotionale, kognitive und soziale Entwicklung des Kindes betreffen. In seiner „Nikomachischen Ethik" postuliert er „in der Seele etwas neben der Vernunft, was ihr entgegengesetzt ist und ihr widerstreitet". Der Schlaf ist die Untätigkeit der Seele, insofern wir sie als gut oder schlecht bezeichnen, abgesehen davon, daß einige Bewegungen (des Wachzustandes) noch im Schlafe nachwirken. Deshalb seien „die Traumbilder der anständigen Menschen besser als die der nächsten besten". In seiner Ethik bezeichnet Aristoteles als die drei Hauptformen des Lebens das Genußleben, das politische Leben und das wissenschaftliche Leben. Das höchste Gut scheine die „Glückseligkeit" zu sein. Kinder könnten, obgleich es manchmal so aussehe, nicht glückselig sein, denn dazu seien sie wegen ihrer jugendlichen Unreife und nach ihrer Entwicklung noch nicht fähig. Die Voraussetzung für die von Aristoteles apostrophierte Glückseligkeit sei „vollkommene Rechtschaffenheit während des gesamten Lebens". Die Entwicklung der „verstandesmäßigen Tugend" eines Menschen beruhe überwiegend auf Belehrung. Die „sittliche Tugend" sei das Ergebnis der Gewöhnung. Wir seien von der Natur dazu veranlagt, uns Tugenden anzueignen, aber sie könnten nur durch Gewöhnung vervollkommnet und gefestigt werden. Denn „was man lernen muß, um es zu tun, das lernt man, in dem man es tut." Unser Handeln werde vom Charakter bestimmt. Ebenso würden wir gerecht nur dadurch, daß wir gerecht handeln, besonnen dadurch, daß wir besonnen handeln, und tapfer dadurch, daß wir tapfer handeln. Die Besonnenheit und die Tapferkeit würden durch ein Zuviel oder Zuwenig zugrunde gerichtet und könnten nur durch das „Einhalten der rechten Mitte" erhalten werden. Er zitiert dabei Platon, der gesagt habe, daß die Kinder schon von klein auf so anzuleiten seien, daß sie da, wo es am Platze sei, Lust oder Unlust empfinden müßten; darin bestehe die eigentliche Erziehung.

Aristoteles schrieb mit „Eudemos" die erste Abhandlung über die Seele und lehrte ein Zusammenwirken von Sinnesreizen und Verstand. Die Seele des Neugeborenen sei noch leer: „…sie unterscheidet sich sozusagen in Nichts von der Seele der Tiere". Sie werde erst später „beschrieben". Dieses Bild der *tabula rasa* wurde im 17. Jahrhundert von dem englischen Arzt und Philosophen John Locke erneut aufgenommen und erweitert. Nach der aristotelischen Lehre der Sukzessivbeseelung findet im embryonalen Leben ein mehrstufiger Aufbau der Seele statt. Nach einer Vermischung des männlichen mit dem weiblichen Samen in der Gebärmutter wachse das ungeborene Kind heran, das am Anfang nur eine Art Pflanzenleben („vegetative Seele") führe, um erst im Laufe der weiteren Entwicklung in ein animalisches („animalische Seele") und schließlich in ein vernünftiges („menschliche Seele") Lebensstadium einzutreten. An dieser Lehre der Sukzessivbeseelung, der Epigenese, orientiert sich teilweise noch heute die religiöse und juristische Beurteilung der Abtreibung. Im späteren Leben sei die Seele, die „Vernunftseele", dem Körper überlegen: „Von unserem Wesen ist nun ein Teil die Seele, der andere der Körper: jene herrscht, dieser läßt sich beherrschen, und jene benutzt diesen, der ihr unterworfen ist, als ihr Werkzeug."

In einem Kapitel über „Psychopathische Erscheinungen" wies Aristoteles darauf hin, daß viele berühmte Dichter, Künstler und Philosophen wie Empedokles, Platon und Sokrates Melancholiker gewesen seien. So, wie manche Menschen „von Kindheit an epileptisch" seien, so seien andere von früh an von einem Übermaß von Melancholie befallen: „Wie kommt es, daß alle überragenden Persönlichkeiten in der Philosophie, in der Politik, Dichtung und Kunst sichtlich Melancholiker sind, und manche in solchem Grade, daß sie sogar von den von der schwarzen Galle ausgehenden Krankheiten ergriffen werden?" Hubertus Tellenbach (1974, 1983) spricht mit der von ihm vorgenommenen textkritischen Analyse des XXX. Problema von „einer epochalen Konzeption des Aristoteles". Aristoteles unterscheide zwei Formen der Melancholie: die psychotische Form der Depression und die Schwermut der Genialen. „Der große Unterschied besteht darin, daß der Geniale in das Feld von Schwermut gerät, wenn der zeugerische Genius in der Erschöpfung versiegt, und in der Uneigentlichkeit solcher Erschöpfung den hohen Auftrag seines Daseins nicht mehr erfüllen kann." Aristoteles differenzierte in seiner Klassifikation seelischer Störungen verschiedene Formen des Wahnsinns durch Einwirkung von Dämonen und Zustände natürlichen Ursprungs (Stultitia, Epilepsie, Phrenesie, Lethargia, Melancholia, Amentia). Aristoteles wurde häufig von Thomas von Aquin (1225–1274) ebenso wie von allen Philosophen, in deren Lehrgebäude Pädagogik und Psychologie eine Rolle spielten, aber auch von Ärzten als Experte für psychische Störungen aufgeführt.

Hinweise auf seelische Erkrankungen bei Kindern im Altertum finden sich nur selten, wohl aber Berichte über psychische Störungen in der Pubertät, über Pubertäts- und Adoleszentenkrisen. Dem griechischen Dichter Hesiod (ca. 700 v. Chr.) wird das Zitat zugeschrieben: „Jünglinge und Mädchen höhnen gleichermaßen den Ratschlägen ihrer Eltern und Lehrer; sie schlagen jede Mahnung in den Wind und fordern statt dessen ein Recht, das ihnen doch ob ihrer Unreife nicht zusteht" (Hohmann 1982). – Bei Platon hieß es: „Der Sohn hat weder Ehrfurcht noch Scheu vor dem Vater und den Eltern. Was ist das für eine Gesellschaft!" Aristoteles schrieb: „Die Jugend liebt den Luxus. Sie hat schlechte Manieren, verachtet die Autorität, hat keinen Respekt vor älteren Leuten und plaudert, wo sie arbeiten sollte. Die Jungen stehen nicht mehr auf, wenn Ältere das Zimmer betreten, sie widersprechen ihren Eltern, schwatzen in der Gesellschaft, verschlingen die Speisen, legen die Beine übereinander und tyrannisieren ihre Eltern." Die römische Jugend bot (Seel 1953) zur Zeit Ciceros partiell „… das echte Bild einer verlorenen Generation, zwischen robuster Begeisterung und kaltem Zynismus, waghalsigem Landsknechtstum und schwelgerischer Sittenlosigkeit schwankend, elegant und brutal, smart und ordinär, von bestrickender Anmut und rührseliger Devotion bis zu frecher Aufsässigkeit und herzkränkender Arroganz, die ganze Tastatur möglicher Empfindungen virtuos beherrschend und bei keiner ganz beteiligt und auf diese Weise die ältere Generation immer wieder täuschend und enttäuschend." Plutarch (46–125 n. Chr.) stellte fest: „Zu den mannigfachen Verfehlungen des Jünglingsalters zählen die Unmäßigkeit im Essen, das Sichvergreifen am Geld des Vaters, Würfelspiel, Schmausereien, Saufgelage, Liebeshändel mit jungen Mädchen, Schändung verheirateter Frauen. Wer nicht dieses Alter nachdrücklich unter seiner Aufsicht hält, gibt merklich der Torheit die beste Gelegenheit zu bösen Streichen." Die Psychologie der Epikureer, Stoiker und der Neuplatoniker orientierte sich überwiegend an den Erkenntnissen und Lehrsätzen ihrer Vorläufer.

Der griechische Arzt Soranus, der in Alexandria und später in Rom praktizierte, forderte eine humane Behandlung der Geisteskranken. Er bekämpfte zwar die Säftelehre, bezweifelte aber nicht, daß seelische Erkrankungen durch Stoffwechselstörungen verursacht würden.

Aretaios von Kappadokien, „der Unvergleichliche", lebte im 1. Jahrhundert n. Chr., zur Zeit Kaiser Neros, in Alexandria. Er stand in seinem Werk Hippokrates nahe und schrieb ein zweibändiges Kompendium der Heilkunde mit vorbildlichen Krankheitsschilderungen von Diphtherie, Tetanus und Aussatz. Er klassifizierte psychiatrische Krankheiten in Melancholie, Mania, Delirium durch toxische Substanzen und in eine senile und sekundäre Demenz und erkannte erstmals die Simulation als ein „geheucheltes Delirium". Die Bezeichnung „heilige Krankheit" für die Epilepsie lehnte er ab. „Mit der sogenannten heiligen Krankheit verhält es sich so: sie scheint mir nicht im geringsten göttlicher und heiliger zu sein als die andern Krankheiten, sondern so wie die übrigen Krankheiten ihren natürlichen Ursprung haben, hat auch diese ihre natürliche Ursache. Die Menschen aber hielten sie für etwas Göttliches aus Unerfahrenheit und aus ihrem Hang zum Wunder, weil sie andern ganz und gar nicht gleicht. Und weil sie unfähig sind zur Erkenntnis, bleibt in ihren Augen das Göttliche gewahrt; es wird aber aufgehoben durch die Leichtigkeit der Methode, mit der sie sie behandeln, weil sie mit Sühnungen und Besprechungen zu heilen suchen." Tatsächlich sei „das Gehirn des Menschen die Ursache des Leidens, wie auch der wichtigsten anderen Krankheiten". Dazu einige ausgewählte Textproben (zit. n. Müri 1962) zum Wahnsinn: „Der Gattung nach gibt es nur einen Wahnsinn; aber seine Formen sind tausendfältig. Er ist seinem Wesen nach ein dauerndes Außer-sich-Sein ohne Fieber. Sollte sich nämlich je Fieber einstellen, so wäre es nicht unmittelbar die Folge des Wahnsinns, sondern irgendeines anderen Einflusses."

Galenus aus Pergamon (129–199 n. Chr.) war neben Hippokrates der bedeutendste Arzt des Altertums. Seine Lehren galten bis weit ins Mittelalter hinein als verbindlich. Er erhielt seine medizinische Ausbildung in Griechenland, praktizierte aber später in Rom. Er hinterließ das umfangreiche anatomische Werk „Ars medica", das besonders mit seinem neurologischen Teil über Jahrhunderte Geltung behielt. Er führte die meisten psychiatrischen Krankheiten auf zerebrale Störungen zurück. In seiner systematischen Nosologie finden sich neben Hysterie, Phrenitis und Melancholie erstmals Bezeichnungen wie Katalepsie, Lethargie und Apoplexie. Er versuchte, Krankheitserscheinungen mit entgegengesetzt wirkenden Mitteln zu bekämpfen.

Der bedeutende Kirchenlehrer und Philosoph Aurelius Augustinus (354–430 n. Chr.) wurde in Afrika als Kind einer christlichen Mutter und eines Vaters, der den alten Göttern anhing, geboren. Er erhielt eine hervorragende Erziehung und eine Ausbildung als Jurist. Als

Sohn einer reichen Familie genoß er das Leben; er hatte einen unehelichen Sohn. Er studierte fleißig die griechischen Philosophen und erhielt mit 30 Jahren einen Lehrstuhl für Rhetorik in Mailand. Unter dem Einfluß des Mailänder Bischofs trat er zum Christentum über. Als Priester und als Bischof bereicherte er in seinen zahlreichen Schriften die christliche Lehre mit Platonischen Ideen und Vorstellungen. In seinen „Bekenntnissen" legte er Rechenschaft über den Leichtsinn seiner Jugendjahre ab und berichtete meisterhaft über sein inneres Erleben und seine unterschiedlichen Seelenzustände. Im Mittelpunkt seines Denkens stand neben dem Prinzip der Selbstgewißheit und des individuellen Bewußtseins und damit der Moral die absolute Willensfreiheit und alle daraus erwachsenden Konsequenzen, aber mit der indirekten Voraussetzung und Einschränkung: „Ich glaube, damit ich erkennen kann." Mit seiner Lehre von der „Prädestination" ergibt sich eine unüberbrückbare Trennung zwischen dem Reich Gottes und dem des Teufels. Mit den „Bekenntnissen" und einem fast unüberschaubaren Schrifttum bot er eine Fülle neuer Erkenntnisse über die Innerlichkeit und die Seele des Menschen, die auch bei Thomas von Aquin in seiner „Summa theologica" ihren Niederschlag fanden.

Poseidonius (4. Jh. n. Chr.) berücksichtigte das Krankheitsbild der akuten Meningitis ebenso wie das Koma, die Tollwut und Alpträume. Die Ärzte Tralles und Aurelianus lebten und wirkten im 5. und 6. Jahrhundert. Tralles kannte bei der Epilepsie vegetative Formen, die im Kindesalter „vom Magen", „von anderen Körperteilen" und „bei Kleinkindern vom Kopf" ausgehen könnten. Aurelianus übersetzte Abhandlungen von Soranus über psychische Störungen und führte neben den alten Begriffen Phrenitis, Melancholia, Mania und Epilepsia mit der Lethargie, einem „Zustand von Gefühllosigkeit oder Starrheit", mit dem „Incubus", einem „Zustand fortgesetzter Alpträume", und mit dem der „Satyriasis", einem „Zustand sexueller Begierde mit geistiger Verwirrung, oft durch Drogen erzeugt", neue Begriffe hinzu und bezeichnete die Homosexualität als Krankheit, „als das Leiden eines erkrankten Geistes bei Männern und Frauen". Die Hauptcharakteristika dieser und anderer nosologischer Schemata haben sich bis weit über das Mittelalter hinaus erhalten, aber die Bedeutungen der einzelnen Termini haben sich mit Ausnahme der Epilepsie mehrfach geändert.

Die vorherrschende Einstellung der Germanen zu ihren neugeborenen Kindern unterschied sich nicht wesentlich von denen der Griechen und Römer. Bei den Germanen wurde das Neugeborene von dem Boden, auf dem die Mutter „niedergekommen" war, von der „Hebamme" aufgehoben und dem Vater in den Schoß gelegt. Von ihm erhielt es seinen Namen. Wollte er aber das Kind nicht aufziehen, so ließ er es aussetzen. Für die Pflege und Obhut psychisch gestörter Kinder waren naturgemäß in erster Linie die Eltern und die Familie zuständig. Bei schweren körperlichen und seelischen Störungen übernahmen später Nonnen und Mönche diese Aufgabe. Die Hebamme mußte das Neugeborene untersuchen, ob es sich zur Aufzucht eignete. Gebrechliche oder kranke Kinder durften verschenkt, verkauft oder ausgesetzt werden. Wer ein Kind fand, durfte es behalten und entschied über sein Schicksal. Der Historiker

Tacitus (56–120 n. Chr.), der den Verfall der römischen Sitten geißelte und seinen Landsleuten gern einen Spiegel vorhielt, berichtete dagegen in seiner Schrift „Germania": „Die Kinderzahl zu beschränken oder eines der Nachgeborenen zu töten gilt als Schande. Mehr als anderswo durch gute Gesetze wird in Germanien durch gute Sitten erreicht. In den Häusern aller Stände wächst die Jugend in ihrer dürftigen, groben Kleidung zu dem Gliederbau und der Größe heran, die wir bewundern. Jedes Kind wird an der Mutterbrust genährt, keines den Mägden oder Ammen überlassen. Das Kind eines Freien wird nicht etwa zärtlicher oder feiner erzogen als das eines Knechts." In römischer Zeit wurde die Tötung eines Kindes erstmals im Jahr 374 n. Chr. als Mord betrachtet (zit. n. Lyman, in Lloyd de Mause 1980). Das Christentum erklärte Kindstötungen für heidnisch und forderte gesetzliche Strafen. Tatsächlich hielten sich Kindstötungen als „Gewohnheitsrecht" noch lange und wurden z. B. in Skandinavien erst nach 1000 n. Chr. allmählich abgeschafft.

Beginnend in altrömischer Zeit und bis ins 19. Jahrhundert gehörten körperlich minderwüchsige und mißgebildete, häufig gleichzeitig auch psychisch gestörte Kinder, Jugendliche und Erwachsene als Hofnarren und belustigende Elemente zum Hofstaat mancher Fürsten, wie z. B. die Zwerge Nicolasito Pertusato oder Maria Bertola (gemalt von Velázquez) am spanischen Hof. Kretine wurden in dieser Zeit im Schweizer Kanton Wallis (Weygandt 1936) als Schutzengel und Heilige verehrt.

2. Dämonenglaube, Exorzismus, Kinderkreuzzüge
5.–15. Jahrhundert

2.1 Einführung

Wenn Menschen unter psychotischen Störungen leiden, ist ihre Umgebung seit jeher zugleich irritiert, alarmiert und ratlos. Schamanen, Zauberer, Derwische und Priester sehen in ihnen von bösen Geistern Besessene, die sie mit magisch-mystischen Riten zu vertreiben suchen. Es handelt sich dabei um Versuche, Unverständliches durch Erfinden von Ursachen verständlicher zu machen und Wege zu einer Heilung zu finden. Der Glaube an böse Geister und Dämonen findet sich in allen Kulturen. Nicht erst in der klassischen Antike, sondern bereits um 1400 v. Chr. finden sich im indischen Ayur-Veda (Menninger 1968) deutliche Hinweise auf die Existenz von Dämonen. Sieben Arten von dämonischer Besessenheit werden angeführt, die durch erzürnte Geister, Götter, Riesen oder Verstorbene hervorgerufen werden können. Die bösen Geister dringen in einen Menschen ein und verursachen psychische Störungen. Für die Hebräer war Wahnsinn die Bestrafung des Menschen für seine Vergehen: „Schlagen wird dich der Ewige mit Wahnsinn . . ." heißt es im 5. Buch Mose, Vers 28. Geister und Dämonen, die Gott sendet, übernehmen diese Aufgabe. In zahlreichen anderen Kulturen gibt es magische Vorstellungen über den „bösen Blick" (arab. „nazar"), auf den auch Krankheiten und der Tod zurückgeführt werden. Mohammed (569–632) berücksichtigte im Koran die Existenz von bösen Geistern und Dämonen. In mehreren Suren finden sich Hinweise auf Djinnen, auf Geister, die als nicht wahrnehmbare Wesen aus Dampf oder Feuer unterschiedliche Körpergestalten annehmen können. Neben „guten" gab es nach dem Volksglauben auch „böse Djinnen", die sich versteckt halten und seelische Erkrankungen verursachen können. Moderne islamische ebenso wie zeitgenössische christliche Exegeten bezeichnen die Existenz von bösen Geistern überwiegend als Aberglaube und ihre Austreibung als Scharlatanerie.

In der Frühzeit glaubte man, daß alle Krankheiten von Geistern und Dämonen verursacht würden. Dämonen waren nach dieser Vorstellung nicht unbedingt böse, es gab auch gute Geister. Im Christentum waren „Besessene" in gewissem Maß an ihrem Zustand mitschuldig, weil man ihn für eine Strafe Gottes wegen sündhafter Lebensführung hielt. Es hänge von der Moral oder vom Willen des einzelnen ab, ob er krank werde oder nicht, aber auch Gott und der Teufel waren in unbegreiflicher Weise daran beteiligt. Alle großen Religionen dieser Welt unterstützen dies indirekt mit dem Postulat einer immateriellen Seele, die zu uns kommt und von uns geht, je nach Verdienst eine Wiedergeburt erfährt und nach dem Tod eines Menschen ins Paradies eingeht oder in die Hölle kommt.

Die Ärzte der Antike versuchten, Krankheiten nicht allein durch Substanzen, Massagen, Diätetik oder durch körperliche Eingriffe zu bessern oder zu heilen, sondern auch durch spirituelle Konzepte, durch suggestive und disziplinierende Maßnahmen, durch Tempelschlaf und Musiktherapie, durch magische Beschwörungen und rituelle Handlungen. Die Ansicht, daß Menschen durch schädliche psychische Einwirkungen von außen her, durch die Umwelt oder durch Gesellschaft, geisteskrank gemacht werden, blieb in vielen Kulturen bis heute lebendig.

Im Mittelalter und auch noch in der im 15. Jahrhundert beginnenden Renaissance wurden psychische, aber auch andere Krankheiten vorwiegend auf Dämonen und böse Geister zurückgeführt. Sie werden als ein Werk des Teufels aufgefaßt, in dessen Diensten Hexen und Hexenmeister standen. In dieser Zeit waren die wenigen als gesichert geltenden Kenntnisse der Antike über die Entstehung von psychischen Störungen offenbar verlorengegangen. Aberglaube und Dämonenglaube führten zu psychischen Epidemien, in denen Dämonopathie, ein Dämonen- und Hexenwahn, dominierten und zu Exorzismen mit Teufelsaustreibungen durch Folter und schließlich mit der Inquisition zu legalisierten Exekutionen führten, die auch Kinder betrafen. Wissenschaft und Aberglaube leisteten einander dabei manchmal verhängnisvolle Dienste.

Aber die mittelalterliche Gesellschaft verhielt sich nach Shahar (1991) keineswegs nur feindselig gegenüber seelisch oder körperlich behinderten Kindern. Vielmehr finden sich Berichte, nach denen körperlich behinderte Kinder von den Eltern aufgezogen und auf Pilgerfahrten mitgenommen wurden. Die meisten Geistlichen lehnten es ab, daß behinderte Kinder umgebracht wurden. Auch Ärzte, die mit den antiken Schriften und den darin enthaltenen Vorbehalten gegenüber seelischen und körperlichen Gebrechen („Nur in einem gesunden Körper kann eine gesunde Seele wohnen") vertraut waren, erwähnten in ihren Schriften darüber nichts. Es gab aber auch Eltern, die sich gegenüber behinderten Kindern ablehnend verhielten. Behinderte Kinder verkörpern für viele Menschen auch heute noch uneingestandene Ängste und Befürchtungen, deren Existenz sie nicht zur Kenntnis nehmen und denen man nicht begegnen möchte.

Die Geisteraustreibung, der Exorzismus, stützte sich ursprünglich auf eine Passage im Neuen Testament (Markus 16,17), erlangte aber erst seit dem 3. Jahrhundert zunehmende Bedeutung. Verfolgt wurde nicht der Satan, sondern der Satan im Besessenen. Teufelsaustreibung war oft ein langer Prozeß, in dem gefastet und gebetet wurde, während der Exorzist ständig Mahnungen und Drohungen an den bösen Geist richtete. Das Kirchenrecht wollte davon zunächst nichts wissen, obgleich Aurelius Augustinus und andere Kirchenväter den auf das Urchristentum zurückgehenden Glauben stützten, daß Dämonen es vermöchten, aufgrund ihres substanzarmen Wesens in den menschlichen Körper einzudringen und sich mit ihm zu vermischen.

2.2 Dämonenglaube und Exorzismus

Böse Geister und Dämonen wurden seit dem Altertum ursächlich für rätselhafte Krankheiten, besonders für psychische Störungen verantwortlich gemacht. Im Mittelalter versuchte man, die Dämonen der Besessenen oder den Teufel durch Exorzismus auszutreiben. Ein Dämonenglaube, ein Glaube an unbegreifliche Kräfte, konnte entstehen, wenn Ereignisse ein-

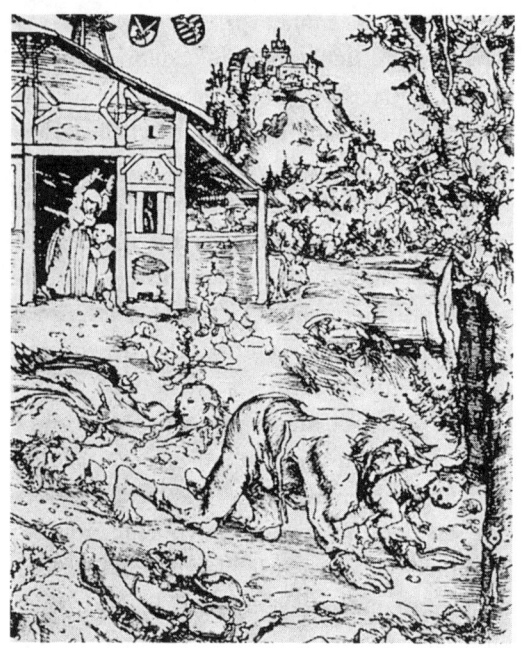

Kinderraub durch einen Waldmenschen.
Holzschnitt von Lucas Cranach d. Ä.
(1472–1553).

traten, die unerklärlich und unableitbar schienen und schließlich auf magisch-mystische Einflüsse zurückgeführt wurden. Während Krankheiten unbekannter Ursachen in einer rationalen Welt einfach als ungeklärt und als noch nicht erforscht hingenommen wurden, konnten sie in einer Kultur, in der die Existenz von guten oder bösen Göttern und von Teufeln und Hexen als selbstverständlich galt, zu einem krankhaften Dämonenglauben führen.

Der Dämonenglaube wurde durch einen Glauben an übersinnliche Kräfte und durch „Einbildung" erworben und führte und zur „Besessenheit", zum Dämonenwahn. Die Besessenheit wurde an äußerlichen Zeichen erkannt und bestimmten „besessenen" Menschen schuldhaft zugeschrieben. Besessen wurden Menschen durch Ansteckung, Verwünschung, Verfluchung, den Hauch eines Sterbenden, aber

auch durch das eigene schlechte Gewissen. Als Zeichen des Besessenseins wurden nicht nur epileptische Anfälle, Koliken, der „Hexenschuß", Impotenz, sondern auch Schlaflosigkeit, Alpträume und Eßunlust bei Kindern angesehen. Zwischen den Exorzisten und den Beschuldigten stellte sich ein verhängnisvoller Rapport ein, wenn beide sich in einer Täter-Opfer-Gemeinschaft aufeinander einspielten. Als später auch ärztliche Gutachter zugezogen wurden, entstanden zwischen diesen und den Theologen oft heftige Streitigkeiten. So behandelte ein englischer Arzt gegen den Protest der Geistlichkeit 50 Dorfmädchen, die von Tierdämonen besessen zu sein glaubten und daher wie Hunde bellten, wie Schafe blökten, wie Pferde wieherten und wie Esel schrien, erfolgreich mit Brechmitteln und Mineralwasser.

Während im christlichen Abendland Krankheitslehren zur Psychiatrie aus der griechischen und römischen Antike durch den Rückfall in magische und dämonische Schablonen verdunkelt waren und verloren schienen, wurden sie in der islamischen Welt bewahrt. Der berühmte persische Arzt Rhazes (864–925 n. Chr.), der bedeutendste der muslimischen Ärzte, bekämpfte Scharlatane und Schamanen. In seinem zehn Bände umfassenden Gesamtwerk finden sich mehrfache Hinweise für eine Behandlung psychischer Störungen. Er schrieb eine kurze Abhandlung, in der er die aristotelische Einteilung der Seele in drei seelische Bereiche: die „vegetative Seele" („Suche nach Vergnügen und Lust"), die „animalische Seele" („Arroganz, Wille zu herrschen") und die „rationale Seele" („exzessive Wißbegier, Melancholie"), die an den „psychischen Apparat" von Freud (das Unbewußte als chthonische Stätte der Triebe und Antriebe – das Ich als bewußte Stätte der Entscheidung – das Über-Ich als Stätte der Moral) erinnert.

Das Lehrbuch des persischen Arztes Avicenna (980–1037 n. Chr.), der „Kanon", wurde über Jahrhunderte gerühmt und fand weite Verbreitung. Er übernahm und bearbeitete die bekannten antiken psychiatrischen Termini und fügte einige neue zusammen mit ihren vermuteten Ursachen und Lokalisationen hinzu. Als „Fatuitas" wurde in diesem Werk ein Schwachsinn infolge einer Verletzung des mittleren Hirnventrikels bezeichnet, bei der „Amentia" liege eine Verletzung des dritten und bei den Halluzinationen eine solche der vorderen Hirnventrikel vor. Die „Liebeskrankheit" könne am Puls diagnostiziert werden, auch eine „passive männliche Homosexualität" wurde angeführt. Bei dem „Delirium", der „Phrenitis" und der „Melancholia" lägen unterschiedliche Mischungen der gelben, roten und schwarzen Galle vor. Insgesamt ist neben einigen neuen Begriffen und der Einführung der Hirnpathologie daraus im Vergleich zu Galen zwar kein Fortschritt für die praktische Psychiatrie zu erkennen, aber die islamische war stärker als die abendländische Medizin auf eine Behandlung der seelischen Störungen mit psychotropen Substanzen eingestellt. Ein großer, wahrscheinlich der größte Teil der Wirkung der verordneten Substanzen sind jedoch Placebo-Effekte gewesen; sie beruhten auf „Psychotherapeusis".

Im 13. Jahrhundert führte der hochgelehrte Thomas von Aquin das aristotelische Begriffssystem der „drei Seelen" (vegetative – animalische – rationale) wieder ein. Er wies in seinen Werken häufig auf seelische Störungen hin. Gustav Theodor Fechner (1873) registrierte eine Liste von Begriffen, in denen Thomas neben den „natürlichen Ursachen" (Schwachsinn, Epilepsie, Phrenesie, Lethargie, Melancholie und Amentia) weiterhin die Einwirkung von Dämonen als mögliche Ursachen für die Entstehung des Wahnsinns anführte.

2.3 Kinder und Jugendliche als Hexen

Die erste Welle der Hexenverfolgung setzte im 8. und 9. Jahrhundert ein und erreichte zunächst im 14. einen ersten und später im 17. Jahrhundert einen neuen Höhepunkt. Karl der Große (768–814) erließ zwar im Jahr 785 die Verfügung, daß, „wer nach Heidenart" einen anderen wegen Zauberei dem Feuertod überantwortet habe, selbst hingerichtet werden solle, aber er konnte gegen den Mahlstrom der Verfolgungen und Verbrennungen nichts ausrichten. In erster Linie waren Frauen betroffen. Die Hexenverfolgung betraf sehr häufig auch geistig behinderte und vermutlich auch psychotische Kinder, die als „Wechselbälger" getötet wurden. Auch in den Zaubereiprozessen gingen Minderjährige nicht immer straflos aus. Moritz Tramer (1945) berichtete nach Quellenstudien über die Tötung „besessener", in Wirklichkeit geistig abartiger Kinder in der Zeit der Hexenverfolgung.

Die offizielle Hexenverfolgung setzte 1484 durch die päpstliche Bulle „Summis desiderantes affectibus" ein. Einen Höhepunkt in der Zeit der Hexenverfolgungen stellte das Erscheinen des „Hexenhammers" (J. Sprenger, H. Insistoris 1487) dar. Dieser damals weit verbreitete „Malleus maleficarum" enthält u. a. Anweisungen für die Prozeßführung und Durchführung von Folterungen für Hexenrichter. Der Teufel wird als leibhaftige Erscheinung beschrieben, mit dem Verträge geschlossen werden können: Er trete als Bock oder als ein böser, buckliger und hinkender Mann auf. Den Hexen wurde vorgeworfen, „Ausgeburten" und Anbeter des Teufels zu sein. Sie wurden häufig der sexuellen Verführung und der Unzucht beschuldigt. Überwiegend wurden Frauen, aber auch zahlreiche Mädchen als Hexen angeklagt und zum Tode verurteilt.

Um einen Ansatz zum Verständnis des Hexenglaubens und zu den grausamen Hexenverbrennungen, die teilweise als Volksfeste begangen wurden, zu finden, ist man gezwungen, von einer epochal vorherrschenden „scheinbaren" Wahrheit auszugehen. Nur aus der zu dieser Zeit dominierenden Moral, die von den allgemein verbreiteten Anschauungen und „Weltanschauungen", von der Religion, von Kasten und Zünften, aber auch von Herrschern bestimmt wurde, sind diese Exzesse zu erklären. Es handelte sich dabei um psychische Massenepidemien. Die Hexenaustreibungen und die Tötung von Hexen wurden als Heilungsprozesse, als radikale Beseitigung von Krankheitsursachen im Interesse der davon Betroffenen wie auch der Gemeinschaft angesehen. Die Hexenmeister und Exorzisten fühlten sich als berufene Heiler, weil sie versuchten, die Verhexten wieder gesund zu machen. Ihre grausamen Methoden sind aus ihrer Sicht auch dadurch gerechtfertigt, daß die seelisch gestörten Menschen sich nicht ausreichend gegen die bösen Geister zur Wehr gesetzt hätten. Durch diese Mitschuld fühlten sich die Exorzisten berechtigt, grausame und sadistische Handlungen vorzunehmen. Der herrschenden Lehre, der Teufelsaustreibung durch ein Umlernen entgegenzutreten, stand die Treue der Kritiker zu ihren Lehrern, aber auch die Angst vor einem Widerstand gegenüber der dominierenden Kirche, die die vorherrschende Meinung bestimmte und kontrollierte, entgegen. Ihren Widerstand gegen den Hexenglauben zu vertreten erforderte neben Scharfsinn auch persönlichen Mut, weil ihre Rechtgläubigkeit angezweifelt werden konnte und sie sich dadurch selbst gefährdeten. Selbst die Ärzte Johannes Weyer (1515–1588), Paracelsus von Hohenheim (1493–1521) und Felix Platter

(1536–1614), die den Hexenglauben entschieden bekämpften, schlossen Dämonen als mögliche Krankheitserreger nicht völlig aus.

Vom 16. bis zum Ende des 18. Jahrhunderts standen zwei Entwicklungen scheinbar unversöhnlich nebeneinander. Einerseits kam es, anders als in den vorangehenden Jahrhunderten, in denen zwar viele besessene Erwachsene und auch Kinder exorziert, aber nur wenige hingerichtet wurden, nun zu immer zahlreicheren Hexenverbrennungen, bei denen neben Frauen erstmals viele Kinder ihr Leben lassen mußten. Andererseits begann mit Paracelsus und Platter eine Abkehr von den angeschuldigten übernatürlichen Mächten und eine Rückbesinnung auf die antike Tradition unter Einbeziehung neuer, natürlicher Erkenntnisse. Diese „erste psychiatrische Revolution" (Zilboorg 1941), die aber noch auf schwachen Füßen stand, wurde durch den mutigen Johannes Weyer, der zwar auch noch an den Teufel glaubte, aber nachwies, daß natürliche Ereignisse oft nur als Teufelswerk angesehen würden und es sich um Geisteskranke handele, richtungweisend unterstützt.

Die von Kaiser Karl V. zum Reichsgesetz erhobene „Peinliche Gerichtsordnung" (Constitutio Criminalis Carolina, CCC, 1532) markierte nur in rechtsgeschichtlicher Hinsicht den Übergang vom Mittelalter zur Neuzeit. Tatsächlich änderten sich dadurch weder die Todesarten (Verbrennung, Galgen, Rad) noch Verstümmelungen und Folterungen zur Erpressung von Geständnissen bei Hexerei oder Zauberei.

Über Jahrhunderte hielt sich der Glaube, daß auch Kinder vom Teufel besessen sein könnten. Vermutlich litten gerade solche Kinder häufig an psychischen (mentalen, emotionalen, autistischen, psychotischen) Störungen. Als Zeichen des Besessenseins galten nicht nur epileptische Anfälle und Koliken, sondern auch anhaltende Schlaflosigkeit und Appetitlosigkeit bei Kindern.

Aus einigen Hexenprotokollen geht eindeutig hervor, daß eine schwere psychische Erkrankung, eine Psychose oder eine intellektuelle Störung, vorgelegen haben muß. Im Jahr 1671 (Horst 1822) teilte ein Mädchen, Katharina Stampeels aus Mösenthien, einem Priester mit, daß sie einen Bund mit dem Teufel geschlossen habe. Auf dem Wege nach Hause sei ihr eine Sau begegnet. Bald darauf habe sie einen in Seide gekleideten Mann mit ungestalten Füßen, Teufelsfüßen ähnlich, erblickt, der sie mit ihrem Namen angeredet und gesagt habe, daß sie von ihren Eltern und Jesus verlassen worden sei. Seinem Verlangen, die Worte zu sprechen: „Ich verlasse Gott und ergebe mich Euch", sei sie nachgekommen. Später habe sie dann mit dem Teufel „unmenschliche Unzucht" getrieben. Einmal habe er versucht, sie zu erwürgen. Er habe danach immer erneut versucht, Menschen zu ermorden, das habe sie nicht verhüten können. Die juristische Fakultät in Helmstedt, die um Rat gefragt wurde, riet zur Vorsicht; man solle das Vorliegen einer Melancholie erwägen. Das Mädchen wurde zu einer lebenslänglichen Gefängnisstrafe „bei notdürftiger Kleidung und Unterhalt" verurteilt.

Die Überzeugung der Hexenmeister, daß ein Exorzismus das Verhalten der Kinder ändern

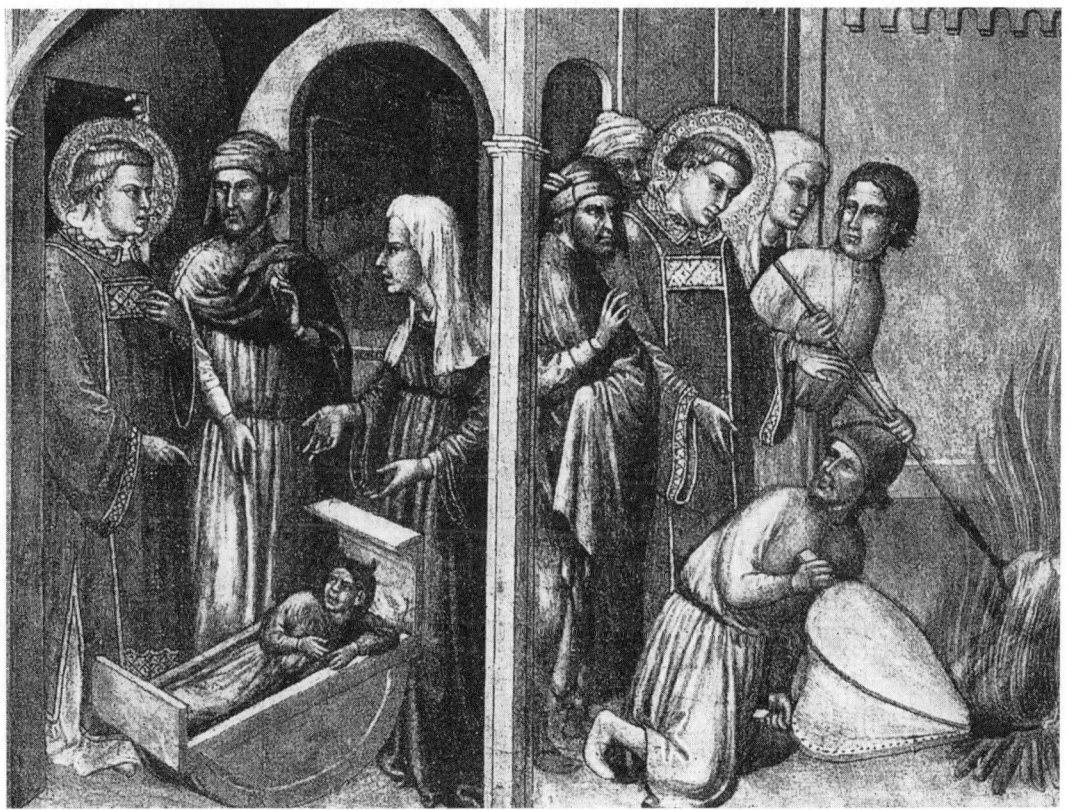

Der hl. Stephan exorziert einen angeblichen Wechselbalg. Ausschnitt aus einem Gemälde von Bartolo di Fredi aus Siena (gest. um 1410).

könne, beruhte nicht auf erfolgreichen Teufels-austreibungen, sondern auf der Hoffnung, die starke Suggestibilität der Kinder für ihre exorzistischen Rituale zu nutzen. Wie stark negative suggestive Einflüsse auf Kinder einwirkten, ließ sich an einer 1616 stattgefundenen psychischen Epidemie von fünfzig Kindern nachweisen, die über optische Sinnestäuschungen klagten, die durch eine unter Halluzinationen leidende holländische Lehrerin induziert worden waren. Die Berichte über den Fanatismus, mit dem die Teufelsaustreiber ihrer Aufgabe nachgingen, läßt überdies vermuten, daß bei manchen Hexenmeistern selbst psychische Störungen vorlagen. Zwischen den Exorzisten und den Beschuldigten entwickelte sich manchmal ein verhängnisvoller Rapport. Als später Ärzte als Gutachter zugezogen wurden, entstanden zwischen diesen und den Hexenmeistern oft heftige Streitigkeiten.

Unter den 900 Hexen, die in Würzburg zwischen 1623 und 1631 getötet wurden, befanden sich (Soldan und Heppe 1911) „ein fremd Mägdlein von 12 Jahren" und „ein Knab von 10 und einer von 12 Jahren sowie ein klein Mägdlein von 9 Jahren, ihr Schwesterlein und der zwey Mägdlein Mutter" sowie „ein Knab in der Schule, zwei Edelknaben, ein Mägdlein von 15 Jahren, das ‚Goebel Babele‘, die schönste Jungfrau in Würzburg" und „ein Student, wo viele Sprachen gekonnt und ein fürtrefflicher Musiker gewesen, des Ratsvogt klein Söhnlein, ein blind Mägdlein...". Nach dem Aufnahmeverzeichnis des Juliusspitals in Würzburg (Nissen 1981) wurde 1617 ein achtjähriges Mädchen, Cordula zu Arnstein, „wegen der Hexerei ins Spital geschickt" und kam in den „Hexenkeller"; unter den „Notizen zum Krankheitsverlauf" heißt es lapidar: „fort". Den „Bränden" fielen in Würzburg auch Studenten der Universität zum Opfer. Der Tod zweier Studenten führte zu

einer Intervention des Senats der Universität beim Fürstbischof und bewirkte, daß bei Verhaftungen die Zustimmung des Rektors eingeholt werden mußte. Unter den 157 Personen, die zwischen 1627 und 1629 in Würzburg wegen Hexerei (Weygandt 1939) verbrannt wurden, waren 27 Kinder, teilweise unter 10 Jahren. Nach Merzbacher (1970) wurden im Jahr 1628 allein 30 Personen, unter ihnen auch Kinder, der Hexerei bezichtigt; sie wurden alle verbrannt.

Anläßlich einer Masseninquisition wurden im Baskenland im Jahr 1609 (Haisch 1962) 2000 Kinder der Hexerei verdächtigt. Man habe sie in Kirchen eingeschlossen und am Schlafen gehindert, damit sie nicht vom Satan geholt werden sollten. Ähnliches fand auch in Erziehungsheimen statt, in denen Mädchen durch wochenlange Verhöre zu dem Eingeständnis gezwungen wurden, daß sie mit dem Teufel sündhaften Umgang gehabt hätten.

In den „Regesten zu den solothurnischen Hexenprozessen" fand der Schweizer Kinderpsychiater Moritz Tramer (1945) unter 169 namentlich aufgeführten Hexen sechs Kinder. Die Hexenkunst hielt man für erblich. Die Kinder bekämen sie mit der Muttermilch, wenn es nicht eine kluge Hebamme dadurch verhindere, daß sie das Kind segne und ihm ein Kreuz und ein Sternlein ins Käppchen sticke. Kinder über sieben Jahre könnten das Hexen nicht mehr erlernen. Lehrmeister seien gewöhnlich alte Hexen. Kinder erlernten bei ihnen die Zauberei und sie müßten eine förmliche Lehrzeit durchmachen. Danach könnten sie Mäuse mit Schwänzen machen, ein Zeichen, daß sie ganz ausgelernt hätten. Ein junges Mädchen, das hexen lerne, habe mit anderen Kindern Tiere aus Lehm gemacht, „danach liefen die Tiere umher." In anderen Fällen habe es sich, nach Tramer, offensichtlich um oligophrene Kinder gehandelt. So habe 1715 ein Sechsjähriger, dessen Vater verbrannt worden war, auf die Frage, ob er Graswürmer machen könne, geantwortet: „Ja"; er streiche Salbe an die Bäume, daraus wüchsen viele hundert Graswürmer. Wenn er rote Salbe auf den Boden streiche, kämen viele Mäuse hervor. Aus der Beantwortung weiterer Fragen sei deutlich geworden, daß er deren eigentlichen Sinn nicht erfassen konnte. Ein Mädchen aus Amdorf bei Nassau habe sich gegenüber ihrem Vater als Hexe (Snell 1891) bekannt. Er habe die Tochter deshalb am 1. Mai 1631 in Herborn zur Anzeige gebracht, und sie sei am 11. Mai hingerichtet worden.

Der weitverbreiteten Vermutung, daß exogene Psychosen für die Besessenheit und das Hexenwesen und den Hexensabbat eine Rolle gespielt hätten, wurde von Otto Snell (1891) entschieden widersprochen. Durch Selbstversuche sei nachgewiesen worden, daß Hexensalben keine Halluzinationen hervorrufen. Die Datura stramonium (Stechapfel) sei nach Untersuchungen von J. M. Holzinger in Europa erst lange nach Beginn der Hexenverfolgungen aufgetaucht. Sie sei wildwachsend erst gegen Ende des 17. Jahrhunderts nachgewiesen, und sie wurde in Deutschland erst im 18. Jahrhundert in Gärten kultiviert. Die Hexenprozesse seien dagegen schon im 14. Jahrhundert sehr verbreitet gewesen.

Die Zahl der als Zauberer und Hexen hingerichteten Mädchen und Frauen schwankten zwischen einigen hunderttausend bis zu 10 Millionen. 1633/34 wurden in Büdingen 114, im Jahr 1612 in Ellwangen 450 und in Straßburg und Trier in fünf bis zehn Jahren je 5000 bzw. 6500 Frauen und Mädchen hingerichtet. Selbst einjährige Kinder wurden verbrannt. Ein Augenzeuge berichtete von einer Hexenexekution in Ostfriesland im Jahr 1657: „Jämmerlich war es anzusehen, als auch zur selbigen Zeit 10 kleine Kinder im geschlossenen Kreise mit dem Schwert hingerichtet wurden." Kinder von verurteilten Hexen ließ man als „Teufelsbrut" an der Hinrichtung der Eltern teilnehmen und auspeitschen. Im Jahr 1669 wurden in Schweden 15 Kinder verbrannt; 56 wurden verurteilt, allwöchentlich vor der Kirche ausgepeitscht zu werden. In einem Beitrag über „Zauberei und Wahnsinn" wurde über Hexereien berichtet, die sich in Boston im Jahr 1688 (Leubuscher 1851) ereignet haben sollen. Vier gesunde Kinder seien danach von einer alten Frau durch Verwünschungen verhext worden. Sie bekamen Krämpfe. Im Hause der festgenommenen Frau hätten sich Bilder und Puppen von Kindern befunden. In Gegenwart der Kinder wurde danach beobachtet, daß die Frau durch Zusammenpressen eines Kinderbildes Krämpfe auslösen konnte. Sie gestand oder „mußte wahrscheinlich gestehen", daß sie mit dem Teufel Verkehr gehabt habe. Im Jahr 1701 wurde in der Uckermark ein 15jähriges Mädchen wegen fleischlicher Vermischung mit dem Teufel enthauptet, obwohl es von der Universität Greifswald als Geistesgestörte bezeichnet wurde, die ärztlich behandelt werden müsse. Eine Vorstellung von der seelischen Not der Kinder während des Dreißigjährigen Krieges (1618–1648) vermittelt der satirische Schelmenroman „Simplicissimus" von Grimmelshausen (1621–1676).

In den Tischreden des Reformators Martin Luther (1483–1546) wird deutlich, daß er im Hinblick auf die Besessenheit ein Kind seiner Zeit war. Es sind darin zahlreiche Aussprüche enthalten, die seine Ansichten darüber widerspiegeln: „Es werden die Leute auf zweierlei Weise vom Teufel besessen; etliche leiblich, etliche geistlich, wie alle Gottlosen. In Unsinnigen, Rasenden und die nur leiblich besessen sind, hat der Teufel nur den Leib eingenommen. Von denen kann man den Teufel austreiben mit Gebet und Fasten." Er berichtete selbst über

Teufel, die ihm leiblich begegnet seien. Er versuchte, bei hysterischen Frauen selbst den Exorzismus anzuwenden, und ging so weit, den „Mord an einem Idioten vorzuschlagen" (Kirchhoff 1888). Es wird berichtet, daß er gelegentlich Besessene mit Füßen getreten habe, um dadurch dem Teufel seine Verachtung auszudrücken, daß der Teufel behinderte Kinder („solche Wechselbälge oder Kielköpfe") an die Stelle der „wahren" (gesunden) Kinder unterschiebe und in die Wiege lege. Ein solches Kind würde nicht gedeihen, denn „es frisset und seufzet, aber man saget, daß solche Wechselbälge und Kielköpfe über 18 und 19 Jahre nicht alt werden". In Dessau wurde ihm ein 12jähriges, zweifellos idiotisches Kind gezeigt, das „fraß wie vier Bauern Drescher und, wenn man es angriff, so schrie es." Wenn es übel zu Hause zugegangen sei, habe es gelacht; ging es aber gut zu, habe es geweint. Luther erklärte dem Fürsten von Anhalt: „Wenn ich da Fürst oder Herr wäre, so wollte ich mit diesem Kind in das Wasser, in die Molda, so bei Dessau fleußt, und wollte das homicidium dran wagen!" Auf die Frage, warum er diesen Rat erteile, erklärte er, daß er diese „Wechselkinder" nur als ein Stück Fleisch, als eine massa carnis, betrachte, weil sie keine Seele hätten. „Da ist denn der Teufel in solchen Wechselbälgen als ihre Seele." Auf die Weigerung des Fürsten, das Kind töten zu lassen, entgegnete Luther, dann sollten in Dessau die Christen in der Kirche täglich ein Vaterunser beten, daß „der liebe Gott den Teufel wegnähme". Das habe man getan, und im nächsten Jahr sei das Kind gestorben.

Noch im 18. Jahrhundert fanden vereinzelt Prozesse gegen Kinder wegen Zauberei statt, die mit Hinrichtungen endeten. In den spektakulären Freisinger Prozessen (1715, 1723) wurden 28 Kinder und Jugendliche angeklagt, von ihnen wurden 16 wegen Zauberei und Paktierens mit dem Teufel hingerichtet. Es handelte sich dabei um offensichtlich sozialisationsgestörte Kinder, die sich selbst der Wettermacherei und des Mäusezaubers beschuldigten und sich mit freiwilligen Geständnissen zu ihren Handlungen bekannten. Auch hier muß man von einer suggestiv bewirkten psychischen Epidemie ausgehen. Auch bei der „Annaberger Krankheit" (1712/1713), die 20 Personen, unter ihnen überwiegend Kinder und Jugendliche betraf, traten psychopathologische Erscheinungen auf, die mit wahnhaften Vorstellungen, Körperzuckungen und Zitteranfällen, Erbrechen von Gegenständen u. a. einhergingen. Im Elberfelder Waisenhaus entwickelte sich 1861 im Zusammenhang mit einer Erweckungsbewegung unter den Kindern eine psychische Epidemie (Velthusen 1862). Zunächst waren es nur sieben, dann 16 und schließlich 60 Jungen und Mädchen, die ihre Nächte mit Gebeten verbrachten, in denen sie laut schreiend um Vergebung der Sünden baten. Bald darauf hätten sich bei vielen „bei vollem Bewußtsein" stundenlange Anfälle eingestellt.

2.4 Kinderkreuzzüge und Tanzwut

An die Kreuzzüge der französischen und deutschen Ritter schlossen sich Kinderkreuzzüge, die „Kinderfahrten" (Hecker 1845) an, ein Phänomen, das sich ebenfalls nur als zeittypische psychische Massenepidemie erklären läßt. Sie gingen auf einen Hirtenjungen aus dem französischen Dorf Cloies zurück, der sich als von Christus gesandt bezeichnet und erklärt hatte, daß alle Kinder aufgerufen seien, das Heilige Land zu befreien (Weygandt 1936). Erich Haisch (1963) führte dazu aus: „Heilige Begeisterung hatte die Ritter des Abendlandes in das

Gelobte Land getrieben, ekstatische Erscheinungen, göttliche Offenbarungen und Visionen hatten sie begleitet." Den Aufrufen sei die Jugend Frankreichs und Deutschlands mit Kerzen, Rauchfässern und geweihten Kreuzen gefolgt, fest in dem Glauben, daß das Meer vor ihnen zurückweichen werde. Allein im Jahr 1212 seien 60000 Kinder zugrunde gegangen. Die meisten seien umgekommen; die anderen in ganzen Schiffsladungen an die Sarazenen verkauft worden. Die schurkischen Reeder seien von Kaiser Friedrich II. (1201–1250) später hingerichtet worden.

Der Psychiater Ernst Freiherr von Feuchtersleben (1806–1849) stellte zu den „Kindfahrten" fest (1844): „Tausende junger Leute, meist in den Pubertätsjahren (12–18), rotteten sich zu den sogenannten Kindfahrten zusammen. Sie zogen fort, oft (z.B. 1237), bis sie erschöpft zu Boden fielen, daß viele starben, und die übrigen bis zum Tode mit Zittern behaftet blieben. Diese Krankheit kam die Knaben und Mädchen plötzlich an und war, nebst anderen Erscheinungen, mit krankhafter Antipathie gegen die rothe Farbe und gegen weinende Personen, so wie in den ausgebildeten Fällen mit Auftreibung des Unterleibes verbunden. Heulen, Schreien und Springen und übermäßiger Hang zum Tanzen stellte sich paroxysmenweise ein." In fast allen europäischen Ländern kam es außerdem in dieser Zeit zu seltsamen Kinderprozessionen, von denen viele Kinder nicht zurückkehrten.

Justus F. C. Hecker (1795–1850) berichtete in seinem Buch über „Die Tanzwuth, eine Volkskrankheit im Mittelalter" (1832) über den Kindertanz bei Erfurt im Jahr 1237, den Auszug der Kinder aus Hameln im Jahr 1259 und über die Tänze auf der Moselbrücke bei Utrecht, die möglicherweise Ausgangpunkte für den niederrheinischen Veitstanz (1374) und den in Straßburg (1418) gebildet hätten. In einer Dissertation „Über den Veitstanz und einige ihm verwandte Formen" wurde (nach Witkowski 1879) bei Roth (1834) und in einer anderen Dissertation (Stein 1877) „Über die sogenannte psychische Contagion" berichtet. Hecker schilderte eindringlich, welch außerordentliche Macht auch später noch von diesen Massenepidemien ausging. Er zitierte einen Arzt namens Fernando, der Augenzeuge eines im 17. Jahrhundert in Messapia aufgetretenen Tarantismus gewesen sei. Sowohl fünfjährige Knaben als auch 90jährige Greise hätten ihre Krücken weggeworfen und sich an „wildesten Tänzen" beteiligt. Hecker schilderte in einem Kapitel „Sympathie" weitere psychische Epidemien, die sich im 18. und im 19. Jahrhundert ereignet hätten. In einer englischen Spinnerei hätten 1787 bei einem Mädchen, dem eine Maus in die Bluse gesteckt worden war, heftige Zuckungen eingesetzt. In den folgenden Tagen sei bei zahlreichen weiteren Mädchen eine vergleichbare Symptomatik aufgetreten. Dadurch sei die Arbeit in der Fabrik, in der 300 Menschen beschäftigt waren, ins Stocken geraten. Unter den 24 davon Betroffenen hätten sich 21 Mädchen befunden, die beiden jüngsten seien 10 Jahre alt gewesen. Die Zuckungen hätten einige Minuten bis zu 24 Stunden gedauert. Sie seien teilweise so heftig gewesen, daß die Mädchen von mehreren Männern hätten festgehalten werden müssen, um zu verhindern, daß sie sich die Haare ausrissen oder sich anderweitig verletzten. Drei Mädchen hätten die Anfälle gar nicht gesehen, sondern die Krämpfe allein nach Berichten über die Vorfälle bekommen. Die „Heilung" sei „sehr bald durch Elektrizität" gelungen; „schon 6 Tage nach Ausbruch des Übels waren alle genesen." In der Berliner Charité machte 1801 ein junges Mädchen, das früher dort wegen eines Starrkrampfes behandelt worden war, einen Krankenbesuch. Sie sei dabei unter „heftigsten

Zuckungen" zusammengebrochen. Durch den Anblick seien „sogleich bei sechs anderen weiblichen Kranken" und bald darauf bei acht weiteren im Alter von 16 bis 25 Jahren und bei zwei jungen Krankenwärtern gleichartige Krämpfe aufgetreten. Sie sei mit dem damaligen Lieblingsmittel Opium behandelt worden und das habe, von Hecker ohne Angaben von Gründen bezweifelt, zu einem guten Erfolg geführt.

2.5 Ärzte als Aufklärer

Nicht erst seit der Antike gab es Ärzte, die sich speziell mit den psychischen Abweichungen bei Kindern und Erwachsenen beschäftigten. Daß dabei psychisch kranke Erwachsenen und deren Registrierung in frühen Klassifikationen den ersten Platz einnahmen, hat mehrere Gründe. Akute und schwere psychische Erkrankungen traten bei Erwachsenen häufiger auf und bedrohten, anders als bei Kindern, nicht nur die eigene, sondern die wirtschaftliche Existenz der ganzen Familie. Zum andern galt damals und noch bis weit ins Mittelalter hinein das Naturrecht, nach dem an die Stelle eines kranken Kindes, begünstigt durch einen oft unerwünschten Kinderreichtum, ein gesundes Kind trat. Das mindert jedoch nicht die Bedeutung der Aussagefähigkeit der Klassifikationen psychischer Erkrankungen des Erwachsenenalters auch für das Kindesalter, weil wir spätestens seit dem 19. Jahrhundert wissen, daß fast alle psychischen Krankheiten des Erwachsenenalters, wenn auch mit einer anderen Symptomatik, bereits im Kindesalter angetroffen werden. Deshalb sind für die Kinder- und Jugendpsychiatrie die tradierten psychiatrischen Klassifikationen und ihre weitere Entwicklung von vergleichbarer Bedeutung wie für die der Allgemeinpsychiatrie.

Im säkularen Verlauf ist seit dem Mittelalter eine allmählich zunehmende Sensibilität für die Beschreibung von psychischen Störungen im Kindesalter festzustellen, die sich mit der Erfindung des Buchdrucks (Gutenberg 1450) verstärkte, aber bereits vorher eingesetzt hatte. Dementsprechend nahmen im 15. und 16. Jahrhundert in Europa Fallbeschreibungen über Kinder mit psychischen Symptomen deutlich zu, etwa über Schlafstörungen, Epilepsie, Bettnässen. Alexander Walk (1964) weist auf Cornelius Roelans (1483) hin, der „Touches on wakefulness and insomnia, on fear in dreams and on nightmares" niederschrieb und auf T. Phaer, der als Vater der britischen Pädiatrie gilt und das „Boke of children" (1546) veröffentlichte mit Abschnitten über „falling evyll", über „terrible dreames" und über „watchying out of measure", das, wie das Bettnässen, als „debility of the vertue retentive of the reins" beschrieben wurde. Sebastian Oesterreicher (1514) erklärte, daß Kinder mit guten mentalen Anlagen „can be corrupted by what they see and hear, include bad music!" (Walk 1964) und durch geeignete psychologische Maßnahmen zu beeinflussen seien. Im Mittelalter wurden nach L. Demaitre (1977, zit. n. Rothenberger 1986) etwa 75 verschiedene Erkrankungen bei Kindern benannt. Unter den sieben beschriebenen psychischen Störungen finden sich: Magersucht als Nahrungsverweigerung, Schlaflosigkeit, Epilepsie als Fallsucht, Einnässen, geistige Behinderung, Psychosen als Besessenheit, Sprachentwicklungsstörungen und Sprachverweigerung als Stummheit, außerdem Angstsyndrome, Störungen des Sozialverhaltens (Schuleschwänzen, Diebstahl, Raub, Mord).

Ein bedeutender Gegner des Hexenglaubens, der Theologe Balthasar Bekker (1593), berichtete über einen 16jährigen Jungen, der dadurch aufgefallen sei, daß er seinen Mitschülern Zau-

berkunststücke vorführte und angab, daß er mit
einem bösen Geist namens Serog in Verbindung
stehe. Bekker beobachtete während eines Spaziergangs mit ihm, daß er halluzinierte und
fragte ihn, ob sich ihm der Teufel offenbart habe. Er hätte geantwortet, daß er wieder weg sei.
Später hätte er angegeben, daß er nichts mehr
mit dem Teufel zu tun habe, aber der Teufel
quäle ihn für seine Abkehr von ihm. Er sei aus
der Schule entfernt worden und später nach
Ostindien ausgewandert, wo er bald gestorben
sei.

Unter den Pionieren, die die theoretischen
Grundlagen der psychischen Entwicklung und
ihrer psychopathologischen Abweichungen des
Kindesalters lieferten, finden sich neben den
Ärzten und Pädagogen auch unter den psychologisch orientierten Philosophen „heilende
Helfer".

Mit seinem Buch „De Praestigiis Daemonum" (1563) erregte der Arzt **Johannes Weyer**
(1515–1588) in Deutschland zugleich großes
Aufsehen und heftigen Widerspruch. Er war
zunächst Stadtarzt und von 1550 bis 1578 herzoglicher Leibarzt. In seinem Buch wird die
Macht des Teufels als beschränkt dargestellt;
viele Vorkommnisse, die ihm zugeschrieben
würden, seien natürlicher Art. Den Handlungen
der Hexen lägen Phantasien leicht beeinflußbarer, psychisch gestörter Menschen zugrunde,
die allerdings vom Teufel kämen; teilweise seien
sie auf pflanzliche Substanzen (Belladonna)
zurückzuführen. Man solle Mitleid mit diesen
geistig gestörten Menschen haben, auf Folterungen verzichten und sie in erster Linie
einem Arzt vorstellen. Er empfahl die Gabe von
Abführmitteln, die häufig geholfen hätten. Weyer entlarvte u. a. ein 15jähriges hysterisches
Mädchen, das behauptet hätte, ein halbes Jahr
keine Nahrung zu sich genommen zu haben
(Bromberg 1959). In Holland habe eine unter

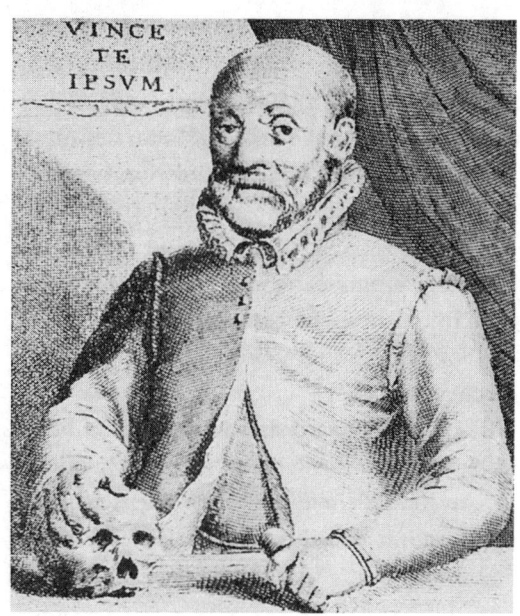

*Der Arzt Johannes Weyer bekämpfte den
Hexenwahn.*

optischen Halluzinationen leidende Lehrerin
1616 eine durch sie induzierte psychische Epidemie unter 50 Kindern verursacht.

In der Zeit der Renaissance wurde in zahlreichen Schriften die Vorstellung, daß übernatürliche Ursachen für die Entstehung von psychischen Erkrankungen verantwortlich seien,
aufgegeben und durch die Suche nach natürlichen Ursachen ersetzt; dabei spielte der Begriff „Imaginatio" (Suggestion) eine besondere Rolle. Aber der Glaube an Dämonen und
vermeintliche Zustände von Besessenheit wird
nicht nur in fremden Kulturen angetroffen, sondern kommt in Einzelfällen auch heute noch
in Europa vor. Im 19. Jahrhundert lebte der bereits totgesagte Dämonenglaube wieder auf.
Dämonopathien finden sich dementsprechend
noch weiterhin in psychiatrischen Lehrbüchern
des 19. Jahrhunderts. Jean Etienne Dominique
Esquirol beschrieb noch 1827 die Symptomatik
einer solchen Dämonopathie ausführlich.

Im Mittelalter wurde zum erstenmal der Zusammenhang zwischen Kropf und Schwachsinn von **Paracelsus von Hohenheim (1493–1521)**, Arzt, Astrologe und Theologe, Sohn des Arztes Wilhelm Bombast von Hohenheim, beschrieben. Paracelsus besuchte als wandernder Scholar seit 1507 viele deutsche und italienische Städte. Er promovierte in Ferrara (1513), wo er sich mit dem Galenismus auseinandersetzte. Seit 1526 Professor in Basel, hielt er neben lateinischen auch Vorlesungen in deutscher Sprache. 1528 mußte er Basel verlassen und begab sich erneut auf die Reise. In seiner Abhandlung „Über Krankheiten, die einen Menschen seiner Vernunft berauben" entwarf er eine eigene

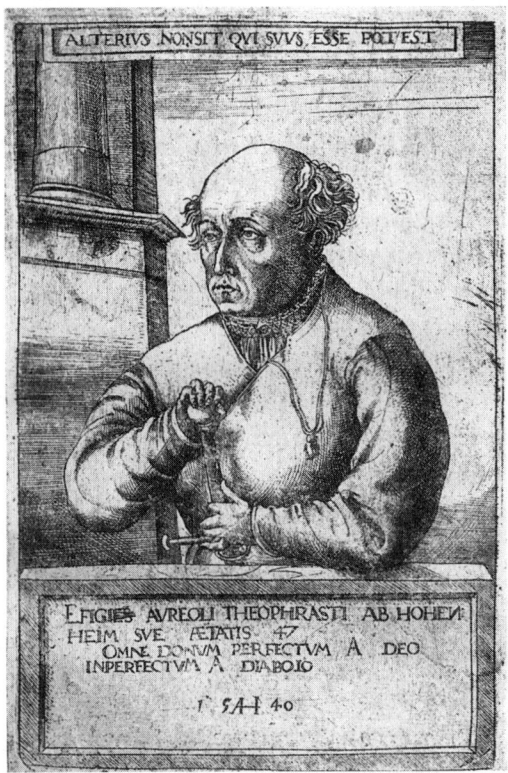

Der Arzt und Universalgelehrte Paracelsus befaßte sich mehr als seine Zeitgenossen mit seelischen Erkrankungen.

Nosographie: 1. Epilepsie, 2. Mania, 3. Veitstanz, 4. Erstickung des Verstandes, 5. Fünf Formen des Wahnsinns: a. Mondsucht (von Mondphasen abhängige periodische Schlafstörungen, „Schlafwandeln"), b. Irrsinn (erbliche Geisteskrankheit), c. Vesania (durch Intoxikationen verursachte psychische Störungen), d. Melancholia (emotionale Störungen) und schließlich dennoch e. „Übernatürliche Krankheiten" (Besessenheit). Er brachte in diesem Buch, das erst nach seinem Tod (1567) veröffentlicht wurde, deutlich zum Ausdruck, daß Geisteskrankheiten nicht durch Geister verursacht würden, sondern natürliche Krankheiten seien. Erwin Ackerknecht (1880–1960) stellte zur Person und zum Werk des Paracelsus fest: „Wie immer man Paracelsus einschätzen mag, er war ohne Zweifel der berühmteste Arzt seiner Zeit und ist schon darum unserer Beachtung wert. Auch hat er sich mehr als seine Zeitgenossen mit Psychiatrie beschäftigt." Er wird von ihm als Begründer der chemischen Pharmakologie angesehen. Die These „Dosis facit venenum" (Die Menge macht das Gift) ist bis heute unverändert gültig. Ackerknecht wies aber auch darauf hin, daß es von Paracelsus noch ein weiteres Buch über Geisteskrankheiten gebe: „Hier hören wir nun auf einmal gar nichts mehr von Chemie oder von klinischen Symptomen, falls man nicht Stellen über die Macht der Einbildung schwangerer Frauen in der Formung des Fötus, oder die Feststellung, daß die, welche sich aus Verzweiflung umbringen, vom Teufel inspiriert seien, als solche betrachten will." Man könne diese unglaublichen Widersprüche als Zeichen seiner Größe und Tiefe ansehen. Paracelsus stehe als Zerstörer alter Dogmen an der Wiege der modernen Medizin und Psychiatrie.

Eine an griechischen Vorbildern orientierte Nosologie der Krankheiten, in der die Imbecillitas mentis (geistige Schwäche- und Schwachsinnszustände) an erster Stelle steht (diese Position behalten sie in den Lehrbüchern der Kinder- und Jugendpsychiatrie bis ins 20. Jahrhundert), entwarf der Schüler und Nachfolger von Paracelsus, **Felix Platter (1536–1614)**, Professor der Medizin in Basel. Er unterschied unter besonderer Berücksichtigung der psychischen Störungen schwere (Hebetudo mentis) und mittelgradige (Tarditas ingenii) Oligophrenien sowie u. a. Vergeßlichkeit (Oblivio) und schweren Gedächtnisverlust (Memoria imminuta). Unter den Bewußtseinsstörungen (Consternatio mentis) führte er den Tiefschlaf durch den Einfluß von Getränken (somnus profundus), den Sopor mit und ohne Delir, einen Stupor vigilans (Katalepsie) und einen Stupor remanente motu (einen Stupor mit fixierten Körperbewegungen) an. Bei den Psychosen (Mentis alienatio) wurden die Stultitia (mit der Untergruppe einer Stultitia infanta), die Temulentia (Trunkenheit), eine Commotio animi (heftige Leidenschaften) mit der Untergruppe Amor animi commixitionis species (Liebeskrankheit), der Melancholia mit den Untergruppen Hypochondriasis, Lycanthropia und Misanthropia, die Mania mit den Untergruppen Hydrophobia (Tollwut), Saltus viti (Veitstanz), eine Phrenitis und Paraphrenitis (akutes Delir mit und ohne Fieber) unterschieden. Aber er beschrieb auch, darin Paracelsus ähnlich, als „Defatigatio", eine Krankheit übernatürlichen Ursprungs (Gott oder Teufel), die nur dementsprechend behandelt werden könne. Trotz seiner dem Zeitgeist entsprechenden abergläubischen Vorurteile übertraf Platter seine Vorgänger an klinischer Beobachtungstreue. Er führte zahlreiche Autopsien durch und beschrieb als erster den Tod eines Säuglings infolge Thymushyperplasie (Basel 1614). Er erkannte, daß es eine „stultitia originalis", eine angeborene Geistesschwäche, und einen erblichen

Schwachsinn gibt. Diese Erkenntnisse fanden zunächst nur geringen Widerhall und wurden erst sehr viel später durch **Johann Heinrich Zschokke (1771–1848)**, einen aus Magdeburg in die Schweiz eingewanderten Schriftsteller, der auch in der Pädagogik eine führende Rolle spielte, bestätigt.

Hugo Hoppe (1889) meinte, Weyer und Platter hätten wohl Mitleid mit den als Hexen verkannten psychisch kranken Menschen geäußert, sie hätten jedoch ein klares Urteil vermieden. Sie hätten es besser gewußt, aber nicht gewagt, sich gegen die Bibel zu wenden. Schließlich sei Christus selbst vom Teufel versucht worden und habe ihn ausgetrieben. Hoppe erfuhr in einer von ihm im Jahr 1888 einberufenen Konferenz mit „geistlichen Herren beider Konfes-

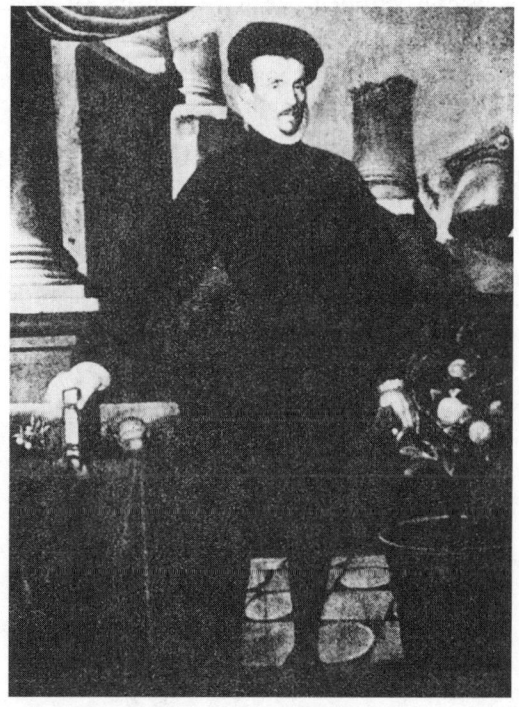

Der Arzt Felix Platter aus Basel vermutete seelische Leiden bei den angeblich „verhexten" Menschen.

sionen", daß der Teufel weiterhin Besitz von jedem Menschen in der Form der obsessio, circumsessio und possessio nehmen könne. Er sei zwar als Geist nicht sichtbar, aber für die Menschen durch seine Wirkungen erkennbar. Hoppe beschrieb ausführlich die Besessenheit von zwei Knaben im Alter von 8 und 10 Jahren, die 1860 in der Schweiz großes Aufsehen, aber auch heftigen Widerspruch und Zweifel erregt hätten. Die „Teufelsaustreibung" habe sich in diesem Fall als wirksam erwiesen, aber nicht dadurch, daß der Teufel ausgetrieben worden sei, sondern die Kinder mehr Achtung vor dem Priester als vor dem Teufel gehabt hätten und dadurch gesund geworden seien. Am häufigsten (Calmeil-Leubuscher 1848) habe die Besessenheit jugendliche Personen, meist weiblichen Geschlechts, wie z. B. Novizen in Nonnenklöstern betroffen. Sie habe sich in Anfällen geäußert, in denen sie niedergestürzt seien und sich so weit zurückgebogen hätten, daß der Hinterkopf den Fersen nahegekommen sei. Als besondere Bosheit des Teufels wurde es angesehen, daß die besessenen Jungfrauen häufig „unzüchtige Bewegungen mit dem Becken" machten und Nägel und Scherben erbrachen oder diese sich im Stuhlgang fanden. Der „arc de cercle" spielte später in Jean Martin Charcots (1825–1893) Theorie der Hysterie als Hinweis auf verdeckte sexuelle Wünsche eine bedeutsame Rolle.

Dies gibt Veranlassung, eine kurze Zwischenbilanz einerseits zwischen dem zu ziehen, was von Weyer, Paracelsus und Platter als „Phantasie" und als „Imaginatio" bezeichnet wurde, durch die Frauen und Kinder beeinflußt und „verhext" wurden und nicht selten zu unbegründeten und gefährlichen Selbstbezichtigungen führten, und andererseits zu den Überlegungen dieser Autoren, daß sich die Hexenmeister und Inquisitoren ihrer persönlichen Macht, ihres „Fluidums", über ihre Opfer durchaus bewußt (oder „unbewußt") waren, wenn sie die Erfolge ihrer Verhöre erlebten. Aus diesem Grund regte Weyer an, die Hexenmeister selbst auf ihren Seelenzustand zu untersuchen, wobei er allerdings seinen eigenen Lehrer ausnahm. Schließlich ist daran zu erinnern, daß gemessen an der großen Anzahl der Beschuldigten letztlich nur relativ wenige Hexen hingerichtet wurden, aber alle Riten des Exorzismus über sich ergehen lassen mußten. Es ist deshalb anzunehmen, daß viele exorzistische Gespräche eine „therapeutische" Wirkung hatten. Das vorläufige Ergebnis der vorangestellten Überlegungen besteht darin, daß Suggestionen offenbar durchaus in der Lage sind, sowohl psychische Störungen auszulösen als zu heilen.

3. Ärzte und Pädagogen als Helfer und Heiler
16.–18. Jahrhundert

3.1 Einführung

Im Spätmittelalter und in der beginnenden Neuzeit wurde das weithin brachliegende Feld der Versorgung und Behandlung psychisch gestörter Kinder gleichzeitig weiterhin von Ärzten, mit zunehmender Häufigkeit aber auch von Nichtärzten bestellt. Es handelte sich dabei einerseits um Philosophen und Pädagogen, die durch praktische Erfahrungen theoretische Erkenntnisse für eine „heilende Erziehung" gewonnen hatten, und andererseits um Heilpädagogen, die Internate für gesunde und gestörte Kinder gründeten und mit theoretischen Schriften an die Öffentlichkeit traten. Zu den pädagogischen Autodidakten und Philosophen gehörten Montaigne, Comenius, Rousseau, Kant, Pestalozzi, Fröbel. Dabei ist es aus entwicklungs- wie aus tiefenpsychologischer Sicht sicher nicht ohne Bedeutung, daß das persönliche Schicksal von Comenius, Rousseau, Pestalozzi und Fröbel durch frühe Verluste ihrer Mütter oder Väter geprägt war: Comenius verlor als Kind beide Eltern, Rousseau und Fröbel als Kinder ihre Mütter und Pestalozzi seinen Vater bald nach seiner Geburt. Bemerkenswert erscheint auch, daß entwicklungspsychologisch orientierte Ärzte vorher oder nachher häufig eine zusätzliche philosophische Ausbildung absolviert hatten, während viele heilpädagogische Nichtärzte sich während ihrer beruflichen

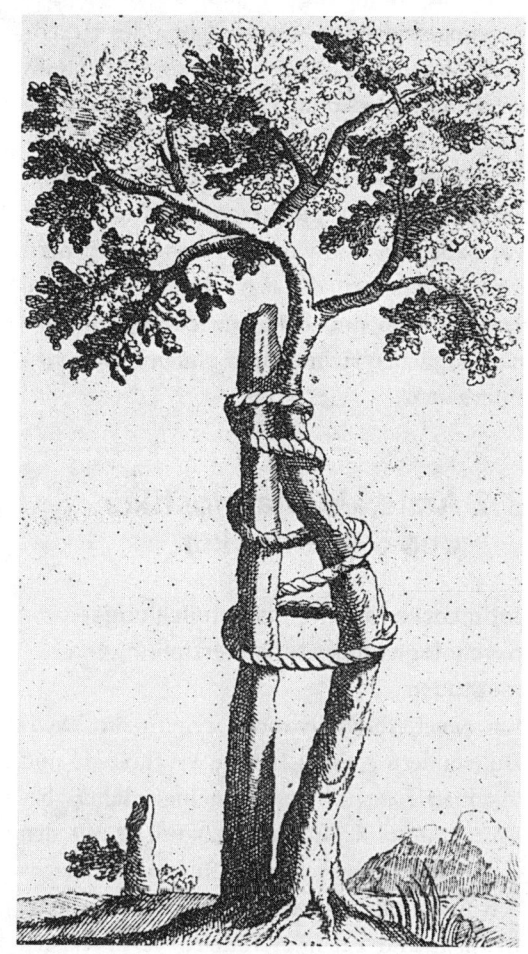

Der französische Arzt Nicholas Andry (1658–1742), Begründer der „Orthopädie", forderte Korrekturen nicht nur für körperliche, sondern auch für seelische Haltungsschäden.

Tätigkeit ein ergänzendes medizinisches Wissen erwarben. Beide Berufsgruppen sind aus heutiger Sicht sowohl Pioniere einer sich danach allmählich etablierenden Kinder- und Jugendlichenpsychologie als auch der Kinder- und Jugendpsychiatrie, Psychosomatik und Psychotherapie.

Im wesentlichen sind für diese Zeit drei Schwerpunkte zu erörtern, die für die psychisch gestörten Kinder und Jugendlichen von Bedeutung sind: 1. das Fortbestehen des Hexen- und Dämonenglaubens mit einem Höhepunkt der Hinrichtungen im 17. Jahrhundert und die gleichzeitig zunehmenden Zweifel an der Existenz böser Geister, 2. frühe entwicklungspsychologische Konzepte, pragmatisch entwickelt von pädagogisch arbeitenden Ärzten, Erziehern und Therapeuten, die sich teilweise auf antike Texte stützten, und 3. die Einrichtung von heilpädagogischen Heimen und philanthropischen Internaten.

3.2 Ärzte als Diagnostiker und Systematiker

John Locke forderte als Entwicklungspsychologe kindgerechte Erziehungsmethoden

Ein neuer Abschnitt nicht nur für die Medizin, sondern speziell für die Psychologie und Psychiatrie des Kindes- und Jugendalters begann mit **John Locke (1632–1704)**, auf den sich später immer wieder führende Pädagogen und Heilpädagogen beriefen. Locke hatte Medizin und Chemie studiert, bevor er sich der Philosophie zuwandte. Zwischen 1667 und 1675 lebte er als Arzt und Erzieher in der Familie seines Freundes, dem einflußreichen Lord Shaftesbury. Vorübergehend war er als Diplomat in Brandenburg tätig, später hielt er sich

längere Zeit in Frankreich und in Holland auf.

Locke war Begründer des philosophischen Empirismus („Nicht ist im Verstand, was nicht vorher in den Sinnen war"). Er kann mit seinen Büchern „An essay concerning human understanding" (1690) und „Some thoughts concerning education" (1683) auch als Begründer der modernen Entwicklungspsychologie, die wiederum für die Entwicklungspsychopathologie von großer Bedeutung war, angesehen werden. Er forderte eine „kindgerechte Erziehung" und Förderung bestehender erblicher Anlagen. Die moralische Erziehung solle sich nicht nach Regeln und Strafen, sondern nach dem Beispiel der Eltern richten. Die Grundlage der seelischen Entwicklung sah er (er greift damit einen Gedanken Platons auf) in einer *tabula rasa*, einer fiktiven Wachstafel, auf die sich frühe Erfahrungen einprägen. Diese seien zwar nicht allein für die Entwicklung eines Kindes entscheidend, würden jedoch das spätere Leben wesentlich mitbestimmen. Nach seinem heuristischen Konzept, das große Übereinstimmungen mit modernen Erkenntnissen aufweist, muß man sich die Wachsschicht jedoch nicht als homogen, sondern in einer darunterliegenden Schicht vorstrukturiert vorstellen. Es gibt sowohl relativ oberflächliche Strukturierungen, die sich leicht verändern lassen, als auch andere, die sich allen Korrekturversuchen widersetzen. Wenn Wünsche und Forderungen der Eltern mit den vorgegebenen Strukturmerkmalen übereinstimmen, ist ein hoher Fixierungsgrad vorgegeben. Handelt es sich dagegen um nicht strukturell vorgegebene Prägungsversuche, bleiben pädagogische Intentionen wirkungslos, weil sie nicht „erkannt" werden.

Lockes philosophische Grundsätze beeinflußten nicht nur maßgeblich die Pädagogik, die Psychologie und die Heilpädagogik, sondern indirekt auch die spätere Psychiatrie des Kindes- und Jugendalters und alle maßgeblichen Schulen der Psychotherapie.

In der Seele sah Georg Ernst Stahl das dominierende Entwicklungsprinzip

Der deutsche Arzt und Chemiker **Georg Ernst Stahl (1659–1734)** hinterließ ein fast unüberschaubares Werk. Er studierte zunächst Philosophie, dann Medizin in Jena, wo er auch promoviert wurde und sich habilitierte. Er ist der Begründer der Phlogistontheorie. 1694 erhielt er in Halle eine Professur für Theoretische Medizin. 1715 wurde er zum Leibarzt des preußischen Königs berufen und war gleichzeitig für das preußische Medizinalwesen zuständig.

Stahl war der führende Vertreter des Animismus. Er sah in der Seele das dominierende Prinzip des Lebens und behauptete, daß „alle Wirkungen des Körpers von der Herrschaft und Wirksamkeit der Seele abhängen". Er räumte den Gemütsbewegungen und Affekten (Zorn, Ekel, Schreck u. a.) große Bedeutung für Gesundheit und Krankheit ein und sah in den Leidenschaften die entscheidenden krankheitsverursachenden Wirkungen. Die seelische Entwicklung stehe in engem Zusammenhang mit den Temperamenten und mit der Erziehung. Schon zur Erhaltung des Normalzustandes des Organismus sei eine „perpetua therapia interna" erforderlich. Stahl war vier Jahre in den Franckeschen Anstalten in Halle tätig und betreute (Huppmann 2000) die Kinder des Franckeschen Waisenhauses. In der Nachfolge von Stahl wurden noch Ende des 18. Jahrhunderts Todesfälle bei Kindern darauf zurückgeführt, daß die Mutter oder die Amme das Kind im Zorn gestillt habe. Auch Hirnstörungen wurden so erklärt. **Niels Rosén von Rosenstein (1706–1773)** erwähnte eine früh erlebte Furcht als Ursache des Erbrechens (Oehme 1988).

In „System einer vollständigen medizinischen Polizey" forderte Johann Peter Frank grundlegende Reformen

In seinem Werk „System einer vollständigen medizinischen Polizey" (1779–1821) erhob der aus der Pfalz stammende **Johann Peter Frank (1745–1821)**, Professor in Wien und Begründer der Sozialhygiene als Wissenschaft, die strenge Forderung nach Erziehung und Bildung schwachsinniger Kinder. Frank studierte, wie zahlreiche Ärzte dieser Zeit auch, zunächst Philosophie und erst danach Medizin. Schon in seiner Promotionsarbeit „De cunis infantum" beschäftigte er sich mit kranken Kindern. Als Stadtphysikus in Bruchsal richtete er eine Hebammenlehranstalt ein. 1784 erhielt er einen Lehrstuhl in Göttingen. 1787 in Pavia zum Generaldirektor des Medizinalwesens in der Lombardei ernannt, erregte er mit einer Rede über „Das Elend als Mutter der Krankheiten" großes

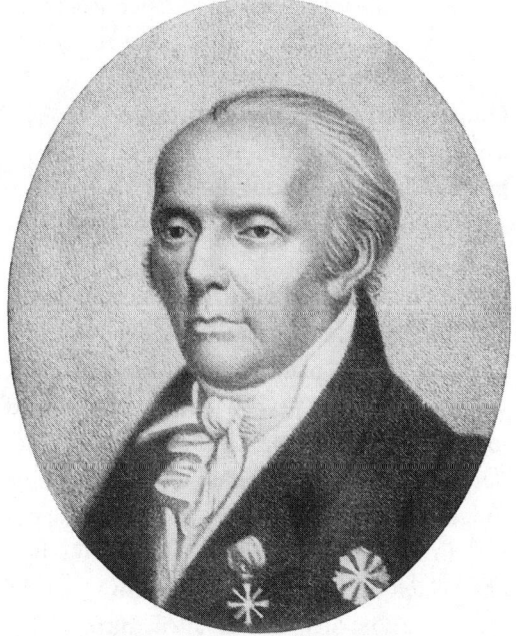

Johann Peter Frank, der Begründer der Sozialhygiene als Wissenschaft.

Aufsehen. 1795 sprach er sich als Leiter des Allgemeinen Krankenhauses in Wien gegen den Zölibat der Priester und für die Taufe unehelicher Kinder aus, was zu anhaltenden Auseinandersetzungen führte. Nach einem längeren Aufenthalt in Rußland kehrte er 1808 nach Wien zurück und reorganisierte ab 1809 das Wiener Allgemeine Krankenhaus.

In seinem sechsbändigen Werk „System einer vollständigen medicinischen Polizey" forderte er umfassenden Schutz für Schwangere und Kinder, propagierte das Selbststillen der Mütter, sprach sich für die Beseitigung von Mißständen in Waisenhäusern, Findelanstalten und Heimen aus und wies auf die Folgen der schweren Kinderarbeit auf dem Lande hin. Er warnte vor schulischer Überforderung und setzte sich für eine Förderung schwachsinniger Kinder ein. Er behandelte psychisch gestörte Menschen als Kranke und konnte durch seine in Wien veranlaßten hygienischen Reformen viele Erleichterungen für die inhuman behandelten Patienten erzielen.

Franz Anton Mesmer erkannte milieureaktive Störungen als Ursachen psychischer Erkrankungen

Auch **Franz Anton Mesmer (1734–1815)** studierte zunächst Theologie und Philosophie, bevor er 1760 mit dem Medizinstudium begann. Sein Interesse war, wie seine „Dissertatio physico-medica de planetarum influxu" zeigte, von Anfang an auf psychogene Störungen und ihre Behandlung gerichtet. Als in Wien niedergelassener Arzt behandelte er 1774 eine junge Patientin erfolgreich mit einem Magneten. Er schrieb die Heilung einem von ihm entdeckten „thierischen Magnetismus" zu. Er glaubte schließlich, daß er allein durch seine Anwesenheit Symptome bessern könne. Trotz weiterer günstiger Behandlungsergebnisse in

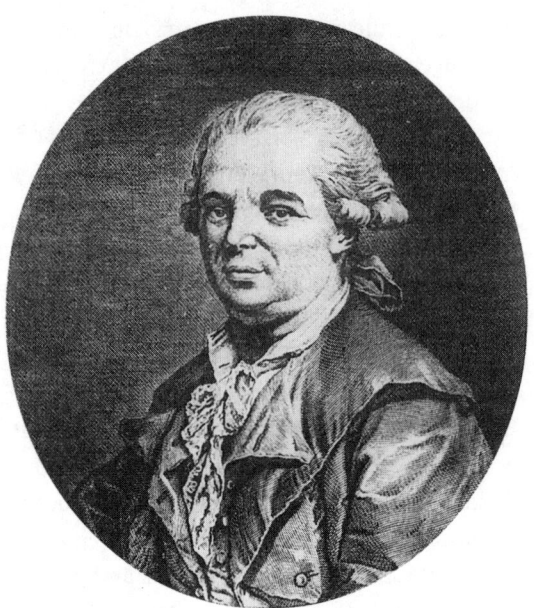

Franz Anton Mesmer geriet mit seiner Behandlungsmethode, der „Fluidum-Therapie" mit einem Magneten, ins Zwielicht.

Ungarn konnte er sich mit seiner „Fluidum-Therapie" unter seinen medizinischen Kollegen in Wien nicht durchsetzen. Er ging für einige Zeit nach Deutschland, kehrte jedoch, durch seine Berufung an die „Bayerische Akademie der Wissenschaften" gestärkt, wieder nach Wien zurück.

Während der Behandlung einer seit dem dritten Lebensjahr blinden 18jährigen Musikerin kam es zu einem Eklat. Die stadtbekannte, am Kaiserhof musizierende junge Frau behauptete nach einigen magnetischen Sitzungen, wieder sehen zu können. Mesmer geriet dadurch ins Zwielicht, daß sich der von ihm selbst verkündete dramatische Behandlungserfolg als unzutreffend erwies, und verließ Wien. In Paris (1778) kam es bald zu erneuten und schweren Konflikten. Er verkehrte in höchsten Gesellschaftskreisen, forderte hohe Honorare und suchte nachdrücklich nach wissenschaftlicher

Anerkennung. Eine vom französischen König eingesetzte Untersuchungskommission kam jedoch zu dem Ergebnis, daß es keinen Beweis für einen „fluidalen Magnetismus" gebe und daß Mesmers Heilungserfolge auf „Einbildung" zurückzuführen seien.

Mit dem Marquis de Puységur begann die Geschichte der Hypnose

Aber erst mit einem Schüler Mesmers, mit dem Marquis de Puységur (1751–1825), begann die eigentliche Geschichte der Hypnose, den er als „künstlichen Somnambulismus" bezeichnete. Weitere wichtige Promotoren der Hypnose waren Johann Joseph Gassner (1727–1779) und Maximilian Hell (1720–1792). James Braid (1795–1860) gelangte zu der heute noch gültigen Einsicht, daß neben den Fähigkeiten des Hypnotiseurs die Begabung des Patienten zu einer „Konzentration der Aufmerksamkeit und Erhöhung der Einbildungskraft" für eine gelungene Hypnose ausschlaggebend sei. Während Jean Martin Charcot glaubte, daß nur hysterische Patienten hypnotisiert werden könnten, vertraten und belegten Ambroise A. Liébeault (1823–1904) und Hippolyte-Marie Bernheim (1837–1919), die Begründer der Schule von Nancy, die noch heute gültige Ansicht, daß im Prinzip jeder Mensch, der damit einverstanden ist, hypnotisiert werden kann.

Thomas Sydenham beschrieb die Chorea minor

Thomas Sydenham (1624–1663) erkannte 1686 die Chorea minor als eine Krankheitseinheit. Die Chorea St. Viti sei ein Krampfzustand, der besonders bei Kindern auftrete. Häufig beginne die Chorea mit einer motorischen Unruhe, die von der Umgebung nicht als Krankheit, sondern als Unart aufgefaßt werde. Erst mit dem Voranschreiten der Störung werde die

unbeeinflußbare Schwere der Erkrankung erkannt. „Bevor der Kranke eine Tasse zu den Lippen zu erheben vermag, führt er viele Gestikulationen aus und dreht die Tasse hin und her, bis sie schließlich, sich den Lippen zufällig nähernd, die Flüssigkeit plötzlich in den Mund gießt. Nun trinkt der Kranke gierig, gleich als ob er durch seine Mühe den Zuschauer belustigen wollte." (zit. nach Peiper 1971)

Bossier de Sauvages entwarf eine neue Systematik der psychischen Krankheiten

Der Arzt und Botaniker **François Bossier de Lacroix**, bekannt unter dem Namen **Sauvages** (1706–1767), publizierte 1731 eine neue Nosologie „Traité des classes des maladies" (2. Aufl. 1763), in der er in der Nachfolge des früh verstorbenen Sydenham eine systematische Ordnung der Krankheiten in zehn Klassen herzustellen versuchte, die über längere Zeit gültig blieb.

Kapitel 8 dieses Werks umfaßte

– psychische Störungen wie: Vertigo (Schwindel), Berlue (Augenflimmern), Diplopie (Doppeltsehen), Tintouin (Ohrensausen), Hypochondriasis, Somnambulismus;
– Störungen des Trieb- und Gefühlslebens: Pica (abnorme Gelüste), Gefräßigkeit, Polydipsie (Trunksucht), Antipathie (heute: „Phobien"), Nostalgie (Heimweh), Panphobia (generalisierte Angst), Satyriasis (krankhaft übersteigerter männlicher Geschlechtstrieb), Nymphomanie (übersteigerter weiblicher Geschlechtstrieb), Tarantismus (Tanzwut), Hydrophobie (Tollwut);
– Störungen der Intelligenz: Paraphrosyne (toxisches oder symptomatisches Delirium), Dementia oder Amentia, Mania, Dämonomanie (!);
– Folies irrégulières: Amnesie, Insomnia;

– Melancholie, untergliedert in: gewöhnliche Melancholie, Erotomanie (Liebeskrankheit), religiöse Melancholie, eingebildete Melancholie (wie Hypochondriasis, ohne physische Grundlage), extravagante Melancholie, Melancholia atonita (Erstarrung; Patient bleibt schweigsam und unbeweglich), vagabundierende Melancholie (intensives Bedürfnis nach Bewegung), Tanzmelancholie (Choreomanie), hippanthropische Melancholie (Wahnvorstellung, in ein Pferd verwandelt zu sein), skythische Melancholie (Wahnvorstellung, in eine Frau verwandelt zu sein), Melancholia anglica (oder auch Taedium vitae, Todeswunsch), zooanthropische Melancholie (Wahnvorstellung, in ein Tier verwandelt zu sein), enthusiastische Melancholie (Glaube, göttlich inspiriert zu sein), sorgenvolle Melancholie.

In der vierten Klasse wurden Krämpfe unterschiedlicher Herkunft und Ausprägung und in der sechsten Klasse unter Coma: Katalepsie, Ekstase, Typhomanie, Lethargie, Schläfrigkeit, Carus und Apoplexie aufgeführt. Die psychiatrischen Erkrankungen wurden in vier Ordnungen gegliedert, von denen hier nur die berücksichtigt werden, die auch einen Bezug zum Kindes- und Jugendalter aufweisen. Unter den überwiegend neurologisch bedingten Sinnesstörungen wurden der Somnambulismus und die Hypochondrie angeführt. Bei den Störungen des Trieb- und Gefühlslebens fanden sich neben der Pica (abnorme Gelüste), Gefräßigkeit (Hyperappetenz-Adipositas) die „Phobien" und einige Paraphilien und Wünsche nach Geschlechtsumwandlungen, wie sie in seltenen Fällen auch heute bei Kindern und Jugendlichen vorkommen. Bemerkenswert ist, daß auch hier die Dämonomanie noch als Erkrankungsursache angeführt wurde. Zu den 14 Varianten der Melancholie ist anzumerken, daß seit dem Altertum unter diesem Begriff zeitweise fast alle emotionalen Störungen zusammengefaßt wurden. Wie schon in vorangehenden Klassifikationen, wurde auch in dieser die „Erotomanie" (Liebeskrankheit) ebenso angeführt wie die „extravagante Melancholie" (die als modische Schwermut in der Zeit der Romantik gehäuft auftrat). Die „hippanthropische Melancholie" (Wahnvorstellung, in ein Pferd verwandelt zu sein) trat, nachdem in Frankreich Pferde inzwischen häufiger als Wölfe vorkamen, an die Stelle der antiken Wahnvorstellung der „Lykanthropie" (Angst, in einen Wolf verwandelt zu werden), ein frühes Beispiel für die These, daß die Inhalte einer psychischen Störung von der Umwelt, ihre Erscheinungsformen jedoch von der jeweiligen Persönlichkeitsstörung abhängen.

Der Botaniker und Kinderarzt Carl von Linné beschrieb schädigende Verhaltensfehler der Eltern

Der Schöpfer der berühmten botanischen Systematik, **Carl von Linné (1707–1778)**, war ein Bewunderer der Sauvageschen Klassifikation und stellte in dessen wissenschaftlicher Nachfolge umfangreiche deskriptive „Genera Morborum" auf. Linné war auch Arzt, „Kinderarzt" (Tramer 1960), und beschrieb schädliche Folgen bei Kindern durch stillende Mütter, die in dieser Zeit Alkohol zu sich nehmen. Dadurch könnten epileptische Anfälle bei den Kindern ausgelöst werden, außerdem machte er den Alkohol in der Muttermilch für den Zwergwuchs verantwortlich.

William Cullen definierte die Neurose als eine somatisch bedingte Störung

Der schottische Arzt **William Cullen (1712 bis 1790)**, auch Physiker und Chemiker, ein Anhänger der Lehre John Lockes, erhielt 1766 einen Ruf an den Lehrstuhl für theoretische Medizin; im Jahr 1773 wurde er Professor für Physik. 1777 veröffentlichte er ein Lehrbuch „First Lines of the Practice of Physics" mit einer eigenen Nosographie, in dem er geistige Störungen als körperliche Erkrankungen beschrieb.

Cullen gilt als Namensgeber und Erstbeschreiber der Neurose. Ihr Ursprung liege vermutlich im Nervensystem und werde durch Funktionsstörungen verursacht, ohne daß man in den anatomischen Teilstrukturen Veränderungen feststellen könne: „Ich will aber hier unter dem Namen der Nervenkrankheiten (Nevroses) alle diejenigen widernatürlichen Zufälle der Empfindung und Bewegung, bey denen kein Fieber, wenigstens als ein Theil der ersten und Haupt-Krankheit vorhanden ist, sowie auch alle diejenigen Krankheiten begreifen, welche von keinem topischen widernatürlichen Zustande der Werkzeuge, sondern von einer mehr allgemeinen widernatürlichen Beschaffenheit des Nervensystems und derjenigen Kräfte herrühren, von welchen die Empfindungen und Bewegungen vorzüglicher Weise und besonders abhängen." Damit schloß er nur die entzündlichen und lokalisierten Erkrankungen aus. „In dieser Rücksicht mache ich eine besondere Classe von Krankheiten, die ich mit dem Namen der Nervenkrankheiten oder Nervenübel (Nevroses, Morbi nervosi) belege." Bekanntlich bezeichnete Sigmund Freud (1905) als Psychoneurose ein störendes psychisches Syndrom, das durch einen unzureichend bearbeiteten unbewußten Konflikt entstanden sei und nicht durch „hirnorganische Veränderungen oder überwiegend krankhafte Erbanlagen" hervorgerufen werde.

3.3 Pädagogen als Theoretiker und Praktiker

Die Geschichte der Erkennung und Behandlung psychischer Störungen bei Kindern und Jugendlichen läßt sich nicht allein durch den medizinischen Fortschritt, insbesondere den der Psychiatrie und der Pädiatrie, erklären. Daran sind seit der Zeit der Aufklärung bis heute auch nichtmedizinische Erfahrungen und Erkenntnisse aus der Pädagogik, der Heilpädagogik, der Psychologie und der Psychotherapie maßgeblich beteiligt. Im 17. und 18. Jahrhundert gelangte die Pädagogik zu der Erkenntnis, daß durch eine unangemessene, „falsche" Erziehung psychische Störungen auftreten könnten, die durch eine natürliche, eine „richtige" Erziehung vermieden würden. Pädagogik ist aus dieser Sicht Prävention von Verhaltensabweichungen und von psychischen Störungen. Heilpädagogik hingegen sei erforderlich, um seelische Störungen oder Behinderungen bei Kindern, für die keine ausreichenden medizinischen Behandlungsmöglichkeiten bestünden, durch spezielle Erziehungsmaßnahmen günstig zu beeinflussen. Aus aktueller sonderpädagogischer Sicht (Speck 1987) wird Heilpädagogik definiert als „Pädagogik unter dem Aspekt speziellen Erziehungsbedarfs beim Vorliegen von Entwicklungs- und Beziehungshindernissen (Behinderungen und sozialer Benachteiligung)".

Im 17. und 18. Jahrhundert wurden psychisch gestörte Kinder und Jugendliche neben den Eltern von Lehrern und in Asylen und Waisenhäusern von Geistlichen, Nonnen und Mönchen betreut und erzogen. Soweit wir wissen, spielten Ärzte praktisch keine bedeutsame Rolle. Die Frage, ob und welche pädagogischen Maßnahmen für eine normale seelische Entwicklung notwendig und zweckmäßig seien, wurde von Philosophen und Eltern seit dem

Altertum bis heute konträr diskutiert. Der Spannungsbogen reicht von der Sentenz bei dem griechischen Komödiendichter Menander: „Was erzogen werden soll, muß geschunden werden" und Platons Empfehlung einer kollektiven Kinderziehung bis zu Rousseau, der das Kind als ein freies Wesen sah, das nur eine auf seine natürliche Begabung angelegte individuelle Erziehung benötige.

Neben den angeborenen körperlichen Behinderungen und Sinnesbeeinträchtigungen (Hör- und Sehstörungen) waren es besonders psychische Störungen bei Kindern und daraus ableitbare seelische Erkrankungen, die bis weit ins 19. Jahrhundert auf falsche Erziehungsmethoden zurückgeführt oder durch Schwererziehbarkeit erklärt wurden. In der Zeit des Hochmittelalters und der Aufklärung waren es vor allem Pädagogen, die sich theoretisch und praktisch um gesunde, als „heilende Helfer" zunehmend aber auch um behinderte und psychisch gestörte Kinder bemühten. Sie sahen ihre Aufgabe darin, durch geeignete Methoden eine optimale Erziehung der Kinder zu ermöglichen und seelische Beeinträchtigungen zu bessern. Diese „heilenden Erzieher" und die späteren Heilpädagogen waren bis zum Ende des 19. und auch noch zu Beginn des 20. Jahrhunderts nicht nur in Schulen, Internaten und Heimen für die Betreuung psychisch kranker Kinder zuständig, sondern bis zu dieser Zeit auch als Leiter der Kinderabteilungen in psychiatrischen Kliniken. Die Bezeichnung „heilende Erziehung" ist ein Begriff, der sich (engl. „to cure", Locke 1693; franz. „remédier", Rousseau 1762) über mehrere Jahrhunderte verfolgen läßt und direkte Parallelen zu den Ausführungen der deutschen Pädagogen Johann Bernhard Basedow (1724–1790) und Christian Gotthilf Salzmann (1744–1811) erkennen läßt. Es ist vielleicht nicht ohne Bedeu-

tung für ihre späteren Werke, daß Comenius, Rousseau, Fröbel und Pestalozzi als Waisen oder Halbwaisen aufwuchsen.

Zu den ersten Heilpädagogen werden rückblickend hier neben anderen Pädagogen besonders Johann Heinrich Pestalozzi und Friedrich Fröbel genannt. Beide standen in der kritischen Nachfolge Jean-Jacques Rousseaus, entwickelten aber aus ihren Erfahrungen heraus neue Erkenntnisse, die sich bei Pestalozzi besonders in seinen Schriften und bei Fröbel zusätzlich in seinen auf die Praxis abgestellten praktischen Spiel- und Beschäftigungsaufgaben niederschlugen.

Johann Amos Comenius forderte, unterschiedslos alle Kinder zu fördern und zu bilden

Zu den ersten Heilpädagogen gehörte der bedeutende tschechische Gelehrte **Johann Amos Comenius (1592–1670)**. Er verlor früh seine Eltern, kam deshalb erst mit 16 Jahren in die Lateinschule und studierte danach Theologie und Philosophie in Herborn, später in Amsterdam und in Heidelberg. Er wurde aus seiner böhmischen Heimat vertrieben und wirkte seit 1627 in Lissa (Polen). Durch seine Lehrbücher und Reformvorschläge wurde er international berühmt. Nach vorübergehenden Aufenthalten in London, Elbing und Ungarn fand er schließlich in Amsterdam eine bleibende Zuflucht. Comenius forderte, daß auch „die Blinden, die Tauben und die Dummen" gebildet werden sollen und auch können (Schaller 1955). In seiner „Großen Didaktik" heißt es zur kindlichen Entwicklung in der „Mutterschul": „Ein Baum treibt alle Hauptäste, die er haben soll, gleich in den ersten Jahren aus seinem Stamm hervor, so daß sie hernach nur noch zu wachsen brauchen. So wird man also all das, womit man den Menschen für den Bedarf seines ganzen Lebens ausrüsten will, ihm hier einpflanzen müssen." Comenius erkannte aber auch die zwar prägende Bedeutung frühkindlicher Erlebnisse für die weitere Entwicklung, aber auch Möglichkeiten heilender (pädagogischer, psychotherapeutischer) Einwirkungen: „Junger Kinder Verstand, welcher sich erst formiere, ist einem Wachse gleich, in welches, was für ein Siegel erstlich eingedrückt wird und es darin verhärtet, das hält es und nimmt kein anderes an, es gehe denn mit großer Gewalt zu und wird doch nicht glatt. Jedoch ist allhier ein großer Unterschied, dieweil das Wachs, damit es das erste Bild nachlasse, wieder erwärmet und erweichet werden kann; da aber unser Gehirn, was es einmal dazu begriffen hat, wiederum sollte fahren lassen, sind Mittel vorhanden."

Seine berühmtesten Schriften sind „Die geöffnete Sprachenpforte" und der „Orbis sensualium pictus". 1658 in Nürnberg gedruckt, wurden sie in ganz Europa bekannt. In seinem „Informatorium der Mutterschule" sollen nach seinen Vorstellungen Kinder bis zum 6. Lebensjahr die Mutterschule, vom 7. bis 12. eine Volksschule, vom 13. bis 18. die Lateinschule und vom 19. bis 24. Lebensjahr eine Akademie besuchen. Es hatte starken Einfluß auf die Schulordnungen des 17. Jahrhunderts. Sein lange verschollenes pädagogisches Werk wurde von Johann Gottfried Herder wiederentdeckt.

Die theoretischen Vorstellungen der Pädagogen und Heilpädagogen des 17. und 18. Jahrhunderts waren unterschiedlich und reichten von strengen und disziplinierenden zu freiheitlichen und toleranten Konzepten. Bei einer Überprüfung der verschiedenen Modelle zeigt sich jedoch, daß sie nicht in sich geschlossen und homogen sind, sondern zahlreiche Widersprüche enthalten, die Übergänge zwischen scheinbar konträren Modellen erkennen lassen. Diese Widersprüche erklären sich aus der biologischen und konstitutionellen menschlichen Vielfalt, für die es keinen universellen pädagogischen oder heilpädagogischen Schlüssel gibt.

Michel de Montaigne lehnte Zwang und Gewalt in der Erziehung ab

Der angesehene und vielgereiste **Michel de Montaigne** (1533–1592), Schriftsteller und Philosoph, Autor der auch heute noch vielgelesenen „Essais", war pädagogischer Autodidakt, aber er gelangte zu Einsichten, die von vielen Nachfolgern übernommen wurden. Er kam als Sohn eines wohlhabenden Bürgers zur Welt, wurde von einem deutschen Lehrer unterrichtet, studierte die Rechte an mehreren französischen Universitäten und war danach zunächst als Ratsherr und später als Bürgermeister in Bordeaux tätig. 1584 besuchte ihn König Heinrich von Navarra zum erstenmal, um Ratschläge einzuholen. Montaigne unternahm mehrere Reisen nach Italien (dort besuchte er den geisteskranken Torquato Tasso) und nach Deutschland.

In seinen „Essais", die erstmals 1580 erschienen, nahm er mehrfach zu pädagogischen Problemen grundsätzlich Stellung. In dem Kapitel „Von der Schulmeisterei" und in einem an die Gräfin de Foix gerichteten Brief „Über die Kindererziehung" führte er aus, daß es unvernünftig sei, Kinder im Schoß ihrer Eltern aufzuziehen, weil deren Liebe sie schwach und nachgiebig mache; man solle sie zeitlich befristet in andere Familien geben. Auch genüge es nicht, ihnen nur die Seele zu stärken, man müsse ihnen durch Leibesübungen auch die Muskeln stählen. Kinder müßten sich früh an die Schmerzen und Härten der Gymnastik gewöhnen, um sich für später abzuhärten. Deshalb müsse man manchmal auch gegen überfürsorgliche Vorschriften der Ärzte verstoßen, durch die sie zu ihrem Nachteil geschont würden. Die Erziehung solle mit sanfter Strenge betrieben werden. Was man nicht mit Vernunft, Klugheit und Geschicklichkeit ausrichten könne, werde erst recht nicht durch Gewalt erreicht. Zwang und Gewaltsamkeit seien nur dazu angetan, eine wohlgeartete Natur verkommen und verdummen zu lassen; außerdem liege etwas Knechtisches in der Strenge und im Zwang. Kinder sollten nicht übermäßig mit Büchern beschäftigt werden, das mache sie zum geselligen Umgang untauglich und lenke sie von besseren Tätigkeiten ab. Er habe schon manchen Mann „aus blinder Gier nach Wissenschaft verblöden" sehen. Der wahre Spiegel der Schulweisheit sei der Lebenswandel: Güte und Gerechtigkeit, Bescheidenheit und Mäßigung müsse der Mensch in sein Leben bringen. Im Kapitel „Von der Ungleichheit, die unter uns besteht" wies Montaigne darauf hin, daß es keinen so weiten Abstand zwischen Tier und Tier wie zwischen Mensch und Mensch gebe und „ebenso viele und ungezählte Stufen des Geistes wie Klafter von der Erde zum Himmel" vorhanden seien. Montaigne hat zudem mit seiner Feststellung, daß es nicht nur die Seele und nicht nur der Körper sei, den man erziehe; man müsse sich an beide richten, wenn man einen Menschen erziehen wolle, schon vor John Locke und Jean-Jacques Rousseau auf die Bedeutung einer individuellen, persönlichkeitsorientierten Erziehung unter Berücksichtigung mentaler, emotionaler und körperlicher Gesichtspunkte hingewiesen.

Der Reformpädagoge Jean-Jacques Rousseau brachte seine eigenen Kinder ins Findelhaus

Jean-Jacques Rousseau (1712–1778) wurde als Sohn eines Uhrmachers und einer Pfarrerstochter in Genf geboren. „Ich wurde fast sterbend geboren, und man hatte wenig Hoffnung, mich

zu erhalten. Ich hatte den Keim einer Unpäßlichkeit in mir, die sich über die Jahre verstärkt hat und die mir bis jetzt nur bisweilen ein wenig Ruhe vergönnt, um mich auf andere Weise noch grausamer zu quälen." Seine Mutter starb früh; er wurde von Verwandten aufgezogen, seine Kindheit verlief unglücklich. Er bezeichnete sich zeitlebens als „Genfer Bürger", obgleich er Genf bereits im Alter von 16 Jahren nach Lehrjahren als Gerichtsschreiber und Kupferstecher verlassen hatte. Aus Angst vor Strafe wegen einer geringfügigen Verfehlung floh er in ein nahegelegenes Dorf und trat zum katholischen Glauben über. Der Geistliche vermittelte die Bekanntschaft Louise von Warens in Annecy, einer wohlhabenden Frau, mit der Rousseau eine langjährige, aber schwierige Liebesbeziehung verband. Nach einem Aufenthalt in einem Kloster in Turin, wo er den „Tiefpunkt seines Lebens" erlebte, kehrte er nach Annecy zurück.

Das Leben Rousseaus verlief unstet und wechselhaft. 1740 kam er als Hauslehrer nach Savoyen und scheiterte dort. Erziehung interessierte ihn zu dieser Zeit nur am Rande. Seine eigentlichen Interessen lagen im Bereich der Musik und des Theaters. Deshalb ging er nach Paris, wo er als Musiklehrer, Komponist und Sekretär tätig war. Er lernte Denis Diderot kennen, der ihn in seinen Freundeskreis aufnahm und für dessen gemeinsam mit Jean d'Alembert herausgegebene Enzyklopädie er musiktheoretische Beiträge verfaßte. Er entwickelte eine neue Notenschrift und komponierte eine Oper, die in seiner Anwesenheit am königlichen Hof aufgeführt wurde. Er beschrieb, wie er, als mutiger Republikaner, nachlässig gekleidet, mit langem Bart und schlecht gekämmter Perücke in eine prächtige Loge geführt wurde, aber erstaunt und „gerührt" erkennen mußte, daß man ihm nur „mit Artigkeit und Höflichkeit" begegnete. Dennoch lehnte er es ab, nach dem Erfolg seiner

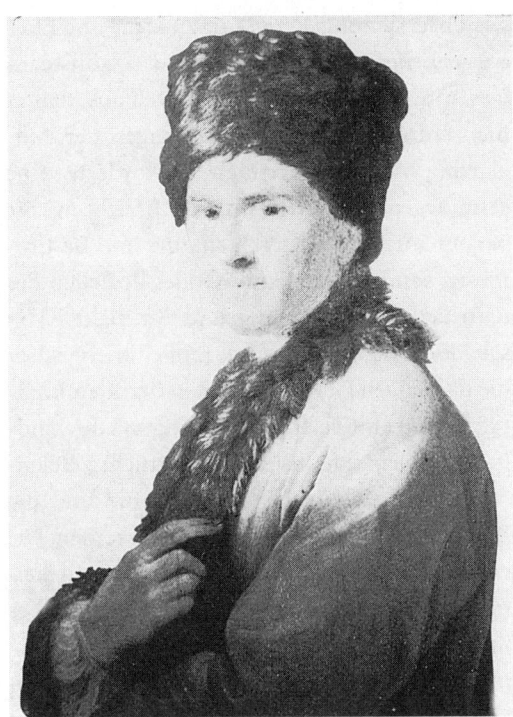

Jean-Jacques Rousseau, geistiger Wegbereiter der Französischen Revolution und Neuerer der gesamten Erziehung.

Oper dem König vorgestellt zu werden, und verzichtete damit auch auf eine Pension, die er sonst erhalten hätte. 1745 lernte Rousseau seine lebenslange Begleiterin Thérèse Levasseur kennen, die er erst 25 Jahre später heiratete. Er beschrieb sie als eine Frau, die nicht ausreichend lesen und nur leidlich schreiben konnte und „alles verwechselte". Ihre Verwechslungen seien in den Gesellschaften, in denen er verkehrte, „berühmt" geworden. Dennoch vermochte sie „einem in schwierigen Umständen treffliche Ratschläge zu erteilen". Im Jahr 1746 wurde ihr erstes Kind geboren, das die Hebamme „in der üblichen Weise auf dem Büro des Findelhauses" abgab, und noch vier weitere Kinder folgten. Er brachte alle diese Kinder gegen den Widerstand seiner Frau – „sie schrie und wimmerte" –

nachts in ein Findelhaus, obgleich er wußte, welches Schicksal ihnen dort beschieden war. In seinen „Bekenntnissen" klagte er sich an, daß „...ich sie nicht selbst zu erziehen vermochte und sie dazu bestimmte, Arbeiter oder Bauern anstatt Abenteurer oder Glücksritter zu werden; durch solche Gedanken fühle ich mich als ein Mitglied des platonischen Staates." Im Jahr 1750 erhielt er den von der Akademie Dijon ausgelobten Preis mit dem Thema „Hat die Wiederherstellung der Wissenschaften und Künste zur Reinigung der Sitten beigetragen?", das eine leidenschaftliche Anklage gegen seine Zeit enthielt. 1754 kehrt er während eines Aufenthalts in Genf zum calvinistischen Glauben zurück. 1762 erschien sein „Emile". Nachdem er vom Pariser Gericht wegen seiner Schriften verurteilt worden war, floh er in die Schweiz. 1763 verzichtete er auf die angestammte Bürgerschaft von Genf. 1765 hielt er sich in Straßburg auf. 1766 besuchte er den Philosophen David Hume in England. Ein Jahr später kehrte er nach Frankreich zurück, und 1770 vollendete er seine „Bekenntnisse". 1762 wurde er vom Pariser Gericht wegen seines „Emile" verurteilt und zog sich erneut in die Schweiz zurück. Paul Julius Möbius (1889, 1903) begründete in seiner Pathographie den Verdacht, daß Rousseau seit 1766 unter einer geistigen Erkrankung mit einem systematisierten Verfolgungswahn gelitten habe. Er habe überall Fallen gewittert, die ihm gestellt würden, und sah sich von Spionen und Verfolgern umgeben, die ihm nach dem Leben trachteten. Deshalb wanderte er rastlos von Ort zu Ort und von Land zu Land, um ihnen zu entgehen. 1778 fand man Rousseau in einem Park in der Nähe von Paris, wo er sich als Gast der Familie Evrémont aufhielt, tot auf.

Die wichtigsten Werke Rousseaus sind neben „Emile oder Über die Erziehung" (1762), „Julie oder Die neue Héloïse" (1761), „Über den Gesellschaftsvertrag" (1762) und „Die Bekenntnisse" (1771). Rousseau gilt als ein genialer Wegbereiter der modernen Erziehung und als einer der wichtigsten vorrevolutionären Schriftsteller des 18. Jahrhunderts. Der Reformpädagoge Rousseau proklamierte die Rückkehr zur ursprünglichen Einfalt, um „dem Gang der Natur" zu seinem Recht zu verhelfen. Er entdeckte die „Kindheit als eigene Lebensform" und nicht als bloße Vorbereitung auf eine ferne Zukunft. Er kannte die Werke von Michel de Montaigne, John Locke, René Descartes und Étienne de Condillac und durch sie das Ideal einer „ganzheitlichen" – körperlichen, geistigen und emotionalen – Erziehung. Sie bildeten das Fundament seiner pädagogischen Schriften. In den Abhandlungen des Comenius über die Entwicklung im Säuglingsalter, in den Essais von Montaigne über die Bedeutung einer gewaltfreien Erziehung und in dem antiken Gleichnis der *tabula rasa*, in der differenzierten Auslegung von Locke, fand Rousseau grundlegende Einsichten für sein großartiges pädagogisches Reformwerk, das eine Fülle neuer Erkenntnisse vermittelte. Das Kind ist aus der Sicht Rousseaus von Natur aus gut und ein freies Wesen; es wird erst durch seine Umgebung verdorben. Es gebe kein Laster, von dem man nicht sagen könne, woher es komme. Er führte alle Probleme einer gestörten Entwicklung des Kindes auf ungünstige Einflüsse aus der Umgebung zurück und vertrat die Idee, junge Menschen wie eine Pflanze wachsen zu lassen. Das Erziehungsziel sei keine feststehende Größe; diese sei von der Natur eines jeden Kindes abhängig. Das Kind als Individuum stehe absolut im Vordergrund, sein individuelles Dasein habe unbedingten Vorrang vor der Sozialität. Störungen der Entwicklung müßten durch eine individuelle Erziehung, durch „Leibes- und Sinnesschulung, Verstandes- und praktische Bildung, Gefühls- und Ge-

wissenserziehung, Erziehung zu Liebe und Ehe" ausgeglichen und aufgebaut werden. Rousseaus Gesamtwerk zeichnet sich dadurch aus, daß es mehrere gegensätzliche Strömungen der Aufklärung in sich vereinigt. Er forderte eine grundlegende Veränderung der Erziehung. Sie bedeute nicht autoritäre Lenkung und Bestimmung, sondern verständnisvolles Begleiten der natürlichen Entwicklung und Fernhalten von schädlichen Einflüssen. Im „Emile" kritisierte er die damaligen Gewohnheiten in der Kleinkindpflege und eine verfrühte Beendigung des kindlichen Spiels zugunsten intellektueller Belehrungen. Die natürliche Wißbegierde und die Freude am Lernen sollten gefördert werden. Die emotionale Entwicklung dürfe dabei auf keinen Fall Schaden erleiden. Er erkannte, daß es in der Erziehung nicht bloß auf Wissensvermittlung und Üben von Verstandeskräften ankomme, vielmehr darauf, die Kinder zu wahrem Menschsein hinzuführen. Er postulierte, daß Lernen nur durch spontane und freiwillige Erfahrungen zustande komme, die der Schüler selbst akzeptieren könne. Damit begründete er eine anthropologische Pädagogik. Alles, was dem Menschen bei der Geburt noch fehle und was Erwachsene benötigen, müsse die Erziehung bringen. Neben der Herrschaft der Vernunft räumte er dem Gefühl große Bedeutung ein. „Alles ist gut, wenn es aus den Händen des Schöpfers hervorgeht. Alles entartet unter den Händen des Menschen."

Seine pädagogischen Schriften, vor allem „Emile oder Über die Erziehung" (1762), werden auch heute noch manchmal als einseitig sensualistisch orientiert verstanden. Erziehung bedeutet für Rousseau, Kinder und Jugendliche in ihrer natürlichen Entwicklung zu begleiten. Die Ursache für eine fehlerhafte Einstellung der Gesellschaft zur Erziehung liege in einer selbsterfahrenen falschen Erziehung ihrer Mitglieder.

Deshalb forderte Rousseau eine radikale pädagogische Umkehr. Denn: „Der Mensch ist ein von Natur aus gutes Wesen." Wenn er sich fehlerhaft entwickle und unglücklich sei, so nur, weil die Gesellschaft, ihre Einrichtungen und ihre Gesetze ihn verdorben hätten.

Die Schriften Rousseaus wurden zwölf Jahre nach seinem Tod mit seiner Ernennung zum Ehrenbürger Frankreichs als Bestandteil der Französischen Revolution anerkannt. Sein pädagogisches Konzept spielte bereits bei der Behandlung des Wildkindes Victor (1789) eine wichtige Rolle und hat seitdem für die Prävention und für die Behandlung psychischer Störungen nicht nur in der Pädagogik und Heilpädagogik, sondern auch in der Kinder- und Jugendpsychiatrie und darüber hinaus auch in der tiefenpsychologischen und in der verhaltenstherapeutischen Psychotherapie einen bleibenden Platz erhalten.

Immanuel Kant forderte moralische Kategorien für die Erziehung

Der bedeutendste deutsche Philosoph des 18. Jahrhunderts, **Immanuel Kant (1724 bis 1804)**, studierte Philosophie, Mathematik und Naturwissenschaften in Königsberg. Er war als junger Mann von 1746 bis 1755 als Hauslehrer tätig, eine Zeit, die er später sehr kritisch beurteilte. Neugeborenen ist er vermutlich zeitlebens nicht begegnet, sonst hätte er nicht die Meinung vertreten: „Das neugeborene Kind schreit, weil es sein Unvermögen, sich seiner Gliedmaßen zu bedienen, für Zwang ansieht und so seinen Anspruch auf Freiheit sofort ankündigt." Diesen Irrtum von der Bewegungsunfähigkeit führte Albrecht Peiper (1889–1968) auf Plinius d. Ä. zurück. Nach seiner Tätigkeit als Pädagoge folgten Promotion und Habilitation. Berufungen nach Jena und Erlangen lehnte er ab. 1770 erhielt er einen Lehrstuhl für Metaphysik und Logik in Königsberg. Wegen anhaltender Konflikte mit den preußischen Zensurbehörden schränkte er zunächst seine Vorlesungstätigkeit ein und gab 1796 aus gesundheitlichen Gründen schließlich sein Lehramt auf.

Seine „Vorlesungen über Pädagogik" (1803) begann er mit der Feststellung: „Der Mensch ist das einzige Geschöpf, das erzogen werden muß." In den Mittelpunkt seines Traktats stellte er die Kategorien „Disziplinierung, Kultivierung, Zivilisierung = Moralisierung" auf und vertrat die Ansicht, daß deren Förderung und Entwicklung in dieser Reihenfolge notwendig sei. Disziplinierung sei Bezähmung der Wildheit. Kultivierung verschaffe Geschicklichkeit und Bildung. Zur Zivilisierung gehörten „Manieren, Artigkeit und eine gewisse Klugheit", die sich nach dem Geschmack des Zeitalters richteten. Die Moralisierung endlich solle nicht nur auf den Zweck, sondern vor allem auf die Gesinnung gerichtet sein. Gute Zwecke seien solche, die notwendigerweise von jedermann gebilligt würden und zur gleichen Zeit jedermanns Zwecke sein könnten. Tugend müsse – hier gibt es enge Bezüge zu Rousseau und Piaget – ihres inneren Wertes wegen ausgeübt werden.

Christoph Wilhelm Hufeland (1762–1836) übersandte Kant seine „Makrobiotik" oder „Die Kunst, das menschliche Leben zu verlängern" (1796) mit der Bitte, ein Urteil darüber zu erhalten, ob dieser die von ihm vertretene Ansicht von der „Kraft der Imagination", um „das Physische im Menschen moralisch zu behandeln", als Behandlungskonzept bei eingebildeten Krankheiten teile. Kant antwortete ihm mit einer Adresse, daß eine moralisch-praktische Philosophie zwar nicht allen für alles helfen könne, aber in keinem Rezept fehlen dürfe. Der pädagogische und moralische Aspekt seelischer und geistiger Störungen, der seinen Niederschlag in der programmatischen Schrift „Von der Macht des Gemütes, durch den bloßen Vorsatz seiner krankhaften Gefühle Meister zu sein", stimmte er weitgehend mit den Thesen Hufelands überein. Im Sinne einer von ihm angestrebten Ganzheitstherapie kann auch seine Feststellung „Das Zeitalter der Krankheiten ist vorbei, das Zeitalter des kranken Menschen hat begonnen" interpretiert werden.

Kant war mit Rousseaus Werk sehr vertraut. Er teilte in vielen Bereichen dessen Erkenntnisse. Mit seinen „Kategorien" beschrieb er aber zusätzliche soziale Aufgaben der Erziehung. Anstelle von Privatlehrern bevorzugte er öffentliche Schulen. Dadurch lernten die Kinder frühzeitig, miteinander umzugehen und die Meinungen anderer zu respektieren. Mit seinem Diktum „Die Seele ist in allen Teilen meines Körpers" nahm er nicht nur spekulative Theoreme antiker Philosophen und Ärzte der Romantik, sondern auch Ergebnisse der experimentellen Physiologen wie Gustav Theodor Fechner, Johannes Müller, Wilhelm Wundt und später Sigmund Freud vorweg. Er gehörte damit zu den geistigen Vorvätern einer psychosomatischen Medizin. Andererseits vertrat er die Auffassung, daß die Behandlung von Geisteskrankheiten den Philosophen vorbehalten bleiben müsse, und entwickelte in seinen Schriften ein eigenes „nosologisches Schema". Zu den „Gemütsschwächen im Erkenntnisvermögen" rechnete er „partielle Schwächen" (Stumpfsinn, Dummheit, Einfalt, Zerstreutheit, Torheit, Narrheit) und eine „totale Schwäche" (Blödsinnigkeit, Idiotie, Kretinismus). Die „Gemütskrankheiten" unterteilt er in „Grillenkrankheit" (Hypochondrie, Raptus, Melancholie) und in „Verrücktheit" (Amentia, Dementia, Insania und Vesania). Dabei handelte es sich nach Meinung Karl Menningers (1968) um eine starke Betonung sowohl der intellektuellen als auch der emotionalen Merkmale, die längere Zeit für die deutsche Psychiatrie typisch gewesen seien.

Johann Heinrich Pestalozzi erkannte, daß man einem Kind nichts geben kann, was es nicht in sich trägt

Der Schweizer Schriftsteller und Sozialpädagoge **Johann Heinrich Pestalozzi (1746–1827)** verlor im Jahr der Einschulung seinen Vater, und dieser frühe Verlust wurde von ihm zeitlebens als tiefer Einschnitt empfunden. Er studierte Theologie und Jura in Zürich. Dort lernte den Patrioten und Aufklärer Johann Jakob Bodmer und Johann Kaspar Lavater kennen und begann sich intensiv mit Rousseau zu beschäftigen. 1769 heiratete er Anna Schultheß, baute in Neuhof einen Bauernhof und versuchte, eine Armenanstalt zu gründen; beides scheiterte. Auf Anregung von J. Iserlin begann er ab 1780 pädagogische Bücher zu veröffentlichen, von denen besonders „Lienhard und Gertrud" erfolgreich war. Die Eltern-Kind-Beziehung, das „Vaterhaus" und die „Wohnstube" waren Modelle seiner Pädagogik. 1792 wurde er wie Jean-Jacques Rousseau und Friedrich Schiller zum französischen Ehrenbürger ernannt. 1880 erhielt er die Leitung eines Waisenhauses in Stans und wurde mit der Einrichtung einer Versuchsschule betraut. Mit dem „Brief an einen Freund über meinen Aufenthalt in Stans" schuf er sein didaktisches Hauptwerk. Es gelang ihm, in Burgdorf eine mit einem Lehrerseminar verbundene Erziehungsanstalt zu errichten. Sein Buch „Wie Gertrud ihre Kinder lehrt" begründete seinen Ruf als vorbildlicher Erzieher und Schulreformer. Er hatte das Ziel einer umfassenden Volkserziehung, und er wird auch als der „Vater der Volksschule" bezeichnet. Seine Anstalt Yverdon (1804–1825) wurde zum Zentrum reformerischer Kräfte in ganz Europa. 1817 erschien bei Cotta eine Gesamtausgabe seiner Schriften. 1825 wurde das Institut aufgelöst, und Pestalozzi kehrte auf den Neuhof zurück.

Grundlage seines Werks ist die Erkenntnis, daß man einem Kind nichts geben könne, was es nicht schon in sich trägt. Es könne nichts in einen Menschen hineingebracht werden, was nicht in Ansätzen, als Keim oder als Anlage, in ihm vorhanden sei. Erziehung habe die Aufgabe, alle wesentlichen geistigen und sittlichen Leistungen und verdeckten Fähigkeiten „aus seinen inneren Kräften herauszuholen", sie zu „wecken". Dieses „Herausholen des Wesentlichen" war seine wichtigste Erkenntnis. Pestalozzi war kritischer als Rousseau: „Soviel sah ich bald. Die Umstände machen den Menschen. Aber ich sah ebenso bald: Der Mensch macht die Umstände. Er hat eine Kraft in sich selbst, sie nach seinem Willen zu lenken." Der radikale Optimismus von Rousseau: „Schafft gesunde Umstände, und der Mensch wird gedeihen" wurde damit relativiert: „Freyheit ist ein Gut, und Gehorsam ist es ebenfalls. Wir müssen verbinden, was Rousseau getrennt hat." Diese Einsichten gewann er auch aus Erfahrungen mit seinem Sohn Jakob, den er nach den pädagogischen Grundsätzen Rousseaus zu fördern versuchte, die jedoch nicht zu dem erhofften Erfolg und zur Resignation führen: „Du kannst den Teufel aus deinem eigenen Garten verjagen, doch im Garten deines Sohnes findest du ihn wieder." Pestalozzi kam zu dem Schluß: „Alles Sittliche ist mein Werk, nicht das der Gesellschaft." Der Glaube an das Gute im Kind dürfe nicht unterdrückt werden. Pestalozzi forderte eine umfassende Entwicklung und Förderung der geistigen, der moralischen und körperlichen Anlagen. Er trachtete besonders danach, das Wesen der „niederen Menschen" zu ergründen und ihnen zu helfen. Negative oder unentwickelte Anteile müßten neutralisiert werden,

wenn erforderlich auch durch disziplinierende Maßnahmen, aber ohne unnötige Strenge. Das Kind habe ein natürliches Anrecht auf Förderung, damit es seine Rolle im Leben einnehmen könne.

Friedrich Wilhelm August Fröbel entwarf ein gestaffeltes Erziehungssystem vom Kindergarten bis zur Universität

Friedrich Wilhelm August Fröbel (1782–1852) kam in Oberweißbach/Thüringen als Sohn eines Pfarrers zur Welt. Seine Mutter starb neun Monate nach seiner Geburt. Seine Kindheit erlebte er als einsam und unglücklich; in seiner Umgebung galt er als in sich gekehrt und eigenbrötlerisch. Nach dem Schulabschluß ging er in eine Feldvermesserlehre, die ihm nicht zusagte. Mit 23 Jahren kam er nach Frankfurt am Main, wo er Naturwissenschaften studierte. Dort begegnete er auch Anhängern Pestalozzis und entschloß sich, Lehrer zu werden. Nach einer mehrjährigen Tätigkeit als Hauslehrer in einer wohlhabenden adligen Familie setzte er sein Studium in Göttingen und Berlin fort, nahm als Soldat an den Befreiungskriegen teil und gründete 1817 ein Landerziehungsheim in Keilhau (bei Rudolstadt) nach Pestalozzis Prinzipien.

Er entwarf ein Erziehungssystem, in dem er sich um eine geschlossene „Lebens- und Erziehungswissenschaft" bemühte, und entwickelte eine gestaffelte Spiel-, Lern- und Ausbildungsplanung („Fröbelgaben"), die vom Kindergarten bis zur Erwachsenenbildung reichte und konsequent den Weg vom „Leichten zum Schweren" und „vom Spiel zur Arbeit" methodologisch festlegte. Darin Comenius ähnlich, entwarf er ein vom Vorschulalter ausgehendes gestaffeltes Schulsystem bis zur Universität. Im Mittelpunkt seiner pädagogischen Vorstellungen standen Familie, Heimat, Natur, Körperübungen, Musik, Spielen und Werken. In der

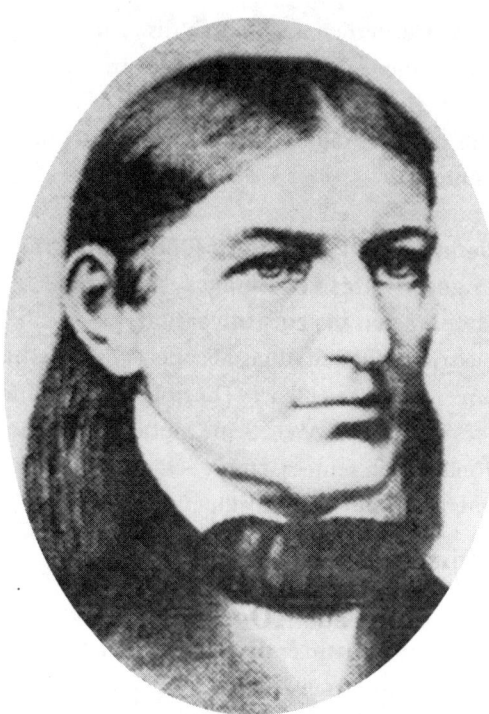

Der Pädagoge Friedrich Fröbel entwarf ein Erziehungssystem, das gewaltlos und spielerisch an das Lernen heranführen sollte.

„Selbsttätigkeit, im eigenen inneren und schöpferischen Erleben, sah er die Grundlagen für eine ‚nachgehende Erziehung'". Zwischen 1808 und 1810 sammelte er erste Erfahrungen bei Pestalozzi in Yverdon, und zwischen 1818 und 1826 erschienen seine wichtigsten allgemeinen und schulpädagogischen Schriften. 1826 veröffentlichte er sein stark religiös-pantheistisch ausgerichtetes Werk „Menschenerziehung". Er teilte darin die Anschauung Rousseaus, daß das Wesen des Menschen prinzipiell gut und schöpferisch angelegt sei. In seinen „Grundzügen der Menschenerziehung" (1830) setzte er sich für eine Erziehung im Einklang mit der Natur und Bildung aller Menschen, besonders der unteren Volksschichten, ein. Der Säugling nehme schon viel von seiner Umwelt in sich auf, und schon

das Kleinkind reagiere darauf lebhaft und intensiv. Auch im Schulalter müsse das Kind frei und selbstbestimmt sein, um eigene Erfahrungen beim Spiel in der freien Natur zu sammeln. Er vertritt die Ansicht, daß es sich beim Spiel nicht um eine Spielerei aus Zeitvertreib handelt, sondern um die ernsthafte Erfüllung eines inneren Bedürfnisses, die für die Persönlichkeitsentwicklung von entscheidender Bedeutung sei. Spiele als „Herzblätter des künftigen Lebens" seien die wichtigsten Erziehungsmittel im Kleinkind- und Schulalter überhaupt. Er entwickelte als „Spielgaben" neue Spiel- und Bildungsmittel, das „Fröbel-Material". Das Kleinkind solle die „Grundgesetze des Universums" durch Spielmittel verstehen lernen. Er unterteilte sein Material in körperartige, geometrische (Ball, Kegel, Würfel), flächenartige (Quadrate, Dreiecke), linienförmige (Holzstäbchen, Papierstreifen) und in punktförmige (Sand, Steine, Perlen) Spieldinge. Hinzu kamen später Kreis- und Bewegungsspiele. Von 1831 bis 1833 war er in der Schweiz als Leiter von Erziehungsanstalten tätig. 1837 kehrte er nach Thüringen zurück. In dieser Zeit entstand der Begriff „Kindergarten", in dem nach seinen Vorstellungen Kinder wie Pflanzen und Blumen gehegt und gepflegt werden sollten. Liebe und Fürsorge, inniges Naturerleben und Harmonie als Grundelemente seiner Erziehung sollten allen Kindern neben den Müttern auch von Kindergärtnerinnen vermittelt werden. 1840 legte er öffentlich den Grundstein zu seiner Kindergartenbewegung. 1850 verlegte er den Ort seines Wirkens nach Marienthal, wo er theoretisch und praktisch angelegte Ausbildungskurse für „Kinderführer" abhielt; daraus entwickelte sich der Beruf der Kindergärtnerin und Kinderpflegerin.

3.4 Reformpädagogik als Prävention und Therapie

Mit dem Zeitalter der Aufklärung, das am Ende des 17. Jahrhunderts in Frankreich *(lumières)* und England *(enlightenment)* begann und bis ins 19. Jahrhundert hineinreichte, begann nicht nur eine neue geistesgeschichtliche Epoche, in der tradierte Werte und bislang geltende Normen kritisch überprüft wurden und zu einschneidenden neuen Erkenntnissen führten, sondern sie bewirkten im Lauf der nachfolgenden Jahrzehnte tiefgreifende politische und soziale Reformen. Grundlage bildete die Erkenntnis, daß der Mensch von seiner Natur aus frei sei und alle Menschen die gleichen Rechte hätten. Die Vernunft sei die entscheidende und bestimmende Instanz, die den Menschen zum „Ausgang aus seiner unverschuldeten Unmündigkeit" (Kant) führe. Jeder habe von Geburt an Anspruch auf seine Menschenrechte, die durch einen „Gesellschaftsvertrag" vom Staat gesetzlich verbürgt werden müßten. Inquisition, Exorzismus, Folter und Hexenprozesse wurden abgeschafft. Unter diesen Voraussetzungen kam es in Europa zu einer politischen Umgestaltung (Französische Revolution) und später zur Entwicklung der Demokratie, die alle Lebensbereiche, auch die Erziehung, einschloß.

In der Pädagogik entstand eine von Locke, Rousseau und Pestalozzi und von deutschen Philosophen der Aufklärung vorbereitete Bewegung für eine neue, naturgemäße und sittliche Erziehung gegen Ende des 18. Jahrhunderts, der Philanthropismus. Diese pädagogische Reformbewegung, in der neben einer reformierten, auf mehr Gleichberechtigung ausgerichteten Beziehung zwischen Lehrer und Schülern andere Wissensstoffe als bisher vermittelt wurden, war wesentlich von Johann Bernhard Basedow initiiert und wurde von seinen Mitarbeitern Joachim Heinrich Campe, Ernst Christian Trapp und Christian Gotthilf Salzmann weiterentwickelt. Sie vertraten theoretisch und praktisch ein optimistisches Erziehungsprogramm, das sowohl auf gesunde als auch auf intelligenzgeminderte und emotional oder sozial gestörte Kinder ausgerichtet war. Neben neuen theoretischen Wissensinhalten wurde der Unterricht auf Gesundheitserziehung, Diätetik und Hygiene und praktische Tätigkeiten im Gartenbau und in der Landwirtschaft ausgeweitet.

Das Verdienstvolle dieser philanthropischen („menschenfreundlichen") Anschauung liegt in einer unvoreingenommenen, auf das einzelne Kind ausgerichteten ganzheitlichen Methode, in der ererbte und konstitutionelle Schwächen nicht als schicksalhaftes Verhängnis und als unkorrigierbarer Fehler aufgefaßt wurden. Die wichtigste Aufgabe des philanthropisch-heilpädagogischen Bestrebens war es, individuelle geistige und emotionale, aber auch körperliche Abweichungen zu erkennen und darauf abgestellte Behandlungsprogramme zu entwickeln. Diese Gedanken haben wesentlich zu einer Erziehungspraxis ohne unnötigen und vermeidbaren Zwang beigetragen. Sie sind auch aus entwicklungspsychologischer und kinderpsychiatrischer Sicht von richtunggebender Bedeutung. Die philanthropische Praxis ist als ein früher psychohygienischer und präventiver Beitrag anzusehen, der nicht nur in der Pädagogik, sondern auch auf die Erkennung, Entstehung und Behandlung umweltbedingter psychischer Störungen einen starken Einfluß ausübte. Inwieweit philanthropisches Gedankengut auch für die später einsetzende Entwicklung kinderpsychotherapeutischer Verfahren von Belang ist, wurde noch nicht abschließend geklärt.

Neben Basedow gehörten Salzmann, Campe und andere Philanthropen zu den großen

Pädagogen der Aufklärung. Sie leisteten nicht allein praktische Erziehungsarbeit, sondern wandten sich als Theoretiker der Pädagogik an die Allgemeinheit. Salzmann verfaßte über 100 reformpädagogische Schriften, die sich gleichermaßen an den Staat, an die Kirche und an die Eltern richteten. Einige seiner Mitarbeiter gründeten später selbst „Philanthropine", von denen um 1800 in Deutschland etwa 60 bestanden.

Johann Bernhard Basedow forderte zur Vermeidung psychischer Störungen eine philanthropische Erziehung

Der Hauptvertreter der Aufklärungspädagogik war **Johann Bernhard Basedow** (1724–1790), der in Hamburg als Sohn eines Perückenmachers geboren wurde, mit 15 Jahren wegen anhaltender Probleme mit dem Vater fortlief und ein Jahr in Flensburg als Gehilfe bei einem Arzt arbeitete, der seine Fähigkeiten erkannte und ihn förderte. Er kehrte aber nach Hause zurück und besuchte dort von 1741 bis 1744 das Johanneum, in dem der seinerzeit berühmte Hermann Samuel Reimarus unterrichtete. Er studierte in Leipzig und Kiel Theologie, war danach als Hauslehrer tätig und wurde 1752 promoviert. Von 1753 bis 1761 unterrichtete er an der dänischen Ritterakademie auf Soroe über Moral, Beredsamkeit und Theologie. Dort gelangte er zu der Überzeugung, daß Leibesübungen (Tanzen, Reiten, Schwimmen) in der Erziehung (drei Stunden täglich!) einen wichtigen Platz einnehmen müßten. Wegen Unstimmigkeiten mit dem Kollegium wurde er 1761 nach Altona versetzt, wo es zu Auseinandersetzungen mit dem orthodoxen Theologen J. M. Goetze kam und er 1767 von seinem Lehramt entbunden wurde. Von dem 1762 erschienenen „Emile" von Rousseau war er stark beeindruckt. 1774 traf er auf der Rheinreise mit Johann Kaspar

Lavater und Johann Wolfgang von Goethe zusammen. Im Jahr 1768 erschien in Hamburg sein Buch „Vorstellung an Menschenfreunde und vermögende Männer über Schulen, Studien und ihren Einfluß in die öffentliche Wohlfahrth. Mit einem Plane eines Elementarbuchs der menschlichen Erkenntniß". 1769 erschien der erste Teil des „Elementarbuches" (mit Kupferstichen von Daniel Chodowiecki), das vier Jahre später komplett vorlag. Es enthielt das vollständige Programm der philanthropischen Pädagogik und erzielte einen nachhaltigen Erfolg. Er forderte eine Reform des Bildungswesens, wandte sich gegen den übermächtigen Einfluß der Kirche auf die Schule und forderte eine neutrale staatliche Aufsichts- und Überwachungsbehörde. „Hauptzweck der Erziehung ist, daß Kinder glückselige und gemeinnützige Menschen werden." Die Erziehung geschehe im öffentlichen Interesse, weil die Glückseligkeit des Staates abhängig von der Glückseligkeit der Bewohner gesehen werden müsse. 1770 erschien sein „Methodenbuch für Väter und Mütter, der Familien und Völker". 1771 wurde er von dem Fürsten Leopold Friedrich Franz von Anhalt-Dessau zur Verbesserung des Schulwesens nach Dessau berufen und gründete hier 1774 eine Erziehungsanstalt nach seinen Ideen: das „Philanthropin", „eine Schule der Menschenfreundschaft für Lehrer und Lernende", die bis 1793 bestand.

Basedows Erziehungs- und Unterrichtskonzept umfaßte eine „natürliche Erziehung", in der spielerisches Lernen, körperliche Ertüchtigung, Hand- und Feldarbeit, Realienkunde und religiöse Toleranz die Grundlagen bildeten. Aus pädagogischer und didaktischer Sicht befaßte sich G. Trommer (1988) speziell mit den neuen, teilweise revolutionären Denk- und Handlungsansätzen und ging auf einige ihrer biologische Grundlagen und auf die Inhalte der verschiedenen Unterrichtsformen näher ein. Er erkannte in dem von Johann Bernhard Basedow, Joachim Heinrich Campe und Christian Gotthilf Salzmann entwickelten Reformprojekt eine zentrale Rolle der „Kräftebildung", die in der Erziehung und im Unterricht eine Unterstützung der natürlichen Anlagen des Kindes durch die Eltern und Erzieher fordere. In der Spätaufklärung habe sich eine große Anzahl von Triebbegriffen entwickelt: Neben dem Bildungstrieb wurden Nachahmungstrieb, Bewegungstrieb, Trieb nach Tätigkeit, Unterhaltung und Vorstellung angeführt, die in Beschreibungen der kindlichen Entwicklung „geradezu in Mode" kamen. Durch zu früh begonnene und zu intensiv betriebene Wissensvermittlung könne Überforderung nicht ausbleiben. Der Bildungstrieb zeige sich nach der Definition von **Johann Friedrich Blumenbach (1752–1840)**, der von Philanthropen häufig zitiert wurde, in „allen Erscheinungsformen der Keimesentwicklung, des Wachstums, der Regeneration und der Reproduktion". Die in den primären Trieben des Kindes und im biologisch bedingten Naturtrieb der Mutter liegenden Schutzmechanismen für eine möglichst ungestörte Entwicklung seien nicht nur für die Erziehung in der Familie und in der Schule von Bedeutung, sie hätten auch den individuell angepaßten Schulunterricht beeinflußt und darüber hinaus zu einer grundsätzlich neuen Einstellung zu Kindern beigetragen. Diese Fokussierung auf eine selbstbestimmende, die natürlichen Anlagen eines Kindes nicht hemmende, sondern unterstützende „natürliche" Erziehung, abseits von einer moralisierenden Bevormundung, etwa von seiten der Kirche, war ein zentrales Anliegen dieses Reformprojekts. Sie wurde von Basedow und Campe in Dessau praktiziert und von Salzmann in seinem Schnepfenthaler Institut modifiziert und erweitert.

Basedow kritisierte das vorherrschende Erziehungsverständnis: „Ich muß folgende als die gewöhnlichsten Vorurtheile und Fehler der Erziehung anmerken: 1. Man traut den Kindern zu wenig Fähigkeit zu, über ihre Geschäfte, wenn sie Anweisung dazu haben, vernünftig zu denken. 2. Man glaubt nicht, daß sie die Fehler und Leidenschaften der Erwachsenen so früh bemerken, als sie wirklich tun. 3. Man bewirbt sich zu wenig, durch unschuldige Sachen ihre Liebe zu vergrößern, man will durch Furcht herrschen. 4. Man macht sich aus der Erziehung selten einen solchen Zweck, wozu man Mittel bedachtsam aussucht, worinnen man seine Fehler bemerkt und Erfahrene zu Rate zieht und 5. man tadelt, droht und straft in Eile und im Affect, und die Kinder wissen schon aus eigener Erfahrung, daß man im Affect nicht recht klug ist" (Basedow 1785).

Bilden wird im Sinne von Formen verstanden. Nach Trommer gehörten zum Bilden „in philanthropischem Sinn alle Formen der Körperausbildung, der Abhärtung, handwerklichen Fertigkeitsbildung, der landwirtschaftlich-gärtnerischen Arbeit, der Sinnesbildung, des Gedächtnistrainings, der Denkschulung, der Bildung des Schönheitssinnes usw. An sich brauchte nach philanthropisch-tradiertem Rousseauschen Verständnis Erziehung nur die Selbsttätigkeit des Kindes vielfältig anzuregen, um zu Bildungsresultaten zu gelangen. Da zur Selbsttätigkeit der Schüler triebhafte Bildungsbereitschaft vorausgesetzt wurde, kam Erziehung vor allem Animationsfunktion zu. Durch den Philanthropismus entstanden „Neue Impulse 1. in der Körpererziehung, aus der sich das gymnastische Turnen, aber auch Sinnesübungen sowie praktische Handfertigkeit und Arbeit entwickelten; 2. durch volkstümliche Aufklärungskampagnen über den Gesundheitswert des Lebens besonders auf dem Lande, über krankheitsvorbeugende (sowie elendsvorbeugende) haushälterische Erziehung; 3. durch Naturkunde, die sich a) mit Schülern erkundend hinaus in die Landschaft wagte, b) in Schulgärten um die Vermittlung praktischer und wirtschaftlich nützlicher Kenntnisse bemüht; und 4. durch einen Ökonomie-, Technologie- und Handwerksunterricht."

Naturgemäße Erziehung bedeutete bei den Philanthropen vor allem vernunftgeleitete Erziehung. Sie richtete sich gegen schädliche Gewohnheiten, ungesunde Lebensführung, falsche, mit Vorurteilen und Aberglauben behaftete Vorstellungen und bedenkliche Vorbildwirkung der Erwachsenen bei der Erziehung der Kinder. Die philanthropische Erziehung trug dadurch zu einer allgemeinen Reform des damaligen Schulwesens und besonders der Gelehrtenschulen und durch die Einführung moderner Sprachen, Mathematik und Naturwissenschaften in die Lehrpläne und durch eine Reduzierung des in diesen Schulen weiterhin absolut im Vordergrund stehenden Unterrichts in Religion und alten Sprachen bei.

Christian Gotthilf Salzmann führte psychische Störungen auf pädagogisches Fehlverhalten der Eltern zurück

Der Theologe und Pädagoge **Christian Gotthilf Salzmann** (1744–1811) wurde zur Zeit der Schlesischen Kriege als Sohn eines Diakons in Sömmerda an der Unstrut geboren. Er berichtete über eine glückliche Kindheit. Nach dem Schulbesuch in seinem Heimatort kam er mit 12 Jahren auf eine Lateinschule und studierte von 1761 bis 1764 Theologie. Nach dem Examen war er am Erfurter Collegium Augustanae Confessionis und verfaßte eine Disputation. Von 1768 bis 1772 war er Pfarrer in Rohrborn und heiratete dort 1770 eine damals 14jährige Frau, mit der er 15 Kinder hatte, von

denen 13 die Eltern überlebten. 1772 übernahm er das Pfarramt an der Andreaskirche in Erfurt, das er vier Jahre innehatte. Seine seelsorgerische Tätigkeit führte ihn in Gefängnisse und Krankenhäuser, wo er die Schlichtheit und Unwissenheit und das ganze Elend dieser Menschen kennenlernte. Das schlug sich in seinen Predigten mit praktisch-pädagogischen Inhalten und in zwei Büchern nieder, die zu Auseinandersetzungen mit seinen Amtsbrüdern wegen angeblicher Ketzerei führten. Besonders durch seine Schrift „Über die wirksamsten Mittel, Kindern Religion beizubringen" kam es zum Eklat. In dieser Situation wurde ihm 1780 von dem schon damals bedeutenden Basedow eine Stellung im Philanthropin in Dessau angeboten. Er sagte spontan zu und nahm die neuen Gedanken von Basedow dankbar an. Hier wurde ihm seine eigentliche Bestimmung deutlich (Müller 1921). „Ich werde mich lebenslang als den Schuldner dieser vortrefflichen Anstalt betrachten und es nie vergessen, daß alles, was ich etwa in der Welt noch zustande bringe, würde unterblieben sein, wenn man mich nicht zu sich eingeladen und mir nicht erlaubt hätte, ihre Arbeiten zu beobachten." Anhaltende Spannungen innerhalb der Anstaltsleitung und eigene pädagogische Pläne veranlaßten Salzmann, sich an den Herzog von Gotha mit der Bitte um Unterstützung beim Aufbau eines eigenen Instituts zu wenden, die ihm gewährt wurde.

Im Jahr 1784 siedelte er nach Schnepfenthal bei Gotha über, wo er eine nach seinen eigenen pädagogischen Vorstellungen ausgerichtete philanthropische Erziehungsanstalt gründete. Im Zentrum seiner Pädagogik stand eine umfassende, lebenspraktische Ausbildung, deren Anfänge sich bereits in seinen Predigten finden. Das Schnepfendorfer Modell entwickelte sich zu einer nicht nur in Deutschland sehr angesehenen Einrichtung, die sich mit einigen Unterbrechungen bis heute erhalten hat. Im Jahr 1801 besuchte Johann Wolfgang von Goethe diese Anstalt. Salzmann vertrat wie alle Reformpädagogen dieser Zeit mit Jean-Jacques Rousseau die Überzeugung, daß der Mensch von Natur aus gut sei. Erst durch eine schlechte Erziehung komme es zu seinen Gebrechen, Fehlern und Lastern. Es seien die Kinder, die schutzlos allen Grausamkeiten und Mißhandlungen durch ihre Eltern ausgesetzt seien, manche kämen dadurch sogar um. Die Strafen seien meist ungerecht, obwohl die Eltern glaubten, recht zu haben. Die Unarten der Kinder seien zwar vorhanden, aber sie seien entweder auf Vererbung zurückzuführen oder aber anerzogen. In jedem Fall treffe diese Kinder keine Schuld. Deren Fehler erklärten sich zum einen aus dem schlechten Beispiel der Eltern und zweitens aus dem Mangel an Aufsicht, am Ende aber aus fehlerhafter Erziehung. Aber auch die Eltern verlören bei solcher Erziehung ihre Kinder. Sie erzögen sich nicht zu Freunden und Helfern, sondern zu Hassern und Feinden.

Sein „Krebsbüchlein" (1780) erschien im gleichen Jahr wie Pestalozzis „Lienhard und Gertrud". Es war für den „einfachen Mann" gedacht und verständlich, anschaulich und humoristisch geschrieben. In rascher Folge erschienen mehrere Auflagen. Sein Leitgedanke war: „Wenn eure Kinder Untugenden und Fehler an sich haben, so sucht den Grund davon nicht in ihnen, sondern in euch." Im Vorwort findet der damals verbreitete philanthropische Optimismus seinen Ausdruck in der Überzeugung, daß unter Beachtung dieser Regeln „Ungezogenheiten, Tücken, Bosheiten, Nervenschwäche nicht mehr sein" werden, und enthusiastisch: „Heil euch, ihr Kleinen, die ihr das Glück habt, unter solcher Personen Aufsicht aufzuwachsen, die von euren Untugenden den Grund in sich su-

chen. Dann werdet ihr recht gesund und froh, vernünftig und gut werden, mit all den Plagen unbekannt bleiben, die sonst der Kindheit Freuden verbittern, und ihr Lächeln in Jammermienen umschufen, und zu Weibern und Männern aufwachsen, die alle den Segen auf ihre Nachkommen forterben, die ihnen eine vernünftige Erziehung verschafft hat." Seelische Fehlentwicklungen erklärten sich 1. aus dem schlechten Beispiel der Eltern, 2. aus dem Mangel an Aufsicht und 3. aus Fehlern der Erziehung. Das prächtige Buch, das zu einem wahren Volksbuch mit zahlreichen Nachdrucken wurde, wandte sich mit scharfen ironischen Wendungen, die mit ihren negativen Aussagen positive Einstellungen erzielen, an den Laien, den „einfachen Mann": etwa durch „Tue den Kindern unrecht, verspotte sie und belüge sie, sie werden dich hassen" oder „Tue alles, was sie verlangen, glaube alles, was sie sagen. Versage ihnen nichts, verzärtele sie" und schließlich „Beschreibe ihnen den Tod als das schrecklichste Übel."

Die Titelvignette des von Salzmann verfaßten „Krebsbüchleins" (1781, 1921), eine „Anweisung zu einer zwar vernünftigen, aber doch modischen Erziehung der Kinder", zeigt in lateinischer Inschrift: „Ich werde es tun, mein Väterchen, wenn ich dich zuvor dasselbe habe tun sehen." Wenn Kinder „Untugenden und Fehler an sich haben, so sucht den Grund nicht in ihnen, sondern in Euch selbst." Das war vor 200 Jahren, und das meinte auch Goethe mit der Sentenz, daß man erzogene Kinder gebären könne, wenn die Eltern selbst erzogener wären. Wäre dies möglich, brauche man über Erziehung nicht mehr zu reden und auch nicht über die Erziehung der Erzieher. Die Erziehung aber werde dadurch zum Problem, daß jeder Mensch partielle Unerzogenheiten aufzuweisen hat und wohl auch über primär autonome, erziehungsresistente Wesensmerkmale verfügt.

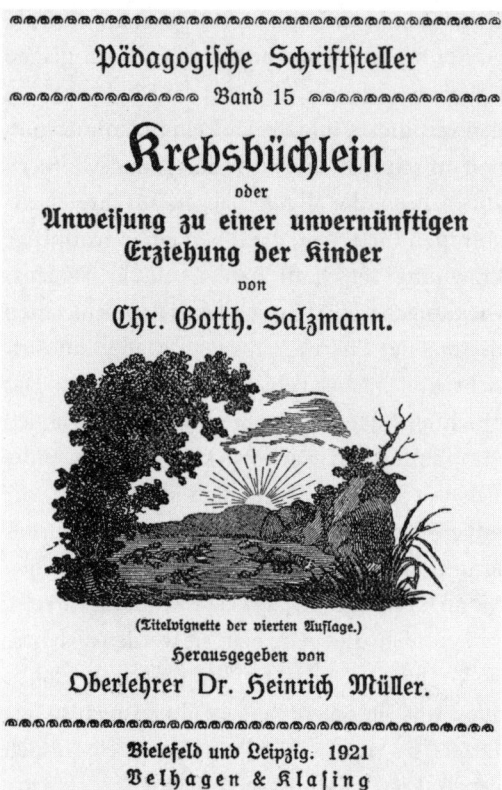

Pädagogische Schriftsteller
Band 15

Krebsbüchlein
oder
Anweisung zu einer unvernünftigen
Erziehung der Kinder
von
Chr. Gotth. Salzmann.

(Titelvignette der vierten Auflage.)

Herausgegeben von
Oberlehrer Dr. Heinrich Müller.

Bielefeld und Leipzig. 1921
Velhagen & Klasing

Christian Gotthilf Salzmann verwies mit seinem humoristischen „Krebsbüchlein" auf die zahlreichen Erziehungsfehler der Eltern.

In den Überschriften zu den einzelnen Kapiteln seines Buches werden eine Vielzahl von unerwünschten Eigenschaften angeführt, die auf pädagogischem Fehlverhalten beruhen. Sie könnten aus einem der in den letzten Jahren zahlreich erschienenen „Erziehungsratgeber" stammen und lassen aus heutiger Sicht sowohl tiefenpsychologische als auch lerntheoretische Deduktionen erkennen.

Hier einige lesenswerte Beispiele aus dem „Krebsbüchlein":
– Erziehungsmittel, sich bei den Kindern verhaßt zu machen („Man darf ihnen nur Unrecht tun, so wird der Haß von selbst folgen")
– Mittel, Kinder gegen sich mißtrauisch zu machen („Belüge und hintergehe sie, so werden sie dir nicht mehr trauen")
– Mittel, sich bei den Kindern verächtlich zu machen („Macht eure Kinder mit Euren Fehlern bekannt, sie werden Euch gewiß verachten")
– Mittel, Kindern frühzeitig Haß und Neid gegen ihre Geschwister einzuflößen („Entziehe dem einen die Liebe und schenke sie dem anderen")
– Mittel, bei Kindern die Menschenliebe zu ersticken („Sprich von den Menschen in der Kinder Gegenwart recht viel Böses")
– Mittel, Kinder die Grausamkeit zu lehren
– Mittel, die Kinder rachgierig zu machen („Wenn sie unwillig sind, so gib ihnen etwas, woran sie ihren Unwillen auslassen können")
– Mittel, Kinder den Neid zu lehren („Stelle ihnen immer anderer Leute Glück als ein großes Unglück vor")
– Mittel, Kindern Schadenfreude beizubringen („Bringe sie nur erst soweit, daß sie sich über anderer Leute Glück ärgern, so werden sie sich gewiß auch bald über ihr Unglück freuen")
– Mittel, Kinder gegen die Schönheiten der Natur unempfindlich zu machen („Verweise es ihnen, die Natur zu beobachten und bringe sie durch Versprechungen davon ab")
– Mittel, die Kinder eigensinnig zu machen („Tue alles, was sie verlangen")
– Mittel, Kinder das Lügen zu lehren („Glaube alles, was deine Kinder sagen")
– Mittel, Kinder verdrießlich und mit ihrem Zustande mißvergnügt zu machen („Zeige ihnen alle Dinge von der schlimmen Seite")
– Mittel, die Kinder zum Trotz zu gewöhnen („Achte nicht auf ihre Bitten. Sei aber bereit,

ihren Willen zu tun, wenn sie etwas mit Heftigkeit fordern")

– Mittel, die Kinder für die Welt unbrauchbar und ihr Leben freudlos zu machen („Zwinge sie zu einem Berufe, zu dem sie weder Lust noch Geschicklichkeit haben")

– Mittel, Kinder naschhaft zu machen („Versage ihrer Lüsternheit nichts")

– Mittel, die Kinder zum Guten verdrossen zu machen („Bemerke nicht das Streben deiner Kinder, gut zu sein, so werden sie es bald überdrüssig")

– Mittel, die Kinder ungeschickt zu machen („Sieh darauf, daß sie gut bedient werden")

– Mittel, Kinder eitel zu machen („Lehre sie frühzeitig den großen Wert des Putzes kennen")

– Mittel, Kindern Geschmack am Müßiggange beizubringen („Stelle ihnen oft die Beschwerlichkeit der Arbeit und die Süßigkeit des Müßigganges vor")

– Universalmittel, den Kindern allerlei Untugenden beizubringen („Mache ihnen die Untugenden recht oft vor, die du ihnen beibringen willst")

– Allgemeine Mittel, die Kinder um Gesundheit und Leben zu bringen („Verzärtele sie")

Johann Friedrich Guthmuths entwickelte die reformpädagogische Gymnastik

Der bei Christian Gotthilf Salzmann tätige **Johann Christoph Friedrich Guthmuths (1799 bis 1839)**, der für die Gesundheitserziehung und für das von ihm nach Vorgaben von Hufeland entwickelte gymnastische Turnen zuständig war, berief sich mehrfach auf den Schöpfer der „Makrobiotik" und auf die darin enthaltenen Regeln für ein vernünftiges und langes Leben. Christoph Wilhelm Hufeland war Arzt und mit Goethe befreundet. An der neu gegründeten Berliner Universität war er der erste

Dekan der medizinischen Fakultät. Er hatte, was Guthmuths wohl nicht bekannt war, als Kind über zehn Jahre lang unter der überaus strengen Erziehung seines Hauslehrers Restel gelitten, sie aber nachträglich bedingungslos gebilligt. Er war ihm vielmehr dankbar für diese Strenge. „Niemals wäre er ohne diese der geworden, der er geworden sei. Bei irgendwelchen Übertretungen wurden strenge Verweise erteilt, selbst körperliche Züchtigungen waren erlaubt" (Kloppe 1966). „War der Tag, der um 6 begann, eigentlich zu Ende, war es abends 9 Uhr geworden, dann mußte Hufeland zu seinem Lehrer kommen, um hier noch zu lesen oder auswendig zu lernen. Wenn ihn dabei der Schlaf zu übermannen drohte, mußte er im Stehen weiterarbeiten. Er war ihm für jeden Schlag dankbar, den er empfing."

Joachim Heinrich Campe forderte eine „Allgemeine Revision des gesamten Schul- und Erziehungswesens"

Als reformpädagogischer Schriftsteller nahm **Joachim Heinrich Campe (1746–1818)** den ersten Platz unter den Philanthropen ein. Der Spätaufklärer und Sprachforscher Campe wurde in Deensen bei Holzminden geboren, studierte evangelische Theologie und war ab 1769 Hauslehrer im Hause Humboldt in Berlin-Tegel. 1773 erhielt er vom preußischen Kronprinzen den Auftrag, einen Erziehungsplan für Preußen zu entwerfen. 1776 trat er auf Bitte des Fürsten von Dessau als Edukationsrat in Basedows Philanthropin ein und übernahm vorübergehend die Leitung der Anstalt. Aber bereits ein Jahr später verließ er „diese Erziehungsfabrik" und gründete in Hamburg eine eigene, familienähnliche Einrichtung. Vier Jahre danach gab er die Leitung ab, um sich ganz seinen schriftstellerischen Aufgaben zu widmen. 1779 erschien eine von ihm überarbeitete Jugendausgabe von Defoes „Robinson Crusoe", die in vier Sprachen übersetzt wurde. 1787 gründete er einen eigenen Schulbuchverlag, der als Verlag Hoffmann & Campe noch heute besteht. Er übersetzte John Lockes „Gedanken über die Erziehung" und eine vollständige Ausgabe des „Emile" von Jean-Jacques Rousseau und darüber hinaus verfaßte er damals sehr bekannte Schriften wie den „Väterlichen Rat für meine Tochter" und die Erziehungsschrift „Theophron oder der erfahrene Ratgeber für die unerfahrene Jugend". Der zugrundeliegende Gedanke dieser Schriften bestand darin, daß Kinder aus eigenem Antrieb lernen und selbständig werden sollten. Außerdem schrieb er das bedeutendste philanthropische Werk, die „Allgemeine Revision des gesamten Schul- und Erziehungswesens" (1785 bis 1791) sowie das „Wörterbuch zur Erklärung und Verdeutschung der unserer Sprache aufgedrungenen fremden Ausdrücke" (1807 bis 1812). Campe forderte, natürlichen Fehlern, Schwachheiten und Gebrechen der Kinder abzuhelfen, die entweder primär vorhanden seien oder die sie durch Verwahrlosung oder Verwöhnung angenommen hätten oder die auf geistigen oder moralischen Mängeln beruhten. Campe stand mit Immanuel Kant, Gotthold Ephraim Lessing, Friedrich Gottlieb Klopstock und Matthias Claudius in Briefkontakt. Seine eigentlichen Verdienste bestehen in einer planmäßigen Aufklärung breiter Volksschichten. 1792 erhielt er den Ehrenbürgerbrief der Französischen Republik.

3.5 Primär hochbegabte Wunderkinder und „Wunderkinder" durch Lerntorturen

Neben eigentlichen Wunderkindern, den späteren Genies wie Wolfgang Amadeus Mozart und Johann Sebastian Bach oder dem Mathematiker Carl Friedrich Gauß, gab es zu allen Zeiten auch partiell oder aber generell hochbegabte „Wunderkinder", die im weiteren Verlauf ihrer Entwicklung die in sie gesetzten Erwartungen entweder innerhalb bestimmter Bereiche erfüllten oder gar nicht erfüllen konnten.

„Wunderkinder" mit partiellen Hochbegabungen bei durchschnittlicher Intelligenz

Schon im 18. Jahrhundert war man auf solche partiell retardierten Einzelgänger mit eng umschriebenen „Hochbegabungen", mit fast „genialen" Fähigkeiten auf speziellen Gebieten (Gedächtnis- oder Rechenkünstler) aufmerksam geworden. Sie wurden als „idiot savant" (griech. idiotes) bezeichnet. So nannte man in der Antike Persönlichkeiten, die eher abseits standen und sich nicht am öffentlichen Leben beteiligten. Diese Zuschreibungen änderten sich später in Dummkopf, Trottel, Blödmann bzw. schon in der frühen psychiatrischen Nomenklatur zur schwersten Form der Oligophrenie, der „Idiotie". B. Rimland (1964) führte anstelle des „idiot savant" die Bezeichnung „autistic savants" ein. Nach Schätzungen verfügen etwa 10 Prozent der autistischen Rechenkünstler („Kalenderjungen" u. a.), aber nur 1 Prozent der nicht-autistischen Menschen über solche teilweise faszinierenden Sonderbegabungen. Nach einigen Studien (Rimland und Fein 1988) bilden sich bei einigen autistischen „Savants" mit einer zunehmend gelingenden

Sozialisation ihre eng umschriebenen Sonderbefähigungen zurück, während sie bei anderen unverändert bestehen bleiben. Bei den meisten dieser Kinder bestehen schwere psychische Störungen, überwiegend auf dem Boden von isolierten hirnorganischen Dysfunktionen. Zusätzlich besteht bei diesen Kindern manchmal eine erhebliche Diskrepanz zwischen dem äußeren körperlichen Habitus (Kleinwüchsigkeit, partielle Mißbildungen, Hydrozephalus, motorische Dysfunktionen u. a.) und der isolierten hohen mentalen Leistungsfähigkeit.

Das lübsche Wunderkind Christian Henrich Heineken war weltberühmt

Ch. von Schöneich (1779) hat das von ihm betreute Lübecker Wunderkind Christian Henrich Heineken subtil beschrieben. Es wurde am 6. 2. 1721 geboren und starb am 27. 8. 1725. Das Kind lebte nur „4 Jahre, 4 Monate und 21 Tage und weniger als 3 Stunden". Das Kind war wegen seiner enormen Gedächtnisleistungen bereits zu Lebzeiten berühmt. Der Vater war ein bekannter Maler. Seine Mutter, ebenfalls Malerin, stammte aus Österreich. Die Mutter konnte nicht stillen, deshalb wurde eine „ehrbare Soldatenfrau" seine Amme. Diese Amme blieb seine engste Beziehungsperson, begleitete ihn auf allen Reisen und stillte ihn bis einige Wochen vor seinem Tod. Das Kind lehnte zeitlebens jede feste Nahrung ab.

„Die ganze Zeit lebte er von der Milch seiner Amme, und zeigte gegen alle anderen Speisen einen Widerwillen. Man ließ ihn auch dabei. An anderer Nahrung nahm er nur löffelweise Tee und bis kurz vor seinem Tod selten eine dünne Suppe zu sich. Er verlangte ständig, gewaschen zu werden und frische Wäsche zu erhalten." Mit zehn Monaten benannte das Kind Bilder (Katze, Berg, Turm). „Er sah mit unverwandten Blicken

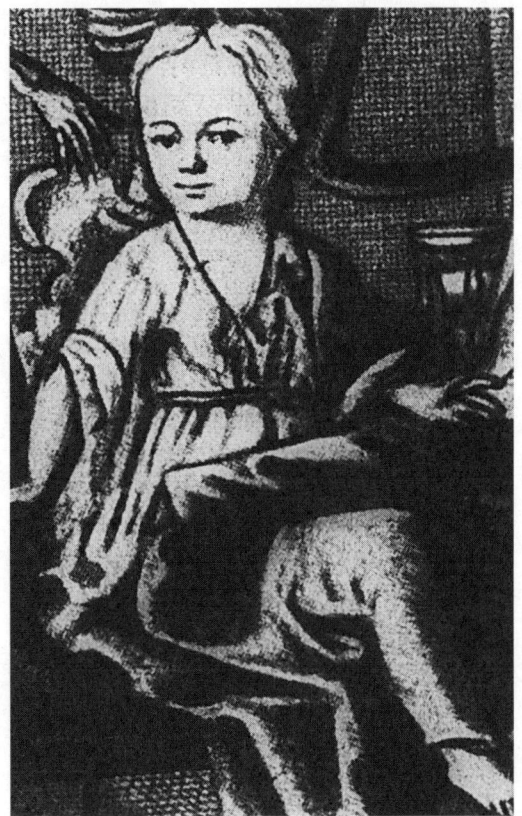

Frühvollendete „Wunderkinder" mit geistigen Hochbegabungen stießen im 18. Jahrhundert auf großes Publikumsinteresse.

dem Redenden auf den Mund." Mit 12 Monaten konnte er die biblische Schöpfungsgeschichte „ziemlich vernehmlich hersagen". Mit 14 Monaten hatte er „alle Geschichten des Neuen Testaments gefaßt". Vom 15. bis zum 30. Monat „wurde ihm die Geschichte der Assyrier, der Phönizier, Perser, Griechen und Römer beigebracht, so daß er auf alles, was man daraus fragte, hurtig Bescheid geben konnte". „Dabei hatte er mehr als 8000 lateinische Wörter behalten." Mit 32 Monaten, Oktober 1823, „wurde er von einer schweren Krankheit befallen, doch er erholte sich wieder". Er erhielt Besuch von dem Lübecker Rektor, der ihn „examinierte und ein

Gutachten erstellte, das nach Regensburg geschickt und in vielen Büchern veröffentlicht wurde". Mit drei Jahren lernte er die dänische Geschichte und „auch die Namen und Stammbäume der europäischen Kaiser und Könige konnte er, ohne viele Namen zu verwirren, auswendig hersagen, und wohl bedächtig vortragen." Mit vier Jahren „kam der Säugling", er wurde von seinem Lehrer auch als „Mr. Säugling" oder als „Mr. Heineken" apostrophiert, „mit der Kirchengeschichte zu Ende". Er hatte die wichtigsten Begebenheiten der polnischen, schwedischen, russischen und ungarischen Geschichte „fest im Gedächtnis". Als er einmal im Spiel von seinem Steckenpferd fiel, „rattert er alles herunter, was er in seinem Gehirn über Steckenpferde gespeichert hat". In französischer Sprache „konnte er ganze Historien erzählen". „Aber selbst schreiben konnte er nicht, seine Finger waren zu schwach dazu." Mit vier Jahren erkrankte er erneut schwer. „Er sah aus wie ein Skelett und man glaubte, daß er verscheiden würde." Nach den Krankheiten „sehnte er sich herzlich nach fortdauernder Gesundheit und sagte oft „utinam mens sana in corpore sano!" („Ach, möchte bei mir eine gesunde Seele in einem gesunden Körper wohnen"). Sein Wunsch: „Ich will nach Dänemark und König Friedrich IV. meine gemalten Karten schenken", ging in Erfüllung. Die Reise nach Kopenhagen fand vom 18. bis 24. Juli 1724 in Begleitung seiner Mutter, seiner Amme und seines Lehrers statt. Als die Reisepässe überprüft wurden, saß er bei seiner Amme auf dem Arm und sagte „Sophie, nu sin wy in Kopenhagen, nu werstn my wol Kopenhagensche Melk schaffen, ick bin so möde, gef my doch de Titt" und schlief ein. (Sophie, nun sind wir in Kopenhagen, nun wirst du mir wohl kopenhagensche Milch verschaffen, ich bin so müde, gib mir doch die Brust.)

In Kopenhagen hielt er sich vom 24. 7. bis zum 2. 9. 1724 auf. Nur wenn nicht genug Ammenmilch zur Verfügung stand, nahm er „etwas Thee, mit einem subtilen Zuckerlöffelchen, welches er aber mit seinen zarten Strohfingerschen nur kümmerlich hielt." Es mußte ihm „alles eingeflößt werden, denn er kaute mit den Zähnen nie und benetzte es auch nicht mit Speichel." Er machte Ausflüge in die Umgebung (Friedensburg, Hirschholm, Köge). Er erkrankte erneut schwer. Schließlich wurde er vom König eingeladen: „Ihre Majestät verlangte das lübische Kind zu Hofe." Nach einer langen Begrüßungsrede und Befragung durch den König, der ihm seine Orden zeigte, die er richtig benennen konnte, ließ der König seine Amme rufen. „Sie kam, und setzte sich auf einen Stul und der Redner sog." Der König äußerte: „Mancher weiß mit 30 Jahren nicht so viel wie dies Kind von 3 Jahren." Der Einladung des Königs folgten viele Einladungen des Hofadels, an denen neben der Mutter immer auch die Amme teilnahm. Auch dort verlangte er, wenn er Hunger hatte, immer wieder von der Amme in Gegenwart der Gesellschaft gestillt zu werden. Nach Rückkehr von der Reise „fingen die Damen und Herren in Lübeck an, von dem kleinen Manne Notiz zu nehmen, ungeachtet er ihr Landsmann war". Der Bürgermeister „examinierte" ihn, und viele andere „unterhielten sich zwei bis drei Stunden mit ihm". Am 23. 1. 1725 erhielt er Besuch von dem „in ganz Europa berühmten Hamburgischen Music-Direktor, Herrn Telemann, abends von 7 bis 10 Uhr." Er äußerte sich so: „Warlich, wenn ich ein Heide wäre, ich fiele nieder und betete dies Kind an." Nach seinem 5. Geburtstag am 6. 2. 1725 erkrankte das Kind erneut schwer. „Er wurde von starken Schmerzen befallen. aß fast nichts mehr und schlief fast nicht mehr." Und „er labte sich nicht mehr an der Brust" und „hielt bei einer kleinen Tasse Thee von wenigstens 1 Stunde lang Tafel". Es sind keine Angaben über Schmerzlokalisationen oder organische Befunde überliefert, außer „... seine Füßchen und Schenkelchen waren hoch geschwollen". Am Todestag wurde der „Othem immer kürzer, es fehlte ihm an Luft". Als seine Mutter am Bett saß, sagte er: „Ach Madame, schauen Sie mich doch nicht so an! Und weinen Sie doch nicht so!"

In dem Buch seines Lehrers von Schöneich finden sich diese und andere akribische Notizen über das Wissen, die Aussprüche, Redensarten, Berichte und Gedichte, Vokabeln, zur Genealogie usw. Auffallend ist, daß es sich dabei um gespeichertes Buchwissen, um eine Aneinanderreihung von erlernten Daten, Geschichten, Jahreszahlen und Aufzählungen handelt, ohne daß ein logischer Zusammenhang zu erkennen wäre. Der „Schwachsinnforscher" Wilhelm Weygandt (1870–1939) vermutete (1936), daß bei dem Kind ein Hydrocephalus bestand. Nach der psychopathologischen Definition des Autismus (Kanner 1943/44) finden sich Hinweise auf eine Sonderform dieses Krankheitsbildes. Eine besondere Rolle spielen hier neben dem „high-functioning autism" (Tsai 1992) die seltenen, partiell höchstbegabten Wunderkinder, die auch als „idiot savant" (Hermelin 2000) bezeichnet werden.

Der Kinderarzt Johannes Oehme (1988) wies auf ein Lehrbuch von Johannes Storch (1751) hin, in dem zwei weitere hochbegabte Kinder, die als „Wunderkinder" einige Ähnlichkeiten mit der extremen Frühentwicklung des lübischen Wunderkindes geschildert werden.

Jean Philippe Baratier begann mit 10 Jahren ein Universitätsstudium

Das Kind Jean Philippe Baratier (1721–1740), Sohn eines Pfarrers in Schwabach, lernte früh und leicht lesen und beherrschte schon im Alter von vier Jahren drei Sprachen – später noch Griechisch –, konnte die Evangelien ins Lateinische zurückübersetzen, und er verstand Italienisch, Flämisch und Arabisch. Mit acht Jahren erstellte er ein hebräisches Lexikon und beschäftigte sich mit mathematischen und astronomischen Themen. Im Alter von zehn Jahren wurde er an der Universität Altdorf immatrikuliert, mit 14 Jahren zum Magister und danach zum Mitglied der Berliner Akademie, Klasse Mathematik, ernannt. Er begann in Halle ein Studium der Rechte, war aber weiterhin physikalisch (Magnetismus) und besonders an einer Dechiffrierung der ägyptischen Hieroglyphen interessiert. Er starb in seinem 20. Lebensjahr.

Johann Gotthilf Kirsten wurde angeblich mit 8 Monaten als Student immatrikuliert

Johann Gotthilf Kirsten (1790–1792) wurde am 4. Oktober 1790 als Sohn eines Gymnasiallehrers in Leipzig geboren. Er fiel schon in den ersten Lebenswochen durch seine intensive Zuwendung an Besucher auf. „Als der Vater dem Säugling in der 18. Lebenswoche das Bild seines Paten, des Göttinger Professors für Mathematik und Naturwissenschaften Abraham Gotthelf Kästner, vorhielt, prägte das Kind sich dieses so ein, daß es sich jedesmal dem Bilde zuwandte, wenn der Name des Paten fiel. Mit vier Monaten konnte der Säugling Gegenstände seiner Umgebung benennen, und mit sechs Monaten gebrauchte er außer deutschen auch lateinische Wörter. Im Alter von acht Monaten wurde er ehrenhalber vom damaligen Rektor Beck an der Universität Leipzig immatrikuliert. Seine Beobachtungsgabe war ebenso erstaunlich wie seine Fähigkeit zum logischen Denken. Im Gegensatz zu Christian Heineken spielte er wie andere Kinder und genoß das Recht, ein Kind zu sein. Seine Lernbegierde und deren Befriedigung verkürzten seine Lebensfreude nicht. Am 22. Juli 1792 aber starb er an Pocken. Sein Pate Kästner widmete ihm die Grabinschrift: „Das Bäumchen, dessen Blühn uns hoffnungsvoll ergötzt,/Ward früh ins Paradies versetzt./ So bald genoß das Kind der Lernbegierde Lohn!"

„Wunderkinder" durch extreme „Frühförderung"

Aus den optimistischen Erfahrungen mit der Reformpädagogik ergab sich die Frage, ob und inwieweit es möglich sei, Kinder durch eine spezielle Pädagogik von Geburt an so intensiv und nachhaltig zu fördern, daß sie über ihre natürliche Anlage hinaus sich nicht nur zu „Wunderkindern", sondern zu extrem leistungsfähigen „genialen" Erwachsenen weiterentwickeln. Zu diesen gehören Kinder, die als „Wunderkinder" imponieren, weil sie schon als junge Kleinkinder intensiv und verfrüht unterrichtet und strengen „Lerntortouren" unterzogen und dabei oft genug überfordert wurden, wie dies z. B. bei Basedows Tochter geschehen ist, die später oft „nicht halten, was man sich von ihnen versprochen hat". Die Psychologin Franziska von Baumgarten (1930), Ehefrau von Moritz Tramer, untersuchte neun überdurchschnittlich entwickelte Wunderkinder mit unterschiedlichen Schwerpunktbegabungen und wies auf ein besonders enges Eltern-Kind-Verhältnis hin. In der Mehrzahl verlief die weitere Entwicklung nicht wesentlich anders als bei vergleichbaren, aber als Kinder unauffälligen Altersgenossen. In der ersten Hälfte des 18. Jahrhunderts bestanden kaum Bedenken gegen einen verfrühten Unterricht. Dagegen hatte sich jedoch schon früh der Sozialhygieniker Johann Peter Frank in dem Kapitel „Von dem Nachtheil einer zu frühen und zu ernsten Anspannung der jugendlichen Seelen und Lei-

beskräfte" im 2. Band seiner „medicinischen Polizey" ausgesprochen und gegen die Sucht vieler Eltern, aus ihren Kindern „lauter Gelehrte zu machen", gewettert und gereimt: „Schont ihre Fasern noch, schont ihres Geistes Kräfte. Verschwendet nicht im Kind des künft'gen Mannes Säfte."

Die Tochter des Reformpädagogen Johann Bernhard Basedow als Beispiel einer „Treibhauserziehung"

Basedows philanthropische Freunde Joachim Heinrich Campe und Johann Georg Sulzer warnten nachdrücklich vor einer forcierten Früherziehung, einer „Treibhauserziehung", durch einen vorzeitigen beginnendem systematischen Unterricht. Der durch seine pädagogischen Erfolge vielfach bestätigte Basedow ließ sich dennoch zu einer frühzeitigen Unterrichtung seiner begabten Tochter Emilie verleiten. Sie wurde bereits im Alter von neun Monaten planmäßig von einem seiner Mitarbeiter mehrere Stunden täglich pädagogisch betreut und unterrichtet. Sie konnte im Alter von zwei Jahren wesentlich besser als gleichaltrige Kinder sprechen und mit drei Jahren lesen. Bald darauf lernte sie fließend französisch sprechen und lesen. Sie konnte viele Gegenstände und ihren Gebrauch richtig nennen. „Anläßlich eines Besuches in Leipzig präsentierte Basedow Emilie zahlreichen Gelehrten. Das sechsjährige Mädchen sprach mit den Professoren abwechselnd deutsch, dänisch (Basedow war zeitweise in dänischen Diensten gewesen), französisch und lateinisch. Dem frühreif erzogenen Kind machte es keine Mühe, eine willkürlich ausgesuchte französische Erzählung oder lateinische Fabel zu erklären. Emilie erhielt durch einen Erzieher außerdem eine fundierte christliche Erziehung. Mit viereinhalb Jahren lernte sie Latein und sprach auch diese Sprache nach kurzer Zeit mit einer großen Fertigkeit und Richtigkeit." Der Vater legte Wert darauf, daß Emilie niemals ein Wort schulmäßig auswendig lernte, sondern nur nach der Methode des „Elementarwerkes" ihr Wissen erlangte. Daß Basedow mit dieser „Treibhauserziehung" seiner Tochter keinen Gefallen getan hat, sah er später selbst ein und entschuldigte sein Vorgehen mit dem Zwang, die Überlegenheit seines Schulsystems gegenüber dem herkömmlichen zu dokumentieren. Ihr Bruder Ludwig schrieb dazu: „Das wahre Lebensglück hat diese arme Frau leider mit und ohne ihre Schuld verfehlt, und wie es gewöhnlich geschieht, auch ihren braven Mann (einen Geistlichen) in ihrer langjährigen Ehe zerstört. Ich schweige über sie" (zit. nach Oehme 1988).

Mit 17 Jahren sprach Dorothee von Schlözer zehn Sprachen und wurde zum Dr. phil. promoviert

Zu diesen forciert früh erzogenen Kindern ist auch Dorothee von Schlözer (1770–1825) zu rechnen, die von ihrem Vater August Ludwig von Schlözer, einem Gegner Basedows übrigens, streng und zielgerichtet unterrichtet wurde. Sie lernte schon in den beiden ersten Lebensjahren plattdeutsch und begann bald danach französisch, englisch und italienisch zu lernen. Mit sechs Jahren wurde sie von ihrem Vater in Geschichte und in naturwissenschaftlichen Fächern unterrichtet. Sie lernte Griechisch und Latein und konnte beides problemlos lesen. Mit 17 Jahren sprach sie zehn Sprachen, war aber auch musisch begabt (Singen, Klavier) und wurde in diesem Alter zum Dr. phil. promoviert. Sie heiratete mit 22 Jahren und bekam drei Kinder.

4. Psychisch gestörte Kinder in Findel-, Waisen- und Rettungshäusern

16.–19. Jahrhundert

4.1 Einführung

Zu keiner Zeit war jede Schwangerschaft und jede Geburt erwünscht. In der Antike bestimmte der Vater darüber, ob ein Neugeborenes in die Familie aufgenommen wurde oder nicht. Noch in den ersten nachchristlichen Jahrhunderten wurden unerwünschte Kinder ausgesetzt. Im frühen Mittelalter richtete die Kirche Findelhäuser ein, um das Töten von Neugeborenen einzudämmen.

Von der Einrichtung von Findelhäusern für unerwünschte Neugeborene, von Waisenhäusern für elternlose Kinder, von Asylen für obdachlose Kinder, von Heimen für verwahrloste Kinder und von Anstalten für schwachsinnige Kinder und von psychiatrischen Kinderabteilungen in Heil- und Pflegeanstalten zu den Fachkliniken für Kinder- und Jugendpsychiatrie war es ein langer Weg. Er begann um die Zeitenwende, erhielt im Mittelalter erste richtunggebende Impulse, die sich mit der Aufklärung verstärkten und im 19. Jahrhundert zu merklichen Fortschritten führten, aber erst im 20. Jahrhundert endete.

Die im frühen Mittelalter in Europa errichteten Spitäler und die Heil- und Pflegeanstalten für psychisch Kranke waren in erster Linie für Erwachsene zuständig. Aber auch Kinder und Jugendliche wurden aufgenommen, weil keine speziellen Einrichtungen für sie vorhanden waren. Im 16. und 17. Jahrhundert setzte fast gleichzeitig in Frankreich und Deutschland eine Entwicklung ein, die allmählich zu einer altersangepaßten Sektorisierung kleiner Kindergruppen innerhalb der Spitäler führte. In Deutschland war das Juliusspital in Würzburg die erste entsprechende Einrichtung, deren Entwicklung seit ihrer Gründung 1579 reichhaltig dokumentarisch belegt ist. Das Juliusspital bestand seit der Gründung aus drei gleichberechtigten Institutionen: dem Krankenhaus, der Pfründneranstalt und dem Waisenhaus. Ein Chronist, Martin Lochander, lobte 1585: „Das Waisenkind sucht hier die Brust der Mutter, die der Tod ihm vorzeitig entrissen. Hier wimmert das Kind, das die grausame Stiefmutter verwahrlosen ließ. Hier werden geborgen die Kinder, welche die Mütter gleich nach der Geburt dem Tode preisgeben wollten." Das Waisenhaus diente als Findel- und als Waisenhaus. Für junge Kinder war eine „Mutter oder Zuechtmeisterinn" bestellt. Die „Kindter Hauß Ordnung" (1579), die sich mit „Kindeszucht", „Lehr- und Studia", „Kleidung und anderen guten Sitten" beschäftigte, ist heute noch erhalten. Zur Wartung und Pflege dieser Kinder führte Wendehorst (1976) aus: „Steht eine Säugamme nicht zur Verfügung, soll die Kindermutter den Arzt fragen, wie mit Speise und Trank für den Säugling zu verfahren sei." Kleinkindern sollen „Fleisch und andere grobe Speiss zuvor von der Kindsmutter wohl vorgekewet werden". „Sobalten sie anfangen zue Lallen und zue Stamblen, soll man sie lehren, die Auglein und Händlein gen Himmel heben und soviel möglich zum Betten gewehnen." Edward Shorter, ein kanadischer Psychiatriehistoriker, geht in seinem Buch „A History of Psychiatry" (1997, dt. 1999) mehrfach auf diese frühe Institution ein.

Aufgenommen wurden nicht nur katholische Kinder, sondern auch „Judenkinder und lutherische Kinder", die zum wahren Glauben hingeführt werden sollten. Remigius Stölzle (1914), der Historiker des Waisenhauses, faßte Kinderhaus, Prinzipistenschule und Studentenkonvikt als „Pädagogische Einrichtungen" zusammen. Im Alter von zehn Jahren wurden die Kinder aus dem Waisenhaus entlassen. Die Knaben wurden zur Erlernung eines Handwerks angehalten, die Mädchen traten in einen hausfraulichen Dienst. Wenn einer der Jungen ein Studium begann, konnte er im Spital bleiben, anfangs im Waisenhaus, später im sogenannten „Studentenmuseum".

Abgesehen von den überfüllten Findelanstalten und Waisenhäusern, von den wenigen Heimen, Anstalten und Spitälern, die auch Kinder aufnahmen, waren bis Ende des 19. Jahrhunderts für kranke Kinder in erste Linie niedergelassene Ärzte und solche in den allgemeinen Krankenhäusern zuständig. Es gab keine Fachärzte und, wenn überhaupt, nur sehr wenige auf Kinderkrankheiten spezialisierte Mediziner. Das galt besonders für psychisch kranke Kinder und Jugendliche und für spezielle Untersuchungs- und Behandlungsmethoden bei Kindern und Jugendlichen. Für seelisch behinderte, insbesondere für Kinder mit mentalen und sensorischen Behinderungen (Intelligenzminderungen, Hör- und Sehstörungen), aber auch

für sozialisationsgestörte und delinquente Kinder waren neben Ärzten in erster Linie Pädagogen, Heilpädagogen und Geistliche zuständig. Ärzte spielten zunehmend in der Forschung und in der Diagnostik von geistig behinderten Kindern (Jean Marc Gaspard Itard, Carl Wilhelm Saegert, Karl Ferdinand Kern) eine führende Rolle. Die für geistige und sensorische Störungen bei Kindern und Jugendlichen bestehende Trennung von Forschung und Diagnostik einerseits und Erziehung und Behandlung andererseits hat sich als zweckmäßig erwiesen und besteht auch heute noch in den entsprechenden Einrichtungen. Daran beteiligt sind neben Kinder- und Jugendpsychiatern, Kinderpsychologen und Kinderneurologen Kinder- und Jugendärzte und Allgemeinärzte einerseits und andererseits Heilpädagogen, Sonderschullehrer und spezielle therapeutische Berufsgruppen.

Kinder und Jugendliche mit solchen Störungen kamen in erster Linie in Heime oder Anstalten für Findel- und Waisenkinder, in Schwachsinnigeneinrichtungen, in Irrenanstalten und in Heil- und Pfleganstalten für psychisch kranke Menschen. In der ganz überwiegenden Zahl der Schwachsinnigenanstalten und der Heil- und Pfleganstalten gab es keine nur Kindern oder Jugendlichen vorbehaltene Stationen oder Abteilungen. Sie wurden entweder in die nach Geschlechtern getrennten „ruhigen" oder „unruhigen" Stationen untergebracht oder in Abteilungen für psychisch gestörte Frauen, in denen besonders Klein- und junge Schulkinder besser akzeptiert und altersentsprechend angenommen wurden. Da es in den meisten Psychiatrischen Landes- und Universitätskliniken auch in den ersten Jahrzehnten nach dem Zweiten Weltkrieg noch keine Kinderabteilungen gab, war die Behandlung von Kindern auf Stationen für Erwachsene bis zur Einrichtung von „Kinderbeobachtungsstationen" und von „Heilpädagogischen Abteilungen" in den Nerven-, und vereinzelt auch in Kinderkliniken, die vorherrschende Praxis.

4.2 Säuglinge und Kleinkinder in Findelhäusern

Bereits im frühen Mittelalter wurden von der Kirche Findelhäuser eingerichtet; das erste entstand im Jahr 787 in Mailand. Die Findelhäuser übernahmen die Unterbringung von Kindern, die ausgesetzt oder von den Eltern abgelehnt wurden. Findelhäuser waren für ungezählte Kinder, die sonst verhungert oder grob vernachlässigt worden wären, fürs erste die einzige Rettung, aber es waren nicht immer weiterführende Einrichtungen, weil Schul- und Berufsausbildung nur selten vermittelt wurde. Bei den Findelkindern handelte es sich überwiegend um uneheliche oder aus anderen Gründen unerwünschte Säuglinge und Kleinkinder. So trennten sich in Kriegszeiten und in Zeiten materieller Not kinderreiche oder ökonomisch unterversorgte Familien von ihren Kindern, weil sie keinen anderen Ausweg sahen. Von Anfang an mußten die Findel- ebenso wie die Waisenhäuser jedoch zusätzlich auch psychisch gestörte oder mental behinderte Kinder in Ermangelung anderer Unterbringungsmöglichkeiten aufnehmen. Sie blieben dort gar nicht selten auch als Erwachsene, wenn sie nicht in der Lage waren, für sich selbst zu sorgen, und eine Verlegung in eine andere Anstalt nicht möglich war.

Ende des 12. Jahrhunderts richtete Papst Innocenz III. zum erstenmal eine Drehlade im Hospital zum Heiligen Geist in Rom (1198) ein, um eine geheime Aussetzung von Säuglingen zu ermöglichen und so ihr Leben zu erhalten.

Für Säuglinge ohne Mütter versuchte man „Ziehmütter" oder Pflegefamilien zu finden. Damit die Mütter sie dort anonym abgeben konnten, richtete man auch hier, wenn auch insgesamt eher selten, Drehladen ein. In Deutschland waren Drehladen selten, weil man meinte, durch sie würden Unzucht und die Geburt von „Hurenkindern" gefördert. Drehladen bestanden u.a. in Kassel (1763–1781), in Dresden (1788–1799) und in Berlin (1770); ferner in Nürnberg, Trier und in Hamburg, diese wurden jedoch nach einigen Jahren wieder abgeschafft.

In Frankreich (Oehme 1988) wurden Findelhäuser, um die sich besonders der heilige **Vincent von Paul (1576–1660)** verdient gemacht hatte und in denen die Kinder vom Orden der Barmherzigen Schwestern betreut wurden, über lange Zeit vom französischen Königshaus finanziell unterstützt. Allerdings führten Mißbräuche, die mit geheimen Aufnahmen betrieben wurden, schon 1760 zur Abschaffung der Anonymität, sofern nicht eine größere Geldsumme bezahlt wurde. Diese Geldbeträge konnten nicht von den Müttern aufgebracht, sondern nur von begüterten Familien gestiftet werden. Die Findelanstalten waren ständig überfüllt: „In der Zeit von 1770 bis 1779 wurden im Pariser Findelhaus 6733 Kinder abgegeben. Im Jahr 1790 betrug die Zahl der ‚Findlinge' in Frankreich bereits 40000" (Oehme 1988). Aber die Existenz der Findelhäuser wurde nicht nur aus den genannten finanziellen und moralischen Gründen kritisiert, sondern wegen der extrem hohen Säuglingssterblichkeit in diesen Institutionen. In einem Bericht an Ludwig XVI. (1785) über die Situation in Paris hieß es, daß sich in einem Krankenzimmer bis zu 100 Patienten befänden und es vorkomme, daß „sich in einem Bette 8–9 Kinder zugleich befinden oder Erwachsene mit Kindern im gleichen Bett zusammen liegen. Ansteckende Krankheiten wie Masern, Blattern und Ruhr werden nicht abgesondert".

Dämonomanien und Massenhysterien waren besonders in den Findel- und Waisenhäusern weit verbreitet. So wird 1566 über ein Mädchen berichtet, das Krämpfe bekam, als ihm ein anderes Kind eine Maus in den Halsausschnitt steckte; schon nach wenigen Tagen krampften alle übrigen Kinder (Haisch 1962) ebenfalls. Wegen einer Massenhysterie in einem Amsterdamer Waisenhaus im gleichen Jahr habe man in allen Kirchen gebetet. Als ähnliche Ausbrüche in einem anderen Armenhaus auftraten,

ließ der berühmte Arzt **Hermann Boerhaave** (**1668–1738**) ein Kohlenbecken aufstellen und erklärte, jedes Kind müsse zu seiner Heilung mit dem Glüheisen gebrannt werden; sofort hörten die Konvulsionen auf.

Bei den Findelkindern und bei zahlreichen Waisenkindern bestanden bei der Aufnahme in den entsprechenden Einrichtungen vermutlich nicht häufiger als bei anderen Kindern primäre psychische Störungen. Nach den heutigen Erfahrungen der Hospitalismus- und Bindungsforschung ist jedoch mit hoher Wahrscheinlichkeit davon auszugehen, daß Findel-, aber auch Waisenkinder, wenn sie den Aufenthalt überlebten, mehr oder weniger starke psychi-

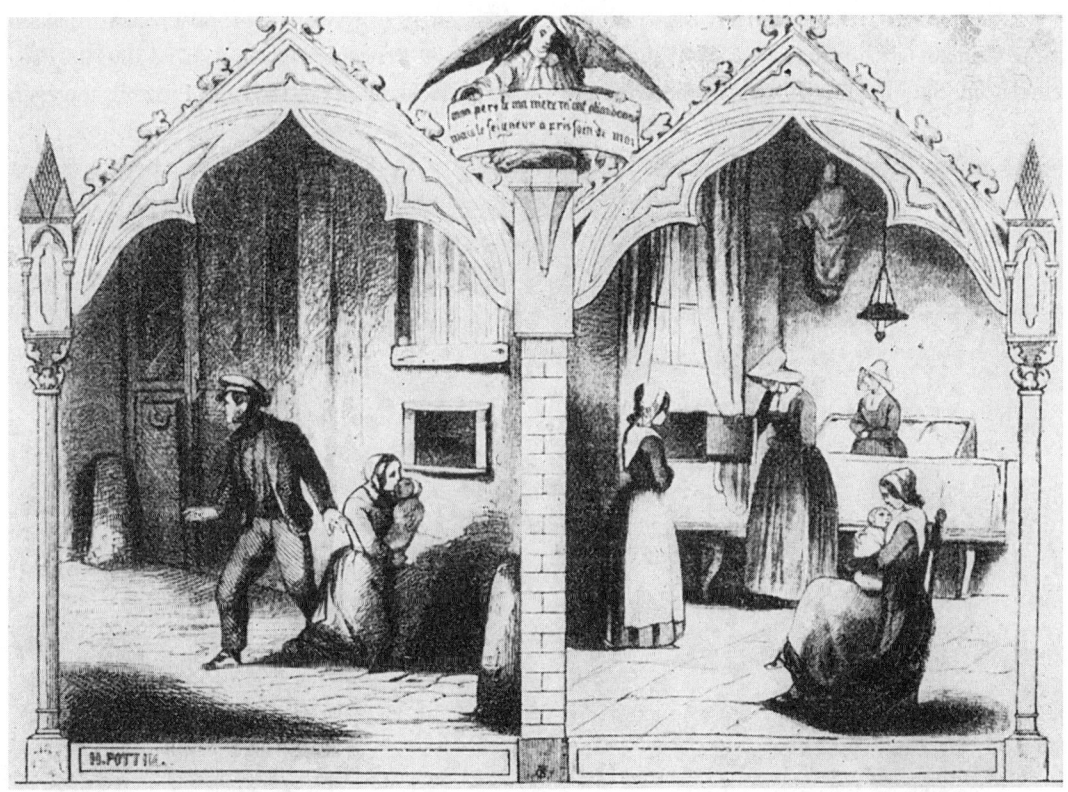

Papst Innocenz III. (12. Jahrhundert) richtete zum erstenmal die „Drehlade" ein, die überall in Europa nachgeahmt wurde; unerwünschte Kinder konnten anonym abgegeben und dadurch gerettet werden.

sche Störungen davontrugen. Ihr Schicksal war höchst ungewiß. Es hing von den jeweiligen Pflege- und Unterbringungsmöglichkeiten ab, insbesondere davon, ob dauerhafte und tragfähige Kontakte zu einer Pflegeperson hergestellt werden konnten oder nicht. Sie mögen in Einrichtungen, in denen solches Personal ausreichend zur Verfügung stand, relativ günstig gewesen sein. Aber wenn man sich vergegenwärtigt, daß noch im 19. Jahrhundert nur wenige Kinder das erste Jahr nach der Aufnahme in einem Findelheim überlebten und die wenigen überlebenden schwere psychische Schäden davontrugen, ist nicht anzunehmen, daß dies in den vorangehenden Jahrhunderten besser war.

In den letzten Jahrhunderten bis zum Beginn des 20. Jahrhunderts bestand allgemein eine hohe Säuglingssterblichkeit. Sie wird auf 30 bis 40 Prozent geschätzt. In den Findelhäusern war sie allerdings noch wesentlich höher. Im Jahr 1818 wurden in Pariser Findelhäusern etwa 5000 Kinder eingeliefert, von denen in den ersten drei Monaten bereits die Hälfte starb. In der Prager Findelanstalt starben im Jahr 1858 von über 2000 aufgenommenen Kindern 103 Prozent, weil einige Kinder, die das Vorjahr überlebt hatten, im nachfolgenden Jahr starben. In Petersburg schwankten die Zahlen zwischen 76 und 85 Prozent, während sie im Dubliner Findelhaus im 18. Jahrhundert sogar 98 Prozent betrug; in der Berliner Charité verstarben in den Jahren 1890/91 von 196 aufgenommenen Kindern 164 an einer „Debilitas vitae". Dazu noch weitere amtliche Zahlen (Nissen 1977): Wien 1811: 60 Prozent, Brüssel 1811: 79 Prozent, Dublin 1707–1709: 98 Prozent, Moskau 1822–1831: 66 Prozent, dagegen

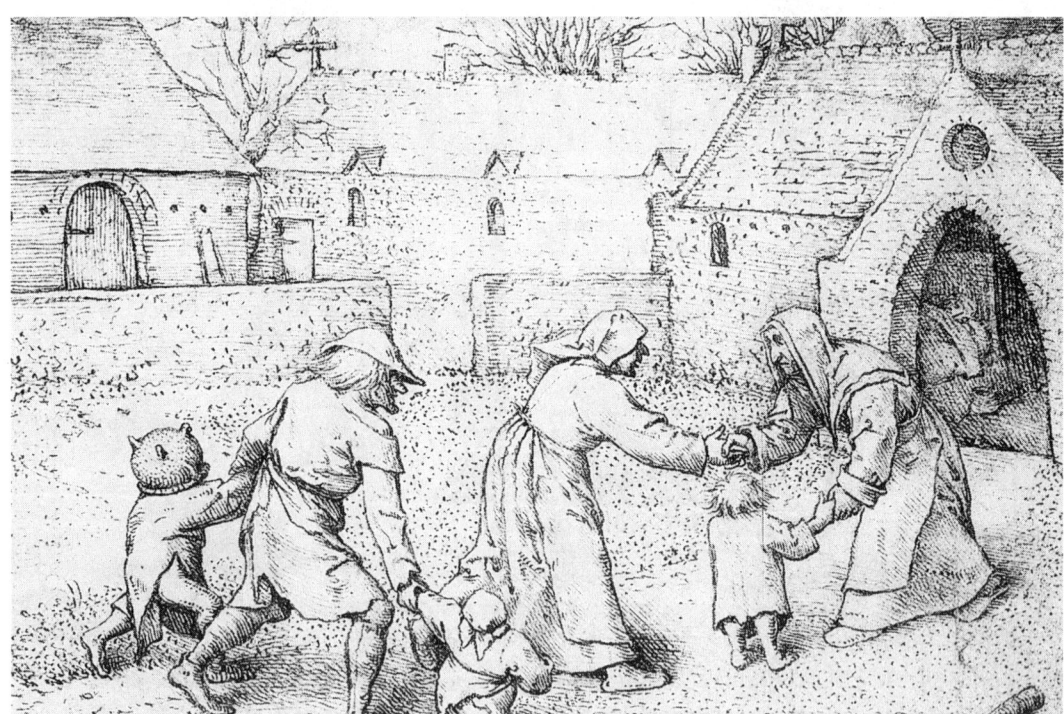

Pieter Brueghel d. Ä. (16. Jahrhundert): Übergabe eines Findelkindes.

in Bordeaux von 1850–1861 nur 18 Prozent und in Prag 1865: 19,6 Prozent.

Die Bemühungen der Ärzte, ausreichend Ammen und Pflegefamilien zu finden und die Säuglinge mit Kuh-, Ziegen- oder Eselsmilch zu ernähren, waren erfolglos. So entstand die kurzschlüssige Feststellung, es sei Gottes Ratschluß, diese Kinder sterben zu lassen, damit Platz für neue Aufnahmen geschaffen werde. Der Genfer Arzt J. Ballexserd (1726–1774), der eine Nonne über die Ursachen der hohen Sterblichkeit befragte (Oehme 1988), erhielt die Antwort: „Die Kinder sind glücklich zu sterben und so bald die ewige Seligkeit zu genießen."

Der in allen Kulturen bekannte Mythos von der liebenden Mutter, die alle Fährnisse des Lebens überwindet, führte zu Legendenbildungen. Kinder könnten nur dann gedeihen und überleben, wenn sie eine gute Mutter hätten. Soweit es Säuglinge betrifft, stimmt dies weitgehend mit den Erfahrungen über die Ernährung an der Mutterbrust überein. Wenn sich früher für die leibliche Mutter kein Ersatz bot und keine Amme zu finden war, verhungerten die meisten Säuglinge. Es ist deshalb verständlich, daß die Legenden von Herodot oder von Salimbene lange Zeit nicht als solche erkannt wurden, weil sie mit der Wirklichkeit übereinzustimmen schienen. Nach den Berichten über Experimente mit neugeborenen Kindern, wie sie von Herodot dem ägyptischen Pharao Psammetich oder von Salimbene dem Stauferkaiser Friedrich II. zugeschrieben wurden, übergab man Neugeborene an Ammen mit der Auflage, sie nicht zu streicheln und zu liebkosen. Sie durften nicht mit ihnen sprechen, weil man eine vermutete „Ursprache" ergründen wollte. Sie seien jedoch, so die Chronisten, alle gestorben, weil sie „nicht ohne den Beifall, die Gebärden, die freundlichen Mienen und Liebkosungen ihrer Ammen leben" konnten.

Die anscheinend lebensnotwendige Mutterrolle wurde im Zusammenhang mit der Suche nach den Ursachen der hohen Säuglingssterblichkeit in den Findelhäusern neu entdeckt, teilweise jedoch überbewertet. Erst der deutsche Kinderarzt Meinhard von Pfaundler (1872–1947) erkannte (1899), daß die Ursache der hohen Sterblichkeit in einer „widernatürlichen Säuglingspflege" liege, die offenbar zu einer seelisch verursachten Immunschwäche führe. Er stellte fest, daß dort, wo die Mutter oder eine Verwandte das Kind pflegte, kein Hospitalismus beobachtet wurde, sondern ausschließlich bei „Kostkindern" und in Anstalten für gesunde und kranke Säuglinge mit unzureichendem Pflegepersonal. Seine präzise Beschreibung der psychischen und somatischen Symptomatik erwies sich als zeitlos gültig. Nach einer „Reaktion der Unruhe auf das Sich-selbst-Überlassensein" setze „ein langsam fortschreitender Verfall" ein, der „fast die ganze Pathologie des 1. Lebensjahres einschließen" könne. „Man glaubte vormals, es wäre die Anhäufung der Säuglinge, die als solche diesen Schaden verursacht; auch die Bakterien wurden natürlich verantwortlich gemacht. Wo aber gleich viele Säuglinge zusammengedrängt ohne jeden besonderen Aufwand an sogenannter medizinischer Asepsis, also unter sonst ungünstigen äußeren Verhältnissen, von ihren Müttern und damit individualisierend gepflegt werden, wie in gewissen Findelanstalten Österreichs und Frankreichs, da spielt der Hospitalismus keine annähernd ebensolche Rolle." Damit wurde erstmals konkret die Bedeutung der Mutterentbehrung, „maternal deprivation", angesprochen und exakt beschrieben.

Nach der Schließung der Findelhäuser und der harten strafrechtlichen Verfolgung der Abtreibung (in einigen Ländern, auch in Deutschland, stand darauf die Todesstrafe) trat mit der verbesserten sozialen Gesetzgebung mit dem Grundsatz der Fürsorge für alleinstehende werdende Mütter die Vermittlung von Pflege- und Adoptivstellen in den Vordergrund. Aber nur dadurch konnte dieses Problem nicht umfassend gelöst werden, wie die damalige Kriminalstatistik zeigt. Erst mit der Einführung einschlägiger Verhütungsmaßnahmen, mit der Zusicherung von Straffreiheit bei Abtreibung und schließlich mit der Verbesserung der Pflegeschlüssel in den Säuglingsheimen zur Vermeidung von psychischem Hospitalismus konnte ihm wirksamer begegnet werden.

4.3 Kinder und Jugendliche in Waisenhäusern

Im Mittelalter und in den Jahrhunderten nach der Aufklärung gab es sehr unterschiedliche, oft unzutreffende Bezeichnungen für Heime, Anstalten oder Krankenhäuser, die für die Versorgung und Behandlung von manchmal seelisch gesunden, oft aber auch von sehr unterschiedlich behinderten und psychisch gestörten Kindern und Jugendlichen bestimmt waren.

Findelhäuser waren nach allgemeiner Ansicht in Nordeuropa seltener als in Südeuropa. Dafür fanden sich in Nordeuropa und in Deutschland vermehrt Waisenhäuser. Findelanstalten nahmen Säuglinge und junge Kleinkinder auf, Waisenhäuser Kinder ab dem fünften Lebensjahr. Manche Waisenhäuser machten bei der Aufnahme keinen Unterschied, ob es sich um Findel- oder um Waisenkinder handelte. Neben verwaisten Säuglingen und Kleinkindern befanden sich dort auch Kinder und Jugendliche, für die andere Einrichtungen nicht zur Verfügung standen. Einige Spitäler und Krankenhäuser in Frankreich, England und Deutschland nahmen dagegen auch Findel-

und Waisenkinder auf, obgleich sie nicht dafür eingerichtet waren. Schließlich wurden die Findelhäuser immer seltener in Anspruch genommen und nicht selten in Waisenhäuser umgewandelt. Nach dem Dreißigjährigen Krieg (1618–1648) wurden wegen der vielen verwaisten Kinder zahlreiche neue Waisenhäuser gegründet. Eine Vorstellung von der seelischen Not der Kinder während dieses Krieges vermittelt der satirische Schelmenroman „Simplicius Simplicissimus" von Johann Jakob Christoffel von Grimmelshausen (1621–1676).

Rückblickend ist nicht zu klären, in welchem Umfang Kinder, die nicht in ihrer Familie, sondern in Heimen aufwuchsen, bei ihrer Aufnahme seelisch gesund waren oder bereits seelische Störungen aufwiesen, denn in den Waisenhäusern wurden nicht nur elternlose Kinder, sondern auch herumstreunende, bettelnde und delinquente Kinder und Jugendliche aufgenommen, darunter auch lern- und geistig behinderte, epileptische und andere psychisch kranke. Die Frage, inwieweit Kinder durch ansteckende Krankheiten, aber auch durch die heute bekannten Mängel der Massenpflege im Waisenhaus, durch schwere Bindungs- und Deprivationsstörungen in ihrer Persönlichkeitsentwicklung behindert wurden, kann man nur schätzen.

Ob Kinder unter dem Verlust eines oder beider Elternteile in früheren Jahrhunderten vergleichbar mehr oder sogar weniger gelitten haben als heute, darüber bestehen unterschiedliche Ansichten. Nur wenige Autoren vertreten den Standpunkt, daß Kinder in der vorindustriellen Zeit den Verlust der Eltern weniger schmerzlich empfunden hätten, weil ihnen weniger Versagungen auferlegt worden seien. Vielmehr ist zu vermuten, daß es sich um ein sehr schmerzhaftes Ereignis handelte und daß sie ähnlich wie heute mit ängstlichen und depressiven Verstimmungen reagierten. Im Mittelalter finden sich zahlreiche schriftliche Hinweise darauf, daß Waisenkinder zu den beklagenswertesten Menschen gehörten. In den Biographien bedeutender Menschen dieses Zeitalters finden sich regelmäßig Angaben darüber, wenn sie in der Kindheit ihre Mütter oder ihre Väter verloren hatten. Für Kinder, die beim Tod ihrer Eltern in einer Großfamilie lebten, in der traditionell die älteren die jüngeren Geschwister betreuten, sind die Auswirkungen des Verlusts vermutlich geringer gewesen als bei einer Einweisung ins Waisenhaus.

Die Waisenhausforschung hat nachgewiesen, daß das erste bekannte Waisenhaus, das „Orphanotrophium", um 330 in Konstantinopel gegründet wurde. 787 erbaute der Erzpriester Datheus das erste Waisenhaus auf abendländischem Boden in Mailand. Geistliche, Fürsten und mildtätige Stifter empfanden gegenüber Waisenkindern eine besondere Verpflichtung. Sie gewährten ihnen mit der Gründung von Waisenhäusern Schutz, Versorgung und Erziehung. Nach Theodor Falt (1969) sind „vom dreizehnten Jahrhundert an auf deutschem Boden an Waisenhausgründungen nachweisbar: 1274 Einbeck (mehr Spital oder Findelhaus), im 14. Jahrhundert Esslingen (‚Fundenkinderhaus'), um 1868 ‚Nürnberger Findel' (beide Häuser auch für Waisenkinder), 1432 Straßburg, 1540 Lübeck, 1573 Speyer, 1592 Münster/W., 1602 Bremen". Nach Oehme (1988) entstand „das erste deutsche Waisenhaus bereits 1572 in Augsburg; um die Trennung von Mutter und Kind zu vermeiden, wurden hier die Mütter mit aufgenommen. Nach Augsburg folgten rasch weitere Neugründungen, so u. a. in Bamberg, Bruchsal, Dillenburg, Dresden, Erfurt, Freiburg i. Br., Gotha, Mannheim, Memmingen, München, Stuttgart. Eine besondere Rolle spielten das Waisenhaus in Halle und das

von König Friedrich Wilhelm I. gegründete Militärwaisenhaus in Potsdam (Friedrich der Große gab später die Militärwaisen aufs Land). Auch im Ausland entstanden solche Anstalten, so in Schweden, Holland, Frankreich und der Schweiz. Hier ist neben dem Waisenhaus in Zürich das von Bern zu erwähnen, weil kein Geringerer als der von seiner Göttinger Tätigkeit her bekannte Albrecht von Haller (1708–1777) dessen ärztlicher Vorsteher war."

Zu den weltbekannten Franckeschen Anstalten gehörte das 1695 gegründete Waisenhaus in Halle an der Saale. Zum Waisenhaus gehörte eine Schule. Das berühmte Waisenhaus wurde viel besucht und nachgeahmt. Neben dem im Vordergrund stehenden religiös-pietistischen Unterricht wurde das damals allgemein anerkannte Schulwissen vermittelt. Fleiß, Frömmigkeit und Disziplin waren wichtige Voraussetzungen der Erziehung. Zu den schärfsten Kritikern der Waisenanstalt gehörte Christian Gotthilf Salzmann, der besonders die Pflichtmentalität und die pietistisch-moralische Grundtendenz als schädliche und kinderfeindliche Methoden ablehnte. Georg Ernst Stahl war viele Jahre in den Francke'schen Anstalten tätig und hat die Kinder des Francke'schen Waisenhauses betreut.

Gegen Ende des 18. Jahrhunderts setzten sich Pädagogen, besonders Philanthropen, generell energisch für eine Beseitigung der in den Waisenanstalten herrschenden pädagogischen Mißstände ein. Sie kritisierten die übertriebene religiöse Erziehung und starren moralischen Prinzipien, die zu einer unnötigen Disziplinierung und Abhängigkeit von den Erziehern führten und eine natürliche Entwicklung zur Selbständigkeit verhinderten. Der Unterricht sei nicht auf das künftige Leben ausgerichtet, sondern auf eine Wissensaneignung unnötiger theoretischer Inhalte angelegt. Der Unterricht schließe praktische Unterweisungen in der Natur- und Weltkunde und in Pflanzen-, Tier-, und Erdkunde weitgehend aus. Kinderspiele waren verpönt. Anstelle von körperlicher Gartenarbeit und von Leibesübungen müßten die Kinder Lohnarbeiten durch Handarbeit verrichten. Die baulichen und hygienischen Verhältnisse der Waisenhäuser seien teilweise unhaltbar. Es gebe keine regelmäßige ärztliche Betreuung.

Im 19. Jahrhundert gingen die Waisenhäuser allmählich in personeller und in baulicher Hinsicht in besser ausgestatteten Erziehungsanstalten auf. Die von staatlichen, kirchlichen oder privaten Institutionen getragenen Waisenhäuser wurden im 20. Jahrhundert schließlich zunehmend durch Verbringung der Kinder in Adoptiv- und Pflegefamilien und in familienmäßig gegliederte Kinderdörfer abgelöst. Anstelle der Heimerziehung wollte man kindgemäßere und pädagogisch angemessene Verhältnisse schaffen, um dadurch seelische Störungen zu vermeiden und bereits aufgetretene seelische Schädigungen auszugleichen.

4.4 Verwahrloste Kinder und Jugendliche in Heimen

Durch die Jahrhunderte bis zur Neuzeit verloren viele Kinder und Jugendliche ihre Eltern durch Massenepidemien, Pest, Pocken und Cholera, besonders aber durch kriegerische Auseinandersetzungen. Sie waren schutzlos auf sich selbst angewiesen. Während und nach der Katastrophe des Dreißigjährigen Krieges, in dem viele Hunderttausende getötet und ganze Landstriche verarmten und verwüstet wurden, durchzogen elternlose und zwangsläufig „verwahrloste", stehlende, plündernde und gewalttätige Kinder und Jugendliche das Land. Zu

dieser Zeit existierte keine organisierte Hilfe. Das änderte sich erst während und im Gefolge der Napoleonischen Kriege zu Beginn des 19. Jahrhunderts durch die Rettungshausbewegung.

Im Jahr 1813 gründete der Schriftsteller und weimarische Legationsrat **Johannes Daniel Falk (1768–1826)** gemeinsam mit dem Oberkonsistorialrat Karl Friedrich Horn zunächst eine „Gesellschaft der Freunde in der Not" mit dem Ziel, sozialisationsgefährdeten und verwahrlosten Kindern zu helfen. In diesem Jahr starben vier von seinen sechs eigenen Kindern. 1814 begann er seine auf ein Familienkonzept orientierte pädagogische Arbeit. Er nahm besonders schwer verwahrloste Kinder bei sich auf, andere wurden in Handwerkerfamilien untergebracht. Falk mußte jedoch schon bald wegen Überfüllung und Raumnot in eine größere Wohnung umziehen. Mit der Eröffnung des „Lutherhofes" im Jahr 1823 – aus Geldmangel von ihm selbst und von seinen Zöglingen errichtet – entstand eine der ersten modernen Erziehungsheime in Deutschland. Im „Lutherhof" wurde eine gewaltfreie Erziehung bei unverschlossenen Türen und mit ständigem Kontakt mit der Umwelt praktiziert. Die Jungen kamen in die Lehre und wurden zu Handwerksgesellen ausgebildet.

Wie bei vielen anderen heilpädagogischen und ärztlichen Pionieren für eine humane Erziehung und Behandlung von Kindern finden sich auch in der Biographie Falks einige Hinweise, die sein Verständnis für Menschen, die unter erschwerten Bedingungen aufwachsen, mit erklären können. Er wurde als Kind armer Eltern, die ihm keine Schulbildung ermöglichen konnten, in Danzig geboren. Er ging bei einem Perückenmacher in die Lehre. Erst mit 16 Jahren kam er in ein Gymnasium, was er durch eigenen Nachhilfeunterricht finanzierte. Sein Studium der Theologie und Philologie wurde ihm durch ein Stipendium des Rates der Stadt Danzig ermöglicht.

In seiner Abschiedsrede sagte der Danziger Bürgermeister zu dem scheidenden Falk: „Vergiß nie, daß du ein armer Knabe warst. Und wenn dereinst über kurz oder lang ein armes Kind an deine Tür klopft, so weise es nicht von deiner Tür!" Falk brach sein Studium jedoch ab und ließ sich, nachdem Wieland, der ihm eine gute Zukunft als Schriftsteller prophezeit hatte, 1797 in Weimar als Privatgelehrter und Schriftsteller (Dichter des Liedes „O du fröhliche, o du selige, gnadenbringende Weihnachtszeit") nieder. Er wurde in den Kreis um Johann Wolfgang von Goethe, Johann Gottfried Herder und Wieland aufgenommen und volkstümlich als der „gute Rat" bezeichnet. Schriftstellerisch trat er durch sein „Geheimes Tagebuch" und mit „Erziehungsschriften" hervor. Nach seinem Tod wurde die Erziehungsanstalt von seiner Frau weitergeführt.

Von Falk beeinflußt, entstanden in Deutschland und in Europa zahlreiche Erziehungsanstalten. 1815 gründete Christian Heinrich Zeller eine Anstalt nach eigenen Vorstellungen. Adelbert Graf von der Recke-Volmerstein (1791–1878), der 1820 eine „Gesellschaft der Menschenfreunde in Deutschland" gründete, errichtete 1822 in Düsseltal bei Düsseldorf ein Rettungshaus. Bis 1900 folgten besonders in Württemberg und in Preußen zahlreiche Neugründungen.

4.5 Rettungshäuser für sozialisationsgestörte Kinder und Jugendliche

Die seit Beginn des 19. Jahrhunderts auch in Deutschland zunehmende Industrialisierung ging neben den technischen und ökonomischen mit tiefgreifenden sozialen Veränderungen einher. Durch das wachsende Arbeitsangebot ging zunächst die Massenarmut zurück, aber zwischen dem Bürgertum und der Arbeiterklasse entstanden neue Gegensätze. Durch die rasche Vermehrung der Bevölkerung kam es in der Mitte des 19. Jahrhunderts zu wachsender Arbeitslosigkeit. Der Anteil der Armen lag bei 80 Prozent (Petzina 1990). Entscheidend für die Familie und besonders für die Kinder nachteilig war jedoch der damit verbundene soziale Wandel. In der vorindustriellen Gesellschaft lebten Kinder und Eltern noch miteinander, oft arbeiteten die Kinder sogar gemeinsam mit den Eltern in den bäuerlichen Betrieben. Die Eltern waren, wenn auch nicht ständig präsent, so doch immer erreichbar. In den rasch wachsenden Großstädten waren die Väter in Fabriken oder anderen Betriebsstätten tätig und überwiegend abwesend. Durch die räumliche Trennung von Wohnung und Arbeitsstelle und durch die langen Arbeitszeiten verlor die Vaterrolle an Bedeutung. In den Großfamilien war die Mutter als Alleinerzieherin oft überfordert. Hinzu kam, daß durch den Wegzug der Familie auch der Kontakt zu den nächsten Verwandten entfiel oder erheblich erschwert wurde. Besonders in den Arbeitervierteln waren die Wohnverhältnisse schlecht und unzureichend, die Kinder lebten und spielten vorwiegend auf der Straße oder in den Zwischen- und Hinterhöfen, wenn sie nicht zur Erwerbsarbeit gezwungen waren. Erst in der Mitte des 19. Jahrhunderts wurden zur Vermeidung schwerer Gesundheitsschäden Schutzbestimmungen erlassen, die gewerbliche Arbeiten für Kinder unter neun Jahren und Nacht- und Sonntagsarbeiten für Neun- bis Zwölfjährige verboten; die Arbeitszeit wurde auf zehn oder zwölf Stunden festgesetzt.

In dieser Zeit kam es zur Gründung von „Rettungshäusern". Sie unterschieden sich von den bestehenden Findel-, Waisen- und Armenhäusern, die zunehmend stärker wegen der dort herrschenden unhygienischen Zustände angegriffen wurden, aber auch von den Strafanstalten und von den philanthropischen Einrichtungen durch ihren neuen Erziehungsauftrag, den sie als ein „Produkt der Neuzeit" (Johann Hinrich Wichern, 1808–1881) verstanden. In den Waisen- und Armenhäusern und in den im Zeitalter der Industrialisierung neugeschaffenen Kleinkinderverwahranstalten und Kinderheimen stand immer noch überwiegend der Bewahrungs- und Versorgungsauftrag im Vordergrund. Die Konzepte von Rousseau, Pestalozzi und Fröbel waren bekannt, ließen sich aber in der erforderlichen Breite nicht durchsetzen. In den Gefängnissen, in die delinquente Jugendliche, aber auch delinquente Kinder eingewiesen wurden, ging es um Isolierung, „Wegschließung" und um Bestrafung, die ihre Ziele jedoch verfehlten. Die philanthropisch orientierten Institute von Johann Bernhard Basedow kamen schon von ihrer Anzahl (etwa 60 zu Beginn des 19. Jahrhunderts) her, aber auch wegen der auf die Kinder des Bürgertums abgestellten Erziehungsideale eines „glückseligen und gemeinnützigen Menschen" für die Behebung des Massenelends der Arbeiterkinder nicht in Betracht. Aber ihre Ideale flossen in die Gedankenwelt der Gründer der Rettungsanstalten ebenso ein wie die Erfahrungen des Halleschen Waisenhauses von **August Hermann Francke (1663–1727)** und besonders des „Lutherhofes" von Johannes Daniel Falk in Weimar.

In Süddeutschland gründete **Christian Heinrich Zeller (1779–1860)** bereits 1820 in Beuggen (Baden) eine „Rettungsherberge für arme verwahrloste Kinder", in die Mädchen und Jungen und Mädchen aufgenommen wurden und wo sie in familienähnlichen Gruppen lebten. Der Jurist Zeller, geboren auf Schloß Hohen-

entringen bei Tübingen, war ein bedeutender Pädagoge des 19. Jahrhunderts. Zwischen 1801 und 1819 an verschiedenen Orten als Hauslehrer tätig, erhielt er die Aufgabe, die Gründung und Leitung der „Armenschullehreranstalt Beuggen" (Rennstich 1998), verbunden mit einer „Rettungsherberge für arme verwahrloste Kinder" in dem bei Basel gelegenen ehemaligen Deutschordenssitz Schloß Beuggen zu übernehmen. Pestalozzi urteilte nach einem Besuch in Beuggen 1826: „Das war's, was ich wollte." Unter Zellers Einfluß entstanden in Süddeutschland bis 1845 weitere 22 Rettungshäuser in Württemberg. **Gustav Werner (1809–1887)** errichtete in Württemberg mehrere Rettungshäuser, die unterschiedliche pädagogische Konzepte vertraten.

Das von Johann Hinrich Wichern im Jahr 1833 gegründete Rettungshaus, das „Rauhe Haus" in Horn bei Hamburg, setzte in mehrfacher Beziehung neue Maßstäbe. Es war an einigen Vorbildern ausgerichtet, unterschied sich jedoch dadurch, daß es ganz von den Idealen des Spätpietismus und der christlichen Erweckungsbewegung durchdrungen war. Durch sie rückten die Begriffe der Sünde, der Gnade und der Vergebung in den Mittelpunkt auch der Erziehungsarbeit. Sie besagten, daß auch ein verwahrloster und krimineller Mensch, der Schuld auf sich geladen hat, durch Einsicht gerettet werden und ein neues Leben beginnen könne.

Der Theologe und Sozialpädagoge **Johann Hinrich Wichern (1808–1880)** wurde in Hamburg geboren. Sein Vater starb, als er 15 Jahre alt war, und er mußte deshalb als Nachhilfelehrer zum Unterhalt seiner sechs Geschwister und der Mutter beitragen. Mit 16 Jahren verließ er vorzeitig die Schule, um als Erziehungsgehilfe in einem Internat zu arbeiten. Von 1828 bis 1831 studierte er in Göttingen. Dort kam es zu ersten Kontakten mit der christlichen Erweckungsbewegung. In Hamburg arbeitete er als Lehrer an einer Sonntagsschule und empfing erste Eindrücke aus dem Umgang mit Kindern aus der sozialen Unterschicht. Diese wurden durch Besuche bei den Eltern seiner Schüler vertieft. Dieses Wissen über die häuslichen Verhältnisse der Kinder bestimmte maßgeblich die Entwicklung seines heilpädagogischen Konzepts. Er erkannte, daß der Wandel der Familienstruktur, die unzureichenden Wohnverhältnisse sowie Kriminalität und Alkoholismus ursächlich für die zunehmende Verwahrlosung verantwortlich waren. Aber sein Leitgedanke war, daß die Abkehr von der christlichen Moral die eigentliche Wurzel des Übels sei und durch seine Erziehungsarbeit rückgängig gemacht werden müsse.

Die Errichtung des „Rauhen Hauses" gelang dem damals 25 Jahre alten Wichern mit Hilfe einer Gruppe von Stiftern. Zunächst konnten er und seine Familie sich nur allein um die Kinder kümmern. Er faßte Jungen und Mädchen in familienähnlichen Gruppen von acht bis zwölf Kindern zusammen, die dann von jungen Handwerkern („Brüdern") individuell betreut wurden. 1844 wurde eine „Brüderanstalt" gegründet, in der junge Männer zu Diakonen ausgebildet wurden. Die „Zöglinge" erhielten neben schulischem Unterricht in eigenen Werkstätten eine handwerkliche Ausbildung. Die pädagogischen Grundlagen Wicherns waren Liebe, Vertrauen, Nachsicht und Geduld. Die Kinder lebten nicht abgekapselt, sondern in offenen Häusern, in denen sie Besuch bekommen und die sie allein verlassen durften. Neben der schulischen und handwerklichen Arbeit, die für manche gleichzeitig Therapie bedeutete, waren Freizeit, Spiele und Gartenarbeit („eigene Blumenbeete") und Belohnungen für besondere Leistungen vorgesehen.

Im Jahr 1840 wählte Wichern zur Beschreibung seines Aufgabengebiets die Bezeichnung „Innere Mission". Im Jahre 1857 wurde er vom preußischen König zum Dezernenten für das Strafanstalts- und Armenwesen berufen. Andreas Möckel (1988) schätzt die Zahl der bis 1849 eingerichteten Rettungshäuser auf über 100, aber nach der Märzrevolution 1848 sei sie zurückgegangen.

5. Geistig behinderte Kinder in besonderen Einrichtungen
16.–19. Jahrhundert

5.1 Einführung

Geistig behinderte (oligophrene) Menschen nahmen bereits in den Nosographien des Altertums, des Mittelalters und der Neuzeit unter wechselnden Termini einen unverändert festen Platz ein. Hippokrates führte als Ursachen einer geistigen Behinderung die Mikrozephalie und Kraniostenose an. Avicenna bezeichnete mit „fatuitas" einen geistigen Entwicklungsrückstand, den er auf eine Hirnverletzung zurückführte. Jean Fernel (1497–1558) unterschied die „stultitia" (Dummheit) von einer „amentia" (fehlende Intelligenz). Im Mittelalter sprach Paracelsus von der „vesania" als einem durch Intoxikation verursachten „geistigen Zustand" und erkannte als erster den Kropf und das gemeinsame Vorkommen mit Schwachsinn als endemische Erscheinung. Felix Platter grenzte eine „hebetudo mentis" (geistige Schwäche) von einer „tarditas ingenii" (Imbezillität) und von der „imprudentia seu defectus judicii" (Schwachsinn) ab und beschrieb den Kretinismus als angeborene Geistesschwäche, „stultitia originalis". Paolo Zacchias (1584–1659) unterschied bei der „fatuitas" geistige Trägheit von Idiotie („stoliditas") und Gedächtnisverlust („oblivio"). Bei Thomas Willis (1622–1675) wurden Dummheit, Schwachsinn und Demenz allesamt als „morosis" rubrifiziert.

Im 18. Jahrhundert wurden Versuche zu einer verbesserten Klassifikation der geistigen Behinderung und ihrer Unterformen unternommen. Als „partielle Schwächen" bezeichnete Immanuel Kant Stumpfsinn, Dummheit, Einfalt, Zerstreutheit, Torheit und Narrheit, während Vincenzo Chiarugi (1759–1820) eine erworbene von einer angeborenen amentia (Geistesgestörtheit) unterschied. Philippe Pinel (1745–1826) beschrieb die Idiotie und die Imbezillität (damals als „Blödsinn" und „Schwachköpfigkeit" übersetzt) als graduell unterschiedliche Formen der Demenz. Als Demenz („Stumpfheitszustände") wurden alle Endzustände der chronisch verlaufenden Geisteskrankheiten, zu denen fast alle schwereren psychischen Störungen zählten, bezeichnet. Pinel trennte außerdem noch nicht angeborene und erworbene Formen des Schwachsinns. Erst sein Schüler Jean Etienne Dominique Esquirol unterschied die Imbezillität als eine leichtere Form des angeborenen Schwachsinns von der Idiotie, die seitdem als die schwerste Form der geistigen Behinderung gilt. Bei der Idiotie differenzierte er eine Untergruppe, bei der die geistigen Fähigkeiten gleichmäßig nivelliert sind, und eine weitere, bei denen einige Fähigkeiten deutlich besser als andere entwickelt sind und sich dadurch vom Durchschnittsniveau der Betroffenen deutlich abheben. Diese klaren Definitionen wurden durch das Konzept der „moral insanity" und die Degenerationslehre vorübergehend beeinträchtigt. Als „moral insanity" wurde ein angeborenes psychopathologisches Syndrom bezeichnet, das keine wesentlichen Beeinträchtigungen der Intelligenz aufwies, in deren Mittelpunkt jedoch ein schwerer ethischer Defekt, ein emotionaler Schwachsinn, stand. Die Auseinandersetzung mit den Konzepten der „moral insanity" und der Degeneration zog sich in quälender Einförmigkeit über mehrere Jahrzehnte hin, um schließlich in das Konzept der erblichen Anlage einzugehen. Theodor Ziehen (1862–1950) subsumierte die Debilität neben der Imbezillität als „leichte Fälle" der geistigen Behinderung.

Später eingeführte psychologische Testverfahren erlaubten, differenzierte Formen der Lernstörungen und geistigen Behinderung zu erfassen und als leichte, mittelschwere, schwere und schwerste Intelligenzminderungen (ICD-10 F70–79) zu definieren. Die medizinischen Forschungen nach ihren Ursachen gelangten erst in der zweiten Hälfte des 19. Jahrhunderts zu neuen Einsichten. Es handelte sich überwiegend um Deskriptionen von angeborenen oder stoffwechselbedingten Krankheitsbildern, deren differente Ätiologien teilweise später aufgedeckt werden konnten. John Langdon Haydon Down (1828–1896) war der Erstbeschreiber der nach ihm benannten Krankheit. Andere Formen der geistigen Behinderung folgten: Morbus Recklinghausen (Neurofibromatose), Lawrence Moon-Syndrom, Sturge Weber-Syndrom, Bourneville-Krankheit, Tay-Sachs-Idiotie, Morbus Gaucher u. a. Dies gilt vor allem für das Gebiet der angeborenen, der metabolischen und der chromosomalen Störungen. Im 20. Jahrhundert wurden zahlreiche neue Syndrome entdeckt, von denen einige durch Substitutionsbehandlungen ausgeglichen und andere

durch pharmakologische Maßnahmen gebessert werden können. Heute gelten (Graham 1986, Eggers 1994) etwa 40 Prozent der Intelligenzminderungen als chromosomal und 15 Prozent als genetisch bedingt. 10 Prozent werden als erworben angesehen, 10 Prozent haben eine prä-, peri- oder postnatale Ursache; bei 25 Prozent sind die Ursachen unbekannt. Emil Kraepelin (1856–1926) definierte unter den „erworbenen Schwächezuständen" einen Schwachsinn bei organischen Hirnerkrankungen und sekundären Schwächezuständen und führte unter den „Entwicklungsanomalien" die Idiotie, den Kretinismus und einen angeborenen Schwachsinn an. Der Schwachsinnforscher Wilhelm Weygandt, der speziell über die Ursachen der geistigen Behinderung arbeitete, unterschied (1902) Kinder mit einer angeborenen Geistesschwäche in bildungsunfähige (stumpfe, torpide, anergische und erregte, versatile, erethische) Idioten, in (passive, apathische und aktive) Imbezille und bildungsfähige Debile. Auf der Jahresversammlung des Vereins deutscher Irrenärzte in Frankfurt am Main (1881) „Über die Idiotenfrage" (Kind 1882) legten August Cramer (1860–1912), A. Guttstadt und Carl Wilhelm Ideler (1795–1860) als Beschlußsache vor: Idioten sind bildungsunfähige Geisteskranke und nicht heilbar. Der Begriff des Kretinismus solle wegen Fehlens überzeugender Definitionen nicht berücksichtigt werden. Die Formen des kindlichen Irrsinns seien auszuschließen. Das Gebiet des Schwachsinns und der Idiotie gehöre zur Psychiatrie. Der Staat solle die Anzahl und die Unterbringung der Irren bei den Volkszählungen ermitteln. Neue Idiotenabteilungen sollten an bereits bestehende oder noch zu errichtende Heil- und Pflegeanstalten angegliedert werden.

Die geistige Behinderung gehört und gehörte auch in der Vergangenheit statistisch zu den häufigsten psychischen Behinderungen und Erkrankungen des Kindes- und Erwachsenenalters. Von der Gesamtbevölkerung sind (Spreen 1978) etwa 3 Prozent geistig behindert. Davon sind etwa 2,6 Prozent leicht behindert (IQ 50–70), 0,3 Prozent mäßig (IQ 30–50) und nur 0,1 Prozent schwer behindert. Nach Schätzungen sind etwa 10 Prozent der geistig Behinderten (0,3 Prozent der Gesamtbevölkerung) erwerbsunfähig und pflegebedürftig, das sind für Deutschland etwa 210 000 Behinderte, aber nur 4 Prozent dieser geistig Behinderten leben in Heimen oder Anstalten. Es ist mit Sicherheit anzunehmen, daß in den vorangegangenen Jahrhunderten die Anzahl und vermutlich auch die Schwere der geistigen Behinderungen noch erheblich höher war; das betrifft vor allem die durch hirnorganische Schäden (Schwangerschaft und Geburt, bakterielle und virale Meningoenzephalopathien u. a.) bedingten Schwachsinns- und Demenzformen bei Kindern und Jugendlichen.

Für die Versorgung und Erziehung geistig behinderter Kinder im Altertum und im Mittelalter im Verband ihrer Familie ist man fast vollständig auf Vermutungen angewiesen. Es ist anzunehmen, daß geistig behinderte Kinder innerhalb der Großfamilie häufig mit Zuneigung, Liebe und Mitgefühl der Geschwister, der Eltern und der Großeltern aufwuchsen. Für andere Eltern mag es sich bei diesen unerwünschten Kindern um eine Strafe Gottes für Sünden der Vorfahren gehandelt haben, die sie hinzunehmen hatten. Skepsis ist jedenfalls geboten, wenn man Feststellungen von Emil Kraepelin (1918) oder von Klaus Ernst (1983) über die ungünstigen häuslichen Bedingungen erwachsener psychisch Kranker im 18. und 19. Jahrhundert für diese Einschätzung zugrunde legt. Einige geistig Behinderte galten als gemeingefährlich und wurden dementsprechend isoliert oder gefesselt in Verschlägen eingesperrt, geschlagen und unzureichend ernährt. Bei geistig behinderten Kindern war die individuelle Ausprägung, ob torpide oder agitiert, und die Schwere ihrer Behinderung von entscheidender Bedeutung für die Akzeptanz in der Familie. Die Eltern standen erethischen, hochgradig unruhigen und tobenden oder torpiden, extrem antriebsschwachen und stumpfen Kindern oft einfach hilflos gegenüber. Möglichkeiten einer symptomatischen pharmakologischen Behandlung fehlten vollständig. Deshalb waren Kinder und Jugendliche mit leichten Intelligenzminderungen oder mit einer mittelgradigen geistigen Behinderung, aber auch gehörlose oder gemütsmäßig relativ ausgeglichene und freundliche und ebenso kognitiv unauffällige epileptische Kinder leichter integrierbar. Das galt auch für geistesschwache, aber freundlich und heiter gestimmte Kinder mit Down-Syndrom. Die leicht und mittelschwer geistig behinderten Kinder und Jugendlichen halfen im Haus oder auf dem Feld nach ihren Kräften mit und wurden von der dörflichen Gemeinschaft angenommen, auch wenn man sie kopfschüttelnd belächelte und als „Dorftrottel" bezeichnete.

Wegen fehlender anderer Unterbringungsmöglichkeiten lebten im beginnenden 19. Jahrhundert psychisch schwer und schwerst beeinträchtigte Kinder und Jugendliche überwiegend in ihren Herkunftsfamilien. Ihr Schicksal war weitgehend von der Einstellung ihrer Eltern, der Geschwister und vom Verhalten der Menschen in der überwiegend ländlichen Umgebung abhängig. Das änderte sich in der vorindustriellen und industriellen und damit verstärkt leistungsorientierten städtischen Umwelt mit einem gegliederten Schulsystem und einer geregelten Berufsausbildung, der diese Kinder und Jugendlichen nicht gewachsen waren. Sie wurden für die Familie durch die räumliche Enge der Wohnungen und aus wirtschaftlichen Gründen zunehmend zur Belastung.

5.2 Geistig behinderte Kinder in Asylen und Spitälern

Im Mittelalter und in der Renaissance wurden verwaiste oder aufgefundene ausgesetzte geistig behinderte Kinder überwiegend in Findelhäusern, Waisenanstalten, Armenhäusern und Domspitälern untergebracht. Neben den geistig behinderten Erwachsenen fanden geistig behinderte Kinder und Jugendliche auch Aufnahme in Irrenhäusern, deren Gründung im Mittelalter vorangetrieben wurde. Hans Jürgen Luderer (1999) wies darauf hin, daß seit dem 16.–17. Jahrhundert durch das Verschwinden der Lepra und das Ausbleiben von Pestepidemien psychisch kranke Menschen in den frei gewordenen Lepra- und Pesthäusern untergebracht werden konnten.

Zu Beginn des 19. Jahrhunderts wurden neben den Rettungshäusern zunehmend Heime zur Wartung und Pflege von schwer schwachsinnigen und von sinnesbehinderten (blinden, gehörlosen) Kindern und Jugendlichen geschaffen. Erst gegen Ende des Jahrhunderts gingen die Stadt- und Landesverwaltungen dazu über, aus öffentlichen Mitteln Anstalten zu errichten, die entweder von Heilpädagogen und Geistlichen oder Ärzten versorgt und geleitet wurden. Die Entwicklung und Funktion dieser Abteilungen, die sich auch in den neugegründeten psychiatrischen Heil- und Pflegeanstalten befanden, waren in diesem Stadium noch besonders eng mit der Person der Gründer und Leiter verbunden. In Frankreich, Deutschland, England, der Schweiz und in Österreich hatten stationäre Einrichtungen für psychisch gestörte Kinder und Jugendliche traditionsgemäß größere Bedeutung als in einigen anderen Ländern. Édouard Séguin (1812–1880) nutzte in den USA (1864), getragen von seiner optimistischen Einstellung über die Heilbarkeit der geistigen Behinderung, seinen wachsenden Einfluß zur Gründung von Heimen und Anstalten. Die stationären Einrichtungen nahmen, manchmal geprägt von einem charismatischen Heilungsauftrag, in den meisten Anstalten zunächst nur geistig schwer behinderte Kinder auf. Die Anzahl der Schwachsinnigeneinrichtungen stieg auch in Deutschland kontinuierlich an und ebenso die Zahl der darin Untergebrachten. Da es keine Nachfolgeeinrichtungen für Jugendliche und Erwachsene gab, wurden sie zu Dauereinrichtungen für alle Altersgruppen.

In der zweiten Hälfte des 19. Jahrhunderts waren die Ideen, Erfahrungen und die Hoffnungen von Jean Marc Gaspard Itard (1774–1837) und Séguin weiterhin lebendig und wirksam. Sie fanden sich sowohl in den ärztlichen als auch in den heilpädagogischen Behandlungskonzepten der stationären Einrichtungen. Carl Wilhelm Ideler und Séguin proklamierten eine „physiologische Erziehung" auf der Basis des Sensualismus, eine Erweckung der Sensibilität der Sinne durch starke Reize, die eine Sinnesschulung erforderte. Aber auch religiöse Elemente und Motive spielten in der Anstaltserziehung eine bedeutende Rolle. Auch das fand man bereits bei Séguin: „Die physiologische Sinnenbildung ist der königliche Pfad zur Bildung der Intelligenz; Erfahrung, nicht Gedächtnis ist die Mutter der Ideen; alle Ideen aber sind Schwestern in Gott, die zur Einheit des Wissens und der Religion hinstreben." Neben den Ärzten und Pädagogen fanden sich dementsprechend unter den Gründern und Leitern der Schwachsinnigenanstalten auch zahlreiche Geistliche. Die Ärzte, Pädagogen und Geistlichen hatten unterschiedliche, medizinische und psychotherapeutische oder pädagogische und heilpädagogische und karitative Aufgaben. Ihre Behandlungsziele waren dagegen fast identisch; sie waren auf eine Besserung und Heilung der geistig behinderten Kinder ausgerichtet.

Es ist dennoch bemerkenswert, daß die ersten stationären Einrichtungen in der Nachfolge der Psychiater Itard und Séguin, ebenso aber auch der medizinischen Theoretiker wie John Locke, Johann Peter Frank, William Cullen, Georg Ernst Stahl, von Ärzten gegründet wurden. Besonders bei ihnen war der Glaube an eine Heilung durch eine „physiologische Erziehung" sehr ausgeprägt. In ihren Behandlungskonzepten fanden sich ebenso wie bei den nichtärztlichen Erziehern und Schwestern und den Heilpädagogen zahlreiche Überschneidungen von noch nicht formulierten entwicklungs- und lernpsychologischen Techniken: Akzeptanz des behinderten Kindes, Blickkontakt und menschliche Wärme, Training lebenspraktischer Fertigkeiten, Sauberkeitsgewöhnung, Belohnungen, aber auch Strafen, außerdem Einbeziehung der Eltern und der Familie in die Behandlung.

5.3 Das geistig behinderte Wildkind „Victor von Aveyron"

Seit dem 14. Jahrhundert erweckten neben den „Wolfskindern" besonders die angeblich von „Waldmenschen" geraubten oder ausgesetzten „wilden Kinder" oder „Wildkinder", die anscheinend in extremer Einsamkeit aufgewachsen waren, nicht nur das Interesse der Ärzte, sondern auch das einer breiteren Öffentlichkeit. Zu diesen gehört auch der hochgradig deprivierte Kaspar Hauser, der 1828 entdeckt wurde und dessen Herkunft und Entwicklung bis zu

seinem Tod gänzlich unbekannt blieben. Als „Wolfskinder" wurden durch Hexerei in Tiere verwandelte Kinder bezeichnet, die noch in einigen psychiatrischen Nosographien des 18. Jahrhunderts unter „Lykanthropie" angeführt wurden. Das galt besonders für das Wildkind Victor, über das die Diskussion bis heute nicht verstummt ist. Seine behandelnden Ärzte, Itard und Séguin, vertraten optimistische Behandlungskonzepte, die sie aber auch selbst nur bedingt realisieren konnten. Dennoch übten sie bis zur Mitte des 19. Jahrhunderts (Guggenbühl 1816–1863, Kern 1814–1868) eine starke Wirkung auf die Behindertenpädagogik in den Heil- und Pflegeanstalten aus, während sie danach zwar in Vergessenheit gerieten, aber im 20. Jahrhundert (Kirmsse 1915 u. a. bis Eggert 1996) als rehabilitative Maßnahmen teilweise reaktiviert wurden.

Am 8. Januar 1799 wurde in Südfrankreich in den Wäldern von Lacaune ein etwa 11 oder 12 Jahre alter nackter Junge, der „auf den Bäumen lebt", aufgefunden. Bei ihm lag eine schwere geistig-seelische Entwicklungshemmung („Idiotie") vor; sprachliche Verständigung war nicht möglich. Dieser „Victor, das Wildkind von Aveyron", erlangte in ursächlicher wie auch in therapeutischer Hinsicht eine wissenschaftliche Schlüsselrolle. Die objektive Ursache des Schwachsinns ließ sich nicht klären, weil der Zeitpunkt seiner Aussetzung und damit die Dauer der sozialen Isolation unbekannt blieben. Die Therapeuten, insbesondere die Psychiater Jean Marc Itard und Édouard Séguin, waren davon überzeugt, daß die schwere geistige Behinderung umweltbedingt sei, und hielten eine therapeutisch wirksame Nacherziehung für aussichtsreich. Tatsächlich waren schon damals sowohl die angenommenen Ursachen als auch die angewandte Therapie von Beginn an umstritten. Dies ist auch heute noch der Fall.

Der Psychiater Philippe Pinel, Leiter der Anstalt Bicêtre, betrachtete dieses Kind als schwer oligophren (unheilbarer Idiot, tieferstehend als Haustiere) und als unerziehbar. Er vertrat die Ansicht, daß es sich um eine chronische und therapieresistente geistige Störung handele. Sein Mitarbeiter Itard teilte diese Meinung nicht. Er führte die Entwicklungsstagnation auf ein Sozialisationsdefizit und einen Mangel an Erziehung zurück. Er war der Überzeugung, daß durch eine heilpädagogische Behandlung eine Besserung, vielleicht sogar eine Heilung möglich sei. Sein Schüler Édouard Séguin teilte in einer optimistischen Abhandlung „Idiotie und ihre Behandlung" diesen Standpunkt. Es handele sich bei Victor lediglich um ein Kind mit einer „verlängerten Kindheit", das man völlig heilen könne.

Nach dem Willen seines Vaters hätte **Jean Marc Gaspard Itard** (1774–1837) eine Banklehre absolvieren sollen. Er wurde in den Basses-Alpes geboren. Während der Französischen Revolution arbeitete er in einem Militärkrankenhaus, danach studierte er Medizin und wurde Arzt. In Paris bestanden gegen Ende des 18. Jahrhunderts Institute und Schulen, in denen gehörlose und blinde Kinder behandelt wurden. Im Jahre 1800 kam Itard als leitender Arzt an das bekannte Gehörloseninstitut Sourds-Muets in Paris. Er veröffentlichte psychologische Untersuchungen zum Hör- und Sprachverständnis, zur Intelligenz, zur Sprache und zum Gehör. Durch die Behandlung des Wildkindes und nach Veröffentlichung seiner theoretischen Thesen in dem Buch „Mémoire sur le mutisme produit par la lésion des fonctions intellectuelles" wurde er weltberühmt. Sein Vermögen vermachte er dem von ihm geleiteten Institut.

In Frankreich waren es vor allem Étienne de Condillac (1714–1780), der selbst Wildkinder behandelt hatte, und Jacob Rodriguez Pereire (1715–1780), der Gehörlose mit Hilfe des Tastsinnes zum Sprechen zu bringen versuchte, die als Schüler von John Locke in dieser Zeit seine sensualistische Theorie vertraten. Nach diesen theoretischen Grundlagen behandelte Itard das Wildkind von 1800 bis 1805. Er prüfte (Barner 1980), „seine Sinnesqualitäten und stellt neben der vollkommenen Analgesie der Haut und der Ignoration der Geschlechtsunterschiede auch Reaktionslosigkeit auf Gerüche" fest. Er notierte den Widerstand gegen das Schlafen im Bett, die Indifferenz gegenüber Kälte, die Aversion gegen Süßigkeiten, Gewürze, Alkohol und die „Verachtung" für alle Zeichen der menschlichen Kultur. Dem Jungen fehle es an Aufmerksamkeit, sein Blick lasse sich nicht auf Objekte fixieren, und sein Gehör reagiere nicht auf Musik, menschliche Stimmen oder Pistolenschüsse, während das Aufknacken einer Nuß wahrgenommen werde; seine Kehle produziere nur einen einzigen rauhen Ton. Da eine sprachliche Verständigung nicht möglich war, setzte Itard für die Behandlung die Gebärdensprache, die Mimik und das Lippenlesen ein mit der nachdrücklichen und konstanten Forderung an Victor, sie nachzuahmen. Dabei wurden Belohnungen, aber auch Bestrafungen eingesetzt. Den Namen Victor erhielt er, weil er außer auf „O" auf keinen anderen Ton reagierte. Er legte großen Wert auf körperliche Beschäftigung und Leibesübungen. Itard konnte während der fünfjährigen Behandlung des Jungen eine gewisse Besserung seines sozialen Verhaltens erzielen und erregte dadurch und durch eine schon 1801 veröffentlichte Arbeit erhebliches Aufsehen. Er erreichte, daß das Kind sich selbst ankleiden konnte; es näßte und kotete nicht mehr ein, es konnte warm und kalt unterscheiden und hatte eine gefühlsmäßige Beziehung zu seiner Pflegemutter, Madame Guérin, entwickelt. Er kletter-

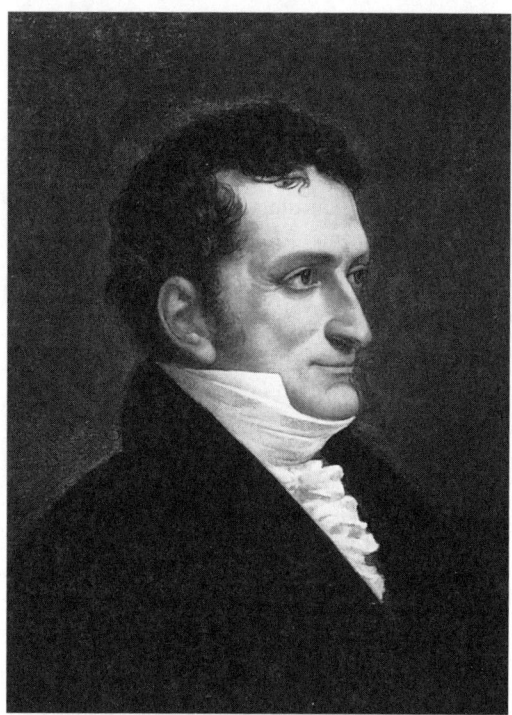

Der französische Arzt Jean Marc Itard behandelte gehörlose und blinde Kinder und befaßte sich jahrelang mit dem geistig behinderten Wildkind Victor.

te gern auf Bäume und nutzte jede Gelegenheit zu fliehen. Eine Phobie vor seinem Spiegelbild und vor dem Mond blieb bestehen. Grundsätzlich führte Itard in später veröffentlichten Reporten aus, daß im Kindesalter die Sprache und ihre Nachahmung das wichtigste Entwicklungs- und Erziehungsmittel sei; aus dieser Sicht sei Victor als ein taubstummes Kind, allerdings mit zusätzlichen schweren geistigen Einschränkungen, anzusehen. Itard habe deshalb versucht, ihn über den Gesichtssinn zur Beobachtung seiner Mundbewegungen und seiner Mimik und Gestik anzuregen und ihre Nachahmung zu fordern und zum Sprechen zu bringen. Diese Hoffnung habe sich jedoch nicht erfüllt, Victor habe nur unverständliche Laute ausgestoßen.

Itard stellte (nach Thesing 1999): fünf Leitsätze auf: „1. Er wollte den Jungen für das Leben in einer Gemeinschaft gewinnen, er sollte es als angenehmer als sein vorheriges Leben empfinden. 2. Die Sinnestätigkeit und das Empfindungsvermögen sollten durch starke Stimulierungen geweckt werden. 3. Der gedankliche Horizont sollte erweitert werden, indem neue Bedürfnisse geweckt und die Beziehungen zur Umwelt verstärkt wurden. 4. Er sollte zum Gebrauch der Sprache geführt werden und diese als absolut notwendig erleben. 5. Er sollte einfachste Denkprozesse und geistige Tätigkeiten entwickeln." Von diesen Behandlungszielen wurde, von dem ersten vielleicht abgesehen, keines erreicht. Itards Forschungen und Erkenntnisse seien dennoch von großer Bedeutung für die weitere Entwicklung nicht nur für die Heilpädagogik, sondern auch für die Entwicklung künftiger therapeutischer Verfahren. Der französische Kinderpsychiater Didier-Jacques Duché (1990) sieht das Hauptverdienst Itards darin, daß er bereits zu dieser Zeit das „Prinzip der Konditionierung" erkannt habe.

Itards Behandlungsmethoden wären vielleicht der Vergessenheit anheimgefallen, hätte nicht sein Schüler Séguin seine Erkenntnisse nachhaltig vertreten und vertieft. Der Pfarrer und Heilpädagoge Heinrich Matthias Sengelmann (1885) erinnerte später daran, Séguin habe selbst darauf hingewiesen, daß er die Ausdauer, die für die Dressur von Insekten auf Jahrmärkten aufgewendet werden müsse, „edleren Wesen" zuwenden wolle.

Der Arzt **Édouard O. Séguin (1812–1880)** wurde im Département Nièvre geboren. Er stammte aus einer alteingesessenen Arztfamilie. Nach dem Schulabschluß besuchte er die angesehenen Kollegien Auxerre und St. Louis und studierte in Paris Medizin. Auch Séguin arbeitete in der Psychiatrischen Klinik Bicêtre, die zu dieser Zeit von dem Nachfolger von Philippe Pinel, Jean Etienne Dominique Esquirol, geleitet wurde. Esquirol war ebenso wie sein Lehrer Pinel von der Therapieresistenz oligophrener und dementieller Erkrankungen überzeugt. Aber es ist überliefert, daß auch er für alle Formen der Seelenstörungen eine „moralische Behandlung" empfahl: Jeder solle immer erneut versuchen, seinen Kindern eine bessere Erziehung zu geben, als er selbst erhalten habe. Seine Arbeit bei Itard begann Séguin als Student und setzte sie als sein engster Mitarbeiter fort. Im Jahr 1846 veröffentlichte er sein Hauptwerk „Traitement moral, hygiène et éducation des idiots et des autres enfants arrières". Es war das erste Lehrbuch der Schwachsinnigenfürsorge (Kirmsse 1915), das allerdings erst 1912 in deutscher Übersetzung (Graeser) erschien. Séguin führte den „Idiotismus" auf eine Entwicklungsstagnation durch ungünstige äußere Einflüsse zurück, die durch eine Nacherziehung mit „physiologischen Methoden" gebessert oder sogar geheilt werden könne. Auf ein Beispiel seines therapeutischen Vorgehens (heute als „Festhaltemethode" bezeichnet) wies Heinrich Matthias Sengelmann (1889) hin. Bei einem hypermotorischen Kind („perpetuum mobile") „setzte er sich gegenüber, hielt mit den Knien seine Beine, mit den eigenen Händen die des Zöglings fünf ganze Wochen lang, mit alleiniger Ausnahme der Eß- und Schlafzeiten, zusammen, bis endlich die Unruhe gebändigt war."

Aus politischen Gründen, die im Zusammenhang mit den Folgen der Französischen Revolution standen, siedelte Séguin, um einer Verbannung zu entgehen, 1851 in die USA über und eröffnete in New York eine Praxis. Er betreute an vielen Orten der USA Idiotenschulen und Idiotenanstalten. 1847 gründete er die erste Einrichtung für geistig Behinderte, die Fernald School im Staat Massachusetts. 1876 wurde er zum Vorsitzenden der „American Association of Mental Deficiency" gewählt.

Es ist das bleibende Verdienst Séguins, sich für eine humane Behandlungsform geistig gestörter Kinder eingesetzt zu haben, auch wenn seine Erfolge nicht den Erwartungen entsprachen. Nach Séguins Vorstellungen ist die Wahrnehmung die erste Stufe des Lernens. Wenn bei Kindern Sinnesfunktionen gestört seien, müßten andere Funktionen (Tastsinn, Hände) gefördert werden. Dafür entwarf er für die Perzeption spezielle Funktionsübungen und Spielgeräte, um über sensomotorische Erfahrungen die Entwicklung des Kindes zu fördern und brachliegende Aktivitäten zu stimulieren. Das könne durch handwerkliche Tätigkeiten, besonders mit Werkstoffen wie Holz, Papier und anderen Materialien geschehen. Sein Ziel blieb es, Kindern das Lesen und Schreiben zu vermitteln. Er bevorzugte dabei die Methode, Lesen durch Schreiben zu erlernen. Von ihm genannte Buchstaben müssen auf einer Buchstabentafel erkannt, dechiffriert und schließlich benannt werden. Für Maria Montessori gehören die Arbeiten von Séguin, die sie ins Italienische übersetzte, zu den wichtigsten Grundlagen der nach ihr benannten heilpädagogischen Methode.

5.4 Geistig behinderte Kinder in physiologisch-therapeutischen Anstalten

Bei den ersten stationären Einrichtungen in Deutschland und der Schweiz handelte es sich um die von Carl Wilhelm Saegert, Johann Jakob Guggenbühl und Karl Ferdinand Kern geleiteten therapeutischen Institute in Berlin, Interlaken und Eisenach. Die Initiatoren und die Leiter dieser Einrichtungen setzten in unterschiedlichem Umfang die von Séguin und Itard entwickelten physiologischen Methoden und Konzepte um. Sie forderten dafür psychiatrische und pädagogische Kenntnisse bei den Pädagogen und Therapeuten und eine am Kind orientierte, individuelle Anwendung der Behandlungsmöglichkeiten. Sie gingen aber fehl in ihrer Annahme, daß Willensschwäche eine wesentliche Ursache für die Entstehung einer geistigen Behinderung sei. Dieser Irrtum hatte jedoch einen positiven therapeutischen Effekt. Es wurden immer neue Mittel eingesetzt, um die Antriebsschwäche und Trägheit der Kinder zu überwinden und sie zur Mitarbeit anzuregen. Dafür benötigte jedes Kind ihm angemessene, individuelle Methoden, um durch ständiges Training der Sinnesfunktionen Besserungen zu erzielen. Aber zwischen Saegert, Guggenbühl und Kern bestanden grundlegende Meinungsunterschiede. Saegert und auch Kern erkannten, daß über die hoffnungsvollen Ersterfolge hinaus nicht immer eine bedeutsame Besserung erzielt werden konnte. Für Guggenbühl waren hingegen Kretinismus und Schwachsinn identisch, sie unterschieden sich nur graduell. Als Guggenbühls Idealismus und Enthusiasmus schließlich an der Realität scheiterten, orientierte er sich an Hoffnungen, die nicht zu erfüllen waren und ihn schließlich zum Aufgeben zwangen.

5.4.1 Das „Heim für minderbegabte Kinder" in Berlin von Carl Wilhelm Saegert

Das erste therapeutisch orientierte Heim für minderbegabte Kinder (Tramer 1964) in Europa gründete **Carl Wilhelm Saegert (1809 bis 1879)**. Er stammte aus Bärwalde (Brandenburg) und war zunächst als Taubstummenlehrer in

Königsberg, Weißenfels und Magdeburg tätig und wurde 1840 zum Direktor der Königlichen Taubstummenanstalt in Berlin und später zum Mitglied des Herrenhauses und zum Generalinspekteur des Preußischen Taubstummenwesens ernannt. Während in der Taubstummenanstalt in Paris, die vom Abbé de l'Epée 1780 gegründet wurde, die Gebärdensprache als Verständigungsmittel dominierte, führte Samuel Heinecke, der 1788 in Leipzig eine Taubstummenanstalt eröffnet hatte, die Artikulationsmethode ein, mit der die Sprachwerkzeuge selbst ausgebildet wurden. Sie erforderte eine besonders enge Beziehung zwischen dem Kind und dem Therapeuten und war damit richtungweisend für eine heilpädagogische Behandlung auch von schwachsinnigen Kindern. Saegert, der sich in seinen wissenschaftlichen Arbeiten vorwiegend mit pädagogischen Problemen gehörloser Kinder befaßte, trat 1845 mit einer umfassenden Arbeit zur Behandlung schwachsinniger Kinder „Über die Heilung des Blödsinns auf intellektuellem Wege" hervor. In dieser programmatischen Schrift wies er eine „Nicht-Bildungsfähigkeit" schwachsinniger Kinder zurück. Nicht „Seelenlosigkeit, nur Seelenuntätigkeit" sei die Ursache der Behinderung, die es zu beseitigen gelte. Er nannte den „Seelenarzt einen Erzieher im höchsten Sinne des Wortes" und entwickelte methodische Pläne für die Behandlung von Intelligenzminderungen.

Sein Weg zur Behandlung schwachsinniger Kinder begann, wie bei vielen Therapeuten, Ärzten und Heilpädagogen (Guggenbühl, Kern, Probst, Sengelmann, aber auch schon bei Pestalozzi und Fröbel), durch die Begegnung mit einem psychisch gestörten Kind, mit Hermann Taube. Der achtjährige, unruhige und „stumme", aber nicht hörgeminderte Junge konnte einige Vokale nachsprechen und kam mit einer besonderen Genehmigung in die Taubstummenschule von Saegert. Dort stellte sich jedoch zunächst kein Erfolg ein. Saegert bearbeitete die zu diesem Thema bekannten philosophischen Arbeiten von Kant, Hegel, Carus und die Schriften von Itard, Séguin und Esquirol und setzte die intensive Behandlung des Kindes fort.

In seinem Hauptwerk führte Saegert über Hermann Taube aus: „Er ist fortwährend sehr unruhig. Seine Stummheit scheint lediglich von der Geistesschwäche herzurühren, da er fast alle Laute einzeln sprechen lernt, aber weder Wörter bildet noch irgend etwas behält." Der Klassenlehrer habe ihn aufgeben wollen. „Dies war indes meine Ansicht ganz und gar nicht." Saegert vertrat, wie er schreibt, das „Prinzip des Regentropfens, der endlich einen Stein durchbohrt und verlangt Unermüdlichkeit, Geduld und Gleichmut." Jedes Kind müsse, wie jeder Stein auch, individuell behandelt werden. „Nach sechs Wochen war die Aufmerksamkeit erzielt und die Fähigkeit, sich auf die eben stattgehabte Übung zu besinnen, welches der Anfang des Vorstellens ist." Der Erfolg hielt an. Das Kind wurde drei medizinischen Kapazitäten vorgestellt, die eine deutliche Besserung feststellten. Der zuständige Minister genehmigte eine Fortsetzung der Therapie. „Auf Grund von Zeitungsnachrichten kamen bald Anmeldungen von nah und fern, die nur nach und nach angenommen werden konnten." Ein Arzt übernahm und koordinierte die gesamte Behandlung, ein Lehrer fertigte Porträtzeichnungen der aufgenommenen Kinder an, drei spezielle Pädagogen beteiligten sich „an der intellectuellen Ausbildung", und ein weiterer Lehrer übernahm die musikalische Ausbildung. Er selbst und seine Frau kümmerten sich um das didaktische Gesamtverfahren unter Einschluß des Pflegepersonals. Das vorläufige Fazit lautete: „Von zehn seitdem in Behandlung genomme-

nen Individuen, die zum Theil völlig idiotisch waren, zum Theil blödsinnig oder schwachsinnig in verschiedenen Graden, haben bereits vier sprechen, schreiben und lesen gelernt, die vorher ganz stumm waren; zwei andere sprechen jetzt wortweise mit Leichtigkeit, andere vier, welche schon 18jährig und 20jährig waren, sind in voller Entwicklung." Saegert endete seine Ausführungen mit einem Appell an die Öffentlichkeit, sich um die „armen Blödsinnigen zu sorgen, die der Rohheit des Pöbels Preis gegeben, unter das Thier erniedrigt oder in Anstalten für unheilbare Kranke im vegetierendem Zustande bis an ihr Ende erhalten werden". Unter diesen optimistischen Auspizien setzte ein reger Besucherstrom (Cumming 1852) in der „Heil- und Bildungsanstalt für Blödsinnige" ein, unter denen sich auch der spätere Gründer der Wiener „Levana", Jan Daniel Georgens (1823–1886), befand.

5.4.2 Der Abendberg, „Heilanstalt für Cretinen und blödsinnige Kinder" in Interlaken

Der Arzt **Johann Jakob Guggenbühl (1816 bis 1863)** wurde in Meilen in der Schweiz geboren. Nach dem Medizinstudium arbeitete er von 1837 bis 1839 als Arzt im Scrnftal, 1840 in Hofwil und gründete 1841 auf dem Abendberg bei Interlaken eine „Heilanstalt für Cretinen und blödsinnige Kinder".

Als Medizinstudent beobachtete Guggenbühl 1836 auf einer Wanderung durch die Schweizer Alpen in Seedorf, Kanton Uri, wie ein geistig behindertes Mädchen vor einem Kruzifix kniete und deutlich ein Ave-Maria betete. Die Vorstellung, daß Kretine lernen können und daß es sich deshalb bei dem Kretinismus nicht um eine angeborene, sondern um eine erworbene und behandelbare geistige Störung handeln müsse, ließ ihn nicht los. Nach zeitgenössischen Berichten erschütterte ihn dieses Erlebnis derart, daß er ein feierliches Gelübde ablegte, diesen „armen Kreaturen" zu helfen. Nach Durchsicht der bekannten Literatur zum Kretinismus reifte in ihm der Wunsch, ein Heim für Kretine zu gründen. Dabei ignorierte er, daß der Basler Arzt Felix Platter den Kretinismus bereits als eine angeborene und therapieresistente „stultitia originalis" beschrieben hatte. Außerdem berücksichtigte Guggenbühl nicht, daß es neben dem Kretinismus noch zahlreiche andere Schwachsinnsformen gibt, und unterschied nur unterschiedliche Grade einer geistigen Behinderung. Als seine Aufgabe sah er „die körperliche und geistige Pflege und die Erziehung aller Grade der nicht angeborenen Idiotie".

Fünf Jahre nach der Begegnung mit diesem Mädchen eröffnete er eine Anstalt zur Erziehung und Behandlung von Kretinen. Es war ursprünglich nicht seine Absicht, sie zu heilen, sondern sie auf die „Stufe der bürgerlichen Brauchbarkeit" zu heben. Die 1841 auf dem Abendberg bei Interlaken gegründete Anstalt wurde bald weltberühmt, zog viele Besucher an, darunter auch Ärzte und Heilpädagogen, und fand zahlreiche Nachahmungen und Verbesserungen, besonders in den USA. Der Nordamerikaner Samuel Gridley Howe war von ihr so begeistert, daß er den Abendberg als „Holy Mount" bezeichnete. Er errichtete 1848 seine

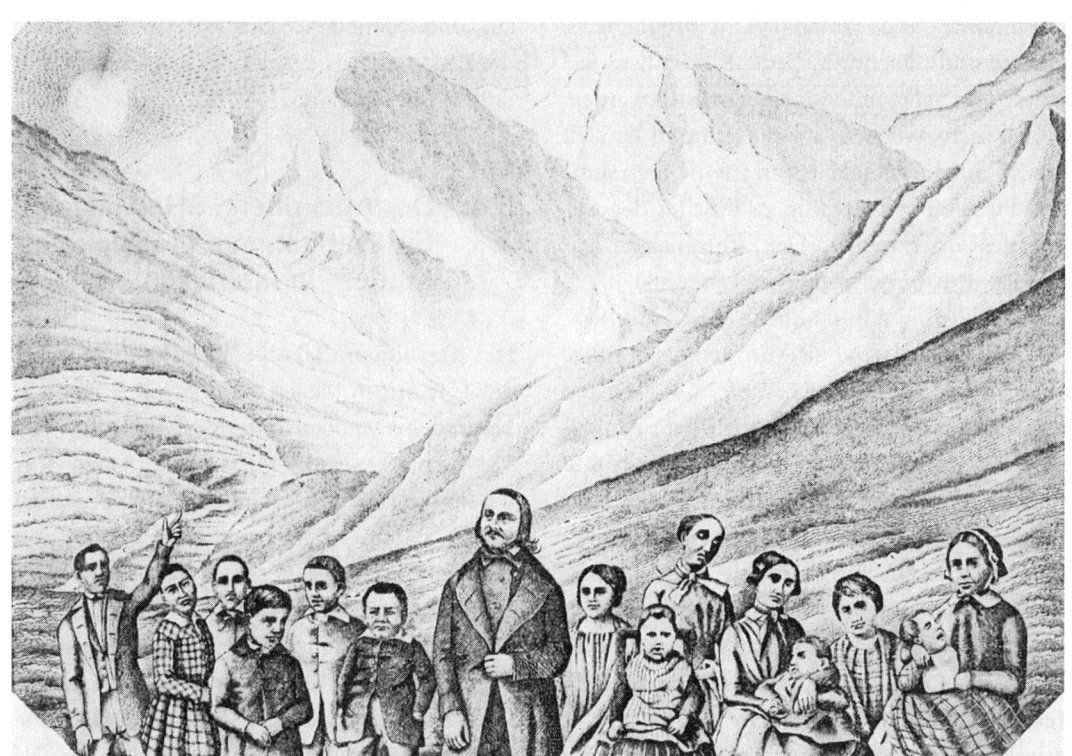

Johann Jakob Guggenbühl eröffnete in den Alpen die zeitweise viel gerühmte Anstalt „Abendberg" zur Förderung und Erziehung geistig behinderter Kinder. Dem Panorama der Alpenwelt wurde ein zusätzlicher heilsamer Einfluß zugeschrieben.

„Experimental School" und begann seine Behandlungen mit zwölf zurückgebliebenen Kindern. Ebenfalls dem Beispiel Guggenbühls folgend, errichtete van Koestveld im Jahre 1855 in Den Haag eine Schule für geistesschwache Kinder, die er „Schule für Idioten" nannte.

Guggenbühls umfangreiches therapeutisches Konzept richtete sich vor allem auf das Training aller beeinflußbaren Sinne: das Sehen, das Gehör, den Geruch und auf die Motorik. Aufenthalt an der frischen Luft, kräftige und gesunde Ernährung, warme und kalte Bäder, Abreibungen und Galvanotherapie bildeten die Grundlage der Behandlung. Dem prächtigen Panorama der Alpenwelt wurde von seinen Bewunderern ein zusätzlicher heilsamer Einfluß zugeschrieben. Mit seinen „physischen Methoden" unterschied er sich nicht von der Pariser Schule Itards und Séguins und von den Prinzipien Rousseaus, Pestalozzis und Basedows. Als Erzieherinnen waren evangelische Diakonissen tätig, die in seinem Sinne arbeiteten. Leibesübungen und körperliche Beschäftigung im Haus und im Garten waren, verbunden mit Lob und Tadel, die wesentlichen Elemente seines therapeutischen Programms. Er setzte viel auf die täglichen Begegnungen der Kinder untereinander; das eine Kind müsse auf das andere einwirken. Er vertrat auch die Meinung, daß schwachbegabte gemeinsam mit normal intelligenten Kindern unterrichtet und erzogen werden müßten. Er hatte zwei „früher sittlich verwahrloste, aber intelligente Kinder" aufgenommen und stellte fest, daß auch dadurch ein günstiges Resultat bei beiden Gruppen erzielt wurde. Die behinderten Kinder würden durch ständige Kontakte zu einem vermehrten Sprachgebrauch angeregt, sogar die „wilden Kinder" hätten sich in der Gemeinschaft positiv verändert. Sie hätten sich als gutwillig und folgsam erwiesen und sich gegenüber den intelli-genzschwachen Kindern einfühlsam und hilfsbereit im Spiel und bei gemeinsamen Beschäftigungen gezeigt. Damit sei das Vorurteil widerlegt, daß gesunde und geistig behinderte Kinder einander nur negativ beeinflussen.

Immer mehr Ärzte, Philanthropen, Heilpädagogen und Geistliche aus ganz Europa und aus Amerika kamen zum Abendberg, um die aufsehenerregenden Heilungen zu bestaunen. Doch um 1850 wurden ungeachtet des großen Besucherstroms ernste Zweifel (Cumming 1852) an den Behandlungserfolgen geäußert. Ludwig Snell (1852) äußerte sich nach seinem Besuch bei Guggenbühl zurückhaltend, mochte aber nicht verschweigen, daß er vielfach ein ungünstiges Urteil über Guggenbühl gehört habe. Guggenbühl habe in seinem Vaterland wenig Anerkennung erworben. Adolf Albrecht Erlenmeyer (1853), der den Abendberg kannte, würdigte Guggenbühl zwar als „Vorkämpfer einer neuen Richtung", aber hinsichtlich der „praktischen Ära" forderte er ihn auf, seine Behandlungsberichte zu vervollständigen. Auch Karl Ferdinand Kern äußerte sich bei einem Besuch (Kern 1859) ablehnend. Der Ruhm der Anstalt habe zum Aufbau einer Scheinwelt geführt, meinte er (zit. nach Tramer 1964). Der Vorwurf der Täuschung und Scharlatanerie wurde immer lauter. Die Schweizerische Naturwissenschaftliche Gesellschaft entzog schließlich die der Anstalt bislang gewährte Unterstützung und wandte sich von ihm ab. Ein englischer Minister veranlaßte schließlich bei der Regierung in Bern eine abschließende und klärende Untersuchung. 1860 wurde die Anstalt geschlossen.

Der deutsche Kinderpsychiater August Homburger (1926) urteilte über Guggenbühls Experiment, es habe durch die Überschreitung naturgegebener Grenzen des Erreichbaren die versprochenen großartigen Erfolge nicht erzielt.

Dennoch habe Guggenbühl trotz aller Enttäuschungen den Beweis geliefert, daß auch das schwachsinnige Kind ein dankbarer Gegenstand therapeutischer Bemühungen sei. Der amerikanische Kinderpsychiater Leo Kanner (1894–1981), der das Schicksal dieser Institution ausführlich schilderte (Kanner 1964), stellte u. a. fest: „Unter den damaligen Versuchen, den Kretinismus zu behandeln, spielte die von dem Arzt Guggenbühl in der Nähe von Interlaken ins Leben gerufene Kretinen-Heilanstalt Abendberg eine wichtige, aber geradezu tragische Rolle."

5.4.3 Samuel Gridley Howe errichtete in den USA eine Versuchsschule für schwachbegabte Kinder

Samuel Gridley Howe (1801–1878) wurde in Boston geboren. Er studierte Medizin an der Harvard Medical School. Danach unterstützte er mehrere Jahre zunächst in Griechenland und danach in Polen die Freiheitskämpfe dieser Völker gegen die Türken und Russen. 1830 eröffnete er in Boston eine Praxis und nahm blinde und gehörlose Kinder zur Behandlung bei sich auf. Er entwickelte in einer später gegründeten „Institution for the Blind" eigene Behandlungsmethoden, die internationale Anerkennung fanden. Im Lauf der Jahre erstreckten sich seine Behandlungen auch auf geistesschwache Kinder. Howe erreichte, daß der Staat Massachusetts ihn in seiner „Idiotenfürsorge" unterstützte. Nach Besuchen in den Einrichtungen von Guggenbühl in der Schweiz und von Séguin in Paris wurde 1848 in seinem Institut in Boston eine staatlich anerkannte Versuchsschule mit dem Ziel eröffnet, die weitere Entwicklung und vorhandene berufliche Fähigkeiten schwach begabter Kinder zu fördern. Das Unterrichtskonzept war an den von Séguin entwickelten physiologischen Methoden orientiert.

5.4.4 Die „Anstalt für Schwach- und Blödsinnige" in Leipzig von Karl Ferdinand Kern

Im Jahr 1847 trat der Arzt und Pädagoge Karl Ferdinand Kern (1814–1868), Anstaltsleiter in Gohlis bei Leipzig, mit seiner programmatischen Schrift „Pädagogisch-diätetische Behandlung Schwach- und Blödsinniger" an die Öffentlichkeit und speziell vor die Fachwelt. 1859 wurde die Anstalt von Gohlis nach Möckern bei Leipzig (Kern 1859) verlegt. Kern stammte aus Eisenach und besuchte zunächst ein Lehrerseminar. Danach war er als Pädagoge in Taubstummenanstalten in Weimar und Eisenach tätig. Dort wurden ihm wiederholt Kinder, „welche in Folge ihres Gebrechens stumm geblieben waren", ohne taubstumm zu sein, vorgestellt. „Ich hoffte, auch bei Schwach- und Blödsinnigen sicher lohnende Erfahrungen erzielen zu können." 1842 erhielt er, vier Jahre nach Saegert in Berlin, die Erlaubnis, an der von ihm seit 1839 geleiteten Taubstummenanstalt eine Abteilung für „Schwach- und Blödsinnige" zu eröffnen. 1844 wurde eine wissenschaftlich-medizinische Prüfung an elf behandelten Kindern durchgeführt, die „sehr positiv" ausfiel und ihm zu einer selbständigen Abteilung für geistig behinderte Kinder verhalf, denen er sich jetzt uneingeschränkt widmen konnte. Er begann ein zusätzliches Medizinstudium in Leipzig, um nach dem Vorbild Séguins sowohl im pädagogischen als auch im medizinischen Bereich über ausreichende Fachkompetenz zu verfügen. Nach einem fünfjährigen Studium promovierte er mit der Schrift: „De fatuitatis cura et medica et paedagogica consocianda", in der er seinen Ansichten Ausdruck verlieh: Insbesondere bei Kindern seien Körper und Geist so eng miteinander verbunden, daß geistige Abweichungen regelmäßig mit Entwicklungsstörungen im körperlichen Bereich verbunden seien. Er sprach von einem „allgemeinen Gefühlssystem", das bei vollsinnigen wie bei behinderten Kindern das Tor sei, das einen Zugang zu ihren geistigen und seelischen Anlagen erlaube. Er lehnte den Begriff „Angeborensein des Blödsinns" (Kern 1855) ab, weil Eltern ihm häufig versichert hätten, daß das Kind sich zunächst unauffällig entwickelt habe. Seine Frage, wann und wodurch die „psychische Verkümmerung" eingetreten sei, könne jedoch niemand generell beantworten. Am häufigsten sei eine bestehende psychische Schwäche während der „Zahnperiode" zu erkennen. Während des Zahnens, führte er aus, sei der Organismus zu gesteigerter Tätigkeit angeregt und führe beim Kind zu gereizten Zuständen, die durch anatomische und physiologische „Nervenreflexe" bedingt seien, und dadurch könnten latent vorhandene Krankheitsanlagen geweckt werden.

Die leitenden Grundsätze für seine Behandlungsverfahren sind der Berührungssinn, das „Getast", durch das dem Kind viele Vorstellungen vermittelt würden, die nicht bewußt wahrgenommen werden könnten. Durch den Geschmacks- und Geruchssinn könnten direkte Wahrnehmungen erfolgen, weil die Reize unmittelbar auf die Hirnnerven einwirkten. Die erste therapeutische Aufgabe für geistig behinderte Kinder müsse deshalb sein, alles zunächst auf den Körper zu beziehen, weil dadurch der allgemeine Gefühlssinn angeregt und gekräftigt werden könne. Die zunehmende Kräftigung des Geistes verleihe auch dem Körper mehr Energie, und dadurch würden die Sinneswerkzeuge und die innere Aufmerksamkeit gekräftigt. Sein

weiteres Streben ging dahin, den übergeordneten „allgemeinen Gefühlssinn" durch Reinlichkeit und Sauberkeit, durch warme und kalte Bäder zu beleben. Für gute Verdauung müsse mit einfacher und kräftiger Kost, Milch, Obst, Brot und Fleisch gesorgt werden. Damit das geistig behinderte Kind seinen Körper zu lenken und zu beherrschen lerne, seien einfache Leibesübungen unbedingt notwendig, zunächst ohne, später mit Geräten, am Schwebbaum, an der Leiter oder am Reck. Die geistige Pflege bestehe in einem Training des Geschmackssinnes mit süßen, sauren und anderen Substanzen, damit die Kinder sich in Vorstellungen von angenehmen oder unangenehmen Empfindungen üben könnten. Das eine werde gesucht, das andere werde zurückgewiesen, und dadurch werde die weitere Entwicklung unterstützt. Dies geschehe auch durch Gegenstände mit unterschiedlichen Eigenschaften, wie schwer – leicht, rund – eckig, scharf – stumpf, trocken – naß; wenn die Kinder darauf aufmerksam gemacht werden könnten, würden Gegenstände mit bestimmten Eigenschaften so geordnet, daß sich daraus allgemeine Zuordnungen bilden könnten. Um diese Erfahrungen zu festigen, seien Übungen zum Verständnis der Gebärdensprache, von Lauten und von Wörtern von besonderer Bedeutung. „Hart" könne z. B. durch Zusammenbeißen der Zähne oder Zusammenpressen der Hände ausgedrückt werden. Die Sehfähigkeit sei bei geistig Behinderten immer „das schwächste Organ". Selbst da, wo das Auge ganz normal ausgebildet sei, könne keine gesunde Sehkraft vorausgesetzt werden. Bei vielen Kindern sei das räumliche Sehen gestört oder nicht ausreichend durch Erfahrungen geübt worden. Farbunterscheidungen wurden mit bunten Kugeln oder anderen Gegenständen gelernt. Für Gehörübungen leiste die Musik gute Dienste, weil sie nicht allein auf das Gemüt, sondern auch auf das Muskel-

und Nervensystem einwirke. Die Kinder wurden zur Nachahmung von Tönen oder einer Melodie angeleitet. Die meisten Kinder hörten lieber Vokalmusik, einige würden durch Instrumentalmusik in „krankhafte Aufregung" versetzt. Auch bei geistig behinderten Kindern hätten sich Fröbels Lehrmittel als sehr nützlich erwiesen. Später sollten die Kinder zu regelrechten Arbeiten im Haus und im Garten angehalten werden. Gespräche mit den Eltern der Kinder seien eine wichtige Voraussetzung für den Behandlungserfolg. Der angesehene Heilpädagoge Max Bruno Kirmsse (1914/15) bezeichnete Kern als einen „Bahnbrecher der Schwachsinnigenbildung".

Kern gehörte zum Gründungskomitee der „Gesellschaft zur Förderung der Schwachsinnigenbildung". 1858 veröffentlichte er die Schrift „Das Verhältnis der Pädagogik zur Psychiatrie" und 1863 „Über die Erziehung und Pflege blödsinniger Kinder". Mit seinem Buch „Die Staatsregierungen sind nicht verpflichtet, für Erziehung und Unterricht der Blödsinnigen zu sorgen" (1860) wies er auf die Notwendigkeit der privaten Vorsorge hin. Nachdem der „Verein Deutscher Irrenärzte" erklärt hatte, daß Schwachsinnigenanstalten, die nicht unter ärztlicher Leitung und Verantwortung stehen, „nicht den Anforderungen der Wissenschaft, Erfahrung und Humanität" entsprächen, kam es 1865 auf der 7. Konferenz für das Idiotenwesen zu einem Eklat, an dem Kern unmittelbar beteiligt war. Die Notwendigkeit der Mitarbeit von Ärzten wurde von dieser Konferenz anerkannt, aber für die Leitung von Idiotenanstalten kämen Lehrer, Geistliche und Ärzte gleichermaßen in Betracht.

5.5 Geistig behinderte Kinder in Erziehungs- und Pflegeanstalten in Deutschland

Zu Beginn des 19. Jahrhunderts stand die Bekämpfung von körperlichen Erkrankungen für die Ärzte in der Praxis und in den Spitälern an erster Stelle. Die Ursachen der meisten Krankheiten waren nicht bekannt. Für deren Behandlung standen nur wenige wirksame Medikamente zur Verfügung. Ärztliche Spezialisten für psychische Erkrankungen gab es nur an den wenigen Irrenhäusern und an einigen Universitäten. Das Interesse galt in erster Linie den rätselhaften und schicksalhaft verlaufenden akuten und chronischen Geisteskrankheiten, denen die Ärzte fast hilflos gegenüberstanden und die sie mit unzulänglichen Mitteln zu bekämpfen suchten. Auch für die Erkrankungen des Kindesalters, für die Infektionskrankheiten und Epidemien und für die Bekämpfung der hohen Säuglings- und Kindersterblichkeit gab es bis zum Beginn des 20. Jahrhunderts keine dafür ausgebildeten Kinderärzte. Dementsprechend standen weder für körperlich noch für seelisch kranke Kinder und Jugendliche spezielle Kliniken oder Abteilungen zur Verfügung. Kranke Kinder wurden von niedergelassenen Allgemeinärzten und in den Krankenhäusern von den für Erwachsene zuständigen Ärzten für die Innere Medizin betreut.

Diese Notlage betraf in mehrfacher Beziehung besonders geistig behinderte Kinder und Jugendliche. Sie waren, ebenso wie heute noch, unter den geistigen und seelischen Erkrankungen weitaus in der Überzahl. Diese galten seit dem Altertum als unheilbar und konnten auch damals weder durch Medikamente noch durch menschliche Zuwendung gebessert werden. Erst die aufsehenerregenden Berichte über Besserungen oder sogar Heilungen des Kretinismus durch neue pädagogische und physiologische Konzepte führten zu einer Neuorientierung. Sie wurde maßgeblich von französischen und deutschen Ärzten, die gleichzeitig über pädagogische Erfahrungen verfügten, oder von Heilpädagogen, die auch Ärzte waren, eingeleitet. Nachdem die manchmal geradezu euphorischen Erwartungen an eine Heilung schwachsinniger Kinder und Jugendlicher einer realitätsorientierten Ernüchterung gewichen waren, gründeten neben einigen wenigen Ärzten wie Karl Ferdinand Kern, Karl Heinrich Roesch und Anton Müller überwiegend Geistliche und Pädagogen die Erziehungs- und Pflegeanstalten für geistig behinderte Kinder und Jugendliche. Unter den zahlreichen Geistlichen, die Anstalten als karitative Einrichtungen gründeten, sind Georg Friedrich Müller (Stetten), Joseph Probst (Eckberg), Julius Disselhoff (Hephata), Heinrich Matthias Sengelmann (Hamburg) und Friedrich von Bodelschwingh (Bethel) besonders zu nennen.

Die meisten Ärzte zeigten lange Zeit nur sehr geringes Interesse an der Leitung von stationären Einrichtungen für Schwachsinnige. Dennoch wurden mit der Begründung, daß Schwachsinnigenanstalten, die nicht unter ärztlicher Leitung und Verantwortung stünden, „nicht den Anforderungen der Wissenschaft, Erfahrung und Humanität" entsprächen, gehäuft Versuche unternommen, Ärzte dafür zu motivieren. Schon 1862 erhob bei der Gründung der Anstalt Langenhagen der ärztliche Leiter (Homburger 1926) diesen Anspruch. Der angesehene Anstaltsdirektor Heinrich Schüle (1840–1916), der durch frühe kinderpsychiatrische Beiträge bekannt war, erhob 1885 die Forderung, daß Psychiater nicht nur in Anstalten tätig sein sollten, sondern daß alle Erziehungs- und Pflegeanstalten für Kinder und Jugendliche von Ärzten geleitet werden müßten. Da seine Forderung keine Berücksichtigung fand, setzte sich der „Deutsche Verein für Psychiatrie" 1893 noch einmal mit größtem Nachdruck für diese Forderung ein. Obgleich Franz Tuczeck 1905 und Wilhelm Weygandt 1906 ausführliche wissenschaftliche Stellungnahmen dazu abgaben, wurden die ärztlichen Forderungen nicht berücksichtigt. Auch heute haben die meisten Erziehungs- und Pflegeanstalten keine ärztlichen, sondern überwiegend heilpädagogische Leiter. Wilhelm Harnisch, der eine staatliche Fürsorge für geistesschwache Kinder forderte, führte bereits 1843 zutreffend dazu aus: „Wer eine solche Anstalt unternähme, müßte den Pädagogen und den Arzt in sich vereinigen. Oder wenn er nur ein Pädagoge oder nur ein Arzt wäre, so müßte er die andere notwendige Seite durch einen Menschen neben sich ergänzen."

Alle nicht von Ärzten geleiteten Anstalten werden seitdem, wenn auch nicht fortlaufend, so doch fakultativ kinder- und jugendpsychiatrisch betreut. Die Ärzte gehören entweder zum Vorstand oder kommen in regelmäßigen Abständen zu Visiten in die Einrichtungen. Sie sind für die Diagnose und die Prognose zuständig, erstellen Entwicklungs- und Behandlungsprofile und überwachen den gesamten Entwicklungsverlauf. Daneben sind sie auch für die Behandlung zusätzlich bestehender Behinderungen und für interkurrent auftretende körperliche Erkrankungen zuständig. Von den bekannten Psychiatern des 19. Jahrhunderts, die Erziehungs- und Pflegeanstalten konsultierten, sind besonders Johann Christian August Heinroth (Leipzig, 1773–1843) wie auch Johann Heinrich Ferdinand Autenrieth (1772–1835) und Wilhelm Griesinger (Mariaberg) zu nennen. Es ist anzunehmen, daß besonders Wilhelm Griesinger durch diese Tätigkeit entscheidende Impulse für die Berücksichtigung der psychiatrischen Störungen im Kindes- und Jugendalter in seinem Buch „Pathologie und Therapie der psychischen Krankheiten" (1845) erhielt.

Welche Kinder und Jugendlichen für die Einweisung in Betracht kämen, wurde im Statut der Anstalt in Neu-Erkerode beschrieben: „Der Zweck der Anstalt ist, Schwachsinnige oder Blödsinnige aufzunehmen und dieselben durch angemessene körperliche Pflege, sittlich-religiöse Erziehung, Unterricht und geordnete Beschäftigung nach Möglichkeit zu brauchbaren Gliedern der menschlichen Gesellschaft heranzubilden." In die Anstalt könnten „Blödsinnige und Schwachsinnige jeden Alters mit besonderer Berücksichtigung bildungsfähiger Kinder" aufgenommen werden. Die Erziehungs- und Pflegeanstalten waren auf die Dauerunterbringung, Pflege und eine vorwiegend heilpädagogische Rehabilitation seelisch-geistig kranker Menschen ausgerichtet. Neben Kleinkindern und Kindern befanden sich dort Jugendliche und Erwachsene aller Altersgruppen, weil spezielle Einrichtungen für geistig behinderte Erwachsene kaum vorhanden waren.

Aus psychiatrischer Sicht handelte es sich bei den geistig behinderten Menschen überwiegend um schwere Oligophrenien oder Demenzen ohne oder mit zusätzlichen körperlichen Mißbildungen und Behinderungen, um behandlungsresistente Epilepsien mit oder ohne schwere Wesensveränderungen, um genetisch bedingte degenerative Stoffwechselerkrankungen, um schwere und tiefgreifende und pathologische Persönlichkeitsstörungen, um hebephrene und andere schizophrene Residualzustände, um schwere partielle Sinnesstörungen und um andere schwere körperliche oder seelische Behinderungen.

Nach einer Statistik der „Versorganstalt" Hubertusburg in Sachsen (D. Ehrt) mit 1000 Bet-

ten, in der in 35 Jahren über 3000 psychisch kranke Frauen, Mädchen und Kleinkinder im Alter von 1 bis 70 Jahre aufgenommen wurden, ergab sich nach Stölzner (1877): „Je jünger die aufgenommenen Patienten zur Zeit der Aufnahme waren, desto gefährdeter war ihr Leben." Bekanntlich sei der Prozentsatz der Todesfälle in den ersten Lebensjahren der Kinder außerordentlich hoch. Wahrscheinlich läßt sich die hohe Sterberate der eingewiesenen Kleinkinder darauf zurückführen, daß es sich überwiegend um lebensunfähige oligophrene Kleinkinder mit schweren und schwersten körperlichen und zerebralen Mißbildungen handelte.

Schon im Jahre 1817 schrieb Albrecht Matthias Vering aus Münster in seinem Buch „Psychische Heilkunde" (Homburger 1926): „Es wäre wirklich zu wünschen, daß in großen Städten, wo die Zahl der blöd- und schwachsinnigen Kinder gewöhnlich sehr beträchtlich ist, eigene Unterrichtsanstalten für selbige errichtet würden, so wie man schon seit längerer Zeit für Taubstumme und Blinde solche Institute angelegt hat." Bis dahin war es aber noch ein weiter Weg. Adolf Albrecht Erlenmeyer (1854) registrierte die Heil- und Erziehungsanstalten für schwachsinnige Kinder chronologisch von 1816 bis 1835. Von der Mitte bis zum Ende des 19. Jahrhunderts wurden in Deutschland über 40 „Erziehungs- und Pflegeheime für schwachsinnig geborene Kinder" (Laehr 1882, 1891) eröffnet, und zwar in Mariaberg (1847), Stetten (1849), Schreiberhau (1855), Nossen (1846 bzw. 1889), Schleswig (1852), Ecksberg (1852), Neuendettelsau (1866), Mönchen-Gladbach (Hephata, 1859), Neinstedt (1861), Detzel (1864), Kreuzhülfe bei Thale (1877), Thale-Gnadenthal (1864), Hasserode (1861), Kiel (Johann Meyer, 1862), Krachnitz (Samariterordensstift, 1860), Langenhagen (1862), Alsterdorfer Anstalten (1863), Kückenmühle (1863),

Potsdam (Wilhelmstift, 1865), Rastenburg (1865), Schwerin (1867), Neu-Erkerode (1868), Darmstadt (1869), Glött (1869), Scheuern (1870), Lechnitz (1871), Dresden (W. Schröter, 1881), Bischweiler-Oberhoffen (1876), Herthen (1879), Mosbach (1880), Nieder-Marsberg (1881), Dalldorf (1881), Sohland (1879), Gmünden (1882), Sahn (israelitische Anstalt, 1882), Volmerdingen (Wittekindshof, 1887), Kloppenburg (St. Vincenzanstalt, 1887), Oldenburg i. G. (1887), Idstein (1888), Groß-Hennersdorf (früher Hubertusburg, 1889), Essen (1884), Dessau (1888).

Gegen Endes des 19. Jahrhunderts gab es nach 1882 in Deutschland 44 speziell für die Aufnahme von geistig behinderten Kindern und Jugendlichen verfügbare „Erziehungs- und Pflegeanstalten" oder Heime. Diese Zahl erhöhte sich nach dem Krieg von 1870/71 erheblich. Nach 1915 gab es (Homburger 1926) 231 Anstalten, die auch geistig behinderte Kinder und Jugendliche aufnahmen. Von diesen Erziehungs- und Pflegeanstalten soll hier aus historischer Sicht nach ihrem Gründungsdatum, nach ihrer diagnostischen Ausrichtung, ihrer therapeutischen Ausstattung und nicht zuletzt nach den Persönlichkeiten der Gründer, die Gründungssituation von 13 Einrichtungen, die ganz überwiegend noch heute bestehen, dargestellt werden. Es handelt sich dabei um die Anstalten in Leipzig (1813), Delmenhorst (1831), Mariaberg (1838–1847), Stetten (1849), Ecksberg (1852), Schleswig (1852), Wien (1856), Langenhagen (1862), Hamburg (1863), Neu-Erkerode (1868), Scheuern (1870), Berlin (1881) und Dresden (1881).

Im Jahr 1813 erhielt **Johann Christian August Heinroth**, seit 1811 Professor für „Psychische Therapie" an der Universität Leipzig, den Auftrag, als auswärtiger Arzt die Insassen des schon seit 1212 bestehenden Leipziger Waisen-,

Zucht- und Versorgungshauses St. Georg zu betreuen. In seinem einige Jahre später erschienenen „Lehrbuch der Störungen des Seelenlebens" (1818) geht er mehrfach auf die Kindheit und Jugendzeit ein und führt u. a. aus, daß es schon bei Kindern Seelenstörungen gebe, auch wenn bei ihnen die Vernunft noch nicht entwickelt sei. Dafür allein die Erziehung verantwortlich zu machen sei falsch. Es ist anzunehmen, daß er in seinen Vorlesungen auch psychische Störungen im Kindes- und Jugendalter berücksichtigt hat. Genauere Angaben über seine Arbeit mit Kindern und Jugendlichen fehlen.

Der Lehrer **Johann Heinrich Katenkamp (1808–1879)**, zunächst als Landwirt tätig, besuchte mit 23 Jahren ein Lehrerseminar und war zunächst an einer Dorfschule tätig. Er unterrichtete neben gesunden zusätzlich und unentgeltlich auch hör- und sprachgestörte, besonders intensiv aber schwachsinnige Kinder. Er machte auf den starken Alkoholkonsum vieler Eltern schwachsinniger Kinder aufmerksam. Er gründete, zunächst unter Fortzahlung seines Lehrergehaltes, 1845 in Delmenhorst eine private Anstalt für schwachsinnige und für taubstumme Kinder, die starken Zuspruch fand. Nach seinem Tod wurde die Einrichtung zunächst von seinem Sohn weitergeführt. Die Anstalt mußte jedoch nach einigen Jahren (1879) aufgegeben werden, weil trotz des starken Bedarfs keine staatliche Unterstützung gewährt wurde.

In Wildberg (Württemberg) errichtete der Stadtpfarrer **Karl Georg Haldenwang (1803 bis 1862)** im Jahr 1835, mit Mitteln der privaten Wohltätigkeit ausgestattet, eine diakonisch und seelsorgerisch ausgerichtete „Rettungsanstalt für schwachsinnige Kinder" mit medizinischer Betreuung durch den Arzt Rombach (Laehr 1882). Er leitete sie zwölf Jahre. Nach Schließung der Anstalt wurden die verbliebenen 24 Zöglinge von der am 6. Mai 1847 gegründeten staatlichen „Heil- und Erziehungsanstalt Mariaberg" (Erlenmeyer 1850) übernommen. Das Anstaltsgebäude war ein früheres Benediktinerkloster. Zum Leiter der Mariaberger Heime wurde der Oberamtsarzt Dr. **Karl Heinrich Roesch (1808–1866)**, der in Tübingen Medizin studiert hatte, bestellt. Bevor Roesch seine neue Stellung antrat, reiste er im Auftrag der Regierung ein halbes Jahr lang durch Württemberg, besuchte die dortigen Anstalten und kam 1841 auch zu Johann Jakob Guggenbühl auf den Abendberg. Dort lernte er den engagierten Heilpädagogen Jakob Heinrich Helferich kennen, der seiner Einladung nach Mariaberg folgte. Roesch hat zahlreiche Schriften über den Kretinismus, den angeborenen Schwachsinn und über vorbeugende Maßnahmen, auch über den Alkoholmißbrauch veröffentlicht. Roesch war nur drei Jahre, bis 1850, Vorstand der Anstalt, hat aber in dieser Zeit viel bewegt. Zwischen Helferich und ihm kam es zu Meinungsverschiedenheiten, weil Helferich Roeschs Ansicht, die medizinische habe vor der pädagogischen Behandlung Vorrang, nicht billigen konnte. Er verließ 1849, ein Jahr vor Roesch, Mariaberg und gründete 1850 in Fellersberg (Stuttgart) eine eigene Anstalt. Roesch siedelte 1851 nach Amerika über und starb 1864 in St. Louis. Von 1850 bis 1858 waren die angesehenen Tübinger Professoren Autenrieth und Griesinger im Vorstand der Anstalt; nach Erkenntnissen des Engländers McMillan (1960), die sich auf Angaben von C. L. Robertson und J. Rutherford (1867) stützen, war Griesinger sogar zehn Jahre lang, zwischen 1845 und 1860, dort im Vorstand tätig. Heute verfügen die Mariaberger Heime neben einer ganzheitlichen pädagogischen Betreuung über eine eigene Klinik für Kinder- und Jugendpsychiatrie und Psychotherapie.

Die „Heil- und Pflegeanstalt für schwachsinnige Kinder" in Stetten wurde 1849 zunächst in Rieth bei Vaihingen als „Irrenbewahranstalt" eingerichtet; sie siedelte 1851 vorübergehend nach Winterbach über und befand sich seit 1867 in dem früheren Schloß Stetten im Remstal. Sie wurde von Dr. **Georg Friedrich Müller (1804–1892)**, einem Arzt christlich-philanthrophischer Prägung, gegründet. Sie war als eine große Einrichtung mit kleinen Kindergruppen geplant. In Stetten gab es eine Abteilung für bildungsfähige Schwachsinnige, eine für Epileptiker und je eine Abteilung für männliche und weibliche Pfleglinge. Müller stammte aus einfachen Verhältnissen, studierte Philosophie und Medizin und war zunächst als homöopathisch orientierter praktischer Arzt tätig. Von seinen elf Kindern starben fünf als Kleinkinder. Er wandte sich in Rieth und Stetten besonders den schwachsinnigen Kindern zu, denen er, wie er selbst schrieb, „mit herzlicher, inniger Liebe" zugetan war, der er eine große pädagogische Bedeutung beimaß. Bei der Eröffnung der Anstalt waren es zunächst zwei Kinder, im Jahr 1850 waren es schon 40, und im Jahr 1880 befanden sich insgesamt 276 Pfleglinge in der Anstalt, von denen 146 geistig behindert und 130 epileptisch krank (Laehr 1882) waren. 1860 zog sich Müller von der Leitung der Anstalt zurück und ließ sich wieder als praktischer Arzt nieder. Der umfassend gebildete und der christlichen Missionsarbeit zugetane Arzt veröffentlichte Schriften über den Kretinismus und einige entwicklungspsychologisch orientierte Arbeiten. In der Anstalt Stetten werden heute annähernd 3000 Menschen von über 2000 Mitarbeitern und 60 Ärzten betreut.

Die erste Kretinenanstalt in Bayern wurde 1852 von dem katholischen Seelsorger und geistlichen Rat Joseph Probst unter Mithilfe des

Arztes Max Medicus in Ecksberg bei Mühldorf am Inn gegründet. Es handelte sich nach dem Verzeichnis der Heil- und Pflegeanstalten dabei um eine selbständige Stiftung, eine „Kretinenanstalt zur Heilung, Pflege und Beschäftigung von Kretinen, Idioten, Blöden und Schwachsinnigen beiderlei Geschlechts und jeden Alters, nur nicht unter 5 Jahren; zunächst für Oberbayern, aber auch dem Auslande offen, katholisch, schließt aber Andersgläubige nicht aus". „Von der Aufnahme werden Kränkelnde nicht zurückgehalten und Aufgenommene nicht entlassen, weil sie leidend sind."

Joseph Probst (1816–1884) wuchs in einer armen Familie auf, mußte schon als Kind durch eigene Arbeit bei Bauern zum Lebensunterhalt der Familie beitragen und konnte nur unter schweren Entbehrungen eine Schule besuchen und schließlich mit staatlicher Unterstützung Theologie und Philosophie studieren. In seiner ersten Kaplanstelle lernte er 1849 ein 13jähriges geistig schwerstbehindertes Mädchen und bald darauf einen geistig behinderten Jungen kennen, die er bei sich aufnahm und ermutigende Entwicklungsfortschritte erzielen konnte. Er beschloß, ein „Weltläufig-Machungs-Institut für verstandesarme Kinder" einzurichten. Nachdem er von dem Kretineninstitut bei Interlaken gehört hatte, besuchte er Guggenbühl, dessen Arbeit ihn beeindruckte und mit dem er seitdem in brieflichem Kontakt blieb. Aber seine eigene pädagogische Arbeit folgte anderen Prinzipien. Er erkannte die individuellen und naturgegebenen Grenzen seiner Bemühungen und verlor sich nicht in einen kritiklosen Optimismus. Er stimmte mit seinem Amtsbruder Roesch darin überein, daß man sich auf die geistige Ebene des schwachbegabten Kindes begeben müsse, um ihm helfen zu können und „zu sich hochzuziehen". Dazu gehörten neben einem auf Anschauungen beruhenden Unterricht körperliche Übungen, Willensschulung und Arbeiten im Haus und im Garten. Er war ebenso wie Édouard Séguin erfinderisch von Mitteln, mit denen er die Trägheit der Kinder überwinden wollte. Er begann seine Arbeit mit 14 schwachsinnigen Kindern. Von den 60 Kindern, die sich 1857 in seinem Heim befanden, war ein Drittel inkontinent. Für die schwer- und schwerstbehinderten Kinder gab es eine Pflegeabteilung, für leichter behinderte Kinder existierten eine Beschäftigungs- und eine Heilabteilung. Pfarrer Probst wurde im Umgang mit den Kindern und dem Pflegepersonal als liebevoll, gütig und humorvoll, aber auch als absolut zuverlässig und durchsetzungsfähig beschrieben. Er arbeitete vorwiegend mit weiblichen Erziehern und Pflegekräften. In seinem Bericht „Die Cretinenanstalt Ecksberg im Jahre 1872" faßte er die Grundsätze seiner heilpädagogischen Arbeit mit schwachsinnigen Menschen zusammen, der ihm viele nationale und internationale Anerkennungen, Einladungen von ratsuchenden Kollegen und Ehrungen brachte. Seine Arbeit wurde bis zum 27. September 1940 erfolgreich weitergeführt; an diesem Tag wurden 245 Anstaltsinsassen abgeholt und im Rahmen einer T4-Aktion getötet.

Die „Alsterdorfer Anstalten" (St. Nicolai-Stift), 1853 gegründet, waren nach einer von Heinrich Matthias Sengelmann autorisierten Eintragung (Laehr 1882) eine Einrichtung mit Kinderheimen für geistig und leiblich gesunde Kinder, für geistig gesunde Kinder, die körperlich gebrechlich sind, und ein „Asyl für Schwach- und Blödsinnige (Erziehungs-, Pflege- und Beschäftigungsanstalt für Imbezille, Idioten, Epileptiker)". Zu dieser Zeit wurden insgesamt 315 Pfleglinge, davon 172 körperlich und geistig gebrechliche und 108 geistig gebrechliche Insassen in der Anstalt von 70 Personen versorgt. In der Anstalt befand sich eine Krankenstation, die von einem Arzt geleitet wurde.

Der Direktor der Anstalt, **Heinrich Matthias Sengelmann (1821–1899)** wurde in Hamburg geboren und besuchte dort das Johanneum. Er war früh mit den Zielen der „Erweckungsbewegung" vertraut und studierte von 1840 bis 1843 in Leipzig und in Halle Sprachen und Theologie. Er legte im Alter von 22 Jahren das theologische Staatsexamen ab und wurde promoviert. Vorübergehend als Hauslehrer tätig, erhielt er 1846 eine Pfarrstelle. Wie die meisten Gründer von Anstalten für psychisch gestörte Kinder war auch für Sengelmann die Begegnung mit einem behinderten Kind – mit Carl Koops – von prägender Bedeutung. 1853 gründete er das St. Nikolai-Stift, das 1860 nach Alsterdorf verlegt wurde. Er gestaltete systematisch die Ausbildung seiner Mitarbeiter und beauftragte 1895 den Heilpädagogen J. P. Gerhard mit dem Aufbau einer Musterschule. Es entwickelte sich ein vielfach gegliedertes „Kinderdorf", zu dem neben einem Schulkindergarten Kindergruppen, Werkstätten (Küche, Wäscherei), Gärtnerei und Landwirtschaft gehörten.

1885 erschien sein „Systematisches Lehrbuch der Idiotenheilpflege", der „Idiothophilus", in dem er auf die Erscheinungsformen der geistigen Behinderung, auf ihre Versorgung und Behandlung und auf die Aufgaben der Anstalten einging, von denen es zu dieser Zeit 41 in Deutschland gab. Er sah die geistige Behinderung als eine körperliche und seelische Entwicklungshemmung, die den ganzen Menschen betreffe und eine entsprechende ganzheitliche Förderung erfordere. Zur Rolle des Arztes führte er aus, daß er an geistig behinderten Menschen gewiß Interesse habe, „um so mehr, wenn er zugleich ein Psychiater ist. Aber wenn der Arzt die einzelnen Fälle meistenteils als

abgelaufene Fälle ansieht, d. h. als solche, wo der physische Prozeß vorüber war, als der geistige Defekt eintrat, so können wir annehmen, daß sein Interesse höchstens ein wissenschaftliches ist." Denn „wie er, wenn ein Bein abgenommen wurde, mit seinem Interesse am Ende ist, und die Anpassung des künstlichen Beines, welches das natürliche, soviel wie tunlich, ersetzen soll, einem anderen überläßt, so ist der Idiot der Sphäre seines Interesses entrückt, sobald der Fall, aus dem die Idiotie resultiert, abgelaufen ist. [...] Das pädagogische Interesse ist es, das die Idioten mehr als das medizinische beansprucht, weil weder mit Medikamenten, noch mit chirurgischen Operationen, sondern nur mit Liebespflege und Unterricht ihnen zu helfen ist. Wir verstehen unter dem Helfen kein Heilen." Seitdem wurden, beginnend mit dem Kretinismus, zahlreiche Behandlungsverfahren entwickelt, durch die Besserungen erzielt oder durch eine entsprechenden Vorsorge eine geistige Behinderung verhindert werden kann. 1874 gründete Sengelmann eine „Konferenz für Idioten-Heil-Pflege", die er über 20 Jahre leitete. Als er 1899 starb, lebten über 600 geistig, körperlich und seelisch behinderte und gestörte Kinder, Jugendliche und Erwachsene in den von ihm gegründeten Einrichtungen.

Im Jahr 1856 eröffnete der Heilpädagoge **Jan Daniel Georgens (1823–1886)** mit seiner Frau Jeanne-Marie und Heinrich Marianus Deinhardt eine „Heilpflege- und Erziehanstalt für geistes- und körperschwache Kinder Levana" in Baden bei Wien. Sie nannten ihre Einrichtung „Levana", um in Anlehnung an die römische Göttin, die neugeborene Kinder schützt, auszudrücken, daß jedes Kind das Recht auf Leben und, wenn erforderlich, auf eine individuell ausgerichtete „heilende Erziehung" (Jean Paul, 1763–1825) habe. Beide Gründer waren auf ihre Aufgabe theoretisch und praktisch gut vorbereitet.

Jan Daniel Georgens, der aktive Organisator, stammte aus Bad Dürkheim, besuchte zunächst ein Lehrerseminar, studierte danach Natur- und Heilwissenschaften und promovierte. Er stand dem Fröbelschen Gedankengut aufgeschlossen gegenüber und gründete 1848 zunächst eine bürgerliche Mädchenschule und zwei Jahre später einen Kindergarten in Baden-Baden. In Wien war er zunächst als Hauslehrer tätig. Durch einen Kinderarzt wurde er zur Gründung einer Einrichtung nach dem Muster der „Heil- und Bildungsanstalt für Blödsinnige" von Carl Wilhelm Saegert angeregt. Auf einer Informationsreise durch deutsche Idiotenanstalten lernte er Heinrich Marianus Deinhardt kennen.

Heinrich Marianus Deinhardt (1821–1880) wurde in Niederzimmern bei Weimar geboren. Er war neben Georgens der Theoretiker der „Levana". Schon während seines Studiums in Halle veröffentlichte er pädagogische Schriften, in denen er Fröbelsche Positionen vertrat. Er fand seine eigentliche Aufgabe darin, gemeinsam mit Georgens das wissenschaftliche Fundament für die praktische Arbeit der „Levana" zu stellen. Sie fand ihren Niederschlag in dem zweibändigen Lehrbuch „Die Heilpädagogik. Mit besonderer Berücksichtigung der Idiotie und der Idiotenanstalten" (1861 und 1863). Sie vertraten darin neben Erkenntnissen von Séguin, Saegert, Kern und von Fröbelschen Reformideen u. a. die Erfahrungen von Guggenbühl, behinderte gemeinsam mit nichtbehinderten Kindern aufzunehmen, weil dies für beide Kindergruppen förderlich sei. In diesem Buch wurde erstmals der Begriff „Heilpädagogik" verwendet und definiert. Die Verfasser wiesen dabei ausdrücklich darauf hin, daß schwere geistige Behinderungen durch Heilpädagogik

nicht geheilt, aber doch ausgeglichen und gemildert werden könnten.

Die „Levana" war als Mustereinrichtung geplant. Neben Heilpädagogen, Lehrern und Erzieherinnen gehörten Ärzte zu den Mitarbeitern, um in Anlehnung besonders auch an die Erfahrungen von Kern und von Roesch gleichermaßen physiologische (Lebensführung, Ernährung, Gymnastik, Sinnesschulung) wie psychologisch-heilpädagogische (Raumgestaltung, Spiel, Lernen, Beschäftigung, Arbeit, Schulgarten, Willensbildung) Konzepte wirksam werden zu lassen. Für die ärztliche Beurteilung, Pflege und Behandlung der Kinder im Alter von drei bis zwölf Jahren war der Pädiater Prof. Dr. Wilhelm Mauthner zuständig (1806–1858). Die Kinder stammten überwiegend aus dem gehobenen Bürgertum, aber es gab auch „Freiplätze". Das geplante Zahlenverhältnis der gesunden zu den geistig und körperlich schwer behinderten Kindern und besonders die Absicht, altersorientierte Abteilungen für Säuglinge, Kleinkinder, Schulkinder und für Jugendliche einzurichten, ließ sich bei der dafür zu geringen Kinderzahl nur ansatzweise verwirklichen. Das traf auch für die geplante und praktizierte Aus-, Weiter- und Fortbildung der Erzieher, Lehrer und Ärzte zu. Aus wirtschaftlichen Gründen mußte 1859 das Liesinger Schloß geräumt und ein Haus auf dem Kahlenberg bezogen werden. Deinhardt verließ wegen anhaltender Differenzen mit Georgens 1861 Wien. Georgens mußte schließlich 1863 aus diversen Gründen auch diese Anstalt schließen. Er lebte vorübergehend in der Schweiz und dann in Berlin. Dort war er weiterhin mit seinen Reformideen beschäftigt, die er in Vorträgen und Publikationen vertrat.

Die „Heil- und Pflegeanstalt für geistesschwache und blödsinnige Kinder" in Langenhagen bei Hannover, eine „Privat-Idiotenanstalt für alle Formen der Idiotie, zunächst für die

Provinz Hannover" (Laehr 1882), wurde am 2. Januar 1862 zur Erziehung und Pflege von zunächst 20 Pfleglingen (1880: 279) eröffnet. Nach den Aufnahmebestimmungen konnten Kinder vom 5. bis zum 15. Lebensjahr aufgenommen werden. Die Anstalt wurde zunächst von einem Lehrer geleitet. Als die Belegungszahlen kontinuierlich anstiegen, wurde 1868 die Stelle eines Anstaltsarztes eingerichtet, die für kurze Zeit mit dem später berühmten Bakteriologen Robert Koch besetzt war. Bald darauf wurde die Leitung der Anstalt einem ärztlichen Direktor übergeben. Im Jahr 1897 übernahm die preußische Provinzialverwaltung sie als „Heilanstalt für Schwachsinnige". Diese Entwicklung war in der zweiten Hälfte des 19. Jahrhunderts typisch, weil die als Kinder aufgenommenen geistig schwer Behinderten auch als Erwachsene in den Einrichtungen in Ermangelung anderer Unterbringungsmöglichkeiten dort verbleiben mußten. 1906 wurde dann zusätzlich für Erwachsene eine „Beobachtungsanstalt für Geisteskranke" eingerichtet. Damit war die Umwandlung der ursprünglichen „Erziehungs- und Pflegeanstalt für von Geburt an Schwachsinnige" (Laehr 1882) zu einem psychiatrischen Krankenhaus vorgezeichnet. Gleichzeitig wurden an vielen Irrenhäusern und an den Heil- und Pflegeanstalten für Erwachsene, aber auch an Kinderkliniken Abteilungen für psychisch und geistig gestörte Kinder und Jugendliche eingerichtet. Die Umwandlung in ein Krankenhaus für alle Altersgruppen fand 1938 in Langenhagen ihren Abschluß durch die Umbenennung in „Nervenklinik Langenhagen". Der Nervenklinik wurde nach dem Krieg eine zusätzliche neurologische Abteilung angegliedert, und sie gehört seitdem neben den Psychiatrischen Kliniken in Wunstorf und Ilten zu den drei außeruniversitären psychiatrischen Versorgungsanstalten in Niedersachsen.

In Preußen waren die provinzialen Landesarmenverbände für die „Bewahrung, Kur und Pflege der Geistesschwachen, -kranken und Epileptiker in geeigneten Anstalten" zuständig. Geistig behinderte Kinder waren vorher meist in konfessionellen oder privaten Einrichtungen untergebracht. Durch Gesetz vom 11. 7. 1891 wurde in den preußischen psychiatrischen Anstalten für Erwachsene die ärztlich-psychiatrische Gesamtleitung obligatorisch. Zu dieser Zeit standen nach Max Bruno Kirmsse (1911) von 226 Anstalten nur 34 unter ärztlicher Leitung, die anderen unter der Direktive von Theologen, Pädagogen, Ordensschwestern und -brüdern. „Heil- und Erziehungsinstitute" für Kinder bzw. Kinderabteilungen an Nervenkliniken wurden in diese moderne Gesetzgebung zunächst nicht eingeschlossen. In Übereinstimmung mit früheren Ministerialerlassen blieben Pädagogen und Heilpädagogen Leiter dieser Abteilungen.

Der „Berliner Irren-Anstalt zu Dalldorf" wurde 1881 eine „Idioten-Anstalt" für 200 Kinder angegliedert. Unter 90 Bewerbern wurde der Lehrer Hermann Piper vom Magistrat Berlin „ob seines besonderen Interesses für körperlich und geistig schwache Kinder" zum Leiter des Instituts bestellt. **Hermann Piper (1846–1943)** kam als Sohn eines Waisenhauslehrers in Pretsch an der Elbe zur Welt. Nach dem Gymnasium besuchte er ein Lehrerseminar und unterrichtete in einer einklassigen Dorfschule. Wie bei vielen Heilpädagogen stand am Beginn seines Berufsweges die Begegnung mit einem geistig behinderten Kind. Nach dem Lehrerexamen arbeitete er zunächst an einer Bürgerschule, danach als Privatlehrer. In Berlin besuchte er vor der Übernahme seines Amtes 52 Erziehungsanstalten für Schwachsinnige, darunter Birkenwerder, Braunschweig, Reddersen Bremen, Dresden (Schrötersche Anstalt),

Freienwalde an der Oder, Groß-Lichterfelde, Langenhagen, Lübben, Fürstenwalde (Sonnenhaus), Nordhausen, Schwerin, Schreiberhau, Treysa (Hephata), Frankfurt am Main (Beobachtungsanstalt für Jugendliche), Hannover-Kirchrode, Straußberg, Uechtspringe, Tilsit; ferner ausländische Institutionen in Österreich (Wien-Grinzing, Biedermannsdorf), in Ungarn (Budapest, Nowawes, Pelsue), in der Schweiz (Biberstein, Regensberg, Zürich) und in Dänemark (Kopenhagen), außerdem etwa 30 Hilfsschulen.

In der Berliner Einrichtung wurde besonderer Wert auf die Beschäftigungs- und Arbeitstherapie gelegt. Die Kinderabteilung verfügte über sechs eigene Werkstätten, in denen die Kinder unter Anleitung von „Handwerker-Erziehern" auf eine spätere Berufsausbildung vorbereitet wurden. Pipers Schriften „Der kleine Modelleur", „Der Nähapparat" oder „Der Schnürapparat" enthalten vorwiegend praktische Anleitungen. In seiner Schrift über das Modellieren drückt sich die Komplexität heilpädagogischen Handelns so aus: „Durch das Modellieren werden a) Hand- und Fingermuskeln gekräftigt; b) das Auge des Kindes wird geübt; c) der Formsinn des Kindes wird erweitert; d) die Phantasie wird angeregt; e) endlich wird das Selbstbewußtsein des Kindes gestärkt: du kannst etwas fertigen, was einigen Wert hat, wo sich andere Menschen freuen."

Entscheidende Bedeutung für die Entwicklung seiner Arbeitsrichtung maß Piper den Begegnungen mit Ärzten bei. Er erkannte, daß eine Vervollständigung des pädagogischen Wissens durch medizinische Kenntnisse vonnöten ist. Mit den angesehenen Psychiatern Friedrich Sander und Carl Moeli unterhielt er enge Beziehungen. Er stand in stetigem Kontakt mit dem Pädiater Adolf Baginsky, dem Neurologen Emanuel Mendel, dem Physiologen Karl

Ludolf Schäfer und den Sprachheilärzten Albert und Hermann Gutzmann. Der Pädiater Adolf Baginsky schrieb zusammen mit dem Phoniater Hermann Gutzmann ein Vorwort zu Pipers Buch „Der kleine Sprachmeister" (1898). Bei einem Zahnarzt lernte Piper das Herstellen von Kieferabdrücken und sah eine „Anzahl anormaler Kiefer, die Sprechstörungen zur Folge hatten". Dafür wurde er auf der Weltausstellung in Chicago mit einem Großen Preis geehrt. Auf der Weltausstellung in St. Louis erhielt er 1904 eine Goldene Medaille. Piper veranstaltete über 40 „Kurse für die Behandlung Schwachsinniger", die von Teilnehmern aus Deutschland und dem Ausland (Schweiz, Tirol, Ungarn, Rußland, Finnland, Norwegen, Schweden, Dänemark) besucht wurden. Neben der wissenschaftlichen, pädagogischen und praktischen Arbeit stand eine rege Tätigkeit als Gründungs- und Vorstandsmitglied, Organisator von Kongressen und seit 1898 als Vorsitzender des „Deutschen Vereins für Erziehung, Unterricht und Pflege Geistesschwacher" und ihrer „Zeitschrift für die Behandlung Schwachsinniger". Nachdem diese Abteilung 1941 aus der Karl-Bonhoeffer-Klinik ausgegliedert worden war und die neurologische Kinderstation der Forschungsanstalt in Berlin-Buch übernommen hatte, hieß sie bis 1945 „Nervenklinik für Kinder der Reichshauptstadt". Nach Kriegsende wurde sie vorübergehend in „Kindersanatorium Wiesengrund" umbenannt, bis sie die Bezeichnung „Klinik für Kinder- und Jugendpsychiatrie" erhielt. Mit ihrer Dreiteilung in eine Aufnahmeabteilung, eine heilpädagogische Abteilung und eine angeschlossene Schule stellte sie (zit. nach Enke 1963) „eine modellhafte Einrichtung dar, die zahlreiche Nachahmungen" fand.

Piper gehört zu den führenden Wegbereitern der Heilpädagogik in Deutschland, er war ein

„Bahnbrecher" im Sinne des heilpädagogischen Historikers Max Bruno Kirmsse. Aber er ist darüber hinaus als Pionier einer medizinisch-psychiatrisch fundierten und ätiologisch orientierten Heilpädagogik anzusehen. Für ihn trifft das Wort von Hermann Stutte (1957) zu: „Heilpädagogik ist angewandte Kinderpsychiatrie, bedeutet: von biologischer und psychologischer Einsicht durchdrungene Pädagogik für behinderte und psychisch auffällige Kinder." Diese mehrfach abgewandelte, wenn auch nicht unumstrittene Begriffsdefinition der Heilpädagogik zielte aus kinderpsychiatrischer Sicht nicht auf Rang- und Statusprobleme von Kinderpsychiatrie und Heilpädagogik untereinander, sie meinte vielmehr die interdisziplinäre Zusammenarbeit von Kinder- und Jugendpsychiatrie und Heil- und Sonderpädagogik.

6. Asyle und Spitäler für seelisch gestörte Kinder und Jugendliche in Europa
Mittelalter – 19. Jahrhundert

6.1 Einführung

Die Quellen- und die Datenlage über die Gründung von Heimen und Spitälern für kranke und besonders für seelisch kranke Menschen der verschiedenen Alters- und Behindertengruppen, die in Findel- und Waisenhäusern und in Anstalten für psychisch kranke Menschen aufgenommen wurden, ist unübersichtlich und widersprüchlich. Einigkeit besteht darüber, daß die ersten Spitäler für Geisteskranke in den arabischen Ländern begründet wurden. Dies wird darauf zurückgeführt, daß in der islamischen Welt die religiöse Einstellung zu geistig und seelisch behinderten Menschen durch eine größere Anteilnahme bestimmt war. Im Koran heißt es: „Gib den Schwachsinnigen nicht die Mittel, die Gott dir gegeben hat, um sie für sie aufzubewahren; sondern unterhalte sie aus denselben, kleide sie und rede freundlich mit ihnen." Daß die Betreuung und Pflege geistig kranker Menschen intensiver und nachhaltiger als im christlichen Europa war, erklärt sich vielleicht auch daraus, daß die arabischen Ärzte stärker als im Okzident an den psychiatrischen Positionen der Antike festhielten. Die Araber gründeten (Ackerknecht, 1985) die ersten Anstalten für Geisteskranke in Damaskus um 800, Aleppo 1270, Kaladun 1283, Bagdad um 750, Kairo 873 bzw. 1304 und in Fez 1500. In Spanien richteten sie psychiatrische Spitäler in Sevilla 1409, in Barcelona 1412 und in Toledo 1483 ein.

Die europäischen Nationen haben unterschiedliche Verdienste an der zunehmend besseren Versorgung der psychisch gestörten Menschen. Im Geiste christlicher Barmherzigkeit handelten als erste die katholischen Länder Spanien und Italien. Es folgten die Briten. Die französische Anstaltspraxis sorgte sich vor allem um eine bessere intellektuelle Ausbildung und moralische Schulung der psychisch gestörten Kranken. Die deutschen Psychiater, vorübergehend aufgeteilt in die gegeneinander räsonierenden Gruppen der Psychiker und Somatiker, verloren durch ihre erbitternden Kämpfe viel Zeit, „dafür beschenkten sie später die Welt mit den gründlichsten psychiatrischen Theorien und Denksystemen" (Haisch 1959). Obgleich im Mittelalter der Irrglaube an Hexen und Dämonen den Weg zu einer Versorgung von psychisch Kranken zu beeinträchtigen schien, kam es dennoch zur Gründung von entsprechenden Abteilungen in allgemeinen Krankenhäusern und Domspitälern. Sie wurden unterschiedlich bezeichnet. In Schweden bezeichnete man ein Irrenhaus als „Hospital", in Holland „Krankenzinnigengesticht", in Frankreich „Asile" und in England und in den USA „Asylum". In Deutschland nannte man sie „Heilanstalt" und „Heil- und Pflegeanstalt", und seit dem 19. und

20. Jahrhundert wurden sie in allen Ländern sinngemäß in „Psychiatrische Kliniken" und in „kinder- und jugendpsychiatrische Kliniken" unterteilt.

Die weltweit erste Abteilung für psychisch kranke Kinder (Alexander und Selesnick 1969) wurde 1409 in Valencia, in Spanien, errichtet; es folgten Saragossa 1425, Sevilla und Valladolid 1436 und Toledo 1480. Seit dem 12. Jahrhundert nahmen sich auch Bruderschaften und Armenstiftungen (Haisch 1959) geisteskranker Jugendlicher und Kinder an. Sie wurden in ihren Spitälern und Pfrundhäusern aufgenommen, in Deutschland, z. B. in Metz seit 1100, in Braunschweig 1224, in die Alexianer-Klöster in Aachen und Köln 1292, in Schweden in Uppsala 1305, in Italien in Florenz 1387. Im Zusammenhang mit der Gründung von Klöstern entstanden Hospize und Hospitäler, die sich nicht ganz selten später zu selbständigen Krankenhäusern entwickelten. In der Neuzeit setzten sich zunehmend auf die spezielle Pflege und Behandlung von Kranken aller Altersgruppen ausgerichtete Einrichtungen unter städtischer, geistlicher oder staatlicher Verwaltung durch.

In Spanien entstanden im frühen 15. Jahrhundert zwar die ersten Hospitäler für Geisteskranke, aber eine eigenständige spanische Psychopathologie der unterschiedlichen Altersgruppen entwickelte sich unter französischem und deutschem Einfluß erst gegen Ende des 19. Jahrhunderts. In Italien wurde mit der Eröffnung des Bonifazius-Hospitals 1789, im Jahr der Französischen Revolution, eine von Philippe Pinel unabhängige Reform des Irrenhauswesens eingeleitet. Der italienische Systematiker Vincenzo Chiarugi, der eine eigene psychiatrische Klassifikation entwickelte, forderte mit seinem „Trattato medico-analitico" (1793) kategorisch die Einführung eines humanen Be-

handlungsregimes in den Anstalten. Cesare Lombroso, ein von Bénédict-Augustin Morel und Wilhelm Griesinger beeinflußter, genetisch und somatisch orientierter Turiner Gerichtsmediziner, führte 1866 in seinem heute noch weltweit verbreiteten Buch „Genie und Wahnsinn" u.a. den Begriff „geborener Verbrecher" ein. In den USA beschrieb der in Philadelphia geborene **Benjamin Rush (1745–1813)**, der in England Medizin studiert hatte und bei William Cullen promovierte, 1812 in dem ersten Lehrbuch der USA „Medical inquiries and observations upon the diseases of the mind" unter „explorations" auch spezielle geistige Anomalien bei Jugendlichen. Das Buch blieb nach Pierre Pichot (1983) über 70 Jahre das einzige amerikanische psychiatrische Lehrbuch. 1867 erschien die englische Übersetzung des Lehrbuches von Wilhelm Griesinger, dessen Ansichten über die psychischen Störungen des Kindes- und Jugendalters jedoch zunächst keine besondere Resonanz fanden. Die Lehren Morels und der „moral insanity" waren weit verbreitet, bevor sie zunächst von George Miller Beards (1839–1883) Neurastheniekonzept und danach von Sigmund Freuds Psychoanalyse verdrängt wurden.

6.2 Kinder und Jugendliche in Hôtels, Hospices und Kliniken in Frankreich

Die Vorgeschichte der französischen „psychiatrie de l'enfants" reicht wie in allen anderen europäischen Ländern bis in die Antike zurück und stimmt in den nachchristlichen Jahrhunderten, im Mittelalter und bis zur beginnenden Neuzeit weitgehend mit den Beschreibungen in den vorangehenden Kapiteln dieses Buches überein. Über die Anzahl der in vorpsychiatrischer Zeit tätigen Ärzte mit speziellen psychiatrischen Kenntnissen gibt es keine verläßlichen Schätzungen. Sie war sehr gering. Eine Vorstellung davon können demographische Daten vermitteln, die Frankreich (Pichot 1983) betreffen. In der zweiten Hälfte des 19. Jahrhunderts gab es in Frankreich erst 120 Psychiater für 37 Millionen Einwohner. Daß heißt, ein Psychiater kam auf 300 000 Einwohner; 1980 betrug die Relation 1 : 14 000.

Im 18. Jahrhundert erlangte die französische Psychiatrie ihre weltweit führende Position durch die Leiter der großen Pariser Krankenhäuser, vor allem durch Philippe Pinel und Jean Etienne Dominique Esquirol. Mit der Gründung der Pariser Hospitäler La Salpêtrière und Bicêtre, die 1656 von Ludwig XIV. angeordnet wurde, um alle verhaltensauffälligen Männer, Frauen, auch Jugendliche und Kinder auszusondern und zu isolieren, wurden auch die erforderlichen äußeren Voraussetzungen für die Forschung geschaffen. In der Provinz existierten, dem in Frankreich vorherrschendem Zentralismus entsprechend, nur wenige psychiatrische Anstalten. In den Jahren 1793 und 1795 wurde Pinel als Leiter der beiden großen Pariser Hospitäler berufen, der dort die an sich selbst gestellten Erwartungen glänzend erfüllte. Das gilt auch und gerade im Hinblick auf die sinnesgestörten, gehörlosen und blinden, und für die schwachsinnigen und die geisteskranken Kinder und Jugendlichen, an deren Behandlung er lebhaft, aber auch kritisch Anteil nahm.

Die Erkenntnisse und Erfahrungen, die den Ruhm von Jean Marc Gaspard Itard und Édouard Séguin begründeten, den sie sich um Erkennung und Behandlung von psychisch gestörten Kindern erwarben, sind ohne die Arbeiten ihrer Vorgänger nicht vorstellbar. Neben dem Sensualisten Étienne Bonnot de Condillac und seinem geistigen Mentor John Locke sind besonders die in der Erziehung und Behandlung Taubstummer erfahrenen Jacob Rodriguez Pereire und der Abbé Charles Michel de l'Epée (1712–1789) und für die Behandlung Blinder Valentin Haüy (1745–1822) zu nennen. Ihren Erfahrungen und ihren Erfolgen liegen den optimistischen Erwartungen, die Itard und Séguin an die von ihnen weiterentwickelten Behandlungstechniken für die geistig behinderten Kinder knüpften, zugrunde. Ihre hochgespannten Hoffnungen erfüllten sich zwar nicht, wie sie selbst eingestehen mußten, aber sie waren von großer und richtungsweisender Bedeutung für die Pädagogik, die Sonderpädagogik und die Heilpädagogik.

Mit einem neuen Ansatz versuchte **Désiré-Magloire Bourneville (1840–1909)** Itards und Séguins Methoden zu erneuern (Duché 1990) und zu vertiefen. Bourneville arbeitete nach dem Medizinstudium vorübergehend in einer Kinderklinik und bei Jean Martin Charcot, zu dem zeitlebens eine enge Beziehung bestehen blieb. Neben seinem vehementen organisatorischen Einsatz für die notleidenden Kinder publizierte Bourneville zahlreiche wissenschaftliche Arbeiten zur Verbesserung der Diagnostik der „Idiotes" und zu ihrer Therapie (z. B. Schilddrüsenextrakt für kretinische Kinder). Er gründete mehrere medizinisch-pädagogische Zeitschriften und engagierte sich politisch, um die Mißstände in der ambulanten und klinischen Versorgung der psychisch behinderten Kinder zu beheben.

Leichter gestörte Kinder konnten nur von Allgemeinärzten oder in allgemeinen Krankenhäusern behandelt werden. In einer Pariser administrativen Anordnung zur Einweisung Geisteskranker von 1838 waren Kinder nicht berücksichtigt. Sie konnten deshalb von der Polizei auch nicht als geisteskrank erklärt werden, wodurch eine Einweisung unmöglich war und eine stationäre Behandlung von Kindern deshalb nicht stattfinden konnte. Bourneville erreichte jedoch, daß ein Gesetz erlassen wurde, das die Einrichtung von Hilfsschulklassen für erziehungsfähige Kinder und von Heimen und Abteilungen für schwer behinderte Kinder zwingend vorschrieb (Duché 1990). 1891 wurde in Paris die erste Abteilung für psychisch gestörte Kinder und Jugendliche im Bicêtre-Hospital eröffnet.

Zur Situation der psychisch kranken Menschen in Frankreich schrieb Esquirol, nachdem er 1818 im Auftrag des Ministeriums die Irreneinrichtungen von 33 französischen Städten besucht hatte, in seiner Denkschrift fest: „Diese Unglücklichen werden ärger mißhandelt als Sträflinge, und ihre Lage ist schlimmer als die des Viehs. Fast überall hat man die Geisteskranken in den feuchtesten und ungesundesten Gebäuden untergebracht. Ich sah sie mit Lumpen bedeckt und nur im Besitz von etwas Stroh, um sich gegen die feuchte Kälte des Pflasters zu schützen, auf dem sie liegen. Ich sah sie bei grober Kost, der Luft zum Atmen, des Wassers zum Stillen des Durstes beraubt und der einfachsten Lebensmittel bar, der Gewalt und der rohen Behandlung von wahren Kerkermeistern preisgegeben. Ich sah sie in engen stinkenden Winkeln ohne Luft und Licht, angekettet in Höhlen, in die man sich scheuen würde, jene wilden Tiere einzusperren, die eine luxuriöse Verwaltung unter hohen Kosten in den Hauptstädten unterhält."

Dennoch übernahm die französische Psychiatrie in der zweiten Hälfte des 18. und der ersten Hälfte des 19. Jahrhunderts die führende wissenschaftliche und institutionelle Rolle in Europa. Sie war mit den Namen Philippe Pinel, Jean Etienne Dominique Esquirol und Bénédict-Augustin Morel verknüpft, die mit ihrer Gedankenwelt und ihren Forschungen immer

die Psychopathologie des Kindes- und Jugendalters einbezogen haben.

Philippe Pinel (1745–1826), Sohn eines Dorfchirurgen, studierte Medizin in Toulouse und in Montpellier. Dort begegnete er dem angesehenen Arzt François Bossier de Sauvages, dessen „Nosologie methodique" (1767) methodisch auf der botanischen Klassifizierung des Botanikers und Arztes Carl von Linné basierte. Seit 1778 in Paris tätig, arbeitete er ab 1786 mehrere Jahre in einem Privatsanatorium für seelisch Kranke und publizierte erste Arbeiten in medizinischen Zeitschriften. 1798 wurde er Chefarzt von Bicêtre und später auch der Salpêtrière. Mit der „Nosographie philosophique" 1798 und dem „Traité médico-philosophique sur l'aliénation mentale ou la manie" (1801) ge-

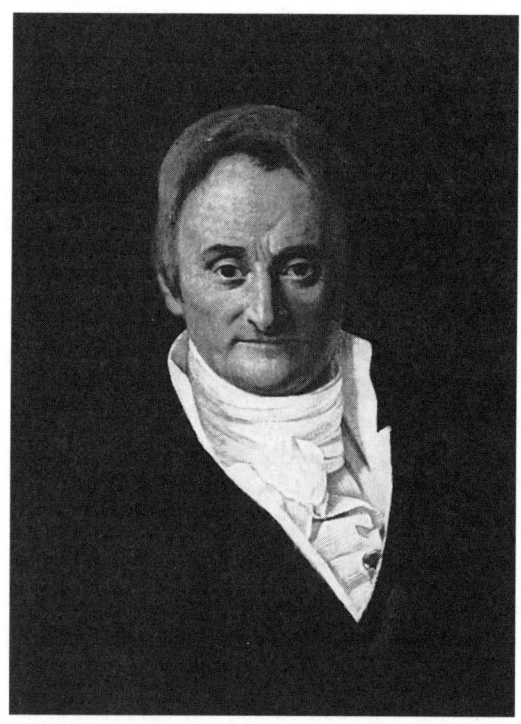

Der Arzt Philippe Pinel wurde weltberühmt, weil er die Geisteskranken aus ihren Kerkern herausholte und von ihren Ketten befreite.

wann er allgemeine Aufmerksamkeit und begründete seinen Weltruhm mit der Befreiung der Geisteskranken aus ihren Kerkern und von ihren Ketten. Philippe Pinel erbat sich – nachdem er sich wiederholt um eine Verbesserung der Irrenversorgung an die Behörden gewandt hatte – von der französischen Nationalversammlung, den Irren die Ketten abzunehmen. In der Befürchtung, daß sich in seiner Klinik Aristokraten verbergen könnten, wurde zur Kontrolle eine Kommission nach Bicêtre geschickt. Die Kommission teilte ihm mit, daß er mit den Narren machen könne, was er wolle. Daraufhin erließ er am 24. Mai 1798 die Anordnung, daß 49 Kranken die Ketten abgenommen wurden und daß sie sich frei in ihren Zellen bewegen durften. Durch diesen revolutionären Akt der Befreiung kam es zu einer „Auferstehung der Psychiatrie" (Laehr 1888) und zu ihrer Begründung als eine humane Wissenschaft ohne Ausgrenzung von Kindern, von Jugendlichen und von alten Menschen.

Pinel beschränkte sich in seinen wissenschaftlichen Arbeiten auf klinische Beschreibungen von Krankheitsbildern und hütete sich vor ätiologischen Festlegungen. Seine kritische Einstellung gegenüber den anfänglichen euphorischen Erwartungen Itards auf die Nacherziehung des Wildkindes Victor belegen seine grundsätzliche Therapieskepsis nachhaltig. Seine Nosographie war im Vergleich zu anderen sehr einfach und bestand in Manie, Melancholie, Demenz und Blödsinn (Idiotismus). Sie wurde durch seinen Schüler Esquirol später um die alte, schon überholt geglaubte Lypemanie und um die von ihm zusätzlich beschriebenen Monomanien erweitert.

Der Lieblingsschüler und Nachfolger Pinels, **Jean Etienne Dominique Esquirol (1772 bis 1840)**, kam wie Itard aus einer Arztfamilie und studierte wie dieser in Toulouse und Montpel-

lier. Dort promovierte er mit der Arbeit „Die Leidenschaften als Ursache und Symptome der Geisteskrankheit, sowie als Mittel zu deren Beeinflussung". 1799 kam er nach Paris und zu Pinel. Esquirol widerlegte besonders nachhaltig die auch heute noch verbreitete Meinung, daß die „alten" Psychiater sich weder praktisch noch theoretisch mit psychisch kranken Kindern auseinandersetzten. Er ist neben Henry Maudsley einer der ersten, die eine entwicklungsorientierte Psychopathologie entwickelten: „Geisteskrankheiten lassen sich gewissermaßen zu Altersgruppen in Beziehung setzen. Die Kindheit entspricht der Imbezillität, das Jugendalter der Manie und Monomanie, das Erwachsenenalter der Melancholie und das Greisenalter der Demenz."

Er definierte als erster Begriffe wie Illusion und Halluzination, Remission und Intermission. Wenn man allein seine deskriptive Nosographie zugrunde legt, dann hat sich im Hinblick auf die Erstmanifestation von geistigen (psychotischen) Erkrankungen und oligophrenen und dementiellen Syndromen kaum etwas geändert. Den Schwachsinn differenzierte er in zwei Gruppen, den Blödsinn (Imbezillität) und einen hochgradigen Blödsinn (Idiotie) und unterschied einen angeborenen und einen erworbenen Blödsinn. Besondere Aufmerksamkeit widmete er den partiell begabten geistig Behinderten („idiot savant"). Er hat aber auch, noch im Jahr 1827, eine Symptomatologie der „Dämonomanie" beschrieben, die dem Zeitgeist des vergangenen 18. und dem früherer Jahrhunderte entspricht. Danach sind davon besessene Patienten „...mager, haben eine gelbe und verbrannte Hautfarbe, ihre Physiognomie ist unruhig, ihr Blick ist mißtrauisch und ihr Gesicht wie kraus zusammengezogen. Sie schlafen fast gar nicht, essen wenig, oft im verborgenen oder in Schlupfwinkeln und sind meist verstopft."

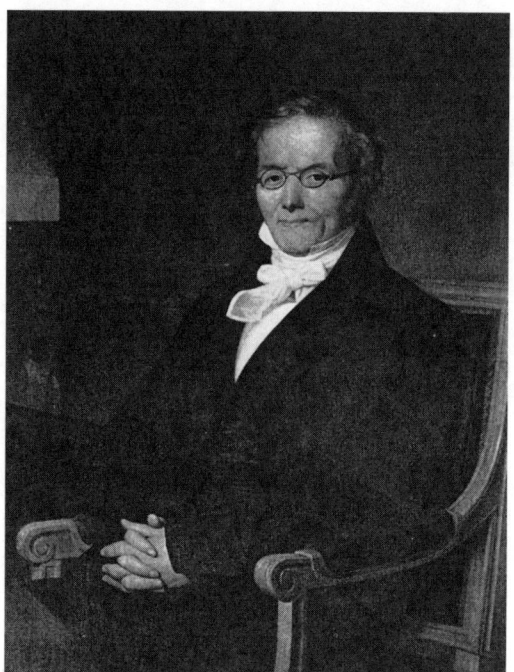

Jean Etienne Esquirol entwarf erste Ansätze einer entwicklungsorientierten Psychopathologie.

Esquirol war, kennzeichnend für die französische Psychiatrie bis ins 20. Jahrhundert, ein Moralist. In seiner „Allgemeinen und speciellen Pathologie und Therapie der Seelenstörungen" (1827) führt er neben physischen vor allem psychische Ursachen auf, für die er eine differenzierte „moralische Behandlung" empfiehlt. Die Sitten hätten ebenso wie die Erziehung „... so, wie sie aufeinander günstig oder ungünstig und auf die Lebensweise des Menschen wirken und nur zu oft zu Unordnungen und Ausschweifungen derselben führen, auch ihren großen Einfluß auf die Frequenz und den Charakter der Seelenstörungen." Bei der Erziehung gebe man sich Mühe, den Geist zu bilden. Dabei dürfe man nicht vergessen, daß das Herz so gut wie der Geist einer Bildung und Veredlung bedürfe. Die oft lächerliche, aber traurige Affenliebe der Eltern unterwerfe den Verstand des reifen Alters

den Launen der Kindheit. Jeder gebe seinen Kindern eine höhere Erziehung, als es den Eltern und Kindern ihrer bürgerlichen und populären Verhältnissen nach gut ist, und die Folge sei, daß die Kinder das Wissen ihrer Eltern wie die Beurteilung ihrer Erfahrungen verachten. Wenn man zu diesen Ursachen die Lebensweise des weiblichen Geschlechts in Frankreich hinzurechne, seinen übertriebenen Hang zur Romanlektüre, zur Putzsucht, zu allem Eitlen und Unnützen, dann würde die Menge der Nervenkrankheiten und der Seelenstörungen nicht überraschen. Denn: „Es ist unbestreitbar, daß des Menschen physisches Wohlseyn und seine ganze Gesundheit von seinem moralischen Gute, der Tugend, abhängig ist." Alle Seelenstörungen hätten ihr ursprüngliches Muster in den Leidenschaften. Eine der häufigsten Ursachen sei der Kampf „zwischen Religionsprinzipien, der Moral, der Erziehung und den Leidenschaften". Zu letzteren zählen Stolz, Furcht, Schrecken, Ehrgeiz, die Ziele des Glücks, Unglücksfälle, Familienmißhelligkeiten und häufiger Kummer, den besonders „die Frauen der niederen Stände haben".

Esquirol wurde 1815 zu einem elfjährigen melancholischen Kind gerufen, das die Nahrungsaufnahme verweigerte. Nach der Trennung des Kindes von den Eltern – ein generelles therapeutisches Prinzip dieser Zeit, nicht allein von Esquirol – aß es, und der Zustand besserte sich rasch. Er führte Eifersucht und Masturbation als Krankheitsursachen an. Esquirol wies aber auch auf erbliche Faktoren hin. Kinder, die vor dem Ausbruch von Seelenstörungen ihrer Eltern geboren wurden, erkrankten nach seiner Erfahrung später seltener als solche, die nach der Erkrankung eines Elternteils geboren wurden, und häufiger dann, wenn bei beiden Eltern psychische Störungen aufgetreten waren.

Esquirol hielt 1817 die ersten Kurse in Psychiatrie ab, bildete zahlreiche später berühmte Schüler aus und festigte die europäische Dominanz der französischen Psychiatrie in der ersten Hälfte des 19. Jahrhunderts. Karl Jaspers stellte fest, wenn irgend jemand den Ehrentitel „Vater der modernen Psychiatrie" verdiene, dann Esquirol.

Der in Wien als Sohn französischer Eltern geborene **Bénédict-Augustin Morel (1809–1873)** verlor schon im Kindesalter seine Eltern, war auf Unterstützung angewiesen und mußte mehrfach seinen Wohnort wechseln. Schließlich konnte er in Paris das Studium der Medizin beenden und 1839 seine Dissertation vorlegen. Er arbeitete, um seinen Lebensunterhalt zu verdienen, zunächst als Hauslehrer und wohnte mit den ebenso mittellosen, später berühmten Ärzten Claude Bernard und Charles Lasègue, zusammen. Durch Bernard, damals Assistent an der Salpêtrière, lernte er den einflußreichen **Jean-Pierre Falret (1794–1870)** kennen, der als erster das zirkuläre Irresein beschrieb. Nach einem Besuch bei Johann Jakob Guggenbühl auf dem Abendberg, durch den sein Interesse an geistig behinderten Kindern geweckt wurde, beschloß er, Psychiater zu werden. Er arbeitete seit 1848 in einer Anstalt bei Nancy, bis er 1851 Leiter einer eigenen Anstalt in Saint-Yon wurde. Morel war ebenso wie der deutsche Psychiater Johann Christian August Heinroth ein tiefgläubiger Mensch. Er beherrschte die deutsche Sprache, kannte die Konzepte der „Psychiker" und sah wie sie in der „Erbsünde" eine entscheidende Ursache für die Entstehung psychischer Krankheiten. Mit der Pariser Salpêtrière stand er weiterhin in enger Verbindung und veröffentlichte zwischen 1853 und 1860 seine wissenschaftlichen Hauptwerke: „Études cliniques" (2 Bände), „Traité des dégénérescences physiques, intellectuelles et morales de l'espèce humaine" (1857) und „Traité des maladies mentales" (1860).

Morel war einer der wenigen Psychiater seiner Zeit, für den das Kindes- und Jugendalter von entscheidender Bedeutung sowohl für das erste Auftreten einer psychischen Störung als auch für entsprechende präventive Maßnahmen ist. Allerdings war die Tatsache, daß Kinder von geistes- oder gemütskranken Eltern häufiger als solche psychisch gesunder Eltern an seelischen Störungen litten, schon lange vorher bekannt. Für die Früherkennung degenerativer Störungen wird körperlichen Abweichungen als „stigmates de dégénérescence" eine große prognostische und diagnostische Bedeutung eingeräumt. Der deutsche Psychiater P. Richter (1882) untersuchte systematisch 200 erwachsene männliche Geisteskranke auf entsprechende körperliche Veränderungen und konnte nur bei 24 Kranken „absolut nichts" entdecken. Als degenerative Stigmen galten z. B. vom Durchschnitt abweichende Körperproportionen, Behaarungsanomalien, Schädel- (Mikro- oder Makroencephalie) und Zahnstellungsanomalien, fliehendes Kinn, Hasenscharten, zusammengewachsene Augenbrauen, angewachsene Ohrläppchen, abnorm große Ohren und Nasen. So galt der „Bajonettfinger" noch in der zweiten Hälfte des 20. Jahrhunderts als Hinweis auf das Vorliegen einer frühkindlichen Hirnschädigung und wurde dementsprechend in kinderpsychiatrischen Krankenblättern vermerkt. Es sei in diesem Zusammenhang erwähnt, daß minimale körperliche Abweichungen, „kleine Anomalien" (Cohen 1982), im diagnostischen Mosaik der modernen humangenetischen Syndromatik eine Rolle spielen und anscheinend eine neue Bedeutung erhalten haben. Nach Morels Degenerationskonzept manifestieren sich im Kindes- und Jugendalter nicht nur, wie allgemein bekannt, erstmals mentale (geistige) Behinderungen, sondern auch leichte oder schwere psychische Erkrankungen (Neurosen, Psychosen). Aber diese frühen Manifestationen sind nach seinem anthropologisch und sozial begründeten Konzept nicht nur für die Früherkennung und für die Prävention, sondern auch für die Verlaufsforschung von wegweisender Bedeutung. Diese Tatsache verdient festgehalten zu werden, wenn sich auch die Degenerationslehre in toto als Irrtum erwiesen hat.

Psychische Krankheiten wurden auch von Morel als Abweichungen von der Norm definiert, die durch Vererbung oder durch schädliche hirnorganische oder peristatische Einflüsse entstanden seien. Aber mit seiner Degenerationslehre erweiterte und überdehnte er ihr schicksalhaftes Auftreten und ihre Verläufe. Er sah die Erblichkeit menschlicher Charaktermerkmale von Generation zu Generation als absolut und unabänderlich an. Ebenso waren für ihn die zeitlich unbegrenzte Existenz „gesunder" Völker wie der unabänderliche Niedergang „degenerierter" Familien und die Entartung von Rassen und Kulturen unbestreitbare Tatsachen. Degeneration war danach ein chronisch-progressiver Vorgang, der schließlich in Sterilität und im Aussterben von Völkern ende. Ursachen der degenerativen Vorgänge, die sich in geistigen und seelischen Störungen manifestierten, waren nach Morel neben der Vererbung falsche oder extreme Lebensgewohnheiten, Abfall von Gott, Inzucht und falsche Erziehung, toxische Substanzen (Alkohol, Opium), aber auch das geologische Klima, der Beruf, die Bodenbeschaffenheit und ungünstige soziale Verhältnisse. Morel war dennoch kein Pessimist; er suchte vielmehr nach Mitteln und Wegen, Degenerationsprozesse aufzuhalten.

Der Degenerationsgedanke fand in fast allen Ländern Europas begeisterte Anhänger: in Frankreich bei Valentine J. J. Magnan (1833 bis 1891), in Deutschland bei Richard Freiherr von Krafft-Ebing (1840–1902), in England bei Henry Maudsley. Der Bonner Psychiater Carl Pelman führte 1893 aus, daß sich die Diagnostik durch die von Morel und Magnan geschilderten „Geistesstörungen der Entarteten" erheblich einfacher gestaltet habe. Der Degenerations- und Entartungsgedanke wurde jedoch durch die Sozialdarwinisten und Sozialhygieniker pervertiert und trug als Degenerations- und Entartungstheorie zur verhängnisvollen Entwicklung der Stigmatisierung dieser Menschen bei.

In der Monographie von Susanne Barner „Die Entwicklung der Kinderpsychiatrie in Frankreich" (1980) wurden als wichtigste Stufen der Etablierung der französischen Kinderpsychiatrie dargestellt:

– 1906 Beginn der Vorlesungen über Kinder- und Jugendpsychiatrie durch Roubinovich
– 1912 Gründung der ersten wissenschaftlichen Zeitschrift, deren Objekt das anomale Kind war, der „Enfance Anormale" durch Régis in Bordeaux
– 1914 Dissertation Heuyers
– 1918 Gründung der Bewegung der „Hygiène mentale" durch Toulouse
– 1919 Gründung des Sozialarbeiter-Dienstes durch Madame Spitzer
– 1922 erste kinderpsychiatrische Beratungsstelle in Sainte-Anne von Roubinovich
– 1925 Gründung der „Clinique Annexe" unter der Leitung Georges Heuyers, erste Kinderpsychotherapien durch Sophie Morgenstern
– 1926 Beginn des Unterrichts in der „Clinique Annexe"

- 1930 Integrierung der „Clinique Annexe" in die öffentliche Fürsorge
- 1937 Erster internationaler Kongreß der Kinderpsychiatrie in Paris
- 1939 Lehrbuch der Kinderpsychiatrie von Gilbert Robin
- 1940 Transferierung der „Clinique Annexe" als eigene Abteilung in die Kinderklinik
- 1948 Erster Lehrstuhl der Kinderpsychiatrie in Frankreich
- 1954 Eröffnung der kinderpsychiatrischen Stationen in der Salpêtrière.

6.3 Kinder und Jugendliche in Asylums, Lunacies und Kliniken in Großbritannien

Das erste psychiatrische Spital, St. Mary of Bethlehem in London, 1247 als private Einrichtung gegründet, wurde 1547 von Heinrich VIII. in ein allgemeines Hospital für arme Geisteskranke umgewandelt. Der britische Kinderpsychiater William L. Parry-Jones (1972) recherchierte, daß es im Jahr 1774 in Großbritannien bereits 16 private Irrenhäuser gab. 1810 waren es 33 und 1837 schon 83. Von den im Jahr 1844 insgesamt 139 privaten Irrenanstalten wurden in den 55 „Provincial licensed houses" zur Hälfte auch „arme Kranke" aufgenommen, während dies in den „Metropolitan licensed houses" nicht einmal zu 10 Prozent der Fall war. In diesen Anstalten wurden auch psychisch kranke Kinder und Jugendliche aufgenommen; nach den zeitgenössischen Berichten wurde diese Gruppe auf 6 bis 8 Prozent der Gesamtaufnahmen geschätzt. Im 18. Jahrhundert wurde mit dem St. Luke's-Hospital in London die erste öffentliche Heilanstalt der Welt gegründet. Anfang des 18. Jahrhunderts begann sich auch in England die Einstellung zu psychisch kranken

Kindern und Erwachsenen allmählich zugunsten einer menschenwürdigeren Behandlung zu ändern.

Der Psychiater **William Perfect (1737–1809)**, Inhaber einer eigenen Anstalt in Kent, publizierte bereits 1787 mehrere sehr detaillierte Fallberichte über geisteskranke Kinder (Parry-Jones 1972), die auch in deutscher Sprache publiziert wurden, sowie eine Arbeit über die Behandlung von Geisteskranken (1791). Das 1796 von dem englischen Quäker und Philanthropen **William Tuke (1732–1822)** gegründete private Asylum, das er programmatisch als „Retreat" bezeichnete und damit seine optimistische Absicht ausdrückte, den Kranken ohne Ketten und Zwangsjacke allein durch einen freundlichen Umgang mit dem Arzt und den Pflegepersonen in angenehmer Umgebung eine gewaltfreie Gesundung zu ermöglichen, stellte den Beginn der völlig gewaltfreien Behandlung dar, der sich bei Kindern und Jugendlichen erst später und nach dem Verzicht auf eine Erziehung durch Bestrafungen vollziehen konnte.

Tuke kann mit dem etwa gleichzeitig mit ähnlichen Ansichten in Paris wirkenden Philippe Pinel insoweit verglichen werden, als beiden an der Humanisierung der Behandlung der Geisteskranken gelegen war. Dem religiös inspirierten Tuke ging es ausschließlich um eine allgemeine Verbesserung der Lebensbedingungen der Kranken, was zu dieser Zeit von großer Bedeutung war. Bei Pinel bestanden daneben starke wissenschaftliche Impulse. Er wollte die Ursachen und die Möglichkeiten einer optimalen Erkennung und Behandlung der Geisteskrankheiten erforschen.

Einer der ersten, die der Frage nachgingen, wie häufig Geistesstörungen im Kindes- und Jugendalter vorkommen, war der englische Psychiater **John Haslam (1764–1844)**. Seine Berichte darüber sind oft zitiert worden. Er beobachtete und beschrieb 1798 „three cases of true childhood insanity"; they were „indeed novelty, because in that time it was believed, that children could not became insane" (Gontard 1988). Die von ihm beobachteten Kinder und Jugendlichen zogen sich zurück, verhielten sich teilnahmslos und kontaktschwach, äußerten Wahnideen und litten unter Halluzinationen. Haslam war damit nach Pinel einer der ersten Psychiater, die psychotische Krankheitsmerkmale bei Kindern differenziert beschrieben. Während der folgenden zehn Jahre konnte er bei Kindern und Jugendlichen im Alter von 15 bis 20 Jahren in 71 Fällen Geisteskrankheiten ermitteln.

Den Terminus „moral insanity", etwa gleichbedeutend mit „mentale und moralische Verrücktkeit" bzw. „intellektuelle Unzurechnungsfähigkeit", wurde 1855 von dem Quäker **James Cowles Prichard (1786–1848)** eingeführt. Er war stark von der im Aufbruch befindlichen französischen Psychiatrie beeinflußt, wie es auch aus seinem Hauptwerk „A treatise of insanity and other disorders effecting the mind" (1835) hervorgeht. Die „moral insanity", die durch ein abweichendes Sozialverhalten gekennzeichnet ist, entwickelte sich in den anglo-amerikanischen Ländern „to the most common diagnosis" bei Kindern. In der zugrundeliegenden Fallstudie beschrieb er ein siebenjähriges, offenbar geistig behindertes, verwahrlostes und ungepflegtes Mädchen, das log, stahl, eigene Exkremente trank und aß und von der Schule verwiesen worden war. Prichard entwickelte dafür ein eigenes Behandlungskonzept: eine physische, eine „aggressive Therapie" (Gontard 1988); nach einer zweimonatigen Behandlung, über die keine Einzelheiten überliefert sind, sei eine deutliche Verhaltensbesserung eingetreten.

Der schottische Psychiater **James Conolly (1794–1866)** studierte in Edinburgh Medizin und wurde 1821 mit der psychiatrischen Arbeit „De statu mentis in insania et melancholia" promoviert. In den Jahren 1827 und 1828 lehrte er als Professor praktische Medizin in London und hielt dort, allerdings mit wenig Erfolg, auch psychiatrische Vorlesungen. 1839 wurde er als Direktor der mit fast 1000 Betten größten Irrenheilanstalt Großbritanniens, des Lunatic Asylum in Hanwell, gewählt. Er verfolgte zu dieser Zeit, in denen viele psychisch gestörte Kinder als „moral insane" diagnostiziert wurden, mit großem Interesse die Behandlungsversuche bei schwachsinnigen und kretinischen Kindern von Édouard Séguin und Johann Jakob Guggenbühl und gründete gemeinsam mit einem Geistlichen die Schwachsinnigenbildungsanstalt in Highgate bei London.

Seine Eindrücke über die Situation der psychisch Kranken schilderte Conolly in der Abhandlung „The treatment of the insane without mechanical restraint" in der Übersetzung von Laehr (1860): „In einigen alten Asylen sah ich ganze Reihen solcher Stühle mit diesen armen Geschöpfen, in Zimmern mit geneigtem Fußboden und einer Ablauf-Rinne; es waren aber Zimmer, schmutziger und unwohnlicher als Viehställe. Auf diesen Stühlen saßen die Kranken den ganzen Tag, und des Nachts lagen sie gebunden auf Stroh. Ganz unmanierlich wurden sie des Morgens gewaschen, vielleicht gar mit einem einzigen Wischlappen; ihre Verpflegung war nachlässig, ihre Garderobe der Ausschuß der Anstalt. Nur mit Schmerz und Ekel konnte man sich ihnen nahen; viele wurden in Folge der Vernachlässigung und Fesseln sogar rasend, stampften in ohnmächtiger Wuth gegen die sie einschließenden Bretter und machten ihrer Verzweiflung Luft durch lautes Wehklagen; mitunter wurden sie durch Schläge zur Ruhe gebracht. Zuweilen faßten sie einen achtlos Vorbeigehenden und versuchten an ihm in ihrer Verzweiflung alle noch disponible Kraft. Dann erklärte man sie für gefährlich, überlud sie mit Zwangsapparaten, band ihnen die Hände am Rumpf fest oder legte Handeisen an." Conolly folgte dem Beispiel des französischen Kollegen Philippe Pinel und früherer eigener Bestrebungen (Conolly 1830) und ordnete 1839, unmittelbar nach Übernahme seines Amtes, die Abschaffung aller mechanischen Zwangsmittel und das No-Restraint-System an. Zwanzig Jahre später konnte er feststellen, daß in fast allen englischen Irrenanstalten keine mechanischen Zwangsmittel mehr eingesetzt wurden.

Der berühmteste britische Psychiater des 19. Jahrhunderts war **Henry Maudsley (1835 bis 1918)**, geboren in Giggleswick. Sein Name lebt auch in dem von ihm geplanten und teilweise von ihm gestifteten weltbekannten „Maudsley Hospital (Denmark Hill)" fort. Er studierte in London und wurde schon in jungen Jahren, 1857, mit der Leitung des königlichen Asylum in Manchester betraut und Mitbegründer des „Journal of Mental Science". 1865 setzte er sich für die Einführung psychiatrischer Vorlesungen ein, wie sie zu dieser Zeit bereits in Frankreich und Deutschland abgehalten wurden. 1869 wurde er zum Professor für forensische Psychiatrie am Universitätshospital in London berufen; daneben leitete er eine kleine private Irrensanstalt, in der er das von seinem Schwiegervater Conolly in England eingeführte No-Restraint-System strikt einhielt.

Henry Maudsley gehörte zu den wichtigsten Gründern einer Entwicklungspsychopathologie, wie sie ansatzweise in Deutschland von Wilhelm Griesinger und Heinrich Schüle und später von Hermann Emminghaus entwickelt und vervollständigt wurde. In der ersten Hälfte des Buches „The Physiology and Pathology of the Mind" (1867) beschäftigte sich Maudsley mit der Physiologie und Psychologie des normalen Seelenlebens. Er wies nachdrücklich darauf hin, daß es neben dem bewußten auch ein unbewußtes Erleben gebe. Der zweite Teil war den pathologischen Erscheinungen gewidmet.

Maudsley räumte in seinem 1867 erschienenen Lehrbuch „The Physiology and Pathology of Mind" ein 35 Seiten langes Kapitel der „Insanity of early life" ein und stellte eine entwicklungsorientiert gegliederte Systematik auf: 1. moral insanity, 2. monomania, 3. choreic delirium, 4. cataleptoid insanity, 5. epileptic insanity, 6. mania und 7. melancholia. Es enthielt eine erste, mit dem Säuglingsalter beginnende deskriptive Psychopathologie der Lebensalter, in der er die entwicklungsgebundenen Reifungsstadien und ihre Auffächerungen darstellte. In seiner Systematik, die terminologisch an die der allgemeinen Psychopathologie angepaßt war, unterschied er Monomanie, Delir, Manie, Melancholie und kataleptische, epileptische und moralische Störungen. In einem Absatz über die Ätiologie berücksichtigte er besonders das Kindesalter. Zu dieser Zeit dominierte generell ein Konzept der hereditären Transmission (Parry-Jones 1989).

Die Einteilung der Geisteskrankheiten erfolgte aus psychopathologischer Sicht unter Einschluß der zu dieser Zeit bereits in die Kritik geratenen Monomanien. In einem besonderen Kapitel wurden die Pathologie, Diagnostik und die Prognose der psychischen Störungen dargestellt. In einem speziellen Passus bedauerte er die Vorurteile und die oft immer noch negative Einstellung der Öffentlichkeit gegenüber den geisteskranken Menschen, die zum großen Teil für die unbefriedigende Situation der Anstaltspflege verantwortlich zu machen sei, und plädierte für eine Familienpflege in organisatorischem Zusammenhang mit der Klinik. Maudsley berücksichtigte aber auch andere psychopathologische Kausalfaktoren. Onto- und

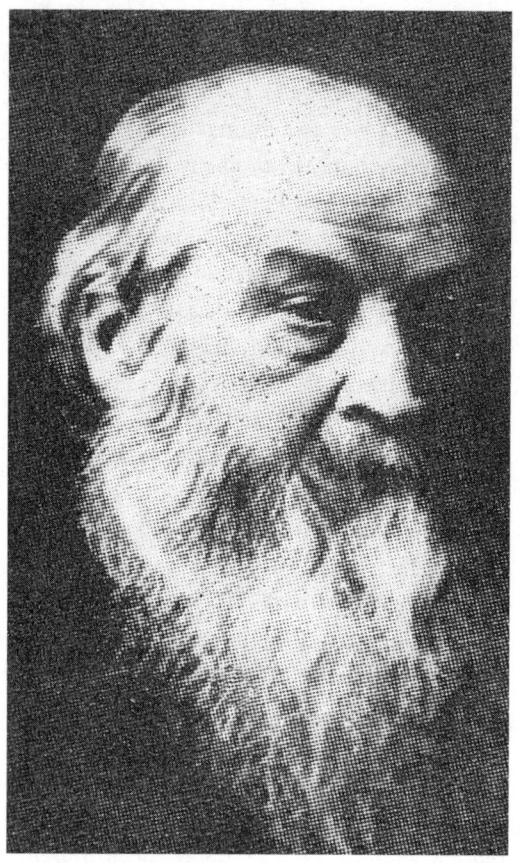

Der englische Psychiater Henry Maudsley gründete Hospitäler und Asyle für Geisteskranke und sorgte für die Abschaffung von Zwangs-mitteln in diesen Anstalten.

phylogenetische Modelle wurden im Hinblick auf Charles Darwin ebenso diskutiert wie um-weltbedingte psychische Störungen. Auch bei Maudsley finden sich starke Einflüsse der Lehre Morels, etwa in der Erwähnung der „Stigmata degenerationis" (Bajonettfinger, mißgebildete Ohren u. a.), die noch in den Krankenblättern des 20. Jahrhunderts angetroffen werden.

Der Schotte **William Ireland** (1832–1909) stellte eine weithin anerkannte spezielle Klassi-fikation für oligophrene und dementielle Er-krankungen (mit 12 Untergruppen) im Kindes-

alter (1898) auf und zeigte, daß unterschied-liche Ursachen zu ähnlichen Defektzuständen führen können. Nach seinem Medizinstudium hielt er sich längere Zeit in Paris auf und war von 1869 bis 1879 als Direktor der schottischen An-stalt in Larbert, Stirlingshire, tätig. Durch seine Arbeiten erhielt das Sonderschulwesen in Groß-britannien starke Impulse.

In dem Lehrbuch von **Charles West (1816 bis 1898)**, dem Begründer des Great Ormond Street Hospital (1852), befinden sich neben den typi-schen pädiatrischen Erkrankungen auf 23 Sei-ten spezielle „Lectures on the diseases of infancy and childhood" (1848), in dem nächtliche Jak-tationen, moral insanity, Hypochondrie eben-so wie Geistesschwäche und Störungen der höchsten Hirnfunktionen abgehandelt werden (Gontard 1988). Das Lehrbuch erlebte sieben Auflagen und wurde in mehrere Sprachen über-setzt. West bedauert, daß er den Studenten keine Fachleute empfehlen könne, um weitere Infor-mation zu erhalten. Auch Bücher könnten nicht helfen, er könne nur versuchen, seinen Lesern das Wenige mitzuteilen, was er wisse.

In Großbritannien beschrieb **John Langdon Haydon Down** (1828–1896), Leiter des Earls-wood Asylum for Idiots, in seinen Arbeiten „Observations on an ethnic classification of idiots" und in „On some mental affections of childhood and youth" (1866, 1887) ein eigen-artiges und in sich geschlossenes Krankheits-bild, das bis dahin nicht beschrieben wurde. Er betrachtete diesen „mongolian type of idiocy" als eine ethnische Degenerationsform und als Beweis für den gemeinsamen Ursprung der Menschwerdung. Es ist Jacob Lutz (1964) zu-zustimmen, es sei schwer verständlich, daß die-ser auffallende Habitus „den guten Beobach-tern, als die wir die alten Ärzte kennen", offenbar entgangen sei. Lutz äußert die Vermu-tung, ob es sich nicht um „eine Neuerscheinung, die erstmals in der Mitte des vorigen Jahrhunderts aufgetreten sei", handeln könne. Im Jahr 1959 wurde eine genetische Chromosomenaberration, die Trisomie 21 (Lejeune), als Ursache der Entwicklungsstörung erkannt. Die unzutreffende und diffamierende Bezeichnung „Mongolismus" wurde zugunsten der wertneutralen und zutreffenden Bezeichnung „Langdon-Down-Syndrom" aufgegeben.

In der zweiten Hälfte des 19. Jahrhunderts wurde der bei Maudsley begonnene entwicklungsspychopathologische Trend von Skae, Savage und Dandy aufgenommen. Der schottische Psychiater **Davis Skae,** Direktor des Edinburgh Royal Asylum, der dort seit 1850 regelmäßige psychiatrische Vorlesungen hielt, stellte in einem Vortrag, der später publiziert wurde (zit. n. Menninger 1968), den Entwurf zu einer Nosographie vor, in der das Lebens- und Entwicklungsalter die Leitschiene für die Darstellung von 27 psychischen und physischen Erkrankungen (Masturbationsirrsinn, Pubertätsmanie/Schwangerschaftsmanie, Laktationsmanie/Klimateriumsmanie, Irrsinn „alter Jungfern") bildet. Bemerkenswert in der Nosographie von **George H. Savage** (1890) ist eine Staffelung der psychischen Störungen und Erkrankungen nach dem Lebensalter, wie sie vorher auch Karl Ludwig Kahlbaum (1863), aber wesentlich ausführlicher und mit größerer Klarheit vornimmt. Savage spricht von Geisteskrankheiten „im frühen Entwicklungsalter" und zählt Manie, Melancholie und moralische Perversionen dazu. Als Geisteskrankheiten „des Jugendalters" führt er manische, melancholische und hypochondrische Störungen an. Walter E. Dandy schrieb 1848 eine Monographie über „Geisteskrankheiten im Kindesalter".

6.4 Kinder und Jugendliche in Heil- und Pflegeanstalten und Kliniken in deutschsprachigen Ländern

Wie in den anderen europäischen Ländern wurden bis zur Gründung staatlicher Einrichtungen auch in Deutschland psychisch gestörte Kinder und Jugendliche, soweit sie nicht in ihren Familien blieben, überwiegend in Findel- und Waisenhäusern und in Erziehungs- und Pflegeanstalten für geistig behinderte Kinder eingewiesen. Das änderte sich mit der Gründung der staatlichen Heil- und Pflegeanstalten und von privaten Irrenanstalten, die keine Altersbegrenzungen kannten. Nach dem Zweiten Weltkrieg, überwiegend aber erst seit 1950 wurden Kinder und Jugendliche in Heil- und Pflegeanstalten nur noch dann aufgenommen, wenn diese über gesonderte Abteilungen für diese Altersgruppen verfügten.

Geisteskranke Menschen wurden im 16. Jahrhundert in Spitälern, Stadtasylen, Domspitälern oder in „Zuchthäusern" oder „Gefängnissen für Geisteskranke" untergebracht. Im 17. Jahrhundert waren es Tollhäuser, Armenhäuser oder Bettelanstalten. Emil Kraepelin (1918) berichtet, daß die Geisteskranken im 18. Jahrhundert als Bettler, Narren, Landstreicher und Verbrecher umherirrten, in Käfige eingesperrt oder in einem Stall des eigenen Hauses weggeschlossen wurden. Es habe sonst „nur Abteilungen in Armen-, Zucht-, Waisen-, Arbeits- oder Siechenhäusern" gegeben. Diese Situation entsprach der damals vorherrschenden moralischen Einstellung der Menschen, der „Ausgrenzung der Unvernunft" der ihnen nicht genehmen Bürger (Dörner u. a. 2004) in die Isolation der Anstalten, aber auch dem unzureichendem Kenntnistand der Ärzte.

6.4.1 Irrenanstalten in Deutschland

Zu den ältesten Einrichtungen für psychisch kranke Menschen gehören in Deutschland die Alexianer-Anstalt in Aachen (1396) und die vom hessischen Landgrafen Philipp I., dem Großmütigen, im 16. Jahrhundert in säkularisierten Klostern eingerichteten Anstalten in Philippsburg, Goddelau, Eichberg und besonders Haina (1533). In der Stiftungsurkunde des fränkischen Juliusspitals heißt es, das Spital sei „für allerhand Sorten arme, kranke, unvermugliche, auch schadthafte Leut" errichtet. Neben der Unterkunft erhalten Arme und Bedürftige kostenlos Essen, Trinken und Arzneien. Es sind „auch die Geisteskranken von dem ersten Tage des Bestehens des Juliusspitals an zur Aufnahme berechtigt" und wurden „thatsächlich aufgenommen" (Schmidt 1856), nach den Krankenjournalen auch Kinder. Unter den 80 im Jahr 1589 „zur Cur oder unter den Waisen oder die in der Pfründte" aufgenommenen Personen befand sich ein „Erhardus

Graff von Mellerstaden, ein armer Schüler, als so etwas verrückt", der nach unbekannter Aufenthaltsdauer „mit Dankbarkeit, nachdem es besser mit ihm geworden, aus dem Spital" entlassen wird. 1583 wurde für psychisch Kranke ein „Gefängnis für Angefochtene" eingerichtet. 1580 wurde eine „Instruktion für die Aufseher der Wahnsinnigen" erlassen, die dem Pflegepersonal humanes Umgehen mit den ihm anvertrauten „Unglücklichen" vorschrieb (Lutz in Rieger 1899).

In den Instruktionen für die „Wärterinnen der Angefochtenen" aus dem Jahr 1580 (nach Lutz in Rieger 1899) hieß es: Sie sollen

– „die Ketten und Fuess-Eysen Mahlschlosser und Schlüssel zu den Gefängknüssen in Ihrer Verwahrung haben, Keinss anders Wohin Verwendten, Verleyhen oder ohne Vorwissen begeben, Auch jedesmahl, da es begehrt wird, Wiederumb also lieffern.
– Schüssel, Kändlein, Krüglein und der gleichen Ess- und Trinkgeschirr, Item Kleider,

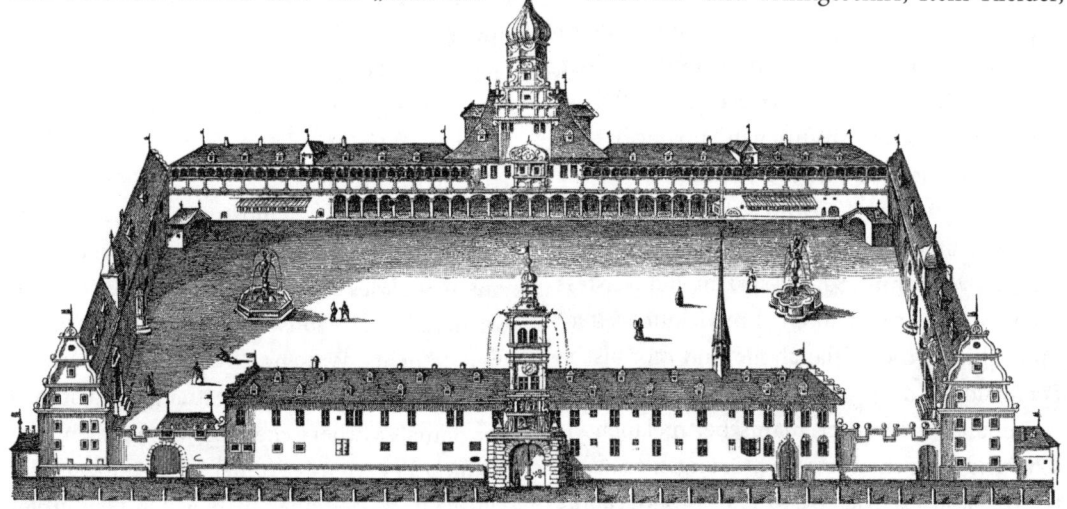

Das von Fürstbischof Julius Echter von Mespelbrunn (1573–1617) im Jahr 1579 in Würzburg errichtete Juliusspital bestand seit der Gründung aus drei gleichberechtigten Institutionen, dem Krankenhaus, der Pfründtneranstalt und einem Waisenhaus, das nicht nur als Findelhaus diente, sondern zu den „pädagogischen Einrichtungen" (Stölzle 1908) gehörte.

Allmusen undt Wass sonsten die Unbesunnene Leuth zur nothurft haben, in acht nehmen. Dasselbig Treulich Verwahren, und reiniglich halten.
- Brodt, Trankh, Speiss und Was Ihnen Täglich mitgetheilet wirdt, Also auch Widerumb darreichen. Ihren aigenen nutz gar nit hierinnen suchen, undt da Wass zur aufenthaltung Ihnen not ist, ohne Scheu und zeitlich anmahnen, bevor ab da sie solten im Gefängnuss Krankh werden.
- Sich in eines Jeden Weiss, so Viel möglich schickhen, Ihr aigenschafften ausslehrnen, da sie Kohlern, Wüthen Toben etc. mit nichten Wieder beissen, undt Sie zum Zorn mehr anreitzen.
- Je zu Zeiten herauss Thun, baden und mit Neugewaschenen Kleidern anlegen. Die Gefängnus aufseubern, Undt mit frischem Strow bestreuen.
- Im Windter, Da es zimblich Kalt, Ihnen in Feuerlein einmachen, Und Wohl aufsehen, Dass nicht ein schad durch dass fewern sich Zu Trage, oder die Unsinnige in den Gefängkhnüssen an den hitzigen Ofen sich selbst Verletzen, Darumb den Tag Vielmahl hinzugehen, aufmerkhen undt Verschaffen, Dass nahe Umb den Ofen Kein Strohe, Kleider etc.
- Ihnen gantz und gar Kein Gürtell, Hosenbandt, messer, oder Wass Da sein Mag, dadurch sie sich einiger Weiss Verletzen können zu lassen, Undt Da dergleichen etwass von Jemandt gemerkt würde, alsbalt anzeigen."

Der Würzburger Friedrich Jolly (1844–1904) berichtete über die Existenz einer eigenen „Kinderabteilung" in der Irrenabteilung (Rieger 1883). Carl Friedrich von Marcus führte 1834 erstmals in Deutschland einen regelmäßigen psychiatrischen Unterricht ein. Er hat damit (Rieger 1914) „zum ersten Male in der Welt psychische Störungen systematisch und methodisch zum Gegenstand des klinischen Unterrichts gemacht". Konrad Rieger setzte im Jahr 1906 durch, daß „endlich die Psychiatrie Examensfach" wird. Bayern war danach „der einzige deutsche Staat, der vor der Einführung der ärztlichen Prüfungsordnung des Deutschen Reiches vom Jahre 1858 für eine genügende psychiatrische Ausbildung aller Ärzte Sorge getragen hat" (Rieger 1914).

Bei Beginn des 19. Jahrhunderts bestand neben dem wissenschaftlichen Defizit in Hinblick auf die Erkennung und Behandlung der psychischen Krankheiten ein ebenso eklatanter Mangel an angemessenen Unterbringungsmöglichkeiten und an humanen Behandlungsverfahren für seelisch und geistig kranke Menschen.

In Deutschland ist die Einrichtung von Irrenanstalten in erster Linie Ärzten wie Christian Friedrich Nasse (1778–1851), Johann Christoph Hoffbauer (1766–1827), Johann Christian August Heinroth (1773–1843), Maximilian Karl Wiegand Jacobi (1775–1858), Carl Wilhelm Ideler (1795–1860), Carl Friedrich Flemming (1799–1880), Johannes Baptist Friedrich, Heinrich Philipp August Damerow (1798–1866), Ernst Albert von Zeller (1804 bis 1877) und Wilhelm Griesinger (1817–1868) zu verdanken. Ausgerechnet der, wie Griesinger ausführt, weniger reformfreudige Damerow stellte jedoch kurz vor seinem Tode, 1862, fest: „Mit den jetzigen öffentlichen Irrenheil- und Pflegeanstalten ist für die Zukunft nicht mehr aus- und durchzukommen."

In Preußen wurde eine für diese Zeit vorbildliche Reform des Irrenwesens unter **Johann Gottfried Langermann (1768–1832)** durchgeführt. Maximilian Jacobi, der vorübergehend

Irrenspitäler in Salzburg und im Rheinland leitete, stand ihm beratend zur Seite. Beide waren davon überzeugt, daß im Notfall die Unterbringung psychotisch Kranker in ein gut geführtes Waisen- oder in ein Zuchthaus einer Einweisung in ein allgemeines Krankenhaus vorzuziehen sei. Mit der Räumung vieler katholischer Klöster nach dem Reichsdeputationshauptschluß (1805) entstanden Freiräume für die Einrichtung von Irrenanstalten. Die Bezeichnung „Irrenanstalt" wurde im Lauf des 19. Jahrhunderts von der optimistischeren Benennung „Heil- und Pflegeanstalt" abgelöst und später in „Landesnervenklinik" oder „Psychiatrisches Landeskrankenhaus" abgeändert. Aber nicht nur die Toll- und Irrenhäuser oder die Krüppelanstalten wurden umbenannt. Es ist bezeichnend für die Einstellung der Öffentlichkeit zu psychisch gestörten und körperlich mißgebildeten Kranken, daß die Benennungen immer dann geändert werden, wenn durch unangebrachte Verwendung ein gewisser Diffamierungsgrad erreicht ist. An die Stelle von „Idiotie" und „Blödheit" traten Bezeichnungen wie Schwachsinn und später geistige Behinderung oder Intelligenzminderung.

6.4.2 Statistische Erhebungen in Heil- und Pflegeanstalten deutschsprachiger Länder

Nach den statistischen Erhebungen (1882, 1891) von Bernhard Heinrich Laehr (1820 bis 1905) verfügten die Heil- und Pflegeanstalten für psychisch Kranke im deutschen Sprachgebiet über nachstehende Kapazitäten:

Im damaligen Deutschen Reich bestanden um 1890 mit fast 47 Millionen Einwohnern insgesamt über 235 Heil- und Pflegeanstalten mit 538 Ärzten für 55 734 Patienten, darunter 47 ärztlich geleitete Anstalten für Idioten und Epileptiker. Das bedeutet, daß sich von 100 000 Einwohnern 118 Patienten wegen psychischer Störungen in einer psychiatrischen Krankenanstalt befanden. Für 104 Patienten stand allerdings jeweils nur ein Arzt zur Verfügung. Die wirtschaftliche Situation der Anstaltsärzte war (Scholz 1896) „neben dem schlechten Avancement" völlig unzureichend.

Das deutschsprachige Österreich als Mitglied des Deutschen Bundes verfügte 1865 mit 13 Millionen Einwohnern über 18 (14 öffentliche und 4 private) Irrenanstalten mit 3000 bzw. 90 Betten. Der Bau von drei neuen Einrichtungen war vorgesehen. Im Jahr 1881 verfügten in den sogenannten deutschen Kronländern Niederösterreich, Oberösterreich, Salzburg, Tirol, Böhmen, Mähren, Schlesien, Steiermark, Kärnten, Görz, Istrien und Krain mit 14 788 000 Seelen über Anstalten in Brünn, Feldhof, Graz, Hall, Klagenfurt, Klosterneuburg, Kosmanos, Laibach, Niedernhart, Olbersdorf, Prag, Salzburg, Triest, Valduna, Wien (2) und Ybbs mit 5216 Kranken und 6 private in Bruck, Döbling, Inzersdorf, Lainz, Prag und Wien mit 227 Kranken; insgesamt für 5438 Kranke. Die Irrenanstalt in Wien, die Beobachtungsstation am Allgemeinen Wiener Krankenhaus und Anstalten in Prag, Hall und Graz waren in den klinischen Unterricht einbezogen.

Nach der Zählung von 1880 in der Schweiz waren 19 öffentliche Anstalten vorhanden: Basel, Bois de Céry, Katharinenthal, Königsfelden, Liestal, Marsens, Münsterlingen, St. Pirminsberg, Préfargier, Realta, Rheinau, Rosegg, Schaffhausen, Sitten, Stammheim, St. Urban, Vernets, Waldau, Zürich mit 3709 Kranken und 36 Ärzten. An den Universitäten in Basel, Bern, Genf und Zürich wurden psychiatrische Vorlesungen gehalten. In der Fürsorge für die psychisch Kranken durch stationäre Einrichtungen übertraf die Schweiz damit alle anderen größeren Staaten im deutschen Sprachraum.

6.4.3 Kinder in Heil- und Pflegeanstalten für Erwachsene

In den im Lauf des 19. Jahrhunderts entstandenen Heil- und Pflegeanstalten wurden neben den Erwachsenen immer auch Kinder und Jugendliche aufgenommen. Leider finden sich fast keine Angaben über die Unterbringung oder den Tagesablauf, ob es z. B. Kinderzimmer, eine spezielle Betreuung und Spielmöglichkeiten gab. Es ist anzunehmen, daß für Kinder oder Jugendliche in den meisten Heil- und Pflegeanstalten keine besonderen Räume, Stationen oder Abteilungen vorgesehenen waren. Psychisch kranke Klein- und junge Schulkinder kamen vermutlich meistens in die „ruhigen" oder „unruhigen" Frauenabteilungen, wo man sich eine bessere Fürsorge für die Kinder versprach, während weibliche oder männliche Jugendliche in den ihnen entsprechenden Stationen für Frauen oder Männer untergebracht wurden. Erst nach dem Zweiten Weltkrieg wurden vereinzelt in Heil- und Pflegeanstalten und Nervenkliniken „Kinderbeobachtungsstationen" oder Kinderabteilungen eingerichtet, von denen sich einige später zu selbständigen Kliniken für Kinder- und Jugendpsychiatrie entwickelten.

In den fast gleichzeitig gegründeten „Erziehungs- und Pflegeanstalten" und heilpädagogischen Heimen für geistig behinderte Kinder und Jugendliche fanden sich aber auch nichtgeistig behinderte Kinder mit autistischen oder psychotischen Störungen. Andererseits wurden die ursprünglich nur für geistig behinderte Kinder gedachten Anstalten und Heime im Laufe der Zeit zwangsläufig zu Einrichtungen, in denen sie auch als Jugendliche und Erwachsene bleiben mußten, weil keine Nachfolgeeinrichtungen existierten. Wilhelm Griesinger setzte sich für stadtnah gelegene, kleine Anstalten mit 60 bis 80 Plätzen und für gesonderte Abteilungen für akut und chronisch kranke Patienten ein. In einigen Fällen entwickelten sich aus diesen Einrichtungen Nervenkliniken (z. B. Langenhagen bei Hannover) oder Dorfgemeinschaften (z. B. Neu-Erkerode bei Braunschweig) für alle Altersklassen. Aus der 1881 in den Dalldorfer Anstalten in der damaligen Reichshauptstadt Berlin gegründeten heilpädagogischen Kinderabteilung entstand eine Klinik für Kinder- und Jugendpsychiatrie, die lange Zeit als modellhaft wegen ihrer Untergliederung in Poliklinik, psychiatrisch-neurologische Klinik, Heim und Internat, Werkstätten und eine angegliederte Besondere Schule galt. Heute sind in Deutschland in erster Linie Stiftungen für die Anstalten für geistig Behinderte zuständig. In ihnen werden geistig Behinderte aller Altersklassen aufgenommen und von einem speziell ausgebildeten Erziehungs- und Pflegepersonal betreut und differenziert in besonderen Schulklassen und Schulen gefördert, in berufsorientierten Werkstätten beschäftigt und, wenn erforderlich, allgemeinärztlich und fachärztlich betreut und behandelt.

6.4.4 Statistiken über die Belegung der Heil- und Pflegeanstalten mit Kindern

Über ihre Häufigkeit und die prozentualen Anteile an der Gesamtbelegung der Kliniken liegen zahlreiche Angaben aus dem In- und Ausland vor. Die Anzahl der psychisch kranken Kinder und Jugendlichen, die sich im 19. Jahrhundert in deutschen Heil- und Pflegeanstalten und psychiatrischen Universitätskliniken befanden, stimmt weitgehend mit der anderer europäischer Länder überein.

Aus Dänemark berichtet R. J. Hübertz (1844), daß unter 1141 aufgenommenen Kranken sich 56 vor dem 10. Lebensjahr und 288 im Alter von 10 bis 20 Jahren befanden. Aus einer dieser Arbeit beigefügten vergleichenden Statistik ergeben sich für die Altersklasse bis zum 20. Lebensjahr für Frankreich (Paris) 6 bis 8 Prozent, Großbritannien (London) 7 Prozent, Irland (Dublin) 6 Prozent und Deutschland (Schleswig) 13 Prozent. N. H. Julius (1845) stellte fest, daß sich in Großbritannien im Jahr 1841 insgesamt 14153 psychisch Kranke in Irrenhäusern befanden, davon 141 Kinder (4–5 Prozent).

In der Heilanstalt Winnenthal (Zeller 1844) waren von den insgesamt 258 aufgenommenen Patienten 18 jünger als 20 Jahre. Nach Klotz (1849) wurden in der deutschen Musteranstalt Sonnenstein unter 757 psychisch Kranken 34 psychisch kranke Kinder und Jugendliche behandelt. Die „Berliner Irrenzählung vom Jahre 1867" (Croner 1867) ergab, daß sich in dieser Stadt insgesamt 829 Patienten in stationärer Behandlung befanden, von denen 82 den Altersklassen der 0–7jährigen Kinder und 74 der 8–17jährigen Kinder und Jugendlichen angehörten, also fast 10 Prozent. In den Jahren von 1877 bis 1892 wurden in der Landesirrenanstalt zu Eberswalde, Brandenburg (Zinn 1894), unter den insgesamt 996 Aufnahmen 34 Kinder bis zum 15. Lebensjahr und 69 Jugendliche von 15 bis 20 Jahren (insgesamt 103), also ca. 10 Prozent Kinder und Jugendliche aufgenommen. Für die Rheinprovinz wies Finkelnburg (1894) auf eine stark vermehrte Aufnahme von Kindern in den Irrenanstalten in den Jahren 1880–1889 hin. Wegen

chronischen Alkoholismus seien sieben Kinder unter 15 Jahren aufgenommen worden. Am auffallendsten sei die Zunahme des „kindlichen Irreseins", das zwischen 1880 und 1889 in 15 bis 58 Fällen im Bezirk Düsseldorf aufgetreten sei. Zusammenfassend ist festzustellen, daß die im 19. Jahrhundert ermittelte durchschnittliche Aufnahmefrequenz von 5–10 Prozent von Kindern und Jugendlichen in Heil- und Pflegeanstalten und Universitätskliniken im Vergleich mit den Aufnahmezahlen Erwachsener in Psychiatrischen Kliniken sich im 20. Jahrhundert nicht wesentlich verändert hat; die Anzahl der ambulanten und poliklinischen Behandlungen hat dagegen wesentlich zugenommen.

Hermann Emminghaus führte in seiner „Allgemeinen Psychopathologie" (1878) aus, daß die Disposition zu psychischen Störungen im Kindesalter sehr gering sei, wenn man nur solche Symptomenkomplexe ins Auge fasse, welche alle Geistesstörungen *sensu stricto* bezeichnen. Andererseits sei jedoch bekannt, daß in keiner anderen Lebensperiode auf unbedeutende Anlässe hin die psychischen Prozesse leichter in Unordnung gerieten als in der Kindheit. Diese transitorischen und akuten, meist nicht schweren Alienationen bekämen in der Regel nur der Praktiker und der Kinderarzt zu sehen, dementsprechend würden sie in den Statistiken nicht mitgezählt.

Auf Veranlassung des Direktors der Irrenpflegeanstalt Zwiefalten, des Psychopathieforschers Julius Ludwig August Koch (1841–1908), wurde 1875 zur Feststellung des Beginns manifester psychischer Erkrankungen in den Irrenhäusern Württembergs eine Zählung bei erwachsenen Geisteskranken durchgeführt, die ergab, daß bei 380 und damit bei 9,62 Prozent (!) der erfaßten 3948 Geisteskranken die Erkrankung im Kindesalter begonnen hatte.

Fast zur gleichen Zeit stellte Heinrich Schüle (1878) fest, daß in manchen Anstalten die Anzahl der Kinder unter zehn Jahren extrem gering sei, und meinte dazu, daß sie „einer vielfachen Multiplikation" bedürften, um „die Wirklichkeit zu erreichen". Daß so wenig irre Kinder in die Anstalten kämen, hänge einerseits damit zusammen, daß in dieser Altersstufe das Irresein nicht erkannt oder verkannt würde und gelegentlich sogar ein in frühen Lebensjahren erworbener Zustand von Irresein mit einer angeborenen geistigen Behinderung verwechselt werde und das betreffende Kind nicht in die Irrenanstalt, sondern in ein Idiotenasyl komme. Zum andern bestehe, so Schüle, eine verständliche Abneigung, ein geistig gestörtes Kind in eine Irrensanstalt für Erwachsene einzuweisen. „Wer möchte es tadeln, wenn in einem solchen Falle die Eltern zögern, das kranke Kind einer unserer öffentlichen Irrenanstalten anzuvertrauen, zumal, wenn man dabei der in der Regel vorhandenen Überfüllung derselben und der traurigen Folgen einer solchen Überfüllung gedenkt?" Denn es sei „in der Tat nicht leicht, dem in die öffentliche Irrenanstalt aufgenommenen geisteskranken Kind alle die Rücksicht angedeihen zu lassen, welche es, von den Bedürfnissen der Geistesstörung ganz abgesehen, in Folge seines kindlichen Alters erheischt, und auffallend könnte es meines Erachtens nicht erscheinen, wenn über kurz oder lang das Bedürfnis ‚besonderer Anstalten für geisteskranke Kinder' (von Schüle hervorgehoben) neben den bereits vorhandenen Idiotenanstalten, zur allgemeinen Anerkennung gelangen würde."

Friedrich Moeller (1882), der in seinem „Beitrag zur Lehre von dem im Kindesalter entstandenen Irresein" statistische Erhebungen der letzten Jahrzehnte miteinander verglichen hatte, kam zu dem Schluß, daß man sich einig geworden sei, „daß die Entstehung von Geisteskrankheiten im Kindesalter eine Seltenheit sei, selten an sich und selten insbesondere im Vergleich zu den übrigen Altersstufen, wie mit Rücksicht auf die dem Kindesalter entsprechende Quote der Gesamtbevölkerung."

6.4.5 Psychisch kranke Kinder in der Familie

Psychisch kranke Kinder und Erwachsene wurden, dies ist hinreichend dokumentiert, wenn irgend möglich, in der Familie und in der Dorfgemeinschaft geduldet, aber häufig auch verstoßen und mißhandelt. Nicht viele konnten in den wenigen vorhandenen Asylen, in Zucht-Anstalten, Narrentürmen oder Irrenhäusern aufgenommen werden. Aber auch nach der Gründung der Heil- und Pflegeanstalten hielt sich die Anzahl der Aufnahmegesuche noch lange Zeit in Grenzen. Man sollte denken, daß für viele psychisch kranke Menschen mit der Einrichtung der Heil- und Pflegeanstalten die Hoffnung auf eine medizinische Besserung und Heilung verbunden war. Das war aber nicht der Fall. Es gab, wenn überhaupt, nur wenige überzeugende therapeutische Konzepte für psychisch kranke Kinder und Jugendliche, die eine stationäre Behandlung rechtfertigten. Neben einer aus therapeutischen Gründen vorgenommenen Trennung vom Elternhaus beschränkte sie sich auf Pflege, Betreuung und Fürsorge, oft aber nur auf Isolierung und manchmal auf „Wegschließen". Diese und andere Mißstände in der Unterbringung und Versorgung psychisch Kranker wirkten abschreckend. Die Betreuung in den oft nur acht bis zehn Betten umfassenden privaten Einrichtungen konnten sich nur wenige leisten. Das Resultat war, daß die meisten psychisch kranken Kinder und Jugendlichen weiterhin in ihren Familien versorgt wurden.

Der weithin bekannte Berliner Psychiater Bernhard Heinrich Laehr (1882) ging davon aus, daß auch in Deutschland im 19. Jahrhundert weiterhin eine große Anzahl psychisch kranker Menschen in der eigenen Familie ärztlich behandelt und darin tatsächlich zur Genesung geführt werde. Andere Kranke würden erst genesen, wenn sie den im eigenen Hause vorhandenen schädlichen Einflüssen entzogen würden. Psychisch gestörte Kinder würden wesentlich häufiger zu Hause verbleiben als Erwachsene. Psychisch gestörte Kinder und Jugendliche in ländlichen Regionen verblieben fast ausschließlich in den bäuerlichen Großfamilien. Sie wurden von der Dorfgemeinschaft als „Dorftrottel" akzeptiert oder gepeinigt. Aber sie wurden auch in vielen bürgerlichen Familien aufgezogen, manchmal sogar verhätschelt (z. B. Langdon-Down-Kinder) oder kamen gegen ein Kost- und Pflegegeld in Pflegefamilien. Es gibt nicht viele konkrete Aufzeichnungen darüber, welche Schicksale psychisch auffällige Kinder noch nach der Aufklärung, also vor etwa 200 Jahren, erleiden mußten. Man ist hier auf Rückschlüsse angewiesen. Die psychischen Störungen bei Kindern wurden überwiegend nicht als solche erkannt, vielmehr als Erziehungsschwierigkeiten eingestuft, und man versuchte, sie dementsprechend von ihren Unarten zu befreien; wahrscheinlich gehörte neben der Belohnung die Bestrafung zu den obersten Prinzipien. Wie groß das therapeutische Unbehagen der Lehrer und Erzieher auch damals gewesen sein muß, zeigt sich auch darin, daß im 20. Jahrhundert die Rezeption der Psychotherapie, insbesondere der Individualpsychologie (Alfred Adler) besonders bei den Pädagogen spontan und nachhaltig erfolgte. Anton Müller, Leiter der Irrenanstalt in Würzburg, berichtete 1798 über einen 16jährigen Jungen, der jahrelang im Schweinestall seines Vaters angekettet war. Er hatte den Gebrauch seiner Glieder und seines Geistes so vollständig verlernt, daß er Nahrung nur noch wie ein Tier aus dem Napf lecken konnte. Ständig stellte Müller bei der Einlieferung von Patienten, die bislang in der Familie versorgt worden waren, blau geschlagene Rücken und offene Wunden fest.

6.4.6 Mißstände in der psychiatrischen Krankenversorgung

Mißstände in der Versorgung psychiatrisch Kranker im 18., aber auch noch im 19. Jahrhundert bestanden in allen europäischen Ländern. Johann Christian Reil (1759–1813), der Schöpfer des Begriffs „Psychiatrie", hat sie 1803 beschrieben: „Wir sperren diese unglücklichen Geschöpfe gleich Verbrechern in Tollkoben, in ausgestorbene Gefängnisse, neben den Schlupflöchern der Eulen in öde Klüfte über den Stadttoren oder in die feuchten Kellergeschosse der Zuchthäuser ein, wohin nie ein mitleidiger Blick des Menschenfreundes dringt, und lassen sie daselbst, angeschmiedet an Ketten, in ihrem eigenen Unrat verfaulen. Ihre Fesseln haben ihr Fleisch bis auf die Knochen abgerieben, und ihre hohlen und bleichen Gesichter harren des nahen Grabes, das ihren Jammer und unsere Schande zudeckt."

Der Schweizer Psychiater Klaus Ernst referierte 1983 eine epidemiologische Studie des französischen Psychiaters de Cailleux, die dieser 1875 im Auftrage der Regierung des Kantons Fribourg (Schweiz) durchführte. Er untersuchte alle 164 ihm bekannt gewordenen psychisch kranken und geistig Behinderten in Städten und

Dörfern des Kantons. Sie wurden in ihren Familien notdürftig körperlich versorgt, die menschlichen Kontakte waren auf das Notwendigste begrenzt. 25 Kranke lebten isoliert oder gefesselt zu Hause, sie waren in Kammern, Verschlägen oder Ställen abgesondert; einige waren ständig mit Ketten, Riemen oder Stricken gefesselt. Nur 17 lebten in einem Gemeindehospital oder in einem Pflegeheim. Die übrigen wurden von ihren Familien versorgt. „Über die meisten Kranken sind Jahre und Jahrzehnte hinweggegangen, während deren sie halluzinierten, angstvoll oder depressiv untätig in ihrer Kammer saßen oder lagen", führte de Cailleux (Ernst 1983) aus.

Nach zeitgenössischen Berichten erfolgten die ambulanten Behandlungen häufig durch Bader. Die Kranken wurden mit Brechweinstein oder mit anderen ekelhaften Mixturen traktiert oder durch massive Aderlässe. Bei letzteren wurden den Kranken Verletzungen an den Armen oder Füßen zugefügt. In die Wunden wurden zusätzlich ätzende Substanzen eingebracht. In anschließenden und über mehrere Tage wiederholten warmen Fuß- oder Armbädern sollte ein „Ausbluten der Krankheit" erfolgen. Als Beweis für den Behandlungserfolg wurden die im Wasser befindlichen Fibrinklumpen als durch den Aderlaß beseitigte Krankheitsursachen bezeichnet. Noch in der ersten und bis in die zweite Hälfte des 19. Jahrhunderts wurden überall in Europa immer noch grausame Behandlungsmethoden wie Drehstühle, Ekel-, Kaltwasser- und Schmerztherapien bei Jugendlichen ebenso wie bei Erwachsenen angewendet.

7. Psychisch kranke Kinder und Jugendliche im 19. Jahrhundert in Deutschland
19. Jahrhundert

7.1 Einführung

Mit der fast gleichzeitigen Einführung von neuen Begriffen wie Psychiatrie, Psychosomatik und Psychose begann mit dem 19. Jahrhundert auch die eigentliche Geschichte der Psychiatrie und der Entwicklungspsychiatrie. Sie umfaßte wie die innere oder die chirurgische Medizin alle Altersgruppen. Zunächst gab es nur wenige Ärzte mit psychiatrischen und noch weniger mit speziellen kinder- und jugendpsychiatrischen Erfahrungen. Die aus dem Altertum stammenden und fortgeschriebenen psychiatrischen Nosologien änderten sich zwar im Laufe der Jahrhunderte, aber überwiegend wurden sie bis zur Neuzeit nur umgeschichtet und umbenannt. Selbst die psychiatrischen Erneuerer Philippe Pinel und Jean Etienne Dominique Esquirol hatten sich noch nicht vollständig vom Dämonenglauben losgesagt. Einige Psychiater hingen der von dem deutschen Psychiker Johann Christian August Heinroth vertretenen Dogmatik von der nicht therapierbaren Seele an; andere teilten die Überzeugungen der Somatiker, daß ausschließlich körperliche Krankheiten zu psychischen Störungen führen könnten. Erst allmählich wuchs die Einsicht, daß es sowohl psychogen als auch somatogen bedingte Erkrankungen gibt und die meisten psychiatrischen Krankheiten mehrere Ursachen haben.

7.2 Die besondere Situation in Deutschland

Weshalb gerade in Deutschland die Psychiatrie einen so gewaltigen Aufschwung nahm, daß man mit dem Psychiatriehistoriker Edward Shorter (1999) vom 19. Jahrhundert als einem „deutschen Jahrhundert der Psychiatrie" sprechen könnte, hat mehrere Gründe. Deutschland konnte in wenigen Jahrzehnten den gegenüber der französischen Psychiatrie bestehenden Rückstand dadurch aufholen und ausbauen, daß es innerhalb des föderativ und dezentral gegliederten Deutschen Reiches Königreiche und Fürstentümer gab, die über eigene Universitäten und Kliniken verfügten. Im Jahr 1880 zählte man im Deutschen Reich, in der Donaumonarchie und in der Schweiz insgesamt 19 Lehrstühle für Psychiatrie und Neurologie; das war schon ein zahlenmäßiger Vorteil – verglichen mit dem Lehrstuhl in Paris, der zwar ruhmreich, aber der einzige in Frankreich war. Allein im Deutschen Reich mit seinen fast 47 Millionen Einwohnern gab es im Jahr 1890 16 Lehrstühle für Psychiatrie und Neurologie mit angegliederten neuropsychiatrischen Kliniken, in die immer auch Kinder und Jugendliche aufgenommen wurden. Ein weiterer Vorteil ergab sich daraus, daß es sich bei den Neugründungen überwiegend nicht um isolierte psychiatrische, sondern um

Nervenkliniken handelte, die Psychiater und Neurologen unter einem Dach vereinten. Dadurch wurde ein ständiger, direkter Austausch der neurologischen und psychiatrischen Forschungsergebnisse möglich. Das wiederum beförderte die Einführung neuropsychiatrischer Vorlesungen. Besonders in der Neuropathologie vollzog sich innerhalb einiger Jahre eine rasante Entwicklung. Mit der wachsenden Zahl der neuropsychiatrischen Universitätskliniken wurden zunehmend Kranke aus den Heil- und Pflegeanstalten überwiesen und aufgenommen. Das trug zwangsläufig zu einer Vermehrung der Arztstellen und der Mitarbeiter in der Krankenversorgung und in den Laboratorien bei, die zu einer durchgreifenden Verbesserung der psychopathologischen Forschung und neuropathologischen und neurophysiologischen Arbeit führten. Carl Friedrich Westphal (1833–1890), ein enger Freund Wilhelm Griesingers, wurde zum Begründer der Neuropathologie. Der angesehene französische Psychiater Pierre Pichot (1983) stellte dazu fest, daß die deutsche Psychiatrie dadurch über viele Voraussetzungen verfügte, um sich ihre Vorrangstellung in der Welt zu sichern und auszubauen. Der Einfluß der deutschen Psychiatrie und indirekt mit ihr der Kinder- und Jugendpsychiatrie entwickelte sich stetig während des gesamten Jahrhunderts und erreichte seinen Höhepunkt während und nach den Gründerjahren.

Dazu ein kurzer Überblick über die um 1890 in Deutschland bestehenden psychiatrisch-neurologischen Universitätskliniken, die jeweils von einem Lehrstuhlinhaber geleitet wurden. Nach ihren Gründungsdaten gegliedert sind dies: Berlin (1832), Greifswald (1834), Jena (1848), Würzburg (1848), Erlangen (1850), München (1861), Göttingen (1866), Straßburg (1872), Marburg (1877), Breslau (1877), Heidelberg (1878), Halle (1879–1885 in Nietleben), Königsberg (1879), Bonn (1882), Leipzig (1882) und Freiburg (1887).

Daneben bestanden zu dieser Zeit in Deutschland im Jahr 1890 (Laehr 1891) über 235 Heil- und Pflegeanstalten mit 538 Ärzten für 55734 Patienten, darunter 47 ärztlich geleitete Anstalten für Idioten und Epileptiker. Das bedeutete, daß sich von 100000 Einwohnern 118 Patienten wegen psychischer Störungen in einer psychiatrischen Krankenanstalt aufhielten. Innerhalb von 30 Jahren wurden in Deutschland 28 neue Anstalten eingeweiht; im Vergleich dazu waren es in Frankreich 18 und in Großbritannien 38. Zu den bekanntesten deutschen Irrenhäusern und Heil- und Pflegeanstalten gehörten der 1811 gegründete Sonnenstein, 1825 die Siegburg (Maximilian Karl Wiegand Jacobi, 1775–1858), 1830 der Sachsenberg (Carl Friedrich Flemming, 1799–1880), 1834 Winnenthal (Ernst Albert von Zeller, 1804–1872, Lehrer Wilhelm Griesingers), 1836 Halle (Heinrich Damerow, 1798–1866) und 1842 die Illenau (Christian Friedrich Wilhelm Roller, 1802–1878).

Besondere Zeitschriften für Psychiatrie gab es im 18. und im beginnenden 19. Jahrhundert in Europa nur in Deutschland. Die ersten, ab 1783 gegründeten Zeitschriften „für empirische Psychologie", „Erfahrungs-Seelenkunde", „Menschenkenntnis" oder „Philosophische Anthropologie" wurden von Nicht-Ärzten herausgegeben. Im Jahr 1803 erschien das erste Heft des von dem führenden Psychiater Johann Christian Reil mit dem Philosophen Adalbert Kayssler gegründeten „Magazins für psychische Heilkunde", in dem Kayssler mit einem viel beachteten Aufsatz über „Medizin und Pädagogik" vertreten war. 1808 gaben Reil und Johann Christoph Hoffbauer eine „Zeitschrift zur Beförderung einer Kurmethode auf psychischem Wege" heraus. Der Psychiater Christian Friedrich Nasse, ein Schüler Reils, gründete 1818 die „Zeitschrift für psychische Ärzte, mit besonderer Berücksichtigung des Magnetismus" (1818–1822), die einige Jahre später in „Zeitschrift für Anthropologie" (1823–1826) umbenannt wurde; sie war das bedeutendste der bisher begründeten Journale.

Im Jahr 1844 schlossen sich drei bekannte Psychiater – Damerow, Roller und Flemming – zusammen und edierten die „Allgemeine Zeitschrift für Psychiatrie und psychisch-gerichtliche Medicin", die später von Richard Freiherr von Krafft-Ebing, Christian Friedrich Nasse, Heinrich Schüle und Bernhard Heinrich Laehr herausgegeben wurde und die erste und gleichzeitig einflußreichste deutsche Zeitschrift war und über lange Zeit Bestand (1844–1937) hatte. Jährlich erschienen 6 Hefte. In der zweiten Hälfte des 19. Jahrhunderts erschien in Deutschland dann als psychiatrisches Periodikum neu das „Archiv für Psychiatrie und Nervenkrankheiten", gegründet 1868 von Wilhelm Griesinger, herausgegeben von Bernhard von Gudden (1824–1886), Ludwig Meyer, Theodor Meynert und Carl Friedrich Westphal im Berliner Verlag Hirschwald, daneben einzelne Hefte in loser Folge (1868–1983); die „Jahrbücher für Psychiatrie" (Neue Folge des psychiatrischen Centralblattes); Herausgeber waren die Vereine für Psychiatrie und forensische Psychologie in Wien, Sanitäts-Rat Dr. Moritz Gauster und Regierungs-Rat Dr. Theodor Meynert, in Wien bei Töplitz und Deuticke (1879–1889); das „Centralblatt für Nervenheilkunde, Psychiatrie und gerichtliche Psychopathologie" wurde von Adolf Erlenmeyer in Commission bei G. Boehme in Leipzig (1878–1910) herausgegeben. Das „Neurologische Centralblatt. Übersicht über Leistungen auf dem Gebiete der Anatomie, Physiologie, Pathologie und Therapie des Nervensystems, einschl. der Geisteskrankheiten"

wurde von E. Nendel 1882, Leipzig, gegründet; monatlich erschienen zwei Nummern (1882–1921). „Der Irrenfreund. Psychiatrische Monatsschrift für praktische Aerzte" wurde 1859 von Friedrich Koster (1822–1893) gegründet, die bis 1877 mit Dr. Caspar Max Brosius, Dr. Friedrich Betz, Heilbronn und A. Scheunen herausgegeben wurde, danach übernahm Brosius 1878 die alleinige Redaktion bis zur Einstellung der Zeitschrift im Jahr 1897. Von besonderer Bedeutung für die spätere Entwicklung einer Kinder- und Jugendpsychiatrie war die von Johannes Trüper (1855–1921), Christian Ufer (1856–1930) und Julius Ludwig August Koch im Jahre 1896 erfolgte Gründung der Zeitschrift „Die Kinderfehler", die von ihrem 12. Jahrgang (1907) an als „Zeitschrift für Kinderforschung" herausragende Bedeutung nicht allein für Pädagogen und Psychologen, sondern auch für Ärzte und Psychiater gewann.

Neben dem „Allgemeinen Verein der deutschen Irrenärzte", dem 1864 nur 91 Mitglieder angehörten, gab es im Jahr 1890 in mehreren Ländern psychiatrische Vereinigungen, die in regelmäßigen Abständen Sitzungen veranstalteten und auf denen relativ häufig psychische Störungen des Kindes- und Jugendalters diskutiert und in der „Allgemeinen Zeitschrift für Psychiatrie" publiziert wurden. Die wichtigsten wissenschaftlichen Vereine waren: Der „Psychiatrische Verein zu Berlin", der „Medizinisch-psychologische Verein in Berlin", der „Verein der Irrenärzte Niedersachsens und Westphalens", der „Psychiatrische Verein der Rheinprovinz", der „Südwestdeutsche Verein von Irrenärzten" und der „Verein der schlesischen Irrenärzte".

7.3 Entwicklungs-psychiatrische Tendenzen

Zu Beginn des 19. Jahrhunderts fehlte in der Psychiatrie eine eindeutige, klar definierte und allgemein anerkannte deskriptive Nomenklatur. Die überkommenen Begriffe Phrenesie, Melancholie, Delir, Paranoia, Blödsinn, Demenz, Schwäche- und Erschöpfungszustände waren psychiatrische Krankheitsbilder, deren Inhalte nur approximativ festgelegt und für unterschiedliche Syndrome verwendet wurden. Die Taxonomie, die konkrete Systematik, richtete sich nicht allein nach der Symptomatik, sondern auch nach der Häufigkeit, nach den Ursachen und nach dem Verlauf der Erkrankungen. Erst die Klassifikationen von Wilhelm Griesinger, Heinrich Schüle, Hermann Emminghaus und schließlich von Emil Kraepelin boten hinreichende diagnostische und nosologische Grundlagen für eine Kategorisierung.

Das 19. Jahrhundert war für das künftige Schicksal von psychisch kranken Kindern und Jugendlichen von entscheidender Bedeutung. Erst zu dieser Zeit, vor etwa 200 Jahren, setzte eine Entwicklung ein, die zu einer allmählichen Emanzipation einer alters- und entwicklungsorientierten Psychiatrie des Kindes und Jugendalters führte. Bislang hatten sich in erster Linie Philosophen und Pädagogen nicht nur für die Erziehung verantwortlich gefühlt, sondern auch für die seelischen Störungen des Kindesalters. Erst gegen Mitte des 19. Jahrhunderts wurden psychische Störungen in diesem Lebensalter aus ärztlicher Sicht als Krankheiten anerkannt. Damit stand psychisch kranken Kindern und Jugendlichen in gleichem Umfang wie psychisch kranken Erwachsenen und körperlich kranken Kindern ein Anspruch auf ärztliche Hilfe und Behandlung zu.

Solange es Menschen gibt, wußte man, daß schon das gesunde Neugeborene und der Säugling und ebenso das Klein- und Schulkind, der Jugendliche und der Heranwachsende sich im Laufe der Entwicklung nicht nur körperlich, sondern auch psychisch veränderten. Man sah, daß Kinder und Jugendliche sich streckenweise kontinuierlich, manchmal aber auch sprunghaft entwickelten. Man erfuhr an seinen eigenen Kindern, daß die Entwicklung manchmal verfrüht und manchmal verspätet einsetzte, während sie bei anderen stagnierte oder regredierte. Aber erst allmählich begann bei den Ärzten die Erkenntnis zu wachsen, daß nicht nur im somatischen, sondern auch im psychischen Bereich Krankheiten auftraten, die vom Lebens- und Entwicklungsalter abhingen, eine typische Symptomatik aufwiesen und eine spezielle Diagnostik und Therapie erforderten. Bis dahin, bis zu Wilhelm Griesinger, Heinrich Schüle, Karl Ludwig Kahlbaum, Hermann Emminghaus und Georg Theodor Ziehen (1862–1950) war es noch ein weiter Weg, aber es gab Vorläufer. Zu diesen zählten neben den Psychologen und Heilpädagogen Psychiater wie der Waisenhausarzt Johann Christian August Heinroth, die Psychiater Franz von Rinecker (1811–1883) und Karl Ludwig Kahlbaum, und Pädiater wie Meinhard von Pfaundler oder Adalbert Czerny und viele andere Ärzte, die in psychiatrischen oder pädiatrischen Kliniken zunehmend häufiger psychische Störungen bei Kindern erkannten und beschrieben. Hinweise auf eine sich ansatzweise formierende Entwicklungspsychiatrie fehlten zu Beginn des 19. Jahrhunderts fast gänzlich. Sie lassen sich allerdings rückblickend nicht selten aus den oft sehr präzisen Fallschilderungen und den Verlaufskontrollen psychischer Störungen erkennen.

Die in den letzten Jahrzehnten gelegentlich getadelte Abstinenz der alten Psychiater gegenüber kinder- und jugendpsychiatrischen Problemen hält einer kritischen Sichtung nicht stand. Das ergibt sich sowohl aus der systematischen Durchsicht der damals einschlägigen Fachzeitschriften mit ihren zahlreichen kinder- und jugendpsychiatrischen Kasuistiken als auch aus den in der zweiten Hälfte des 19. Jahrhunderts fast in jedem Lehrbuch der allgemeinen Psychiatrie enthaltenen Hinweisen und Kapiteln über psychische Störungen im Kindesalter. Gegen Ende des 19. Jahrhunderts war in den meisten Abhandlungen und Lehrbüchern der Einfluß von Heinrich Schüle, Jean Paul Friedrich Scholz (1831–1907) und besonders von Hermann Emminghaus mit seinem Lehrbuch „Die psychischen Störungen im Kindesalter" (1887) unverkennbar. Daß es zu keiner grundlegenden nosologischen Systematisierung der Krankheitsbilder des Kindes- und Jugendalters kam, erklärt sich aber auch daraus, daß für die wenigen vorhandenen Psychiater die schweren Erkrankungen des Erwachsenenalters, die lebensbedrohlichen Katatonien und Stuporen und besonders die Lues absolut im Vordergrund stehen mußten. Die meisten psychisch gestörten und kranken Kinder und Jugendlichen wurden deshalb ebenso wie körperlich oder neurologisch kranke Kinder und Jugendliche mit körperlichen Behinderungen, Anfallsleiden und geistigen Schwächen überwiegend von niedergelassenen Ärzten oder von Heilpädagogen in ihren Familien behandelt; schriftliche Berichte darüber sind jedoch sehr selten erhalten geblieben.

Viel schwieriger als bei körperlichen Erkrankungen des Kindesalters, bei denen Leitsymptome wie Fieber, Husten, Exantheme, Erbrechen usw. im Vordergrund standen und relativ leicht erkannt und benannt werden konnten, erwies sich die Erkennung, Einordnung und Behandlung der individuell sehr unterschiedlichen psy-

chischen Symptome in den verschiedenen Lebensabschnitten. Die bis Ende des 19. Jahrhunderts von Psychiatern entwickelte Psychopathologie des Erwachsenenalters wurde versuchsweise auf das Kindesalter „transponiert"; sie erwies sich aber nur für das Jugendalter als bedingt brauchbar. Während die psychisch kranken Erwachsenen des mittleren Lebensalters eine statistisch relativ homogene Vergleichsgruppe bilden, sind die beiden ersten Lebensjahrzehnte des Menschen durch eine stürmische, oft diskontinuierliche und regelmäßig individuell unterschiedliche seelische Entwicklung charakterisiert. Dies wurde, wie sich aus den vorliegenden Kasuistiken psychisch gestörter Kinder und Jugendlicher ergab, erst allmählich erkannt. Es ist ein Verdienst der damaligen Ärzte, realisiert zu haben, daß sich die psychopathologische Symptomatik Erwachsener nicht deduktiv „pädiatrisieren" ließ. Dadurch wurden latent vorhandene Entwicklungsgedanken mobilisiert und erste Markierungen für eine eigenständige alters- und entwicklungsspezifische Diagnostik und für eine spätere Klassifikation gesetzt.

Diese alters- und entwicklungsspezifische Metamorphose der kognitiven, emotionalen und sozialen Dimensionen, deren Analyse im Hinblick auf die normative psychische Entwicklung auf einige hoffnungsvolle Ansätze zurückblicken kann, ist im Hinblick auf die psychopathologischen Erscheinungsbilder des Kindes- und Jugendalters aber noch lange nicht abgeschlossen.

7.4 Ätiopathogenetische Paradigmenwechsel

Die Wissenschaft über die Erkennung und Behandlung von psychischen Störungen im Kindes- und Jugendalter entwickelte sich ebenso wie die anderer Wissenschaften nach dem von Auguste Comte (1824) aufgestellten Postulat des „Dreistadiengesetzes". Über die Stadien des theologischen und des metaphysischen Wissens wurde als Endstufe das positive Wissen erreicht; die Erkenntnis der Realität mit den Folgerungen, die sich aus der Wissenschaft daraus ergeben.

Die Erkenntnis, daß abweichendes Verhalten von Kindern und Jugendlichen Ursachen haben mußte, bestand seit dem Altertum. Versuche, diese psychischen Störungen zu vermeiden oder zu heilen, blieben lange Zeit erfolglos. Sie führten zu den schwerwiegenden und grauenvollen Irrtümern des Mittelalters. Vermutungen, daß die psychische Störungen erzeugenden Ursachen entweder von außen auf das Kind einwirkten oder im Kind selbst liegen könnten – bedingt durch Vererbung oder durch organische Schäden –, waren schon immer naheliegend. Sie im Einzelfall zu klären erwies sich als schwierig.

Bedingt durch den lange schwelenden Streit zwischen den psychischen und somatischen Ärzten, trat (s. u. Kapitel 8) neben den peristatischen und organischen Ursachen eine neue, eine dritte Dimension hinzu: die von Gott gegebene und vom Körper unabhängige Seele. Dadurch wurden die Dämonen der Vergangenheit von einer individuellen autochthonen Seele abgelöst, und an die Stelle der oktroyierten „Besessenheit" traten die Kriterien der persönlichen Schuld und der „Krankheit als Sühne". Durch die Fortschritte der naturwissenschaftlichen Medizin wurden diese theologischen und metaphysischen Hypothesen, die in Ansätzen sogar noch heute latent wirksam sind, allmählich zurückgedrängt. An ihre Stelle traten erst später humangenetische, hirnorganische und psychogene Kategorien.

Unter dem Einfluß wechselnder Lehrmeinungen, insbesondere des Degenerationskonzepts oder der Neurasthenielehre, wurden auch bei Kindern altbekannte Störungsbilder im Hinblick auf ihre Entstehung neu diskutiert. Im körperlichen Bereich suchte man nach Abweichungen, nach Stigmen, die zum ursächlichen Verständnis von psychischen und moralischen („moral insanity" hieß das Schlagwort) Erkrankungen beitragen sollten, letztlich aber *ad absurdum* geführt wurden. Zeitlich parallel mit der Hypnotismus- und Suggestionslehre, aber mit großer Nachhaltigkeit rückte das hirnorganische Krankheitsmodell in den Vordergrund des wissenschaftlichen Interesses, ohne jedoch die Neurasthenielehre und die sich entwickelnde Psychoanalyse zu beeinträchtigen. Im Lauf der Jahrzehnte ließen sich mit zunehmender Wahrscheinlichkeit manchmal bereits eindeutige Zuordnungen zu bestehenden diagnostischen Konzepten vollziehen, während in den meisten Fällen nur einfache und neutrale Fallbeschreibungen möglich waren. Erst danach kamen mit Wilhelm Griesinger, Heinrich Schüle, Hermann Emminghaus und mit Ludwig Scholz und Georg Theodor Ziehen, schließlich mit Sigmund Freud und mit Emil Kraepelin die leichten Abweichungen und die schweren seelischen Anomalien des Kindes- und Jugendalters vermehrt ins Blickfeld der Ärzte.

Nicht zuletzt durch die somatisch orientierten Psychiater und Pädiater des ausgehenden 19. Jahrhunderts blieb die europäische Kinderpsychiatrie biologischen Prinzipien stärker verhaftet als die vorwiegend psychologisch ausgerichteten Erziehungsberatungsstellen in Deutschland, Österreich und in der Schweiz und die „child guidance clinics" in den USA. Sie wurden bis weit ins 20. Jahrhundert hinein den kinderpsychiatrischen Anforderungen nur teilweise gerecht. In den USA kam es, von gewichtigen Ausnahmen in der klinischen Kinderpsychiatrie (Kanner 1935) abgesehen, zu einem fast absoluten Prävalieren milieutheoretischer Konzepte. Die damals extrem hohe Häufigkeit angeblich psychotischer Erkrankungen im Kindesalter erklärt sich aus einem klassifikatorisch bedingten Mißbrauch der Schizophreniediagnose (Mosse 1960). Es ist anzunehmen, daß es sich bei diesen „Schizophrenien" des Kindesalters neben akuten exogenen Reaktionen (Bonhoeffer 1912) und symptomatischen Psychosen auf dem Boden unerkannter zerebraler Dysfunktionen und Enzephalopathien verschiedener Ätiologie vorwiegend um schwere neurotische und psychosomatische Erkrankungen gehandelt hat.

Gegen Ende des 19. Jahrhunderts war die Psychiatrie und mit ihr auch die in ihren Anfängen befindliche und besonders eng an sie gebundene Kinder- und Jugendpsychiatrie an einem dramatischen Wendepunkt ihrer Entwicklung angelangt, der allen damals daran Beteiligten bewußt war. Auf der einen Seite stand die hirnorganisch-pathologische (Griesinger, Meynert, Wernicke) und, worauf August Fauser (1891) besonders hinwies, die entwicklungsgeschichtliche Forschung. Auf der anderen Seite standen dagegen neue psychologisch-psychogenetische (Wundt, Charcot, Freud) Erkenntnisse, die aber nicht endgültig die „Frage nach dem Sitz der Seele" verstummen lassen konnten. Weitgehende Übereinstimmung bestand in den meisten Schulen dieser Zeit darüber, daß jedem Psychischen ein Physisches entsprechen müsse. Die vorherrschende Hoffnung war, daß für die psychischen Störungen, insbesondere für die Geisteskrankheiten, charakteristische pathologisch-anatomische Gehirnveränderungen festgestellt werden könnten, wie dies für die progressive Paralyse glänzend belegt worden war. Aber es fehlte auch nicht an Stimmen, die bezweifelten, ob es je gelingen würde, das gesamte Gebiet der psychischen Störungen unter einem einheitlichen naturwissenschaftlichen Gesichtspunkt zu begreifen.

Tatsächlich sind besonders im Kindes- und Jugendalter dogmatische Kausallehren, die in monomaner Verkennung von Ideologie und Wissenschaft einseitig erbbiologische oder psychosoziologische Konzepte vertreten, zum Scheitern verurteilt. Im Gegensatz zur ursachenzentrierten Nosologie der naturwissenschaftlichen Medizin, die damit große präventive und therapeutische Erfolge erzielt hat, ist im Hinblick auf die psychischen Störungen in weiten Bereichen eine klare ätiopathogenetische Zuordnung eine Fiktion. Sie muß sich auch heute noch oft auf deskriptive Zuschreibungen beschränken, die dann als willkommene Zielsymptome für eine medikamentöse oder verhaltenstherapeutische Behandlung gelten. Diese „target symptoms" lassen jedoch keinen Rückschluß auf die Ätiologie und Genese der Krankheit zu.

8. Der Streit der romantischen und somatischen Psychiater

19. Jahrhundert

8.1 Einführung

Zu Beginn des 19. Jahrhunderts setzte in Deutschland ein Streit zwischen den sogenannten „Psychikern" und den „Somatikern" ein. Es ging um eine Klärung der Frage, ob in erster Linie psychische oder somatische Ursachen für die Entstehung von psychiatrischen Erkrankungen verantwortlich seien. An dieser Auseinandersetzung, die sich über mehrere Jahrzehnte hinzog, beteiligten sich zahlreiche Psychiater und andere Ärzte. Die Ansichten über die Nützlichkeit des Streites waren geteilt. Während einige Kritiker sie als ein unnötiges Spektakel ansahen, vertraten andere die Ansicht, daß es sich um einen notwendigen und klärenden Disput handle. Rückblickend ist der letzteren Ansicht zuzustimmen, obgleich selbst die Wortführer beider Richtungen sich im Hinblick auf ihre Thesen nicht absolut konsequent, sondern eklektisch verhielten. In Deutschland war die ganze erste Jahrhunderthälfte von diesen brisanten spekulativ-philosophischen Richtungskämpfen bestimmt, die in anderen europäischen Ländern zwar deutlich wahrgenommen wurden, aber die weitere Entwicklung der Psychiatrie jedoch nur partiell beeinflußten. Der Ausgang des hin- und herwogenden Kampfes war zunächst ungewiß. Er endete erst gegen die Mitte des 19. Jahrhunderts mit einem Sieg der Somatiker.

Der führender Vertreter der Psychiker war Johann Christian August Heinroth, der 1818 ein „Lehrbuch der Störungen des Seelenlebens" veröffentlicht hatte und die These vertrat, daß seelische Erkrankungen Folgen begangener Sünden und moralischer Verfehlungen seien. Vergleichbare Anschauungen vertraten Carl Wilhelm Ideler, Friedrich Eduard Beneke (1798–1854), Alexander Haindorf (1782–1862) und Dietrich Georg von Kieser (1779–1862). Inhaltlich ließen sich neben der im Vordergrund stehenden christlich-religiösen Tendenz unterschiedliche philosophische (Locke, Kant, Schelling), pädagogische (Rousseau), philanthropische (Basedow) und ältere ärztlich-romantische (Stahl, Kerner) Einflüsse erkennen. Die psychotherapeutisch orientierten Psychiater beriefen sich letztlich alle auf Kant, der seelisch Kranke für ihre Krankheit, besonders aber für ihre Heilung selbst verantwortlich machte, denn sie könnten, wenn auch nicht immer, „durch den bloßen Vorsatz ihrer krankhaften Gefühle Meister werden".

Maßgebliche Wortführer der Somatiker waren Maximilian Jacobi, Christian Friedrich Nasse und Johannes Baptista Friedrich. Diese somatischen Ärzte waren von Anbeginn stärker von erblichen und hirnorganischen Krankheitshypothesen bestimmt. Sie leugneten zwar auch nicht „das göttliche Element der Seele" (Jacobi

1844), aber sie grenzten sich generell von den theologischen und philosophischen Theorien der Psychiker ab. Nur bei Alexander Haindorf fand sich eine Verquickung von letztlich unvereinbaren psychologischen und somatischen Konstrukten, die für die Entstehung von kognitiven und emotionalen Störungen verantwortlich gemacht wurden. Haindorf war einer der wenigen Denker dieser Zeit, die einen spekulativen Ansatz über die Stufen der seelisch-geistigen Entwicklung des Menschen vorlegten. Er ging dabei von einem „tierischen Egoismus" aus, mit dem beim Kind erste psychische Eindrücke über die Sinnesorgane vermittelt würden. In der zweiten Stufe stellten sich sinnliche Vorstellungen ein, die im Großhirn zu lokalisieren seien. In der dritten Stufe manifestierten sich der Verstand und die Vorstellungskraft, und erst in der vierten Stufe seien abstrakte und virtuelle Vorstellungen, Ideen und Phantasien möglich. Daraus und in einer von ihm getroffenen Unterscheidung von Geistes- und Gemütskrankheiten, mit einer uns heute willkürlich erscheinenden Zuordnung zu bestimmten Hirnregionen, wurde der spekulative Charakter seiner Gedankenwelt deutlich.

Beide Konstrukte, die psychischen wie die somatischen, spielten in veränderter Form und mit anderen Inhalten für die Ursachen der psychiatrischen Erkrankungen weiterhin eine wissenschaftlich bedeutsame Rolle. Wollte man die Sicht der Psychiker einnehmen, kämen alle Menschen mit einer gesunden Seele zur Welt, die man heute der primären genetischen Ausstattung zuordnen müßte. Diese vorgegebene günstige Anlage könnte sich allerdings nur in einer günstigen Umwelt voll entfalten, andernfalls würden psychische Störungen und Psychosen entstehen. Aus der Sicht der Somatiker waren es neben angeborenen günstigen oder ungünstigen und den ererbten Charaktereigen-

schaften besonders hirnorganische Schäden, die im Laufe des Lebens aufträten und schon bei Kindern und Jugendlichen zu seelischen Störungen und psychiatrischen Erkrankungen führen könnten.

Aus den Schriften beider Kontrahenten geht hervor, daß sie bei allen trennenden Gegensätzen letztlich die von ihren jeweiligen Gegnern angeführten konträren Ursachen, wenn oft auch nur am Rande, in ihre theoretischen Überlegungen einbezogen hatten: die Psychiker Johann Christian August Heinroth und Carl Wilhelm Ideler ebenso wie die Somatiker Maximilian Jacobi und Christian Friedrich Nasse. Besonders bei Johann Christian Reil und Ernst von Feuchtersleben wird deutlich, daß sie zu den Eklektikern gehörten und dies auch nicht leugneten. Sie dachten und argumentierten in Einzelfällen sowohl „psychisch" als auch „somatisch".

8.2 Die romantischen Ärzte

Seitdem der in der Zeit der Romantik hochgerühmte **Georg Ernst Stahl (1660–1734)**, ein maßgeblicher Vertreter des Animismus, Präsident der obersten Preußischen Gesundheitsbehörde und Leibarzt Friedrich Wilhelms I. von Preußen, die absolute Dominanz der seelischen gegenüber den körperlichen Einflüssen für die Entstehung von psychiatrischen Erkrankungen vertrat, herrschte in Deutschland ein „Triumph der Psychiker". Für Stahl war allein die Seele die allbewegende Kraft des Lebens, sie verbinde die Organe und Funktionen miteinander und bilde die Grundlage von Gesundheit und Krankheit. Er lehnte chemische oder physikalische Erklärungen für körperliche Funktionen ab. Das seiner Theorie zugrundeliegende vitalistische Prinzip drückte sich in einem immanenten gesunden Instinkt aus, der das seelische Erleben und die körperlichen Funktionen steuere, während körperliche und seelische Krankheiten als gestörte Ausgleichsfunktionen der Seele aufgefaßt wurden. Die Störungen der Seele selbst kämen von außen auf sie einwirkenden fremden und abnormen Ideen, die zu körperlichen und seelischen Dysfunktionen führten. Aber Stahl räumte im Blick auf geistige Störungen auch körperliche Ursachen ein, etwa bei Delirien, die er jedoch streng von den psychogenen psychischen Störungen abgetrennt sehen wollte. Abnorme Leidenschaften könnten nach Stahl, in schroffer Gegnerschaft zu Heinroth, keine körperlichen Krankheiten verursachen. Der französische Psychiater Pierre Pichot führte in seinem Buch „Einhundert Jahre Psychiatrie" (1983) überzeugend aus, daß die Lehrmeinung der deutschen Psychiker eine „diesem Land eigentümliche Schule" sei, deren Studium einen „befremdenden Eindruck" hinterlasse. Tatsächlich lehnten Philippe Pinel und Jean Etienne Dominique Esquirol, die sich beide um die Humanisierung der Psychiatrie große Verdienste erworben hatten, zwar den „animalischen Magnetismus" Franz Anton Mesmers und die „Phrenologie" Franz Joseph Galls ab und galten somit für viele als Kronzeugen einer „Psychiatrie ohne Psychologie", aber auch sie waren nicht frei von überlieferten und aktuellen psychogenetischen Vorstellungen. Nicht allein die Dissertationsschrift von Esquirol, „Die Leidenschaften als Ursachen und Symptome der Geisteskrankheit" (1805), sprach dafür. Auch in dessen Nosographie und besonders in seinem Lehrbuch „Ätiologie der Seelenstörungen" (1827) wurde die „Dämonologie" unverändert als eine mögliche Ursache für die Entstehung geistiger Erkrankungen angeführt, für die er eine differenzierte „moralische Behandlung" forderte. Zur deutschen Ausgabe des Lehr-

buches von Esquirol machte Heinroth sowohl kritische als auch zustimmende Anmerkungen. Im Hinblick auf die Kindheit stimmte er Esquirol zu: „Fast bei allen Gestörten findet man vor Ausbruch der Seelenstörung schon Unordnungen, die sich mehrere Jahre und selbst bis zur Kindheit zurückverfolgen lassen." Esquirol und Heinroth lernten sich anläßlich eines Besuches in Paris persönlich kennen. Aber sie waren sich, wie der französische Psychiater Henri Ey in seiner Biographie über Esquirol (1959) darlegte, in ihren Grundgedanken so weitgehend einig, daß „man nicht zu entscheiden wagt, ob es dieser persönlichen Begegnung überhaupt noch bedurft hätte" (zit. n. Pichot 1983).

Zwischen den Konstrukten der romantischen und der somatischen Medizin herrschte zu Beginn des 19. Jahrhunderts keine absolute Trennung der beiden verfeindeten Gruppen, was die Schärfe ihrer Auseinandersetzungen jedoch nicht milderte. Bei den Psychikern wurden neben den Leidenschaften und der Sünde als Ursachen psychischer Störungen – wenn auch nur am Rande – auch genetische Faktoren erörtert, und bei einigen Somatikern, die hirnorganisch und genetisch orientiert waren, traf man, besonders bei Christian Friedrich Nasse, auf ein fast schwärmerisches romantisch-vitalistisches Gedankengut.

Noch bis weit ins 20. Jahrhundert hinein hielt sich in einer breiten Öffentlichkeit die Tendenz, für Geisteskrankheiten generell entweder psychische oder somatische Ursachen anzuführen. Die Auseinandersetzungen, die im Mittelalter zwischen der Dämonologie und der Aufklärung und im 19. Jahrhundert zwischen den Psychikern und den Somatikern ausgetragen wurden, hatten sich zwar in ihren Inhalten, aber nicht so sehr in ihren kausalen Hypothesen und den sich daraus ergebenden Therapiekonzepten verändert. Der Erforscher des „Hexenwesens",

Theodor Kirchhoff (1890), vertrat zu Beginn des 20. Jahrhunderts den Standpunkt, daß Heinroth und seine Schule „noch tief in der Teufelstheorie drin stecke". In der Mitte des 20. Jahrhunderts stand die wissenschaftliche Kinder- und Jugendpsychiatrie und die Psychiatrie einer neuen, neoromantischen Psychiatrie gegenüber, die sich zwar nicht auf Teufel und Dämonen, nicht auf Gott und auf die Sünde oder auf die pathogene Bedeutung der Masturbation, sondern auf „die Gesellschaft" als den allein maßgeblichen pathogenen Faktor berief. Die Antipsychiatrie hat sich zwar in der Zeit nach der erfolglosen Propagierung der „schizophrenogenen Mutter", wie der Schuld der Mütter überhaupt, zurückgenommen, aber in vielen nichtärztlichen, ja sogar in einigen ärztlichen Erziehungsberatungsstellen werden auch heute noch allzu pauschal die meisten psychischen Störungen bei Kindern allein auf lebensgeschichtlich bedeutsame Ereignisse zurückgeführt.

Johann Christian August Heinroth (1773 bis 1843), Sohn eines Chirurgen, studierte zunächst in seiner Geburtsstadt Leipzig Theologie und dann Medizin und setzte dann in Wien das Medizinstudium fort. Dort hörte er Vorlesungen beim Pionier der Sozialmedizin, Johann Peter Frank. 1805 wurde er promoviert. Schon 1806 habilitierte er sich mit einem anthropologischen Thema. Während der Napoleonischen Kriege war er als Militärarzt tätig. 1810 nahm er seine Vorlesungen wieder auf und wurde 1811 zum a. o. Professor ernannt. 1827 wurde er auf den neugegründeten „Lehrstuhl für psychische Therapie" in Leipzig, den ersten und einzigen in Deutschland, berufen. Im Jahr 1813 wurde er auf Vorschlag der Medizinischen Fakultät zusätzlich zum leitenden Arzt am „Waisen-, Zucht- und Versorgungshaus am St. Georgen-Spital" ernannt. Es handelte sich dabei um eine

schon 1212 gegründete Pflege- und Krankenanstalt, in die seit dem späten Mittelalter neben psychisch kranken Erwachsenen auch Kinder und Jugendliche aufgenommen wurden. Er gewann durch die tägliche Begegnung mit Kindern Einblicke in die Psychopathologie dieses Lebensabschnitts und sah bald ein, daß die „Störungen des Seelenlebens um so weniger zu beheben waren, je tiefer sie ihren Ursprung in der ersten Jugend hatten". Seine bedeutendsten Werke waren „Störungen des Seelenlebens" (1818), in dem er sich auf nicht weniger als 143 Seiten mit Betrachtungen über Gottes Natur und das „System der psychisch-gerichtlichen Medizin" (1825) auseinandersetzte; er war u. a. der Gutachter des Mörders Woyzeck, der Dramenfigur von Georg Büchner. Heinroth war der Schöpfer des Begriffs „Psychosomatik", mit dem er aber wesentlich andere Vorstellungen als wir heute verband. Sein Klassifikationsschema („Formenlehre") umfaßte 36 Formen von Geisteskrankheiten. Berufungen auf Lehrstühle in Dorpat und St. Petersburg lehnte er ab. Heinroth war sehr produktiv, von 1805 an erschien fast in jedem Jahr ein neues Buch.

Heinroth führte in seinem „Lehrbuch der Störungen des Seelenlebens" (1818) die psychischen Krankheiten generell auf einen „Abfall von Gott" zurück. In den „Geisteszerrüttungen, Verstandesverwirrungen, Wahnsinn, Gemüthskrankheiten, Seelenkrankheiten" sei „nicht nur die Freyheit", sondern „das Vermögen zur Freyheit selbst untergegangen". „Freyheit ist das Element der göttlichen Natur; so ist sie zugleich die Klippe, an welcher das Scheitern eintritt. Aber nicht durch die Schuld des Schöpfers." Der Mensch könne nur zum höchsten Leben erzogen werden, wenn er sich dazu erziehen lasse. Wenn er es nicht gestatte, trete Verwirrung ein, und dies bedeute nicht selten seinen leiblichen und geistigen Untergang. Es sei die Schuld des

Menschen, wenn er mit Gott zerfalle. Es liege in seiner Willkür, zu unterscheiden. Wer sich gegen Gott entscheide, sei selbst schuld. Er sei der erste und einzige Freigelassene der Schöpfung. Der in Leidenschaft und Wahn Lebende huldige dem guten Prinzip nicht, er sei gottlos. Der im Laster Lebende huldige dem Bösen, er sei ein Kind des Satans. Dies sei jedoch nicht gleichbedeutend. Denn dem in Leidenschaft und Wahn Lebenden sei die Rückkehr zum gesunden Zustand manchmal leicht, prinzipiell jedenfalls immer möglich. Für den dem Laster Verhafteten sei dies schwer, oft unmöglich. „Seele! Großes bedeutungsvolles Wort! Einziger Schatz des Menschen, Wesenheit seiner selbst! Wie würdigt man Dich herab, in dem man Dich zur Sklavin des Leibes macht! Ja, wie würdigt man Dich schon herab, indem man Dich als einen Leichnam betrachtet, den man mit dem Messer zerlegen kann; oder als ein chemisches Produkt, das sich in seine Elemente auflösen kann; oder als ein mechanisches Kunstwerk, dessen Tätigkeiten sich mathematisch berechnen lassen!"

Es ist erstaunlich, in welchem Umfang Heinroth die seelische Entwicklung der Kinder und Jugendlichen in sein Werk einbezog und ihr die wichtigste Schlüsselrolle für die Entstehung von seelischen, aber auch körperlichen Krankheiten zuwies. Nach Heinroth ist eine „moralische Schwäche", die sich zur „moralischen Verdorbenheit" steigern kann, die Hauptursache von Krankheiten. Dem kritischen Einwand, daß es doch „seelengestörte Kinder" gebe, „obschon bei ihnen die Vernunft und die sie begleitende Freyheit noch nicht entwickelt" sei, entgegnete er, daß bereits „Kinder moralische Wesen" seien. Es sei deshalb kein Zufall, daß man bei „fast allen Kranken vor Ausbruch der Störung Unordnungen finde, die sich über lange Zeit und bis zur Kindheit zurückverfolgen lassen". Schon Kinder hätten einen ausgeprägten Willen. Wenn die Mutter allzu nachgiebig sei, werde das Kind eigensinnig, starr und wütig. Sein wissenschaftliches Credo lautete: „Der Lebenslauf des Menschen ist die Geschichte seines Seelenlebens, und aus diesem Lebenslauf entwickeln sich, wenn er abnorm ist, die Seelenstörungen." Denn „der leiblich gesunde Mensch verträgt jedes Klima und jede Jahreszeit ohne Nachteile; die epidemische Constitution wirkt entweder nicht auf ihn ein oder sie hat nur die Kraft, die Krankheit, die sie mit sich führt, in ihm hervorzubringen". Auch eine psychische Störung, die etwa nach einer Typhuserkrankung auftrete, hänge nicht nur mit dieser Erkrankung allein zusammen, die Quelle liege tiefer. Die Störungen des Seelenlebens seien um so schwieriger zu beheben, je tiefer sie ihren Ursprung in der ersten Kindheit hätten.

Aber Heinroth ließ sich, wie viele Dogmatiker, in seinem monokausalen Weltbild mehrere Auswege offen, zunächst mit der Feststellung: „Die Erziehung, so sehr sie den Weg zu Seelenstörungen bahnen kann, darf doch an und für sich nicht als Prädisposition zu denselben angesehen werden: denn bei der schlechtesten Erziehung sind manche Individuen gut geraten und bei der besten Erziehung ausgeartet." Er konkretisierte weiter: „Die erbliche Anlage, z.B. zur Melancholie, zur Manie, ist zwar schon öfters bezweifelt worden", man könne diese aber nicht in Abrede stellen, wie überhaupt Dispositionen „von den Eltern auf die Kinder fortgepflanzt werden", ebenso aber wie auch „die elterlichen Temperamente selbst, erblich mitgeteilt, sich wiederholen können". Nicht jede Seelenstörung sei eine Krankheit der Seele. Der Prozeß der Seelentätigkeiten bedürfe vielmehr des leiblichen Organismus und namentlich und zunächst der Integrität des Hirns und des Nervensystems. „Sind diese Organe verletzt (zit. n. Leibbrand und Wettley 1961), so ist das Seelenleben ebenso gestört, als wenn etwa ein Schreck oder eine heftige Leidenschaft dasselbe aus den Angeln heben."

Heinroth fand mit seinen Gedanken starke Resonanz bei Carl Wilhelm Ideler und bei Friedrich Eduard Beneke, die beide in Berlin lebten und lehrten. Der einflußreiche Johann Christian Reil gab gemeinsam mit Johann Christoph Hoffbauer „Beyträge zur Beförderung einer psychischen Curmethode auf psychischen Wege" (1812) heraus, in denen sie „Seelenraumveränderungen" diskutierten und psychische Störungen als Folge von Gottlosigkeit darstellten. Der Medizinhistoriker Erwin Ackerknecht (1985) wies auch auf Alexander Haindorf und auf Dietrich Georg Kieser hin, die sich den allgemeinen romantischen Spekulationen über Polarität der Seele hingegeben hätten. Das regressive Element der romantischen Psychiatrie wurde besonders deutlich illustriert durch die Tatsache, daß die romantischen Schriftsteller Justinus Kerner (1786–1862) und Adam Karl August Eschenmayer (1768–1852) sogar wieder an die Besessenheit (1830) glaubten und in solchen Fällen einen Exorzismus empfahlen. Der englische Psychiater W. F. Cumming (1852) stellte nach einer Reise durch Deutschland und Österreich, bei der er die Anstalten in Hamburg, Berlin, Sonnenstein, Leubus, Prag, Halle und Siegburg besucht hatte, indes kritisch fest, daß er in Deutschland kaum einem praktischen Irrenarzt begegnet sei, der sich zur Heinrothschen Schule bekannte.

Ein enger Vertrauter Heinroths, **Carl Wilhelm Ideler (1795–1860)**, Sohn eines Predigers, studierte Medizin in Berlin und wurde dort 1821 promoviert. Er eröffnete eine eigene Praxis in Bernau, kehrte aber 1828 nach Berlin zurück und übernahm in der Charité eine Abteilung für psychisch Kranke. 1826 verfaßte er eine vielbeachtete „Anthropologie für

Ärzte", einen zweibändigen und umfangreichen „Grundriß der Seelenheilkunde" und ein „Lehrbuch der gerichtlichen Psychologie". Darin beschäftigte er sich besonders mit forensischen Fragen der Beurteilung geistesschwacher Krimineller. 1819 habilitierte er sich, wurde 1839 zum a. o. Professor ernannt und wirkte von 1840 bis 1860 als ordentlicher Professor und Direktor der Psychiatrischen Klinik an der Berliner Charité.

Auch Ideler war davon überzeugt, daß die Ursachen der Geisteskrankheiten in ungezügelten Leidenschaften (maßlose Eitelkeit, Eifersucht) und in einem unsittlichen und unmoralischen Leben zu suchen seien. Ideler entwickelte, wie W. Leibbrand und A. Wettley (1961) ausführlicher darstellten, eine eigene Drang- und Trieblehre, in deren Mittelpunkt das Gemüt stand. Während das Gemüt sich über „seine wahren Bedürfnisse nicht täuschen läßt", hätten die Triebe die Tendenz, sich frei zu entfalten. Anders als Heinroth war Ideler nicht davon überzeugt, daß in jedem Menschen ein Gewissen innewohne; die Gewissensbildung setze vielmehr „edlere Triebe" voraus. Wenn diese nur schwach oder gar nicht angelegt seien, könnten das Laster und die sinnlichen Begierden sich ohne Reue frei entfalten. Von Johann Gottfried Langermann erhielt er die Anregung, geistig behinderte Kinder pädagogisch zu fördern und überhaupt auf eine engere Zusammenarbeit zwischen Medizinern und Pädagogen hinzuwirken. Er veröffentlichte 1855 ein „Handbuch der Diätetik" und „Über die Heilgymnastik in ihrer Anwendung auf Geisteskrankheiten". Ebenso wie Heinroth war auch Ideler kein „reiner" Psychiker. Während Heinroth erbliche oder hirnorganisch bedingte Störungen als Ursache psychischer Störungen nicht absolut auschloß, räumte Ideler ein, daß zwischen dem Gemüt und den Trieben angeborene Kräfte wirksam seien.

Ideler war ein Schüler Langermanns, der in Leipzig Geschichte, Jura und Philosophie und schließlich Medizin studiert hatte und 1797 mit einer Arbeit über geistige Erkrankungen promoviert wurde. Er war mit den Dichtern der Klassik, mit Goethe und Schiller, eng vertraut, außerdem Mitarbeiter der Jenaer Literatur-Zeitung. Auf Anregung des preußischen Ministers von Hardenberg sammelte er psychiatrische Erfahrungen in der Praxis und wurde 1804 Direktor der Bayreuther Anstalt. 1810 wurde er in die preußische Medizinalverwaltung und als Chef des Berliner Medizinalwesens berufen. Obgleich als durchsetzungsfähiger preußischer Reformator der Irrenhauswesens vielgerühmt, stellte er resigniert vorzeitig sein Amt zur Verfügung. Er war wie Heinroth der Theologie verhaftet, führte Geisteskrankheiten auf eine „Hypertrophie der Leidenschaften" zurück und wies Ansichten der Somatiker zurück, nach denen die Ursachen der seelischen Störungen im Gehirn liegen sollten. Die Ansichten des Dichterarztes Justinus Kerner, der die Entstehung der Geisteskrankheiten auf übernatürliche Kräfte zurückführte, teilte er indes nicht.

Der Wiener Arzt und Dichter **Ernst Freiherr von Feuchtersleben (1806–1849)** entzog sich einer eindeutigen Zuordnung innerhalb des psychisch-somatischen Spannungsfeldes, das von den beiden Exponenten Johann Christian Heinroth und Maximilian Jacobi markiert wurde. Feuchtersleben wurde in Wien geboren und studierte Medizin in seiner Heimatstadt. Er wurde 1834 promoviert und ließ sich in eigener Praxis nieder. Durch seine seit 1836 beginnende schriftstellerische Tätigkeit wurde er bald allgemein bekannt. Er sah die Kunst – Lyrik und Prosa – auch als therapeutische Agentien: „Erhebung ist das beste Mittel, aus allen Kollisionen zu kommen." Seine Gedichte gehören noch heute zum unentbehrlichen Fundus der

großen Anthologien: „Es ist bestimmt in Gottes Rat...", „Willst du uns Freund zu Kindern machen..." oder „Du schmachtest nach der Freundin Blick..." (Reiners 1955). Feuchtersleben war Hausarzt von Goethes Schwiegertochter Ottilie und mit Franz Grillparzer, Adalbert Stifter und Franz Schubert befreundet. 1838 erschien seine „Diätetik der Seele". 1844 begann er seine Vorlesungen in medizinischer Psychologie und Psychiatrie an der Wiener Universität. 1845 publizierte er das „Lehrbuch der ärztlichen Seelenkunde", das 50 Auflagen erlebte und in zahlreiche Sprachen übersetzt wurde. 1846 erschien seine Schrift „Die Gewißheit und Würde der Heilkunst". 1848 wurde er Dekan der medizinischen Fakultät und war gleichzeitig als Unterstaatssekretär im Wiener Unterrichtsministerium tätig. Er betrachtete die Psychiatrie als

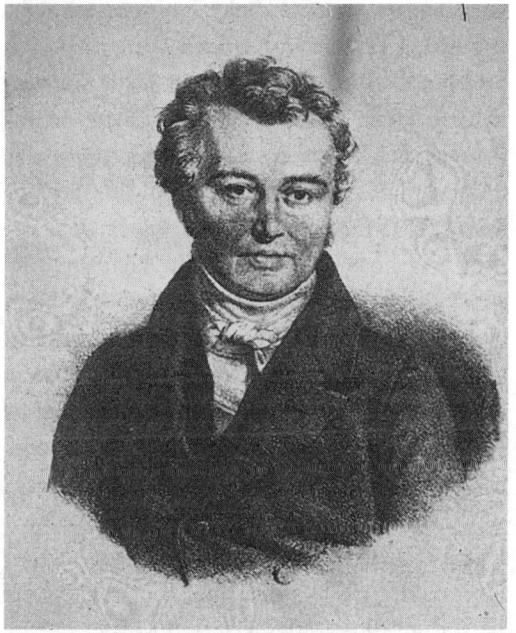

Der Arzt und Dichter Ernst Freiherr von Feuchtersleben führte als erster den Begriff „Psychose" ein und stellte Zusammenhänge mit der Neurose her.

Bindeglied zwischen den Geistes- und Naturwissenschaften und innerhalb der Medizin selbst: „Die Psychiatrie muß die Medizin versöhnen, ihr die Idee einer höheren Einheit geben."

Als Psychiater warnte Feuchtersleben vor einer Überschätzung der Theorie: „Die Theorie ist nicht die Wurzel, sondern die Blüte der Praxis." Er gab in seinem psychiatrischen Lehrbuch einen Überblick „von der gegenwärtigen Aktenlage unserer Doctrin" und unterschied im Verhältnis des Seelenlebens zur leiblichen Existenz in ärztlicher Beziehung dreierlei: „1. Die sogenannte somatische Sphäre nimmt das Seelenleben als Ausfluß des Leiblichen an und sieht in den Seelenstörungen rein körperliche Übel; 2. die sogenannte psychische Sphäre nimmt ein selbständiges Seelenleben an und sieht in dessen Störung ein rein psychisches Leid; 3. die sogenannte gemischte Sphäre nimmt ein selbständiges Seelenleben an und sieht in dessen Störungen ein halb psychisches, halb körperliches Leiden." In dieser letzteren Kategorie war Feuchterslebens Ideenwelt angesiedelt.

In seinem „Lehrbuch der ärztlichen Seelenkunde" (1845) führte er als erster den Begriff „Psychose" ein, dem er die „Neurose", ursprünglich nach ihrem Erstbeschreiber William Cullen eine Nervenerkrankung, unterordnete. „Jede Psychose ist gleichzeitig eine Neurose, denn ohne die Nerven als Vermittler kann keine psychische Veränderung zum Ausdruck kommen; aber nicht jede Neurose ist eine Psychose" (zit. nach Zilboorg und Henry 1941). Nach Feuchtersleben seien Körper und Geist als Einheit zu erfassen. Der Arzt habe die Aufgabe, die Berührungslinie, „wo Geist und Körper in eine lebendige Einheit zusammenfließen", zu finden. Er distanzierte sich von Vorstellungen, daß die Seele selbst krank werden könne. Seelenstörungen gingen aus Körperleiden hervor, denn

„Sünde, Irrtum und Leidenschaft" könnten wüten, ohne daß Seelenstörungen folgten. Denn: „Jede Geistesstörung setzt eine Erkrankung des Nervensystems voraus, aber nicht jeder Befall des Nervensystems zieht notwendigerweise eine Geistesstörung nach sich." Er gab der Hoffnung Ausdruck, die pathologische Anatomie werde weitere Fortschritte machen und „in dem, was sie nicht präparieren kann, die pathologische Chemie und Physik zu Hilfe nehmen".

Feuchterslebens Kredo, der auch als Begründer der Psychosomatik und Psychohygiene gilt, lautet: „Leib: der begeistete Körper. Seele: der verkörperte Geist. Beide im Phänomen eins und untrennbar." Denn der Geist sei an den Stoff gebunden, ebenso aber auch der Stoff an den Geist. Auch Feuchtersleben sah in John Locke den Begründer der wissenschaftlichen Psychologie. Er habe die menschliche Seele ebenso wie Aristoteles als *tabula rasa* betrachtet und auf dem Wege der Induktion untersucht, wie Anschauungen, Begriffe und Urteile sich bilden. Allerdings, „aus Furcht, die Unbefangenheit zu verlieren", weil er „die Quelle alles Erkennens der Seele nur von außen zufließen ließ", habe er selbst dessen Satz „nihil est in intellectu" durch ein „quod non antea fuerat in sensu" ergänzt, welchen übrigens Leibniz treffend durch den Zusatz „nisi ipse intellectus" bereits ergänzt hatte. „Denn in der That kommt uns alles Materielle unseres Erkennens durch die Erfahrung; allein theils durch eine äußere, theils durch eine innere, die Form aber des Erkennens ist ganz innerlich und gehört ganz dem Geiste an."

Im Hinblick auf die Therapie vertrat Feuchtersleben die Ansicht, daß psychische Störungen eine Art „zweite Erziehung" erfordern. Für ihn war der Streit um die Ursache einer seelischen Störung nicht entscheidend. Er freue sich, daß er auch „bei Betrachtung der gegenwärtigen Zustände der Psychiatrie" wahrnehmen könne, wie die Ursachen für die Therapie an Bedeutung verloren hätten. „Wie in der Heilkunst überhaupt die erfahrensten und unterrichtetsten Ärzte so ziemlich auf dieselbe Weise am Krankenbette verfahren und nur, nach Verschiedenheit der Schulen, denen sie angehören, die Wirkung der gleichen Mittel auf verschiedene Weise erklären, so sind auch die Bearbeiter dieses Zweigs der Heilkunst über die Wahl der Mittel im wesentlichen einig, denn die Psychiker wenden auch somatische, die Somatiker auch psychische Mittel an, nur daß die einen die Wirkung der Seelenmittel körperlich, die anderen die Wirkung der körperlichen seelenartig erklären."

8.3 Die Ärzte der somatischen Schule

Etwas später als die Psychiker, aber noch am Anfang des 19. Jahrhunderts, brachten sich die somatisch orientierten Ärzte, die Somatiker, mit einiger Verspätung aber um so entschiedener gegen die scheinbare Übermacht der Psychiker in Stellung. Während die romantischen Ärzte, angeführt von Johann Christian Heinroth und Carl Wilhelm Ideler, von einer direkten Erkrankung der Seele ausgingen, vertraten die Somatiker ein entgegengesetztes Konzept. Sie waren davon überzeugt, daß weder eine gottlose oder mißlungene Erziehung, weder moralische oder sittliche Verfehlungen noch maßlose Leidenschaften Gemüts- oder Geisteskrankheiten verursachen könnten. Die unsterbliche Seele könne nicht von sich aus und nicht durch sich selbst erkranken. Sie werde allenfalls durch die Erkrankung des Körpers so beeinträchtigt, daß es so aussehe, als ob eine „Seelenkrankheit" vorliege. Bei allen seelischen Störungen, insbesondere bei den Geisteskrankheiten, handle es sich um

Erkrankungen des Gehirns und des Körpers, auch wenn sie derzeit dort noch nicht nachgewiesen werden könnten.

Die Vormacht der Psychiker wurde durch die Somatiker nach mehreren Rückschlägen nur allmählich gebrochen. Der Philosoph Jacob Fries (1773–1843) verwarf in seinem Buch „Psychische Anthropologie" (1820) mit philosophischen Argumenten die christlich-religiöse Einseitigkeit der Krankheitsentstehung als Spekulation und forderte klare Deskriptionen der seelischen Krankheitserscheinungen, um zu übergeordneten Krankheitskonzepten zu gelangen. Aber erst in der Mitte des 19. Jahrhunderts erfuhr das somatische Konzept zunehmende und schließlich breite Anerkennung. Die völlig brachliegende Hirnforschung konnte die von ihr erhofften Befunde zu dieser Zeit noch nicht erbringen. Unerwartete Unterstützung erfuhren die Somatiker jedoch durch das Degenerationskonzept des Franzosen Bénédict-Augustin Morel (1809–1873) mit seiner Erblichkeitshypothese und seiner Lehre von den körperlichen Stigmen. Morel hielt die Erblichkeit des Charakters und der psychischen Erkrankungen durch eine vermutete göttliche Mitwirkung für unveränderlich und absolut gültig. Diese „göttliche Seele" und die Schöpfungsgeschichte der Bibel wurden jedoch von Charles Darwin (1809–1882) in seinem Buch „Die Entstehung der Arten durch natürliche Zuchtwahl" (1859) in Zweifel gezogen.

Als Vorläufer der Somatiker gelten der bekannte und hochverdiente Psychiater Johann Christian Reil und Johann Christoph Hoffbauer. Zu den führenden Ärzten der somatischen Schule zählten Maximilian Jacobi, Christian Friedrich Nasse, Carl Friedrich Flemming und Johannes Baptista Friedreich, aber auch Franz Joseph Gall und Theodor Meynert. Aber erst Wilhelm Griesinger leitete mit seinem Lehrbuch „Pathologie und Therapie der psychischen Krankheiten" (1845, 1861) eine neue Epoche ein. Er war der erste große Psychiater, der alle Altersgruppen – insbesondere und gerade auch das Kindes- und Jugendalter – berücksichtigte und die Spezifität der psychopathologischen Erscheinungsbilder dieses Lebensabschnittes konsequent herauszustellen begann.

Johann Christian Reil (1759–1813), Sohn eines Pfarrers, sollte auf Wunsch seines Vaters Theologie studieren. Aber er entschied sich für die Medizin und studierte zunächst in Göttingen, dann in Halle. 1782 promoviert, ließ er sich zunächst als praktischer Arzt nieder. 1787 folgte er als Privatdozent einem Ruf als Extraordinarius für klinische Medizin an der Universität Halle und erhielt dort 1788 eine

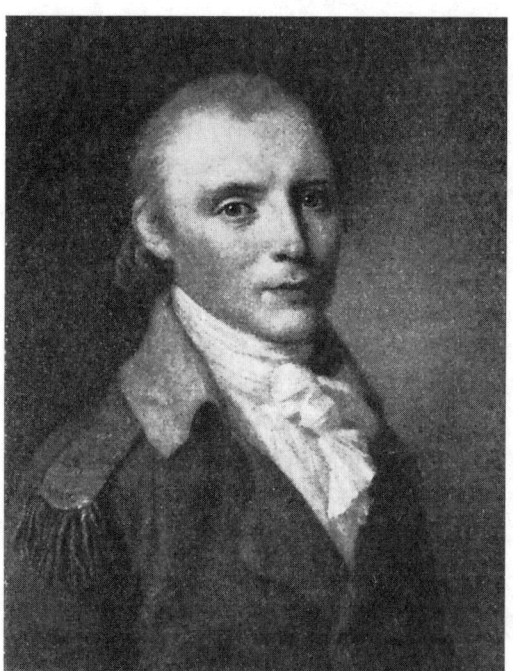

Johann Christian Reil, führender Repräsentant der romantischen Medizin, kämpfte für eine Verbesserung der Lage psychisch kranker Menschen.

ordentliche Professur und die Leitung der Klinik. In den Jahren 1802–1805 kam es auf Wunsch Goethes zu mehreren Begegnungen mit ihm, bei denen er diesen über psychiatrische Fragen informierte und ihn auch als Arzt beriet. 1810 wurde er auf den Lehrstuhl für klinische Medizin an die neugegründete Universität Berlin berufen, an deren Aufbau er auf Wunsch Wilhelm von Humboldts (1810) mitwirkte. Während der Befreiungskriege wurde er zum Inspekteur der Militärlazarette ernannt. Er starb 1813 an Flecktyphus.

Der vielseitig begabte Reil erwarb sich als Reformer, als Forscher und als Wissenschaftler große Verdienste für psychisch kranke Menschen. Er war einer der führenden Psychiater und Neurologen, Physiologen und Pathologen seiner Zeit. Er forderte von den Fakultäten die Einführung einer Doktorwürde für die psychische Heilkunde, für die er als erster die Bezeichnung „Psychiatrie" einführte. Mit deklamatorischer Verve setzte er sich für eine Verbesserung der desolaten Lage der psychisch kranken Menschen in den Irrenanstalten ein. 1795 veröffentlichte er die geistesgeschichtliche Schrift „Von der Lebenskraft", die zu seinen Hauptwerken gezählt wird. Er war damit – ursprünglich als Anhänger von Georg Ernst Stahl – „Vitalist", ein führender Repräsentant der romantischen Medizin, der den Ideen der natürlichen Philosophie von Friedrich Wilhelm Joseph Schelling (1775–1854) nahestand. Aber er führte auch bahnbrechende neuropathologische Untersuchungen („Fragmente über die Bildung des kleinen Gehirns im Menschen", „Untersuchungen über den Bau des großen Gehirns im Menschen") durch, die u.a. zur Entdeckung der „Insula Reili" führten. Seelische und geistige Störungen setzen nach seiner Überzeugung „eine Abnormität unmittelbar im Gehirn selbst" voraus. 1795 gründete er das „Archiv für

Physiologie", das er von 1796 bis zu seinem Tod redigierte. Dort veröffentlichte er gemeinsam mit seinem Freund Johann Christoph Hoffbauer „Ideen zu einer Classification der Seelenkrankheiten aus dem Begriffe derselben, nebst beyläufigen Bemerkungen über den Wahnsinn". 1803 erschien das Buch „Rhapsodieen über die Anwendung der psychischen Curmethode auf Geisteszerrüttungen", in dem er die Einführung psychotherapeutischer Methoden forderte. In seinem „Entwurf einer Allgemeinen Therapie" (1816) finden sich neben zahlreichen nützlichen einige schädliche und heute absurd und abstrus anmutende Behandlungsmethoden, die nicht mit seiner humanen Gesinnung übereinstimmten.

Der Psychologe **Johann Christoph Hoffbauer (1766–1827)**, Professor der Philosophie in Halle (1799), der mit seinem Freund Reil gemeinsam die „Beiträge zur Beförderung einer Psychischen Kurmethode" herausgab und später die „Rhapsodieen über die Anwendung der psychischen Curmethode auf Geisteszerrüttungen" veröffentlichte, sah mit Reil das Nervensystem als Vermittler zwischen Körper und Seele an. Er gehörte zu den ersten Psychotherapeuten. Durch psychische Kuren wollte er beim Patienten eine Umstimmung, eine durch persönliche Kontakte mit dem Kranken erzeugte „Assimilation" erreichen, um etwas über dessen innere Gefühlslage und Gedanken zu erfahren. Erst wenn der Therapeut wisse, was in einem psychisch kranken Menschen vor sich geht, könne er versuchen, ihn zu verstehen. Er müsse ihm ohne Wertung seiner Gedanken- und Gemütswelt die gleiche Daseinsberechtigung einräumen wie sich selbst. Das sei die wichtigste Voraussetzung für eine erfolgreiche Behandlung. Außerdem müsse er versuchen, die Aufmerksamkeit des seelisch gestörten Menschen von seinen krankhaften Inhalten abzulenken und

einen „pädagogischen Heilungsplan" entwerfen. Erst wenn eine tragfähige Kontaktaufnahme, die „Assimilation", gelungen sei, könne eine Behandlung erfolgreich verlaufen. Sie bestehe in Einzelgesprächen, Musiktherapie, Arbeitstherapie, in „Psychopädagogik mit geeigneter Lektüre" und in einer „heilsamen Gemütszerstreuung".

Der somatisch orientierte Psychiater Maximilian **Karl Wiegand Jacobi (1775–1858)** wurde als Sohn des bekannten, mit Goethe befreundeten Philosophen Friedrich Heinrich Jacobi in Düsseldorf geboren. Er studierte Medizin in Jena, Göttingen, Edinburgh und Erfurt. Danach praktizierte er in mehreren deutschen Städten. Als Leiter der Salzburger Irrenanstalt (1811–1813) sammelte er psychiatrische Erfahrungen, die er als Berater der preußischen Regierung (1816) für die Reform des Irrenwesens nutzen konnte. Dort lernte er Johann Gottfried Langermann kennen, der ihn 1822 mit der Leitung der neugegründeten und bald führenden Heilanstalt Siegburg im Rheinland beauftragte. Diese von ihm nach seinen humanen Vorstellungen eingerichtete psychiatrische Klinik entwickelte sich zu einer vorbildlichen und vielbesuchten Modellanstalt nicht nur Deutschlands, sondern ganz Europas.

Jacobi war der konsequenteste Gegner Heinroths und ein radikaler, aber auch dogmatischer Somatiker, der daran glaubte, daß die unsterbliche Seele überhaupt nicht erkranken könne. Für Jacobi existierten psychische Störungen und Geisteskrankheiten auch nicht als selbständige Krankheitsbilder. Sie seien vielmehr nur Symptome einer körperlichen Funktionsstörung. Nicht nur Erkrankungen des Gehirns, sondern alle möglichen körperlichen Erkrankungen könnten die Ursache von Geisteskrankheiten sein. Jede psychiatrische Störung bestehe nur so lange, wie eine zugrundeliegende Körperstörung vorhanden sei. Jacobi beschäftigte sich besonders mit dem Herz-Kreislaufsystem, mit Pulsmessungen und chemischen Veränderungen. Aber als Ursachen psychischer Ursachen kamen auch „Eingeweidewürmer bis zum Trichom" (Pichot 1983) in Betracht. Neben therapeutischen Gesprächen wurden für ihn folgerichtig die damaligen medizinischen Standardtherapien auch für psychiatrische Krankheiten eingesetzt: Aderlaß, Einlauf, Diät, Bäder, Wasserkuren und Gleichstrombehandlungen. Zwangsmaßnahmen wurden nur vereinzelt eingesetzt.

Mit seinem Freund Christian Friedrich Nasse, dem Lieblingsschüler Reils, gründete Jacobi die „Zeitschrift für die Beurteilung und Heilung der krankhaften Seelenzustände", in der die Therapie als „somatisch-psychische Heilkunde" bezeichnet wurde. Von seinem Buch „Die Hauptformen der Seelenstörungen", das er Ernst Albert von Zeller und Christian Friedrich Wilhelm Roller widmete, erschien leider nur der erste Band: „Die Tobsucht" (1844), der sich auf Krankengeschichten und instruktive Tabellen stützte.

Auf Wunsch des „Zentralausschusses der Inneren Mission" erstellte Jacobi 1859 ein Gutachten über „Die Fürsorge für blödsinnige Kinder", in dem er Vorschläge für die Behandlung geistig behinderter Kinder ausführlich darlegt. Nach seinen Vorstellungen sollten alle bildungsfähigen, intelligenzgeminderten Kinder ermittelt und in spezielle Erziehungsanstalten mit angeschlossenen besonderen Schulen für gehörlose, blinde und für andere sinnesgestörte Kinder vermittelt werden, ein Vorschlag, der laut Max Bruno Kirmsse, dem Historiker des Sonderschulwesens (1877–1946), zwar realisiert wurde, sich aber nicht bewährt habe. Aus der physiologischen Sicht Jacobis wurden körperliche Bewegung, gymnastische Übungen,

Garten- und Feldarbeiten und für Jugendliche, die „nicht für das Leben reif werden", die Gründung von Arbeits- und Beschäftigungsinstitutionen empfohlen.

Christian Friedrich Nasse (1778–1851) studierte in Berlin und Halle Medizin. Dort lernte er Johann Christian Reil kennen, bei dem er 1800 promovierte. Er sammelte danach Erfahrungen in einer eigenen ärztlichen Praxis. 1815 wurde er auf den Lehrstuhl der Medizinischen Klinik in Halle berufen. 1819 übernahm er die Bonner Universitätsklinik und hielt dort psychiatrische Vorlesungen. Sein Sohn Karl Friedrich Werner Nasse (1822–1888) erwarb sich als Leiter der musterhaft geführten Heil- und Pflegeanstalt Siegburg große Verdienste um die Reform des psychiatrischen Krankenhauswesens.

Nasse war ebenso wie sein Lehrer Johann Christian Reil lange von der Naturphilosophie Schellings beeinflußt, entwickelte sich aber später zum eigenständigen Denker. Er war der Gründer der ersten ärztlich geleiteten psychiatrischen „Zeitschrift für psychische Ärzte", gab die „Jahrbücher für Anthropologie und zur Pathologie und Therapie des Irreseins" heraus und publizierte „Die Behandlung der Gemüthskranken und Irren durch Nichtärzte". Er beschäftigte sich besonders mit den somatischen Ursachen der Geisteskrankheiten, etwa mit der psychologischen Bedeutung des Fiebers und der Funktion des Herzens. „Fühlt sich der Kopf eines Kranken heiß an, ist ungewöhnliche Verengung der Pupille, ist Lichtscheu vorhanden, drückt der Puls Fieber aus, so weist das auf eine mit Manie complizirte Meningitis hin." Beobachtungen wie „der Reiz, welcher das Gehirn bei Seelenverrückungen so verändert, kann verschiedener Art sein: ein nach innen ragendes Schädeldach, ein Gewächs im Gehirn, oder auch Typhus oder Phthisis" entsprachen seinen Vorstellungen über die Ursachen seelischer Erkrankungen. Andererseits stellte er aber, wohl im Hinblick auf die viel radikaleren Somatiker Maximilian Jacobi und Johannes Baptista Friedreich und vielleicht sogar auch auf Wilhelm Griesinger fest: „Daß im angeborenen Blödsinn jedesmal Mißbildungen, im später erworbenen Blödsinn eine Entartung des Gehirns vorhanden sein müsse, ist keineswegs erwiesen" und „Wie könnte es, hinge das Irresein immer von krankhaften Veränderungen im Schädel ab, freie Zwischenzeiten haben, oder auch auf einmal, wie nicht selten geschieht, in dauernde Gesundheit enden?" Andererseits hielt er aber daran fest, daß die Seele immer an der Entstehung von Krankheiten beteiligt sei.

Ähnlich argumentierte **Johannes Baptista Friedreich (1796–1862)**, der von 1820 bis 1830 als Professor für Heilkunde in Würzburg, danach als Gerichtsarzt in Weißenburg und später in Straubing, Ansbach und Erlangen tätig war. Er gab 1839 ein „Handbuch der Allgemeinen Pathologie" heraus. Er gilt als Erstbeschreiber der Bell'schen Lähmung. Seine Überzeugung war: „Alle psychischen Krankheiten sind ein Resultat von somatischen Abnormalitäten, weil die Seele nicht erkranken kann." Er wies auf die Häufigkeit pathologischer Befunde am Gehirn und an anderen Körperorganen Geisteskranker hin, die teilweise vererbt seien. Alle psychischen Krankheiten zeigten somatische Symptome, die auf somatische Heilmethoden ansprächen. Die Entwicklung psychischer Symptome „für reine Seelenzustände" dauerten länger. In der Zeit der Geschlechtsreifung und in der Adoleszenz sei eine Zunahme der Geistesstörungen zu verzeichnen. In seinem Buch „System der gerichtlichen Psychologie" (1842) kritisierte Friedreich nachdrücklich, daß das von den Psychikern hartnäckig vertretene metaphysische Freiheitsprinzip nicht mit der psychiatrischen Realität übereinstimme. Aus forensischer Sicht sei der Verlust der Freiheit ein bei psychischen Erkrankungen häufig vorkommendes Ereignis und ihre graduelle Einschätzung die eigentliche und wichtigste gerichtsärztliche Aufgabe.

9. Entwicklungspsychiatrische Kasuistiken
19. Jahrhundert

9.1 Vom Einzelfall zur Diagnose

In den reinen Naturwissenschaften, in der Physik oder in der Chemie, führen Entdeckungen und Erfahrungen zur Formulierung von Theorien. Sie sind jederzeit nachprüfbar und haben große Bedeutung sowohl für ihre praktische Anwendung als auch für die weitere Forschung. In der Anthropologie, der Wissenschaft vom Menschen, zu der auch die Psychologie und die Psychopathologie gehören, gibt es hingegen keine allgemein gültigen Theorien. Wegen der Singularität jedes Menschen wird es sie auch nie geben können. Die Psychopathologie kann sich deshalb auch nicht aus sich selbst weiterentwickeln und zu neuen und bislang unbekannten Ergebnissen führen. Sie ist von ihren jeweiligen individuellen psychopathologischen Inhalten abhängig. Diese aber sind inhomogen und durch epochale Einflüsse wandelbar. Sie verfügt deshalb neben ihrer Methodik nur über begrenzte allgemeingültige Grundlagen.

Ende des 18. und zu Beginn des 19. Jahrhunderts kam für die Erkennung und Beschreibung psychischer Störungen des Kindes- und Jugendalters die Methode der Kasuistik auf. Mit den in dieser Zeit einsetzenden und in den folgenden Jahrzehnten immer häufigeren psychopathologischen Falldarstellungen kündigte sich eine Epoche an, in der die Mediziner anfingen, sich intensiver mit psychisch gestörten Kindern und Jugendlichen zu beschäftigen. Es handelte sich dabei überwiegend um symptomatologisch orientierte Einzelfallbeschreibungen und um Berichte über psychische Epidemien. Zu dieser Zeit erkannten und beschrieben Ärzte, Kinderärzte und Psychiater in zunehmender Dichte erstmals und zunehmend präziser psychische Störungen bei Kindern und Jugendlichen.

Die Kasuistik war und ist auf die Beschreibung und die psychopathologische Analyse von möglichst vielen Einzelbeobachtungen angewiesen. Wenn übereinstimmende Einzel- oder Gruppenbeobachtungen vorliegen, werden sie zu Krankheitseinheiten zusammengefaßt und erhalten spezielle Bezeichnungen. Diese bilden den Grundstock für eine nosologische Systematik der Syndrome, die als Nosographie oder als Klassifikation bezeichnet wird. Es sind zunächst einzelne psychische Symptome, die allein oder gehäuft entweder in allen oder in unterschiedlichen oder nur in bestimmten Altersgruppen auftreten. Sie werden sowohl bei Mädchen als auch bei Jungen angetroffen, oder sie verhalten sich geschlechtsspezifisch. An die Stelle einzelner Symptome treten zunehmend Schilderungen von Symptomverbänden, die in vergleichbarer Weise bei Kindern und Jugendlichen auftreten und Hinweise auf mögliche Gesetzmäßigkeiten geben. Es handelt sich dabei sozusagen um Mosaikbilder, in denen einzelne

Puzzlesteinchen manchmal fehlen oder doch alle vollzählig sind und damit ein unvollständiges oder ein in sich geschlossenes Bild abgeben. Mit einer Aneinanderreihung mehrerer Symptome, die zu Syndromen führen, können Vergleiche mit ähnlichen oder anderen Syndrommustern gezogen werden. Erst allmählich wird deutlich, ob es sich dabei um zufällige Konstrukte oder um konstante Symptomenkomplexe handelt. Dadurch werden neue Vorstellungen und Einsichten ermöglicht, die schließlich zu einer Beschreibung und zu einer authentischen Benennung psychopathologischer Krankheitsbilder führen. Bei einem wiederholten Auftreten gleichartiger Erscheinungen bei mehreren Kindern und Jugendlichen treten Fragen nach möglichen Gesetzmäßigkeiten, nach ihren Ursachen, den Behandlungsmöglichkeiten, nach ihrem Verlauf und damit nach einer gesetzmäßigen Prognose hinzu.

Die in der Mitte des 19. Jahrhunderts häufiger werdende und sich im Laufe der folgenden Jahrzehnte weiter verstärkende Flut von Miszellen, von Falldarstellungen, kleinen Artikeln und Aufsätzen unterschiedlicher Inhalte, Buchrezensionen und von publizierten Diskussionsbeiträgen ermöglichen eine erste umfassende Sichtung. Es sind in erster Linie psychiatrisch orientierte Ärzte, die neben den wenigen Psychiatern und Pädiatern rein deskriptiv, manchmal aber bereits aus psychopathologischer Sicht isolierte und zusammenhängende psychische Störungen publizieren. Aus diesen Erfahrungen entwickelte sich allmählich die Kasuistik als wichtige Voraussetzung für die Erkennung von gleichartigen Syndromen und damit für die Diagnostik und die Therapie. Mit diesen Sammlungen von ausführlichen und konkreten Fallstudien wurden die Grundlagen für eine kinder- und jugendpsychiatrische Nosologie dieses Lebensabschnitts gelegt.

Die Einsicht, daß das Kindes- und Jugendalter einen eigenständigen Lebensabschnitt bildet und spezifische psychische Besonderheiten aufweist, gehört seit jeher zu den Erfahrungen der Eltern und ebenso natürlich der Ärzte und Lehrer. Das Kind wurde bereits sehr früh als eine Besonderheit im gesunden wie auch im psychisch erkrankten Zustand verstanden. Neu war die Erkenntnis, daß psychische Störungen, gleich welcher Ätiologie, häufig mit Hirnreifungsanomalien oder Hirnschädigungen einhergehen oder auf diese zurückzuführen sind.

In dem hier speziell betrachteten deutschsprachigen Raum gab es bereits im 19. Jahrhundert konkrete diagnostische, ätiologische und therapeutische Vorstellungen über psychische Erkrankungen bei Kindern und Jugendlichen. Aber es fehlte die Einsicht, daß die psychopathologische Symptomatik von Kindern und Jugendlichen nicht einfach von entsprechenden Krankheitsbildern Erwachsener abzuleiten und zu interpretieren sind. Während man für Erwachsene statistisch relativ homogene Vergleichsgruppen bilden kann, sind die beiden ersten Lebensjahrzehnte des Menschen durch eine stürmische körperliche und seelische Entwicklung gekennzeichnet. Dieser entwicklungsabhängige Wandel der psychischen und psychosomatischen Krankheitsbilder, die sich in einem engen Konnex mit der genetischen, hirnorganischen und peristatischen Matrix vollziehen und sich ständig verändern, gibt der Forschung noch viele Rätsel auf.

Dennoch erlaubte es bereits der Wissensstand gegen Ende des 19. Jahrhunderts, zahlreiche praxisrelevante Aussagen über alters- und entwicklungsspezifische psychische Erkrankungen zu treffen, die für deren Erkennung und Behandlung von großer Bedeutung sind. In der psychiatrischen Kasuistik des 19. Jahrhunderts spielen passagere und leichte Kinderfehler wie Nägelknabbern, Daumenlutschen, Haarausreißen, nächtliches Aufschrecken oder einfache Spiel- und Lernstörungen noch keine erwähnenswerte Rolle. Auch Bettnässen, Einkoten, Tics oder Mutismus werden, obgleich sie ungleich höhere Relevanz für die weitere Entwicklung haben, nur am Rande oder im Zusammenhang mit anderen Störungen angeführt. Dagegen finden sich zahlreiche Schilderungen über Schwachsinn und Demenz, über Epilepsie, Entwicklungsrückstände oder Entwicklungsverfrühungen, über Störungen des Sozialverhaltens wie pathologisches Lügen, Fortlaufen, Brandstiftungen, Diebstähle, Tötungsdelikte und aggressives Verhalten. Ebenfalls liegen faktenreiche Berichte über psychische Ausnahmezustände, über „hysterisches Verhalten" und über psychische Epidemien, über Angst- und Zwangsstörungen, über Onanie als Krankheitsursache, Pubertätsschwachsinn und Pubertätsirresein, endogene und exogene Psychosen, „moral insanity" und die infantile Lues vor. Zu berücksichtigen ist, daß zahlreiche psychische Störungen, die heute in den Brennpunkt des wissenschaftlichen Interesses gerückt sind, damals nur eine untergeordnete Rolle spielten. Eßstörungen wie Anorexie kamen, wie mehrfach beschrieben wurde, zwar schon in den vergangenen Jahrhunderten unter anderen Bezeichnungen (Bleichsucht, Marasmus, Tuberkulose) vor, aber sie waren selten. Andere psychische Krankheiten, wie der Autismus oder das Down-Syndrom, waren noch nicht beschrieben worden. Die Therapie stand damals schon im Mittelpunkt der ärztlichen Bemühungen; ihre Effizienz war, den geringen Möglichkeiten der Zeit entsprechend, im Hinblick auf pharmakologische Maßnahmen noch relativ gering, aber sie darf insgesamt nicht unterschätzt werden. Die Situation der psychisch gestörten Kinder und Jugendlichen im Europa des

19. Jahrhunderts weist damit manche Ähnlichkeiten mit den heutigen Verhältnissen in unterentwickelten Ländern auf, in der nur schwere psychische Erkrankungen bei Kindern und Jugendlichen behandelt werden.

In der Allgemeinen Psychiatrie, der Psychiatrie des Erwachsenenalters, die sich zu Beginn des 19. Jahrhunderts ganz überwiegend mit den schweren psychischen Störungen der Erwachsenen beschäftigte, standen neben dem „Idiotismus" die Geisteskrankheiten absolut im Vordergrund. Die geistige Behinderung, die noch im ausgehenden 18. Jahrhundert im Mittelpunkt der therapeutischen Bemühungen stand, verlor in dieser Hinsicht zunehmend an Bedeutung. Sie galt überwiegend als medizinisch nicht behandelbar und wurde in speziellen Einrichtungen für geistig Behinderte den Sonder- und Heilpädagogen überlassen. In den Lehrbüchern der Kinder- und Jugendpsychiatrie stellen die Intelligenzminderungen zwar noch bis zur Mitte des 20. Jahrhunderts unangefochten die Eingangs- und Hauptkapitel, treten aber dann mit der Ausweitung des Fachgebiets, abgesehen von der wissenschaftlichen Ursachenforschung, immer weiter zurück.

9.2 Kasuistiken psychisch kranker Kinder und Jugendlicher

Seit langem gibt es zahlreiche philosophische, psychologische und heilpädagogische Beiträge, die zu bemerkenswerten, teilweise heute noch gültigen und modern anmutenden wissenschaftlichen Erkenntnissen und Einsichten über die Entstehung und Behandlung psychischer Störungen gelangen. Aus der physiologisch vorgegebenen relativen Unreife des kindlichen Gehirns und aus möglichen Hirnschädigungen vor, während oder nach der Geburt kann man neurologische und psychiatrische Störungen der Entwicklung ableiten, die erst mit dem verbesserten diagnostischem Inventar des 20. Jahrhunderts abgeklärt werden konnten.

Für die nachstehende, nach dem Lebens- und Entwicklungsalter gegliederte Kasuistik wurden unterschiedliche Beiträge – wissenschaftliche Arbeiten, Vorträge, Diskussionsbemerkungen und Rezensionen in- und ausländischer Bücher – über psychische Störungen und Erkrankungen bei Kindern und Jugendlichen berücksichtigt, die von psychiatrisch orientierten Ärzten, Psychiatern und von Kinderärzten in Zeitschriften und Journalen und besonders solche, die von 1844 bis 1900 in der führenden „Allgemeinen Zeitschrift für Psychiatrie" publiziert wurden, durchgesehen. Für die Darstellung wurde mit einer Staffelung der psychischen Störungen nach dem Lebensalter der entwicklungspsychiatrische Aspekt in den Vordergrund gestellt; dabei ließ es sich manchmal bei den zusammenfassenden Schilderungen der Störungsbilder nicht immer vermeiden, die selbst gesetzten Altersgrenzen zu überschreiten.

In der ersten Hälfte des 19. Jahrhunderts sind wissenschaftliche Arbeiten, die sich speziell mit Kindern und Jugendlichen beschäftigen, selten. Dagegen finden sich häufig referierte Vorträge und ausführlich publizierte Diskussionsbemerkungen über Erkennung und Behandlung intelligenzgeminderter, psychotischer, hysterischer und sprachgestörter Kinder, die auf den Versammlungen der psychiatrischen Vereine gehalten wurden. Sie erscheinen meistens im Kleindruck und können deshalb leicht übersehen werden. Manche sind mit Diagnosen versehen, die heute nicht mehr gültig und in Einzelfällen schwer nachvollziehbar sind. Der Ausdruck „Psychose" wurde so allgemein verwendet wie heute die generelle Bezeichnung „psychische Störung"; auch „Idioten" galten als „Geisteskranke". Die speziellen Beiträge enthielten sehr ausführliche, bis zu 20 Seiten lange Falldarstellungen, die den anschließenden theoretischen Ausführungen zugrunde lagen. In der ersten Hälfte des 19. Jahrhunderts lag noch keine übereinstimmende Nomenklatur der Krankheitsbezeichnungen vor, teilweise herrschte sogar unübersichtliche und irritierende Sprachverwirrung. Aber in den meisten Fällen gelingt es, anhand der ausführlichen und anschaulichen Fallberichte eine befriedigende und verständliche psychopathologische Zuordnung zu finden. Viele Beiträge sprechen für sich, deshalb sind nur selten Erklärungen notwendig; andere werden zusätzlich mit Hinweisen auf heute gültige Klassifikationsschemata versehen. Daneben nehmen, dem Gründerzeitalter entsprechend, Reisebeschreibungen, Anstaltsbesuche und Aufnahme- und Fallstatistiken – gegliedert nach Kriterien wie geheilt, ungeheilt, gebessert, gestorben – breiten Raum ein. In der zweiten Hälfte des 19. Jahrhunderts finden sich zunehmend wissenschaftliche Abhandlungen über psychisch kranke Kinder und Jugendliche, die ambulant oder in Heil- und Pflegeanstalten behandelt wurden. Das 1845 erschienene Lehrbuch (2. Aufl. 1862) von Wilhelm Griesinger wurde keineswegs nur positiv, sondern teilweise auch kritisch rezensiert (Bernhard Heinrich Laehr) und zunächst nur relativ selten zitiert. Wilhelm Griesinger ließ sich bei den Sitzungen der Psychiater und der Naturforscher häufiger entschuldigen. Schädelmessungen, Berichte über Sektionen und Darstellung der Protokolle und Arbeiten über die pathologische Anatomie und Histologie des Gehirns und Rückenmarks nahmen zu, ebenfalls die Anzahl der Buchbesprechungen: seitenlange Literaturlisten mit Titeln aus allen europäischen Ländern. In den

Beiträgen bilden die Fallbeispiele (bis zu 100 Seiten) weiterhin regelmäßig die Grundlage, auf die sich die theoretischen Erörterungen stützen. Im laufenden Text werden zunehmend Autoren zitiert, vereinzelt gibt es abschließende Zusammenfassungen und Literaturverzeichnisse. Als therapeutische Mittel wurden bei Kindern Herausnahme aus den Herkunftsfamilien und private Unterbringung bei Lehrern und Geistlichen und Einweisung in Heil- und Pflegeanstalten veranlaßt. Neben Bettruhe und ablenkenden Maßnahmen (Beschäftigungstherapie) wurden Wasserkuren und hydrotherapeutische Anwendungen verordnet. Die verfügbaren Medikamente (Chloralhydrat, Bromkalium, Amylenpräparate u. a.) wurden wegen möglicher Nebenwirkungen vermutlich selten bei Kindern eingesetzt.

9.2.1 Pränatale Existenz, Neugeborene und Säuglinge

Die körperlichen und seelischen Störungen, insbesondere die Entwicklungspsychologie des Fötus, des Neugeborenen und des Säuglings unterscheiden sich wesentlich von denen aller anderen Altersstufen. Das menschliche Neugeborene ist noch völlig von seiner Umwelt abhängig und nicht allein existenzfähig. Es benötigt zur Befriedigung seiner elementaren Bedürfnisse seine Mutter oder eine Ersatzperson. Zum überlieferten Wissensgut gehört deshalb die Überzeugung, daß Kinder nur gedeihen können, wenn sie eine gute Mutter haben. Sie stimmt weitgehend mit den günstigen Erfahrungen über die Ernährung an der Mutterbrust überein. Wenn sich nämlich früher für die biologische Mutter kein Ersatz – keine Amme – fand, starben die meisten Säuglinge. Die Säuglingspsychologie und -psychiatrie haben schon

im 19. Jahrhundert einige Einsichten und Erkenntnisse gebracht, die unsere Vorstellungen über die primären Fähigkeiten und die Kompetenz des Neugeborenen und des Säuglings korrigierten. Dennoch wurde noch zu Beginn des 20. Jahrhunderts von mehreren Pädiatern vor einer „Einwirkung unnötiger Reize" auf den Säugling gewarnt und vor jedem Versuch, „den Säugling geistig zu wecken" oder sich „zuviel mit dem Säugling abzugeben". Auch bei einigen Psychiatern bestand weitgehende Übereinstimmung darüber, daß der Säugling mindestens während des ersten Trimenons, des „dummen Vierteljahrs", als „großhirnloses Wesen" wenig an der Umwelt partizipiere.

a) Pränatale Existenz

Über die pränatale psychische Existenz, über die Fähigkeit des Fötus, Sinnesreize wahrzunehmen, sie zu speichern, zu reagieren und Erfahrungen zu sammeln, liegen auch heute noch keine abschließenden und gesicherten Kenntnisse vor. Der einflußreiche Adolf Kussmaul vertrat 1859 in seinen „Untersuchungen über das Seelenleben des neugeborenen Menschen" die Überzeugung, daß dort, wo Empfindung möglich sei, auch Seele sei. Das Seelenleben beginne bereits während des Fötallebens, denn bei jedem neugeborenen Kind sei der Grad der Seelenentwicklung verschieden. Denn wenn bei der Geburt eines Kindes „viel niedriger stehende organische Gewebe wie Nägel, Haare, Knochen sehr unterschiedlich fortgeschritten sind, warum sollte das nicht für das Nervengewebe gelten?" Schnell (1862) unterstützte darin Kussmaul und meinte, daß die Entwicklung der Seele sehr früh beginne und ganz allmählich vor sich gehe. Dies seien neue Erkenntnisse, ergänzte Velthusen (1862) im Hinblick auf Schnell, der eigentliche Ruhm dafür gebühre jedoch Hegel. Er habe schon dargelegt, daß der Geist „kein fertiges Wesen", sondern früh ständigem Wandel unterworfen sei, an deren letzter Stufe die Vernunft stehe. Schnell (1862) sah den Körper als eine Erscheinungsform des Geistes. „Der Geist muß die Welt verdauen, in sein Fleisch und Blut verwandeln." Die Schulen seien „geistige Speisehäuser", die Lehrer „Geistesköche" und bei den Irren sei der „Geistesmagen verdorben". Christoph Wilhelm Hufeland sprach von Möglichkeiten einer „vorgeburtlichen Erziehung".

Der Direktor der Irrenanstalt in Hall, Friedrich Bird, beschäftigte sich in seiner Arbeit „Ueber den Einfluß der Einbildungskraft einer Mutter auf die Frucht" (1849) mit dem sogenannten „Versehen der Schwangeren" und führte als Beispiel Jakob I. von England und Schottland an. Seine Mutter, Maria Stuart, erlebte, als sie mit ihm schwanger ging, die grauenvolle Ermordung ihres Sekretärs. Jakob I. habe später zwar nicht „die geringste Narbe oder Schmarre am Körper und kein Mal, das eine Ähnlichkeit mit den Verwundungen" des Ermordeten hatte, gehabt. Aber er habe später keinen Degen sehen können und sei besonders durch Flintenschüsse in heftigste Erregung geraten. Man müsse solche Besonderheiten wohl auf die „Erschlaffung gewisser Nerven" zurückführen. Andererseits sei zu bedenken, daß Jakob von Kindheit an unter ständiger Furcht gelitten habe. Die Diener seien Todfeinde der Mutter gewesen, hätten ihm ständig von dem grausamen Tod seines Vaters erzählt und Drohungen gegen seine Mutter geäußert. Bird kam zu dem Schluß, daß wohl weniger die Ermordung ihres Sekretärs, die seine mit ihm schwangere Mutter erlebt habe, als vielmehr seine gesamte Erziehung als Ursache seines furchtsamen Wesens anzusehen sei.

Gemütsverstimmungen, besonders Angst und Schrecken, begünstigen nach Karl Hohnbaum (1850) in seinem Beitrag „Die Furcht als begünstigendes Moment der Ansteckung" Infektionen. Er erwähnte die bekannte Beschreibung von Hermann Boerhaave, daß nach dem Anblick des epileptischen Anfalls eines Mädchens fast alle Kinder eines Armenhause in Harlem von der gleichen Krankheit heimgesucht worden seien. Das gelte auch für viele Fälle von Hundstollwut, wo keine kontagiösen Stoffe, sondern allein durch die lebhafte Vorstellung solche Tollwut bei Menschen ausgelöst werden könne. So werde die Milch der Ammen „nach Leidenschaften" fehlerhaft und unverdaulich. Es sei vorgekommen, daß Kinder, die von Ammen nach einem vorausgegangenen Ärger an die Brust gelegt wurden, dabei eines „plötzlichen Todes" gestorben seien. Er berichtete ferner über einen Fall, in dem eine schwangere Frau von einem Hund in ihr Geschlechtsteil gebissen wurde und ihr drei Tage später geborener Junge „Zeichen einer ähnlichen Verletzung in dieser Region" aufgewiesen habe. Eine andere Schwangere sei durch eine helle Flamme sehr erschreckt worden; ihre einige Monate später geborene Tochter habe ein Mal „in Form einer auflodernden Flamme" auf der Stirn gehabt. Das könne kein Zufall sein. Es werden noch weitere Fälle beschrieben, in denen Frauen vor der Geburt Männern mit amputierten Gliedmaßen begegneten und ihre Kinder danach „mit Arm- oder Beinstumpfen" geboren worden seien. Als Erklärung wurde der berühmte Justus von Liebig („Die organische Chemie in ihrer Anwendung auf Agrikultur und Physiologie", 1840) zitiert, daß nur da eine Ansteckung möglich werde, wo in dem anzusteckenden Körper Stoffe im Blut vorhanden seien, die diesen Zersetzungsprozeß erleiden könnten. Daraus lasse sich ableiten, daß Krankheiten, die nicht ansteckend seien, sich auf diesem Wege verbreiten könnten. Man solle sich bequemen, so der

Autor, diese Tatsachen nicht mehr abzuleugnen und sie nicht einfach „unter das Fachwerk der bekannten Gesetze zwängen zu wollen".

b) Bedeutung der Mutterrolle für die Persönlicheitsentwicklung

Die vitale Bedeutung der emotionalen Mutterrolle wurde im Zusammenhang mit der Suche nach den Ursachen der hohen Säuglingssterblichkeit in den Findel- und Waisenhäusern neu entdeckt, teilweise aber auch überbewertet. Die meisten Kinder starben letztlich nicht an emotionaler Inanition, sondern verhungerten, weil nicht ausreichend Ammen verfügbar waren, oder erlagen einer Infektion. Die generell pessimistische Bewertung, die Philippe Ariès (1977) gegenüber der mittelalterlichen Gesellschaft im Hinblick auf ihr Verhältnis zu Kindern vornahm, erscheint jedoch nicht in allen Punkten berechtigt. Vieles spricht dafür, daß schon damals keine Mühe und kein Einsatz gescheut wurden, um vernachlässigte und ausgesetzte Säuglinge am Leben zu erhalten. Auch die Vermutung, daß viele Mütter wegen der hohen Säuglingssterblichkeit eine zu enge emotionale Bindung zu ihren Kindern gescheut und diese sich weitgehend selbst überlassen hätten, ist naheliegend, aber nicht zwingend. Es ist ebenso wahrscheinlich, daß in vielen Familien eher verstärkte Anstrengungen unternommen wurden, das Leben eines Kindes zu erhalten.

Als Hospitalismus – dieser Begriff umschloß den psychischen und den infektiösen Hospitalismus – wurde gegen Ende des 19. Jahrhunderts die Hauptursache der hohen Sterblichkeit in Findel- und Säuglingsheimen bezeichnet, dem die Medizin machtlos gegenüberstand. Die Säuglingssterblichkeit betrug in Findelhäusern 60 bis 100 Prozent. Eduard Heinrich Henoch (1893) beklagte, daß „nicht wenige Mütter ein ihnen lästig gewordenes Kind dem Krankenhaus überwiesen, nicht um es geheilt wiederzusehen, sondern in der Hoffnung, auf immer von ihm befreit" zu sein.

c) Säuglingssterblichkeit

Das Hauptproblem der Kinderheilkunde im 18. und im 19. Jahrhundert war die heute unvorstellbar hohe Kindersterblichkeit, der sie lange Zeit fast hilflos gegenüberstand. Sie stellte neben den Infektionskrankheiten das größte Problem dar, das demographisch durch eine sehr hohe Geburtenrate ausgeglichen wurde. Nach Krünitz (1786) starb im 18. Jahrhundert mehr als ein Drittel der Neugeborenen, nach Smith (zit. bei Oehme) 49 Prozent in den ersten beiden Lebensjahren. Norwegen, Dänemark und Schweden hatten eine relativ niedrige Säuglingssterblichkeit; sie betrug zwischen 1750 und 1800 „nur" 20 Prozent. 1830 gab der Erlanger Professor A. Henke in seinem „Lehrbuch der Kinderkrankheiten" an, daß bis zum 10. Lebensjahr fast die Hälfte aller Geborenen gestorben sei, zum andern würden durch neue Behandlungsmethoden früher tödlich endende Kinderkrankheiten geheilt bzw. gebessert. Eine aktive Bekämpfung der Säuglingssterblichkeit war so lange nicht möglich (Oehme 1984a), wie sie als natürliche Auslese oder als schicksalhaft angesehen wurde. Die früh verstorbenen Säuglinge seien glücklich zu nennen, weil sie schon die ewige Seligkeit genössen, war die weitverbreitete religiöse Auffassung. Deshalb solle man nicht in die „göttliche Ordnung" eingreifen. Erst im Zeitalter der Aufklärung wurde die hohe Kindersterblichkeit nicht mehr als gottgegeben hingenommen.

Eine Untersuchung über die Kindersterblichkeit legte Ringleb 1873 vor, in der er die ökonomischen Verhältnisse, den Zustand der öffentlichen Gesundheitspflege, aber auch Klassenunterschiede und das Schicksal ehelich oder unehelich geborener Kinder gesondert berücksichtigte. Im Hinblick auf die Sterblichkeit ergab sich kein Unterschied zwischen legitimen und illegitimen Kindern. Von 125 Kindern mit „reinen Formen" behandelter Nervenkrankheiten starben 55 (48 Prozent), vorwiegend wohl an tuberkulöser Meningitis. Er wies in dem Bericht u. a. auf die „Liberalität der hiesigen Bevölkerung gegenüber der Sektion" hin. Es komme kaum einmal vor, daß eine Sektion verboten werde, sie sei in den „allermeisten Fällen erwünscht". Über Ansätze und Vorschläge zu einer Problemlösung berichtete J. Röder (1896), der über viele Jahre jährlich medizinische Statistiken erstellte, daß sich 1896 in Würzburg insgesamt 407 Kinder in Pflegefamilien befanden. Ständig werde die „Beschaffenheit der Wohnung, Pflege, Reinlichkeit usw. kontrolliert und die Pflegemutter über die zweckmäßige Art der Ernährung belehrt". Alle Familien erhielten gedruckte Anweisungen über die Pflege und Ernährung von Kindern im ersten Lebensjahr.

d) Seuchen und Kinderkrankheiten

Über hohe Mortalitätsraten bei Epidemien, die mit Enzephalitiden einhergingen, berichtete der königliche Regierungs- und Kreismedizinalrat Josef Kerschensteiner. Die „Kindersterblichkeit in München" (1876) habe im Jahre 1874 während des ersten Lebensjahres über 50 Prozent betragen: „Von 7868 lebendig geborenen Kindern starben 4625, überwiegend an Typhus." Dies sei „betrübend", aber „dennoch geht der Münchener über dieselben mit Gemüthlichkeit hinweg, während draußen allerwärts Feinde und Neider genug arbeiten, um den gesundheitlich nicht berühmten Namen unserer Vaterstadt noch mehr zu verunglimpfen". In den USA werde München „als ‚Pest-City'" wegen der hohen Typhussterblich-

keit bezeichnet. Für die hohe Säuglingssterblichkeit machte Kerschensteiner die völlig unzulängliche künstliche Ernährung verantwortlich: Von 100 Brustkindern seien nach seinen Ermittlungen nur 15, von 100 künstlich ernährten dagegen 85 Säuglinge gestorben. Die noch heute in einigen Entwicklungsländern hohe Säuglingssterblichkeit hat nach aktuellen Berichten ähnliche Ursachen wie vor etwa 150 Jahren in Europa.

Kritisch berichtete T. Essert (1860) über den Verlauf und die Behandlung von 90 Kindern mit einer tuberkulösen Meningitis, von der 32 Kinder in einem Alter bis zum 10. Lebensjahr betroffen waren. Von ihnen seien nur zwei geheilt worden. Essert sprach sich mit Nachdruck gegen die damals üblichen „Blutentziehungen" aus, weil sie „oft größeren Schaden anrichten als Nutzen stiften". Man müsse sich „den ganzen Arzneimittelapparat" vorstellen, „wie er sensim sensinque einem kleinen Kinde applicirt wird, und man wird sich eines gelinden Schauders nicht erwehren können, sieht man, in welch raffinierter Weise auf die Schwächung des kindlichen Körpers hingearbeitet wird".

Mehrere Vorträge beschäftigten sich in der „Berliner medizinischen Gesellschaft" (nach Lange-Cosack und Kammer 1960) mit neuropathologischen Problemen des Kindesalters. Besonders interessant sei ein wissenschaftliches Streitgespräch über die „Encephalitis congenita" verlaufen, das in den Jahren 1882 und 1883 in teilweise recht temperamentvoller Weise zwischen **Rudolf Virchow (1821–1902)** und Moritz Jastrowitz im Rahmen der medizinischen Gesellschaft in Berlin ausgetragen wurde. Der Schöpfer der Zellularpathologie Rudolf Virchow, der auch durch seine Beschreibungen der Hungersnöte in Schlesien und im Spessart und ihrer Folgen bekannt war, habe in einem Vortrag auf der Naturforscherversammlung in

Hannover bereits 1865 ausgeführt, daß im Gehirn totgeborener oder kurz nach der Geburt verstorbener Kinder Veränderungen, die er als „Encephalitis interstitialis" bezeichnete, vorgelegen hätten. Der Pathologe Jastrowitz, der eingehende „Studien über die Encephalitis und Myelitis des ersten Kindesalters" (1870, 1872) veröffentlicht hatte, bezweifelte, daß die von Virchow bei der Encephalitis congenita beschriebenen Fettkörnchenzellen immer pathologisch seien. Virchow habe daraufhin in wiederholten Diskussionsbemerkungen auf seiner Meinung beharrt, daß diese Befunde in jedem Falle pathologisch seien. Die neueren Untersuchungen über die Myelinisationsglia hätten (Lange-Cosack et al. 1960) in diesem Punkte Virchow recht gegeben, wenn auch die Frage der mit der Myelinisation einhergehenden Stoffwechselvorgänge immer noch nicht völlig geklärt sei. Inzwischen ist man zu der Ansicht gelangt, daß dem von Virchow beschriebenen Bild der „Encephalitis congenita" ganz verschiedene Krankheitsprozesse (z.B. Toxoplasmose) zugrunde liegen.

Noch in der ersten Hälfte des 20. Jahrhunderts verfügten nicht alle Kinderabteilungen in den Allgemeinkrankenhäusern über besondere Stationen für Kinder mit Keuchhusten, Masern, Scharlach, Diphtherie, Mumps, Typhus und anderen ansteckenden Krankheiten, für die es erst nach nach Ende des Zweiten Weltkriegs wirksame Medikamente gab. Bis zu dieser Zeit gab es eine große Anzahl von krankheitsbedingten Residuen wie Seh- und Hörstörungen und geistige und seelische Behinderungen. Noch bis in die achtziger Jahre des 20. Jahrhunderts wurden, wie man der Fachliteratur entnehmen kann, viele psychische Störungen auf Infektionskrankheiten und auf postinfektiös bedingte Hirnschäden und Hirnfunktionsstörungen zurückgeführt.

e) Entwicklungshemmungen

Zu der wichtigen Frage der Früherkennung von Entwicklungsrückständen im ersten Lebensjahr nahm der Inhaber des Lehrstuhls für Kinderkrankheiten an der Berliner Charité, Eduard Heinrich Henoch, Stellung. Er hatte bereits damals die Beobachtung (1861) gemacht, daß manche Kinder im Alter von 10 bis 12 Monaten eine gestörte Koordination der Fingerbewegungen zeigten: Sie spreizten beim Ergreifen eines vorgehaltenen Gegenstandes die Finger, statt die Hand zu schließen. Diese und andere Beobachtungen führten erst viel später zu gezielten psychomotorischen Behandlungen (Karel Bobath, 1906–1991). Henochs Interesse für zerebrale Krankheitsbilder zeigte sich u. a auch in einem Vortrag aus dem Jahr 1888 über „Schädellücken im Kindesalter" (Lange-Cosack et al. 1960). Er berichtete über zwei Kinder von drei und fünf Monaten mit Frakturen des Scheitelbeines, über denen prall-elastische Vorwölbungen zu tasten waren: Beide Kinder litten unter Krampfanfällen und starben unter schweren Allgemeinerscheinungen. Im ersten Fall wurden eine traumatische Meningozele sowie eine Pachymeningitis und Arachnitis, im zweiten Fall eine Ruptur der Dura mater mit adhäsiver Meningitis und Enzephalitis mit einer bis in das Corpus striatum hineinreichenden „strangförmigen Sklerose" festgestellt. Offenbar lag im ersten Fall eine posttraumatische Komplikation vor, die wir heute als wachsende Fraktur bezeichnen würden, und im zweiten eine Hirnnarbe nach einer offenen Hirnverletzung.

In einem kurzen, aber informativen Beitrag über „Die geistigen Entwicklungshemmungen durch Schädigung des Kopfes vor, während und gleich nach der Geburt der Kinder" leistete Wulff (1893) anhand von acht Fallbeispielen einen frühen Beitrag zu dem unverändert aktuellen Problem der prä-, peri- und postnatalen

Hirnschäden und ihrer Folgen für die davon betroffenen Kinder. Dieser Beitrag beschäftigte sich überwiegend mit konsekutiven schweren geistigen Defiziten und Intelligenzminderungen. Als Ursachen wurden angegeben: intrauterine Verletzungen durch Stoß oder Fall, Nabelschnurumschlingung mit Asphyxie, schwere Zangengeburten, schwere und sehr schwere und langdauernde Geburten, Kopf- oder Beckenendlagen mit Asphyxie und Kopfverletzungen im ersten Lebensjahr.

9.2.2 Kleinkind- und Vorschulalter

Keinem Lebensabschnitt wird für die psychische Entwicklung des Menschen größere Bedeutung beigemessen als der frühen Kindheit, dem Kleinkind- und Vorschulalter. Wilhelm Griesinger konstatierte im Hinblick auf spätere Erkrankungen: „Die Richtungen, die im zarten Alter das Vorstellen und Wollen des Individuums annimmt, sind entscheidend für sein ganzes Leben und hier ist als erstes, wichtiges, an die Heredität zunächst sich anschließendes Moment der Einfluß des Beispiels der Eltern auf das Kind zu erwähnen." Auch der vielgerühmte Heinrich Schüle war der Ansicht, daß eine mangelhafte Erziehung oft der Grund für eine spätere Seelenstörung sei. Es sei eine allgemeine Erfahrung, daß der Einfluß der Erziehung auf alles Leibliche und auf die geistige Entwicklung und das Schicksal des Menschen kaum in einem anderen Lebensalter so sichtbar werde wie im Kindesalter. Andererseits müsse man berücksichtigen, daß die Erblichkeit von Seelenstörungen auch deshalb eine so große Rolle spiele, weil der Erzeuger in der Regel auch der Erzieher sei, der die „schlummernde Anlage" durch seine Unvernunft erwecke und unterhalte.

Sigmund Freud begann gegen Ende des 19. Jahrhunderts mit der Ausarbeitung seines Konzepts der libidinösen Entwicklung der Emotionalität, während Jean Piaget und Lawrence Kohlberg später die kognitiven und die moralischen Stadien der Entwicklung in diesem Lebensabschnitt erforschten. Über den Zustand des Menschen vor seiner Geburt äußerte sich Freud (Gesammelte Werke XIV, 1915, 186 f.): „Die Intrauterinexistenz des Menschen erscheint gegen die der meisten Tiere relativ verkürzt; er wird unfertiger als diese in die Welt geschickt. Dadurch wird der Einfluß der realen Außenwelt verstärkt, die Differenzierung des Ich vom Es frühzeitig gefördert, die Gefahren der Außenwelt in ihrer Bedeutung erhöht und der Wert des Objekts, das allein gegen diese Gefahren schützen und das verlorene Intrauterinleben ersetzen kann, enorm gesteigert. Dieses biologische Moment stellt also die ersten Gefahrsituationen her und schafft das Bedürfnis, geliebt zu werden, das den Menschen nicht mehr verlassen wird."

a) Erziehungsprobleme

Ein weniger bekannter Psychiater, Karl Hohnbaum (1848), vertrat die Auffassung, daß die Erziehung Veranlassung geben könne, daß gesunde Seelenkräfte eine falsche Richtung nehmen könnten. „Die frühzeitige Anstrengung des Verstandes, wie sie unsere heutige Erziehung mit sich bringt, die unmäßigen Anforderungen, wie sie ohne Unterschied und ohne Berücksichtigung der individuellen Fähigkeiten an das Gedächtnis und die Urtheilskraft der Jugend gestellt werden, haben nicht allein eine Verkümmerung anderer, nicht weniger der Ausbildung würdiger Seiten des geistigen Lebens zur Folge, sondern sind gewiß auch geeignet, den Grund zu manchen Seelenstörungen im späteren Leben zu belegen."

Friedrich Moeller (1882) konstatierte in seinem „Beitrag zur Lehre von dem im Kindesalter entstandenen Irresein", daß „die seelische Entwicklung des Kindes und die Entwicklung des Gedächtnisses" Hand in Hand mit einer „fortschreitenden Besetzung der einzelnen Rindenzelle" gingen, ein Gedanke, der besonders intensiv einige Jahrzehnte später von Josef Feldner in seiner „Entwicklungspsychiatrie des Kindes" (1955) aufgegriffen und durch die inzwischen fortgeschrittenen Erkenntnisse vertieft werden konnte.

Im Kriegsjahr 1918 beschrieb der Internist Ludwig Robert Müller, ab 1920 Professor in Erlangen und Verfasser der seinerzeit revolutionären Bücher „Das vegetative Nervensystem" und „Lebensnerven und Lebenstriebe", in einem „Beitrag zur Psychologie der Türken" nach einem Besuch in ihrem Heimatland das Verhalten der Kinder. Die türkischen Buben seien „brav, ruhig, ordentlich", „man sehe keine balgenden und raufenden Kinder", höre „kein Jauchzen, kein Schreien". Sie seien vielmehr folgsam und pünktlich, keiner „necke oder zwicke den anderen". Alle Kinder seien „artig und ruhig". Dieses „ruhige, gemessene Verhalten" sei „zweifellos nicht das Ergebnis der Erziehung", es beruhe vielmehr auf angeborener psychischer Veranlagung.

b) „Kinderfehler"

Eduard Heinrich Henoch berichtete 1868 in einem Vortrag vor der Berliner medizinischen Gesellschaft (Lange-Cosack und Kammer 1960) über das nächtliche Aufschrecken, den Pavor nocturnus, in dem Kinder von furchterregenden Gespenstern, Verbrechern oder schrecklichen Tieren träumten, die sie bedrohten, und damit die ganze Familie in Angst und Unruhe versetzten. Henoch betonte, daß sich die Ärzte über dieses Krankheitsbild mehr Gedanken ma-

chen sollten als bisher, um den Kindern zu helfen. Zum damaligen Zeitpunkt wurden solche Vorkommnisse weder in Lehrbüchern noch in den neuesten Handbüchern der Kinderkrankheiten erwähnt. Bei der Besprechung der verschiedenen Ursachen stellte Henoch die körperlichen Störungen in den Vordergrund. Heute wissen wir, daß es sich beim Pavor nocturnus um eine seelische Störung, um eine Psychoneurose handelt, deren Entstehung von der Lern- und von der Tiefenpsychologie allerdings unterschiedlich beurteilt wird.

In einem Vortrag über „Enuresis nocturna und Spina bifida occulta – Myelodysplasie" (1911) wies Georg Peritz, Autor des Buches „Die Nervenkrankheiten des Kindesalters" (1912), darauf hin, daß bei Kindern und Erwachsenen mit nächtlichem Bettnässen häufig eine Spina bifida occulta mit Hypertrichosis und fistelartigen Einziehungen in der Sakralgegend oder Lipome, Hohl- und Plattfuß, Hypertrichosis, Thermanalgesie an den Zehen und Syndaktylie vorlägen. Er hielt diese Befunde nicht für zufällig, sondern schloß daraus auf eine erschwerte Reizleitung von der Blase zum Großhirn durch Druck von Bindegewebe auf die Cauda equina. Neben dieser rein organischen Auffassung der Enuresis wurde den psychischen Ursachen nur geringe Bedeutung beigemessen. Diese Beobachtungen führten dazu, daß noch vor wenigen Jahrzehnten in vielen Kliniken Röntgenaufnahmen der Lendenwirbelsäule durchgeführt wurden, die manchmal leicht von der Norm abweichende Knochenbefunde aufwiesen. Statistische Untersuchungen konnten allerdings keine gesetzmäßigen Zusammenhänge zwischen Spina bifida und Euresis nocturna belegen.

c) Lues

Bei fünf Kindern im Alter von 12 bis 16 Jahren, die wegen eines Anfallsleidens zu Adolf Albrecht

Erlenmeyer (1892) in die Behandlung kamen, stellte er fest, daß eine Jackson-Epilepsie mit unterschiedlichen Größenverhältnissen der Gliedmaßen (Arm- und Beinverkürzungen) vorlag, für die ursächlich bei drei Kindern eine luetische Meningitis und für die anderen Kinder eine zerebrale Kinderlähmung in Betracht gezogen wurden.

Der Würzburger Ordinarius für Psychiatrie und der erste deutscher Lehrstuhlinhaber für Pädiatrie, Franz von Rinecker, entdeckte das Knotensyphilid der Kinder und beschrieb die ersten Fälle von Meningitis epidemica in Deutschland. Bei der Vorstellung eines mikrozephalen Kindes aus einer „bekannten mikrocephalen Familie" (1881) vertrat er entgegen der damals herrschenden Lehrmeinung den Standpunkt, daß es sich dabei nicht um „eine Äußerung des Atavismus" handle, sondern um eine krankhafte Entwicklung.

Ernst Siemerling (1889) beschrieb in „Zur Lehre von der congenitalen Hirn- und Rückenmarkssyphilis" das klinische Bild und die pathologische Anatomie des Gehirns eines vierjährigen Kindes, das einen Schlaganfall und eine längerdauernde rechtsseitige Hemiparese erlitten hatte, bei dem sich später neben einer allgemeinen Ataxie eine Optikusatrophie mit vollständiger Erblindung, Taubheit und Lähmungen entwickelten. Die Autopsie ergab u. a. einen Hydrozephalus und eine enorme Gummenbildung (luetische Gewebeschäden) im Hirnstamm und im Kleinhirn.

Kinder mit einer konnatalen bzw. Lues cerebrospinalis wurden noch lange nach Beginn der Penizillin-Ära in kinder- und jugendpsychiatrischen Kliniken diagnostiziert und behandelt. Luesspezifische Laboruntersuchungen wurden routinemäßig bei allen aufgenommenen Kindern durchgeführt. Die Hutchinsonsche Trias (tonnenförmige Schneidezähne, Keratitis par-

enchymatosa, Labyrinthschwerhörigkeit) als Zeichen der angeborenen Lues waren damals jedem Medizinstudenten geläufig.

d) Zerebrale Schäden und soziale Mißstände

Über einen sechsjährigen Jungen mit einer traumatischen Epilepsie, der lange Zeit bewußtlos war und nicht sprechen konnte, berichtete Rosenberger in „Über traumatische Aphasie" (1890). Nach Entfernung der eingedrückten Knochenstücke konnte der Junge vollständig geheilt entlassen werden. Carl Gerhardt, der spätere Lehrstuhlinhaber für Innere Medizin an der Charité in Berlin und Förderer von Hermann Emminghaus, hatte früher und ohne Zusammenhang mit dieser Operation ausgeführt, daß das Gehirn „direkten Eingriffen so wenig zugänglich" sei, daß „man es für tollkühn erklären" müsse, wenn „Einzelne durch Aussägen von Knochennarben am Schädel Epileptischen helfen wollen".

Rudolf Virchow, Schöpfer der Zellularpathologie, äußerte sich 1852 als Sachverständiger vor dem Schwurgericht über eine „schwere Kindesmißhandlung". Er konnte nachweisen, daß es sich um eine Apoplexie, eine „Blutung in die Schädelhöhle" handelte, er habe „häufiger ähnliche Fälle in der Berliner Charité gesehen". Die Mutter wurde zu dreijährigem Arbeitshaus, der Vater zu einer „lebenslänglichen Kettenstrafe" verurteilt.

Der sozial engagierte Virchow, im Reichstag parlamentarischer Gegner Bismarcks, legte im Jahr 1852 eine Untersuchung über den Kretinismus in Unterfranken vor und fand relativ „kretinenfreie Gebiete" um Würzburg und Aschaffenburg. Dagegen konnte er in Schweinfurt und vielen kleineren Orten noch zahlreiche Kretinismus-Fälle feststellen. Er betonte, daß er gern Geisteskranke in seine Zählungen mit einbezogen hätte, „aber es fehlten vollständige Listen". Mit einer im Auftrag der bayerischen Regierung durchgeführten sozial- und gesundheitskritischen Studie über die „Hungersnot im Spessart" setzte er seine schon in Oberschlesien begonnenen sozial- und gesundheitskritischen Studien fort. Er ging dabei besonders auf die mißliche Lage der Kinder und der Kranken ein.

9.2.3 Schulalter

Die Definition und den Begriff „erster Gestaltwandel", der sich in der Zeit zwischen dem 5. und dem 7. Lebensjahr vollzieht, verdanken wir dem Psychiater **Wilfried Zeller** (1891–1960).

Der tiefgreifende Wandlungsprozeß von der harmonischen Kleinkindgestalt zu der neuen körperlichen Entwicklungsstufe sei durch eine individuell unterschiedliche Verschiebung der Körperproportionen gekennzeichnet. Er sei regelmäßig von tiefgreifenden psychischen, sozialen und von autoerotischen Veränderungen begleitet. In diesem Stadium erreiche das körperlich gesunde und psychisch altersentsprechend ausgestattete Kind die Schulreife. Diese libidinöse „Latenzzeit" (Freud), die mit der Vorstellung einer relativ stabilen Harmonie verbunden war, stelle einen bedeutsamen Entwicklungsabschnitt dar. Mit der Verfestigung der statomotorischen und dem Ausbau der sprachlichen Fähigkeiten, mit dem Erwerb kritischer

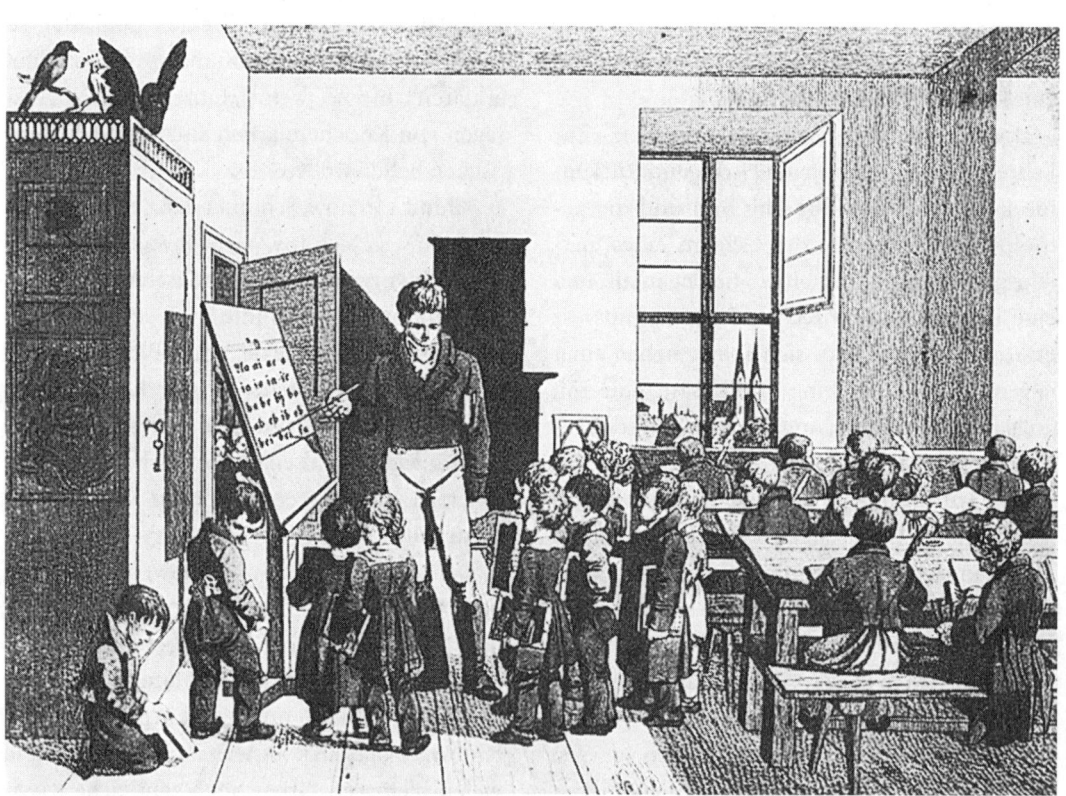

Seelische Störungen durch „Überbürdung" in der Schule wurden im 19. Jahrhundert von Psychiatern und Pädagogen kontrovers diskutiert.

Denkansätze und mit einer ausreichenden Befähigung zur Regulierung seiner Affekte habe das Kind ein Stadium erreicht, das eine dauerhafte Einordnung in außerfamiliäre Gruppen zulasse. Das Kind, das sich in der zweiten Hälfte des ersten Lebensjahrzehnts befinde, setze an die Stelle bislang häufig dominierender magisch-phantastischer Denkvollzüge mit anthropomorphisierenden Phantasien allmählich konkrete und abstrakte Realitäten, die es befähigen, der seinem Alter gemäßen Tätigkeit nachzugehen: dem regelmäßigen Schulbesuch.

Andererseits werden erstmals in der Schule bereits bestehende diskrete kognitive und emotionale Schwächen deutlich, die vorher noch kompensiert werden konnten, sich aber als komplexe Krankheitsbilder gerade während des Grundschulalters manifestieren. Zusätzlich kommt es in diesem Lebensabschnitt zu einer strafferen phänomenologischen Konturierung und zu typischen syndromalen Verknüpfungen psychopathologischer Formen und Inhalte von psychischen Störungen, Persönlichkeitsstörungen und vereinzelt zu endogenen und exogenen Psychosen.

a) Sensorische und kognitive Entwicklungsstörungen

Der aus Wien stammende Psychologe und Lehrstuhlinhaber **Wilhelm Peters (1880–1963)** wurde 1904 von Wilhelm Wundt in Leipzig mit seiner Schrift „Farbenwahrnehmung an der Netzhautperipherie" habilitiert. Er wurde durch zahlreiche Beitrage über abnorme und psychisch gestörte Kinder bekannt (Eckhardt 1999). Über spezielle Untersuchungen berichtete Peters (1917b), die er gemeinsam mit Erwin Lazar (1925), dem Begründer der nach Hans Asperger „ersten Forschungs- und Behandlungsstätte der Welt für kinderneurologische und -psychiatrische Probleme", durchführte. Er

nahm kritisch zum Binet-Simon-Test Stellung. Ein neunjähriger Junge mit sehr guten Rechenleistungen, aber schlechten bzw. sehr schlechten Leistungen in anderen Fächern verfügte nach diesem Test z. B. über das gleiche Intelligenzalter wie ein neunjähriges Mädchen mit ungenügenden Leistungen im Rechnen, aber guten und sehr guten Erfolgen in anderen Fächern. In einem weiteren Beitrag ging er auf die Entwicklung der Farbenwahrnehmung bei Kindern ein. Er habe beim Zuordnen von Wolle oder Papieren verschiedener Farben bei Kindern „oft eigentümliche Verwechslungen" beobachtet. Selbst zehnjährige Kinder würden blau und violett zueinanderordnen, jüngere oft orange und gelb oder rot und rosa. Von einem anderen Autor, W. H. Rivers, sei beobachtet worden, daß gleichartige Verwechslungen auch bei Erwachsenen in Naturvölkern vorkämen. Als Erklärungsmöglichkeiten wurden physiologische Prozesse des Farbensehens im sensoriellen Bereich oder psychologische Komponenten zur Diskussion gestellt. Peters konstatierte, daß Kinder für Zwischenfarben oft noch keine besonderen Namen hätten, sondern sie mit Namen der im Farbenkreis benachbarten Hauptfarbe bezeichneten. Dies habe er auch bei geistig zurückgebliebenen Kindern beobachtet; er folgerte, daß bei vielen einfachen Naturvölkern ähnliche ursächliche Verhältnisse vorlägen.

Im Jahr 1917 berichtete Peters in einer weiteren Untersuchung über die Entwicklung der geistigen Leistungsfähigkeit im Kindesalter. Was man darüber wisse, sei wenig. Körperliche Leistung beruhe auf psychischer Leistung, psychische Leistung sei immer auch körperliche Leistung. Bei seinen quantitativen Untersuchungen berücksichtigte er nur solche, die man messen konnte: Leistungsquantum, Leistungshäufigkeit, Leistungsgeschwindigkeit, Leistungsgüte. „Kollektivuntersuchungen" hätten ergeben, daß die Zunahme der geistigen Leistungsfähigkeit im zweiten Lebensjahr wesentlich geringer sei als im ersten. „Um das 15. Lebensjahr herum treten in der Entwicklung leichte Depressionen auf, die wohl Wirkungen der Pubertät sind." Die Entwicklung der geistigen Leistung sei in „weitem Ausmaße" auch von dem Milieu abhängig, in dem die Kinder leben.

b) Akute und anhaltende Belastungsstörungen

Als „akute Belastungsreaktion" (der Kinderpsychiater August Homburger sprach 1926 von einer „Situationsreaktion") wird nach der ICD-10 eine vorübergehende psychische Störung mit einem beträchtlichem Schweregrad bezeichnet, die in einem direkten und zeitlichen Zusammenhang mit dem auslösenden Ereignis steht. Die „Posttraumatische Belastungsstörung" wird danach nur dann diagnostiziert, wenn sie nach einem schweren traumatischen Ereignis innerhalb von sechs Monaten erneut auftaucht.

Als einen „Fall von Melancholia attonita acuta" stellte W. Schroeter (1869) im „Psychiatrischen Verein zu Berlin" einen 13jährigen Jungen vor, der in der Schule von seinem Lehrer geohrfeigt worden war, sich anschließend unruhig, ängstlich und gedrückt verhielt, nicht sprach, nicht aß und scheinbar teilnahmslos und in sich versunken dasaß, starr vor sich hinblickte und nur gelegentlich „Ach, lieber Vater, ach liebes Mutterchen" ausrief. Am vierten Tag nach dem Ereignis stand er plötzlich und unvermutet auf und versetzte seiner älteren Schwester einige heftige Schläge. Nach einigen Tagen besserte sich allmählich sein Verstimmungszustand. Er sprach mit den Geschwistern, stand auf und wirkte ausgeglichen und heiter. Einige Monate später trat nach einem Ausflug mit Alkoholgenuß ein Rückfall mit gleichartiger

Symptomatik ein, die sich nach einigen Tagen zurückbildete. Ursächlich wurde eine „Reizung des Gehirns" diskutiert, weil jedesmal eine „bedeutende Erweiterung beider Pupillen neben beschleunigtem Puls und Kopftemperatur" vorlag. – Nach der heutigen Nomenklatur wäre wegen der zweiten, protrahierten Reaktion auch eine „posttraumatische Belastungsstörung" zu diskutieren.

Ein 15jähriges Mädchen (Sérieux, Verster 1893) wurde nach dem Versuch des Liebhabers der Mutter, das Kind sexuell zu mißbrauchen, nach einem Selbstmordversuch und einem plötzlich aufgetretenen Anfall in die Pariser psychiatrische Klinik Ste. Anne eingewiesen. Vor der Aufnahme hatte man ihr „zur Vermeidung weiterer Anfälle" die Hände vor der Brust und die Beine mit einem Tuch über den Knien zusammengebunden, sie in eine Decke eingewickelt und „das Ganze mit einem Seile umschnürt". Sie war verängstigt und erregt, klagte über Leibschmerzen und Erstickungsgefühle, die sich in zahlreichen heftigen hysterischen Anfällen entluden. Sie mußte dabei von vier Personen gehalten werden, um Selbstverletzungen zu vermeiden. Vorübergehend bestanden schlaffe Lähmungen wechselnden Grades und eine partielle, nicht am anatomischen Ausbreitungsgebiet der sensiblen Nerven gebundene Anästhesie der Arme und Beine. Der Autor erklärte die Entstehung der bei dem Mädchen „mit einer erblichen Belastung" aufgetretenen Paresen und Anfälle durch „Autosuggestion" und als eine Folge des „gewaltsamen Restraints".

Der französische Psychiater A. Féré (1895) beschrieb in seinem „Beitrag zur Geschichte des moralischen Chocs bei Kindern" die Ursachen und den Verlauf einer von seinem Lehrer Jean Martin Charcot als „traumatische Hysterie" und danach von Sigmund Freud und Josef Breuer als „traumatische Neurose" (heute: „posttraumatische Belastungsstörung") bezeichneten Störung. Féré selbst wies darauf hin, daß bereits Charles Lasègue und Prichard (1835) das Faktum kannten. Nicht allein physische, sondern ebenso moralische Schocks könnten bei einigen Kindern psychische Störungen auslösen, die mitunter lebenslang bestehen bleiben könnten, während andere Kinder „Sittenattentate über sich ergehen lassen, ohne üble Folgen davonzutragen". Féré berichtete in diesem Zusammenhang über eine 35 Jahre alte Frau, die als dreijähriges Mädchen allein zu Hause in der Obhut eines alten Gärtners blieb, der plötzlich ihre Hand in seine Hosentasche steckte. Sie erschrak heftig und lief weinend fort. Sie glaubte, das vergessen zu haben, stellte jedoch fest, daß sie regelmäßig große Ängste entwickelte, wenn sie mit einem Mann, auch mit ihrem Vater, allein war. Wenn sie in der Pubertät und später Enttäuschungen hinnehmen mußte, fiel ihr regelmäßig diese Szene wieder ein. Sie fühlte sich unwürdig, unfähig und schuldig. Seit dieser Zeit traten in wechselnden Abständen tage- und wochenlang andauernde periodische depressive Verstimmungszustände auf, in denen sie sich mit diesem Erlebnis immer erneut auseinandersetzen mußte.

c) Alkoholmißbrauch bei Kindern

Eine Rundfrage, die Bode (1895) an Ärzte und Pädagogen richtete, bestätigte seine Meinung, daß die überwiegende Anzahl der Befragten „Alkohol als Gift für Kinder" bezeichnete. Alkohol dürfe, wenn überhaupt, nur in seltenen Fällen und auf spezielle ärztliche Anordnung „für bestimmte Heilfälle" eingenommen werden. Es sei allerdings bekannt, daß schwächlichen Kindern Bier oder Wein als „Stärkungsmittel" verschrieben würden. Manche Kinder brächten auf ärztliche Verordnung Wein sogar zum zweiten Frühstück in die Schule mit, wodurch ihre

Leistungsfähigkeit beeinträchtigt werde. Emil Kraepelin habe geäußert, es gebe kein sichereres Mittel, Idioten zu erzeugen, als eine regelmäßige Dosis Alkohol. Die Natur habe die Kinder auf Milch eingerichtet. Unabhängig davon hatte schon M. Finkelnburg 1894 darauf hingewiesen, daß wegen chronischen Alkoholismus in Köln in der Zeit zwischen 1880 und 1889 fünf Kinder unter 15 Jahren und in Aachen und Mülheim je ein Kind in Irrenanstalten der Rheinprovinz eingewiesen worden seien.

Der Pariser Kinderarzt Paul Moreau de Tours (1897) berichtete, daß auch in Frankreich Alkoholmißbrauch bei Kindern keineswegs selten sei. Er entstehe häufig dadurch, daß unvernünftige Eltern ihren Kindern gelegentlich Alkohol zur Durststillung gegeben und dadurch bei ihnen ein Verlangen danach ausgelöst hätten. Man dürfe, meint er, kriminellen alkoholsüchtigen Kindern keine mildernden Umstände zuerkennen, weil die gerichtliche Strafe gerade auf Kinder einen tiefen Eindruck mache und somit als ein Mittel im Kampf gegen den Alkoholismus anzusehen sei.

d) Epileptische Anfälle

Die Hilflosigkeit der Ärzte gegenüber der Epilepsie war nach Carl Flügge (1898) bis zur Einführung der Bromkuren (Voisin 1864) ein „Schandfleck der ärztlichen Kunst". Das Brom könne aber nur in Einzelfällen helfen. An seine Stelle traten kombinierte Opium-Bromkuren (Flechsig 1893, 1897) und Amylenpräparate (Wildermuth 1889). Das Rätselhafte und Übernatürliche der Fallsucht führte über viele Jahrhunderte dazu, die Ursache bösen Geistern und Dämonen zuzuschreiben. Das in der Bibel empfohlene „Fasten und Beten" führte jedoch ebensowenig wie die von Quacksalbern mit Beschwörungen und Zauberformeln durchgeführten Austreibungen zum Erfolg.

e) Psychosomatische Störungen

Ein spezielles kinderpsychiatrisches Symptom griff der niedergelassene Allgemeinarzt A. Geisel 1864 mit dem Schreibkrampf in seiner Arbeit „Der Schreibkrampf und die functionellen Krämpfe und Lähmungen" auf. Er war der Ansicht, daß diese „keineswegs seltene Störung" nicht als periphere oder zentral bedingte Nervenerkrankung anzusehen sei. Er war vielmehr vom „funktionellen Wesen der Affektion" überzeugt. Er berichtete über vier Patienten, die alle nur mit „unerhörter Anstrengung" schreiben konnten, und sah darin Analogien zum Stammeln und Stottern, die er in diesen Formenkreis der „funktionellen Lähmung" einbezog.

Ein siebenjähriger Junge mit familiärer Mikrocephalie wurde 1915 dem Pädiater Jussuf Ibrahim vorgestellt. Dieses Kind bewegte seit einiger Zeit sein linkes Bein nicht mehr, das in Flexionsstellung durch eine Muskelkontraktion fest fixiert schien. Es wurde eine „psychogene Kontraktur" diagnostiziert, und nach mechanischer Mobilisation wurden Gehversuche vorgenommen, die schließlich zum Erfolg führten. „Der ganze Kindersaal, der an solchen Szenen immer seine Freude hat, beteiligte sich mit großem Halloh an diesen Animierungsbehandlungen. Das Kind lief durch den Saal hin und her." Ibrahim führte die Lähmung auf die von N. Krasnogorski (1931), einem Pawlow-Schüler, durchgeführten Studien über künstliche Bedingungsreflexe bei Kindern zurück. Er erwähnte in diesem Zusammenhang Untersuchungen von Adalbert Czerny über die Bedeutung der Bedingungsreflexe für die Stuhlentleerung und das durch Erziehungsfehler verursachte Erbrechen und den „Keuchhusten-tic".

Wegen einer permanenten Eßstörung wurde 1890 ein zehnjähriger Junge in eine psychiatrische Klinik in Petersburg (Danillo 1893, zit. bei Rinecker 1894) aufgenommen. Er hatte vor einigen Monaten begonnen, die Einsamkeit aufzusuchen und bestimmte Speisen, besonders Fleisch, zu meiden. Bald darauf aß er täglich nur noch einige kleine trockene Brotkrusten und trank etwas Tee. Schließlich nahm er trotz Drohungen und Strafen der Eltern täglich nur noch einige Weinbeeren zu sich und trank eine halbe Tasse Tee oder Wasser. Sein körperlicher Zustand veränderte sich dramatisch. Als Grund gab er an, er wolle so mager und blaß wie sein Vater werden. Er gab an, daß er weiße Gestalten an seinem Bett gesehen habe, die im gesagt hätten, daß er nichts essen solle. Er bat um seine Entlassung, sonst werde er sich töten. Schließlich mußten Zwangsfütterungen durchgeführt werden, denen er anfangs alle möglichen Hindernisse entgegensetzte und zu betrügen versuchte, nach ergebnislosen Versuchen jedoch schließlich tolerierte und nach einigen Wochen begann, selbst zu essen. In Zeichnungen stellte er sich als Märtyrer dar. Nach zwei Monaten konnte er entlassen werden. Die bei dem Jungen gestellte Diagnose einer „Geisteskrankheit" muß schon aus nomenklatorischen Gründen bezweifelt werden. Denn zur Familienanamnese heißt es, bei den nächsten Angehörigen liege „Irresein" vor: der Großvater sei „gereizt und erregbar", die Mutter „gesund, jedoch von schwachem Charakter, gereizt, leicht erregbar" und der Vater „bleichsüchtig, schwächlich, sehr mager".

f) Hysterische Kinder und Jugendliche

Seit dem Altertum bis in die Neuzeit werden das Krankheitsbild der Hysterie und seine möglichen Ursachen diskutiert. Während die Bezeichnung Hysterie beibehalten wurde, wechselten die Vorstellungen über ihre Ätiologie. Die antike Hypothese eines wandernden Uterus schloß das Auftreten dieser Störungen theoretisch bei Mädchen vor der Pubertät aus; dennoch wurde sie immer wieder beschrieben. Die Sexualhypothese fand erst mit der Einführung der psychosexuellen Entwicklungstheorie von Sigmund Freud eine Unterstützung. Freuds Lehrer Jean Martin Charcot betrachtete sie eher als Ausdruck der Degeneration. Bei erwachsenen weiblichen Jugendlichen und bei Frauen mit unableitbaren und therapieresistenten Störungen wurden noch im 19. Jahrhundert Klitorektomien und Uterusamputationen durchgeführt. Die Ansicht vieler Neurologen, daß es keine Hysterie ohne Stigmata gebe, treffe nicht zu, konstatiert Morton Prince (1854–1929). Denn bei der Hysterie handle es sich nicht um eine degenerative Erkrankung, sondern eine schwere Neurasthenie ohne Stigmata.

Dissoziative oder somatoforme Ausnahmezustände wurden und werden weiterhin bei Kindern und Jugendlichen diagnostiziert, sowohl als individuelle Ausdrucksphänomene als auch in psychischen Epidemien, deren Ausdrucksformen gewechselt haben. An die Stelle der Kinderkreuzzüge und Kinder des Rattenfängers von Hameln sind extreme sportliche und musikalische epidemiologische und sektiererische Gruppenphänomene getreten, die anders als die transparenten psychischen Erscheinungsbilder des 19. Jahrhunderts heute schwerer eindeutig von kollektiven modischen Trends abzugrenzen und zu diagnostizieren sind.

Über die Neigung psychisch gestörter Jugendlicher, Personen, die sie während ihrer Erkrankung kennengelernt hatten, für frühere Bekannte oder Freunde zu halten, berichtete Ludwig Snell (1860) am Beispiel mehrerer Patienten. Ein 16jähriges Mädchen, das an einer Manie litt, hatte ihn anfangs für ihren früheren Lehrer, später für einen Freund ihres Vaters

gehalten. Der periodisch wechselnde Bewußtseinsgrad ließ sich bei ihr dadurch beurteilen, ob sie korrigierende Bemerkungen von diesen Personen annehmen konnte oder nicht. Personenverwechslungen seien sehr häufige Erscheinungen bei geistigen Erkrankungen und die zuverlässigsten Symptome bei psychischen Störungen, und ihr Verschwinden sei ein sicheres Zeichen der Wiederherstellung. Die Möglichkeit einer Einwirkung exogener Noxen war aus den zwölf Fallbeschreibungen nicht zu entnehmen.

Über die Symptomatik der bereits im Kindesalter beginnenden Hysterie berichtete Karl Friedrich Werner Nasse in einer Buchrezension über Greffiers „De l'hystérie précox" in „Bericht über die psychiatrische Literatur" (1884). Der Buchautor fand es bemerkenswert, daß sich unter den von ihm beschriebenen 23 Kindern im Alter von 8 bis 15 Jahren auch Mädchen befanden, die hysterisch waren, obgleich sie noch nicht menstruiert hatten. Damit könne man belegen, daß die Entwicklung der Hysterie nicht an die Geschlechtsreife gebunden sei. Er unterschied nicht-konvulsive von konvulsiven Formen der Hysterie. Die erstbeschriebene Form äußere sich in Alpdrücken und in „Gehörs- und Gesichtshalluzinationen", häufig würde über „rote Tiere" berichtet. Außerdem kämen Kopf-, Magen- und Ovarial- und Rückenschmerzen, Aphonie, hysterischer Husten, krampfhaftes Gähnen und Husten und nicht selten halbseitige Anästhesien vor. Die konvulsiven Formen, hysterische Anfälle, seien bei Kindern selten.

Zu welch bedenklichen Folgerungen die als absolut geltende sexuelle Ätiologie der Hysterie führen kann, zeigt eine Arbeit des Nicolaus Anton Friedreich (1825–1882), des Sohnes von Johannes Baptista Friedrich, zit. bei Karl Friedrich Werner Nasse (1884) „Zur Behandlung der Hysterie", die erst nach dessen Tod veröffentlicht wurde. Er vertrat mit anderen Autoren die Ansicht, daß in vielen Fällen die Clitoris an der Entstehung der Hysterie beteiligt sei. Nach ihrer operativen Entfernung „wurden selbst in den schwersten Formen rasche und überraschende Heilungen erzielt". Nicolaus Anton Friedreich führte bei acht Patientinnen „mehrfach wiederholte lokale Kauterisierungen mit dem Höllensteinstift" durch, die danach wegen der „intensiven Schmerzen" einige Zeit das Bett hüten mußten. „Sämtliche acht Fälle genasen", nur bei zwei seien Rezidive aufgetreten, die nach Wiederholung des Verfahrens „ebenfalls geheilt" wurden.

Der Psychiater Karl Laufenauer (1848–1901) beschrieb und behandelte vier 10- bis 12jährige Jungen mit hysterischen und epileptischen Anfällen und teilte seine Ansichten dazu in „Über Hystero-Epilepsie bei Knaben" (1888) mit. Alle vier Jungen hatten eine hysterische und nervöse Mutter, in einem Fall auch einen neuropathischen Vater. Die Prodromalstadien bestanden in Schwindelerscheinungen, Kopfschmerzen, Gesichtszuckungen und psychischen Unruhezuständen. Anfallshäufigkeit und -dauer waren unterschiedlich. Die Kinder stürzten plötzlich zu Boden; bei einem Kind waren danach beide Beine fünf Tage lang gelähmt. Der Autor resümierte, daß hysteroepileptische weniger gravierend als epileptische Anfälle seien, weil die Kinder rascher wieder zu sich kämen, und glaubte, die Anfallsformen am Schweißgeruch der Kinder unterscheiden zu können. Die Behandlung erfolgte durch „Entfernung aus dem Elternhaus, Isolation, Eisen, faradische und statische Elektrizität, Massage, Kaltwasserkur, systematische geistige und körperliche Beschäftigung".

Aber auch rasche Behandlungserfolge wurden beschrieben. Ein 12jähriger Junge stürzte, nachdem er in der Schule bestraft worden war,

zu Boden. Beide Beine waren gelähmt, er sprach nicht. Nach einer hypnotischen Sitzung (Hirt 1891) traten keine Funktionsausfälle mehr auf. Über einen vergleichbaren Fall, ein 14jähriges Mädchen mit Schlafanfällen und Somnambulismus, berichtete Terrien (1894), daß es nach einer heftigen Erregung hingefallen sei und danach weder stehen noch gehen, nicht sprechen und nicht schlucken konnte und abmagerte. Nach einigen hypnotischen Sitzungen seien alle Störungen abgeklungen; „die Angehörigen aber halten die Heilung für ein Werk des Teufels". Der Autor berichtete in seiner Kasuistik über zahlreiche weitere Fälle von Kindern und Jugendlichen, deren Symptome sich entweder unter Hypnose zurückbildeten, sich als nicht hypnotisierbar erwiesen oder die eine Hypnose verweigerten. Bei einigen bildeten sich die Symptome nach Gaben von Placebos (gefärbtes Wasser, ein Elixier, Anlegen von stromlosen Elektroden) zurück.

Der bei Charcot arbeitende Berbez (1887) beschrieb in seiner Dissertation „Hystérie et Traumatisme, paralysies, contractures, arthralgies hystéro-traumatiques" die Entstehung, die Erscheinungsformen und die Behandlung der Hysterie und gab damit vermutlich auch die Anschauungen seines Lehrers wieder. In 20 Prozent der Fälle wurden die hysterischen Symptome durch Traumen, besonders durch Schreck, hervorgerufen; sie fanden sich häufiger bei Jugendlichen als bei Erwachsenen. Die wirkliche Ursache der Hysterie sei „ein abweichender Gehirnzustand". Bei der hysterischen Lähmung handle es sich wie bei der Hypnose um eine Suggestion, eine Selbstsuggestion. Der „größte Teil des Gehirns, Aufmerksamkeit, Bewußtsein, Urteil und Wille fehlten ihm". Bei 97 von 100 Patienten konnte er typische hysterische Stigmen feststellen. Es handelte sich bei 38 um Hemianästhesien, bei 20 um Anästhesien des gesamten Körpers und bei 70 um Einengungen des Gesichtsfeldes. Anfälle traten bei 73 und eine Tendenz zu Kontrakturen bei 43 von 52 Kranken auf. Hysterische Lähmungen könnten lange Zeit, über Monate und Jahre bestehen und dann plötzlich verschwinden. Für die Behandlung sei es das Wichtigste, „alles zu verstehen". Als Behandlungsmaßnahmen hätten sich bewährt: Hydrotherapie, Elektrizität, Massagen, Änderung der Lebensweise und lokale Belebungsmittel. Eine der Symptomatik entsprechende Aufstellung der Behandlungserfolge fehlt.

Bei einem zehnjährigen Kind bestand bei der Aufnahme in der Klinik eine Aphonie und eine Lähmung beider Beine, berichtete Tannen (1892), in seiner Arbeit „Hysterie bei einem Kinde". Außerdem lagen „Anfälle" vor, in denen das Kind über mehrere Stunden „mit Trübung des Bewußtseins" laut schrie. Während sich die Schreianfälle und die Aphonie allmählich besserten, blieb die Lähmung zunächst bestehen, bildete sich jedoch unter faradischer Behandlung gänzlich zurück.

Von Charcot und Georges Guinon (1892) wurden mehrere Fälle von Jungen und männlichen Jugendlichen mit hysterischen Anfällen geschildert. Die Autoren betonten, daß das Delir immer „von der eigenen Initiative der Kranken" abhänge. Die Anfälle könnten sowohl durch einen Druck auf hysterogene Punkte als auch durch Berührungen von Narben hervorgerufen werden. Wenn ein bulbärer hysterogener Punkt vorliege, könne ein Anfall durch ein längeres Fixieren eines Gegenstandes ausgelöst werden. Es wurde ein 17jähriger Jugendlicher beschrieben, der unter nächtlichen somnambulen Anfällen litt, in denen er Halluzinationen von großen Spinnen hatte, die ihn töten wollten. Bei anderen hysterischen Mädchen und Jungen könnten durch vorgehaltene Gläser regelmäßig individuell ausgestaltete Delirien hervorgerufen wer-

den. Es fehlen spezielle therapeutische Hinweise, wahrscheinlich erfolgte eine hypnotische Behandlung.

In einer Dorfschule, in der Mädchen und Jungen gemeinsam unterrichtet wurden, bekam ein zehnjähriges Mädchen (Hirt 1893) einen Anfall mit Zittern am ganzen Körper. Am nächsten und in den folgenden Tagen traten ähnliche Zitteranfälle auch bei einigen anderen und schließlich bei 20 von 38 Mädchen auf. Einige Mädchen stürzten unter die Bänke und mußten von den Jungen hinausgetragen werden. Während der Sommerferien verloren sich diese Erscheinungen. Jungen blieben von dieser psychischen Epidemie verschont.

Der Neurologe Paul Guttmann berichtete (1869) über den „seltenen Fall von Hysterie" einer jungen Frau, die acht Jahre nach einer Schädelverletzung an der rechten Schläfe an einer linksseitigen Hemiparese und beidseitigen Amblyopie erkrankte und nach weiteren 18 Jahren „hochgradig hysterische Krämpfe" entwickelte und galvanisch behandelt wurde. Es wurde ein „organischer Herd der Hysterie" in der Medulla oblongata angenommen. Außerdem findet sich ein Vermerk, daß „keine Lageabweichungen des Uterus" festgestellt wurden. Damals wurde in Fällen, in dem ein Ovarialschmerz bei Hysterie vorlag, nicht selten eine operative Entfernung der Eierstöcke mit zweifelhaftem, negativem und vereinzelt auch positivem Erfolg (Kroemer 1896) vorgenommen. Der berühmte Neurologe Emanuel Ernst Mendel betonte (1884) dagegen, daß Hysterie mit dem Uterus und den Ovarien nichts zu tun habe, und meinte, daß die Psychiater am besten in der Lage seien, den Schaden, den die Gynäkologen angerichtet hätten, zu konstatieren.

Mit der neu eingeführten Elektrotherapie befaßte sich Remak, ein Schüler Carl Friedrich Westphals. Er stellte zwischen 1860 und

1864 in der Berliner medizinischen Gesellschaft mehrfach Kinder und Jugendliche vor, die er mit der neuen Methode behandelte. Seine theoretischen Erwägungen bezüglich der Wirkungsweise dieser therapeutischen Maßnahmen waren oft recht kühn und blieben nicht unwidersprochen. Stein habe (1864) über einen „Tic général" bei einem elfjährigen Mädchen berichtet, den er durch Verbalsuggestion im Zustand leichter Hypnose geheilt habe, und Sperling (1887) über eine Hystero-Epilepsie, die durch vier Hypnosen gebessert worden sei. Bei kritischer Durchsicht der Fälle besteht kein Zweifel, daß der therapeutische Effekt bei einem Teil auf einer Suggestivwirkung bei hysterischen Krankheitsbildern beruhte.

Als ein frühes Beispiel einer nach der heutigen Nomenklatur als „multiple Persönlichkeitsstörung" (ICD-F44.81) bezeichneten psychischen Abweichung im Rahmen einer dissoziativen Entwicklung kann die von O. Mason (1894) als „doppelte Persönlichkeit" beschriebene Störung bei der 18jährigen Alma gelten. Früh auftretende Ohnmachten wurden zunächst als Folgen schulischer Überanstrengungen gewertet, später traten Schlaflosigkeit, Kopfschmerzen und wechselnde Körperbeschwerden hinzu. Nach einem Ohnmachtsanfall bezeichnete sich die recht gebildete, durch Schmerzen und Leiden jedoch ermattete Alma als eine dumme, aber schlaue und völlig schmerzfreie Indianerin mit Namen Twocy. Die eine wußte nichts von den Erlebnissen und Erfahrungen der anderen. Der personale Wechsel dauerte manchmal Stunden, manchmal Tage an. Beide, Nr. 1 und Nr. 2, setzten ihre Lebensäußerungen immer dort fort, wo sie beim letzten Mal aufgehört hatten. Beide waren gute Freundinnen und bewunderten sich gegenseitig. Unter einer Behandlung mit Hypnose, Verordnung einer Diät und Luftveränderung wurden die „Visiten von Twocy" seltener und traten schließlich nur nach großer Ermüdung auf. Längere Zeit nach ihrer Heirat habe sich die Doppelgängerin Twocy verabschiedet. Dafür trat eine dritte Person, Boy, in ihr Leben, die über ihre Vorgänger genau orientiert war. Nr. 3, ernster und dreister als Nr. 2, ähnelte Alma. Latein und Mathematik, die Alma in der Schule gelernt hatte, kannte Boy nicht. Mason hat den Verlauf über 10 Jahre beobachtet und beschrieben.

Über einen 16jährigen Tischlerlehrling, der schon in seinem „Vorleben" dadurch aufgefallen war, daß er oft minutenlang wie traumversunken auf einen Punkt hinstarrte, berichtete der angesehene Prager Psychiater Arnold Pick (1904). Der Jugendliche lief plötzlich seinem Lehrherrn fort, wanderte einige Tage ziellos umher und sprang dann in die Moldau. In die Klinik gebracht erzählte er, er habe in Romanen viel von Goldsuchern gelesen, habe viele Träume gehabt von Indianern, Landschaften und anderem, und dann sei ihm der Gedanke gekommen, fortzulaufen. Nur mit einem Dolch und dem Dienstbuch seiner Schwester versehen, machte er sich auf die Reise. In diesen Tagen litt er viel an Kopfschmerzen und sah schlecht. Bei der körperlichen Untersuchung ergaben sich hysterische Stigmata, stellenweise Hypalgesie, eine Herabsetzung des Rachen- und Konjunktivalreflexes und eine mittelgradige Gesichtsfeldeinschränkung. In der Klinik wurde später noch ein zweiter hysterischer Dämmerzustand beobachtet. Der vorstehende Fall wurde, darauf weist Pick ausdrücklich hin, nicht forensisch relevant. Aber wenn dies der Fall gewesen wäre, hätte der Richter leicht zu der Ansicht gelangen können, daß es sich nicht um einen krankhaften Traumzustand gehandelt habe, sondern um einen phantastischen Ausflug.

In einer Arbeit „Über Bewußtsein und Fälle sogenannten Doppelbewußtseins" beschrieb der amerikanische Arzt S. Jackson (1869) vier Patienten, darunter drei Mädchen im Alter von 15 bis 18 Jahren. – Ein 18jähriges Mädchen, stark abgemagert und so schwach, daß es nicht allein das Bett verlassen konnte, klagte über „durch den ganzen Körper wandernde Schmerzen" und erleide „täglich Modifikationen des Bewußtseins". Es unterhielt sich „nicht im Zustand ihres natürlichen Bewußtseins" mit „imaginären Personen", von denen sie, wie sie sagte, ausgescholten werde. – Ein anderes, 14jähriges Mädchen hatte „alle Eßlust" verloren. Es nahm auf Wunsch zwar einen Bissen in den Mund, konnte ihn jedoch, auch wenn sie versuchte, ihn „mit dem Gabelstiel in den Schlund zu schieben", nicht hinunterschlucken. Sie nahm Flüssigkeiten zu sich, pures Wasser lehnte sie ab. Der Speichel war „so scharf", daß er die Zähne beschädigte. Im „Doppelbewußtsein" führte sie Handlungen aus, von denen sie nachher nichts wußte. Sie zeigte dann ein völlig verändertes Verhalten und sprach mit veränderter Stimme. – Ein 15jähriges „Frauenzimmer bei anscheinend guter Gesundheit" verhielt sich zur Realität völlig konträr: Es sprach mit abwesenden Freunden und erinnerte sich nachher nicht daran. Die Mutter berichtete, daß es in einem Krankenhaus von einem Arzt, der „schon über die Mitte der Lebensperiode stand", mit „vieler Aufmerksamkeit" behandelt worden war. Das Mädchen hatte „ihn so in Affection" genommen, daß das Mädchen sich nur schwer von ihm trennen konnte. Nach einem längeren Erholungsurlaub „kehrte es geistig und körperlich gesund zurück".

g) Psychische Epidemien

Im Jahr 1877 berichtete Otto Ludwig Seeligmüller in „Über epidemisches Auftreten von hysterischen Zuständen", daß bei einigen jungen Mädchen und Frauen im Alter von 15 bis 27 Jahren bei sehr heißem Wetter und anstrengender Feldarbeit plötzlich „eigentümliche Krämpfe" auftraten. In der Arbeitsgruppe befand sich ein Mädchen mit einer fraglichen Epilepsie, dessen Anfälle alle beobachtet hatten. Insgesamt wurden neun junge Mädchen, bei denen täglich 10 bis 20 Anfälle mit fibrillären Zuckungen und mit Lach- und Weinkrämpfen auftraten, stationär behandelt. Alle klagten über Unterleibsbeschwerden. Die Mädchen behaupteten, „eine schwarze Frau" gesehen zu haben. Sie „machten einen Höllenlärm, wälzten und schlugen sich und konnten nicht zur Ruhe gebracht werden." Seeligmüller schloß eine Simulation aus und sprach unter Hinweis auf Justus F. Hecker (1865) und seine Arbeiten über die Tanzwut („Nachahmung, Mitleidenschaft, Sympathie") im Mittelalter von einer psychischen Epidemie, die sich „unter kalten Güssen" dann spontan zurückbildete.

In Finnland traten im Jahr 1891 (Hjelman) bei 50 Mädchen und sieben Jungen anhaltende Krampfanfälle auf, nachdem eine 16 Jahre alte Dienstmagd beim Tanz von heftigen Krämpfen befallen wurde. Sie begann verzückte Predigten zu halten, in denen sie über ihre Sünden klagte und die Anwesenden zur Buße aufforderte. Danach fingen auch andere mit Predigten an, die von den Umstehenden „mit Andacht" aufgenommen wurden. Die Anfälle gingen zurück, nachdem „sich das Volk an den Verzückungen satt gesehen hatte und nicht mehr an das übernatürliche Wesen derselben glaubte".

Aus einer Berliner Mädchenschule berichtete Rembold (1894) über ähnliche Vorkommnisse. Ein Drittel der 10- bis 11jährigen Mädchen erkrankte, nachdem eine Mitschülerin ohne ersichtliche Ursachen bewußtlos unter die Bank gefallen war. Zehn weitere Kinder wurden bewußtlos; sie weinten, zitterten und klagten über heftige Übelkeit und Unwohlsein. Der Arzt schickte die nicht erkrankten Kinder aus dem Schulzimmer. Die heulenden und jammernden Kinder stellte er an das offene Fenster, spritzte ihnen kaltes Wasser ins Gesicht und forderte sie energisch auf, sofort die dummen Geschichten zu lassen. „Wirklich erhoben sich darauf die Mädchen und kamen zu sich. Weitere Anfälle folgten nicht und am Nachmittag wurde wieder Schule gehalten wie gewöhnlich."

Im Anschluß an eine Impfung im Jahr 1885 erkrankten, wie Wichmann (1892) ausführte, in Wildbad von 74 Mädchen zunächst neun mit „Zittern", schließlich aber insgesamt 24 Knaben und Mädchen an einer Chorea bzw. an hysterischen Anfällen. Der Epidemie ging die Erkrankung eines Mädchens voraus, das wiederholt Anfälle von der Art einer Chorea minor hatte. Alle Krankheitsfälle wurden kurz skizziert dargestellt. Der Autor stellte eine psychische Infektion fest, bei der es sich seiner Ansicht nach jedoch weder um eine Infektion noch um eine Imitation handelte, sondern daß „hier eine Art unbewußte Autosuggestion die wesentliche Rolle" spielte.

In einer Bauernfamilie erkrankte nach einem Bericht von Heinrich Wilhelm Neumann (1900) die jüngste Tochter akut an einer mit sexueller Erregung und illusionären Verkennungen verbundenen hysterischen Störung. Bald darauf klagten zunächst der Bruder und die Schwester und schließlich auch die Mutter über ähnliche Sensationen. Die Mutter bekam „einen Anfall von Zittern und Schwäche", bei dem sie starke Ängste entwickelte. Die an „effektvollen Szenen äußerst reiche Erkrankung" hatte vor der Aufnahme in die Klinik zu einer starken Beunruhigung der Familie mit dem Versuch einer „Hexenaustreibung" ge-

führt. Neumann war der Ansicht, daß die hysterischen Züge, die die jüngste Tochter in der Familie zeigte, zu einer Infektion der psychopathisch veranlagten Umgebung geführt habe. Die Schwester erkrankte nach kurzer Zeit erneut und wurde nach mehrmonatiger Behandlung aus der Klinik ungeheilt entlassen.

Gegen Ende des 19. Jahrhunderts nahm Ludwig Bruns (1896) in einem empirisch fundierten Vortrag in „Über Hysterie im Kindesalter" zur Symptomatologie, Differentialdiagnose und Therapie der Hysterie im Kindesalter Stellung. Im Gegensatz zur Hysterie bei Erwachsenen handle es sich bei Kindern vorwiegend um individuell sehr unterschiedlich ausgeprägte monosymptomatische Krankheitsbilder. Funktionsstörungen, die willkürlich hervorzurufen seien und deshalb auch simuliert werden könnten, stünden an erster Stelle. Er führte dazu Beispiele typischer Abasien und Astasien, von Automutilationen und Mutismus an. Nicht ganz selten werde bei Kindern die Diagnose Hysterie gestellt, die sich dann später oft als falsch erwiesen habe, z. B. bei einem Vorliegen der bei Kindern seltenen multiplen Sklerose. Bei Kindern trete Hysterie am häufigsten vom 8. Lebensjahr bis zur Pubertät auf, komme aber auch schon im 3. und 4. Lebensjahr vor. Jungen erkrankten nach seinen Erfahrungen ebenso häufig wie Mädchen. Die schweren Formen der Hysterie kämen häufiger auf dem Lande und in kleinen Städten als in Großstädten vor. Voraussetzung für eine erfolgreiche Behandlung sei in erster Linie eine Entfernung des Kindes aus dem Elternhaus und Aufnahme ins Krankenhaus. Als Behandlungsmethoden kämen in Betracht: 1. die „Überrumpelungsmethode", die stets als erstes zu versuchen sei und oft sehr erfolgreich verlaufe. Nachdem die Diagnose feststehe, müsse rasch gehandelt werden. Nicht selten genüge eine einfache Aufforderung, ein Befehl wie „Du kann jetzt wieder gehen". Man müsse sich jedoch davor hüten, „Krankheitsreste" zurückzulassen, sie seien oft sehr hartnäckig und schwer zu beheben. Erreiche man mit der Überrumpelung nicht den gewünschten Erfolg, so käme 2. eine Behandlung in Betracht, die Bruns als eine Methode der „zweckbewußten Vernachlässigung" bezeichnete. Man kümmere sich wenig um diese Kinder und nicht um ihre Symptome und sehe, daß dann Krankheitserscheinungen schwinden, die vorher der „ausgiebigsten und sorgsamsten Behandlung" getrotzt hätten.

h) Lese-Rechtschreibschwäche und Sprech- und Sprachstörungen

Nach der Einführung der allgemeinen Schulpflicht (Herzogtum Weimar 1619, Preußen 1717, Deutsches Reich endgültig 1919) wurde sehr früh bemerkt, daß bei einigen Kindern hartnäckige Lernhemmungen bestanden, die nicht befriedigend zu erklären waren und die man mit normalen schulischen Mitteln nicht beheben konnte. Es gab offensichtlich normal oder sogar überdurchschnittlich begabte Kinder, die Sprech- und Sprachstörungen aufwiesen oder Probleme mit dem Erlernen des Schreibens und Lesens hatten.

Der führende deutsche Sprachforscher Hermann Gutzmann (1865–1922) nahm in den Jahren von 1892 bis 1899 mehrfach in der Berliner medizinischen Gesellschaft (Lange-Cosack und Kammer 1960) zu den Sprachstörungen im Kindesalter Stellung. Er sah das Stottern nicht als psychogenetisch bedingt, sondern als eine hirnorganisch verursachte Störung an. Sie führe zu Spasmen der Artikulationsmuskulatur und zu Atemstörungen und verursache dadurch die Sprachstörung. Als Therapie komme nur ein systematisches Training der Sprachwerkzeuge unter Vermeidung von Mitbewegungen in Betracht. Andere Formen von Sprachstörungen schrieb er u. a. einer angeborenen Insuffizienz des Gaumensegels zu und versuchte, es durch Dehnungen und Massagen zu stärken. Er unterschied in einem Vortrag über die geistige und sprachliche Entwicklung von Kindern grundsätzlich Sprachstörungen, die ursächlich bedingt seien durch 1. periphere Hemmungen und dadurch bedingte rückwirkende Hemmungen von Hör- und Sehstörungen, 2. zentrale (zerebrale) Hemmungen durch Geburtsschäden oder frühkindliche Hirnschäden und 3. peripher-expressive Hemmungen durch muskuläre Funktionsschwächen (z. B. bei der Diphtherie). Er berichtete, daß er oft überraschende Besserungen von Sprachstörungen nach Adenotomien gesehen habe. Spätere Studien (Kussmaul, Gutzmann) führten mehr oder weniger übereinstimmend zu der These, daß das Stottern eine auf dem Boden einer Sprechangst angesiedelte „spastische Koordinationsneurose des Sprachmechanismus" sei. Dementsprechend wurden in erster Linie Übungsbehandlungen oder/und psychotherapeutische Interventionen empfohlen. Mehrfach beobachtete frappante Besserungen nach Adenotomie führte Gutzmann auf eine Behebung von Lymphstauungen im Rachen und Gehirn zurück.

Der Leiter einer Berliner Heil-, Bildungs- und Pflegeanstalt für geisteskranke und geistesschwache Kinder, der Psychiater und Pädagoge Friedrich Heyer, hielt zwischen 1861 und 1863 über Fragen des Schwachsinns mehrfach Vorträge in der Berliner medizinischen Gesellschaft (Lange-Cosack und Kammer 1960). Bei Erörterung der Ursachen nannte er neben Hirnschäden endokrine Störungen (Kretinismus) und wies schon früh darauf hin, daß bei Kindern mit schwerem Schwachsinn („Idiotismus") und fehlender Sprachentwicklung zusätzliche Hörschädigungen oder eine Taubstummheit zugrunde liegen könnten. Heyer versuchte unterschiedliche Mittel und Wege, um den ihm anvertrauten Kindern zu helfen. Neben therapeutisch ausgerichteten Beschäftigungen führte er auch drastische Behandlungen durch. Einen schwachsinnigen Junge mit einer Aphonie brachte er (1861) mit einer „Schockbehandlung" (Schröpfköpfe oder unerwartete kräftige kalte Dusche auf Nacken und Hinterkopf) zum Sprechen.

i) Geistige Behinderungen

In dem Vortrag von Karl Friedrich Kind (1882) auf der Jahresversammlung des Vereins deutscher Irrenärzte in Frankfurt am Main „Über die Idiotenfrage" und in der daran anschließenden Diskussion ging es um die Definition und die Ursachen des Schwachsinns und der Idiotie, ihre Häufigkeit und Behandlung und um Fragen einer zweckmäßigen Unterbringung der Patienten. Die Abgrenzung des Schwachsinns nach der Seite der Gesundheit werde immer schwierig sein, und die Grenzen zwischen Schwach- und Blödsinn seien schwankend. Die Formen des kindlichen Irrsinns müßten ausgeschlossen werden. Der Begriff Kretinismus werde wegen Fehlens einer überzeugenden Definition oft nicht berücksichtigt. August Cramer (Marburg), Albert Guttstadt (Berlin) und Carl Wilhelm Ideler (Berlin) schlugen als Definitionen vor: Idioten seien Geisteskranke, die „nicht vollkommen bildungsfähig" seien. Eine Idiotie sei „im Allgemeinen" nicht heilbar. Das Gebiet des Schwachsinns und der Idiotie gehöre zweifellos zur Psychiatrie. Der Staat solle die Anzahl und die Unterbringung der Irren bei Volkszählungen ermitteln. Die Einrichtung neuer Idiotenabteilungen solle an bereits bestehenden oder noch zu errichtenden Heil- und Pflegeanstalten erfolgen.

Nach einem Vortrag von Albert Guttstadt (1879) „Zur Statistik der Idiotenanstalten" im Berliner psychiatrischen Verein stellten zahlreiche Psychiater die Frage, welche Möglichkeiten für eine Beschulung bildungsfähiger, nur leicht schwachsinniger Kinder bestünden. Dies stieß bei den Anwesenden „auf lebhaftes Interesse". Carl Ludwig Ideler, der Sohn von Carl Wilhelm Ideler, hatte eingangs darauf hingewiesen, daß er als Arzt am Friedrichs-Waisenhaus, das einen jährlichen Durchgang von 1800 Kinder habe, neben den idiotischen nicht selten auch Kinder mit leichten psychischen Defiziten sehe. Ein anderer Diskutant berichtete über Kinder mit einem „einfachen Schwachsinn", die mit vollsinnigen Kindern in den allgemeinen Schulen unterrichtet würden. Sie scheiterten regelmäßig an dem dort vorgesehenen Leistungsspektrum, würden aber als faul und ungezogen bezeichnet. Es müßten zumindest in den großen Städten Privatschulen für solche Kinder eingerichtet werden. Nach einer weiteren Wortmeldung seien in Süddeutschland Bestrebungen im Gange, für schulbedürftige nicht vollsinnige Kinder aus öffentlichen Mitteln besondere Schulen einzurichten. Bernhard Heinrich Laehr berichtete, daß er Eltern, die nicht wüßten, was sie mit ihren Kindern anfangen sollten, den Rat gebe, sich an das Institut von Karl Ferdinand Kern in Leipzig, an Friedrich Schroeter in Dresden oder an J. Meyer in Kiel zu wenden. In Berlin könne man sich an Lehrer wie Albert und Hermann Gutzmann oder Berndt wenden, die neben taubstummen auch schwach begabte Kinder unterrichteten. Der Antrag auf Bildung einer Kommission zur weiteren Bearbeitung und Berichterstattung wurde mit Beifall begrüßt.

Zur allgemeinen Pädagogik dieser Kinder bemerkte der Lehrer Heinrich Kielhorn in einem Vortrag über die „Schule für schwachbefähigte Kinder in Braunschweig" (1888), daß vermehrt

Hilfsschulen eingerichtet werden müßten, um die geistigen Anlagen schwachbefähigter Kinder zu fördern und um sie berufsfähig zu machen. Die Erziehung der Kinder habe auf medizinisch-psychologischer Ebene zu erfolgen. Ein Seelenarzt müsse dem Lehrer zur Seite stehen. Die Erziehung der Kinder stehe im Vordergrund, und der Unterricht dürfe nie zum Selbstzweck werden. Der Lehrer müsse mit der Familie der Kinder in Verbindung treten, um auf die häusliche Erziehung Einfluß zu gewinnen.

In der Heil- und Pflegeanstalt Hubertusburg befand sich eine Kinderstation, in der psychisch und auch geistig gestörte Kinder behandelt wurden. Nach Köhler (1890) in seiner Arbeit „Rückblicke auf meine 33jährige Tätigkeit im Bereich des practischen Irrenwesens von Mitte 1855 bis 1888" erhielten die bildbaren Kinder Schulunterricht; alle anderen Kinder würden mit einfachen Arbeiten beschäftigt. Sie nähmen an gemeinsamen Spaziergängen in Begleitung eines Arztes oder Turnlehrers und an Ausflügen teil. Im Jahresablauf spielten Sommer-, Ernte- und Gartenfeste eine wichtige Rolle, um die „Kinder abzulenken, moralisch und ethisch zu kräftigen und dem Leben allmählich wieder zuzuführen".

Der Braunschweiger Psychiater und als Sprachforscher bekannte Oswald Berkhan wolle, wie er in der Vorrede zu seinem Buch „Über den angeborenen und früh erworbenen Schwachsinn" (1899) ausführte, keine erschöpfende Darstellung dieses umfangreichen Stoffes bieten, sondern nur das für praktische Ärzte und Lehrer an Hilfsschulen und Idioten-Anstalten am meisten Wissenswerte bringen. Nach einer allgemeinen Einleitung wurden die Ursachen des Schwachsinns und die ersten Lebensjahre der geistig behinderten Kinder besprochen. Da die Kinder überwiegend erst in

späterem Alter aufgenommen würden und Berichte der Eltern mit großer Vorsicht aufzunehmen seien, fehle es noch sehr an zuverlässigen Beobachtungen. Ein besonderes Kapitel wurde der zerebralen Kinderlähmung gewidmet, deren Bedeutung für die Entstehung von Idiotie und Epilepsie zu dieser Zeit immer mehr erkannt wurde. Bei der Besprechung und Behandlung der Folgezustände zerebraler Lähmungen wird auf Möglichkeiten einer operativen Behandlung von Lähmungen durch Sehnenüberpflanzung und der Behandlung der Sprachstörungen hingewiesen. In einem auf seine eigenen Forschungen beruhendem Kapitel berichtete er eingehend über das „Stammeln schwachsinniger Kinder im Sprechen, Schreiben und Lesen". Er teilte hierzu mit, daß er bei einem schwachsinnigen Mädchen eine eigenartige fehlerhafte Art des Strickens beobachtet habe, die mit der Spiegelschrift vergleichbar sei. In einem Abschnitt über die Verhütung des Schwach- und Blödsinns wurden erbgenetische Maßnahmen erörtert. Im Schlußkapitel wurden strafgesetzliche und zivilrechtliche Bestimmungen, soweit sie für geistig Behinderte in Betracht kommen, dargestellt.

Abschließend sei eine Arbeit von Karl Leonhard (1904–1988) erwähnt, die von der Kraepelinschen These ausging, daß manche vermeintlichen geistigen Behinderungen tatsächlich Schizophrenien seien, die in der frühen Kindheit begonnen hätten und zu einer frühen Demenz führten. Leonhard, der ehemalige Direktor der Psychiatrischen Klinik der Charité in Ostberlin, versuchte in seiner Arbeit „Als geistige Behinderung erkannte Kinderschizophrenie" (1984) diese heuristische These durch seine katamnestische Forschung zu belegen. Im Rahmen seiner umfassenden und schulebildenden Psychoseforschung führte er Untersuchungen durch, in denen primär-frühkindliche Schizophrenien und frühkindliche Autismusformen beschrieben und von ihm mit bereits bestehenden Residualzuständen verglichen wurden. Er berichtete über 41 Kinder mit unterschiedlichen Formen endogener Psychosen, von denen er 38 Patienten persönlich nachuntersuchte. Sein besonderes Interesse galt 15 Fällen mit einer seiner Sprachregelung nach „systematischer Schizophrenie", die fast immer zu schweren Defekten führten.

9.2.4 Pubertät

Betrachten wir die Geschichte und die Literatur, die sich mit der physiologischen Pubertät, mit den „Flegel- und Backfischjahren" beschäftigt, finden wir seit dem Altertum erstaunlich einförmige Klagen und Betrachtungen. Vincenzo di Beauvois (1190–1264), ein Universalgelehrter, führte aus „Der Jüngling neigt zum Jähzorn, zu ungeregelter Liebe und zu völliger Schlaffheit der Lüste. Allerdings ist das Jünglingsalter so vielen Gefahren preisgegeben, daß es unmöglich scheint, an allen vorbeizukommen." Der Theologe und Freund Martin Luthers, Philipp Melanchthon (1497–1570), meinte: „Der grenzenlose Mutwillen der Jugend sei uns ein Zeichen, daß der Weltuntergang nahe bevorsteht", und John Locke (1693) konstatierte, daß die frühe Verderbnis der Jugend jetzt eine so allgemeine Klage geworden sei, daß es angebracht erscheine, diese Frage öffentlich zur Diskussion zu stellen und Vorschläge zur Besserung zu machen. Im Jahr 1927 stellte die bekannte Pädagogin Else Frobenius fest: „Wir stehen vor der Jugendbewegung als einer rätselvollen Erscheinung, die in keinem Land der Welt ihresgleichen hat, und wissen nicht, warum sie so geworden ist, warum sie sein muß und wohin sie geht." Margaret Mead schließlich, deren Buch „Kind-

heit und Jugend in Neuguinea" großes Aufsehen erregte, beschrieb die Pubertät in der Südseegesellschaft als einen Lebensabschnitt ohne Angst und Aggression, als das Resultat einer kollektiven Erziehung ohne ethische und sexuelle Zwänge. Diese weitverbreiteten Thesen müssen wir nach den systematischen Nachuntersuchungen von David Freeman, die er in seinem Buch „Liebe ohne Aggression" publizierte, wohl korrigieren. Sie haben sich offensichtlich als eine Legende erwiesen und waren vielleicht sogar als Spiegel gedacht, den Margaret Mead – ähnlich wie Tacitus die Germanen mit seiner Schrift „Germania" den Römern – die Südseegesellschaft unserer westlichen Gesellschaft vorhalten wollte.

In der Psychiatrie des 19. Jahrhunderts finden wir unterschiedliche Anschauungen über die Pathologie der Pubertät. So schrieb Heinrich Schüle (1878) im „Handbuch der Geisteskrankheiten": „Aus demselben anthropologischen Grunde, aus welchem das Irresein der Kinder als Reaktionsweise eines kindlichen Gehirns zu einem eigenartigen sich gestaltet, erscheint uns auch die Besonderheit der Geisstesstörung in den Jahren der Mannbarkeit begreiflich. Diese bedeutungsvolle Lebensepoche mit ihrer Umwandlung der gesamten geistigen Existenz, welche von da an eigentlich erst anfängt, als eine eigene Person, als Individuum sich zu fühlen, vollzieht sich mit einer gänzlichen Umwälzung des kindlichen Ich." Emil Kraepelin sprach von der lebhaften Tätigkeit der Einbildungskraft und den eigentümlichen Stimmungsschwankungen, von der Reizbarkeit, der Neigung zu Schwärmerei und Empfindsamkeit, der geschlechtlichen Erregbarkeit und den Antrieben zu allerlei unvermitteltem und unüberlegtem Handeln.

a) Pubertas praecox

Als eine „vorschnelle Entwicklung des Menschen" beschrieb Adolf Kussmaul (1859, 1863) ein 11½ jähriges Mädchen, das „hinsichtlich der Brüste wie eine Frau en miniature" aussah, bereits menstruierte und eine dichte Schambehaarung aufwies. Die Sektion ergab eine chronische Peritonitis mit einem vergrößerten rechten Eierstock. Kussmaul führte in einer anschließenden und erweiterten Diskussion im Hinblick auf die „geschlechtliche Frühreife" generell aus, daß bei Schulkindern „unzweifelhaft durch geschlechtliche Aufregung", besonders durch vorzeitigen Beischlaf, die sexuelle Entwicklung beschleunigt werden könne. Unter Vorwegnahme der zu Anfang des 20. Jahrhunderts einsetzenden Akzelerationsdiskussion vertrat er den Standpunkt, daß die geistige Entwicklung mit der körperlichen „niemals gleichen Schritt" halte.

b) Eßstörungen

Über „abnorme Fälle von Hysterie", die als Anorexie bzw. als Bulimie imponieren, beschrieben Georges Gilles de la Tourette (1857–1904) und sein Mitarbeiter M. H. Cathelineau (1892) die Krankheitsverläufe von zwei Mädchen im Alter von 15 und 19 Jahren. Diese heute häufigen Krankheitsbilder wurden damals nur selten beobachtet und deshalb auch als Einzelfallberichte publiziert. Eine 19jährige O. lehnte jede Nahrungsaufnahme ab und erhielt täglich 3½ Liter Milch durch eine Schlundsonde. Sie erbrach danach regelmäßig ca. 200–300 ccm, manchmal über 1000 ccm. – Bei der 15jährigen D., die gleichfalls durch die Sonde ernährt wurde, bestand ebenfalls ein unstillbares Erbrechen. Sie nahm täglich durchschnittlich über 300 g ab. Nach dem Erwachen aus einem dreitägigen und nach einem weiteren fünftägigen Schlafzustand stieg das Körperwicht in kurzer Zeit um rund 8 kg. Die beiden Autoren wiesen auf Jean Martin Charcot hin, der bei „rein hysterischen Anorexien skelettartige Abmagerungen" beschrieben habe, die zum Tode führten.

c) Neurotische Störungen

In „Zur Ätiologie der Hysterie" führte Sigmund Freud (1898) aus, daß es ihm gelungen sei, in 18 Fällen von Hysterie für jedes Symptom den Zusammenhang mit assoziierten Erinnerungen zu erkennen und durch therapeutische Erfolge zu bestätigen. Die sexuellen Traumen, Vergewaltigungsversuche oder eine zufällige Beobachtung sexueller Aktivitäten der Eltern ereigneten sich überwiegend im Pubertätsalter. Diese Erlebnisse seien aber für die Entwicklung einer Neurose nur dann bestimmend, wenn sie als unbewußte Erinnerungen vorhanden seien. Die Heilung der Kranken erfolge dadurch, daß die unbewußten Erinnerungen von Sexualszenen in bewußte verwandelt würden. Die scheinbar übertriebenen Reaktionen hysterisch Gestörter seien nur dadurch zu erklären, daß wir nur einen kleinen Teil der Motive kennen, die dazu führen. Der Rezensent (Vorster 1898) merkte dazu an, daß „man der auffallenden Theorie des Verfassers nur skeptisch gegenüberstehen" könne. In einer anderen Arbeit „Die Sexualität in der Ätiologie der Neurosen" grenzte Sigmund Freud (1898) die Neurosen von der Neurasthenie ab. Zu den Psychoneurosen zählte er die Hysterie, die Zwangsneurose und die Angstneurose. Symptome der Neurasthenie seien Kopfschmerzen, Ermüdbarkeit, Dyspepsie, Obstipation u. a., die auf „nervöse Zustände", erzeugt durch exzessive Masturbation oder gehäufte Pollutionen, zurückzuführen seien. Auch bei der Angstneurose finde man regelmäßig sexuelle Einflüsse. Angst sei eine von ihrer Verwendung abgelenkte Libido. Als Beispiele wurden Coitus interruptus, Abstinenz bei lebhafter

Libido u. a. angeführt, die in der Psychoanalyse später als angeschuldigte Ursachen an Bedeutung verloren. Die eigentliche Ätiologie der Angststörungen sei in verdrängten unbewußten Erlebnissen in der frühen Kindheit zu sehen.

d) Pyromanie

Der Psychiater Franz Meschede (1832–1909) untersuchte in einer umfangreichen Arbeit „Zur Pathologie und pathologischen Anatomie der Pyromanie" (1872) die Frage nach der Häufigkeit einer somatischen Ätiologie, nachdem der Streit um die Ursachen bislang überwiegend mit psychologischen Abstraktionen geführt worden sei. Pyromanie sei von besonderer forensischer Bedeutung. Er berichtete in seiner Kasuistik über mehrere Kinder und Jugendliche, bei denen er „Impulsive Angst-Anfälle und imperative Halluzinationen" diagnostiziert hatte. Ein 14jähriges ängstliches Mädchen klagte über innere Ängste und äußerte mehrfach, daß es sich „ersäufen" wolle. Es wurde vor einer brennenden Scheune angetroffen und gestand, daß es den Brand gelegt habe, weil „ein fürchterliches Wesen" hinter ihm hergeschlichen sei. Es wurde zu einer zweijährigen Gefängnisstrafe verurteilt. – Ein 14jähriges schwächliches Mädchen entwickelte als Hausgehilfin schon in den ersten Tagen sehr heftiges Heimweh und warf glühende Kohlen in die Scheune. Auch es gestand die Tat und gab an, hinter ihm habe jemand gestanden und gesagt, es solle es tun. Dem Gerichtsarzt gegenüber räumte es ein, daß es das Heimweh gewesen sei. Es erhielt eine dreijährige Arbeitshausstrafe. – In zwei weiteren, ähnlich gelagerten Fällen von zwei feuerlegenden 16- und 17jährigen Mädchen wurde von „Einflüsterungen" und von „inneren Stimmen" gesprochen, und bei einem Kind wurde eine Epilepsie nachgewiesen. Franz Meschede führte abschließend an, daß die Klärung der hirnorganischen Vorgänge der Zukunft vorbehalten bleiben müsse; es handele sich bei seiner Arbeit um einen ersten Versuch, die „Pyromanie-Frage" vom rein psychopathologischen Standpunkt aus zu bearbeiten.

Ein zwölfjähriges Mädchen wurde wegen mehrerer Brandstiftungen dem Psychiater Ludwig Meyer (1857) aus aktuellem Anlaß zur Begutachtung vorgestellt. In seinem gerichtlichen Gutachten über die Brandstifterin berichtete er, daß das Kind „starr vor sich hinblickend" vor einer rauchenden Scheune aufgefunden wurde. Es berichtete, daß es „eine weiße Gestalt gesehen habe, ein Geist, vielleicht einen Teufel", und eine innere Stimme habe ihm gesagt, es solle die Scheune anzünden. Es tue immer alles, was ihm diese innere Stimme sage. Im Alter von vier Jahren seien erstmalig epileptische Krämpfe aufgetreten, die später an Häufigkeit und Heftigkeit zunahmen. Es sei eine gute Schülerin, neige aber zu Unfug und Schabernack, kniff und stach Mitschülerinnen mit Nadeln, brachte einem Pferd tiefe Schnittwunden bei und verletzte sich mehrfach selbst. In der Klinik wurden zahlreiche eindeutig epileptische Krämpfe mit Urinabgang und anschließendem Tiefschlaf, aber auch Ausnahmezustände beobachtet, in denen es Pflegerinnen schlug, von inneren Stimmen sprach und Feuer legen wollte. Einmal habe es sich zu einem anderen Mädchen ins Bett gelegt und es umarmt. In seiner Beurteilung berücksichtigte der Gutachter die wohl bestehende Epilepsie und bezeichnete es nach den damaligen Kriterien als „geisteskrank". Diese Geisteskrankheit gehöre jedoch zur Form der „erotischen Geistesstörungen (Erotomania, hysterische Manie, erotisch-hysterische Manie)", die während der Pubertätsentwicklung verstärkt in Erscheinung trete. Sie sei während der Ausführung des angelegten Brandes unzurechnungsfähig im Sinne des Gesetzes gewesen.

e) Kinder und Jugendliche als Mörder

Karl Friedrich Werner Nasse referierte in einem „Bericht über die psychiatrische Literatur" (1884) das Buch von Paul Moreau „Über kindliche Mörder", zu dem der Verfasser durch die „sich häufenden Mordtaten" von drei- bis 18jährigen Kindern veranlaßt wurde. Bei diesen bestehe schon früh ein Hang zu Grausamkeiten und zu Tierquälereien, und ihre moralische Entwicklung sei gestört. Es ließen sich neben ethischen auch intellektuelle Defekte als Folge eines „hereditär-degenerativen Geisteszustandes" nachweisen, auch die Onanie spiele eine Rolle. Es gebe aber auch „moralische Ungeheuer" ohne erbliche Veranlagung. Die moralische Depravation sei häufig die Folge einer schlechten Erziehung. Aber diese würde niemals „auf einen organisch gut angelegten Boden Wurzel fassen können", wohl aber könne eine gute Erziehung die Erscheinungen einer ungünstigen Veranlagung mildern. Die Nachahmung böser Beispiele spiele eine nicht zu unterschätzende Rolle. Während der Französischen Revolution hätten die Kinder mit der Guillotine gespielt und Tiere massakriert und verstümmelt. Wie bei der Brandstiftung komme es bei „belasteten Personen" besonders in der Pubertät zu impulsiven Akten, etwa zu pathologischen Mordtaten, bei denen neben einer neuropathischen Konstitution Hysterie und Epilepsie eine wichtige Rolle spielten. Zahlreiche jugendliche Mörder seien schwach begabt oder schwachsinnig, sie begingen aus nichtigen Anlässen Morde oder imitierten Mordtaten. Geistig gesunde Mörder sollten bestraft, „deportiert" werden; geistig kranke sollten in Irrenhäusern „verwahrt" werden.

Hans Georg Kurella (1888) und August Krauss (1888) berichteten in getrennten Publikationen über die Gerichtsverhandlungen einer 12jährigen Mörderin, die ein dreijähriges Kind aus dem Fenster des dritten Stocks geworfen hatte, nachdem sie ihm die Ohrringe weggenommen hatte. Sie sei von jeher gefühlskalt, faul und naschhaft gewesen und habe im Alter von vier Jahren Kaninchen die Augen ausgestochen und ihnen den Bauch aufgeschlitzt. Der Gutachter resümierte: „Für uns steht es fest, daß die Gesellschaft von einem solchen Wesen nur Unheil zu erwarten hat und daß ihr und dem Mädchen besser damit gedient wäre, wenn es für Lebenszeit in einer Anstalt aufbewahrt würde." In einer „Klassifikation der Verbrecher" unterschieden die Autoren 1. die Unmoralischen „von Geburt" (Hauptkennzeichen: totaler Mangel des moralischen Gefühls) und „durch Erwerb" (Hauptkennzeichen: Abstumpfung des moralischen Gefühls) und 2. die Leidenschaftlichen (Hauptmerkmal: akute oder chronische Störungen des Selbstbewußtseins), weiter differenziert in a) Geisteskranke und b) psychisch Reizbare im engeren Sinn.

f) Zwangsstörungen

Richard von Krafft-Ebing hatte in seiner Schrift „Beiträge zur Erkennung und richtigen forensischen Beurteilung krankhafter Gemütszustände" im Jahr 1867 die Bezeichnung „Zwangsvorstellungen" verwendet. In der Arbeit „Über Geistesstörung durch Zwangsvorstellung" (1879) berichtete er, daß im Anschluß an erschütternde Ereignisse bei „ungewöhnlich impressionablen Persönlichkeiten" Zwangsvorstellungen einsetzen könnten. In drei von vier Fallbeschreibungen fanden sich eindeutige Hinweise darauf, daß die Zwangsvorstellungen bereits in der Kindheit eingesetzt hatten. Bei einer 33jährigen Frau begannen sie während einer Pilgerreise nach Mariazell mit der „quälenden Furcht, eine Sünde in der Beichte vergessen zu können". Eine 36jährige Frau erinnerte sich daran, daß sie bereits mit 10 Jahren fortwährend zweifelte, „ob das, was sie dachte oder sprach, nicht sündhafter Natur" sei. Bei einem 19jährigen Mädchen setzten im 13. Lebensjahr anfallsweise „grüblerische Gedanken" über die Dreieinigkeit und andere religiöse Fragen ein und darüber, ob sie nur das Adoptivkind eines Bauern und ihr wirklicher Vater ein hoher Beamter sei. Die Behandlung der Kranken bestand in kalten Abreibungen, Bromkali und einer Beschäftigung in der Bügelstube.

Ein frühreifes Kind entwickelte nach H. Berger (1889) „Über einen Fall von Zwangsvorstellungen und Zwangshandlungen bei einem Kinde" zunächst Gesichtstics, die nach einiger Zeit nachließen, nach einem Jahr jedoch verstärkt auftraten. Zu dieser Zeit – um das 13. Lebensjahr – klagte das Kind weinend über schreckliche Gedanken, „daß es die Mutter töten" müsse. Berger schickte das Kind mit der Mutter in die Sommerfrische, aus der es erholt zurückkehrte. Unter dem Eindruck eines Unglücksfalls seien erneut Zwangserscheinungen mit unveränderten Denkzwängen und motorischen Stereotypien aufgetreten. Sein Vorschlag, eine „Anstaltserziehung" durchzuführen, sei abgelehnt worden. Dies sei zu bedauern, „denn gerade in solchen Fällen sind die Resultate in einer passenden psychiatrisch geleiteten Anstalt ausgezeichnet", schließt er seinen Bericht.

Der Direktor des Münchener Kreisirrenhauses Hubert Grashey verlegte in „Zur Theorie der Zwangsvorstellungen" den Beginn später einsetzender Zwangsvorstellungen in die Kindheit, die Entwicklungsjahre und in die Pubertät (1894). Er hielt sich dabei an die erstmals von Carl Friedrich Westphal gegebene Definition der Zwangsvorstellungen (1877), die heute noch Gültigkeit beanspruchen kann. Grashey wies dabei unter Hinzuziehung entsprechender Fallbeispiele auf die Bedeutung einer frühen emotionalen Fixierung von Erinnerungen hin, die nicht durch Gegenvorstellungen neutralisiert wurden. „Tritt diese Störung ein, so wird irgend eine Vorstellung, welche von der Gefühlsbetonung des Wichtigen, Bedeutungsvollen, Interessanten begleitet ist, in den Vordergrund des Bewußtsein treten und sich aus dem Bewußtsein nicht verscheuchen lassen, obwohl Verstand und Überlegung sich übereinstimmend dahin aussprechen, daß es lächerlich sei, sich damit zu beschäftigen." Aus den Erinnerungen Zwangskranker ergebe sich immer wieder, daß solche Empfindungen, wenn sie durch entsprechende neue Außeneindrücke reaktiviert und verstärkt werden, krankhaft werden können. Die Wahrscheinlichkeit ihrer Manifestation werde durch zugrundeliegende krankhafte Gemütsstörungen (Depressivität, Grübelund Zweifelsucht, Skrupulanz) verstärkt. Aus der Publikation geht nicht hervor, ob und in welchem Umfang Grashey mit dem Werk Charcots und Freuds bekannt war.

In seiner Arbeit „Über Zwangsvorstellungen" (1900) distanzierte sich der Freiburger Ordinarius Alfred Erich Hoche (1865–1943) von Bestrebungen, den Begriff Zwangsvorstellungen zu sehr auszuweiten. Er empfahl, am Konzept Westphals festzuhalten. Aufgrund eigener Beobachtungen glaubte er nicht daran, daß Zwangsvorstellungen in Wahnideen übergehen könnten. Es bestünden so gravierende Unterschiede zwischen beiden psychischen Phänomenen, daß ein Übergang sehr unwahrscheinlich sei. Auch in der Literatur fänden sich nur spärlich entsprechende Fälle. In anschließenden Diskussionen sei immer Übereinstimmung darüber erzielt worden, daß Wahn und Zwangsvorstellungen sich trennen ließen. Ewald Hecker führte weiter aus, daß Kranke mit Zwangsvorstellungen den Wunsch hätten, ihre Gedanken loszuwerden, während der Wahnkranke seine Zwangsideen verteidige. Zur

Frage eines Übergangs von Zwangsvorstellungen zu Wahnvorstellungen habe ein Diskutant geäußert, daß es Fälle gebe, in welchen durch ein Schwinden der Krankheitseinsicht Wahnideen sich verfestigen könnten. Dazu einige Anmerkungen: Nach Theodor Kirchhoff (1924) waren weder Westphal noch Krafft-Ebing die Schöpfer des Begriffs Zwangsvorstellung. Sie gehörten nur mit „zu den ersten", die über dieses Krankheitsbild arbeiteten. Vielmehr hatte vor ihnen bereits Henri Legrand du Saulle in „Folies du doute" (1875) diesen Begriff in die Literatur eingeführt. Tatsächlich hatte schon Wilhelm Griesinger in einem Vortrag in der Berliner medizinisch-psychologischen Gesellschaft zum Thema „Über einen wenig bekannten psychopathischen Zustand" (1868), ohne die Bezeichnung „Zwang" zu erwähnen, über Kranke berichtet, bei denen ein „fortwährendes inneres Fragen über alles, was bei ihnen vorkomme", stattfinde. Man könne den Zustand – den er „Grübelsucht" nannte – als ein krankhaftes Grübeln bezeichnen, aus dem sich in der Regel keine entsprechenden Handlungen ergäben.

9.2.5 Jugendalter

Mit dem Jugendalter erreicht der Mensch einen Lebensabschnitt, in dem eine ursächlich ungeklärte relative Resistenz gegenüber endogen-psychotischen Krankheiten allmählich schwindet. Aber nicht nur endogene Psychosen, sondern auch emotionale, soziale und psychosexuelle Störungen, Persönlichkeitsstörungen, psychosomatische Krankheiten und Suizidalität manifestieren sich gehäuft in diesem Lebensabschnitt.

In der hier vorliegenden Kasuistik fanden sich bedeutend weniger Fallbeschreibungen von Jugendlichen als von Kindern im Schulalter und in der Pubertät. Die zahlenmäßige Differenz der exogenen Psychosen bei Kindern zu denen bei Jugendlichen findet ihre Erklärung in der Häufung der diesen Störungen zugrundeliegenden Infektionskrankheiten, die ganz überwiegend im Kindesalter auftreten und auch als Kinderkrankheiten bezeichnet wurden. Bei den endogenen Psychosen und anderen psychischen und psychosomatischen Störungen besteht eine vergleichbare numerische Diskrepanz, auch hier finden sich mehr Fallbeispiele von Kindern. Sie erklären sich daraus, daß nach der Pubertät die psychisch kranken Jugendlichen in den Falldarstellungen keine Sonderstellung einnahmen, sondern dort ebenso wie in wissenschaftlichen Arbeiten und in den Lehrbüchern gemeinsam mit den psychisch kranken Erwachsenen beschrieben und abgehandelt wurden.

a) Exogene Psychosen

Durch eine eigene Beobachtung wurde Hermann Emminghaus veranlaßt, sich näher mit der Lyssaschen Krankheit zu befassen. Er führte in seiner umfassenden Darstellung „Über den psychopathischen Zustand in der Hundswut des Menschen" (1875) 142 Fälle von Hundswut aus der Literatur seit 1844 an; dabei handelte es sich überwiegend um Kinder und Jugendliche, aber auch um zahlreiche Erwachsene. In seinem eigenen Kasus handelte es sich um einen 17jährigen Jugendlichen, der von einem Hund gebissen worden war und zwei Wochen später mit Schling- und Schluckbeschwerden und psychischen Symptomen wie Angst, Todesgefühlen, Schreien und Delirien erkrankte. Emminghaus gliederte zusammenfassend die Symptomatik der Tollwut auf in 1. Angstzustände, 2. Todesahnungen, 3. Selbstmordgedanken, 4. Anwandlungen von Frömmigkeit, 5. Herzlichkeit gegenüber der Umgebung, 6. Stimmungswechsel, 7. Heiterkeit und 8. Sinnestäuschungen. Die „Steigerungen des Vorstellungsablaufes" beschrieb er mit dem Erleben eines Kindes, das klar und genau die Geschichte des Hundebisses erzählen konnte, aber hastig sprach und sich beeilte, den Satz zu Ende zu bringen in der Vorstellung, daß langsames Sprechen Anlaß zu neuen Störungen bieten könne. Bei vielen Kindern lagen Ideenflüchtigkeit, Delirien und Wahnvorstellungen vor. Bei fast der Hälfte der Kranken wurden allgemeine motorische Unruhe und Aufgeregtheit, Wut und Tobsucht und Triebanomalien beobachtet. Eine Tollwut-Vakzine, die eine Impfung ermöglichte, wurde 1895 von Louis Pasteur hergestellt.

b) Sozialisationsstörungen

Das „falsche Schulsystem der Gegenwart" wurde von M. Bush (1851) als Hauptursache des „frühen Verfalls und der moralischen Verkommenheit einer großen Anzahl" der jungen Leute dargestellt. In seinem Beitrag „Über jugendliche Vergehen und Entartungen in den höheren Klassen der Gesellschaft" vertrat er den Standpunkt, daß die moderne Erziehung gefährlich und unzureichend sei. Es müßten Vorkehrungen getroffen werden „zur besseren Erforschung der natürlichen Neigungen und des körperlichen Zustandes der zu Erziehenden". Die Jugendlichen litten unter erhöhter Störanfälligkeit ihres Nervensystems und wiesen gehäuft nervöse Eigentümlichkeiten auf, wie Blinzeln, Stammeln, Grimassieren, und „eigentümliche Bewegungen der Glieder"; sie seien entweder „zornmütig, feige, frühreif oder geistig stumpf". Ferner würden soziale Abweichungen beobachtet wie Lügen, Diebstähle und Tierquälereien; es handele sich um eine „moralische Epilepsie" oder um ein „moralisches Irresein" im Sinne von James Cowles Prichard. Der Autor kritisiert, daß mit solchen neuen Benennungen für einen Komplex von Erscheinungen nicht nur nichts

gewonnen sei, sondern daß dadurch nur eine Verwirrung der Begriffe herbeigeführt werde.

Wilhelm Griesinger sprach sich in einer Diskussionsbemerkung zu einem Vortrag über „Verbrechen und Wahnsinn" (1868/1869) bereits lange vor Beginn der Grundsatzdebatte über die Thesen Cesare Lombrosos und die „moral insanity" gegen diesen Begriff und seinen Inhalt aus. Bei „pathologisch angelegten Naturen" sei aus psychiatrischer Sicht nicht nur eine Seite des Charakters in Betracht zu ziehen, sondern die „ganze Persönlichkeit". Verbrechen und psychische Störungen stünden nicht im Gegensatz, sondern in einem wechselnden Mischungsverhältnis zueinander. Verbrechen und „Wahnsinn" seien juristisch zwar Gegensätze, psychopathologisch sei der Unterschied jedoch nicht erheblich, weil zwischen dem Antrieb zur Begehung eines Verbrechens Übergänge zu psychopathologischen „verbrecherischen" Anteilen psychisch kranker Menschen bestünden.

In seinen „Gedanken über moralisches Irresein (moral insanity)" wies Stolz (1877) mit Henry Maudsley den Sozialstörungen – als einem „Delirium der Handlungen" – den Rang einer psychischen Krankheit zu. Eine Verwechslung mit der Kriminalität sei leicht möglich, weil Berechnung, Planung und Absichtlichkeit bei beiden vorliege. Kein Wunder deshalb, daß Kriminalexperten von einer „gefährlichen medizinischen Neuerung" sprächen. Den ethisch gestörten Menschen fehlten nicht nur die ethischen Begriffe, auch ihre Intelligenz (es liege oft eine Geistesschwäche minderen Grades vor) und das Gemütsleben seien niemals völlig ungestört. Neben einem starren und kalten Egoismus, Herzenskälte, Gemütlosigkeit, Gemütsoberflächlichkeit würden Gefühle der Reue oder des Bedauerns völlig fehlen. Oft stehe das durch eine Tat erwünschte Ziel in keinem Verhältnis zu den verwerflichen Mitteln. Bei Kindern und Jugendlichen finde man alle Stufen von Ungezogenheit bis zur Lasterhaftigkeit; sie seien gleichgültig, unbändig, trotzig, wütig und grausam gegen Menschen und Tiere. Ihr Geschlechtstrieb sei häufig vorzeitig entwickelt. Kinder aus niederen Klassen kämen in Strafanstalten und nur dann in Irrenanstalten, wenn erkannt wurde, daß eine psychische Störung vorliege. Kinder wohlhabender Eltern kämen hingegen zunächst in Unterrichtsinstitute, danach jedoch häufiger in öffentliche oder in private Heil- und Pflegeanstalten. In der Ätiologie spiele die hereditäre Disposition die Hauptrolle. Wahrscheinlich liege ein „unbekannter Defekt der Nervenelemente" vor, die zu solchen sozialen Störungen führe. Möglicherweise sei eine erworbene Schwäche der Eltern, die zu einer angeborenen Schwäche der Kinder führe, die Ursache. Man müsse Gehirnerkrankungen unterschiedlicher Ursachen ebenso berücksichtigen wie Neurosen, epidemische Erkrankungen, Alkoholmißbrauch und eine vernachlässigte oder verkehrte Erziehung. Das moralische Irresein verlaufe meistens chronisch, komme bei Jugendlichen auch als eine mehr oder weniger akute Form vor. Man beobachte sie immer wieder einmal als Prämordialstadium einer akuten Geisteskrankheit, als Begleiterscheinung einer Epilepsie und bei körperlichen Erkrankungen. Wenn die „moral insanity" eines Tages als eine schulgerechte psychische Krankheit anerkannt werden sollte, würde diesen „unglücklich Organisierten" nur ihr Recht zuerkannt werden. Denn ihre Bosheit komme ja nicht aus ihnen selbst, sondern aus ihrem pathologischen Zustand.

Einen wesentlich stringenteren Standpunkt vertrat hingegen Hans Georg Kurella (1893) in seiner „Naturgeschichte des Verbrechers". Er nahm den atavistischen Ansatz von Lombroso auf, daß das Verbrechertum angeboren und nicht erworben sei und einen einheitlichen Typus darstelle. Die vorherschenden Charakterzüge des späteren Kriminellen seien schon in der Kindheit angelegt oder bereits vorhanden: „Verlogenheit, Ehrlosigkeit, Grausamkeit (Tierquälereien), Parasitismus, Intelligenzminderungen". Er sah zwar, anders als Morel, in den Degenerationszeichen nur anatomische Abweichungen und keine Stigmen für eine Minderwertigkeit. Andererseits betonte er, daß die Physiognomie und die Erscheinungsbilder der Verbrecher eine große Ähnlichkeit zeigten und führte dazu als typisch geltende Schädelanomalien an. Als Schlußfolgerung ergab sich für ihn, daß der geborene Verbrecher zwar mit dem „moralisch Irren identisch" sei, aber es liege kein Grund vor, ihn für unzurechnungsfähig zu erklären. Denn er sei kein Geisteskranker und deshalb auch voll zurechnungsfähig.

Dem wiederum trat Ludwig Kirn (1894) mit der These entgegen, daß das Dogma des geborenen Verbrechers als widerlegt betrachtet werden müsse. Die Kriminalität sei zum großen Teil die Folge ungünstiger sozialer Verhältnisse. Abweichungen der Schädelkonfigurationen und der Physiognomie hätten, ebenso wie angebliche typische psychische Eigenschaften (ausgenommen eine „gewisse Intelligenzschwäche"), keine spezifische Bedeutung. Die den geborenen Kriminellen zugeschriebenen psychischen Abweichungen wie moralische Stumpfheit, Mangel an Mitgefühl, Reue und Gewissen seien erworbene Eigenschaften.

Auch Julius Ludwig August Koch, seit 1874 Direktor der Heil- und Pflegeanstalt Zwiefalten und Inaugurator des Begriffs „psychopathische Minderwertigkeit" (1891–1893), und Paul Naecke, Oberarzt an der sächsischen Anstalt Hubertusburg, lehnten die Theorien Cesare Lombrosos, insbesondere seinen „Verbrechertypus", die „atavistischen Stigmata" und angeblich kennzeichnende Schädelanomalien mit einigen Einschränkungen, die endogene und erbliche psychische Störungen betreffen, als unhaltbar ab.

Der Direktor der Irrenanstalt Rothenburg bei Riga, Theodor Tiling (1842–1913), machte auf schwerwiegende nationale Unterschiede in der Bewertung der Lehre von der moralischen Degeneration aufmerksam (1896). Während die französischen und englischen Autoren sie als einseitige Erkrankung des Willens ansähen, erregte diese Definition in Deutschland Zweifel und Bedenken und geriet vielfach in Mißkredit. Tiling schildert kritisch, daß sie von einigen deutschen Psychiatern als Vorstufe des Wahnsinns (Carl Friedrich Flemming) oder als Sonderform des Schwachsinns (Heinrich Schlöss) angesehen würden, während er selbst überzeugend den Standpunkt vertrat, daß weder alle geistig Behinderten moralische Defizite aufwiesen und nicht die überwiegende Mehrheit der sozialisationsgestörten Menschen intelligenzgemindert sei. Er bezog sich hier auf Hermann Emminghaus (1887), der für das Kindesalter zu gleichen Feststellungen gekommen sei. Tiling konstatierte, daß die gesamte psychische Entwicklung fast aller später sozialisationsgefährdeten Menschen gestört verlaufe. Die meisten Kinder seien Spätentwickler und lernten schlecht, was gelegentlich zu der falschen Annahme eines Schwachsinns verleite. Andere Kinder seien ausgesprochene Frühentwickler, die, oft mit „ungewöhnlichen Gaben" ausgestattet, dadurch zu einem moralischen Fehlverhalten verleitet würden. Tiling führt dazu drei ausführliche und instruktive Fallbeispiele mit einer epikritischen Würdigung der von ihm erhobener Krankheitsverläufe an.

Mit der pathologischen Lüge beschrieb der Bremer Psychiater Anton Delbrück (1892) den Übergang von einer normalen zu einer pathologischen Lüge, die besonders bei sozialisationsbedingten Störungen des Jugendalters von forensischer Relevanz sei. Bei kleinen Kindern habe die Lüge sehr häufig noch keinen moralischen Stellenwert. Bestehe ein krankhafter Hang zum Lügen, dann könne sich der Lügner manchmal so weit von seiner „Einsicht" entfernen, daß er nicht erkenne oder nicht erkennen wolle, daß er die Unwahrheit sage. Die pathologische Lüge, die Delbrück auch als „Pseudologia phantastica" bezeichnete, sei im Zusammenhang mit der Kernfrage, ob jemand tatsächlich und absolut davon überzeugt sei, daß er die Wahrheit spreche, schwer zu diagnostizieren. Sie sei als Begleitsymptomatik bei dissoziativen Störungen ebenso zu erwägen, wie sie als Symptom einer Psychose von ihr abzugrenzen sei.

Diese Frage spielte in einem öffentliches Aufsehen erregenden Prozeß, über den Carl Moeli (1892) in „Lüge und Geistesstörung" berichtete, eine entscheidende Rolle. Der Angeklagte, Hermann D., begann im 18. Lebensjahr mit seinen Betrügereien, gab sich als Arzt aus, legte sich hohe akademische Würden zu, log und betrog. Zunächst wurde er wegen „paralytischen Blödsinns" als nicht vernehmungsfähig eingestuft. Auch als er wegen fortgesetzter strafbarer Handlungen erneut vor Gericht kam – er gab u.a. an, mit dem Kaiser in Verbindung zu stehen und an Bismarcks Sturz beteiligt gewesen zu sein – konnte der Sachverständige keine Psychose erkennen. Er sei jedoch als „unvermögend anzusehen", die Folgen seiner Handlungen zu erkennen.

In einem ausführlich diskutierten Vortrag mit dem Titel „Beitrag zur Lehre von den pathologischen Bewußtseinsstörungen" wurde von Ernst Schultze (1865–1938), später als o. Professor in Bonn und Greifswald tätig, erstmals auf der „Jahressitzung der deutschen Irrenärzte" (1898) das Problem des Weglaufens bei Kindern und Jugendlichen erörtert. Bei dem von Jean Martin Charcot als „automatisme ambulatoire" bezeichneten Krankheitsbild handle es sich um häufige und zweck- und ziellose Reisen, für die nachher eine mehr oder weniger starke Amnesie bestehe. Sie wurden von Schultze als „epileptische Äquivalente" bezeichnet, obgleich bei keinem der drei vorgestellten Patienten epileptische Anfalle aufgetreten waren. Einige Diskussionsteilnehmer, unter ihnen auch Sigbert Ganser (1853–1931), wiesen darauf hin, daß Weglaufen nicht für eine Epilepsie charakteristisch sei und aus sehr unterschiedlichen Ursachen und ohne Amnesie bei vielen Jugendlichen vorkomme. Heinrich Schüle berichtete, daß er wiederholt ungeplante Wanderungen von Kindern und Jugendlichen gesehen habe, die weder als epileptisch noch als hysterisch anzusehen seien, aber eine leichte intellektuelle Schwäche aufwiesen. Einen ausgeprägten Wandertrieb könne man auch bei anderen psychischen Störungen feststellen. Emil Kraepelin vertrat dagegen die Ansicht, daß die große Mehrzahl der Beobachtungen zweifellos zur Epilepsie gehöre; besonders dann, wenn neben ausgeprägten Dämmerzuständen auch Triebhandlungen ohne tiefere Bewußtseinstrübungen vorlägen. Zusammenfassend stellte Schultze fest, daß der Wandertrieb viele Ursachen haben könne, für das Vorliegen einer Hysterie habe er jedoch keine Anhaltspunkte gefunden. Aus heutiger Sicht ist dazu anzumerken, daß die bei einer Epilepsie früher beobachteten Fugue-Zustände kaum noch eine Rolle spielen. Als Erklärungen dafür bieten sich an, daß sich die Definition der Epilepsie (EEG) verändert hat und daß durch die heute mögliche optimale medikamentöse Behandlung auch epileptische Äquivalente nur noch selten auftreten.

Über „Psychiatrisches aus der Zwangserziehungsanstalt" der Stadt Berlin berichtete Otto Mönkemöller (1899), Arzt an der benachbarten Irrenanstalt Herzberge. Die Anstalt sei zur Aufnahme verwahrloster Jungen im Alter von sechs bis 16 Jahren bestimmt, die strafbare Handlungen begangen hätten. Von den insgesamt 200 Jungen der verschiedensten Altersstufen, die er psychiatrisch untersuchte, habe bei 134 wegen ungünstiger häuslicher Verhältnisse eine „sittliche Verwahrlosung" gedroht. Außerdem seien 34 über 12 Jahre alte Jungen, denen bei Begehung der Straftat die verlangte Einsicht in das Strafbare ihrer Handlungen zugeschrieben wurde und die nach Verbüßung der Freiheitsstrafe in „städtische Erziehung" kamen, und eine weitere Gruppe von 32 Waisenhaus-Zöglingen einbezogen worden, die sich im Waisenhaus als „asoziale und minderwertige Individuen" erwiesen hätten. Als Hauptmerkmale dissozialen Verhaltens galten Vagabundage (Herumtreiben), Betteln, Diebstähle, Einbrüche, seltener Unterschlagung und Urkundenfälschung. Nur 15 hätten sich noch nicht gegen bestehende Gesetze vergangen. Die Zöglinge entstammten „den unteren Volksschichten". Eine vergleichende Untersuchung von Kindern, die derselben Schicht entstammten und unter ähnlichen Lebensbedingungen aufwuchsen, sei nicht erfolgt. Die Angaben zur Familienanamnese seien zu dürftig, um eine verläßliche Aussage machen zu können. In 78 Fällen waren die Väter Alkoholiker. Bei 47 Kindern waren die Väter, bei 29 die Mütter verstorben. Es blieben nur 80 Kinder, die mit beiden Eltern zusammenlebten. Bei 24 Kindern wurde eine Rachitis, bei neun eine hereditäre Lues und bei 12 eine hochgradige Skrofulose festgestellt. An der Spitze der psychischen Abnormitäten stand bei 68 Jungen ein angeborener Schwachsinn. Unter einer „epileptischen

Geistesstörung" litten 24 Jungen, nur bei elf waren jedoch Krampfanfälle nachgewiesen worden, dafür bei zahlreichen anderen sogenannte „epileptische Äquivalente", die heute nicht mehr dieser Krankheitsform zugerechnet worden wären. Bei sieben Kindern ließen sich hysterische Symptome nachweisen. Bei fünf wurde die Diagnose bzw. der Verdacht auf das Vorliegen einer Psychose („Paranoia") geäußert. Zur „Gruppe der Normalen" wurden nur 83 Jungen gerechnet. Auch diese Zahl sei noch zu hoch gegriffen, meint Mönkemöller, denn wenn die Frage der Zurechnungsfähigkeit gestellt werden würde, müßte „gar mancher aus dieser Rubrik ausscheiden". Er erörterte die forensische Anerkennung der „moral insanity" und die daraus zu ziehende Schlußfolgerung der Straffreiheit und die der „re nato", nach der noch härtere Strafen in Betracht zu ziehen wären. Die von ihm untersuchten Kinder hätten ihm nicht das Gefühl vermitteln können, „psychopathische Naturen" vor sich zu haben, obschon er sie nach psychiatrischen Maßstäben als krankhaft bezeichnen müsse. Eine „Verbrecherphysiognomie" (Cesare Lombroso) habe er nur selten zu Gesicht bekommen. Tätowierungen hätten sich bei 83 der 200 untersuchten Jungen gefunden. Mönkemöller erörterte abschließend das Für und Wider einer Verlängerung der Zwangserziehung, Verlegungen in psychiatrische Kliniken oder die Verordnung einer Familienpflege. Dafür wären jedoch prognostische Untersuchungen notwendig, um zu erfahren, was aus den Zöglingen nach der Entlassung geworden sei. Bei einem Vergleich mit der heutigen Situation fällt in erster Linie auf, daß Rachitis und Lues heute zwar wesentlich seltener vorkommen, während ungünstige soziale und familiäre Verhältnisse weiterhin eine Hauptursache der Sozialisationsstörungen bilden.

c) Suizidalität

In der umfangreichen, 763 Seiten umfassenden Monographie von A. Brierre de Boismond (1865) „Du Suicide et de la folie suicide", wurde unter den prädisponierenden Ursachen ausführlich auf ungünstige familiäre Konstellationen eingegangen: „Wie man den Kindern von ihren Eltern deren Züge, Charaktere, Fehler, Tugenden, Laster und Krankheiten übertragen sieht, so wachsen sie auch häufig mit den Gesinnungen, Gemütsverfassungen und Neigungen derselben heran. Und diese Erbschaft geht mitunter auf mehrere Generationen hinab, anderen haben somatische Leiden das Temperament und die Stimmung verändert." Er führte zahlreiche Berichte und Fallbeispiele von Esquirol, Gall, Falret, Moreau, Albert Ellis und anderen an, in denen sich Großeltern, Eltern, Kinder und Enkel gemeinsam oder unabhängig voneinander selbst töteten. Die Frage, ob suizidale Tendenzen überwiegend erblich bedingt seien oder/und durch ein suizidal geprägtes Familienklima gefördert werden, wurde nicht näher diskutiert.

Innerhalb von sechs Jahren (1883–1888) nahmen sich in Preußen nach dem zuständigen „Statistischen Bureau" (1892) 289 Schüler das Leben. Die Anzahl der Jungen zu den Mädchen verhielt sich wie 4–5:1 und entspricht in etwa der allgemeinen Geschlechterrelation der psychischen Störungen des Kindes- und Jugendalters. Damals wie mitunter auch heute noch werden die auslösenden als die tatsächlichen Ursachen der Selbsttötungen zur Diskussion gestellt: Prüfungsangst, Streit mit den Eltern, gekränkter Ehrgeiz, Furcht vor Strafe, Lebensüberdruß und in immerhin elf Fällen wegen einer sogenannten „Geisteskrankheit", die nach unserer heutigen Nomenklatur mit dem Vorliegen einer psychischen Störung gleichgesetzt werden muß.

Die Zahl der Selbstmorde nahm trotz vermehrter Fürsorge für psychisch gestörte Menschen nach Albert Guttstadt in „Die Selbstmorde in Preußen im Jahre 1877" besonders beim männlichen Geschlecht zu, während das Geschlechterverhältnis gleich blieb: unter 1000 Selbstmördern befanden sich viermal mehr männliche Kinder, Jugendliche und Erwachsene. Die wichtigsten Motive waren bei Kindern im Alter von 10 bis 15 Jahren „Reue, Scham und geistige Störungen". Bei den Jugendlichen im Alter von 15 bis 20 Jahren waren es „Reue, Scham und Gewissensbisse".

Nach dem Lebensalter gegliedert ergab sich für Preußen und das Jahr 1877 nachstehende Verteilung, der zum Vergleich die Zahlen des Jahres 2000 für Deutschland (Statistisches Bundesamt 2001) gegenübergestellt werden. Daraus ist ersichtlich, daß nicht nur die Gesamtzahl, sondern auch die Anzahl der im Kindes- und Jugendalter vollzogenen Selbstmorde unter Berücksichtigung der unterschiedlichen Einwohnerzahlen deutlich abgenommen haben.

In Preußen im Jahr 1877
(Einwohnerzahl 1880: 27 Millionen)

10–15 Jahre	42
15–20 Jahre	288
20–25 Jahre	428

In Deutschland im Jahr 2000
(Einwohnerzahl 2000: 82 Millionen)

10–15 Jahre	33
15–20 Jahre	282
20–25 Jahre	440

d) Idiots savants

E. Boland (1890) beschrieb in seiner Arbeit „Talentierte Idioten" einen 17jährigen Jugendlichen mit einem „ausgesprochenen Talent zur Berechnung von Kalenderdaten".

Er habe noch nie einen solchen Fall „einseitiger Begabung" bei einem schwachsinnigen Menschen gesehen. Der Junge konnte über 15 Jahre zurückreichend, bis 1875, „ohne weiteres das Datum jedes Wochentages" angeben und war „sehr gewandt im einfachen Kopfrechnen". Der Junge habe erst mit drei Jahren laufen und mit vier Jahren sprechen gelernt und sei „körperlich schwächlich bis zum zehnten Jahr". Er konnte kleine Aufträge ausführen und spielte Klavier und Orgel nach dem Gehör. Boland führte einige Beispiele der von John Langdon Haydon Down beschriebenen „idiots savants" an, deren Fehlentwicklung er allerdings auf eine unverständige Erziehung zurückführte, durch die eine einseitige Fähigkeit auf Kosten der allgemeinen Entwicklung gefördert worden sei. – Nach heutigen Schätzungen verfügen etwa 10 Prozent der autistischen Rechenkünstler, die teilweise der Form des „high functioning"-Autismus" zugerechnet werden, über extreme Sonderbegabungen. Nach einigen Studien (Rimland und Fein 1988) gehen bei einigen autistischen „Savants" mit einer zunehmend gelingenden Sozialisation ihre eng umschriebenen Sonderbefähigungen zurück.

10. Psychiater, Pädiater, Pädagogen und Psychologen als Wegbereiter
19. Jahrhundert

10.1 Einführung

Die Ansicht, daß die europäische Psychiatrie des 19. Jahrhunderts sich bis zur Entwicklung einer speziellen Psychopathologie des Kindes- und Jugendalters fast ausschließlich mit psychisch kranken Erwachsenen und nur am Rande mit Kindern und Jugendlichen beschäftigt hätten, ist nicht zutreffend. Die Geschichte der psychisch gestörten und der kognitiv behinderten Kinder und Jugendlichen war vielmehr spätestens seit Beginn des 19. Jahrhunderts mit der der allgemeinen Psychiatrie sehr eng verbunden und in einigen Bereichen mit ihr identisch. Das trifft ebenso, in einem allerdings deutlich geringeren Umfang auch für die Pädiatrie, für die Pädagogik, die Heilpädagogik und für die Psychologie zu.

Die Bezeichnung der Psychiatrie des Kindes- und Jugendalters als „Entwicklungspsychiatrie" ist, wie Wilhelm Griesinger überzeugend belegte, richtig und zutreffend. Sie berücksichtigt den alters- und entwicklungsbedingten Symptomwandel und die sich daraus ergebenden diagnostischen und therapeutischen Konsequenzen. Aber das ist, wenn auch hier der Entwicklungswandel besonders rasch abläuft, kein Spezifikum des Kindes- und Jugendalters. Denn auch bei Erwachsenen vollzieht sich mit fortschreitendem Lebensalter ein kontinuierlicher Wandel der Formen und der Inhalte der Krankheitsbilder.

In der Psychiatrie begann der Weg zur Wissenschaft mit der Schaffung einer nosologischen Systematik durch die psychopathologische Analyse vieler Einzelfälle. Als Voraussetzung für die Kasuistik psychisch kranker Erwachsener hatten sich pragmatisch entwickelte Explorationstechniken erwiesen, die gleichzeitig eine Zuordnung von Symptomen und eine Registrierung übergeordneter Syndrome ermöglichten. Dabei wurde immer deutlich zwischen Kindern und Erwachsenen unterschieden, während die Übergänge zwischen psychisch kranken Jugendlichen und Erwachsenen sich fließend gestalteten.

Zu den permanenten Daten der damaligen Kasuistiken gehörten das Lebensalter und die Geschlechtszugehörigkeit, die am Beginn fast jeder Fallbeschreibung vermerkt wurden. Dadurch wurde es möglich, für die Erstellung der Kasuistik eine Sichtung der Kinderfälle nach Alter und Geschlecht vorzunehmen, während das Entwicklungsalter nur teilweise vermerkt wurde. Die Phänomenologie war bereits zu einer Zeit, in der dieser Begriff und seine Inhalte noch nicht klar definiert waren, Bestandteil jeder Exploration. Sie ergab und entwickelte sich pragmatisch aus den Befragungen der Kinder und Jugendlichen nach ihren subjektiven Beschwerden, aus den Mitteilungen über störende Vorstellungen und Erlebnisse wie Ängste, Zwänge, Wahnvorstellungen und Sinnestäuschungen und bildeten damit den subjektiven Anteil der Diagnosefindung. Der objektive Anteil ergab sich aus der Deutung nicht-verbaler Signale, aus der einfühlenden Wahrnehmung der Physiognomik und Gestik und aus den Ergebnissen der neurologischen und körperlichen Untersuchung. Dabei war das Mit- und Einfühlen als ein Verstehen des inneren Erlebens psychisch kranker, insbesondere psychotischer Jugendlicher und Kinder manchmal nur begrenzt möglich. Es erlaubte jedoch häufig, Rückschlüsse auf die Schwere der Erkrankung zu ziehen und geeignete Indikationen für die Behandlung zu finden.

Eine möglichst präzise Analyse des Einzelfalles bildete die Grundlage für eine systematische Psychopathologie. Für die Diagnostik war die mündliche Exploration der Kranken unerläßlich. War sie unzureichend oder ungenau, war die Basis für eine aus der Kasuistik abgeleiteten Statistik und für die Entwicklung einer übergeordneten Diagnostik nicht ausreichend gesichert. Aus gut geführten Statistiken und ausführlichen Nosographien ließen sich jedoch manchmal Einsichten vermitteln, die in der Einzelfallanalyse der Aufmerksamkeit entgehen konnten. Von besonderer Bedeutung war die regelmäßige Berücksichtigung bestehender Komorbiditäten, zu deren Erkennung eine ausführliche Familienanamnese gehörte. Die einer psychischen Störung zugrundeliegenden Ursache war nicht nur für die Diagnostik, sondern ebenso für das Verständnis und für die Anteilnahme des Arztes an dem Schicksal des Kindes, für die Kontakte zu seinen nächsten Bezugspersonen, für die Einschätzung der sozialen Situation und schließlich für die Wahl und die Durchführung der Behandlung von großer Bedeutung. Forschung als angewandte Diagnostik und Therapie war auch bei psychisch gestörten Kindern und Jugendlichen nur in der ständigen und direkten Begegnung mit dem kranken Kind und dem Jugendlichen möglich, von der sich der Arzt, um mit Eugen Bleuler (1857–1939) zu sprechen, „nicht weglocken lassen" dürfe.

Noch im 17. und 18. Jahrhundert waren Abhandlungen oder Einzelfallberichte über psychisch kranke Kinder und Jugendliche selten. Das änderte sich erst im 19. Jahrhundert mit der zunehmenden Konstituierung eines eigenständigen psychiatrischen Fachgebiets. Es war ein unschätzbares Verdienst der Psychiater und der Psychiatrie dieser Zeit, daß sie in ihren umfangreichen Kasuistiken psychisch kranker Erwachsener immer auch psychisch gestörte Kinder und Jugendliche berücksichtigten. Damit wurden erste Grundlagen für eine nosologische Systematik dieses Lebensabschnitts gelegt. Außerdem wurde durch das Sammeln der Einzelfälle erst die Schaffung einer psychiatrischen Taxonomie ermöglicht, die in begrenztem Umfang sogar alters- und entwicklungsspezifische Differenzierungen erkennen läßt. Zu dieser Zeit wurden allerdings oft nicht nur psychotische Erkrankungen im engeren Sinne, sondern ebenfalls schwere Intelligenzminderungen, die Epilepsien oder Hysterien als Psychosen bezeichnet, was die diagnostische Verständigung der Psychiater untereinander erheblich erschwerte.

Als Einzelphänomene des gestörten Seelenlebens hat Karl Jaspers (1883–1968) neben dem Raum- und Zeiterleben und dem Realitätsbewußtsein vor allem die Formen und die Inhalte der psychischen Krankheitsbilder unterschieden und unterschiedlich bewertet. Die relativ konstanten Formen einzelner Krankheitsbilder unterschieden sich von den erlebnis- und entwicklungsabhängigen Inhalten der psychischen Störungen. Der psychisch Kranke kam wegen seiner quälenden Inhalte (Ängste, Zwänge, Panikattacken, Wahninhalte) zum Arzt, um davon befreit zu werden. Für den Psychiater war hingegen die Form, d. h. die Ausgestaltung und die Ätiologie des (neurotischen, psychotischen) Krankheitsbildes, von ebenso großer Bedeutung für die Diagnostik und vor allem auch für die Therapie. Insbesondere im Kindes- und Jugendalter sind sowohl die Inhalte als auch die Formen der psychischen Störungen neben dem häuslichen Umfeld regelmäßig alters- und entwicklungsabhängig ausgestaltet und bedürfen deshalb immer einer entsprechenden psychopathologischen Analyse.

Zur Generation der Ärzte, die sich besonders mit den Störungen des Kindes- und Jugendalters beschäftigten, ihre Symptome beschrieben und versuchten, aus den Einzelfällen übergeordnete Schlüsse zu ziehen und Behandlungen zu empfehlen, gehören im deutschsprachigen Raum – neben Heinrich Hoffmann mit seinen Kinderbüchern – besonders Heinrich Wilhelm Neumann, der Theoretiker der Einheitspsychose; der vielseitige Bernhard Heinrich Laehr; der Sprachforscher Oswald Berkhan; Arnold Pick, der einige wichtige Psychoneurosen des Kindesalters beschrieb; Richard von Krafft-Ebing, der sich um die Sexualforschung verdient gemacht hat, und schließlich Franz von Rinecker, der als Kliniker gleichzeitig als Psychiater und Pädiater arbeitete. Eine scharfe Trennungslinie zwischen den Ärzten, die mit Fallbeschreibungen hervorgetreten waren, und denen, die psychopathologische Gesetzmäßigkeiten erkannten und begannen, sie wissenschaftlich zu bearbeiten, bestand nicht. Sie unterschieden sich jedoch in ihren Erkenntnissen und den von ihnen daraus entwickelten Hypothesen, die ihren unterschiedlichen Niederschlag in Monographien und Lehrbüchern fanden.

In der Mitte des 19. Jahrhunderts, etwa zwischen 1830 und 1860, waren die Leiter der Heil- und Pflegeanstalten, in denen nur ein oder zwei zusätzliche „Hilfsärzte" tätig waren, für die Versorgung der Kranken, auch der Kinder und Jugendlichen, zuständig. Die Ärzte lebten zusammen mit ihren Familien in ständigem Kontakt mit den Patienten. Sie beschrieben sehr ausführlich den Aufnahmestatus und die Krankheitsverläufe, sammelten eigene Erfahrungen und bemühten sich ernsthaft, die Ursachen der Störungen zu entdecken und neue Möglichkeiten einer Behandlung zu finden. Die Therapie war nicht sehr zeitaufwendig. Außer der bei Kindern oft als therapeutisch notwendig erachteten Trennung vom Elternhaus wurden heilpädagogische und hydrotherapeutische Maßnahmen verordnet, daneben wurde auf Ablenkung durch Beschäftigung großer Wert gelegt. Die ätiopathogenetischen Vorstellungen der Ärzte waren überwiegend von einer philosophischen Anthropologie geprägt, die auf eine psychosomatische Einheit, ein Zusammenspiel zwischen Seele, Leib und Geist ausgerichtet war. Die meisten Ärzte lehnten ebenso dominierende romantische wie rein somatisch begründete Lehrmeinungen ab. Sie befanden sich dennoch in einem Spannungsfeld zwischen einer eher psychogenetisch und einer somatisch orientierten Psychiatrie. Mit der rasch einsetzenden Gründung der psychiatrischen Universitätskliniken und dem Sieg der biologischen Richtung gingen die Aufnahmezahlen der akuten Erkrankungen in den Anstalten zurück, weil die Kranken zunehmend in die personell und räumlich besser ausgestatteten Universitätskliniken abwanderten.

Zu Beginn des 19. Jahrhunderts konnte jede psychische Störung als „Geisteskrankheit" bezeichnet werden. Der Begriff war nicht allgemein gültig definiert und unpräzise und führte zu ständigen Mißverständnissen. Das von Anstalt zu Anstalt unterschiedliche Vokabular umfaßte neben „Irresein" und „Tobsucht" vieldeutig verwendete Begriffe wie Hysterie, Nervenleiden, Hypochondrie, Manie und Neurasthenie. Hinzu kam, daß mehrere Lehrmeinungen gleichzeitig bestanden und dadurch zu Neu- und Umbenennungen relativ feststehender Termini führten. Als Beispiele seien die Degenerationstheorie mit ihren Stigmen und die anhaltenden und unfruchtbaren Diskussionen über die „moral insanity" und Cesare Lombrosos Thesen genannt, deren Auswirkungen bis weit ins 20. Jahrhundert hineinreichten. Die unterschiedlichen Lehrmeinungen spalteten die Psychiatrie in somatisch-biologische, in psychogen-konstitutionelle und soziologisch-psychotherapeutische Richtungen, die erst im 20. Jahrhundert in ein bio-psycho-soziales Modell einmündeten.

Zum besseren Verständnis der erkenntnistheoretischen Gedankenwelt der Pädiater und der Pädagogen, aber auch vieler Psychologen, die als psychopathologische Autodidakten nur über geringe praktische Erfahrungen mit psychisch kranken Menschen verfügten, wird deshalb, wie in den vorangehenden Kapiteln, auch hier der jeweilige autobiographische und wissenschaftliche Werdegang der Forscher, Wissenschaftler und Praktiker dargestellt.

10.2 Psychiater

In seiner Monographie „Allgemeine Psychopathologie zur Einführung in das Studium der Geistesstörungen" (1878) bezeichnete Hermann Emminghaus das Verfahren, das das „wirkliche bewußte psychische Geschehen"

(Jaspers 1913) beschreiben könne, erstmals als „Psychopathologie". Unter dieser Bezeichnung, die sich international rasch durchsetzte, beschrieb er die Nosologie unter Einschluß der Symptomatologie, der Diagnostik, der Dauer, des Verlaufs und der Ursachen der psychischen Störungen unter Berücksichtigung der Prädisposition und der pathologischen Anatomie. Er sah die Psychopathologie als die Vorstufe einer klinischen Psychiatrie an, die das diagnostische Erkennen psychischer Krankheitsbilder ermöglichen sollte. Brigitte Reichert (1989) ermittelte, daß bereits der Psychiater Adolph W. Wachsmuth (1827–1865), lange bevor Hermann Emminghaus in Dorpat seinen ersten psychiatrischen Lehrstuhl erhielt, dort Lehrveranstaltungen (1860) über psychische Krankheiten abhielt und mehrere psychiatrische Schriften verfaßte. Mit den Titeln von zwei Arbeiten „Allgemeine Pathologie der Seele" und „Zur Allgemeinen Pathologie der Geisteskrankheiten" näherte er sich inhaltlich einer Psychopathologie, verwendete diese Bezeichnung aber nicht. Wilhelm Griesinger gebrauchte, wie Kuhn (1957) ausführt, in seinem Lehrbuch „Pathologie und Therapie der psychischen Erkrankungen" (1845, 1867) ebenfalls nicht diesen Terminus, analysierte aber als „Elementarstörungen" spezielle psychische Störungen und sprach von „neuropathischen" und „neuropathologischen" Zuständen. Zwölf Jahre nach Hermann Emminghaus publizierte Gustav Störring seine „Vorlesungen über Psychopathologie in ihrer Bedeutung für die normale Psychologie" (1900), in denen er unter dem Eindruck von Wilhelm Wundt (1832–1920) die Psychopathologie im Hinblick auf die normale Psychologie abhandelte. Der Psychiater und Philosoph Karl Jaspers konzipierte mit seinem Werk „Allgemeine Psychopathologie" (1913), das in alle Weltsprachen übersetzt wurde, schließlich ein unverändert aktuelles Werk, das nach dem kanadischen Psychiater Heinz E. Lehmann (1976, mündl. Mitt.) unübertroffen und als definitiver Schlußstein der psychiatrisch-phänomenologischen Methode anzusehen ist. Nach dem zeitlichen Ablauf der psychopathologischen Erhebungen und Registrierungen lassen sich im 19. Jahrhundert drei Perioden unterscheiden, die kaum merklich ineinander übergehen.

10.2.1 Anfänge einer Psychopathologie

Die Ärzte und Psychiater, die im ersten Drittel bzw. in der ersten Hälfte des 19. Jahrhunderts begannen, sich neben den psychisch kranken Erwachsenen auch Kindern und Jugendlichen zuzuwenden, waren überwiegend Autodidakten. Sie kannten Kinder aus Erfahrungen in ihren eigenen Familien, aus gelegentlichen Vorstellungen in der Sprechstunde und aus Klinikaufenthalten und gewannen Einblick in ihre Entwicklungen aus den Informationen der Eltern und Pädagogen. Sie verwandten für die psychischen Störungen bei Kindern und Jugendlichen zunächst die für psychisch kranke Erwachsene gültige Nomenklatur und versuchten, die bei Kindern aufgetretenen Störungen auf vergleichbare Ursachen zurückzuführen. Ein großes Hemmnis für die Verständigung der Ärzte untereinander bildete die bestehende psychiatrische Sprachverwirrung bei Krankheitsformen. Die bei den Erwachsenen noch üblichen, teilweise drastischen therapeutische Methoden wurden manchmal bei Jugendlichen, aber nur sehr selten bei Kindern eingesetzt.

Die psychisch gestörten Kinder im „Struwwelpeter" von Heinrich Hoffmann

Der Schöpfer des „Struwwelpeter", der Arzt **Heinrich Hoffmann (1809–1894)**, zu Lebzeiten auch unter dem Namen Hoffmann-Donner bekannt, war ein unter Fachkollegen angesehener und anerkannter Psychiater. Nach dem Medizinstudium arbeitete er zunächst als niedergelassener Arzt und zugleich als Arzt an der Armenklinik (1835–1856) in seiner Heimatstadt Frankfurt am Main. Von 1845 bis 1861 war er auch Lehrer an der Senckenbergischen Anatomie. Er war politisch aktiv und beteiligte sich publizistisch an der Märzrevolution 1848. In seiner Vaterstadt erwarb er sich große Verdienste durch den Bau und die Finanzierung einer psychiatrischen Klinik. Zwischen 1864

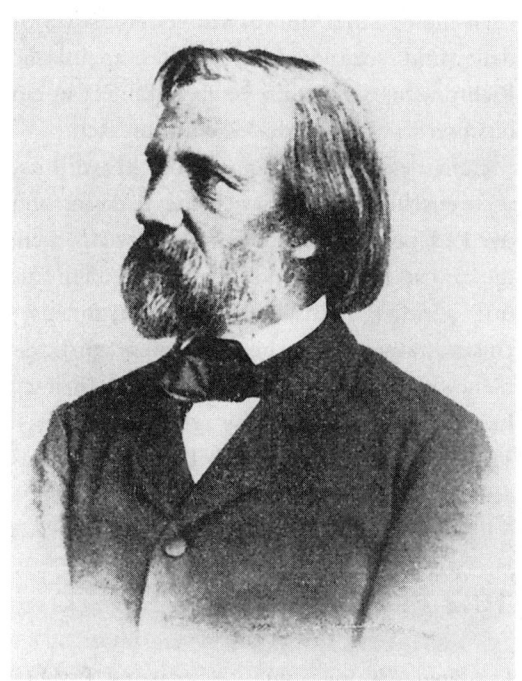

Der Psychiater Heinrich Hoffmann zeigte in seinem weltberühmten „Struwwelpeter" die damals bekannten seelischen Störungen bei Kindern.

und 1888 übernahm er die Leitung der neu errichteten „Anstalt für Irre und Epileptiker", den „Affenstein" (mundartlich der „Awe-Stein"). Die Annahme, daß Hoffmann 1864 die erste kinder- und jugendpsychiatrische Abteilung in seiner Klinik errichtete, ist nach den Erhebungen von Ingeborg M. Keim (1999) nicht zutreffend. Das mindert jedoch nicht Heinrich Hoffmanns kinderpsychopathologische Kennerschaft, die er sich vermutlich in seiner Praxis und seiner Klinik durch den Umgang mit Kindern und Jugendlichen aneignete. Jedenfalls war er einer der ersten „Kinderpsychiater", die sich als frühe Schilderer von Krankheitsbildern psychisch gestörter Kinder und Jugendlicher große Verdienste erwarben. Hoffmann hatte in den ersten Jahren seiner Tätigkeit ihm vertraglich zugesicherte Besuchs- und Inspektionsreisen in zahlreiche Anstalten Europas unternommen. Im Jahr 1893 lud ihn Wilhelm Griesinger nach Zürich mit der Bitte ein, ihn bei dem geplanten Neubau der Irrenanstalt „Burghölzli" zu beraten.

Sein Nachfolger Emil Franz Sioli (1852 bis 1922) übernahm 1888 die Frankfurter Anstalt und gründete 1906 die erste Abteilung für psychisch gestörte Kinder und Jugendliche in Deutschland. Nach der im Jahr 1914 erfolgten Berufung auf den Frankfurter Lehrstuhl für Psychiatrie gliederte er die Kinderabteilung in die neu gegründete Universitäts-Nervenklinik ein.

Als Wissenschaftler trat Hoffmann, der in seinem Denken mit Wilhelm Griesinger weitgehend übereinstimmte, kaum hervor, aber er besuchte regelmäßig die Jahresversammlungen der deutschen Psychiater und beteiligte sich mit Diskussionsbemerkungen zu den Vorträgen, die in der „Allgemeinen Zeitschrift für Psychiatrie" gedruckt wurden. Es ist zu vermuten, daß ihm die in dieser Zeitschrift publizierten Kinderfälle, insbesondere die der „Überforderungsdiskussion", an der er persönlich beteiligt war, bekannt waren. Er hat, wie aus seinen Lebenserinnerungen hervorgeht, in seiner Privatpraxis neben den Erwachsenen auch Kinder behandelt. Hoffmann hatte die Gewohnheit, für ihm vorgestellte Kinder kleine Bilder zu zeichnen, um sie abzulenken und sie entspannter untersuchen zu können.

Berühmt wurde Hoffmann durch sein Buch „Der Struwwelpeter" (1845), das in fast alle Sprachen der Welt übersetzt, vertont und als Theaterstück herausgebracht wurde; außerdem entstanden zahlreiche Parodien und Imitationen. Ursprünglich hatte er die in einem einfachen Schreibheft festgehaltenen Zeichnungen und Verse 1844 seinem dreijährigen Sohn zu Weihnachten geschenkt, weil er in den Buchhandlungen kein geeignetes Kinderbuch finden konnte. Seit der Veröffentlichung 1847 gilt es trotz oder wegen seiner drastischen Szenen seit über 150 Jahren als ein zwar umstrittenes, aber doch als das erfolgreichste Kinderbuch der Welt. Am Ende seines Lebens schrieb er in „Struwwelpeter-Hoffmann erzählt aus seinem Leben" seine Erinnerungen nieder. Darin heißt es: „Ja, ich kann mit Befriedigung sagen, der Schlingel hat sich die Welt erobert, ganz friedlich, ohne Blutvergießen." Andere von ihm verfaßte Kinderbücher waren: „König Nußknacker", „Bastian der Faulpelz" und „Prinz Grünewald und Perlenfein mit ihrem lieben Eselein".

Die Gründe, warum Hoffmann als erster Psychiater dieses Epochenabschnitts angeführt wird, liegen auf der Hand. Es handelte sich bei dem „Struwwelpeter" um ein mit großer Kennerschaft verfaßtes Buch, in dem er Verhaltens- und Charakterstörungen bei Kindern holzschnittartig, wenn auch teilweise grausam darstellt. Es verwundert deshalb nicht, daß Verse wie „Er wog zuletzt ein halbes Lot und war am siebten Tage tot" oder „Es brennt die Hand, es brennt das Haar, es brennt das ganze Kind sogar" immer wieder Anstoß erregten. Auf den 22 Seiten des Buches finden sich mehrere tote und zahlreiche leicht- oder schwerverletzte Kinder. Besonders in der Zeit nach dem Zweiten Weltkrieg, als neue Erziehungsideale gegen autoritären Druck proklamiert wurden, geriet es bei progressiven Pädagogen wegen seiner autoritären und repressiven Pädagogik in Verruf. Aber der „Struwwelpeter" kehrte gemeinsam mit der Rehabilitierung der ebenfalls verteufelten Grimmschen Kindermärchen durch die Interventionen des bekannten Kinderpsychotherapeuten Bruno Bettelheim (1980) wieder in die Kinderzimmer zurück.

Einem Kinderpsychiater Hoffmann stünden, wenn er die in seinem Bilderbuch geschilderten Störungen heute diagnostizieren müßte, andere, humanere und mehr erfolgversprechende Behandlungsmethoden zur Verfügung als damals. Wenn beim „Hans-guck-in-die-Luft" durch das EEG die Annahme eines Retropulsiv-petit-mal bestätigt werden sollte, könnte eine erfolgversprechende antiepileptische Behandlung durchgeführt werden. Bei dem bitterbösen, sadistischen „Friederich" käme ebenso wie bei dem oral fixierten „Daumenlutscher-Konrad" in erster Linie eine kinderpsychotherapeutische Behandlung in Betracht. Mit dem „Suppen-Kasper" wurde eine knappe, aber überzeugende Krankengeschichte einer tödlich endenden, seelisch bedingten Magersucht, einer Anorexia nervosa, dargestellt, bei der eine stationäre Behandlung mit Sondenernährung und verhaltenstherapeutischen und pharmakologischen Maßnahmen Aussicht auf Erfolg gehabt hätte. Bei der schweren Bewegungsunruhe des „Zappel-Philipp" hat es sich nach der pädagogischen Zielsetzung des Autors wohl um eine noch nicht geglückte

Tischdressur gehandelt. Der Kinderpsychiater würde heute an ein ADHS-Syndrom denken und eine kombinierte pharmakologisch-psychotherapeutische Behandlung einleiten. Interessant ist, daß Hoffmann offenbar Zusammenhänge zwischen Phosphat und einem hyperkinetischen Syndrom vermutete, wenn er spekulierte, daß, wenn „ein normaler Mensch nur 1,5 Promille Phosphor im Gehirn" habe, dann zu untersuchen wäre, ob ein „kreuzfideler Gesell nicht etwa das Doppelte oder Dreifache im Kopfe trage..." Über den pädagogischen Nutzen des Bilderbuchs mag man geteilter Meinung sein. Die These jedoch, daß Fachkunde die beste Grundlage für einen Bucherfolg ist, wurde durch diesen immergrünen Bestseller bestätigt. Der bedeutende Arzt und Psychotherapeut Georg Groddeck (1866–1934), der für das Unbewußte die Bezeichnung „Es" einführte, die von Sigmund Freud übernommen wurde, bezeichnete den Struwwelpeter als ein „Lehrbuch der Psychoanalyse" (1923).

In seinen Lebenserinnerungen legte Hoffmann außerdem ein Bekenntnis seiner wissenschaftlichen Denkweise nieder, das von bleibender Aktualität ist: „Ich habe mich streng nur an das gehalten, was ich an meinen Kranken gesehen habe, oder höchstens an das, was ich an ihnen zu sehen glaubte" – und „Es ist so leicht, in philosophischen Paraphrasen Bogen vollzuschreiben, und so schwer, nur eine Zeile kondensierter Wahrheit zu sagen – ich aber bin zu ehrlich und zu bescheiden, um den koketten Faltenwurf der Floskel über das dürre Knochengewebe der Wissensarbeit schlagen zu wollen." Die seelisch Kranken, stellte Hoffmann im Hinblick auf ihre Ärzte fest, „arbeiten genug im Finstern und im Traurigen, um das Licht des frischen Mutes zu bedürfen – was Du nicht durch Wissen und Kunst leisten kannst, das gib ihm durch Teilnahme und Liebe." Aber Hoffmann hat auch „Arzttypen" (1883) beobachtet und unterschied sie in „Salonärzte" und „Naturburschen mit lokalem Dialekt", „Damentätschler", „grobe Doctores" und in Ärzte, die „jede Pille mit dem Gold der Rede umgeben", den „Arzt der langen Visiten" sowie „Momentanärzte" und „Wichtigtuer". Der Arzt als Forscher wurde nicht direkt angesprochen. Einer seiner Ratschläge an die ärztlichen Kollegen lautete: „Es muß vor allen Dingen so sein, daß der Eintritt des Arztes in eine Abteilung etwas vom Sonnenaufgang an sich habe." Zu seinem 50jährigen Doktorjubiläum 1884 versammelten sich zahlreiche deutsche Psychiater zum „Struwwelpeter-Fest" im Forsthaus in Frankfurt, bei dem „der unerschöpfliche Humor des Jubilars wieder in voller Blüte stand, wie wir uns dessen in den irrenärztlichen Versammlungen erfreuen konnten" (Laehr 1884).

Der „Wahnsinn der Schulkinder", komme – so Eduard Wilhelm Guentz – von der schulischen Überanstrengung

Der Stadt- und Gerichtsarzt in Leipzig, **Eduard Wilhelm Guentz** (1800–1880), dort seit 1836 Direktor der Privatirrenanstalt Thonberg, publizierte 1859 in der „Allgemeinen Zeitschrift für Psychiatrie" eine Arbeit über den „Wahnsinn der Schulkinder und eine neue Art der Seelenstörungen", die er auf „Überbürdung mit geistigen Arbeiten" zurückführte. Diese neue Krankheit sei ein „Parasit der Cultur" und beginne in den Bildungsstaaten endemisch zu werden. Die Menschheit leide an „Überbildung", an „unnatürlicher Verfeinerung". Dabei gehe die „körperliche Rüstigkeit" verloren. Der Organismus könne nicht gedeihen, weil Bewegung und frische Luft fehlten. Überhaupt finde eine „Ausschweifung im Genusse" statt, die „als Völlerei und Geschlechtsverirrungen durch alle Stände Brandopfer bringt". „Lerne!" schalle

es dem Kind von seiten des Erzeugers an die Ohren, noch ehe es die Bedeutung fassen könne. „Lerne!" prägten die Lehrer im Vollgefühl ihrer Pflicht dem Schüler ständig ein. „Lerne!" sei die Mahnung, welche das karge Dasein dem Jüngling vorhalte. Es sei lächerlich, daß die zwölfjährige Tochter, der die Krinoline versagt wurde, heimlich mit einer Weidenrute ihr Röckchen steife, damit es von den Mitschülerinnen nicht verhöhnt werde. In das Elternhaus sei der Dämon des Luxus eingezogen. Nicht der Mann allein, auch die Frau treibe Politik. Da dürfe man sich nicht wundern, daß der Schulknabe Steine gegen die Embleme der Majestät schleudere. Im Kind werde die Sucht nach Ehre, nach Erwerb und Geltung ausgeprägt. „Megalanthropogenesie" sei das Losungswort der Zeit. Die Mutter könne es nicht ertragen, von der Schönheit der Tochter in den Schatten gestellt zu werden. Der Lehrer betrachte seinen Zögling als einen weichen Ton, aus dem sich jedes Modell formen lasse. In den Schulen werde viel zuviel geboten, es müsse heißen: „Non omnia possumus omnes".

Zum Glück gebe es neben den „trägen Naturen" noch „wackere Köpfe", die spielend die Anforderungen der Schule erfüllten. Gefährdet seien Schüler von „zarter Komplexion und feiner Empfindung". „Sie betreten die Klasse mit frommem Schauer, zittern vor Hast, von Stufe zu Stufe zur höchsten Vorzüglichkeit zu steigen. Oft nur mäßig begabt, möchten sie stets die Besten sein und der Wissensdrang wird endlich zur starren Begierde. Der arme Knabe! Er hängt an der Lippe des Lehrers wie die Biene an der Blume und weiß nicht, daß der Honigseim ihn berauscht!"

Guentz gibt dann zusammenfassend eine Symptomatologie der Erkrankung, die von körperlicher Erschöpfung und psychischer Depression gekennzeichnet sei: Tic-Erscheinungen und Zuckungen der Glieder, destruktive Tendenzen, wahnhafte Vorstellungen, religiöse Skrupel, Vergiftungsängste und Examensscheu. Ihre Ursache sei eine permanente Überforderung der Kinder in der Schule: „Wie im Sonnenstich als ursächliches Moment, so liegt auch in unserer Krankheit das wesentliche ätiologische Moment offen zutage: Die zu große Anstrengung der Geisteskräfte." Durch Druck der Hand auf die Stirn lasse sich eine erhöhte Temperatur in der Scheitelgegend nachweisen, die durch den vermehrten Blutzulauf verursacht werde.

Eduard Wilhelm Guentz begann 1817 das Medizinstudium an der Medizinisch-Chirurgischen Akademie in Dresden, das er 1819 an der Universität Leipzig fortsetzte. Nach der Promotion 1827 unternahm er eine mehrjährige Italienreise und besichtigte dort verschiedene Irrenanstalten. Ab 1829 war er Dozent für praktische Medizin an der Leipziger Universität und in Dresden. Von 1830 bis 1850 war er als Stadtbezirksarzt und als Gerichtsarzt in Leipzig tätig. Bereits zu dieser Zeit beschäftigte er sich intensiv mit der Psychiatrie. 1836 eröffnete er eine private Irrenanstalt in Möckern, die einige Jahre später in einen neu errichteten Bau, den „Thonberg" verlegt wurde. Guentz legte (zit. n. Kreuter 1996) „den höchsten Wert auf den psychischen Einfluß bei Behandlung derselben. Es gibt kein Musterhaus für Psychiatrie. Einen anderen Maßstab erfordert die Nationalität, einen anderen der Stand, einen dritten der Himmelsstrich. Alle Widersprüche jedoch in Bau und Einrichtung versöhnt die Leitung des Ganzen, die rechte Leitung, der Geist, welcher durch die Räume weht, die Milde nicht des Himmels, sondern des Herzens, des Herzens, das mit dem Leidenden fühlt und weil es mitfühlt, thatkräftig gegen fremdes Leiden ankämpft." 1836 übergab er seinem Neffen und Schwiegersohn Justus Edmund Guentz die Leitung der Anstalt.

Johann Heinrich Ferdinand Autenrieth, der Arzt Hölderlins, betreute auch psychisch kranke Kinder

Zu den wenigen Psychiatern, die bereits zu Beginn des 19. Jahrhunderts fakultativ in Erziehungs- und Pflegeanstalten für Kinder und Jugendliche konsiliarisch tätig waren, gehörte neben Johann Christian August Heinroth der Tübinger Professor **Johann Heinrich Ferdinand Autenrieth (1772–1835).** Als Autenrieth diese Aufgabe übernahm, hatte der sehr bekannte und innovative Arzt Karl Heinrich Roesch, der in Tübingen Medizin studiert hatte, die staatliche „Heil- und Erziehungsanstalt Mariaberg" verlassen, um nach Amerika auszuwandern. Er hinterließ bei seinem Ausscheiden im Jahr 1850

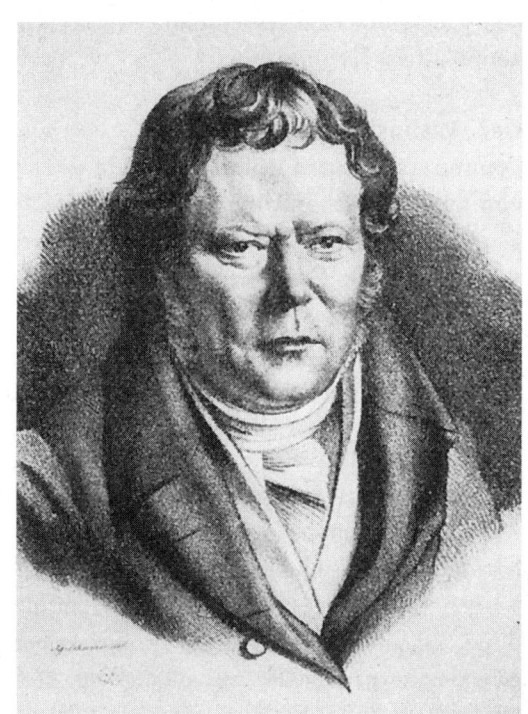

Johann Heinrich Ferdinand Autenrieth versuchte mit heute kaum noch vorstellbaren Zwangsmethoden, erregte Kranke zu beruhigen.

eine mustergültige Einrichtung. Autenrieth wurde Vorstandsmitglied und war für die medizinische Diagnostik und für die Behandlung der seelischen und körperlichen Behinderungen und für interkurrent auftretende körperlichen Erkrankungen zuständig.

Autenrieth war ein begabter Schüler und Student. Nach dem Besuch des Gymnasiums begann er 1785, im Alter von 13 Jahren, mit dem Studium der Medizin und der Naturwissenschaften an der Hohen Karlsschule in Stuttgart. 1792, mit 20 Jahren, promovierte er und ging für ein halbes Jahr nach Pavia. 1794 begleitete er seinen Vater nach Amerika, wo er sich über einenhalb Jahre aufhielt. Mit 25 Jahren, 1797, wurde er ordentlicher Professor für Anatomie, Physiologie, Chirurgie und Geburtshilfe an der Universität Tübingen. Er war einer der bedeutendsten Kliniker seiner Zeit (G. Zeller 1968). Autenrieth war mit Johann Christian Reil befreundet und ab 1807 Mitherausgeber des „Reilschen Archivs für Physiologie". 1805 eröffnete er eine psychiatrische Abteilung an der Universität, in die auch Friedrich Hölderlin (1770–1843) aufgenommen wurde. 1819 wurde Autenrieth zum Kanzler der Universität gewählt. Er publizierte zahlreiche, inhaltlich breit gestreute medizinische und anthropologische Schriften und Abhandlungen über die Herkunft der Menschen, über die Seekrankheit, über das Skelett der Fische, über die Schwindsucht und ein Handbuch der speziellen Nosologie. Als sein bedeutendstes Werk gilt das „Handbuch der empirischen menschlichen Physiologie", das 1801 in drei Teilen erschien.

Zur grauen und grauenhaft anmutenden Vorzeit der Psychiatrie gehört die Erfindung der „Autenriethschen Birne", die zur Beruhigung von erregten Kranken diesen in den Mund gesteckt und mit einem Lederriemen hinter dem Kopf befestigt wurde; die „Auten-riethsche Pustelsalbe" (Brechweinsteinsalbe), die als Emetikum oder als die Haut reizende und Entzündungen setzende Salbe verwendet wurde; und die „Autenriethsche Maske", die den Kranken über den Kopf gestülpt wurde und aus festem Leder bestand, das eine Öffnung für Nase und Mund freiließ und mit Lederriemen am Kopf befestigt wurde. Emil Kraepelin kritisierte rückblickend bei Autenrieth (Payk 2000) wie auch bei anderen Psychiatern dieser Zeit die erschreckend geringen und für die Diagnostik und Therapie psychisch kranker Menschen unzulänglichen Erfahrungen.

Wer die Onanie meidet, bleibt psychisch gesund, meinten viele Ärzte

Die Onanie-Diskussion, die im späten 18. Jahrhundert in Frankreich einsetzte, erhielt in Deutschland in der Mitte des 19. Jahrhunderts einen speziellen psychiatrischen Akzent für die Entstehung psychischer Störungen, der sich besonders deutlich in der Arbeit von Heinrich Ellinger (1845) „Über den Einfluß der Selbstbefleckung auf die Erzeugung irrer Zustände" niedergeschlagen hatte.

Der Begriff Onanie wurde 1710 von Balthasar Bekker nach der biblischen Gestalt des Onan geprägt. Er war inhaltlich falsch; denn Onan, der nach dem Gesetz (1. Buch Moses 38, 1 bis 11) der Witwe seines Bruders beizuwohnen hatte, war kein Onanist, sondern er vermied durch einen *coitus interruptus* eine Schwangerschaft.

In der christlich geprägten Kultur des Abendlandes war die Sexualität auf die Zeugung ausgerichtet. Onanie war eine ständige Versuchung, aber sie galt als Sünde. Weil die Ursache fast aller seelischen Krankheiten unbekannt war, konnte sie in allen Fällen, in denen Onanie vermutet wurde, dem Kranken selbst angelastet werden. Die Umgebung war entlastet.

Der Kranke verdiente kein Mitleid. Er hatte durch sein amoralisches und verwerfliches Verhalten seine Krankheit selbst erzeugt. Für den Pfarrer war die Onanie eine Sünde, die Vergebung erforderte. Für die Eltern war sie eine Schande, die strenge Zwangsmaßnahmen notwendig machte. Der Arzt, der die eigentliche Krankheitsursache nicht kannte, verfügte über kein wirksames therapeutisches Mittel.

Aus dem Mittelalter stammte ein versöhnlich stimmender sexueller Traktat des Johann von Wesel (Schipperges 1990), in dem ein Sohn dem Vater die Frage stellt, ob es erlaubt sei, seinen Samen „auf künstliche Art herauszubefördern", was der tolerante Vater aufgrund seiner religiösen Überzeugung bejahte. Im 18. Jahrhundert begann auf medizinischer Ebene eine über zwei Jahrhunderte anhaltende Onanie-Diskussion. Simon André Tissot (1728–1797), der durch eine „Abhandlung von der fallenden Sucht" (1771), durch eine allerdings Fragment gebliebene Darstellung der Nervenkrankheiten (Paris 1778) und durch zahlreiche andere medizinische und populäre gesundheitspolitische Schriften bekannt war, wurde durch sein Buch „Über die Onanie" (1760) berühmt. Es wurde in viele Sprachen übersetzt. Die Onanie galt danach und in zahlreichen nachfolgenden populärwissenschaftlichen Schriften als krankhaft und als krankheitserzeugend. Tissot hat in seinem Werk „Die Onanie, oder Abhandlung über die Krankheiten die von der Selbstbefleckung herrühren" (1758, dt. 1774) über die von ihm geschilderten „grauenhaften Folgen" der Onanie berichtet, denen mit radikalen physikalischen und chemischen Mitteln begegnet werden müsse. Das beste allgemein einzusetzende Mittel scheine eine bis zur äußersten Ermüdung gehende körperliche Arbeit zu sein.

In seiner Arbeit „Über den Einfluß der Selbst-

befleckung auf die Erzeugung ihrer Zustände" maß Heinrich Ellinger (1845), zu dieser Zeit Assistent bei Zeller an der Irrenanstalt Winnenden bei Stuttgart, bei sorgfältiger Abwägung anderer ätiologischer Faktoren der Onanie einen bedeutenden Einfluß auf die Entstehung der Psychosen bei. Dabei fehlte es nicht an moralischen Hinweisen auf eine „schauderhafte Verbreitung" und die „schamlose Ausübung" dieses Lasters, das „am häufigsten zur Zeit der Pubertät oder den Jahren danach angetroffen" werde. Schon zwei- bis dreijährige Kinder würden durch Ammen und Kindswärterinnen „durch Kitzeln an den Geschlechtsteilen, wodurch sie dieselben beruhigen oder ihre eigene Geilheit befriedigen wollen", dazu angeleitet und frühzeitig geschädigt. Ellinger relativierte zwar den Satz, daß gleiche Ursachen gleiche Wirkungen haben, und wies auch darauf hin, daß für die Entstehung einer Psychose in der Regel viele Ursachen zusammenwirkten und der Anteil der einzelnen Faktoren schwer zu bestimmen sei. Er berücksichtigte auch, daß man Symptome einer bereits ausgebrochenen Krankheit ebenso für die Ursache wie für eine Folge halten könne. Schließlich räumte aber auch er ein, daß man oft wichtige Aufschlüsse über die Entwicklung einer Krankheit von dem Kranken selbst aus unterschiedlichen Gründen nicht erhalte und auf eigene Beobachtungen beschränkt bleibe. Seine eigentliche Mitteilung lautete jedoch, daß er unter 385 geisteskranken Männern bei 83 die Onanie eindeutig als einzige oder maßgeblich mitwirkende Ursache ihrer Seelenstörung festgestellt habe. Blasses Aussehen, blaue Ringe um die Augen, leichte Ermüdbarkeit, allgemeine Abmagerung und Hinfälligkeit, Konvulsionen und anderes seien die Folge. In späteren Jahren träten zusätzlich auch Beschwerden von seiten der „Verdauungswerkzeuge, Abmagerung der Rückenteile, Zittern der Knie" usw. auf. Die logische Folgerung wurde in einer strikten Bekämpfung der Onanie durch Medikamente, Elektrizität und Bäder gesehen. Hände und Füße seien festzubinden, an den Geschlechtsteilen sollten besondere Vorrichtungen angebracht werden. Die Arbeit von Ellinger schloß mit der Bitte, „im Interesse der Menschheit sehr um gefällige Mitteilung darüber, wie Onanie von vornherein und in der gefährlichen Pubertäts-Zeit am besten verhütet werde". Ellinger wurde 1847 zum Direktor einer neu erbauten Heil- und Pflegeanstalt im Kanton St. Gallen gewählt und leitete danach von 1857 bis 1873 eine private Heilanstalt. Er veröffentlichte noch mehrere wissenschaftliche Arbeiten, darunter aber keine weiteren Beiträge zur Onanie-Diskussion.

Der Psychiater Edward Spitzka (1890) entwarf in seiner Arbeit „Über masturbatorisches Irresein" ein Bild masturbierender Jugendlicher, das von „heftigen Ausbrüchen zu blödem Hinbrüten" gekennzeichnet war. Je mehr dem Laster gefrönt werde, desto rascher sei der Verfall. Allmählich würden die betreffenden Jugendlichen alle mehr oder weniger herabsinken, sie würden einschmutzen und durch ihre Verlogenheit und Erbärmlichkeit den Widerwillen der Umgebung erregen. Nach dem 20. Lebensjahr sei nicht mehr mit ihrer Wiederherstellung zu rechnen. Auch der englische Psychiater W. C. Ellis (1780–1839) schrieb in seinem Werk „On the Nature of Insanity" (1834) der Onanie die Ursache für viele nicht erblich bedingten Fälle psychischer Erkrankungen zu.

Die Masturbation als krankheitserzeugende Ursache trat damit an die Stelle der „Erbsünde", der Dämonen und des Teufels und eines „Abfalls von Gott". Fast alle ätiologisch nicht monoman festgelegten Psychiater, unter ihnen sogar Wilhelm Griesinger (1861) und anfangs auch Sigmund Freud (1898), bezogen die Onanie in dieser Zeit, wenn auch nicht als alleinige Ursache und nur selten ausführlich erörtert, durchaus in ihren ätiopathogenetischen Kanon der Geisteskrankheiten mit ein. Selbst Hermann Emminghaus meinte (1885), daß „Exzesse jeder Art, zumal Masturbation, auch bei Individuen eine Prädisposition zu begründen vermögen, die von Haus aus frei von solcher waren". Im Gegensatz zu psychisch kranken Erwachsenen zählte er die Masturbation bei Kindern „nicht zu den wirksamen Ursachen des Irreseins".

Der Orthopäde und Pädagoge Daniel Gottlob Moritz Schreber (1808–1861), nach dem der „Schrebergarten" benannt wurde, hat seine Kinder mit selbst entworfenen mechanischen Geräten malträtiert und zu dressieren versucht. Vier von seinen sechs Kindern litten später unter schweren psychiatrischen Krankheiten und befanden sich mehrfach in stationärer Behandlung, darunter der sächsische Senatspräsident, der berühmte, von Sigmund Freud publizierte „Fall Schreber" (1911).

Freud vertrat noch in einer frühen Arbeit über „Die Sexualität in der Ätiologie der Neurosen" (1899) die Ansicht, daß die Abgewöhnung der Masturbation eine der neuen therapeutischen Aufgaben sei, die dem Arzt aus der Berücksichtigung der sexuellen Ätiologie erwachsen, und diese Aufgabe gerade scheine wie jede andere Abgewöhnung nur in einer Krankenanstalt und unter beständiger Aufsicht des Arztes lösbar. Sich selbst überlassen, pflege der Masturbant bei jeder verstimmenden Einwirkung auf die ihm bequeme Befriedigung zurückzugreifen. Die ärztliche Behandlung könne sich hier kein anderes Ziel stecken, als den wieder gekräftigten Neurastheniker dem normalen Geschlechtsverkehr zuzuführen, denn das einmal geweckte und durch eine geraume Zeit befriedigte Sexualbedürfnis lasse sich nicht mehr zum Schweigen bringen, sondern bloß auf einen anderen Weg verschieben.

Es gab aber auch Gegenstimmen. Der Psychiater Richard von Krafft-Ebing schrieb in dem Beitrag „Über Irresein durch Onanie bei Männern" (1875) gleich zu Beginn seiner Abhandlung, daß er Anschauungen wie die von Ellinger (1845) aufgrund eigener Beobachtungen nicht teilen könne. Bei der „enormen Frequenz, mit welcher diesem Laster von männlichen und weiblichen Individuen gefrönt" werde, müsse bezweifelt werden, daß sie je einmal die alleinige Ursache einer psychischen Erkrankung sein könne. In seiner Beurteilung der Onanie als Krankheitsursache seien ihm bedeutende Irrtümer unterlaufen. In vielen Fällen sei jedoch die Masturbation nicht die Ursache, sondern das Symptom einer geistigen Erkrankung gewesen. Dennoch räumt er ein, daß durch die „fortwährende Reizung des Centralnervensystems" Neurosen herbeigeführt werden könnten, „aufgrund welcher irgendeine Gelegenheitsursache das Irresein zum Ausbruch" kommen könne. Auch die Schuldgefühle, die bei Patienten durch die Lektüre einiger Bücher im Hinblick auf die Onanie erzeugt würden, seien zu berücksichtigen. Er zitierte dabei auch Wilhelm Griesinger, der jedenfalls keine konstante Bedeutung der Onanie für die Entstehung psychischer Störungen feststellen konnte.

In seinem Standardwerk „Die sexuelle Frage" (1905), das 16 Auflagen bis 1931 erlebte, vertrat August Forel der damaligen Zeit weit vorauseilende Auffassungen zur Sexualität und ihren Abweichungen. In der Onanie könne er, soweit es sich um eine „Notonanie" handele, auch bei Kindern keine Gefahr erkennen. Die willkürliche Samenentleerung sei nicht gefährlicher als eine nächtliche Pollution. Allenfalls könne in extremen Fällen eine Schwächung der Widerstandskraft des Willens durch eine exzessive Selbstbefriedigung eintreten. Ursache und Wirkung würden leicht verwechselt; eine bestehende Willensschwäche sei nicht die Folge der Onanie, vielmehr würden willensschwache Menschen leichter triebhaft onanieren. Da der sexuelle Trieb physiologisch bedingt sei, könne die Homosexualität nicht durch eine „ethische Erziehung" verändert werden; sie gehöre zum angeborenen Charakter dieser Menschen, und deshalb solle man ihnen gesetzlich die Ehe erlauben. In der Erziehung der Kinder zur gesunden Sexualität seien „äußere Einwirkungen" von großer Bedeutung. Schon das „sexuell unreife Kind" mit seiner Geschlechtlichkeit vertraut zu machen sei von großem präventiven Nutzen. In diesem Alter verhielten sich Kinder zur Sexualität nicht so, wie Erwachsene sich das vorstellen. Sie verhielten sich gegenüber sexuellen Reizen in diesem Lebensalter eher indifferent. Er verurteilte die damals herrschende sexuelle Prüderie. Man solle Kinder in der Familie an die Nacktheit der Eltern gewöhnen, und in der Schule sollten sie gemeinsam mit ihren Lehrern duschen, damit sie Nacktheit als etwas Natürliches zu betrachten lernten. Die gemeinsame Erziehung beider Geschlechter in der Schule müsse, von einigen Einschränkungen abgesehen, selbstverständlich werden.

Es mutete in diesem Zusammenhang befreiend an, daß auch der Psychiater Ludwig Scholz, Leiter einer Anstalt in Posen, der als erster den Begriff „Jugendpsychiater" verwendete, in seinem Buch „Anomale Kinder" (1912) feststellte: „Schon eine einfache Überlegung muß uns sagen, daß der Schaden, den die Masturbation stiftet, unmöglich hoch bemessen werden kann. Denn bei der ungeheuren Verbreitung dieser Verirrung müßte das Gros der Jugend als Nervensiechlinge herumwanken. Und sind frühere Generationen, die Vorfahren, die uns gezeugt, sittlich reiner gewesen?"

Es vergingen aber noch viele Jahrzehnte, in denen die Onanie und ihre angeblichen Folgen für die Eltern, aber auch für Lehrer, Geistliche und auch für Ärzte im Hinblick auf masturbierende Kinder und Jugendliche ihren Schrecken behielten. Maßgeblich dazu beigetragen haben die Haus- und Gesundheitsbücher, die sich in vielen Familien fanden. Die schädliche Wirkung dieser Literatur lag in der Erzeugung und Erhaltung von Schuldgefühlen. Nicht die Auswirkungen der Selbstbefriedigung, sondern die konfliktreichen und zermürbenden Kämpfe mit ihr, gegen sich selbst und mit den Eltern vergifteten die familiären Beziehungen.

In dem ärztlichen Familien- und Hausbuch von einem Prof. Dr. med. Karl Ernst Bock „Das Buch vom gesunden und kranken Menschen" (13. Aufl. 1883) wurde von einer „Verirrung des Geschlechtstriebes" gesprochen, durch die „die Kraft und Lebensfrische" ganzer Generationen untergraben werde und zur Geistesschwäche führen könne. Er war jedoch immerhin der Überzeugung, daß man sie durch eine rechtzeitige Behandlung verringern oder abstellen könne, ganz anders als in dem seit 1873 millionenfach verkauften, in 45 Auflagen vertriebenen Buch von Dr. med. F. E. Bilz „Das Naturheilverfahren", das in 14 Sprachen übersetzt wurde. Onanie (Selbstbefleckung) gehöre zum Gebiet „der fleischlichen Verbrechen", wodurch „geistige und körperliche Schwäche, Entartung und gänzliche Zerrüttung" eintrete. Unübersehbare äußere Kennzeichen seien eine „graublasse Verkrüppelungsgesichtsfarbe, bläuliche Augenlider, unsteter Blick, schwache Stimme, stotternde Sprache, überhaupt eine Jammergestalt". Es gebe aber auch eine geistige Onanie bei „reiferen Jünglingen und Mädchen", bei welcher wollüstige Phantasien vorherrschten. Die Folgen seien ebenso verheerend wie die bei der physischen Onanie, beträfen jedoch vorwiegend die geistige

Tätigkeit. „Meide daher die Onanie, sie ist ein schleichendes Gift, welches dich ins Verderben bringt." Sowohl in zahlreichen medizinischen als auch in populärwissenschaftlichen Schriften wurden als Folgen der Onanie in ermüdender Monotonie zusätzlich aufgezählt: Schwächung der Sinnesorgane, Abmagerung und Hinfälligkeit, Anfälle, Lähmungen, Impotenz und „Rückenmarksdarre". Man fand hier fast die gesamte Pathologie sonst nicht erklärbarer Störungen und Erkrankungen aufgeführt. Dabei wurde hauptsächlich die direkte körperliche und seelische Schädigung angeführt; nur gelegentlich wurde ihre mögliche Entstehung durch Angst, Schuld und Scham angesprochen und erörtert. Als eine logische Folgerung ergab sich eine strikte Bekämpfung der Onanie durch chemische und physikalische Mittel. Neben Medikamenten, Elektrizität und Bädern waren es Zwangsmaßnahmen. Masturbation sollte dadurch verhindert werden, daß man Hände und Füße fixierte und gewisse Vorrichtungen an den Geschlechtsteilen anbrachte. Es wurden Handschuhe und Keuschheitsgürtel angelegt. In schweren Fällen, etwa bei hysterischen Erwachsenen, wurden Kauterisierungen der Klitoris oder Klitorisektomien nicht nur erwogen, sondern in seltenen Fällen trotz fehlender effektiver Narkose sogar durchgeführt.

Bis weit in die Mitte des 20. Jahrhunderts war die Überzeugung von der Schädlichkeit der „Selbstbefleckung" noch ein weit verbreiteter Bestandteil der öffentlichen Meinung und beeinträchtigte nachhaltig die Beziehungen der Eltern zu ihren Kindern. In dieser Zeit wurden Ärzte von Eltern psychisch kranker Jugendlicher noch häufig gefragt, ob es sich bei der psychischen Störung nicht ursächlich um die Folge einer Selbstbefriedigung handeln könne. Dementsprechend wurden noch in der zweiten Hälfte des 20. Jahrhunderts in einigen Erziehungsheimen und Internaten onanierende Kinder und Jugendliche nachts festgebunden und bestraft. Heute wissen wir, daß mechanische „masturbatorische" Handlungen sowohl bei Jungen als auch bei Mädchen von Geburt an („Baby-Onanie") vorkommen und für die Fähigkeit des Menschen sprechen, selbständig Triebspannungen zu neutralisieren.

In eine Irrenanstalt gehört eine Kinderstation, forderte der Psychiater Peter Willers Jessen

Peter Willers Jessen (1793–1875) war nicht nur einer der ersten Psychiater, der wie Jean Etienne Dominique Esquirol lange vor dem Schotten James Conolly das „No-Restraint", die gewaltfreie Behandlung der Geisteskranken einführte. In einem Vortrag (1846) wandte er sich gegen die Vorurteile der Gesellschaft gegenüber psychisch kranken Menschen: „Nur wer über ein Gemüt verfügt, kann überhaupt in Gemütskrankheit verfallen" und „Wer kein Gemüt hat, der hat auch keine Gemütskrankheit zu besorgen" (zit. n. Neisser 1911). Als ein wirklich humaner Psychiater, der mit seinen Kranken lebte, war er auch einer der ersten Leiter einer Heil- und Pflegeanstalt, die ganz speziell psychisch kranke Kinder und Jugendliche behandelte. In Schleswig wurden (Laehr 1891) mehrere Privatpflegeanstalten ins Leben gerufen, u. a. eine von Dr. med. Hansen 1852 gegründete Einrichtung für psychisch gestörte und minderbegabte Kinder, die selbständig war, aber unter Staatsaufsicht stand. Nach 25jähriger Tätigkeit in Schleswig gründete Jessen 1845 eine Privat-Irrenanstalt bei Kiel, die er in Erinnerung an seine Lehrer Ernst Horn (1774–1848) und Ernst Ludwig Heim (1747–1834) „Hornheim" nannte. Er ließ bei der Planung der „Heilanstalt für Gemüts- und Nervenkranke" ausdrücklich Kinderzimmer und Kinderspielplätze

berücksichtigen, ein absolutes Novum in dieser Zeit.

Jessen hatte das Studium der Medizin in Göttingen, Berlin und Kiel absolviert. In der Heilanstalt Sonnenstein und auf einer Studienreise in England empfing er erste psychiatrische Eindrücke und wurde 1820 zum Direktor der nach Plänen von Esquirol neu errichteten „Irrenanstalt bei Schleswig" ernannt. Er war ein Vertreter der Einheitspsychose, für den die psychischen Störungen als Störungen der Nerventätigkeit galten, und gehörte der somatischen Schule an. Er stand damit den Universitätskliniken näher als den meisten Heil- und Pflegeanstalten. 1833 wurde er zum Titularprofessor der Universität Kiel ernannt. Er war auch geisteswissenschaftlich interessiert und wurde von Sigmund Freud in seiner „Traumdeutung" unter Hinweis auf sein Buch „Versuch einer wissenschaftlichen Begründung der Psychologie" (1855) mehrfach zitiert. 1871 wurde ihm der Dr. phil. h. c. der Philosophischen Fakultät der Universität Kiel verliehen. In der Rezension zu einem Beitrag von Cook über „Geistige Hygiene" (1859) stellte er (1861) fest, daß die schlechte Kindererziehung in den USA eine stehende Klage der amerikanischen Kollegen sei. Viele Eltern übten einen ungünstigen Einfluß auf die Entwicklung psychischer Störungen bei den Kindern aus; in acht von zehn Familienleben bestünden erhebliche emotionale Defizite. Amerikanische Väter, besonders die der „gebildeten Klassen", hätten keine Zeit für ihre Kinder. Alles drehe sich um den Gelderwerb. Einige Kinder sähen ihre Väter, die sich tagsüber in der Börse, in ihren Clubs und ihren Kontoren aufhielten und erst spät nach Hause kämen, überhaupt nicht. Die Eltern schickten ihre Kinder in „boarding and day schools", wo diese „ganz verdorben" würden.

In einem Vortrag „Über doppeltes Bewußtsein" vertrat Jessen (1865) die Ansicht, daß der gesunde Mensch über ein „zwiefaches Bewußtsein" verfüge; neben dem allgemeinen Bewußtsein besitze er ein „eigentümliches Selbstbewußtsein". Dieses könne sich jedoch abnorm ausweiten. Er berichtete über den „merkwürdigen Zustand" eines 16jährigen Mädchens, der unmittelbar vor der Pubertät begann und verschwand, als diese abgeschlossen war. Das Mädchen bewegte sich in zwei Welten. Die „Paroxysmen" begannen damit, daß sie im Schlaf von sich als von einem Geistlichen sprach, Kinder taufte und Gebete sprach. Tagsüber wirkte sie häufig wie abwesend. Sie erwecke den Eindruck, daß sie das Gesagte verstehe, aber die Antworten seien unpassend. Einmal habe sie das Frühstück mit geschlossenen Augen aufgetragen und sich später darüber gewundert, daß sie sich daran nicht erinnern konnte. Während eines Kirchenbesuches brach sie aus Anteilnahme an einem traurigen Ereignis in Tränen aus. Nach Hause zurückgekehrt, erinnerte sie sich nicht daran und leugnete, daß sie überhaupt in der Kirche gewesen sei. In einem am nächsten Tag auftretenden Ausnahmezustand wiederholte sie den Inhalt des traurigen Ereignisses des Vortages, gab aber vor, bei ihrer Mutter zu sein, obgleich sie sich in einer anderen Wohnung befand. Während ihrer „Anfälle" verhielt sich die Kranke wie eine Nachtwandlerin, die sich in diesem Zustand angepaßt und anscheinend vernünftig verhalten habe, sich aber später nicht daran erinnern könne. In einer anschließenden Diskussion wurde über mehrere vergleichbare Zustände berichtet. Es handelte sich dabei um frühe Schilderungen eines nach unserer heutigen Nomenklatur psychogenen Dämmerzustandes bzw. um eine vorübergehende dissoziative Störung (Konversionsstörung), die auch im Kindes- und Jugendalter auftreten kann.

10.2.2 Ansätze zu einer einheitlicheren Nomenklatur

In der Mitte des 19. Jahrhunderts gewannen die Psychiater durch Sammeln und Auswerten von Einzelfallkasuistiken zunehmend an Kompetenz für die Inauguration einer systematischen Taxonomie der unterschiedlichen Störungsformen und bemühten sich um eine einheitlichere Nomenklatur. Sie begannen mit der Gründung eigener berufsbezogener Publikationsorgane, in denen überwiegend über Geisteskrankheiten und Psychosen Erwachsener berichtet wurde. Die Benennung der Krankheiten war jedoch durch die rasch wechselnden Lehrmeinungen weiterhin uneinheitlich. In den periodisch erscheinenden Zeitschriften wurden mit zunehmender Häufigkeit spezielle Abhandlungen über das Kindes- und Jugendalter publiziert. Es wurden psychiatrische Gesellschaften auf der Reichs- und Länderebene gegründet, die jährliche Versammlungen mit Vorträgen und Diskussionen abhielten. Pädiater und Pädagogen berichteten in eigenen Publikationsorganen und Lehrbüchern auch über Kinder mit psychosomatischen Störungen oder mit „Kinderfehlern" und über die Unterbringung und Behandlung geistig behinderter Kinder. Einige Pädiater waren, wie Johann Steiner (1832–1876) oder Ludwig Bruns, als Autoren speziell bemüht, in ihren Lehrbüchern die Kinderärzte mit den aktuellen Entwicklungen im Bereich der psychischen Störungen vertraut zu machen. Andere Pädiater – wie Eduard Heinrich Henoch – berichteten über eigene Beobachtungen und beschrieben spezielle Formen kindlicher Seelenstörungen.

Körperliche Erkrankungen bilden nach Carl Friedrich Flemming die Hauptursachen psychischer Störungen

Carl Friedrich Flemming (1799–1880) kam als Sohn eines Apothekers zur Welt, 1818 begann er mit dem Medizinstudium, 1823 folgte die Promotion. Danach arbeitete er zunächst bei Ernst Gottlob Pienitz (1777–1853), einem Schüler von Esquirol, als Arzt an der Irrenanstalt Sonnenstein und danach zwei Jahre in der Schweriner Anstalt. 1824 wurde er Direktor der Anstalt Sachsenberg bei Schwerin, die nach seinen Plänen umgebaut wurde und sich rasch zu einer Mustereinrichtung entwickelte. Er selbst galt als ein großartiger Organisator und Pionier der Psychiatrie. Im Jahr 1854 erfolgte mit Heinrich Philipp August Damerow und Christian Friedrich Wilhelm Roller die Gründung der „Allgemeinen Zeitschrift für Psychiatrie". Flemming war Mitbegründer und langjähriger Präsident des „Vereins der deutschen Irrenärzte", des späteren „Deutschen Vereins für Psychiatrie". Sein Werk „Die Pathologie und Therapie der Psychosen" (1859) galt lange Zeit als das wichtigste Lehrbuch. Er löste sich von den Ideen der romantischen Ärzte. Aus seiner Sicht waren seelische Störungen Symptome leiblicher Erkrankungen. Durch die Onanie und andere Exzesse komme es zu einer Schwächung der „Nervenkraft". Für die Behandlung einer psychischen Störung habe die Behandlung der körperlichen Erkrankung Vorrang.

Als ein frühes Beispiel für ein toxisch bedingtes exogenes Psychosyndrom zitierte Flemming (1850) eine Beobachtung von Thore: „Ein Wort über Halluzinationen in der frühen Kindheit". Ein gesundes 14 Monate altes Kind hatte eine größere Menge frischer Körner von Datura stramonium (Stechapfel) verschluckt. Neben allgemeiner Körperschwäche, Tachykardie und Krampfanfällen traten „Gesichtstäuschungen" auf, in denen es in die Luft griff, als ob es dort befindliche Gegenstände, die es mit den Augen zu fixieren schien, fassen und an sich ziehen wollte. Flemming stimmte dem von ihm zitierten Autor zu, daß bei kleinen Kindern Halluzinationen im Gefolge von Intoxikationen, bei Fieber und „in Folge von Träumen, aus denen sie erwachen", sehr häufig seien, und fügte zusätzlich einige eigene Beobachtungen an.

In seinem Lehrbuch beschrieb Flemming lange vor Alfred Adler (1870–1937) den Sachverhalt der „Organwahl", den „locus minoris resistentiae", wie folgt: „Im allgemeinen üben exzessive Seelenzustände immer zuerst auf diejenigen Organe einen schädigenden Einfluß aus, welche bereits in ihrer Lebensnorm und

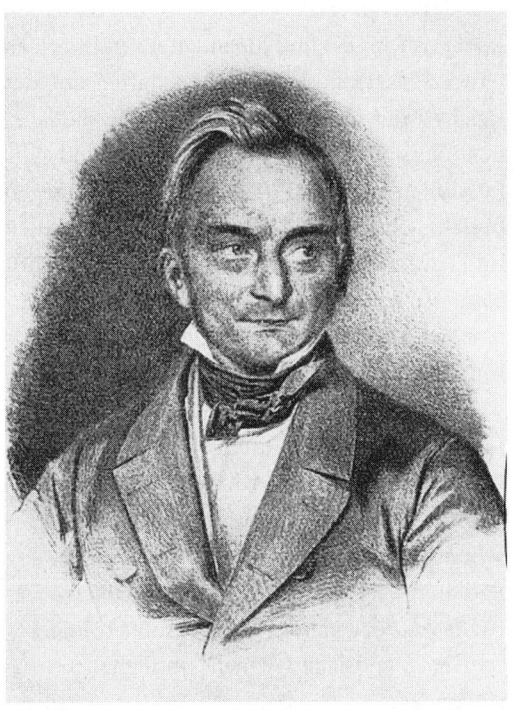

Carl Friedrich Flemming, Organisator und Pionier der Psychiatrie, gründete Zeitschriften und Interessenverbände der deutschen Irrenärzte.

Lebensenergie gestört sind und daher den Ort des geringsten Widerstandes bilden." Der Begründer der modernen Psychosomatik Franz Gabriel Alexander (1891–1964) berücksichtigte neben der jeweiligen Persönlichkeitsstruktur zusätzlich die Eigengesetzlichkeit somatischer Vorgänge, weil vegetativ innervierte Organe („Organsprache") nicht Austragungsorte psychischer Konflikte sein könnten. Es sei denn, durch massive externe Auslöser, etwa schwere Konflikte, wie sie schon bei Klein- und Schulkindern auftreten könnten, werde konstant eine konstitutionell bedingte individuelle „Saite" (Kopf- oder Magenschmerzen) zum Schwingen gebracht.

In der kritischen Rezension über das Lehrbuch von Wilhelm Griesinger (1846) „Die Pathologie und Therapie der psychischen Krankheiten" hieß es bei Flemming: „Wieder ein neues Lehrbuch, welches uns Aufsehen in die Natur und Behandlung des Seelenlebens zu geben verspricht und sich bemüht", und vermerkt, daß hier nicht „Ansichten", sondern nur „eine Ansicht" vertreten werde. Er bemängelte den Begriff „psychische Krankheit", weil sie im Hinblick auf ihre körperliche Ursache doch nur ein Symptom sei. Sein Verfasser sei bekannt „als ein rüstiger Kämpfer in den Vorderreihen jener medizinischen Phalanx, in der er sich vor kurzem unter dem Feldrufe der physiologischen Medizin mit manchen kräftigen Hieben Bahn gemacht" habe. Er sei „wohlbekannt als ein strebsamer und denkender Mitarbeiter in dieser Richtung". Die von Wilhelm Griesinger getroffene Unterscheidung von Gemüt und Geist sei jedoch unzulässig. Dazu zitierte er Wilhelm Griesinger mit: „In den kindlichen Stadien der Entwicklung ist nur sensitive Erregung und Empfindung erkennbar. Erst bei der weiteren Einwirkung des psychischen Lebens schiebt sich immer mehr zwischen Beides ein Drittes hinein,

das zwar Ähnliches mit der Empfindung hat, aber nicht sie selbst ist und das nun die Rolle des motorischen Impulses immer mehr übernimmt. Dies ist das Vorstellen, welches das geistige Leben ausmacht und völlig ausfüllt."

Die Schule sei es, die psychische Störungen verursache, meinten Bernhard Heinrich Laehr und Jean Paul Hasse

Bernhard Heinrich Laehr war während seines langen Lebens eine dominierende Persönlichkeit in der deutschen Psychiatrie. Jeder Arzt, der psychisch Kranke behandelte, kannte ihn. Er veröffentlichte zahlreiche Schriften, aber keine eigentlich originellen Arbeiten. Für Laehr spielte die emotionale Befindlichkeit seiner Kranken eine zentrale Rolle. Aus dieser Sicht war die Behandlung innerhalb der familiären Gemeinschaft der Anstalt logisch und konsequent. Der große Einfluß Laehrs auf die Entwicklung der Psychiatrie im 19. Jahrhundert erklärt sich aus seinem Wirken als Gründer und Organisator der ersten deutschen Psychiatrischen Gesellschaften, als Zeitschriftenredakteur und als Verfasser von viel zitierten Statistiken über die deutschsprachigen Anstalten (Anzahl der Ärzte, der Patienten, der Belegung u. a.), immer unter einer angemessenen Einbeziehung der psychisch kranken Kinder und Jugendlichen. 1852 erschien die erste Schrift „Über Irresein und Irrenanstalten, nebst einer Übersicht von Deutschlands Irrenwesen und Irrenanstalten", der weitere für das gesamte deutsche Sprachgebiet in den Jahren 1861, 1882, 1891 und 1899 folgten und ständig zitiert wurden. Im Jahr 1857 übernahm Laehr die Hauptredaktion der 1844 von Heinrich Philipp August Damerow gegründeten „Allgemeinen Zeitschrift für Psychiatrie", 1860 rief er die erste selbständige Versammlung der Vereinigung der psychiatrischen Anstaltsdirektoren nach Eisenach ein. 1864 folgte in Frankfurt die Gründung des „Deutschen Vereins der Irrenärzte", und 1867 wurde die erste Versammlung südwestdeutscher Irrenärzte in Karlsruhe abgehalten. Vor der Errichtung neuer Irrenanstalten (Lengerich, Eberswalde, Düsseldorf-Grafenberg u. a.) suchte man seinen Rat und seine Hilfe. Mit Wilhelm Griesinger geriet er leider wegen der von ihm geplanten Errichtung von „Stadtasylen" in einen Dauerkonflikt, während Laehr sich für die Beibehaltung der „Totalversorgung" durch die Anstalten einsetzte. Durch seine Publikation mit dem Untertitel „Die Reform-Ideen des Herrn Geheimrathes Prof. Dr. Wilhelm Griesinger" (1868) verschärfte sich die Auseinandersetzung, die letztlich jedoch durch die weitere Entwicklung im Sinne Laehrs bestätigt wurde. 1890 wurde ihm von der Berliner Universität der Professorentitel zuerkannt.

Bernhard Heinrich Laehr (1820–1905) studierte nach dem Besuch des Gymnasiums ab 1839 Medizin in Berlin und Halle. Danach arbeitete er fünf Jahre an verschiedenen Anstalten in Halle, bevor er sich während seiner fünfjährigen Assistentenzeit bei Damerow in Halle-Nietleben für die Psychiatrie entschied. 1853 gründete er eine private Anstalt, den „Schweizerhof" in Berlin. 1898 wurde eine Heilstätte, das „Haus Schönow", für unbemittelte psychisch Kranke eröffnet, um die er besonders gekämpft hatte. Das besondere Engagement Laehrs für psychisch gestörte Kinder und Jugendliche zeigte sich deutlich in der Überforderungs- und Überbürdungsdiskussion der Schulkinder, die mit einem Beitrag Laehrs begann und sich bis in die ersten Jahrzehnte des 20. Jahrhunderts fortsetzte.

Mit dem kasuistisch belegten Vortrag „Einige Beziehungen der Pädagogik zur Psychiatrie" (1873) auf der Versammlung des Psych-

iatrischen Vereins zu Berlin leitete Laehr die jahrzehntelang anhaltende Überbürdungsdiskussion ein. Ohne zunächst den Begriff Überbürdung zu verwenden, wies er auf ihre Erscheinungsbilder und auf die vermeintlichen Ursachen hin. Während der Kindheit und in der Jugendzeit sei die psychische Entwicklung besonders leicht irritierbar, was zur Entstehung von psychischen Störungen beitragen könne. Je mehr Eltern und Lehrer in die normale Entwicklung eingriffen, desto mehr Fehler könnten gemacht werden. Der Keim zu einer späteren psychischen Erkrankung werde oft in dieser Zeit gelegt. Man solle sich nicht darüber wundern; es sei eher erstaunlich, daß dies nicht viel öfter geschehe. Er habe in den Jahren zuvor mehrere Fälle gesehen, mit denen er dies habe verfolgen können. Er führte dazu einige Beispiele an:

Ein zehnjähriger Junge, der unter Angstanfällen mit motorischer Unruhe und Schreien litt,

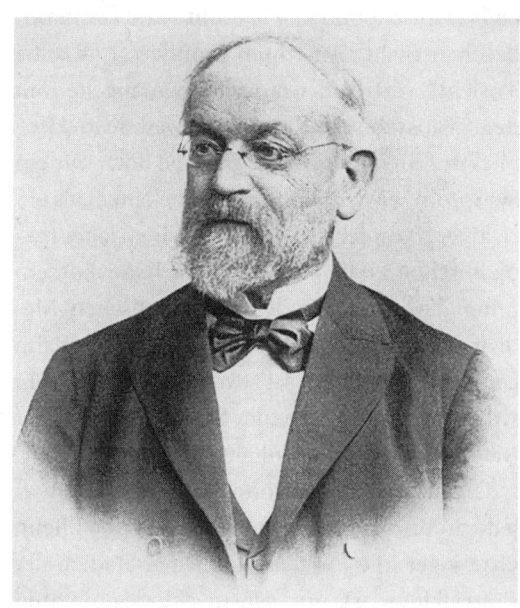

Bernhard Heinrich Laehr leitete mit einem Vortrag und Fallbeispielen die jahrzehntelange Überbürdungsdiskussion ein.

hatte eine „sehr nervöse, unverständige und schwache Mutter". Der ebenfalls nervöse Vater sei ganz in seinem Beruf aufgegangen. Wilhelm Griesinger habe den Jungen untersucht, eine Anämie festgestellt und morgendliche kalte Waschungen und Eisen verordnet. Laehr nahm den Jungen für sechs Monate in seine Klinik auf. Besuche der Mutter wurden untersagt. Anschließend kam der Junge fern von seinen Eltern in ein Internat. Aber die Mutter holte ihn wieder nach Hause. Dort traten bei ihm Anfälle auf. Nachdem der Vater gestorben war, starb der Junge an einer Lungenentzündung.

Ein neunjähriger Junge, dessen Vater ein „hervorragend begabter Geschäftsmann" war, hatte eine „sehr ängstliche Mutter", die die Kinder ungünstig beeinflußte. Der Junge wurde wegen anhaltender Schulprobleme vorgestellt. Es bestanden „eine eigentümliche Unruhe und Zeichen innerer Angst", er verhielt sich eigensinnig und aufbrausend, wollte bald dieses, bald jenes. Er kam vorübergehend zu Verwandten aufs Land, erhielt eine Diät und „einfache Bäder". Er fiel aber auch dort durch eine „ungemeine Beweglichkeit in Bewegungen und Willensakten" auf. Er achtete, „ohne aufmerksam zu sein" auf alles, was in der Umgebung geschah. Der Junge erhielt einen Privatlehrer, der einen ihm angemessenen „methodischen Unterricht" erteilte. Er sei seitdem freundlich und willig und habe seine psychische Unruhe verloren. Eine Nachuntersuchung habe dies bestätigt.

Ein achtjähriger Junge, der vor einem Jahr seine Mutter verloren hatte, wurde wegen eines psychophysischen Entwicklungsrückstandes vorgestellt. Er war ein fleißiger und ehrgeiziger Schüler, lernte „bis in die Nacht hinein", zeigte aber zwanghafte Verhaltenszüge. Er wurde zu einem Privatlehrer in Pension gegeben; dort besserte sich sein Verhalten. Nach Hause zurückgekehrt, zeigte er wieder die früheren Symptome. Laehr veranlaßte eine stationäre Aufnahme in der Anstalt Illenau, in der er sich „geistig und körperlich sichtlich erholte" und nach sechs Monaten nach Hause entlassen werden konnte.

Ein zehnjähriger Junge gehörte zu den Klassenbesten und wurde von dem Lehrer zusätzlich sehr intensiv gefördert. Er zeigte zunehmend Anzeichen einer Überforderung, wurde eigensinnig und deprimiert, entwickelte Angst, und schließlich traten „Anfälle" auf. Der Vater schickte ihn „aufs Land", wo Kaltwasserkuren und ein „vorsichtiger methodischer Unterricht" durchgeführt wurden. Danach blieb er anfallsfrei, starb jedoch nach zwei Jahren an einer Tuberkulose.

Abschließend resümierte Laehr, daß alle vier Kinder nicht primär lernbehindert gewesen seien und „gebildeten Ständen" angehörten. Man habe in guter Absicht zu viel von den Kindern gefordert, wodurch eine „intermittierende motorische und sensorische Zentralneurose" mit Reizbarkeit, Arbeitsunlust, abnormen Sensationen, Pedanterie und Angst ausgelöst worden sei. Bei allen Kindern habe eine „zweckmäßige Hygiene" zum erwünschten Erfolg geführt.

Im Jahr 1875 publizierte Laehr das Referat „Über den Einfluß der Schule auf die Verhinderung von Geistesstörungen". Er vertrat die Ansicht, daß in dem Umfang, wie die Vorurteile gegenüber den Irrenärzten schwinden und die Eltern Vertrauen zu ihnen finden würden, sich die Zahl derer mehren werde, die den ärztlichen Rat bei geistigen Entwicklungsstörungen einholen. Die Stimme der Irrenärzte müsse mehr als bisher in pädagogischen Vereinen und in pädagogischen Zeitschriften geltend gemacht werden: „Ist erst der Lehrer darauf aufmerksam gemacht, so wird es ihm nicht schwer werden, aus der Zahl seiner Schüler solche herauszufinden, die er bisher vergeblich psychisch maltraitiert oder bei der Seite liegengelassen hat."

Laehr unterschied in seinem Beitrag „Lernstörungen bei Kindern als Folge eines Gehirndefektes" von Kindern, „deren Intelligenz nicht bezweifelt werden kann, die aber durch mancherlei Eigenthümlichkeiten sich auszeichnen". Er führte dies auf eine „mangelhafte Energie der Gehirnfaser" zurück. Der Lehrstoff habe sich den Funktionen des jeweiligen Gehirns anzupassen, damit „bei richtiger Führung die Kinder über die gefährlichen Zeiten des Wachsthums des Gehirnes glücklich hinweggeführt werden". Abnorme Zustände würden sich vorwiegend bei Kindern aus „den gebildeten Ständen" entwickeln, weil durch die „vermehrte geistige Zufuhr die vorhandene geringere Leistungsfähigkeit" bemerkbarer werde. Er beschrieb schließlich das Zustandsbild psychomotorisch unruhiger Kinder. Diese Kinder seien „ungemein beweglich". Ihre Bewegungsabläufe seien hastig, unmotiviert, eckig und würden sich von den lebendigen Muskelbewegungen kräftiger und gesunder Kinder unterscheiden. Bei manchen steigere sich dies zu veitstanzähnlichen Bewegungen, bei einzelnen zu Konvulsionen, die dann zuweilen epileptisch wirkten. Beim Turnen seien sie ungeschickt, beim Klavierspielen spreizten sich die Finger und das mache das Spiel zu einer Plage. In der Schule würden sie oft zusätzlich durch falsche pädagogische Einstellungen der Lehrer geschädigt, die meinten, „durch disziplinarische Maßregeln eingreifen zu können", und eine Kette von Irrtümern begingen, „welche das Kind geistig ruinieren und jene traurigen Zustände herbeiführen, wie wir sie in Strafanstalten sehen, wenn man psychisch Kranke als Simulanten ansieht und sie von ihrer sogenannten Bosheit befreien will". Laehr beschrieb damit vor fast 130 Jahren detailliert psychomotorische Zustandsbilder, die dem heute sogenannten ADHS-Syndrom entsprechen.

Die Therapie der psychischen Störungen bei Kindern sei generell kein „Wunderkram, keine besondere Kunst", aber auch „kein Irrgang im Dunkeln". Sie erfordere praktischen Menschenverstand, Vorsicht, Klugheit, milde Geduld und Ausdauer. In erster Linie „Prophylaxis, besonnene Leitung der geistigen Tätigkeit", ferner Vorbeugung der Entwicklung im Stadium des Vorlaufens, konsequentes Aufhören des Schulbesuches überhaupt, auch wenn das Kind dagegen eifere. Dann „die Konfiskation alles Gedruckten und Geschriebenen im Bereich des Patienten". Man sorge für Abwechslung in den sinnlichen Wahrnehmungen und geselle dem kleinen Kranken Gespielen zu, die womöglich jünger als er selbst und heiteren Naturells sind. „Dem leidenden Knaben ein Mädchen, dem Mädchen einen Knaben. Der Gegensatz des Geschlechts trägt dazu bei, in die Anregung der Seelentätigkeit eine Mannigfaltigkeit zu bringen, welche mit der doktrinären Richtung des kleinen Gelehrten kontrastiert und sein Gemüt ermuntert." Ferner solle man für reine Luft, ein ruhiges Schlafzimmer, für lockere und bequeme Kleidung, schattige Spielplätze, reizlose Kost, besonders Obst und Weißbrot, sorgen; als Getränk nur Wasser. „Das sind im wesentlichen die Mittel, welche jene drohenden Vorboten verscheuchen und der Entwicklung der Krankheit entgegentreten."

Wesentlich dramatischer war ein Vortrag von **Jean Paul Hasse (1830–1898)** „Über den Einfluß der Überbürdung unserer Jugend auf den Gymnasien und höheren Töchterschulen mit Arbeit auf die Entstehung von Geistesstörungen". Es war das Hauptthema der Jahresversammlung der deutschen Irrenärzte im Jahr 1881 in Eisenach, an der u.a. die führenden Psychiater der Zeit (Erlenmeyer, Guentz, Jastrowitz, Kern, Laehr, Pelman, Rinecker, Sander, Schroeter, Snell, Westphal) teilnahmen. Der aus Braunschweig stammende Psychiater Hasse war davon überzeugt, daß durch eine geistige Überforderung der Kinder „Geisteskrankheiten" verursacht oder ausgelöst werden könnten. Er sprach von einer „unsinnigen Jugenderziehung", von „ins Unglaubliche gesteigerten Ansprüchen an die geistige Leistungsfähigkeit" der Kinder, die zu einem „wesentlichen Teil" an der Zunahme der Geisteserkrankungen schuld sei. In erster Linie seien zwar die Ärzte für die Beurteilung der Frage zuständig, ob durch die Schule schädigende Einflüsse auf die körperliche und geistige Entwicklung der Jugend ausgeübt werden, sie würden aber nicht gefragt.

Hasse hatte im Jahr zuvor sieben Jugendliche behandelt, deren Entwicklung, Ursachen, Verlauf und Ausgang der Krankheit er im einzelnen ausführlich darstellte. In seiner Kasuistik beschrieb er 1. bei einem 20jährigen Primaner den Ausbruch einer schweren depressiven Erkrankung, in dessen Familie eine erbliche Belastung mit psychischen Erkrankungen vorliege. Er kam in eine Heil- und Pflegeanstalt, wurde 13 Monate mit Bettruhe und kalten Umschlägen behandelt und „gebessert, aber nicht geheilt" entlassen. Die Ursache liege in einer geistigen Überforderung; 2. einen etwa gleichaltrigen, ebenfalls depressiven Primaner, dessen Vater in seiner Jugend eine melancholische Periode absolviert hatte. Der Patient habe „mit doppeltem Fleiß" zwar seine Versetzung erreicht, „aber kaum war dieses Ziel erreicht, erkrankte er geistig." Er wurde in eine Heil- und Pflegeanstalt überwiesen. Dort wurde er fünf Monate behandelt und als gesund entlassen. Rückschläge seien jedoch zu erwarten; 3. einen 19jährigen Jugendlichen, der immer gesund und in der Schule „äußerst fleißig" sei, aber nicht versetzt wurde. Er klagte über Kopf- und

Magenschmerzen, nahm an Gewicht ab und wurde schließlich in eine Heil- und Pflegeanstalt aufgenommen. Er lag meistens im Bett und war mit sich selbst beschäftigt. Er reagierte verlangsamt, verhielt sich initiativelos. Es stellte sich heraus, daß er unter akustischen und fraglichen optischen Halluzinationen litt. Allmählich entwickelte sich ein Verfolgungs- und Größenwahn. Die Prognose sei ungünstig; 4. einen Jungen, dessen Großvater unter einer Gemütskrankheit litt. Der Junge entwickelte sich normal, habe jedoch Schulprobleme und wurde „trotz großen Fleißes" nicht versetzt. Als Ursache sei eine erbliche Prädisposition, als Auslöser „unzweifelhaft Überanstrengung" anzusehen, denn „andere Umstände, aus denen die Krankheit sich erklären ließe, sind nicht nachzuweisen"; 5. einen weiteren jugendlichen Patienten, der aus einer gesunden Familie stammte, aber wegen einer geistigen Überanstrengung in ein Krankenhaus kam. Dort wurde er mit Eisumschlägen auf dem Kopf und mit lauwarmen Dauerbädern behandelt. Am dritten Tag nach der Aufnahme sei ein „ausgesprochen hysterischer Anfall" aufgetreten. Er verweigerte die Nahrungsaufnahme wegen Furcht vor einer Vergiftung und wurde in eine Heil- und Pflegeanstalt überwiesen. Dort traten akute und optische Sinnestäuschungen auf. Er gab u. a. an, der Sohn eines Herzogs zu sein. Im Laufe einer hochfieberhaften Typhus-Erkrankung sei eine überraschende Besserung eingetreten. „Er war wie umgewandelt. Er hatte keine Angst und keine Sinnestäuschungen mehr." Es folgten in dem Bericht dann noch drei weitere, kürzer dargestellte und von Hasse ambulant behandelte Fälle, von denen der eine Patient unter starken Kopfschmerzen infolge geistiger Überarbeitung litt, während zwei weitere über Schuldgefühle wegen Onanie und über schmerzhafte Erektionen klagten.

Zusammenfassend stellte Hasse fest, daß in vier Fällen eine erbliche Belastung vorliege. Bei insgesamt drei Jungen bestünden „Erregungen des Geschlechtslebens mit Onanie". Hasse betonte, daß er der Versuchung, das Krankheitsbild einer „Überbürdungspsychose" zu entwerfen, nicht erlegen sei, weil die vorliegende Fallzahl noch zu niedrig sei. Es folgte eine von ihm zusammengestellte, mehrere Seiten umfassende Aufstellung der Leistungsanforderungen in den verschiedenen Unterrichtsfächern und über den Zeitaufwand der Schüler für anzufertigende Hausarbeiten. Sein Referat schloß mit dem Entwurf einer Petition an den Reichskanzler Bismarck, mit der auf die „exorbitanten Forderungen" an die geistige Leistungsfähigkeit der Schüler hingewiesen und gebeten wurde, ein Gesetz zu erlassen, in dem ein vereinfachter Lehrplan vorgeschrieben und regelmäßige körperliche Übungen als Ausgleich für die geistige Arbeit vorzusehen seien.

In der Diskussion, die sich über einen weiteren ganzen Tag hinzog, fanden sich neben zustimmenden Ansichten zahlreiche kritische und ablehnende Stellungnahmen, die hier nicht näher erörtert werden sollen. Einige sahen in falschen Unterrichtsmethoden den Hauptgrund der Überanstrengungen. Der angesehene Psychiater Carl Friedrich Westphal, Direktor der Psychiatrischen Klinik der Charité Berlin und Nachfolger Wilhelm Griesingers, wandte ein, daß ihn der Vortrag Hasses nicht überzeugt habe, und ließ durchblicken, daß er den Antrag an die Regierung nicht unterstützen werde. Laehr statuierte, daß „gut veranlagte und körperlich gesunde Schüler ihre Vorbildung für einen späteren Beruf ohne Nachteil durchmachen" könnten. Die Hauptbeschäftigung der Lehrer sei es, sie zu unterrichten, die der Eltern, zu erziehen. Ohne Einsicht und Unterstützung durch die Eltern seien die Mühen der Erziehung

und des Lernens vergeblich. Zum Abschluß der Diskussion wurde ein Antrag des Psychiaters Carl Pelman aus Siegburg angenommen, der besagte: „Das Präsidium wird damit betraut, die Frage wegen Überbürdung unserer Jugend in den Gymnasien etc. in die Hand zu nehmen, eventuell durch weitere Cooptierung sich zu verstärken und darüber, wo möglich schon in der nächsten Jahresversammlung, dem Vereine Bericht zu geben."

Diese Thematik fand eine Fortsetzung in der 15. Versammlung des Vereins für Irrenärzte Niedersachsens und Westfalens. Der Vorsitzende Ludwig Snell (1882) berichtete in einem referierten Vortrag „Zur Frage der Überbürdung der Schüler der höheren Lehr-Anstalten" über drei Schüler im Alter von 16 bis 19 Jahren, bei denen in zwei Fällen eindeutig psychotische Störungen vorlagen. Er teilte die Überzeugungen von Hasse und erwartete, daß durch Reformen, wie sie inzwischen auch von Lehrern gefordert würden, eine Besserung erreicht werden könne.

Auf der 16. Jahresversammlung der Deutschen Irrenärzte (1882) in Frankfurt erstattete Karl Friedrich Werner Nasse (Bonn) als Vorsitzender einen Bericht über die Beschlüsse, die zwei Jahre zuvor in Berlin gefaßt wurden. Hasse verteidigte und erweiterte seine Position und regte statistische Erhebungen nach einem von ihm entwickelten Fragebogen an, dem Westphal (Berlin) nur mit Bedenken zustimmte, aber u. a. die Unterstützung des anwesenden („Struwwelpeter"-)Hoffmann (Frankfurt) fand. Besonders Friedrich Siebert (1829–1882), Direktor der Psychiatrischen Klinik der Universität Jena, warnte davor, die Ursache geistiger Erkrankungen in einzelnen Umständen wie „die Ursache ist das Gymnasium" zu suchen, man könne dann auch sagen „Handwerker werden mehr geisteskrank, weil sie zu sehr angestrengt sind."

Friedrich Siebert hatte sich bereits 1853 mit Publikationen „Über die Ursachen der Nervosität unserer Zeit" und „Über Erblichkeit und Erziehung" ausführlicher mit diesen Themen auseinandergesetzt. Nach einem Vorschlag von Franz von Rinecker (Würzburg) beschloß die Versammlung schließlich, die weitere Behandlung dieser Frage auf 1883 zu verschieben.

Unter der Rubrik Kleinere Mitteilungen (1883) der „Zeitschrift für Psychiatrie" wurde eine Statistik „Die Überbürdung der Jugend auf höheren Schulanstalten" referiert, nach der sich 1879 ca. 13 000 psychisch kranke Männer in preußischen Heil- und Pflegeanstalten befanden, darunter 803 Personen der „gelehrten und freien Berufsarten" und unter ihnen 38 Gymnasiasten und 151 Studenten. Inwieweit schulische Überbürdung für die Erkrankung verantwortlich gemacht worden war, ließ sich nicht abschließend ermitteln. Nur bei einem Gymnasiasten und bei „fünf anderen Kindern und Jugendlichen" wurde ausdrücklich eine geistige Überanstrengung als Ursache angegeben. Der Bericht schließt mit der Feststellung: „Es muß hiernach die Frage offen bleiben, ob die Überbürdung auf den höheren Schulen durch geistige Überforderung zur Entstehung von Geisteskrankheiten beiträgt oder nicht."

Mit der Vorstellung eines choreatischen Jungen veröffentlichte der Internist und Kinderarzt Carl Gerhardt, in dessen „Handbuch der Kinderkrankheiten" die „Psychischen Störungen im Kindesalter" von H. Emminghaus (1887) erstmals veröffentlicht wurden, einen Beitrag zu diesem Thema (1881), in dem er bedauerte, daß bei diesem Krankheitsbild keine gesicherten ätiologischen Vorstellungen vorlägen. Der Junge sei „mit dem sechsten Anfalle, der fünften Wiederholung von Chorea" in die Klinik gekommen. Die Krankheit sei wahrscheinlich in Folge von schlechter Behandlung in der Schule

entstanden. Das decke sich gut mit der Auffassung von Hugo von Ziemssen, welcher die ganze Chorea als eine vasomotorische Neurose ansehe. Spätere Forschungen ergaben, daß es sich bei dieser Krankheit, dem „Veitstanz", erstmals beschrieben 1625 von dem deutschen Arzt Gregor Horst (1578–1636) und danach von Thomas Sydenham (1686), nach dem die Erkrankung auch benannt wurde, um eine Schädigung striärer Strukturen handelte.

Der schon zu seinen Lebzeiten als Schwachsinnforscher berühmte Wilhelm Weygandt, Direktor der Anstalt Friedrichsberg in Hamburg, wandte sich auf einer Versammlung der südwestdeutschen Irrenärzte (1900) in seinem Vortrag „Psychiatrisches zur Schularztfrage" noch einmal der Überbürdungsfrage und Fragen einer allgemeinen Psychohygiene in der Schule zu. Die Pädagogen hätten sich zu Unrecht „spröde" gegenüber dem Überbürdungsproblem verhalten, weil hier seitens der Ärzte starke Übertreibungen stattgefunden hätten. Sollten überhaupt weitere Untersuchungen angestellt werden, müßten sich psychologisch versierte Psychiater dieser Sache annehmen. Zur Auswahl von Schülern für Schwachsinnigenklassen sei die Mitwirkung eines Psychiaters angebracht und werde vielerorts auch bereits durchgeführt. Allerdings sei es bislang noch nicht gelungen, dafür geeignete Untersuchungsmethoden zu entwickeln. Ein anderes Problem sei die Einführung eines Schularztes, mit der man in einigen Städten bereits gute Erfahrungen gemacht habe. In der anschließenden Diskussion warnte sein ehemaliger Lehrer Emil Kraepelin eindringlich vor Massenuntersuchungen in den Schulen, weil die Voraussetzungen dafür noch völlig unzureichend seien. Wilhelm Weygandt führte in seinem Schlußwort aus, daß er selbst dieser Frage außerordentlich skeptisch gegenüberstehe und hoffe, daß sich Psychiater und Psychologen an deren Lösung beteiligen würden.

Emil Kraepelin hatte sich, auch in dieser Hinsicht ein Schüler Wilhelm Wundts, bereits in seinem 1883 erschienenen „Compendium der Psychiatrie" eingehend mit dem Thema Kinder und Schule beschäftigt. In seiner Schrift „Zur Überbürdungsfrage" (1897) führte er aus, daß „eine einseitige übermäßige Anspannung der geistigen Kräfte bei Vernachlässigung der körperlichen Ausbildung eine Disposition zu psychischer Erkrankung erzeugen und namentlich die vorhandene Anlage steigern kann, mag auch vielleicht die Häufigkeit und Ausgiebigkeit dieser schädlichen Wirkungen bisweilen überschätzt worden sein". Später ergänzte er das an anderer Stelle noch mit der Feststellung, daß die Natur den Kindern Möglichkeiten zur Abwehr einer Überbürdung mitgegeben habe, das sei „die Unkonzentriertheit".

Der „Vater der Streßforschung", der Amerikaner Hans Selye (1907–1982), bestätigte später, daß als Ursachen von Erschöpfungs- und Schwächezuständen (1936) starke Überforderungen, aber auch anhaltende Unterforderungen in Betracht kommen könnten. Er wies zusätzlich auch auf die unspezifische Rolle realer und irrealer Bedrohungen hin, wie sie besonders von psychisch instabilen, neurotischen oder psychotischen Menschen erlebt würden. Der Kieler Psychologe Karl Mierke (1966) untergliederte psychische Überforderungen von Schulkindern durch zermürbende Dauerbelastungen in gesetzmäßige Folgen von Aggressions-, Regressions- und Restitutionsphasen. Die Aggressionsphase sei durch überhastete Fehlhandlungen und ungesteuerte affektive Entladungen gekennzeichnet, durch die letzte noch vorhandene Energiereserven erschöpft würden. Die Regressionsphase sei charakterisiert durch einen allgemeinen Rückzug

zur Bewahrung von Reserven durch Einschränkung der Interessen und eine Drosselung des Leistungswillens. Der teleologische Sinn eines Erschöpfungssyndroms oder einer reaktiven Depression könne dahingehend gedeutet werden, daß in Distanz von der permanenten Überforderung in tieferen Schichten der Persönlichkeit elementare Funktionen der Kräftebilanz wiederhergestellt werden könnten. Der Persönlichkeitsgrund werde so von zerstörenden Erschütterungen bewahrt und erlaube im Normalfall eine seelische Neuorientierung, die in einem günstigen Fall in der Restitutionsphase vor sich gehe.

Oswald Berkhan erkannte, daß Kinder mit einer Lese- und Schreibschwäche überwiegend nicht intelligenzgemindert sind

Oswald Berkhan (1834–1917), der sich speziell um psychisch kranke und sprachgestörte Kinder und Jugendliche bemühte, wird wesentlich seltener, als es seiner Bedeutung als Psychiater und als Sprachforscher entspricht, im kinderpsychiatrischen Schrifttum erwähnt. Er studierte Medizin in Göttingen, Würzburg, Prag und Wien. Im Jahre 1858 promovierte er als Schüler von Karl Friedrich von Marcus (1802–1862) in Würzburg. 1858/1859 war er Hilfsarzt bei Adolf Albrecht Erlenmeyer (1822–1878), einem Schüler von Maximilian Jacobi, an der Benndorfer Irrenanstalt. Ab 1861 war er als niedergelassener Arzt in Braunschweig und gleichzeitig als Arzt an der Braunschweiger Landesirrenanstalt tätig. 1881 gründete Berkhan gegen den Rat von Erlenmeyer mit Heinrich Kielhorn die erste Hilfsschule für Schwachbefähigte, die bald in vielen Städten des In- und Auslandes nachgeahmt wurde. Ab 1883 wurden Sprachheilkurse für Stotterer und Stammler in den Braunschweiger Volksschulen durchgeführt. 1908 übernahm er die Leitung einer

Anstalt für epileptische Kinder in Braunschweig. Er publizierte Arbeiten über „Irrsein bei Kindern" (1863), „Über Störungen der Sprache und der Schriftsprache" (1886), über „Eigentümliche mit Einschlafen verbundene Anfälle" (1892), über „Talentierte Schwachsinnige" (1911) und andere.

Veranlaßt durch eine Zeitungsmeldung, nach der ein junges Mädchen in einen „totenähnlichen Schlaf verfallen und durch Nichts aufzuwecken" sei, suchte Berkhan (1894) ein 15jähriges Mädchen auf, das sich seit vier Monaten in einem „schlafähnlichen Zustand" befand. Der Vater habe das für Faulheit oder Verstellung gehalten und es mit Schlägen versucht. Als das Mädchen in einen Zustand geraten sei, in dem es nicht mehr zu erwachen schien, habe er angenommen, es sei gestorben, und benachrichtigte den Geistlichen, der eine ärztliche Konsultation empfahl. Nach der Klinikeinweisung, die wegen „einer hochgradigen Abmagerung" erfolgte, und nach einer operativen Entfernung einiger während des Schlafzustandes „mumifizierter Zehen" (!) trat eine allmähliche Besserung ein. Zwei Jahre später erkrankte das Mädchen mit der gleichen Symptomatik erneut und starb.

Mit der Untersuchung „Über die Störung der Schriftsprache bei Halbidioten und ihre Ähnlichkeit mit dem Stammeln und Stottern" (1886), in der er das gemeinsame Vorkommen von Sprachgebrechen und Schriftsprachstörungen beschrieb, hat Berkhan als erster die Lese- und Rechtschreibschwäche bzw. Dyslexie definiert. Berkhan schrieb, daß „eine große Ähnlichkeit zwischen dem Stammeln in der Laut- und in der Schriftsprache" bestehe: abgeschriebene Wörter würden in ganz analoger Weise verstümmelt, Buchstaben würden umgestellt oder falsch wiedergegeben, „ganz wie beim Stammeln". Diese „Schriftstammler" könnten in gleicher Weise und nach der gleichen Methode wie die „Wortstammler" geheilt werden.

Dieses Phänomen erhielt seit den ersten wissenschaftlichen Beschreibungsversuchen die unterschiedlichsten Bezeichnungen. Nach Berkhan hieß es Schreib- oder Schriftstammeln (1885), angeborene Wortblindheit bei dem britischen Augenarzt W. P. Morgan (1896), danach Legasthenie oder Leseblindheit (Ranschburg 1928), jetzt „Entwicklungsstörungen des Lesens und der Rechtschreibung" (Warnke 1990). Im angelsächsischen Raum verwendete man vorzugsweise die Begriffe Entwicklungsdyslexie oder Dyslexie. Dabei waren diese Bezeichnungen oft mit partiell abweichenden Definitionen verbunden, so daß sie insgesamt als Versuche zu verstehen waren, diese Störungen einzugrenzen. Gemeinsam war allen frühen Erklärungsversuchen, daß sie darauf aufmerksam zu machen versuchten, daß es Kinder gebe, die aus unterschiedlichen Gründen nicht oder nur sehr schwer das Schreiben und Lesen erlernen könnten.

Mit seinen Arbeiten „Über das Stottern, seine Beziehung zur Armut und seine Behandlung" (1883) und dem „Bericht über den Massenunterricht stotternder und stammelnder Schulkinder behufs Beseitigung ihres Übels" (1884) wandte sich Berkhan, einer der Pioniere zur Einrichtung von Hilfsschulen, auch den bislang stiefmütterlich behandelten Sprachstörungen zu. Er unterschied Stottern und Stammeln. Beim stotternden Kind liege „ein krampfhaftes, unter den Erscheinungen von Befangenheit oder Angst wiederholtes Hervorstoßen von Konsonanten oder Vokalen oder ein gänzliches Unvermögen, dieselben hervorzubringen" vor. Stammelnde Kinder könnten hingegen, ohne daß Angst vorliegen müsse, Konsonanten und in selteneren Fällen auch Vokale nicht oder nur unrichtig aussprechen. Seine damaligen Untersuchungen führten Berkhan zu der Annahme, daß diese Sprachstörungen überwiegend bei Jungen und bei Kindern aus den unteren Sozialschichten aufträten. Nach einem von Berkhan vorgelegten Unterrichtsplan übernahmen vier Lehrer die Aufgabe, 27 sprachgestörte Kinder während einer Dauer von drei Monaten zu unterrichten. Bei den stammelnden und stotternden Kindern sei innerhalb dieses relativ kurzen Zeitraums ein erstaunlich guter Erfolg erzielt worden.

Der englische Arzt Shuttleworth (1889) regte in seinem Beitrag „Die Erziehung schwachbefähigter Kinder" an, in England Hilfsschulen, so „wie sie in Braunschweig eingerichtet sind" und inzwischen auch in Norwegen bestanden, in allen größeren Städten einzurichten. Nach seinen Erfahrungen reiche der ambulante Sprachunterricht allerdings häufig nicht aus. Nach vergeblichen Versuchen in den Hilfsschulen müsse man die Eltern dazu bewegen, ihre Kinder in eine stationäre Behandlung zu bringen. E. Reichelt (1889) unterstrich in seiner Abhandlung „Wohin drängt die Entwicklung der Schwachsinnigen-Schulen?" entschieden den Standpunkt von Shuttleworth, daß „die Hilfsklassen nur mangelhafte Surrogate für die Anstalten seien." Er betonte, daß die Arbeit mit Kindern, die in einer psychisch und physisch schädlichen Familienatmosphäre leben müßten, oft vergeblich sei.

Der amerikanische Medizinhistoriker Ernest Harms rühmte das Lehrbuch von Rudolph Gottfried Arndt

Der amerikanische Psychiater Ernest Harms, der im Jahr 1960 mit einer kursorischen Übersichtsarbeit zur Geschichte der Kinder- und Jugendpsychiatrie hervorgetreten war, hatte die Lehrbücher der allgemeinen Psychiatrie des 19. Jahrhunderts der führenden europäischen Länder durchgesehen und festgestellt, daß in

den meisten zumindest ein kurzes Kapitel über psychische Störungen bei Kindern enthalten sei. Als Beispiel führte er besonders das „ausgezeichnete Buch von Rudolph Arndt" an. Ohne die Bedeutung der historischen Erhebungen von Harms schmälern zu wollen, durch die besonders Kanners Meinung widerlegt worden sei, daß die Kinderpsychiatrie ein Kind des 20. Jahrhunderts wäre, kann man der Gesamtheit seiner Darstellung nicht in allen Punkten folgen. Das betrifft sowohl die angegebene breite Präsenz der Kinderpsychiatrie in den psychiatrischen Lehrbüchern als auch und besonders die von Harms herausgestellte besondere Bedeutung Arndts für die Kinder- und Jugendpsychiatrie.

Rudolph Gottfried Arndt (1835–1900) wirkte in Greifswald als a. o. Professor der Psychiatrie und Direktor der Irrenanstalt in Greifswald von 1873 bis zu seinem Tod. Er stammte aus Ratibor, besuchte dort das Gymnasium und studierte von 1856 bis 1860 in Greifswald und Halle, 1860 erfolgte seine Promotion. Zwischen 1861 und 1863 arbeitete er als niedergelassener Arzt. Von 1866 bis 1867 war er in der Anstalt Nietleben bei Halle tätig, die von Damerow, einem Schüler Maximilian Jacobis, geleitet wurde. 1867 folgte die Habilitation. Nach dem Kriegsdienst 1870/1871 wurde er 1873 zum Professor in Greifswald ernannt. Seine besonderen Interessen lagen auf dem Gebiet der Neurohistologie.

In seinem „Lehrbuch der Psychiatrie" (1883) ging er von der Einheitspsychose aus, wie sie mit unterschiedlicher Akzentsetzung von Ernst Albert von Zeller, Wilhelm Griesinger, Heinrich Wilhelm Neumann und Karl Ludwig Kahlbaum postuliert wurde. Arndt vertrat den Standpunkt, daß die psychischen Störungen im großen und ganzen „immer dieselben" seien und sich in einem ununterbrochenen Prozeß nur in verschiedenen Formen und Phasen darstellten. Daneben gebe es deutliche Hinweise auf das Gedankengut der romantischen und der somatischen Psychiatrie, das mit den Namen von Johann Christian August Heinroth und Carl Friedrich Flemming verbunden sei.

Seele, sagt Arndt, sei ein unveränderliches und unsterbliches Etwas, das nicht erkranken könne. Die Psyche stehe für das, was wir Leben nennen, das Vorstellen, das Denken und das Fühlen und Wollen, die ein Bewußtsein und das Selbstbewußtsein ermöglichen. Die Psyche sei wesentlich Leitung und Funktion. Psychische Erkrankungen seien funktionelle Störungen der Psyche, die auf Störungen der Hirnfunktionen zurückzuführen seien. Aber nicht allein das Gehirn, sondern der gesamte Organismus sei am psychischen Leben und an seinen Störungen beteiligt.

Seinen biologischen Ansatz leitete Arndt aus dem Pflügerschen Nervenzuckungsgesetz, dem „biologischen Grundgesetz", ab. Danach wirken schwache Reize anregend, stärkere beschleunigend und fördernd auf die Nerventätigkeit, starke dagegen hemmend und lähmend. Da das psychische Leben eng mit dem Nervenleben verbunden sei, habe er den Versuch unternommen, die psychischen Störungen aus denen der „Zuckungsgesetze des ermüdeten oder absterbenden Nerven" abzuleiten und zu vergleichen. Er führte eine Reihe von neuen Begriffen wie Aesthesie, Ergasie, Dysästhesie und Dysergasie ein, unter denen er Symptome unterschiedlicher Provenienz als „Funktionsstörungen" abhandelte.

Im Kapitel „Individuelle Entwickelung" vertrat er modern anmutende und teilweise noch heute gültige Anschauungen. Man glaube, so Arndt, eine normale Entwicklung verlaufe in einer unendlichen Reihe von Stufen, von denen jede einem bestimmten Entwicklungsgrad innerhalb einer bestimmten Entwicklungszeit entspreche. Das sei jedoch eine Fiktion. Tatsächlich weise sie jede nur denkbare Vielfalt auf: „Hier zeigt es eine Seite, welche über das Durchschnittsmaß hinaus entwickelt ist, dort hat es eine andere, welche hinter demselben zurückgeblieben ist, und eine dritte Seite hat gar ein von dem Gewöhnlichen abweichendes, fremdartiges Ansehen gewonnen." Dem entspreche der Bau des Nervensystems, das, allgemein gesehen, gleichartig angelegt sei, im Einzelfall jedoch, abgesehen vom Lebensalter, erhebliche Unterschiede und Eigenartigkeiten zeige. Wie ähnlich, aber doch ungleich das Gehirn angelegt sei, zeige schon seine makroskopische Betrachtung, unvergleichlich deutlicher noch die mikroskopische Untersuchung. Dort könne man hypo-, hyper- und paraplastische Bezirke unterscheiden, von denen den hypoplastischen Regionen eine besondere Bedeutung zukomme. Arndt führt einen Teil der psychischen Störungen auf solche fehler- und mangelhaften Gehirnentwicklungen zurück.

Richard von Krafft-Ebing entdeckte die kindliche Sexualität vor Sigmund Freud

Der Psychiater **Richard von Krafft-Ebing (1840 bis 1902)** wurde in Mannheim geboren. Er studierte Medizin in Heidelberg und Zürich und erhielt dort durch die bedeutenden psychiatrischen Fachvertreter Johannes Baptista Friedreich und Wilhelm Griesinger richtunggebende wissenschaftliche Impulse. 1863 promovierte er über „Die Sinnesdelirien". Er besuchte psychiatrische Kliniken in Wien, Prag und Berlin. Zwischen 1864 und 1869 war er Assistent in der schon damals berühmten Anstalt Illenau bei Heinrich Schüle. 1869 ließ er sich als Nervenarzt in Baden-Baden nieder. Einige Jahre später, 1872, wurde er zum Professor für Psychiatrie an der Universität in Straßburg ernannt. 1870 bis 1871 leistete er Kriegsdienst, danach erfolgte

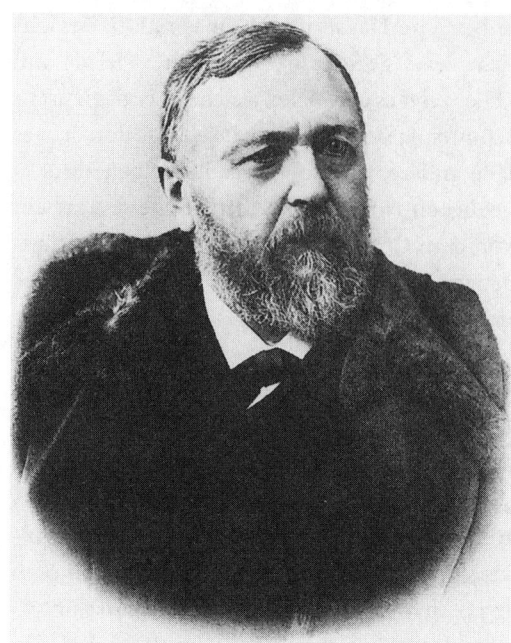

*Richard von Krafft-Ebing erkannte die richtung-
gebende Bedeutung von erbgenetischen, hirnorganischen und umweltreaktiven Faktoren als
Grundlagen einer Entwicklungspsychiatrie.*

seine Habilitation. Zwischen 1873 und 1889 war
er Professor der Psychiatrie in Graz. Im Jahr
1889 übernahm als Nachfolger von Max Leidesdorf die Leitung der I. Psychiatrischen Klinik in
Wien. 1892 erhielt er den ehrenvollen Ruf auf
die Lehrkanzel von Theodor Meynert an der
Wiener Universität, den er bis 1902 innehatte.

Krafft-Ebing, ein Anhänger der Morelschen
Degenerationslehre, hat ein umfangreiches wissenschaftliches Œuvre hinterlassen. Er hat die
Psychiatrie, und besonders die Psychiatrie des
Kindes- und Jugendalters in der zweiten Hälfte
des 19. Jahrhunderts, aktiv mitgestaltet. Zu den
schädlichen Einwirkungen, die zu psychischen
Störungen bei Kindern führen könnten, rechnete er neben erblicher Belastung und neuropsy-
chopathischer Konstitution schwere Infektionen mit Hirnbeteiligung, fehlerhafte Erziehung

und affektive Belastungen, aber auch die Onanie. Er sah Zusammenhänge zwischen dem
Lebensalter und der Art der Störung: zunächst
Unruhe- und Erregungszustände; danach in fieberhaften Zuständen Sinnestäuschungen, aber
keine systematisierten Wahnvorstellungen; seltene manische und melancholische Bilder; mit
dem Erreichen der Pubertät dann zunehmend
depressive, zwanghafte und hysterische Störungen und psychotische Erkrankungen.

Psychopathologische Begriffe wie „Zwangs-
vorstellungen" oder „Dämmerzustand", die
heute noch verwendet werden, gehen auf
Krafft-Ebing zurück. Hervorzuheben sind sein
„Lehrbuch der Psychiatrie" (1869), das in fünf
Auflagen erschien; ferner die Arbeit „Über
Dämmer- und Traumzustände" (1875), sein
„Lehrbuch der gerichtlichen Psychopathologie" (1875, sechs Auflagen), die Arbeit „Eine
experimentelle Studie auf dem Gebiet des Hypnotismus" (1888) und besonders sein Buch
„Psychopathia sexualis" (1886), das bis 1901 elf
Auflagen erlebte und völlig neue Erkenntnisse
über die kindliche Sexualität enthielt. Bei den
erstmals von ihm beschriebenen „Dämmerzuständen", die schon in der Pubertät aufträten,
seien die Kranken scheinbar „bei sich", handelten und sprächen anscheinend bewußt, gleich-
wohl liege eine „traumartige Umdämmerung"
(Krafft-Ebing 1883, 2. Aufl. des „Lehrbuches")
vor. Das ebenfalls erstmals beschriebene „transitorische Irresein" (Krafft-Ebing 1883) wird
als ein Krankheitszustand beschrieben, in dem
kurzdauernde Psychosen mit Angstzuständen,
expansiven Wahnideen, Verwirrtheit, eventuell
Delirien, Dämmer-, Traum- und Stuporzustän-
den bestehen. Als Ursachen kämen Überanstrengung, Fehlernährung, Schlafmangel und
anderes in Betracht, die zu einer „gestörten
chemischen Thätigkeit der Ganglienzellen der
Hirnrinde" führten (Krafft-Ebing 1897).

Im Geschlechtsleben sah Krafft-Ebing „den gewaltigsten Faktor im individuellen und im sozialen Dasein, den mächtigsten Impuls zur Betätigung der Kräfte" (Zapotoczky, Hofman 1997), der nicht nur zum Erwerb von Besitz, sondern auch zur Erweckung allgemeiner altruistischer Gefühle gegenüber der menschlichen Gesellschaft führe. Krafft-Ebing beschrieb als erster eindrucksvoll frühe Formen der Sexualität und mögliche sexuelle Abweichungen. Er entdeckte damit zehn Jahre vor Freud die Existenz der infantilen Sexualität und erkannte, daß schon bei kleinen Kindern frühe „Regungen des Geschlechtslebens" (Masturbation) vorlägen. In seiner „Psychopathia sexualis" (1886) sah er den „Geschlechtstrieb" als einen „psychophysiologischen Prozeß" an, der sich aus Reizen und Vorstellungen im Zusammenhang mit der Umgebung und aus den damit assoziierten Lustgefühlen zusammensetze. Neben der individuellen Konstitution hätten aus dieser Sicht „Erziehungs- und Lebensweise" auf die Entwicklung der Vita sexualis und ihrer Abweichungen großen Einfluß; er prägte in diesem Zusammenhang die Begriffe „Masochismus" (1888) nach dem Schriftsteller Leopold Ritter von Sacher-Masoch (1836–1895), „Sadismus" und „Fetischismus".

Neben diesen vielen neuen Entdeckungen erkannte er in der Nachfolge von Carl Friedrich Westphal die „Zwangsvorstellungen" (1877) als eine Krankheitseinheit und beschrieb enge Zusammenhänge mit Angststörungen. Er verstand unter Zwangsvorstellungen „...eine formale Störung des Vorstellungsablaufes, charakterisiert dadurch, daß irgend eine konkrete, vielfach inhaltlich gar nicht widersinnige Vorstellung mit krankhafter Intensität und Dauer im Bewußtsein fixiert bleibt, wobei sich aber der Betreffende, im Gegensatz zur Wahnidee, des Krankhaften des Vorgangs, speziell auch in Bezug auf den Inhalt der Vorstellung bewußt ist" (zit. n. Zapotoczky, Hofman 1997). Krafft-Ebing wies in seinen „Diagnostischen Kriterien" darauf hin, daß diese Störung meistens bereits im Entwicklungsalter auftrete, daß fast regelmäßig konstitutionelle Faktoren eine Rolle spielten, und meinte, daß es sich dabei um primäre, jeder „affektiven Grundlage entbehrende" Vorstellungsanomalien handele, die „aus der Tiefe des unbewußten Vorstellens" stammten, und daß diese Störungen nicht in psychotische Erkrankungen einmünden. Als häufigste Zwangsvorstellungen nannte er u. a. die Angst; die Furcht, den Verstand zu verlieren, und die Angst vor geschlossenen Räumen, Furcht vor Gewittern, Platzangst, Furcht vor Ohnmacht; Unsicherheit im Verkehr mit der Außenwelt (heute: „soziale Phobie"); und er machte auf die Gefahr schwerer depressiver Verstimmungen und eine begleitende erhöhte Suizidgefährdung aufmerksam. Dabei sprach er als Ursachen der heutigen „posttraumatischen Belastungsstörung" (ICD-10 43.1) die „okkasionellen" Bedingungen an als „das Gemüt erschütternde, mit intensiven Gefühlen sich verbindende lebhaft auf die Phantasie einwirkende äußere Eindrücke, die das Bewußtsein zunächst ganz erfüllen, von der Phantasie beständig wieder reproduziert werden, bis sie sich endlich vollkommen fixieren".

10.2.3 Beginn der ätiopathogenetischen Forschung

Diese Periode war dadurch gekennzeichnet, daß die ätiologisch orientierte Forschung der allgemeinen Psychiatrie, insbesondere der Psychosen, zunehmend mit der Neuropathologie und Neurohistologie identisch wurde. Es waren Arbeitsrichtungen, die repräsentativ vom

Nachfolger Wilhelm Griesingers, dem pathologischen Anatomen und Histologen Carl Friedrich Westphal (1833–1890), von Theodor Meynert (1833–1892) und von Carl Wernicke (1848–1905) vertreten wurden, deren Ergebnisse auch für das Kindes- und Jugendalter bedeutsam waren. In dieser Zeit wurden die lange Zeit nicht erkannten und wissenschaftlich vernachlässigten Psychosen des Kindes- und Jugendalters psychopathologisch aufgearbeitet und erfuhren in zahlreichen Publikationen eingehende Schilderungen. Der Hauptfortschritt in der klinisch-nosologischen Psychiatrie war eng mit den Namen von Karl Ludwig Kahlbaum (1828–1899) und Ewald Hecker (1843–1909) verknüpft. Die Erforschung der nicht-psychotischen psychischen Störungen des Kindes- und Jugendalters erhielt durch George Miller Beard (Neurasthenie), Julius Ludwig August Koch (Psychopathie) und Sigmund Freud (Neurose), die sich darin einig waren, daß diese psychischen Störungen allesamt bereits im Kindesalter angelegt seien, neue Impulse. In den allgemeinen Lehrbüchern der Psychiatrie fanden sich zu dieser Zeit immer häufiger spezielle Kapitel über psychisch kranke Kinder und Jugendliche. Neben den kinder- und jugendpsychiatrischen Arbeiten und Lehrbüchern der Psychiater waren es besonders die Pädiater und Heilpädagogen, denen Beiträge zu einer alters- und entwicklungsspezifischen Entwicklungspsychiatrie zu verdanken waren.

Carl Friedrich Otto Westphal beschrieb nicht nur den Kniesehnenreflex, sondern auch die Agoraphobie und die Zwangsneurose

Carl Friedrich Otto Westphal (1833–1890) begann nach dem Abitur das Medizinstudium in Berlin, das er in Heidelberg und Zürich fortsetzte. 1855 promovierte er in Berlin und war seit 1858 Assistent in der Charité bei Carl Wilhelm Ideler. 1861 erfolgte seine Habilitation. Nachdem Wilhelm Griesinger 1865 auf den Berliner Lehrstuhl berufen worden war, arbeitete er vorübergehend in der Inneren Medizin, kehrte jedoch drei Jahre später in die Psychiatrische Klinik zurück. Er wurde 1874 zum o. Professor und Leiter der Universitätsklinik ernannt. Seine wissenschaftliche Arbeitsrichtung war die pathologische Anatomie des Gehirns, insbesondere die Histologie der Hirnrinde. Psychopathologisch bearbeitete er das Gebiet der Agoraphobie, der konträren Sexualempfindungen und der Zwangsneurose. 1875 erfolgte die erste Beschreibung des Patellarsehnenreflexes. 1889 erkrankte Westphal an einer Hirnatrophie.

Westphal (1873) beschrieb ausführlich die Agoraphobie, die „Platzangst" als eine Erscheinung, die bereits bei Kindern auf der Straße oder auf Plätzen auftreten könne. Im Angstparoxysmus trete dabei häufig ein Tremor, manchmal eine Art Aura mit nachfolgender Lösung auf. Er empfahl, wie später auch Freud, z. B. bei der Überquerung eines Platzes einen Gegenstand in die Hand zu nehmen, um sich über die Schwierigkeiten hinwegzuhelfen. Für die Behandlung sei eine kausale Klärung der Störung wichtig. Westphal hat zwar nicht – worauf besonders Theodor Kirchhoff (1853 bis 1922) hinwies – in seiner Arbeit „Über Zwangsvorstellungen" (1877) als erster den Terminus „Zwangsvorstellungen" verwendet – dieses Verdienst müsse Legrand du Saulle (1830–1886) in „Folies du doute" (1874) zugeschrieben werden –, aber er hat als erster das eigenständige Krankheitsbild der Zwangsstörung exakt beschrieben und in die Literatur eingeführt. Im Rahmen der perpetuierten Überforderungsdiskussion in den Sitzungen der Berliner Psychiater vertrat Westphal die Meinung, daß ihn Hasses These, wonach Kinder durch die

Schule krank werden, nicht überzeuge, und ließ durchblicken, daß er eine geplante Resolution an die Regierung nicht unterstützen werde.

„Die Seele des Kindes ist einfacher und durchsichtiger als die des Erwachsenen . . ." (Friedrich Jolly)

Friedrich Jolly (1844–1904) stammte aus einer angesehenen Gelehrtenfamilie. Er besuchte Gymnasien in Heidelberg und München, studierte in München und Göttingen Medizin und promovierte 1867 in München. Danach war er Assistent in der Irrenanstalt Werneck unter Bernhard von Gudden und seit 1870 Assistent am Würzburger Juliusspital unter Franz von Rinecker; 1871 folgte die Habilitation. Mit 26 Jahren wurde ihm eine Chefarztstelle in der Schweiz angeboten, die er ebenso ablehnte wie spätere Rufe an die Universitäten in Dorpat, Leipzig, Heidelberg und Würzburg. 1873 wurde er zum Nachfolger Krafft-Ebings in Graz gewählt. Seit 1875 Ordinarius an der neugegründeten Reichsuniversität Straßburg, übernahm er 1890 die Nerven- und Psychiatrische Klinik der Berliner Charité. Besondere Verdienste erwarb er sich mit der 1898 gemeinsam mit Bernhard Heinrich Laehr gegründeten Heilstätte „Haus Schönow" für unbemittelte psychisch Kranke.

Jolly berichtete 1873 über die bereits seit langer Zeit bestehende Kinderabteilung in der Irrenanstalt des Juliusspitals in Würzburg. Er hatte sich in seinen wissenschaftlichen Schriften mehrfach mit psychischen und neurologischen Störungen des Kindesalters befaßt: in einer speziellen Arbeit „Über Hysterie bei Kindern" (1892) und in einem Handbuchkapitel über Hysterie (1875); über die „Chorea hereditaria" (1891), ferner über die „Traumatische Epilepsie und ihre Behandlung" (1895), „Über infantile Entbindungslähmungen" (1896) und

mit einem Bericht (1873) über die Irrenabteilung des Juliusspitals zu Würzburg für die Jahre 1870, 1871 und 1872.

In seinem Beitrag „Über Hysterie bei Kindern" nahm Jolly (1892) zu einigen grundsätzlichen Fragen kritisch Stellung. Er betonte nachdrücklich, daß es sich bei der Hysterie um keine von den Genitalien ausgehende Reflexneurose, sondern um eine seelisch bedingte Reaktion handele. Das hysterische Symptom sei nicht allein das Resultat einer veränderten affektiven Erregbarkeit, vielmehr komme es bei Kindern erst dann zur Manifestation eines hysterischen Symptomenkomplexes, wenn gesteigerte Einbildungskraft hinzutrete. Lokale und generalisierte hysterische Erscheinungen, Anfälle und Lähmungen, träten ebenso wie bei Erwachsenen auch bei Kindern auf. Besonders bei Kindern, die wegen anderer Krankheiten bettlägerig seien, komme es zu Klagen und Beschwerden, die schließlich zu Lähmungen und sogar zu Kontrakturen führen könnten, während die Kinder sich im Bett relativ gut bewegten. Häufig trete zusätzlich ein Tremor in den betroffenen Gliedmaßen auf. Er berichtete über ein siebenjähriges Mädchen, das regelmäßig nach dem Aufstehen einen heftigen Schüttelkrampf der Beine entwickelte, der im Liegen sistierte. Er habe bei anderen Kindern mehrfach Sprachstörungen und kürzere oder längere Phasen von Stummheit gesehen. Nachdem in Gegenwart eines elfjährigen „tauben" Kindes von einer beabsichtigten Operation gesprochen worden sei, habe sich die Taubheit rasch zurückgebildet. Ähnliche Beobachtungen habe er auch bei der hysterischen Blindheit gemacht. Die hysterischen Anfälle (Lach-, Wein-, Schreikrämpfe) seien von Jean Martin Charcot als „Clownerismus" bezeichnet worden. Auch Jolly konnte mehrfach feststellen, daß manche dieser kranken Kinder durchaus mit Absicht handeln. Er räumte ein, daß die Onanie vielleicht die Entwicklung einer Hysterie fördern könne, sie komme aber nur selten dafür ursächlich in Betracht. Bei weniger begabten oder ehrgeizigen begabten Kindern könnten ungünstige Schulerlebnisse die Entstehung einer hysterischen Symptomatik begünstigen. Sehr lebhafte und sich wiederholende Träume könnten dazu führen, daß das Kind im Wachzustand die erträumte Rolle übernehme und schwer in die Wirklichkeit zurückzuführen sei. Das Zustandekommen von lokalen Symptomen könne durch irgendwelche harmlosen leiblichen Empfindungen geweckt werden und dadurch zu der Überzeugung führen, daß bei ihnen eine Hyperoder Anästhesie oder eine Lähmung vorliege. „Was mich bei den heutigen Mitteilungen leitet, ist die Erfahrung, daß die Seele des Kindes verhältnismäßig einfacher und durchsichtiger ist als die des Erwachsenen und daß daher, da wir es bei der Hysterie ganz zweifellos mit einer hysterischen Krankheit zu tun haben, gerade durch die Beobachtung an Kindern einige Aufklärung auch über das Wesen der Krankheit der Erwachsenen zu erwarten sein wird."

In seinem Bericht über die „Irrenabteilung des Juliusspitals" ging Jolly nicht weiter auf die Situation psychisch kranker Kinder und Jugendlicher ein. Er führte lediglich ein 18jähriges Mädchen mit einem „Irresein bei Epilepsie" an, bei dem wie bei einigen anderen psychisch Kranken während eines hochfieberhaften Typhus die Anfälle „vom ersten Fiebertag an" vollständig aufhörten und nicht wiederkehrten. Auch Melancholien und zwei Fälle einer Dementia paralytica seien „so vollständig" remittiert, daß sie einer „völligen Genesung" gleichkämen. Jolly führte dazu zusammenfassend aus: „Die auffallende Veränderung des psychischen Krankheitsbildes, die ein interkurrenter Typhus zuweilen hervorbringt, die vollständige Hei-

lung von Psychosen, die er in diesen Fällen bewirkt, sind offenbar Erscheinungen, die für das Studium des Mechanismus der psychischen Krankheit eine hervorragende Bedeutung besitzen." Karl Friedrich Werner Nasse hatte schon 1864 über den „Einfluß des Wechselfiebers auf das Irresein" berichtet. Der Wiener Ordinarius Julius Wagner von Jauregg sammelte diese Fälle und führte seit 1917 in Wien systematisch Malariakuren für die Behandlung der progressiven Paralyse durch; dafür erhielt er 1927 den Nobelpreis.

Für Paul Flechsig war der Säugling ein „großhirnloses Wesen", das nur wenig Kontakte aufnehmen könne

Paul Flechsig (1847–1929) begann nach dem Abitur 1865 das Studium der Medizin in Leipzig und wurde dort 1870 mit der Schrift „Über die syphilitische Gehirnhautentzündung" promoviert. Nach zwei Jahren als Assistent in der Physiologie und in der Inneren Medizin arbeitete er ab 1873 im Pathologischen Institut bei Ernst Leberecht Wagner und habilitierte sich bereits 1874 über Leitungsbahnen im Gehirn und im Rückenmark. Diesem Thema blieb er lebenslang verbunden. Daneben erwarb er psychopathologische Kenntnisse durch Besuche in führenden psychiatrischen Kliniken in Berlin und Hamburg. Im Jahr 1882 übernahm er die Leitung der neueröffneten Universitätsklinik für Psychiatrie und Neurologie in Leipzig und wurde 1884 zum o. Professor ernannt.

Flechsig veröffentlichte gegen Ende des 19. Jahrhunderts mehrere hirnanatomisch-pathologische Arbeiten über die Entwicklung des Gehirns und die Existenz umschriebener Assoziationsfelder. Durch das von ihm konzipierte „myelogenetische Grundgesetz" (Flechsig 1920) und die Aussage von Otfried Foerster (1913), das Neugeborene sei ein „Pallidumwesen" und der Säugling müsse während des ersten Trimenons als ein „großhirnloses Wesen" betrachtet werden, erfuhr die zu dieser Zeit vorherrschende Einstellung eine Bestätigung, vor jeder „Einwirkung unnötiger Reize" auf den Säugling zu warnen und von Versuchen abzusehen, ihn „vorzeitig geistig zu wecken" oder sich „zuviel mit dem Säugling abzugeben". O. R. Langworthy (1933) und L. Keene und E. E. Hewer (1931) wiesen darauf hin, daß zum Zeitpunkt der ersten Reflexantworten noch keine Myelinisation von Hirn- oder Spinalnerven nachweisbar sei. Danach wurde als wichtigste Funktionsgrundlage für das Gehirn die zytologische Reifung der Ganglienzellen, insbesondere die Ausbildung ihrer Fortsätze, angesehen, weil hier der Ort der synaptischen Verknüpfung der Nervenzellen untereinander und damit das notwendige anatomische Substrat der Erregungsübertragung gegeben sei. F. Kotlarek (1973) stellte schließlich in seiner überzeugenden Sammeldarstellung fest, daß bereits zur Zeit der termingerechten Geburt sich Dendritenverzweigungen mit elektronenoptisch nachweisbaren Synapsen im Neokortex nachweisen lassen. Damit sei die morphologische Grundlage für die Hirnrindenfunktion gegeben, gleichzeitig aber auch die Vorstellung vom Neugeborenen als einem „hirnlosen Reflexwesen", von aufmerksam beobachtenden Eltern und Ärzten nie akzeptiert, unzutreffend. Heute wissen wir, daß Lernvorgänge nicht nur bei Neugeborenen, sondern schon vor der Geburt stattfinden. Das elterliche und kindliche Lehr- und Lernverhalten sind offensichtlich genetisch kodiert, laufen jedoch partiell „unbewußt" ab.

Das Erkennen leichter Störungen bei Kindern sei wichtig zur Vermeidung schwerer Erkrankungen bei Erwachsenen, meinte der Prager Psychiater Arnold Pick

Arnold Pick (1851–1924) arbeitete bereits während des Medizinstudiums in Wien in der psychiatrischen Klinik unter Theodor Meynert und wurde dort 1875 promoviert. Danach war er Assistent in der Charité bei Carl Westphal, der über kindliche Psychosen publizierte und anschließend in der Irrenanstalt Wehnen bei Franz Anton Ludwig Kelp. 1877 arbeitete er als Assistent an der Prager Irrenanstalt, 1878 folgte die Habilitation. Danach war er sechs Jahre als Direktor der Irrenanstalt Dobrzan tätig, bevor er 1886 zum o. Professor für Psychiatrie an der deutschen Universität in Prag er-

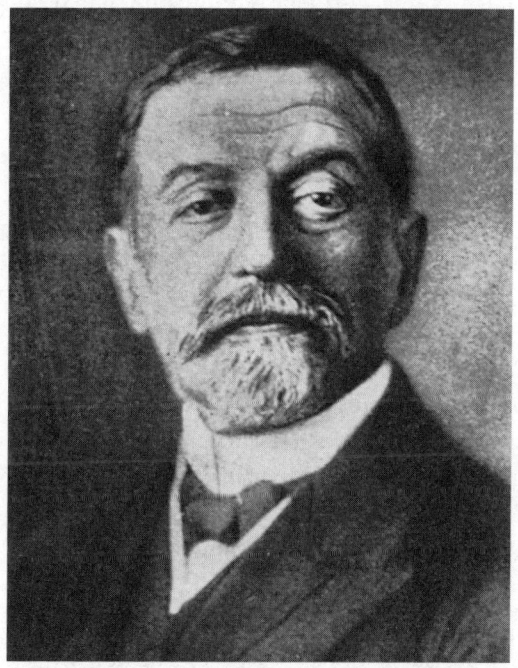

Arnold Pick beschrieb Psychoneurosen des Kindes- und Jugendalters, darunter Fugue, Tics, Zwangsvorstellungen und pathologische Träumereien.

nannt wurde. Neben den annähernd 300 neurologischen, pathologisch-anatomischen und psychiatrischen Arbeiten, darunter auch (1891) über die nach ihm benannte Demenzform, publizierte er Abhandlungen über angeborene Mißbildungen des ZNS, über neuropathische Dispositionen und das essentielle Zittern, über Sprach- und Schreibstörungen, den Agrammatismus, das Stottern und die Dyslexie und über die Tabes bei Kindern.

In seinem 1904 erschienenen Buch „Über einige bedeutsame Psycho-Neurosen des Kindesalters" stellte er neue und originelle Betrachtungen über Fugues, das Weglaufen, die Tics, über Zwangsvorstellungen und über pathologische Träumereien an. Die Schulverweigerung sei nicht immer auf Faulheit oder moralische Defizite zurückzuführen. Es könne sich dabei auch einmal um eine Poriomanie, ein triebhaftes Weg- und Davonlaufen mit einer Eintrübung des Bewußtseins handeln, die man besonders bei epileptischen, aber auch bei hysterischen und psychasthenischen Kindern antreffen könne. Bei dem „Wandertrieb" handele es sich um ein reaktives Geschehen, beruhend auf dysphorischen, depressiven oder hysterischen Verstimmungen, „gegen die Prügel nichts helfen". Diese seltenen Fugue-Zustände werden in der ICD-10 unter F44.1 heute zu den dissoziativen Störungen gezählt, die durch eine zielgerichtete Ortsveränderung mit Amnesie gekennzeichnet, aber manchmal sehr schwer von einer bewußten Simulation abzugrenzen sind.

Zwangsvorstellungen kämen in fast gleicher Form bei Kindern wie bei Erwachsenen vor, auch die von Wilhelm Griesinger beschriebene Grübelsucht. Er habe sie bei einem vierjährigen altklugen Kind gesehen, das in Frageform ständig seine Mutter beschimpfte. Das Kind sagte, es „habe es im Bauche". Das sei deshalb bemerkenswert, weil Bénédict-Augustin Morel

das „système nerveux ganglionaire viscéral" als Sitz solcher Erscheinungen angenommen habe.

Die Ursachen der bei Kindern häufig vorkommenden Tics sah er mit Johannes Baptista Friedreich in „koordinatorischen Erinnerungskrämpfen", in ursprünglich unangenehmen, lokalisierten Empfindungen, die später vergessen und automatisiert würden. Ein Fremdkörper im Bindegewebssack des Auges, der zum Blinzeln führe, könne z. B. als Tic bestehen bleiben. Bei Kindern spiele außerdem die Nachahmung eine große Rolle. Tics seien oft ein erstes Warnsignal für das Auftreten von Zwangskrankheiten, verursacht durch ein „mangelhaftes geistiges Gleichgewicht im Zusammenhang mit einer Psychasthenie". Therapeutisch empfahl er Fernhaltung jeder Ermüdung und Arsenik, ferner Atemgymnastik und „psychomotorische Selbsterziehung unter Spiegelkontrolle".

Nach Pick stehen die Tics pathogenetisch dem „Zappelphilipp" nahe. Die motorische Unrast sei ein „Zeichen nervöser Minderwertigkeit", manchmal mit „schweren moralischen Defekten" (Dieberei, Tierquälerei, Masturbation) verknüpft. Er wies auf die Notwendigkeit einer gezielten Therapie hin, auf die er allerdings leider nicht näher eingehen könne. Pick machte nach Wilhelm Griesinger und 25 Jahre später als Bernhard Heinrich Laehr unter Heranziehung des von Heinrich Hoffmann beschriebenen „Zappelphilipp" auf die leider oft ungünstige Sozialprognose aufmerksam. Die Aufmerksamkeitsdefizit-/Hyperaktivitätsstörung (ADHS) wird heute in der ICD-10 unter F90–F98 den Verhaltens- und emotionalen Störungen des Kindes- und Jugendalters zugerechnet.

Die „pathologischen Träumereien" liegen nach Pick oft hart an der Grenze zwischen Gesundheit und Krankheit. Er verwies dabei auf Karl Groos, der in seinen Vorlesungen „Das Seelenleben des Kindes" (1913) dargelegt habe, daß Wachträume bei Kindern wie bei Erwachsenen vermutlich viel weiter verbreitet seien, als man annehme. Andererseits führte Pick Fälle an, in denen intensive und anhaltende Tagträume sich bei Kindern rückblickend als Vorboten von Psychosen in der Pubertät erwiesen hätten. Dennoch wäre nichts verfehlter, als zu versuchen, solche frühen Phantasien abzuschwächen oder abzutöten. Das abgelaufene 19., das „sogenannte nervöse Jahrhundert", habe unter dem Druck einer nicht rasch genug erfolgten Anpassung des zentralen Nervensystems an die Existenzbedingungen des „Maschinenzeitalters" gestanden; eine „rationellere Schulhygiene, zusammen mit einer Hebung des allgemeinen Wohlstandes", ließen eine Besserung für die Zukunft erhoffen.

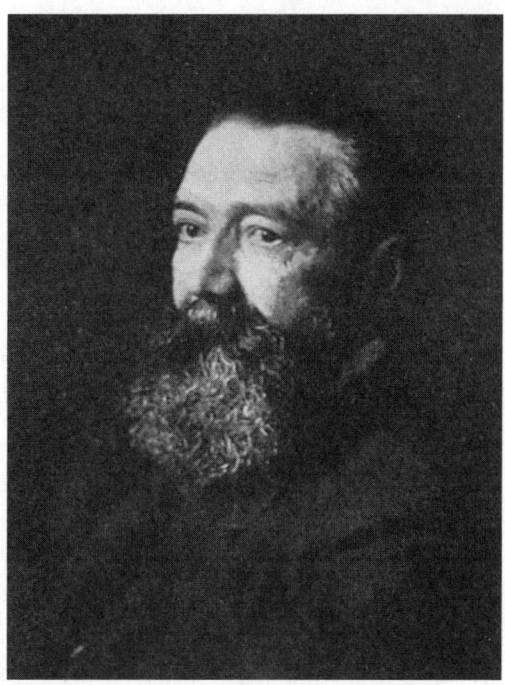

Der Nervenarzt Paul Julius Möbius befaßte sich mit „nervösen Familien" und definierte exogene und endogene Einflüsse bei seelischen Krankheiten.

Mit seinem Buch „Über den physiologischen Schwachsinn des Weibes" geriet Paul Julius Möbius in Verruf, aber er definierte exakt, was die Begriffe „exogen" und „endogen" bedeuten

Paul Julius Möbius (1853–1907) stammte aus einer berühmten Gelehrtenfamilie. Nach dem Besuch des Leipziger Gymnasiums studierte er zunächst Theologie, danach Medizin. 1875 und 1877 promovierte er in beiden Fächern, 1879 ließ er sich als Arzt für Nervenheilkunde nieder. Zwischen 1883 und 1886 war er Assistent bei Adolf von Strümpell (1853–1925) an der Medizinischen Poliklinik in Leipzig. 1883 hielt er als Dozent Vorlesungen über Neurologie. Nach dem Weggang Strümpells (1903) war er vorübergehend bei Sigbert Ganser (1853–1931) im Stadt-Asyl und danach wieder als Nervenarzt in eigener Praxis tätig.

Der zu seiner Zeit sehr bekannte und einflußreiche Möbius war ein psychiatrischer Autodidakt und dennoch „ein sehr angesehe-ner Nervenarzt" (Kraepelin 1924). Er beschäftigte sich in kritischer Nachfolge Jean Martin Charcots und Valentine J.-J. Magnans speziell mit psychogenen Störungen, besonders mit hysterischen Störungen, die sich ihm in seiner Praxis anboten. In seinen viel gerühmten Pathographien beschrieb er u.a. die paranoide Entwicklung Jean-Jacques Rousseaus und psychische Abweichungen bei Friedrich Nietzsche, Arthur Schopenhauer und Robert Schumann. Von ihm stammte auch die vielgeschmähte Schrift „Über den physiologischen Schwachsinn des Weibes", mit der er allerdings keine Herabsetzung, sondern eine Rettung wertvoller Eigenschaften „vor der Gefahr der Vermännlichung", wie er sagte, beabsichtigt habe. Neben diesen Pathographien verfaßte er zahlreiche wissenschaftliche Arbeiten über psychiatrische und neurologische Störungen des Kindes- und Jugendalters: „Über Neurasthenia cerebralis", „Alte Kinderlähmung", „Die Erblichkeit der Nervosität", „Über nervöse Familien", „Über Hemiplegie und seelische Störung nach Keuchhusten", „Über Rousseaus Jugend", „Über infantilen Kernschwund", „Über Seelenstörungen bei Chorea", „Über die gegenwärtige Auffasung von Hysterie", und „Über die Vererbung künstlerischer Talente".

In seiner Arbeit „Über nervöse Familien" (1884) machte er darauf aufmerksam, daß nicht durch Statistiken, sondern durch Einzelfallstudien und durch Aufstellen von Stammbäumen wichtige familiäre Zusammenhänge von Krankheit und Verbrechen, Selbstmord und Genie entdeckt worden seien. Er berichtete in dieser Arbeit über Familien, in denen leichte neuropathische Affektionen gehäuft aufgetreten waren, die sich bereits im Kindesalter manifestierten. Die schwersten Erkrankungen träten in Familien auf, in denen beide Eltern „hochgradig nervös" seien. Von einer eigentlichen Degeneration könne man dabei nicht sprechen, obgleich bei sorgfältiger Untersuchung auch bei den anscheinend gesunden Familienmitgliedern häufig „Stigmata hereditatis" anzutreffen seien. Er distanzierte sich von Bénédict-Augustin Morel insofern, als er in den von ihm untersuchten „neuropathischen Familien" keine moralische Entartung feststellen konnte. Aber den Pessimismus Morels hinsichtlich der Vererbung teilte er; deshalb riet er Personen, bei denen „schwere Formen der nervösen Degeneration" vorlagen, von einer Heirat ab, weil „das vorliegende Übel eine ganze Generation anstecken" könne. Eine „Kreuzung mit Vollblut" könne zwar zum Guten führen, aber nicht die Weitergabe des Übels über die Generationen verhindern.

Voraussetzung einer jeden Entartung war nach Morel eine ungleichartige, transformierende polymorphe Heredität. Dieses Dogma vom polymorphen Vererbungsmodus hat sich bis in die Anfänge des 20. Jahrhunderts hinein erhalten. Als gemeinsame Wurzel der neuropsychopathischen Krankheitsfamilie wurde seit Jules Joseph Déjerine (1849–1917) die Neurasthenie in Anspruch genommen. Aber schon in den Jahrzehnten zuvor und stärker danach kam es zu einer Demontage des Degenerationsbegriffs. Magnan (1891) verwarf die ideologische Perspektive einer krankhaften Abweichung vom Typ und sprach von einem „pathologischen Zustand verminderter psycho-physischer Resistenz im Daseinskampf". Auch Karl Bonhoeffer (1868–1948) stand noch mit seiner „Labilität des Persönlichkeitsbewußtseins" bei seinen Untersuchungen straffälliger Psychopathen in einer Linie mit der damals herrschenden Lehre. Er sah in der psychogenen Auslösbarkeit und Formbarkeit ein besonders typisches Merkmal degenerativer Geistesstörungen.

Möbius' Hauptverdienst bestand darin, daß er erstmals konsequent „exogene" von „endogenen" Nervenkrankheiten unterschied. Der Begriff endogen (griech.: innen, im Hause geboren) war zwar keine psychiatrische Neuschöpfung; er war schon in der Botanik, Geologie und Mineralogie heimisch, aber Möbius stellte der „endogenen" die prägnant definierte „exogene" Kategorie gegenüber, die mit einigen Veränderungen bis heute gültig geblieben ist. Allein deshalb ist ihm nach Emil Kraepelin ein „Ehrenplatz unter den deutschen Irrenärzten" einzuräumen. Möbius zählte zu den exogenen Störungen u. a. Vergiftungen, akute und chronische Infektionen, endokrine und Nervenkrankheiten unbekannter Ursache. Für „endogene" Störungen sei die einzige unumgängliche Bedingung eine gewisse „angeborene Anlage"; außerdem könnten sehr verschiedene andere Faktoren sie hervorrufen. Zu diesen rechnete er auch solche, die sich „im Laufe des Lebens von selbst oder auf Anstöße, Gelegenheitsursachen hin entwickeln", etwa durch „Kummer, nach Vermögensverlust, nach anstrengenden Krankheiten, während der Schwangerschaft". Das „Endon" stellt nach Hubertus Tellenbach (1974) eine individuell spezifische Mischung von ererbten und erworbenen Bausteinen oder Teilchen dar, die sich zu einem Puzzle zusammenfügen: „Je schwerere Formen in der Familie vorgekommen sind, um so mehr ist der Mensch bedroht." Es war ein Verdienst Karl Bonhoeffers (1868–1948), mit dem „akuten exogenen Reaktionstyp" (1908) die körperlich begründbaren Psychosen zusammengefaßt zu haben, wie sie im Kindesalter z. B. nach Vergiftungen (Tollkirsche, Goldregen) oder bei somatischen Erkrankungen (Infektionen, Hirnverletzungen u. a.) auftreten können.

Charcot und Magnan und die Entartungslehre spielten bei Möbius eine große Rolle: Nervosität (Neurasthenie) galt als eine ererbte Störung der Gehirntätigkeit, die in sehr unterschiedlichen Graden vorkomme. „Der absolut normale Mensch ist für uns nicht vorhanden, wir alle tragen einen gewissen Grad von erblicher Belastung, wir alle sind mehr oder weniger entartet. Jeder hat unter seinen Vorfahren solche, deren abnormer Zustand schädigend auf die Nachkommenschaft eingewirkt hat. Je geringer die erbliche Anlage ist, umso stärker werden die krankmachenden Einflüsse sein müssen, umso später wird der Mensch ihnen erliegen und mit umso mehr Recht kann man von einer erworbenen Nervosität sprechen." Möbius wies im Zusammenhang mit der Degenerationslehre auf eine Häufung körperlicher Mißbildungen, auf die „Stigmata degenerationis" hin, wie sie in der Kinder- und Jugend-

psychiatrie teilweise noch bis Mitte des 20. Jahrhunderts akribisch („Bajonettfinger") registriert wurden. Auch nach der Entartungslehre waren für die weitere Entwicklung körperliche Krankheiten und cerebrale Schäden, aber auch ungünstige Lebensbedingungen (schlechte Hygiene, Entbehrungen, moralische Mißhandlungen, Härte der Erzieher, Anstrengungen in der Schule, frühzeitige Übergenüsse) von großer Bedeutung. Im Jugendalter spielten in erster Linie die „Leidenschaften" eine Rolle, in zweiter Linie die Schwächungen durch Krankheit, Entbehrung und Ausschweifungen. „Die eigentliche geistige Anstrengung führt, wenn sie nicht mit ehrgeiziger Erregung verbunden ist, viel weniger leicht zu Nervosität." Aber man kann bei ihm auch zeittypische kulturpessimistische Gedanken nachweisen: „Die Hast drückt sich im ganzen modernen Leben aus. Wer mit der Eisenbahn fährt, wird leichter nervös als wer zu Fuße geht. Die großen Städte, wo Lärm und Unruhe herrschen, wo alles mit Aufregung betrieben wird, Genuß und Entbehrung übermäßig sind, Unnatur die Regel ist, die Luft durch Gas vergiftet wird, die Nacht keine Zeit des Ausruhens mehr ist usw., sie sind der Boden, auf dem das Kapital an Nervosität, das einer mit zur Welt gebracht hat, reiche Zinsen trägt."

Möbius war ein Vertreter der allmählichen Übergänge, hierin Ernst Kretschmer (1888 bis 1964) ähnlich, wenn auch in einem ganz anderen Zusammenhang. Möbius war ein Anhänger der Einheitspsychose und hätte die scharfen Abgrenzungen in der Nosologie Emil Kraepelins nicht akzeptiert. Nach Belastungen primär nervöser Menschen könnten sogar „Symptome des eigentlichen Irreseins" auftreten, vereinzelte Sinnestäuschungen, schwere melancholische Verstimmungen und Paranoia. Es bestehe „zwischen einfacher Nervosität und dem Irresein" keine grundsätzliche Trennung: „Hier ist alles im Flusse und unmerkliche Übergänge führen vom Leichten zum Schweren." Im Hinblick auf die Prognose resümierte er den Stand der damaligen Anschauungen: „In praktischer Hinsicht ist zu betonen, daß wir allen endogenen Krankheiten gegenüber fast machtlos sind. Wir können zwar versuchen, sie zu verhüten dadurch, daß wir überhaupt Schädlichkeiten von den Bedrohten fernhalten. Ist aber die Krankheit da, so ist eine direkte Einwirkung auf sie nicht möglich. Wir müssen uns damit begnügen, symptomatisch vorzugehen und durch günstige Gestaltung der Lebensverhältnisse da, wo eine natürliche Restitution möglich ist, sie zu erleichtern."

Der nach Sigbert Ganser genannte Dämmerzustand kann schon bei Jugendlichen auftreten

Sigbert Joseph Maria Ganser (1853–1931) studierte Medizin in Würzburg und Straßburg, arbeitete vorübergehend bei Franz von Rinecker in Würzburg, empfing seine richtunggebenden psychiatrischen Impulse jedoch bei Bernhard von Gudden in der Irrenanstalt in München; dort habilitierte er sich über das Gehirn des Maulwurfs. 1884 wurde er Oberarzt in der Anstalt in Sorau und 1886 als Nachfolger Emil Kraepelins zum Leiter der Irrenabteilung, der späteren Heil- und Pflegeanstalt für Geisteskranke und Sieche, ernannt.

Dem später nach ihm benannten Syndrom näherte Ganser sich mit seinen Arbeiten „Über Simulation von Geisteskrankheiten" (1886/1887) und „Über hysterische Psychose" (1895) bis zu seiner Mitteilung „Über einen eigenartigen hysterischen Dämmerzustand" (1898), den er schließlich in seiner „Lehre vom hysterischen Dämmerzustand" (1904) abschließend darstellte und der als Ganser-Syndrom international akzeptiert wurde. Er betrachtete die Störung zunächst als „Sonderfall einer Haftpsychose". Als charakteristisch für dieses Syndrom galten Danebenreden, Vorbeiantworten, Vorbeihandeln, Nichtwissenwollen. Fragen würden offensichtlich verstanden, aber nicht direkt beantwortet; etwa „Wann wurden Sie geboren?" mit „Ich lebe noch" beantwortet. Die von Ganser postulierte „Bewußtseinstrübung mit nachfolgender Amnesie" wurde von Emil Kraepelin bezweifelt; dieser sah darin eher eine Form des „Negativismus". Meistens handle es sich um psychogene, simulatorisch und kindisch wirkende Wunsch- und Zweckreaktionen, die sich bei Jugendlichen überdeutlich in einem „hysterical juvenile twilight state" (Peters 1990), einem „läppischen Dämmerzustand", ausdrücken könnten. In der ICD-10 hat das Ganser-Syndrom unter den „sonstigen dissoziativen Störungen (Konversionsstörungen)" mit F44.80 eine eigene Kodierung erhalten. Differentialdiagnostisch sind vom Ganser-Syndrom in jedem Einzelfall besonnene, ebenso epileptische, delirante, traumatische und andere organische Dämmerzustände sorgfältig abzugrenzen.

Der berühmte Schwachsinnforscher Wilhelm Weygandt belegte röntgenologisch die Wirksamkeit der Substitutionstherapie bei angeborenem Kretinismus

Wilhelm Weygandt (1870–1939) war einer der wenigen Psychiater, die sich intensiv mit der wissenschaftlichen Erforschung des kindlichen und jugendlichen Schwachsinns und den Möglichkeiten einer Behandlung beschäftigt haben. Weygandt studierte zunächst Theologie und Sprachwissenschaften in Straßburg und Leipzig und erst danach in Freiburg, Berlin und Heidelberg Medizin. 1893 wurde er zum Dr. phil. („Entstehung der Träume") bei Wilhelm Wundt und 1896 zum Dr. med. („Histologie der Syphilis") in Würzburg promoviert. Von 1897 bis 1899 war er Assistent in Heidelberg bei Emil Kraepelin. 1899 folgte seine Habilitation für Psychiatrie in Würzburg. 1903 übernahm er die Leitung der psychiatrischen Poliklinik und wurde 1904 zum a. o. Professor in Würzburg ernannt. 1908 wurde er, 38 Jahre alt, zum Direktor der Krankenanstalt Hamburg-Friedrichsberg gewählt. 1912 lehnte er einen Ruf an die Universität Greifswald ab. 1919 wurde er zum ersten Ordinarius für Psychiatrie und zum Direktor der Psychiatrischen Universitätsklinik der neu gegründeten Hamburger Universität ernannt.

Weygandt publizierte über 300 wissenschaftliche Arbeiten, darunter „Über epileptische Schulkinder" (1904), „Leicht abnorme Kinder" (1904), „Über mongoloide Degenerationen" (1908), „Lues cerebri im Kindesalter" (1910), „Die Grenzen der Erziehbarkeit" (1911), ferner das umfangreiche Lehrbuch „Atlas und Grundriß der Psychiatrie" (1902) sowie „Behandlung der Neurasthenie" (1901), das „Handbuch der Erforschung und Fürsorge des jugendlichen Schwachsinns" (1911) und „Der jugendliche Schwachsinn, seine Erkennung, Behandlung und Ausmerzung" (1936). Zusammen mit Pädagogen gab er die interdisziplinären Hefte „Wege zur Heilpädagogik" heraus.

In seinem Buch „Der jugendliche Schwachsinn" berichtete Weygandt über die damals noch umstrittenen Erfolge der Schilddrüsenbehandlung bei angeborenem Kretinismus. Er gab eine Übersicht über den Bedeutungswandel des Begriffs „Kretinismus", ergänzt durch ausführliche Fallbeschreibungen und durch Sektionsbefunde. Bislang seien differentialdiagnostisch in erster Linie Mikrocephalie, Hydrocephalie, Rachitis, der „Kalmücken-Typus" der Idiotie und die Mikromelie ursächlich in Betracht gekommen, die alle den an- oder hypo-

thyreoten Fehlbildungen ähneln könnten. Er berichtete über die Erfolge der Substitutionsbehandlung der Hypothyreose und wandte sich, belegt durch seine günstigen Erfahrungen und die dadurch erzielten Fortschritte des Knochenwachstums durch Röntgenbilder, an die Gegner dieser Therapie. Er belegte, daß ein zehnjähriger Junge unter der Behandlung mit Thyreoidin-Tabletten innerhalb von vier Monaten um 4,5 cm gewachsen sei. Er trat außerdem einer damals noch oft zitierten Theorie Rudolf Virchows entgegen und wies nach, daß die Tribasilarsynostose mit Kretinismus nichts zu tun habe.

Als Leiter der Friedrichsberger Krankenanstalt (1888) richtete Weygandt eine Abteilung für geistig behinderte Kinder ein. In seinem Behandlungskonzept vertrat er die Auffassung, daß bei Kindern die Stärkung der Aufmerksamkeit durch Erzeugung lebhafter Sinneseindrücke die erste und wichtigste Aufgabe sei. Die Motilität müsse durch Übungen im Gehen, Stehen und Treppensteigen gefördert werden. Zur Schulung der Hände entwickelte er Geräte, an denen das Knöpfen und Schnüren, wie es beim Ankleiden nötig ist, geübt werden konnte. Danach kämen Sprachübungen in Betracht. Schon sehr früh sollte für die Kinder mit jedem Objekt der akustische und sprachlich-motorische Eindruck verbunden werden: Beim Essen müßten Bezeichnungen wie Löffel, beim Waschen der Schwamm benannt und nachgesprochen werden. Der eigentliche Unterricht beginne mit der Anschauung von Naturgegenständen; dafür stand eine Sammlung von Demonstrationsmitteln, Modellen und Abbildungen zur Verfügung. Vor allem sollte das Kind erst durch „Anstrengung zur Anschauung" gelangen, etwa durch Spaziergänge im Garten und durch die Felder. Abstrakte Begriffe würden erst allmählich entwickelt, so Begriffe der Ursache und des

Zwecks. Habe das Kind Hunger, so lasse man es Brot suchen, bringe es darauf, daß das Brot vom Bäcker geholt werden müsse, daß Brot aus Mehl bestehe, welches vom Getreide herkomme, daß man Geld für das Brot geben und das Geld erst durch Arbeit verdient werden müsse. Ein anregendes Lehrmittel sei ein Kinderkaufladen, wo sich das Kind im Spiel die Kenntnisse von Waren, Münzen, Maßen und Gewichten aneignen könne. Der Formensinn müsse geübt werden an Modellen, Formenbrettern, Stäbchen, Ringen, Plättchen und anderem. Kaum 10 Prozent der Imbezillen lernten leidlich lesen; die meisten brächten es nicht über das Buchstabieren oder das Silbenlesen hinaus. Rechnen sei das Schmerzenskind; man bediene sich beim Üben dabei konkreter Objekte, etwa kleiner Kügelchen, man fingiere Einkäufe und anderes mehr. Besonders schwierig sei die Beeinflussung der Willens- und Gefühlssphäre: „Meist bringen es die Kinder nicht über eine gewisse Anhänglichkeit hinaus, doch gewöhnen sie sich vielfach an Reinlichkeit und Disziplin", wobei jede körperliche Züchtigung als zwecklos vermieden werden müsse. Schon früh solle Handfertigkeit geübt werden, Küchen- und Handarbeit bei Mädchen, allerlei Handwerk bei Jungen. Zur Versorgung und Erziehung in der Familie oder in einer Heil- und Pflegeanstalt vertrat Weygandt aufgrund jahrzehntelanger Erfahrungen die Ansicht, daß die überwiegende Mehrheit der Idioten und Imbezillen zu Hause nicht zweckmäßig versorgt werden könne. Es bestanden in Deutschland in dieser Zeit etwa 80 Anstalten für Idioten und Imbezille. Diese Anstalten konnten nur bis zu 10 000 Patienten versorgen, während es in Deutschland etwa 60 000 Idioten und Imbezille gab. In den sogenannten Rettungshäusern für verwahrloste Kinder, so Weygandt, befänden sich viele Schwachsinnige. Die leichtesten Fälle von geistiger Unzulänglichkeit, die

Debilen, würden gewöhnlich in den Schulen mitgeschleppt, wo sie einen Hemmschuh für die Mitschüler bildeten, von denen sie oft gehänselt würden. Meist überweise man Schüler, die nach zweijährigem, regelmäßigem Besuch der untersten Volksschulklasse nicht weiterkämen, in besondere Klassen, wo der Unterricht für die Debilen durch sorgfältiges Eingehen auf jeden einzelnen angemessen erteilt werde.

Die Nervenschwäche wurde durch die „Neurasthenie" im 19. Jahrhundert zur Modediagnose

Mit seiner Publikation „Neurasthenia or nervous exhaustion" (1869) führte der amerikanische Arzt George Miller Beard (1839–1883) eine neue Bezeichnung für den Begriff Nervenschwäche ein. Beard gehörte nach seinem Medizinstudium in Yale (1862) seit 1866 dem „College of Physicians and Surgeons" in New York an. Seine Bücher „The scientific basis of delusions" (1877) und „American nervousness, with its consequences: Nervous exhaustion, neurasthenia" (1880) wurden zu Welterfolgen und die Neurasthenie zur Modediagnose, obgleich die fast synonymen deutschen Begriffe „Nervosität", „Nervenschwäche" und „nervöse Erschöpfung" schon zum aktuellen diagnostischen Inventar gehörten. Das ergab sich auch aus dem Titel der deutschen Übersetzung seines Buches von Clemens Neisser (1855–1916): „Die Nervenschwäche (Neurasthenie), ihre Symptome, Natur, Folgezustände und Behandlung" (1881), in dem beide Begriffe angeführt wurden. Der „Elektrotherapeut" Beard war mit dem deutschen Neurologen Wilhelm Erb befreundet. Er besuchte auch den französischen Hypnoseforscher Jean Martin Charcot und lernte dessen Theorien und Methoden kennen.

Als Neurasthenie wurde ein anhaltender nervöser Erschöpfungszustand mit einer weitgefächerten psychischen und teilweise auch psychosomatischen Symptomatik bezeichnet. Deshalb gab es gegen Ende des 19. Jahrhunderts kaum einen Symptomenkomplex, der nicht mindestens einmal der Neurasthenie zugerechnet worden wäre. Die Entstehung der Neurasthenie schrieb Beard den schweren psychischen Belastungen durch die moderne Zivilisation zu, die Übermüdung, Erschöpfung und Überarbeitung mit sich brächten. Das ursprünglich gesunde Nervensystem werde durch permanente äußere Überforderung und dadurch verursachte Erschöpfungszustände übermäßig beansprucht und gereizt. Daraus resultiere ein uneinheitliches Krankheitsbild, dem regelmäßig körperliche und seelische Schwächezustände zugrunde lägen. Die manifeste „funktionelle Nervenschwäche" führte Beard auf eine mangelhafte Ernährung der Nervenfasern zurück. Danach handele es sich bei der Neurasthenie um eine somatische Störung, die durch starke äußere Reize verursacht werde. In den Anfängen der Psychoanalyse wurde die Existenz der Neurasthenie zunächst akzeptiert und den drei Aktualneurosen (Freud 1898) zugeordnet. Freud ging dabei ebenso wie Charcot von einer „essentiellen" Neurasthenie aus, die er mit der Masturbationstheorie in den ersten Entwurf seiner Neurosentheorie einbezog und ihr eine wichtige kausale Bedeutung beimaß. Er vernachlässigte einige dieser Positionen später, z. B. die störungsspezifische Rolle der Masturbation, ohne sich jedoch von ihnen ausdrücklich zu distanzieren. Auch der Begriff Neurasthenie wurde durch andere Bezeichnungen abgelöst, aber man blieb bei der Annahme, daß es sich dabei um eine neurotische Störung mit oder ohne körperliche Manifestationen und um eine Aktualneurose handele. Für die Erwachsenenpsychiatrie führte Karl Bonhoeffer später (1912) den Begriff „hyper-

ästhetisch-emotionaler Schwächezustand" ein, der eine ähnliche Symptomatik wie die Neurasthenie aufweist. Von dem Neoanalytiker Harald Schultz-Hencke (1940) wurde die emotional bedingte Form der Neurasthenie im Gegensatz zu der eigentlichen, der somatisch verursachten Neurasthenie, unter der Rubrik der „Mischstruktur" neben den depressiven, schizoiden, anankastischen und hysterischen Neurosen als „Pseudoneurasthenie" bezeichnet.

Für das Kindes- und Jugendalter eignete sich das Erscheinungsbild der Neurasthenie wegen des ständigen Werdens und Vergehens seiner Formen und Inhalte, seiner wechselnden ätiopathogenetischen Zuschreibungen und der unterschiedlichen Behandlungsverfahren besonders als ein Muster für die Darstellung des allgemeinen säkularen Wandels der psychischen Krankheitsbilder in diesem Lebensabschnitt. Die Ursache der Neurasthenie bei Schulkindern wurde in Deutschland, wie bereits beschrieben, in der zweiten Hälfte des 19. Jahrhunderts in einer bedrohlichen Überfrachtung des Lernstoffangebots in den Schulen, besonders in den Gymnasien, gesehen und fand ihren Ausdruck in einer über Jahrzehnte anhaltenden „Überbürdungsdiskussion" auf psychiatrischen Tagungen und Kongressen. Im Vordergrund der Symptomatik dieser überbürdeten, „neurasthenischen" Schulkinder und Jugendlichen standen Klagen über eine allgemeine geistige und körperliche Schwäche bei gleichzeitiger gesteigerter Empfindsamkeit, erhöhter Reizbarkeit und vorzeitiger Ermüdung. Sie war mit einer verminderten Leistungsfähigkeit, mit Konzentrations- und Merkschwächen verbunden, äußerte sich als Spielunlust und Leistungsunwille und ging oft mit Schwindelgefühlen, Kopf- und Muskelschmerzen, inneren Spannungszuständen, Lichtüberempfindlichkeit, Augenflimmern und Doppeltsehen, Appetit- und Eßstörungen, mit Grimassieren, Tics und Schreibkrämpfen, mit Körperparästhesien und vielfältigen anderen vegetativen Sensationen einher. Eltern und Lehrer klagten über einen vordergründigen Leistungsunwillen, über fehlende Kreativität und Schaffensfreude, über Gleichgültigkeit und Spontaneitätsverlust, Fehlen von Übermut und Heiterkeit, über gedrückt-morose Verstimmungszustände und eine allgemeine Unlust und Apathie, die oft zunächst wie Faulheit und Bequemlichkeit wirkte, bis allmählich eine prozeßhafte Entwicklung mit einer sich verändernden Symptomatik deutlicher hervortrat. Diese Auffälligkeiten bereiteten oft erhebliche diagnostische Probleme, weil die Symptomatik von einer Angstneurose, einer Hypochondrie, von depressiven Erkrankungen und von einer beginnenden psychotischen Erkrankung nur schwer abzugrenzen sei.

Seit dem 19. Jahrhundert fehlte eine Erörterung des Themas Neurasthenie bei Kindern in keiner Abhandlung und keinem Lehrbuch über psychische Störungen bei Kindern und Jugendlichen. Hermann Emminghaus vermutete (1887), daß es sich bei der „Neurasthenie cerebralis" um eine „geistige Überanstrengung bei neuropathisch belasteten Kindern" handele, bei denen eine „hereditäre Anlage" vorliege. Die Frage einer Reaktion auf äußere Einflüsse trete demgegenüber zurück. Im Vordergrund der Symptomatik stehe eine „Störung der intellektuellen Funktionen", gepaart mit Spielunfähigkeit, Verlust der Heiterkeit, des Übermuts und mit einem Rückzug in die Einsamkeit. – August Cramer (1912) unterschied „nervöse Kinder" mit 1. einer „einfachen Neurasthenie", die bei Kindern im Gegensatz zu Erwachsenen sehr selten vorkomme; 2. mit einer „reinen endogenen Nervosität", bei denen schon „von der Geburt an eine gesteigerte Erschöpfbarkeit des Zentral-

nervensystems" vorliege; und 3. Kinder mit einer „endogenen Nervosität", die häufig zusammen mit einem primären „ethischen Defekt" auftrete.

Der bekannte Kinderpsychiater August Homburger (1926), der mit Karl Jaspers in Heidelberg wirkte, differenzierte in seiner Typologie kindlicher Persönlichkeiten „nervöse" und „neurasthenische" Kinder und wies auf anlagebedingte, charakterologische Determinanten hin, die durch „psychische Reaktionen" ausgelöst oder verschlimmert werden könnten. Diese Kinder seien reizbar und zeigten neben einer erhöhten Erregbarkeit eine „geringe Gesamtleistungsfähigkeit". Es sei kein Zufall, daß die beiden Fachausdrücke Nervosität und Neurasthenie bzw. nervös und neurasthenisch dem Wortsinne nach „nervenschwach" bedeuten. Doch habe der Sprachgebrauch den Ausdruck „neurasthenisch" mehr Erwachsenen vorbehalten, während „nervös" eher bei Kindern angewendet werde. Schon bei nervösen Kleinkindern sei „ein Mangel an jenem eigenartigen Behagen" festzustellen, durch welches das normale Kleinkind sich auszeichne. Dieses ruhige, gesunde Behagen könne aus äußeren und inneren Ursachen auffällig beeinträchtigt und vermindert sein; in beiden Fällen werde dies durch Bewegungsäußerungen als Auswirkungen nervöser Vorgänge kenntlich. Das Kind könne durch unbequemes Liegen, durch Kälte und durch Luftzug mehr gestört werden als ein normales, d. h., es sei überempfindlich gegen Oberflächenreize.

Der international bekannte Streßforscher Hans Selye (1957) erkannte als äußere Stressoren sowohl starke Über- als auch anhaltende Unterforderungen. Stressoren oder Streßfaktoren verursachten schädliche Belastungen und Anspannungen des Organismus, die zu einer Entgleisung der Homöostase, des inneren

Gleichgewichts, führen könnten. Selye wies aber neben der Rolle realer äußerer auch auf die Bedeutung innerer, „irrealer" Bedrohungen hin, wie sie besonders von psychisch instabilen, neurotischen oder psychotischen Menschen erlebt würden.

Die bei Kindern früher häufigen postinfektiösen Erschöpfungszustände und symptomatischen Neurasthenien wurden mit der Einführung der Antibiotika zahlenmäßig drastisch reduziert. Auch die große Vielfalt leichter und schwerer „spezifischer nervöser Beschwerden" nach langwierigen Rekonvaleszenzen, über deren Verlauf besonders die Schwedin Anna-Lisa Annell (1962) mehrfach berichtete, sind heute selten geworden. An die Stelle früherer viraler und bakterieller Erkrankungen (Masern, Scharlach, Typhus) sind Infektionen (z. B. Borreliosen) in den Blickpunkt des Interesses getreten, besonders aber virale Erkrankungen (Influenza, Virushepatitis, Epstein-Barr, AIDS). Klassifikatorisch gibt es viele Überschneidungen mit dem „chronischen Erschöpfungssyndrom", dem „Chronic fatigue-syndrom" (CFS), für das bislang keine körperliche Ursache gefunden wurde und das nicht eindeutig durch Schonung oder Ruhe zu beheben ist.

Das Auftreten chronischer neurasthenischer Zustandsbilder nach anhaltenden psychischen Deprivationen ist weiterhin umstritten. Besonders gefährdet seien psychisch gestörte Kinder und solche, die nach dem Grad ihrer intellektuellen Ausstattung nicht den ihrer Begabung entsprechenden Schultyp besuchen. Der Soziologe Hellmuth Schelsky (1961) erhielt vor einigen Jahrzehnten ebenso lebhafte Zustimmung wie radikale Ablehnung zu seiner These, daß die Gewährung von Chancengleichheit für alle Kinder die „Gefahr der Züchtung überanstrengter Durchschnittsbegabungen" in sich berge und im Hinblick auf ihre weitere seelische und

geistige Entwicklung gefährlich sei. Die Tatsache, daß bei Kindern im Gegensatz zu Erwachsenen nur selten Erschöpfungs- und Versagenszustände beobachtet werden, findet ihre Erklärung in den relativ starken natürlichen Abwehrmechanismen bei Kindern. Die moralischen Funktionen, die Erwachsene zum Ausharren in einer streßbedrohten Leistungssituation veranlassen, sind bei den meisten Kindern nur unvollkommen entwickelt.

Als Beispiel einer zunächst rätselhaften, nach ätiologischer Abklärung aber nur noch äußerst selten auftretenden „toxisch bedingten Neurasthenie" sei schließlich die Akrodynie (Chardon 1830) genannt, auch als „Trophodermatoneurose" (Selter 1903) bezeichnet. Sie wurde von Emil Feer (1923) als „eine eigenartige Neurose des vegetativen Nervensystems beim Kleinkind" beschrieben. Diese Erkrankung wird heute nicht mehr registriert, nachdem als Krankheitsursache Quecksilberverbindungen aus Fabrikabfällen festgestellt und durch entsprechende Maßnahmen eliminiert wurden.

Über die diagnostische Einordnung von psychischen Spätschäden nach langjährigen Internierungen in Kriegsgefangenschaft und Konzentrationslagern berichtete Keilson (1979), der das Schicksal jüdischer Waisenkinder, die während des Krieges verfolgt wurden, 30 Jahre später durch Nachuntersuchungen beschrieb. Er konnte einen Kausalnexus zwischen dem Lebensalter zur Zeit der Traumatisierung und der Art der Dauerfolgen ermitteln. Er stellte fest, daß anhaltender Streß in frühen Altersstufen (1–4 Jahre) zu besonders tiefgreifenden, „charakterneurotischen Dauerschäden" führte, während bei den 11–14jährigen angstneurotische und bei den 14–18jährigen später häufig chronisch-reaktive psychische Störungen vorlagen. Diese Untersuchung belegte, daß nicht nur frühe, sondern auch spätere „sequentielle Traumatisierungen" für die dauerhafte Etablierung emotioneller und vegetativer Störungen von großer Bedeutung sein können.

Für das Kindes- und Jugendalter war in den ersten Jahrzehnten nach dem Zweiten Weltkrieg der Begriff „emotionale Neurasthenie" in den damaligen „Child guidance clinics" und in den in Deutschland neu eingerichteten Erziehungsberatungsstellen unter dem damals übermächtigen Einfluß der Psychoanalyse fast vollständig eliminiert worden. Auch die Restauration der Neurasthenie in der ICD, jetzt in der ICD-10 (F48.0) führte nur zögernd zu den damit verbundenen diagnostischen und therapeutischen Konsequenzen. Eine Literatursuche (Nissen 1991a) ergab, daß sie bei Kindern und Jugendlichen nur sehr selten diagnostiziert wurde. Gegen Ende des 19. Jahrhunderts geriet die Diagnose Neurasthenie dadurch zunehmend in Vergessenheit, daß sich die Entwicklungs- und Krankheitsmodelle änderten.

Heute erscheint das Neurasthenie-Konzept für die Diagnostik nicht nur für psychisch gestörte Kinder, sondern auch für Erwachsene suspekt und obsolet. Man könnte damit zufrieden sein, weil alte, diskriminierende Begriffe wie Neurasthenie oder Neuropathie, aber auch Psychasthenie, Psychopathie, Hysterie, ja sogar Neurose als überholt und gefährlich (Menninger 1968) liquidiert wären. Die Tatsache, daß heute die Diagnose Neurasthenie ebenso wie Neuropathie bei Kindern nur noch selten gestellt wird, spricht allerdings grundsätzlich nicht gegen die Existenz einer reaktiv, somatisch oder genetisch bedingten „Nervenschwäche". Erschöpfung ist mit einer Prävalenz von ca. 20 Prozent (ICD-10) nach wie vor einer der häufigsten Symptomenkomplexe in der Bevölkerung. Definitiv wird die Ablösung dieser Begriffe aber nur dann gelingen, wenn wirklich

neue wissenschaftliche Erkenntnisse andere Bezeichnungen rechtfertigen.

Die Neurasthenie kann weiterhin nach der geltenden ICD-10 F48.0 bei Vorliegen der beschriebenen und charakteristischen Kriterien diagnostiziert werden. Dazu gehören besonders anhaltende und quälende Klagen über gesteigerte Ermüdbarkeit nach geistiger Anstrengung oder über körperliche Schwäche und Erschöpfung nach geringsten Anstrengungen und einigen zusätzlichen typischen Symptomen, die seit mindestens drei Monaten bestehen.

Der Psychopathiebegriff hat wie kein anderer ständige Wandlungen erfahren

Die Bezeichnung Psychopathie wurde erstmals von Julius Ludwig August Koch mit dem Titel seines Werkes „Psychopathische Minderwertigkeiten" (1891–1893) besetzt. Die Ideengeschichte zu diesem problematischen und schwer abgrenzbaren psychischen Grenzbereich zwischen gesund und psychisch krank reichte jedoch bis weit ins 19. Jahrhundert zurück. Ihre Bezeichnungen haben jedoch im Verlauf der letzten 130 Jahre häufiger als die der meisten anderen psychiatrischen Termini gewechselt.

Als Gattungsbegriff war die Psychiatrie für die Erkennung und Behandlung von psychischen Störungen, die in der Lehre und Praxis an den Universitäten vermittelt werden, im 19. Jahrhundert allgemein anerkannt. Das galt auch für die Psychopathologie, die auf einer phänomenologischen Darstellung der psychischen Symptomatik und ihrer Störungsbilder beruhte. Als Psychopathen wurden jedoch nicht, wie es eine stringente klassifikatorische Systematik erfordern würde, alle an seelischen Störungen leidenden Menschen bezeichnet, sondern nur solche, die zwar von der psychischen Norm abweichende Persönlichkeitszüge aufwiesen, aber nicht im engeren Sinne krank waren. Das hat generelle und spezielle Gründe.

Die psychiatrische Terminologie ist generell infolge ihrer eklektischen Entwicklungsgeschichte unsystematisch und widersprüchlich. In der Vergangenheit waren die Bezeichnungen für psychische Störungen, mit Ausnahme einiger antiker Termini, in jedem Land und in jeder Schule wieder anders. Die bestehende regionale, nationale und internationale Sprachverwirrung wurde zusätzlich aus drei Gründen verstärkt: 1. Wenn neue Ursachen vermutet oder nachgewiesen wurden, führte man neue Bezeichnungen ein; z.B. bei der Trennung von exogenen und endogenen Psychosen 2. Wenn kasuistisch belegte und gesetzmäßig auftretende psychische Störungen abgegrenzt werden konnten, erhielten sie nur manchmal eigene Bezeichnungen, z.B. Hysterie oder Hypochondrie, sonst wurden sie weiterhin Oberbegriffen zugeordnet. 3. Wenn ähnliche oder vergleichbare psychische Störungen unterschiedlich nosologisch kodifiziert wurden, resultierten mehrfache Bezeichnungen, z.B. Neurose, Neurasthenie oder Psychopathie.

Speziell ist auch zu berücksichtigen, daß die Bezeichnungen für viele seelische Störungen oder Behinderungen im Laufe der Zeit einen negativen Bedeutungswandel erfuhren. Ursprünglich neutrale Bezeichnungen mußten verändert werden, wenn sie in der Öffentlichkeit einen unerträglichen Diffamierungsgrad erreicht hatten. An die Stelle von Idiotie und Blödsinn traten Schwachsinn, geistige Behinderung und Intelligenzminderung. Die früheren Tollkolben und Irrenhäuser wurden in Heil- und Pflegeanstalten oder in Nerven- oder psychiatrische Kliniken umbenannt; aus Krüppelheimen wurden orthopädische Kliniken. Die Übernahme neuer Bezeichnungen für unverändert widerwillig akzeptierte Inhalte hatte erfahrungsgemäß immer nur eine zeitlich befristete günstige Wirkung. Dies berechtigt nicht unbedingt zu einer pessimistischen Prognose im Hinblick auf die soziale Integration psychisch gestörter und körperlich behinderter Kinder und Jugendlicher. Es dient jedoch zur Kennzeichnung der jeweiligen sozialen Einschätzung der Stellung des gestörten oder behinderten Kindes in der Gesellschaft.

Der französische Arzt und Botaniker François Bossier de Sauvages versuchte in seinem „Traité des Classes des Maladies" (1731) psychische Störungen wie Pflanzen in einer systematischen Nosologie zu ordnen. Sein nach zehn Klassen eingeteiltes und mit 295 Genera und über 2000 Spezies (Menninger 1968) aufgeteiltes System enthielt in dem Kapitel „Störungen des Trieb- und Gefühlslebens" erste Hinweise auf persönlichkeitseigene psychische Deviationen, die zwischen Gesundheit und Krankheit angesiedelt waren. Sein Schüler Philippe Pinel wurde dadurch richtunggebend beeinflußt. Das Hauptwerk Pinels „Traité medico-philosophique sur l'aliénation mentale ou la manie" (1801) wurde noch im selben Jahr als „Philosophisch-medicinische Abhandlung über Geistesverwirrungen oder Manie" von Michael Wagner ins Deutsche übersetzt. Das Konzept der „manie sans délire" (1809) von Pinel enthielt die erste Beschreibung relativ konstanter Persönlichkeitsauffälligkeiten und führte erstmals die späteren Psychopathien, die abnormen Persönlichkeiten und die heutigen Persönlichkeitsstörungen in einem speziell umgrenzten nosologischen Bereich zusammen. Der Schüler und Nachfolger Pinels, Jean Etienne Dominique Esquirol, schloß neben der „manie sans délire" auch antisoziale Störungen in seine Monomanienlehre (Pichot 1983) ein. Dadurch und besonders durch die Inklusion der antisozialen Verhaltensstörungen in das französische „Déséquilibré psychopathique" und gleichfalls in die angelsächsische „psychopathic personality" entstand eine lange anhaltende Diskrepanz zur deutschen Psychopathielehre. In England führte Prichard die „moral insanity" (1835) als selbständige Krankheitseinheit ein, die in den USA weitgehend auch von Benjamin Rush (1812) vertreten und von Adolf Meyer (1835) übernommen wurde. In Italien beschrieb Cesare Lombroso (1876) unter dem Einfluß der Morelschen Degenerationslehre (1857) eingehend die Persönlichkeitsstruktur der angeblich „geborenen Verbrecher", die über viele Jahrzehnte einen unheilvollen Einfluß auf die Einstellung zu diesen Menschen seit ihrer Kindheit ausübte, obgleich sich bis heute dafür eindeutige genetische Dispositionen nicht nachweisen ließen. Diese sozialdarwinistischen Denkmodelle haben maßgeblich zu der Zwangssterilisation und Tötung von „unheilbar kriminell veranlagten Menschen" im Dritten Reich beigetragen. Kurt Schneider hatte bereits 1923 in seiner psychopathischen Typenlehre bewußt antisoziale Verhaltensweisen mit der Begründung ausgeklammert, daß diese Merkmale nicht zur Beschreibung abnormer Persönlichkeiten geeignet seien, weil sie unterschiedliche Ursachen hätten.

Der Weg zur weltweiten Anerkennung des Psychopathiebegriffs und der späteren Persönlichkeitsstörung begann mit **Julius Ludwig August Koch (1841–1908)** und seinem dreibändigen Werk „Die psychopathischen Minderwertigkeiten", das 1891, 1892 und 1893 erschien. Koch, dessen Vater eine private Irrenanstalt leitete, arbeitete zunächst einige Jahre als Apothekengehilfe. Nach dem Medizinstudium in Tübingen von 1863 bis 1867 war er vorübergehend als niedergelassener Arzt tätig. Danach arbeitete er als Assistent in verschiedenen Irrenanstalten und lernte dabei Wilhelm Griesinger

kennen. Im Jahr 1844 wurde er zum Direktor der Landesirrenanstalt Zwiefalten ernannt, der er bis 1898 vorstand. Koch verfaßte zahlreiche wissenschaftliche und allgemeinverständliche Abhandlungen u. a. über das Bewußtsein, das Gedächtnis, die Phobie, die menschliche Willensfreiheit, einen „Leitfaden der Psychiatrie" (1888) sowie einen „Grundriß der Philosophie" (1885), der zwei Auflagen erlebte; daneben veröffentlichte er unter einem Pseudonym auch Gedichte und Erzählungen. In seinem wissenschaftlichen Hauptwerk, den „Psychopathischen Minderwertigkeiten", schilderte er systematisch Menschen mit angeborenen, seiner Meinung nach überwiegend auf Hirnschäden beruhenden oder durch äußere Einwirkungen erworbenen psychischen Anomalien. Er versuchte Trennungslinien zwischen psychischer Normalität und Abnormität zu ziehen und unterschied dispositionelle, stigmatische und degenerative Entwicklungsstadien. Den Begriff Minderwertigkeit begründete er mit der Feststellung, daß die Intelligenz dadurch nicht betroffen sei, und mit der Erläuterung, daß viele „Minderwertige in ihrem seelischen Leben mehr wert sind als vollkommen gesunde Menschen".

Koch gründete im Jahr 1896 gemeinsam mit Johannes Trüper und Christian Ufer die Zeitschrift „Die Kinderfehler", die von ihrem 12. Jahrgang (1907) an als „Zeitschrift für Kinderforschung" herausragende Bedeutung nicht allein für Pädagogen und Psychologen, sondern auch für Ärzte und Psychiater gewann. Er veröffentlichte in dieser Zeitschrift mehrere Arbeiten, z. B. über „Geschlechtliche Anomalien" (1897) bei Kindern und Jugendlichen, über „Die psychopathischen Minderwertigkeiten in der Schule" (1902) und „Die Schulhygiene mit Rücksicht auf die psychopathischen Minderwertigkeiten" (1903).

Seit der Inauguration des Psychopathie-konzepts durch Koch standen die psycho-pathischen Störungen, die Emil Kraepelin in seinem Lehrbuch als „abnorme Charakter-varianten" beschrieb, im Kreuzfeuer diagnosti-scher und pathogenetischer Auseinanderset-zungen. Kurt Schneider (1887–1967) ging in seinem Buch „Psychopathische Persönlichkei-ten" (1923) davon aus, daß abnorme Persön-lichkeiten zwar „angelegte Variationen, jedoch weitgehend veränderbar durch Entwicklung" seien. Es handle sich bei ihnen um „von der Norm abweichende, festgelegte und überdau-ernde psychische Störungen, mit denen sowohl die Betroffenen selbst als auch ihre Umgebung unzufrieden sind bzw. unter denen sie leiden". Auch die psychodynamischen Schulen setzten sich, ausgehend von therapieresistenten Fällen, intensiv mit den „Persönlichkeits- und Cha-rakterneurosen" auseinander. Die Bedeutung biographischer Fakten für die Persönlichkeits- und Charakterentwicklung gewann, ausgehend von der Studie über den „analen Charakter" von Karl Abraham (1925), in der Psychoanalyse zunehmend an Einfluß. Die relativ fixierte „anale Charakterstruktur" der Zwangsstörung, gekennzeichnet durch Ordentlichkeit, Geiz und Eigensinn, wurde als Resultat einer verfehl-ten Erziehung in der analen Phase betrachtet. Solche und andere charakterneurotische Men-schen litten entweder zeitlebens unter chroni-schen, meist psychischen Störungen oder ver-hielten sich unauffällig, reagierten jedoch in aktuellen Konflikt- und Krisensituationen pathologisch, „aus ihrem Charakter heraus". Die triebdynamische Darstellung des analen Charakters, insbesondere die Freilegung seiner Wurzeln in der frühen Kindheit, fand in der Folge keine überzeugende Umsetzung im Hin-blick auf andere Charakterneurosen. Auch durch Einbeziehen von sozialen Daten und

Fakten und von entwicklungspsychologischen Erkenntnissen konnte keine unwidersprochene Lehre über die Entwicklung des Charakters und seiner Störungen vorgelegt werden. Begriffe wie neurotische Persönlichkeits- oder Charak-terneurosen und Fremd-, Rand-, Schicht- und Kernneurosen (Johannes Heinrich Schultz, 1884–1970) spielten dennoch weiterhin in der tiefenpsychologischen Krankheitslehre im Hin-blick auf spezielle therapeutische Techniken und auf die Prognose dieser Störungen eine Rolle.

Bereits zu Beginn des 19. Jahrhunderts gab es namhafte Psychiater, die sich speziell für psychi-sche Störungen und für Psychopathien im Kin-desalter interessierten. Schon 1845 hatte Hein-rich Hoffmann im „Struwwelpeter" (1845) mit großer Kennerschaft Kindertypen geschildert, zu denen der Psychoanalytiker Georg Groddeck (1866–1936) Zweifel anmeldete, ob diese psy-chisch gestörten Kinder sich jemals ändern könnten (1927). Später sprach man von dem „verwahrlosten Struwwelpeter", dem „sadisti-schen Friederich", dem „anorektischen Suppen-kasper", dem „hyperkinetischen Zappel-Phil-ipp" und dem „retropulsiv-petit-mal-kran-ken Hans-guck-in-die-Luft". Der Direktor der Irrenanstalt in Posen, Ludwig Scholz, beschrieb in seinem Buch „Anomale Kinder" bereits im Jahr 1912 und damit elf Jahre vor den Publika-tionen von Kurt Schneider (1923) und 14 Jahre vor August Homburger (1926) ausführlich und überzeugend zwölf kindliche Psychopathiety-pen: Indolente, Depressive, Manische, Periodi-ker, Affektive, Triebhafte, Haltlose, Verschrobe-ne, Phantasten, Zwanghafte, sittlich Anomale und geschlechtlich Anomale. Psychopathien waren auch aus seiner Sicht Grenzfälle zwi-schen seelischer Gesundheit und Krankheit und zeigten sich bei Kindern und Jugendlichen in „einer großen Ungleichmäßigkeit in der Entwicklung der psychischen Funktionen" normale und nichtnormale Eigenschaften könnten „erst unter Berücksichtigung der Gesamtpersönlichkeit bewertet" werden. Was die psychopathischen Kinder betreffe, so Ludwig Scholz (1912), „sehen wir bei ihnen nicht so buntfarbige Bilder wie bei Erwachsenen", denn was „in höheren Jahren als anomal gelten muß, kann in der Kindheit normale, notwendige Eigenschaft sein"; und zur Prognose hieß es bei ihm: „Psychopathisch sein ist zwar meist, aber nicht immer unheilbar. Und unheilbar ist noch lange nicht verloren für die Welt!"

Im Kindes- und auch noch im Jugendalter war und ist die Erkennung einer Psychopathie oder Persönlichkeitsstörung deshalb so schwierig, weil die Persönlichkeit selbst noch nicht oder nur fragmentarisch und umrißhaft entwickelt ist und keine verläßliche Matrix dafür abgibt, ob es sich nur um eine passagere Störung oder um ein permanentes Radikal handelt. Die Diagnose Persönlichkeitsstörung wurde und wird deshalb auch heute noch auch für Kinder und Jugendliche zwar anerkannt und respektiert, aber man begegnet ihr ambivalent, sie ist wenig beliebt und wenig gebräuchlich. Katamnestische Untersuchungen an psychopathischen Kindern und Jugendlichen sind sehr selten. Die bisher vorliegenden Ergebnisse über die Persistenz von Persönlichkeitsstörungen bei Kindern und Jugendlichen sind widersprüchlich. Der Schweizer R. Kochmann konnte 1963 in einer viel zitierten katamnestischen Studie bei psychopathischen Kindern nur in ca. 30 Prozent der Fälle diese Diagnose bestätigen. Auch Thomas und Chess (1984) konnten in ihrer Langzeitstudie die angebliche Gesetzmäßigkeit, nach der chronische frühkindliche Traumen regelmäßig zu persistierenden Neurosen und Persönlichkeitsstörungen führen, nicht bestätigen. Der von einigen Autoren vertretenen An-

sicht, daß viele, wenn nicht sogar die meisten psychischen Störungen des Kindesalters sich spontan zurückbilden und nur eine Minderheit dieser Kinder als Erwachsene psychische Störungen zeigen, muß dennoch mit Skepsis begegnet werden. Einige andere pro- und retrospektiv angelegte Katamnesen haben gezeigt, daß leider kein Grund zu einer generell optimistischen Prognose besteht. Der Schweizer Psychiater Klaus Ernst (1971) warnte nach einer Auswertung von fast 150 Arbeiten über den Verlauf psychischer Störungen im Kindesalter, ihre soziale Prognose günstiger einzuschätzen, als es den Befürchtungen des Erstuntersuchers entsprach. Es zeigte sich vielmehr, daß Remissionen, wenn sie eintraten, innerhalb einiger Jahre folgten. Störungen, die innerhalb dieses Zeitraumes nicht zurückgingen, zeigten hingegen eine bemerkenswerte Konstanz, insbesondere dann, wenn sie früh begonnen hatten. Eine neuere Verlaufsstudie von Kindern im Alter von 8 bis 18 Jahren (Esser, Schmidt et al. 1992) ergab, daß psychiatrische Störungen bei Kindern in 50 Prozent der Fälle im Jugendalter fortbestanden. Jungen mit Sozialisationsstörungen und Mädchen mit emotionalen Störungen hatten eine besonders ungünstige Prognose. Dies ist im Hinblick auf mögliche präventive Maßnahmen und eine früh einsetzende Behandlung chronischer Verhaltensauffälligkeiten im Kindes- und Jugendalter sicher von großer praktischer und klinischer Bedeutung für die weitere Entwicklung. Allerdings wird erst die Zukunft erweisen, ob diese Maßnahmen, wenn sie überhaupt eingesetzt werden, geeignet sind, Anzahl oder Schwere der Persönlichkeitsstörungen zu vermindern. In den internationalen Klassifikationen sind die Psychopathien und abnormen Persönlichkeiten als „Persönlichkeitsstörungen" in der ICD-10 und im DSM IV unter speziellen Subkategorien und Positionen ausgewiesen.

Gottfried Benn erhielt für seine Arbeit „Die Ätiologie der Pubertätsepilepsie" 1910 den königlichen Preis der Universität Berlin

Der Arzt und später berühmte expressionistische Dichter **Gottfried Benn (1886–1956)** beabsichtigte nach dem Medizinstudium in Berlin zunächst, Psychiater zu werden. Aber er konnte sich in der Klinik, wie er schrieb, „nicht mehr für den Einzelfall interessieren" (1916). Fragen über die Vorgeschichte, die Intelligenz oder die Lebensweise der Patienten hätten ihm große Qualen bereitet. „Mein Mund trocknete aus, meine Lider entzündeten sich, ich wäre zu Gewalttaten geschritten, wenn mich nicht mein Chef zu sich gerufen, mich über die vollkommen unzureichende Führung der Krankengeschichten zur Rede gestellt und entlassen hätte." Benn begann sich in dieser Zeit speziell mit dem Problem der Depersonalisation, der Entfremdung der Wahrnehmungswelt, zu beschäftigen; ein Thema, das ihn im Zusammenhang mit der Neurasthenie und Psychasthenie als Zivilisationskrankheiten damals und darüber hinaus zeitlebens interessierte und auch in mehreren seiner späten Gedichte ihren Niederschlag gefunden hat. In seiner expressionistischen Lyrik und Prosa finden sich immer wieder medizinische Termini und Sprachelemente aus der Psychopathologie.

Für die psychiatrische Untersuchung „Die Ätiologie der Pubertätsepilepsie" (1911) erhielt Benn, damals Unterarzt in einem Infanterie-Regiment, für das von der Universität Berlin im Jahr 1910 gestellte Thema den Preis des preußischen Königs. In seiner kasuistisch fundierten Arbeit versuchte er die umstrittenen Fragen nach ihrer Ursache und ob und weshalb dieses Leiden in der Pubertät gehäuft auftrete, zu klären. Er untersuchte 92 Mädchen und 92 Jungen, bei denen im Alter von 12 bis 22 Jahren der erste Anfall aufgetreten war. Zur ursächlichen

Klärung führte er eine „neue Methode" ein, die es erlaubte, die unterschiedlichen Ursachen der Erkrankung „prozentualiter gegeneinander" abzugleichen, und er stellte fest, daß in beiden Gruppen endogene (vorwiegend hereditäre) Faktoren wesentlich häufiger als exogene Schädigungen nachzuweisen waren: Das prädisponierende Moment bilde vorrangig die Heredität. Das Durchschnittsalter beim Auftreten des ersten Anfalls sei bei Mädchen wesentlich niedriger als bei den Jungen, weil die Geschlechtsreifung für die Auslösung der Anfälle eine bedeutsame Rolle spiele. Er schloß mit der Feststellung, daß man aufgrund der von ihm ermittelten Zahlenwerte sagen könne: „Sofern man nun bloß die im Verlauf der Untersuchungen gefundenen Zahlenwerte in Betracht ziehen wollte, könnte man jetzt schließen und sagen: In keiner Lebensperiode beginnt die Epilepsie so häufig wie in der Pubertät. Die Pubertätsepilepsie stellt also das größte Kontingent der Epilepsie überhaupt. Die Frage nach der Ätiologie der Pubertätsepilepsie fällt demnach zusammen mit der Frage nach der Ätiologie der Epilepsie schlechthin, und die Antwort muß auf beide Fragen gleich lauten. Diese Arbeit versuchte zu zeigen, daß dies in der Tat der Fall ist."

10.2.4 Psychosen im Kindes- und Jugendalter

Besonders dann, wenn Geistes- und Gemütskrankheiten sich bei Kindern und Jugendlichen manifestieren, ist ihre Umgebung entsetzt, irritiert und ratlos. Wenn man den jeweils in früheren Jahrhunderten herrschenden Zeitgeist berücksichtigt, ist es kein Wunder, daß die Ursachen dieser Psychosen Dämonen und Hexen, einem Abfall von Gott oder anderen spirituellen Einwirkungen zugeschrieben wurden.

Die früher strittige Frage, ob es im Kindes- und Jugendalter überhaupt Geistes- und Gemütskrankheiten gebe, war spätestens seit der zweiten Hälfte des 19. Jahrhunderts nicht mehr aktuell. Nicht allein Wilhelm Griesinger, Heinrich Schüle und Hermann Emminghaus, sondern zahlreiche andere Ärzte hatten in diesen Jahrzehnten Beweismaterial dafür zusammengetragen. Das eigentliche Problem bestand lange Zeit darin, schizophrene Psychosen zu erkennen und gegenüber anderen psychischen Störungen abzugrenzen. In seiner Arbeit „Untersuchungen über die Erblichkeit von Seelenstörungen" (1864) unterschied Paul August Wilhelm Jung aus Leubus drei Gruppen: „Melancholie, Wahnsinn, Blödsinn" mit der Begründung, daß diese Diagnosen am häufigsten verwendet worden seien. Nach Pierre Pichot (1983) gelang es erst um 1900, eine einigermaßen verläßliche Definition der Psychosen zu finden, die nicht mehr der Gesamtheit der Störungen entsprach, die bis dahin zu den Geisteskrankheiten gerechnet wurden. Mit beschreibenden Kriterien wie Intensität von Wahrnehmungen, einem fehlendem Krankheitsbewußtsein, einer zunehmenden Verkennung der Realität bis psychopathologischen Gedankengängen und uneinsichtigen Handlungen wurden erste Eingrenzungen gezogen. Die nosologische Trennung von exogenen, endogenen und psychogenen Psychosen wurde beibehalten. Erst allmählich lernte man, akut und isoliert auftretende oder schleichend einsetzende und episoden-, schub- und phasenhaft oder chronisch progredient verlaufende Geistes- und Gemütskrankheiten zu differenzieren. Als erstes wurden etwa um die Mitte des 19. Jahrhunderts die durch äußere Ursachen hervorgerufenen geistigen Erkrankungen erkannt. Für die von innen her sich entwickelnden geistigen Erkrankungen wurden überwiegend erbliche Erkrankungen verantwortlich gemacht.

Wenn ein Kind sprechen kann, kann es auch irre reden

Der Breslauer Psychiater **Heinrich Wilhelm Neumann (1814–1884)**, ein führender Apologet der Einheitspsychose, vertrat in seinem „Lehrbuch der Psychiatrie" (1859) nachdrücklich die Überzeugung: „Sowie das Kind einmal sprechen kann, kann es auch deliriren, d.h. irre reden, d.h. irre sein. Daß das Irresein bei Kindern sich hauptsächlich an fieberhafte Krankheiten anlehnt, beweist mit besonderer Deutlichkeit die Abhängigkeit der Aeusserung der Seelenfunctionen von körperlichen Veränderungen. Gerade darin erblicke ich den wich-

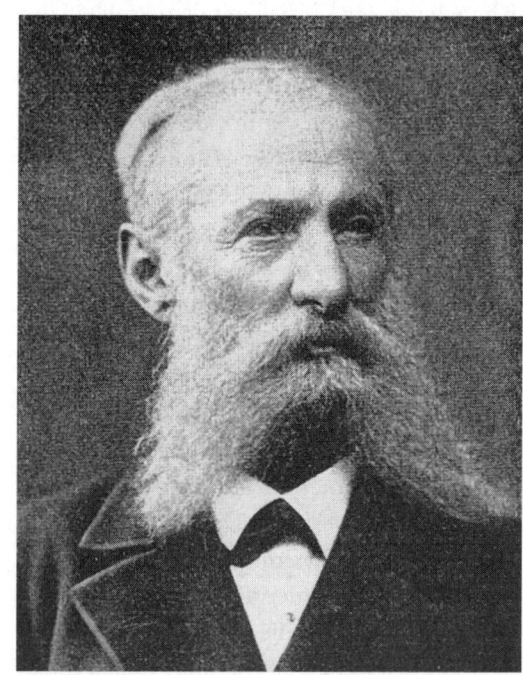

Heinrich Wilhelm Neumann war führender Apologet der „Einheitspsychose". Er bezeichnete fieberhafte Krankheiten als eine Ursache des Irreseins bei Kindern.

tigsten und folgenreichsten Fortschritt der Psychiatrie, daß man zwischen dem Delirium der sogenannten acuten (fieberhaften) Krankheiten und den sogenannten Geisteskrankheiten zwar einen Unterschied der Art nach statuiert, dem Wesen nach aber sie beide in eine Klasse bringt. Die Störung der psychischen Verrichtungen ist die Einheit, um welche sich die wissenschaftliche Untersuchung gruppiert, der so ängstlich aufrecht erhaltene Unterschied zwischen Fieberdelirium und Geisteskrankheit hat keine wesentliche Bedeutung." Die Entwicklung der Selbstbeherrschung und des persönlichen Freiheitsmaßes könne keine Schutzmauer gegen eine hereinbrechende Seelenstörung abgeben, „oder – mit anderen Worten – die Größe der krankmachenden Ursachen als gleich gesetzt, wird die Erkrankung sicherer und intensiver bei Demjenigen erfolgen, dessen sittliche Kraft minder stark entwickelt ist. Im Kindesalter fehlt die Controle der Affecte, wie sie durch die Cultur der Intelligenz und des sittlichen Momentes ermöglicht wird, der Affect hat hier die Oberhand über die Reflexion."

Auch bei Kindern und Jugendlichen sagen die Wahninhalte nichts über die Ursachen aus

Die naheliegende, seit Anbeginn bis heute immer wieder artikulierte Überzeugung, daß die Inhalte einer Psychose, die Wahnvorstellungen und die Sinnestäuschungen, ebenso bündige Hinweise auf ihre Ursachen geben wie manchmal typische Symptome bei organischen Krankheiten, hat sich als absoluter Irrtum erwiesen. Schon der Engländer Knight (1827) formulierte „Inhalte der Wahnideen sind nicht ihre Ursachen". Enge Zusammenhänge zwischen Wahninhalten und Zeitgeist konnte dagegen Heinrich Kranz (1955) erneut überzeugend belegen. „Der Geist", sagte Ernst von

Feuchtersleben (1845), „ist im Menschen auf eine unbegreifliche Weise an den Körper gebunden; in dieser Gebundenheit nennen wir ihn Seele, durch welche der Körper zum Leibe wird", und an anderer Stelle: „der Geist ist an den Stoff gebunden, aber auch der Stoff an den Geist".

Die seelischen Funktionen eines Kindes sind von der Hirnentwicklung abhängig

In der ersten Auflage des „Handbuchs der speziellen Pathologie und Therapie" (17 Bände) von Hugo von Ziemssen (1879) hob Heinrich Schüle (1840–1916) in seinem Kapitel „Die Seelenstörungen des Kindes" hervor, daß „bestimmte psychopathische Zustandsformen sich selbst und den ihnen zukommenden klinischen Ausdruck nur unter der Voraussetzung einer bestimmten Stufe der Hirnentwicklung zu erzeugen vermöchten". Er stimmte mit Franz Meschede der Annahme zu, daß etwa von der zweiten Dentition an durch die vorhandenen Stufen der Hirnentwicklung eine Symptomentwicklung mehr nach dem Modell Erwachsener erfolge. Nach Meschede war die Pubertät der Zeitpunkt, von dem an eine „volle Entwicklung der Verrücktheit" möglich sei. Neben den anatomischen Erwägungen berücksichtigte Schüle aber auch die physiologisch-psychologische Entwicklung des Seelenlebens. In seiner zweiten Auflage hatte Schüle die Vorstellungen über den Zeitpunkt des ersten Auftretens dahingehend verändert, daß bereits beim Vorliegen reproduktionsfähiger Erinnerungen eine Entwicklung von Geisteskrankheiten bei Kindern möglich sei. Er vertrat den Standpunkt Wilhelm Griesingers, daß die Entwicklung der seelischen Funktionen sich nach den Gesetzen der Reflexaktion vollziehe. Die niederen Reflexe des früheren Lebensalters würden erst mit dem voranschreitenden Lebensalter zu höheren Reflexbögen und zu den entwicklungsentsprechenden Reflexzentren gelangen. Er zitierte dabei auch Henry Maudsley: „Später, wenn die ersten Lebensjahre zurückgelegt sind und Residuen von Sinnesempfindungen sich in den betreffenden Sinneszentren organisiert haben, kleidet sich die krankhafte zerebrale Erregbarkeit unter ein überwucherndes, unbezähmtes Phantasieleben mit großer Geneigtheit zu Halluzinationen." Der somatische Hirnforscher Theodor Meynert (1867) äußerte sich entsprechend: Die seelische Entwicklung des Kindes und die Entwicklung des Gedächtnisses gingen Hand in Hand mit der fortschreitenden Besetzung der einzelnen Rindenzellen durch eine korrespondierende Anzahl einzelner Erinnerungsbilder. Eine Ansicht, welche später Hermann Munk (1881) bekräftigte, die aber von Wilhelm Wundt (1880) bestritten wurde.

Gegen Ende des 19. Jahrhunderts konnte man konstatieren, daß der weit über 100 Jahre während Streit über exogene, endogene und psychogene Ursachen der Psychosen zu einem vorläufigen Kompromiß geführt hatte. Die endogenen Anteile der Psychosen konnten anfangs durch einfache familiäre Erhebungen wahrscheinlich gemacht und später durch die Ergebnisse der „high-risk-Forschung", der Zwillings- und Adoptionsforschung und der Langzeitverläufe bestätigt werden. Der dichte Nebel, der das „Endon" (Tellenbach 1961, 1974) lange Zeit verschleierte, hat sich insoweit etwas gelichtet, als durch genetische Untersuchungen einige Konturen deutlicher sichtbar wurden. Erkennbar wurde kein von einigen Dogmatikern postulierter kausaler erratischer Block, sondern vielmehr, um im geologischen Bild zu bleiben, unterschiedliches mineralogisches „Geschiebe und Gemenge", dessen einzelne Formationen homogen sind, die aber eine unterschiedliche Zusammensetzung aufweisen. Das heißt: Weder biologische noch psychische noch soziale Ur-

sachen allein, sondern eine individuelle Komposition der vielzitierten bio-, psycho- und soziologischen Faktoren erweist sich als ätiopathogenetische Basis ihrer Manifestation.

Exogene Psychosen bei Kindern und Jugendlichen

Die durch äußere Noxen („exogen") entstandenen geistig-seelischen Erkrankungen bei Kindern und teilweise auch ihre Ursachen wurden relativ früh beschrieben. Sie kamen als akute, reversible und als chronische, irreversible Syndrome vor. Sie manifestierten sich als Folge einer Intoxikation (Beispiel: Tollkirsche, Atropin) und – nach unserem heutigen Wissen – als Folge von Stoffwechselstörungen (Beispiel: Amaurotische Idiotie), einer degenerativen Erkrankung (Beispiel: Leukencephalitis), einer Infektion (Beispiel: Encephalitis), einer intrakraniellen Raumforderung (Beispiel: Hirntumor), eines Hirntraumas (Beispiel: Kontusion) oder als psychotisches Zustandsbild bei einer Epilepsie.

Es wurde erkannt, daß eine exogene Psychose fast regelmäßig mit Störungen des Bewußtseins einherging, mit Behinderungen des Denkablaufs und der Wahrnehmung, mit Halluzinationen, Verwirrtheit und Delir. Die Desorientiertheit zur Person, zur Zeit und zum Ort wurde als wichtiges diagnostisches Kriterium zur Abgrenzung gegen eine endogene Psychose erkannt. Bei Kindern lagen den exogenen Psychosen meistens Vergiftungen und Infektionskrankheiten zugrunde, wobei das Erscheinungsbild im allgemeinen wenig über die Ursache der Erkrankung auszusagen vermochte. Bei Vergiftungen standen Medikamente und Haushaltmittel an erster Stelle, die indirekt oder direkt auf das Nervensystem einwirkten. Jede hochfieberhafte Erkrankung kann mit Bewußtseinsstörungen einhergehen, die bei leichteren Graden zu einer illusionären Verkennung der Realität führen können, etwa zu Störungen der Gestalterfassung: Aus einem Fleck an der Decke oder einem Tapetenmuster werden furchteinflößende Masken oder Gestalten herausgelesen. Die Inhalte der Wahnwahrnehmungen seien weitgehend alters- und entwicklungsgebunden. So finden sich bei Kleinkindern Hexen, Riesen oder Gespenster, während bei Schulkindern furchterregende Autoritäten, Polizisten, Verbrecher, manchmal aber auch Väter oder Lehrer oder Phantasiegestalten wie Dracula, Superman oder Gespenster eine Hauptrolle spielen.

Louis-Jean-François Delasiauve und Thore beschrieben toxische Psychosen bei Klein- und Schulkindern

Als ein frühes Beispiel für ein toxisch bedingtes exogenes Psychosyndrom zitierte Carl Friedrich Flemming (1850) eine Arbeit von Thore: „Ein Wort über Halluzinationen in der frühen Kindheit". Ein gesundes 14 Monate altes Kind habe eine größere Menge frischer Körner von Datura stramonium verschluckt. Neben allgemeiner Körperschwäche, Tachykardie und Krampfanfällen seien danach „Gesichtstäuschungen" aufgetreten, in denen es in die Luft griff, als ob es dort befindliche Gegenstände, die es mit den Augen zu fixieren schien, fassen und an sich ziehen wollte. Flemming stimmte mit dem von ihm zitierten Autor Thore darin überein, daß bei kleinen Kindern Halluzinationen im Gefolge von Intoxikationen, bei Fieber und „in Folge von Träumen, aus denen sie erwachen", sehr häufig seien, und fügt dazu noch einige eigene Beobachtungen an.

Psychische Störungen durch Quecksilbervergiftung seien (Flemming) nach Louis-Jean-François Delasiauve (1866) erstmals von Jean Etienne Dominique Esquirol als Begleiterschei-

nungen bei der Behandlung der Syphilis beschrieben worden. Delasiauve berichtete über toxische Erscheinungen bei Geschwistern. Die Kinder waren tagsüber in einem Zimmer eingeschlossen, dessen Fenster in einen Hof führten, wo sich ein Destillier-Ofen zur Ausscheidung von Quecksilber aus dem Wasser befand. Bei drei Kindern im Alter von fünf, sieben und zehn Jahren wurde als erstes Symptom ein starker Tremor beobachtet. Danach traten bei zwei Kindern psychische Symptome wie Weinen, Schreien, Unruhezustände auf und nach der Einweisung in die Salpêtrière „inkohärente Ideen, allgemeine Verlangsamung, Augen glänzend, einfältiges Lächeln, Haltung blödsinnig, Reden ohne Zusammenhang, alle Zeichen des Schwachsinns, Gang unsicher". Der weitere Verlauf wird nicht mitgeteilt. Der Besitzer wurde zu einer Geldstrafe verurteilt.

Typhusbedingte exogene Psychosen bei Kindern

Franz Anton Ludwig Kelp (1809–1892) beschrieb, angeregt durch das Lehrbuch von Hermann Emminghaus (1887) „Die psychischen Störungen des Kindesalters", in seiner Arbeit „Psychose im Kindesalter" (1888) einen zwölfjährigen Jungen, der in zeitlichem Zusammenhang mit einer Typhuserkrankung „mit heftigen Kopfschmerzen" an einer schweren psychischen Störung litt. Der Junge befand sich in einem Erregungszustand, er hatte Angst, daß etwas Schlimmes geschehen könne; er schrie über mehrere Wochen lang laut und anhaltend. Er hatte einen „starken Geschlechtstrieb" und eine „Neigung, mit seiner Mutter zu koitieren". Nach einigen Wochen trat anhaltende Besserung ein, aber es bestand weitgehende Amnesie für das Krankheitsgeschehen. Er konnte sich z. B. nicht an den Arzt erinnern, der ihn behandelt hatte. Kelp (1888) zitierte in diesem Zusammenhang Wilhelm Griesinger, Peritz und Hermann Emminghaus, die ebenfalls ein „kindliches Irresein" nach Typhuserkrankungen beschrieben hätten. Neuenretter habe einen dreijährigen Jungen gesehen, der während seiner Typhuserkrankung über längere Zeit an Verfolgungswahn gelitten habe, aber geheilt entlassen wurde. Auch Eduard Heinrich Henoch habe über einen 12jährigen Jungen berichtet, der im Stadium decrementi des Typhus tagelang einen „maniakalischen" Zustand geboten habe, aber ebenfalls geheilt wurde. Nach Wilhelm Griesinger, so Kelp, sei die Prognose von „Irresein im Kindesalter" nicht günstig, weil es besonders in diesem Lebensalter als „Degeneration" auftreten könne. Das Vorliegen von psychotischen Episoden als exogene Begleiterscheinungen einer entzündlichen Hirnerkrankung, worauf in dem Fall bei Kelp die Bewußtseins- und Erinnerungsstörungen hinweisen könnten, wurde dem damaligen Stand der Wissenschaft entsprechend nicht erörtert.

Über Verfolgungswahnsinn im frühen Kindesalter berichtet Franz Meschede

Ausgeprägte Formen von Seelenstörungen bei Kindern kämen in Wirklichkeit viel häufiger vor, als Statistiken dies ausweisen, hob Franz Meschede (1832–1909), Direktor des Allgemeinen Krankenhauses in Königsberg, in einem Vortrag (1874) vor der Leipziger psychiatrischen Sektion „Über Verfolgungswahnsinn im frühen Kindesalter" hervor. Die bei Wilhelm Griesinger genannte Zahl der Psychosen im Kindesalter sei viel zu gering, sie kämen mindestens zehnmal so häufig vor. Melancholische Zustände träten bei ihnen „in fast allen Gradationen" auf, bei suizidalen Kindern seien sie viel häufiger als bisher angenommen. Ob ein „Verfolgungswahnsinn" überhaupt bei Kindern vorkommt, werde oft als zweifelhaft und

unbewiesen hingestellt. Meschede stellte deshalb einen „ausgeprägten Verfolgungswahnsinn bei einem 5jährigen Kind", der Tochter eines Krankenpflegers, vor. Nach einem heftigen Keuchhusten mit Kopfschmerzen seien zusätzlich andere körperliche Störungen (Kälte- und Hitzempfindungen des Kopfes) aufgetreten. Schließlich hätten sich „Irrereden" und Halluzinationen eingestellt. Sie erlebte Freundinnen als Feindinnen, sah auf einem leeren Teller Brot liegen; sie glaubte, bestimmte Speisen enthielten schädliche Substanzen, und beklagte sich lebhaft darüber, daß ihre ältere Schwester sie beschimpfe, mit Holzstücken nach ihr geworfen und sie mit einer Peitsche geschlagen habe. In ihrem Bett seien Würmer, die ihr auf die Augen und die Nase gekrochen seien. Sie hatte Angst, „gestohlen" zu werden. Während der Erkrankung habe sie kein Fieber gehabt. Im weiteren Verlauf seien dann fieberhafte „eklamptische Zustände" aufgetreten, die zum Tod führten.

In der nachfolgenden lebhaften Diskussion wurden von namhaften Psychiatern – Carl Friedrich Flemming, Moritz Kramer und Caspar Max Brosius – Fälle von „melancholischem und halluzinatorischem Irresein" bei Kindern mitgeteilt, die nach unserer heutigen Nomenklatur teilweise den „exogenen Störungen" (z. B. nach Phosphorvergiftung bei einem 9jährigen Jungen) oder den „psychogenen Störungen" (z. B. ausgebildete Hysterie bei einem 12jährigen Mädchen) zugerechnet worden wären; das trifft auch für den von Meschede vorgetragenen Fall (Verdacht auf Keuchhustenenzephalitis) zu. Generell wurde damals die Ansicht vertreten, daß über seelische Störungen im Kindesalter zu wenig bekannt sei und daß man immer noch statt psychiatrischer pädagogisch-korrektive Verfahren mit vorwiegend repressiven Maßnahmen anwende. Man fange von seiten der Eltern und Lehrer erst jetzt an, ärztliche und besonders psychiatrische Gesichtspunkte in die Erziehung einzubringen.

Exogene Psychosen bei Kindern und Jugendlichen durch angeborene Syphilis

In der Sitzung des psychiatrischen Vereins zu Berlin wurden von Leopold Kaplan und Ernst Meyer (1900) zwei Kinder mit exogenen Psychosen bei einer Lues connata vorgestellt. Ein zwölfjähriges Kind wurde in die Anstalt Herzberge/Berlin aufgenommen und starb dort nach zehn Monaten. Der Vater hatte sich vier Jahre vor der Geburt luetisch infiziert. Bei sieben Geschwistern der Patientin fanden sich ebenfalls Erscheinungen einer hereditären Lues. Das Kind hatte sich zunächst gut entwickelt, begann dann beim Sprechen zu stammeln und am ganzen Körper zu zittern. Die Pupillen waren weit, die Lichtreaktionen fehlten. – Bei einem 18jährigen Mädchen bestanden ausgeprägte hypochondrische Wahnideen (sie habe keinen Magen, keine Füße) und ein fibrilläres Zittern in der Mund- und Kinnmuskulatur, außerdem hochgradige artikulatorische Sprachstörungen und ein spastisch-paretischer Gang bei totaler Anästhesie der Unterschenkel. Der Vater litt an einer luetischen Tabes dorsalis und war dement. Das Kind bot bereits nach der Geburt typische Zeichen einer Lues (wunde Füße, Ausschlag am After, stinkender Ausfluß aus der Nase). Die in beiden Fällen vorgenommene Autopsie ergab ausgedehnte syphilitische Veränderungen des Gehirns.

Die früher häufigen exogenen Psychosen bei Kindern und Jugendlichen treten heute wesentlich seltener auf. Die epidemischen Hirnhaut- und Hirnentzündungen, durch Bakterien hervorgerufen, sind durch die damals kaum vorstellbaren therapeutischen Fortschritte (Antibiotika) zur Rarität geworden. Menin-

go- und Enzephalitiden werden überwiegend durch neurotrope Viren hervorgerufen, die neben neurologischen Symptomen und Krampfanfällen mit wechselnden psychopathologischen Zustandsbildern einhergehen. Für alle exogen-psychotischen Erkrankungen des Kindesalters gilt, daß ihre Erkennung um so schwieriger ist, je jünger ein Kind ist. Zuverlässige Angaben der Angehörigen über einen akuten oder schleichenden Beginn, über leichtere oder schwerere psychische Veränderungen können von großer diagnostischer Bedeutung sein. Das Schädel-Hirntrauma infolge von Verkehrsunfällen stellt heute eine der häufigsten Todesursachen bei Kindern dar. Die Gehirnerschütterung (Commotio) ist regelmäßig von einer kürzeroder längerdauernden Bewußtlosigkeit begleitet. Bei einer Hirnrindenprellung (Contusion) oder einem Hirndruck (Compression) tritt nicht selten eine wochen- oder monatelang anhaltende Psychose mit Bewußtseinsstörung, starker psychischer und motorischer Unruhe, Aggressivität und Angst auf, die sich zu einem Delir mit fluktuierendem Bewußtsein, illusionären Verkennungen und halluzinatorischen Erlebnissen steigern kann. Als Dauerfolge bleibt eine mehr oder weniger stark ausgeprägte posttraumatische Wesensänderung zurück. Akute exogene Reaktionen als Folge einer Intoxikation mit Drogen und mit Alkohol werden zunehmend nicht nur bei Jugendlichen, sondern bereits bei Kindern registriert. In einigen Großstädten ist das Schnüffeln ätherischer Substanzen (Losungsmittel) endemisch. Unter unseren Patienten war ein sechs Jahre alter Schnüffler, und ein zehnjähriges Mädchen wurde uns zur Alkohol-Entziehungskur eingewiesen. Psychosen bei epileptischen Kindern und Jugendlichen sind nicht häufig, sie werden allerdings auch oft nicht als solche erkannt. Besonders im Zusammenhang mit fokalen Anfällen (Temporallappenepilepsie) werden immer wieder psychotische Episoden erlebt und beschrieben, die stereotype Inhalte aufweisen. Solche Kinder berichten über Déjà-vu-Erlebnisse, alles hat einen erschreckenden, allerdings nie real erlebten Bekanntheitsgrad, es treten stereotyp szenenhafte Illusionen auf („ein Boot legt an, Personen steigen ein, fahren zum anderen Ufer") die erschreckend sein können und einen Ablauf „wie an- und ausgeknipst" haben. Ein zehnjähriger Junge wachte über längere Zeit nachts gegen 3 Uhr mit der fixen Vorstellung auf, der Wecker habe geläutet, er zog die Jalousien hoch und ging ins Badezimmer. In all diesen Fällen gelingt es fast regelmäßig, durch eine einfache epileptische Medikation diese „Dämmerattacken" zu beseitigen. Die Behandlung chronischer, sich über Wochen und Monate erstreckender epileptischer Psychosen ist dagegen wesentlich schwieriger und erfordert einen komplexen Behandlungsplan, mit Einsatz antikonvulsiver und neuroleptischer Medikamente. Die Existenz psychogener Psychosen wird kontrovers diskutiert. Die Neurose, eine überwiegend milieureaktive Störung, kann in Einzelfällen besonders dann, wenn eine endogene Affinität zu psychoseähnlichen Reaktionen oder eine induktive Einwirkung psychotischer Beziehungspersonen vorliegt, manchmal nur schwer von einer endogenen Psychose abgegrenzt werden. Bei Kleinkindern erweisen sich nach Längsschnittanalysen die meisten „psychotischen" Manifestationen als psychogene Syndrome, denn Kleinkindern stehen als Folge ihrer emotionalen und intellektuellen Unreife nur zwei psychomotorische Schablonen als reaktive Extremvarianten zur Verfügung: Unruhe- und Erregungszustände oder aber Erstarrung mit Antriebsverlust, Mutismus und Nahrungsverweigerung, beide oft kombiniert mit Störungen des Schlaf-Wach-Rhythmus. Psychopatho-

logisch ähnliche Stereotype finden sich auch bei den endogenen Psychosen des Jugendalters in der katatonen Erregung, im katatonen Stupor bei der Schizophrenie und in der gehemmten und agitierten endogenen Depression.

Endogene Psychosen bei Kindern und Jugendlichen

Die Wissenschaftsgeschichte der Psychosen, des „Irreseins" in engerem Sinne, ist besonders für den ersten Lebensabschnitt des Menschen nicht leicht zu rekonstruieren. Die Krankheitsbezeichnungen wirken noch im späten 18. Jahrhundert oft als spontane Begriffsschöpfungen, und die dazugehörigen Krankheitsbeschreibungen waren überwiegend bruchstückhaft. Daraus zu rekonstruieren, an welcher psychiatrischen Störung Kinder und Jugendliche wirklich gelitten haben, ist wegen dieser mit unseren heutigen Auffassungen oft völlig inkongruenten Nomenklatur im 18. Jahrhundert nur in seltenen Fällen und eigentlich nur beim Vorliegen ausführlicher Einzelfallbeschreibungen möglich. So gesehen dient die Geschichte der Psychiatrie nicht allein der chronologischen Information über ihre Fortschritte, sondern hat einen direkten Bezug zur rezenten und aktuellen Forschung.

Mit dem Begriff „endogen", im Jahre 1893 von Möbius eingeführt, wurden „innere Abweichungen" als Ausdruck angeborener Anlagen, „sei es, daß sie von vornherein vorhanden sind, sei es, daß sie sich im Laufe des Lebens von selbst oder auf Anstöße, Gelegenheitsursachen hin entwickelten", bezeichnet. Eine Definition, die so heute noch akzeptiert werden könnte. „Endon", konstatierte Hubertus Tellenbach im Jahr 1987, „ist die Einheit der Grundgestalt individuellen Lebensgeschehens bewirkende und entfaltende Instanz, die eine Fülle heterogener Merkmale in sich trägt."

Schon in der ersten Hälfte des 19. Jahrhunderts erkannten Wilhelm Griesinger und Heinrich Schüle, daß eine einfache Übertragung der adulten Psychosen auf das Kindes- und Jugendalter zu falschen und für Therapie und Prognose gefährlichen Ergebnissen führen müsse. Die Forderung nach einer entwicklungsorientierten Psychosenforschung wurde von Karl Ludwig Kahlbaum und Ewald Hecker eingeleitet und nahm durch das Einbeziehen des Kindes- und Jugendalters in Emil Kraepelins Lehrgebäude Gestalt an.

Das Endogene, der okkulte Anteil, der Faktor X in der Ätiologie und Pathogenese, findet sich nicht nur in der Psychiatrie, er ist in der gesamten Medizin endemisch. Was in der psychiatrischen Nosologie als „endogen" bezeichnet wird, läßt sich mit Begriffen wie kryptogenetisch, genuin oder essentiell vergleichen. Sie weisen alle auf unser partielles Unwissen hin, was wir aus den Verweisen auf Begriffe wie Affinität, Diathese, Disposition und Konstitution erkennen. Bei fast allen chronischen Krankheiten, körperlichen und seelischen, ist selbst dort, wo eine Labordiagnose möglich ist, allenfalls eine generelle, nicht aber eine individuelle Prognose möglich. Anders als die Psychiatrie hat sich die somatische Medizin jedoch nur vereinzelt so subtil und akribisch mit dem okkulten Anteil der Ätiologie auseinandergesetzt, sondern sich aus guten Gründen damit begnügt, Unwissen zu akzeptieren und vorhandenes Wissen therapeutisch umzusetzen.

Ernst von Feuchtersleben differenzierte Psychosen und Neurosen

Der Begriff „Psychose" wurde von Ernst von Feuchtersleben (in Anlehnung an die „Neurose" durch William C. Cullen (1806–1849) eingeführt. Seine Definition lautete: „Jede Geistesstörung setzt eine Erkrankung des Nervensystems voraus, aber nicht jeder Befall des Nervensystems zieht notwendigerweise eine Geistesstörung nach sich." Das Postulat, daß „Geisteskrankheiten Gehirnkrankheiten" seien, wurde explizit durch Wilhelm Griesinger erneuert, der es jedoch keineswegs uneingeschränkt vertrat. Die großen Erfolge dieser Hypothese lagen in der Erkennung hirnorganischer Erkrankungen, die zu deren Ausgrenzung aus dem Formenkreis der endogenen Psychosen führte. Beispiel: Progressive Paralyse (Lues). Für die psychischen Erkrankungen, die wir heute dem Formenkreis der schizophrenen und affektiven Psychosen zuordnen, konnte ein solcher Beweis bislang nicht erbracht werden, aber es gibt Erkenntnisse darüber, daß sie regelmäßig daran beteiligt sind. Die Bezeichnung „endogen" für die schizophrenen und affektiven Psychosen ist historisch. Sie stand früher synonym für „vererbt", heute wird sie von einigen Autoren als „vorwiegend biologisch kodiert", von anderen als „aus unbekannter Ursache" interpretiert, während einseitig psychodynamisch orientierte Forscher diese Bezeichnungen völlig ablehnen, weil sie sie weiterhin als Neurosevarianten oder Soziosen auffassen. Die Situation ist, wenn man ihr empirische Tatsachen zugrunde legt, heute jedoch weit weniger verwirrend als vor 130 Jahren. Bei den endogen-psychotischen Erkrankungen stehen nach den heutigen Erhebungen die schizophrenen Psychosen, die mit über 1 Prozent zu den häufigsten Krankheiten des Menschen überhaupt gehören, zahlenmäßig im Vordergrund. Dies war vermutlich auch im 19. Jahrhundert der Fall. Auf das Lebenszeitrisiko bezogen, beginnen 7 Prozent aller schizophrenen Erkrankungen vor dem 20. Lebensjahr; die Gesamtprävalenz für diese Altersgruppe liegt damit bei 0,07 Prozent. Bipolare Erkrankungen kommen im Kindes- und Jugendalter nur relativ selten vor.

Schizophrene Psychosen bei Kindern

Der Romantiker Carl Wilhelm Ideler sah Träume als Ursachen von Geisteskrankheiten

Der den romantischen Psychiatern zuzurechnende Carl Wilhelm Ideler (1795–1860) sah in einem Beitrag „Über die Entstehung des Wahnsinns aus den Träumen" (1853) die „Evidenz der psychischen Pathogenie", des „Wahnsinns" (nach unserer heutigen Nomenklatur der „psychischen Störungen"), „ohne jeden Zweifel" als gesichert an, weil der Wahnsinn der formelle Ausdruck einer ihm zugrundeliegenden Leidenschaft sei, wenn man auch von der Organisation der Seele im Kindesalter noch keinen rechten Begriff habe.

Franz Anton Ludwig Kelp wies auf die relative Häufigkeit von Psychosen im Kindesalter hin

Franz Anton Ludwig Kelp (1809–1892) studierte nach dem Besuch des Gymnasiums von 1827 bis zu seiner Promotion 1833 Medizin in Göttingen, Heidelberg und Berlin. Er war danach zunächst in eigener Praxis tätig. Nach dem Besuch deutscher Irrenanstalten und Vorlage einer Irrenstatistik für das Land Oldenburg wurde er mit der Planung einer landeseigenen Irrenanstalt beauftragt und 1858 zum Leiter der neu gegründeten Irrenanstalt Wehnen ernannt, der er über 20 Jahre lang vorstand. Er wurde 1862 zum Präsidenten der Deutschen Gesellschaft für Psychiatrie und gerichtliche Psychologie gewählt.

Kelp war ein außerordentlich fruchtbarer Autor neurologischer und psychiatrischer Schriften, von denen hier neben seinen Ausführungen über das Anstaltswesen in Deutschland und anderen Ländern und neben statistischen Analysen und pathologisch-anatomischen Befundberichten besonders Fallbeschreibungen über geistige Behinderungen, über Sprech- und Sprachstörungen, über die Enuresisbehandlung mit Strychnin, über Behandlungsversuche mit Chloralhydrat und Coffein und über Psychosen im Kindesalter und Pubertätspsychosen genannt werden sollen. In seiner Arbeit „Psychosen im Kindesalter" (1874) stellte Kelp einleitend fest, daß die meisten Autoren dem Irrsein bei Kindern nur geringe Beachtung schenkten. In den Lehrbüchern sei gewöhnlich nur von psychischen Schwächezuständen die Rede. Das sei auch bei Wilhelm Griesinger der Fall, der eine „partielle Verrücktheit" (d.h. eine Psychose) bei Kindern im Gegensatz zu Henry Maudsley zu den seltenen Vorkommnissen rechnete. Nach manchen Beobachtern solle das zahlenmäßige Vorkommen im geraden Verhältnis zu der Anzahl der Lebensjahre stehen. Tatsächlich sei jedoch das „Irrsein" bei Kindern keine „gar so seltene Erscheinung", obgleich das „Ich" bei ihnen nur schwach ausgebildet sei. Dementsprechend sei die bisher veröffentlichte Kasuistik nicht groß. – In seinem ersten Fall handelte es sich um ein sechsjähriges Kind, bei dem zweimal ein eindeutiger epileptischer Anfall mit nachfolgender vollständiger Aphasie aufgetreten war, somit um eine hirnorganisch bedingte Störung. – Bei einem 16jährigen Jugendlichen bestand bei der Aufnahme ein depressives Syndrom. Am Hals fand sich eine Schnittwunde, die von einem Selbstmordversuch herrührte. Bald nach der Aufnahme trat eine „völlige körperliche und geistige Starre", eine Katalepsie, auf. Der Patient mußte gefüttert werden und ließ seine Exkremente unter sich. Dieser Zustand dauerte über drei Monate an. Danach bildeten sich noch bestehende Wahnideen zurück. Nach sieben Monaten konnte er „völlig geheilt" entlassen werden. – Ein 13jähriger Junge mit „keinen großen geistigen Fähigkeiten" hatte bereits mehrere Selbstmordversuche unternommen. Die psychische Krankheit sei „zirkulärer Natur": vom Grundtyp her „entschieden Melancholia". Die einzelnen Perioden waren geprägt von Übergängen zu „exaltierten Stimmungen", in denen er bei Tag und Nacht pfiff und sang, seine Kleider zerriß und sich mit seinen Exkrementen beschmierte. Die Stadien hätten bei den Kindern jeweils einige Wochen gedauert, und der Übergang zu einer „normalen Gemütsstimmung" wurde überwiegend innerhalb von einigen Tagen erreicht. Bei den geschilderten drei Fällen kann es sich nach unseren klassifikatorischen Vorstellungen um einen epileptischen Dämmerzustand, eine schizophrene und um eine manisch-depressive Erkrankung gehandelt haben.

Oswald Berkhan bemühte sich um eine verbesserte Nomenklatur der seelischen Störungen

Der Braunschweiger Psychiater Oswald Berkhan (1834–1917), der sich speziell um psychisch kranke und um sprachgestörte Kinder und Jugendliche bemühte, wurde wesentlich seltener, als es seiner Bedeutung als Psychiater des Kindesalters entsprach, im psychiatrischen Schrifttum erwähnt. Er stellte in seiner Arbeit „Irrsein bei Kindern" in den Jahren 1863/1864 und damit 25 Jahre vor dem Erscheinen des Buches von Hermann Emminghaus (1887) fest, daß das Auftreten von Irrsein bei Kindern so selten sei, daß es von den meisten Irrenärzten nicht erkannt werde. Deshalb sei in früheren Zeiten bezweifelt worden, ob es überhaupt vorkommt. Andere Ärzte hätten sie als eine seltene Ausnahme von der Regel betrachtet. Inzwischen seien jedoch mehrere Fälle publiziert worden und es bestehe Einigkeit darüber, daß Kinder ebenso wie Erwachsene psychisch erkranken könnten, wenn dies auch seltener geschehe. In den Begriff „Irrsein" bei Kindern dürften jedoch die häufig anzutreffenden angeborenen oder früh erworbenen Formen des Schwachsinns, der Idiotismus und der Kretinismus nicht einbezogen werden. Es sollten nur „die reineren Formen geistiger Störungen analog denen der Erwachsenen" dazugerechnet werden. Man müsse berücksichtigen, daß das Irresein bis zum zwölften Lebensjahr deutlich seltener als in der Pubertät und im Jugendalter auftrete. – Er beschrieb dazu den Fall eines dreijährigen Mädchens, das plötzlich optische Halluzinationen entwickelte, die über längere Zeit anhielten, sich aber dann vollständig zurückbildeten. – Ein zwölfjähriger Junge habe mit vier Jahren damit begonnen, hartnäckig und anhaltend auf der Straße stehenzubleiben, verhielt sich nach der Einschulung extrem ängstlich und depressiv und entwickelte motorische Stereotypien, die ein anankastisches Gepräge hatten. Berkhan zitierte in seiner Arbeit weitere Fallbeispiele von William Perfect (1794), John Haslam (1809), Vogel (1822), Benjamin Rush (1825), Jean-Etienne Esquirol, Foville (1829), Joseph Guislain (1838), Ernst Albert Zeller (1810, 1843), Friedrich Engelken, Charles West (1860), Carl Rösch (1851) und anderen, die zum größeren Teil nach den heutigen Klassifikationen allerdings nicht als Psychosen rubrifiziert würden.

Als psychotische Manifestationsformen unterschied Berkhan auch bei Kindern und Jugendlichen Melancholie, Manie, Wahn und Schwach- und Blödsinn. Vor dem Auftreten der Störungen waren die Kinder melancholisch, unruhig, erregt und gewalttätig; sie seien unreinlich gewesen und verhielten sich moralisch gestört. Während in den ersten Lebensjahren dieser Kinder die körperliche und geistige Entwicklung ganz gut vonstatten ging, traten durch

Schreck, durch einen Sturz oder eine fiebrige Erkrankung Veränderungen ein: Die Kinder begannen, unruhig zu werden, sie lärmten, hätten Sachen zerrissen und zerstört. Dabei schritt die geistige Entwicklung rückwärts oder endete in einem Stillstand. Die Aufregung steigerte sich schließlich so, daß kein Unterschied von völlig Tobsüchtigen möglich gewesen sei. „Nur die Aufnahme eines solchen Kindes in eine Irrenanstalt", meinte er, könne dazu führen, ein solches Kind nicht als „idiotisch", sondern als „irre" anzusehen.

Aus einer einfachen Statistik über die Ursachen von psychischen Störungen, die innerhalb der ersten 12 Lebensjahre auftraten, ergab sich, daß Diagnosen bei den insgesamt 47 Kindern nur in 28 Fällen zu ermitteln waren bzw. vermutet wurden. Bei den 28 Kindern wurden 14 organische Erkrankungen: „Typhus, Masern, Vaccinationen, Convulsionen, Chorea, Epilepsie, Insolation, Hydrocephalus" angegeben; von den restlichen 14 wurden drei als erblich bezeichnet. Die von Berkhan bei den restlichen zehn Fällen angegebenen Ursachen erscheinen aus heutiger Sicht eher unwahrscheinlich bzw. sind allenfalls als auslösende Faktoren denkbar: Drei Kinder hätten eine „verkehrte Erziehung" gehabt, fünf Kinder erkrankten „durch Schreck", ein Kind durch „Lesen von Ritterromanen" und ein Kind „durch sitzende Lebensweise und schlechte Kost".

Karl Tremoth befaßte sich mit der statistischen Häufigkeit der Kinderpsychosen

Im Jahr 1891 publizierte der Assistent an der psychiatrischen Klinik in Freiburg, **Karl Tremoth**, seine Dissertation „Beiträge zur Lehre vom Irresein im Kindesalter", die als Sonderdruck erschien und im selben Jahr in der „Münchener Medizinischen Wochenschrift" veröf-

fentlicht wurde. Tremoth stammte aus Stetten bei Lörrach; weitere Angaben über sein Leben und seine weitere berufliche Entwicklung fehlen.

Von 1889 bis 1890 war er als Assistent an der Psychiatrischen Klinik der Albert-Ludwigs-Universität zu Freiburg im Breisgau tätig. Direktor der Klinik war Hermann Emminghaus, dessen Lehrbuch „Die psychischen Störungen des Kindesalters" 1887 erschienen war. Er beschrieb darin unter dem Gesamtbegriff „Kinderpsychosen" die gesamte bekannte Psychopathologie des Kindes- und Jugendalters. In den Kapiteln seiner „Speciellen Pathologie der Kinderpsychosen" nahm er konkret zur Symptomatologie, zum Verlauf und zur Behandlung der „Psychosen im engeren Sinne", zu denen er die Melancholie, die Manie, eine Dementia acuta, die Paranoia und das transitorische und periodisch-zirkuläre Irresein zählte, und nahm damit zu mehreren Krankheitsbildern Stellung, die sich teilweise mit dem heutigen Psychosebegriff decken oder ihm doch nahekommen.

In seiner Einleitung bezog sich Tremoth auf die Veröffentlichungen von Berkhan aus den Jahren 1863 und 1864, in denen Kinderpsychosen abgehandelt wurden. Tremoth betonte, daß er sich an dessen diagnostische Vorgaben gehalten habe. Zu Krankheitsfällen, die Berkhan beschrieben habe, sei allerdings anzumerken, daß auch er sie nur nach dem damaligen Wissensstand klassifizieren konnte und unterschiedliche Zustandsbilder unter dem Begriff einer Psychose subsumierte. Deshalb seien dessen „Psychosen" nur mit Vorbehalt als solche einzustufen und müßten generell mit Anführungszeichen versehen werden. In seiner Darstellung unterzog er alle erreichbaren Fälle von „Psychosen" im Kindes- und Jugendalter einer kritischen Betrachtung. Die Positionen Wilhelm Griesingers und die Forschungen Karl

Ludwig Kahlbaums wurden angemessen berücksichtigt.

Tremoth analysierte in seiner Dissertation 200 Fälle von „Kinderpsychosen", die seit dem Erscheinen des Lehrbuches von Hermann Emminghaus (1887) publiziert worden waren. In der Freiburger Klinik befanden sich unter den in vier Jahren aufgenommenen 536 Patienten nur acht Kinder mit einer „psychotischen" Symptomatik. Bei den vorgefundenen Darstellungen handelte es sich manchmal um sehr kurze Mitteilungen, die keine Zuordnung erlaubten. Bei anderen waren es nicht Psychosen im heutigen Wortsinn. Eine bündige Übersicht über die dargestellten Erkrankungen wurde zusätzlich dadurch erschwert, daß der Forderung von Hermann Emminghaus entsprochen wurde, daß nicht die Anzahl der Lebensjahre, sondern die sekundären Geschlechtsmerkmale für eine Zuordnung zur Gruppe der Psychosen des Kindes- oder des Jugendalters verbindlich seien. Tremoth kam zu dem Ergebnis, daß alle psychotischen Erscheinungsbilder des Erwachsenenalters mit Ausnahme der „chronischen Paranoia" und der luetischen Paralyse auch bei Kindern vorkämen, wenn auch deutliche Unterschiede in der Symptomatik zu erkennen seien. Tremoth konnte Kinder mit einer Melancholie bzw. mit einem melancholischen Stupor beobachten, bei denen ein schwer zu charakterisierender „Seelenschmerz" vorlag, der sich „ähnlich dem körperlichen Schmerz in explosiblen Schmerzausbrüchen" äußerte. Versündigungswahn, Selbstanklagen und andere für depressive Erwachsene typische Symptome seien bei den melancholischen Kindern und Jugendlichen nicht beobachtet worden. Zusammenfassend kann man feststellen, daß Tremoths Bemühen, anscheinend typische geistig-seelische Syndrome als Prädiktoren für eine kindliche Psychose zu definieren, nicht gelingen

konnte. Dazu war die Zeit noch nicht reif. In der Psychiatrie wurde mit unterschiedlichen Zungen und in verschiedenen Sprachen geredet. Man konnte sich mit Begriffen wie Neurasthenie, Dementia, Paranoia und mit den verschiedenen Formen des Irreseins untereinander verständigen, aber es herrschte immer noch eine Bennennungs- und Klassifikationsvielfalt. Immerhin bestand, wie noch 50 Jahre zuvor, keine absolute babylonische Sprachverwirrung mehr in der Psychiatrie. Die bei psychisch kranken Kindern einfach strukturierten Grundsymptome legten es nahe, eine Unterscheidung in primäre und spätere sekundäre Syndrome vorzunehmen. Für die Depression bei Kindern galten ein vorherrschender „psychischer Schmerz" verbunden mit einem „Ausfall der normalen kindlichen Heiterkeit", einem Hang zur Einsamkeit und zu finsterem Grübeln als diagnostische Anhaltspunkte. Anders als bei depressiven Erwachsenen komme es bei ihnen häufiger zu „explosiblen Schmerzausbrüchen". Für den „melancholischen Stupor" sei „eher die momentane, manchmal einige Stunden dauernde Unterbrechung" typisch. Selbstbezichtigungen, Kleinheits- und Verfolgungswahn wurden bei diesen melancholischen Kindern nicht beobachtet.

Das von Karl Ludwig Kahlbaum inaugurierte Krankheitsbild der Katatonie wurde mustergültig von Caspar Max Brosius beschrieben

Der Direktor der Privaten Irrenanstalt zu Bendorf bei Koblenz, **Caspar Max Brosius (1825–1910)**, beschrieb 1877 das von Karl Ludwig Kahlbaum (1874) eingeführte Krankheitsbild der Katatonie bei Jugendlichen. Dieser neue Begriff und seine Definition waren rasch im In- und Ausland übernommen worden. Brosius schilderte den Krankheitsverlauf eines 16jährigen Mädchens mustergültig und besonders einprägsam in seiner Arbeit „Die Katatonie. Eine psychiatrische Skizze" (1877).

Brosius studierte in Greifswald, Bonn und Prag Medizin, promovierte 1847 und ließ sich 1849 als praktischer Arzt in Burgsteinfurt nieder. 1855 war er Mitarbeiter von Adolf Albrecht Erlenmeyer in dessen Anstalt in Benndorf. 1857 wurde er Direktor einer eigenen Anstalt in Benndorf. Er war Mitredakteur und seit 1878 alleiniger Redakteur der Zeitschrift „Irrenfreund. Psychiatrische Monatsschrift für praktische Ärzte". Er übersetzte das revolutionäre Buch des Briten James Conolly „Die Behandlung der Irren ohne mechanischen Zwang" (1830) und vertrat die darin vertretenen Prinzipien des „non-restraints" in der von ihm geleiteten Anstalt. Er veröffentlichte zahlreiche psychiatrische Arbeiten, darunter drei, die sich speziell mit Kindern befaßten: „Über Geistesstörungen im Kindesalter und deren richtige Würdigung und Behandlung" (1864), „Zweifelhafte Todesart eines im Eise gefundenen Kindes" (1859) und „Über die häuslichen Verhältnisse der Irren" (1859).

In seiner Arbeit „Die Katatonie" beschrieb er ein 16jähriges, graziles und schwächliches Mädchen, das sich und ihre schwerhörige Mutter durch Handarbeiten ernährte. Im Oktober 1862 hätten sich plötzlich ein zunehmendes körperliches Unwohlsein und Verdauungsstörungen eingestellt. Zugleich trat eine plötzliche Veränderung im Benehmen auf eine unbedeutende Veranlassung hin ein. Das Mädchen sprach nicht mehr, gab auf Fragen keine Antwort, beschäftigte sich nicht und war zu keiner Arbeit zu bewegen. Es blickte finster und fast bewegungslos stundenlang auf ein und denselben Gegenstand. Es wirkte in sich gekehrt und teilnahmslos gegen die Außenwelt und verbrachte schlaflose Nächte. So blieb der Zustand viele

Monate. Während der Menstruationen war die Patientin etwas lebhafter und freundlicher und führte kleine Arbeiten aus. Der Gedankengang war ungeordnet. Sie war geduldig, fügsam, gut lenkbar und reinlich. Es fanden sich keine Hinweise auf eine hereditäre Disposition. Es handelte sich um eine „kataleptische Form der Stupidität". Die Glieder konnten in verschiedenen Lagen und Stellungen gebracht werden, ohne daß eine Opposition stattfand oder ein Unwille sich bemerkbar machte, und sie verblieb so während einer langen Zeit. Schweigsam, geduldig, mit nichtssagendem Blick ließ sie sich alles gefallen und sich wie eine Puppe behandeln. Wo man sie hinstellte, blieb sie stehen. Bog man den Kopf in den Nacken, so sah sie unverwandt an die Zimmerdecke. Sie lag fast immer im Bett oder stand unbeweglich am Fenster.

Die Schweigsamkeit dauerte bis in den November hinein; „wir hörten kein Wort von der Kranken; vollständige Reactionslosigkeit; äußere Anregungen schienen die Kranke zu verblüffen". Sie mußte gefüttert werden, wogegen sie nicht opponierte. Der Appetit war gut. Häufige Verunreinigung des Bettes. „Zur Zeit der Menses, die regelmäßig um die Mitte des Monats eintraten, mehr Regsamkeit, wie vor der Aufnahme, aber jetzt Neigung zu allerlei Unfug, Schmieren mit Kot, Zerreißen der Kleidung etc., dabei aber völlige Sprachlosigkeit. Trat in diesen Zeiten größerer Muskeltätigkeit jemand in ihr Zimmer, so hörten die Bewegungen sofort auf; Pat. stand regungslos da mit ganz stupidem Ausdrucke."

Anfang November 1863 „Beginn größerer Regsamkeit; die Physiognomie belebte sich, wenn man die Kranke anredete, es sprach sich Freude darin aus. Etwas später fing sie an, kurze Antworten zu geben, die ein Verstehen der Fragen bewiesen, und allein zu essen, wenn Niemand bei ihr war."

Zuerst verrichtete sie kleine nützliche Arbeiten im Bett, dann verließ sie auch das Zimmer, spazierte im Garten, beschäftigte sich nützlich im Hause und in der Küche. Ihre Tätigkeit wurde öfter durch Passivität und Schweigsamkeit auf mehrere Tage unterbrochen; zu anderen Zeiten war sie zwar arbeitsam und zeigte auch Verständnis dabei, aber sie war schweigsam, sprach kein Wort, weder aus sich noch auf Anregungen und Fragen. „Einen psychischen Grund ihres oft hartnäckigen temporären Schweigens wie ihrer früheren monatelangen Sprachlosigkeit haben wir nie erfahren."

Bei einem Besuch der Mutter (1864), nach der die Patientin sich gesehnt hatte, sprach sie anfangs gar nicht mehr, aber sie freute sich sichtlich, spazierte mit der Mutter im Freien, durchs Haus, trank mit ihr und bediente sie dabei. Zuletzt fing sie an, einige Worte mit ihr zu wechseln. Am Tage nach ihrer Abreise war sie viel gesprächiger, und auf die Frage, weshalb sie mit der Mutter nicht mehr gesprochen, antwortete sie lächelnd: „Ich war nicht gelaunt dazu." Obgleich die Zeiten der Aktivität und nützlicher Beschäftigung unter Zunahme der körperlichen Ernährung und Kraft allmählich immer länger wurden und die Kranke dann auch geistig gesund erschien, gab es doch bis zur Entlassung immer noch Tage, an denen sie stumm, untätig und stupide im Bett lag oder hartnäckig schweigsam war. Nie, „auch wenn sie heiter und sonst gesprächig war, motivierte sie ihre vorhergegangene Schweigsamkeit."

An manchen Tagen verübte das sonst harmlose und verständige Mädchen unsinnige Handlungen, goß den Nachttopf an unpassenden Orten aus, entleerte ihn aus dem Fenster, wusch sich in schmutzigem Wasser, entwendete ihr nicht gehörende Speisen usw. Die Patientin suchte „diese und andere Torheiten zu verheimlichen, motivierte oder entschuldigte sie nicht;

wenn sie danach gefragt wurde, war sie stumm und verblüfft. Auch nach ihrer Besserung, als sie schon zu einer nützlicheren Beschäftigung fähig war, hörten an gewissen Tagen ihre Bewegungen bei der Annäherung eines Arztes sofort auf; mochte sie stricken, in der Küche arbeiten, Gefäße reinigen, Kartoffeln schälen. Sie wurde still und stumm, saß oder stand regungslos da, die Arbeitsstoffe oder Werkzeuge in den unbeweglichen Händen, höchstens mal den Augapfel bewegend oder blinzelnd, und nicht eher setzte sie ihre Bewegungen fort, begann die Arbeit von Neuem, als bis ich aus ihrem Gesichtskreis verschwunden war."

„Manchmal, wenn ich, durch das Schlüsselloch schauend, mich überzeugt hatte, daß sie sich beschäftigte, mit Appetit ihre Mahlzeiten einnahm; trat ich ein, und sofort war sie unbeweglich, einmal z.B. auch in dem Moment, wo sie die Speise mit der Gabel dem geöffneten Munde näherte; in dieser Bewegung erstarrte sie, der Arm blieb erhoben und flektiert, die Gabel in der Hand, die Speise auf der Gabel, der Mund geöffnet, die ganze Figur regungslos, solange ich in der Nähe der Kranken stand, an der kein Muskelbündel zuckte, die auf nichts reagierte, kaum atmend, in langen Pausen das Augenlid bewegend.

Ich blieb einige Mal lange bei der erstarrten Kranken, aber es erschien mir als Grausamkeit, die Dauer ihrer Regungslosigkeit experimentell festzustellen. Hatte ich sie verlassen, so fuhr sie in ihren Bewegungen fort, wie ich mich durch das Schlüsselloch überzeugte. Ich traf die Kranke auch durch das Haus gehend, die Treppen heruntersteigend, im Garten. So wie Jemand in ihre Nähe kam, stand sie still, rückte nicht vom Platze; eine schwere Last legte sich gegen die Hand, mit der man sie weiter schieben wollte; oder sie machte endlich einige Schritte, und dann blieb sie wieder stehen;

man rief ihr zu, oder ermunterte sie, aber sie reagierte nicht, sie blieb stumm und unbeweglich."

M. Emanuel Fink bezeichnete Degeneration, Entwicklungshemmungen des Gehirns und Masturbation als Ursachen des hebephrenen Irreseins bei Kindern

In einem „Beitrag zur Kenntnis des Jugendirreseins" führte M. Emanuel Fink (1881), der zu dieser Zeit bei Franz von Rinecker in Würzburg tätig war, aus, daß Versuche, spezielle Hirnareale für die Entstehung von Geisteskrankheiten ausfindig zu machen, bisher, abgesehen von der luetischen Paralyse, gescheitert seien. Er habe es sich deshalb zur Aufgabe gemacht, durch sorgfältige Studien umschriebene Symptomenkomplexe herauszuarbeiten, um dann später – das sei seine Hoffnung – die entsprechenden pathologisch-anatomischen Grundlagen zu finden.

Als typische Krankheitsbilder beschrieb er mehrere Fälle einer Hebephrenie (Hecker 1877). Bei diesem Krankheitsbild könne man die überwiegend ungünstige Prognose, wie die bekannte reichhaltige Kasuistik zeige, schon am Beginn der Erkrankung stellen. Fink machte Ewald Hecker darauf aufmerksam und vertrat den Standpunkt, daß dieser es vielleicht übersehen oder nicht beachtet habe, daß es sich bei der Hebephrenie um eine Entartungserkrankung im Sinne von Morel handeln müsse. Fink war der Ansicht, daß das Gehirn bei der Hebephrenie auf einer niedrigen Entwicklungsstufe stehengeblieben sei und die normale Funktionsreife nie erlangen werde. In einigen Fällen müsse man vermuten, daß das Gehirn, das in der Pubertät eine gewisse Evolutionshöhe erreichte, eine regressive Metamorphose erlitten habe. Man finde regelmäßig in der Kindheit der Kranken fehlerhafte Anlagen oder Entwicklungshemmungen des Gehirns, das dadurch die

normale Reife nie erlangen könne. In fünf von den 14 von ihm diagnostizierten Krankheitsfällen habe eine manifeste Geistesstörung, eine „primäre Verrücktheit" im Jugendalter vorgelegen. Bei den Eltern dieser hebephrenen Kranken habe man angeborene oder durch Alkoholexzesse erworbene neuropathische Belastungen nachweisen können. Zusätzlich käme bei den meisten, wie bei den von Heinrich Ellinger und Richard von Krafft-Ebing beschriebenen Fällen von Hebephrenie eine übermäßige Onanie hinzu, die zu einem gewissen Grad zu der Entartung beigetragen habe. Fink vertrat mit Nachdruck die Ansicht, daß das „hebephrene Irresein entschieden den geistigen Entartungszuständen angehöre". Diese Kranken seien generell von Kindheit an mit einer „geringgradigen Idiotie" behaftet, die erst in der Pubertät, wenn höhere geistige Leistungen verlangt würden, zum Ausbruch komme. Der Verlauf der Krankheit sei remittierend und intermittierend. Auch bei einer guten Remission dürfe man sich nicht optimistischen Hoffnungen hingeben; nie bleibe ein Rückfall aus.

Zur statistischen Beweisführung überprüfte er die Krankengeschichten der in den 12 Jahren zuvor im Würzburger Juliusspital aufgenommenen Geisteskranken. Bei allen 124 männlichen und 104 weiblichen Kranken habe die psychische Erkrankung im Jugendalter begonnen. Probleme gebe es allerdings oft, die Hebephrenie von der „primären Verrücktheit" abzugrenzen. Als Unterscheidungskriterium könne dienen, daß Verrückte „immer produktiv" seien, während bei den Hebephrenen eine „Gedankenarmut" bestehe. Dies hatte bereits Ewald Hecker ausgeführt. Von den 12 extensiv beschriebenen Fällen im Alter von 16 bis 27 Jahren wurde der eines 21jährigen Bauernknechts stichwortartig dargestellt, weil er nach Ansicht Finks unzweifelhaft alle typischen Merkmale der Hebephrenie zeigte. Der Vater war ein starker Trinker, die Mutter ein „sittlich verkommenes Frauenzimmer". In der Schule war der Patient einer der Besten. Von Kindheit an gesund, klagte er in letzter Zeit über Kopfschmerzen, allgemeine Schwäche und Gliederschmerzen. Dann fing er an, „irre zu reden". Im *status praesens* fiel sein kindlicher Habitus auf, die Genitalien seien „noch völlig kindlich". Er halluzinierte, ließ unter sich, verweigerte die Nahrung und mußte gefüttert werden. Er zeigte einen ängstlichen Gesichtsausdruck, jedoch ohne jeden begleitenden Affekt. „Er verhält sich ruhig, äußert Wahnideen, daß er nichts essen dürfe, daß alles hin sei." Mitunter singe er laut Kirchenlieder. Nach den Fink bekannten und durchgesehenen Statistiken fänden sich unter den Geisteskranken nur 1–3 Prozent hebephrene Erkrankungen, während Hecker von einem wesentlich höheren Prozentsatz ausgehe.

Ludwig Scholz versuchte eine „Pubertätsdemenz" gegen die später einsetzende Hebephrenie abzugrenzen

Als eigenes Krankheitsbild grenzte Ludwig Scholz (1868–1918), Anstaltsleiter in Posen, der als erster die Bezeichnung „Jugendpsychiater" verwendete, die „Pubertätsdemenz" (1895) gegen das von Ewald Hecker und Karl Ludwig Kahlbaum beschriebene Heboid und von den erst mit dem 18. bis 20. Lebensjahr einsetzenden Hebephrenien ab. Er beschrieb mit der Pubertätsdemenz einen während der Reifezeit akut oder schleichend auftretenden und anhaltenden Zustand geistiger Schwäche, den er nicht als eine Entwicklungshemmung, sondern als einen Entwicklungsrückschritt ansah. Er zitierte dabei Emil Kraepelin, der in einem vergleichbaren Zusammenhang von dem „Ergebnis einer unglücklichen Entwicklung" gesprochen habe, und Fink, der von einem bislang latenten Schwach-

sinn ausgegangen sei, der erst in der Pubertät manifest wird. Der von Ludwig Scholz beschriebene Pubertätsschwachsinn wurde nicht mit eigenen Fallbeispielen belegt, sondern stützte sich theoretisch durch Rückgriffe auf die Literatur über die „Hebephrenie" (Hecker 1877), das „Jugendirresein" (Fink 1881, Vogt 1901), auf den von Kraepelin vertretenen „Verblödungsprozeß jugendlicher Individuen" sowie auf die „chronische Demenz im jugendlichen Alter" (Pick 1891). In einer später stattfindenden Diskussion auf der Versammlung des psychiatrischen Vereins der Rheinprovinz (1895) räumte Ludwig Scholz selbst ein, daß in bezug auf einen speziellen Pubertätsschwachsinn manche Unklarheiten bestünden, sowohl im Hinblick auf seine Pathogenese als auch auf ihre schwierige klinische Abgrenzbarkeit von akuten Störungen bei „angeborener Minderwertigkeit".

Ludwig Wille und Joseph Elmiger fanden es gerechtfertigt, eine Pubertätspsychose abzugrenzen

In einer kritischen Studie gelangte **Ludwig Wille (1834–1912)**, seit 1886 Direktor der Anstalt Rheinau/Schweiz, nach der Auswertung von 195 Fällen in seinem Buch „Die Psychosen des Kindesalters" (1898) zu dem Ergebnis, daß es nicht gerechtfertigt erscheine, von einer speziellen Pubertätspsychose zu sprechen. Entsprechend der geistigen Unreife fänden sich allerdings atypische Krankheitsbilder, die den Psychosen in diesem Lebensabschnitt ein besonderes Gepräge, eine „hebephrene Modifikation" verleihen.

In einer statistisch aufbereiteten Arbeit „Über 49 Fälle von Pubertätsirresein" berichtete Elmiger (1900), der als Arzt in der 1873 gegründeten Anstalt St. Urban im Kanton Luzern tätig war, über 49 Kinder und Jugendliche, die dort innerhalb von 12 Jahren stationär aufgenommen worden waren. Es handelte sich um 18 männliche und 31 weibliche Patienten im Alter von 12 bis 20 Jahren. Die durchschnittliche Krankheitsdauer habe etwa acht Monate betragen. Im Blick auf ihre Primärpersönlichkeiten fanden sich bei den männlichen Patienten in 60 Prozent und bei den weiblichen Patienten in 64 Prozent der Fälle verwertbare Angaben zur Vorgeschichte: 1. In der Gesamtgruppe zeigten sich in 62 Prozent der Fälle akzentuierte Merkmale des Gefühlslebens, die der Autor als „konstitutionelle Ursachen" bewertete und anführte. 2. Als „Gelegenheitsursachen", die wir eher als Auslöser bezeichnen würden, wurden unterschiedliche Ereignisse angeführt. Die Onanie und das Aufhören der Periode durften als Ursachen natürlich nicht fehlen, daneben wurden an erster Stelle „geistige Überanstrengung", eine schmerzhafte Zahnoperation, mangelhafte Erziehung sowie Kinder- und Infektionskrankheiten angeführt. 3. In 60 Prozent der Fälle wiesen die Kinder und Jugendlichen eine „direkte oder indirekte Heredität" auf, nähere Angaben über die Art und über ihre Ausprägung fehlen. 4. Die angegebenen Diagnosen reichten von Epilepsie und Dementia über Paranoia, Mania und Melancholia bis zu Hysterie und könnten nur im Kontext mit einer ihr zugrundeliegenden, aber hier fehlenden Nosographie verwendet werden. 5. Zur Prognose wurde angeführt, daß von den 49 Patienten 15 als „geheilt" entlassen werden konnten. Nachuntersuchungen ergaben jedoch, daß von diesen nur 3 (6 Prozent) „bis zum heutigen Tage dauernd geheilt" blieben, alle anderen erlitten Rezidive. Zusammenfassend wurde ausgeführt, 1. daß das weibliche Geschlecht eine größere Disposition zum Jugendirresein aufweise, 2. daß die Fälle von Pubertätsirresein in der weitaus überwiegenden Anzahl der Fälle einen ungünstigen Ausgang nähmen und 3. daß

die in der Pubertät auftretenden Psychosen häufig die erste Phase einer periodischen oder zirkulären Erkrankung darstellen.

Karl Ludwig Kahlbaum wies die Existenz spezieller Psychosen im Jugendalter überzeugend nach

In seiner Arbeit „Die Sinnesdelirien. Ein Beitrag zur klinischen Erweiterung der psychiatrischen Symptomatologie und zur physiologischen Psychologie" (1866) beschrieb der um die Psychopathologie des Jugendalters besonders verdiente **Karl Ludwig Kahlbaum (1828–1899)** von ihm so genannten „Sinnesdelirien", die Denkvorgänge, Trugwahrnehmungen, Illusionen und anderes betrafen, und bezeichnete als „Reflexhalluzinationen" Erregungsarten, in denen die eine Erregung von einer anderen abhängig war, d.h., daß die eine nur dann auftrat, wenn eine vorangehende andere aufgetreten war. Als

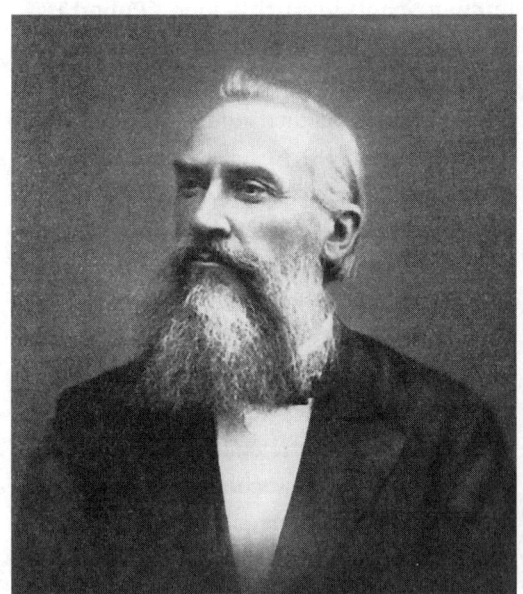

Karl Ludwig Kahlbaum beschrieb die „Heboidophrenie", eine der Hebephrenie verwandte Störung bei Jugendlichen.

Beispiel berichtete er von einem 16jährigen Mädchen, das die Arbeiten seiner Mutter sehr häufig störte. Wenn die Mutter mit ihrem Nähzeug oder dem Spinnrad beschäftigt war, rief es ärgerlich: „Was spinnst du mich ein?" oder „Was näht Ihr mich da ein?" Manchmal riß es das Feuer auf dem Herd auseinander und rief: „Ihr brennt mir ja das Herz aus." Hier liege eine optische Wahrnehmung vor und eine mit ihr verbundene schmerzhafte Gefühlsempfindung. Das Spinnrad, das Nähzeug und das Feuer auf dem Herd werde mit dem eigenen Leib identifiziert; die Manipulationen an diesen Gegenständen würden wie Manipulationen am eigenen Körper wahrgenommen.

Mit dem Krankheitsbild des Heboids beschrieb Kahlbaum mit seiner Arbeit „Über Heboidophrenie" (1890) eine der Hebephrenie verwandte, aber prognostisch günstigere psychische Störung, die im Kindes- und Jugendalter beginne. Fallbeispiele waren die Krankheitsverläufe eines zwölf- und eines fünfzehnjährigen Jungen. Diese und zahlreiche andere Fälle hätten gezeigt, daß es sich um eine eigenständige Gruppe handele, die sich „absolut nicht anderen Krankheitsformen" hinzurechnen lasse. Die seelischen Veränderungen beträfen „den ganzen Menschen". In die Wesensänderung eingeschlossen seien Antriebs- und soziale Integrationsstörungen, Stimmungsschwankungen, Störungen des Trieblebens und moralische Abweichungen, jedoch nur gering ausgebildete halluzinatorische und wahnhafte Erlebensweisen. Ein Krankheitsbewußtsein sei häufig anzutreffen. Die Prognose der Heboidophrenie bzw. des Heboids sei günstiger als die der Hebephrenie. Während die hebephrene Schizophrenie Bestandteil unserer Klassifikationssysteme geblieben ist, wird ein Heboid heute nur selten diagnostiziert.

Die ererbte Persönlichkeitsstruktur bildete für Richard von Krafft-Ebing die wichtigste Disposition für psychotische Entwicklungen

Richard von Krafft-Ebing, Direktor der Grazer Psychiatrischen Klinik, bezeichnete (1879a) psychotische Störungen im Kindesalter als eine seltene Erscheinung und erklärte ihre Seltenheit aus der unvollkommenen Entwicklung des kindlichen Seelenlebens und aus dem Wegfall einer großen Menge von Reizen, deren Einwirkungen das Gehirn der Erwachsenen, nicht aber des Kindes treffen und verändern könnten. Auch er knüpfte, wie Heinrich Schüle, bei der Behandlung der Kinderpsychosen an die Bedeutung der Persönlichkeit – an das „Ich" – an, von dem er sagte: „Der unentwickelte Zustand des Ich im kindlichen Alter gestattet die reiche Formenentwicklung nicht, welche das Irresein der Erwachsenen zeigt."

Allein mit dieser Feststellung konnte eine Bestätigung der Seltenheit geisteskranker Kinder allerdings nicht begründet werden. Als schädigende Beispiele führte er für das Erwachsenenalter Anstrengungen im täglichen Kampf um die Existenz sowie Affekte, Leidenschaften und Exzesse an, die es allerdings, wenn auch in anderer Form ebenso und vielleicht noch stärker ausgebildet, auch im Kindes- und Jugendalter gebe. Als Ursachen für die Entstehung von seelischen Störungen wurden von Krafft-Ebing die erbliche, aus seiner Sicht überwiegend bedeutsame Disposition und als situative Auslöser „transitorische Störungen der geistigen Funktionen" angeführt. Hermann Emminghaus unterschied dagegen aus ätiologischer Sicht in seinem Lehrbuch febrile, postfebrile, toxische, traumatische, durch periphere Reize oder durch zentrale Irritation bedingte Noxen als Ursachen oder Auslöser psychischer Störungen.

Als Ursachen der Psychosen bei Kindern beschrieb Julius Raecke die psychopathische Minderwertigkeit

Der Psychiater **Julius Raecke (1872–1930)** studierte in Heidelberg, Würzburg, Gießen und Freiburg Medizin und arbeitete danach zunächst bei Friedrich Jolly in der Berliner Nervenklinik der Charité. 1898 kam er zu Emil Franz Sioli (1852–1922) in die Frankfurter Irrenanstalt und leitete dort die Abteilung für Kinder und Jugendliche. 1900 wechselte er zu Ernst Siemerling (1857–1931) zunächst an die Tübinger Nervenklinik und begleitete ihn nach dessen Berufung nach Kiel. 1903 war er vorübergehend als Oberarzt der neu gegründeten Abteilung für psychische kranke Kinder und Jugendliche (28 Betten) in Frankfurt tätig, kehrte aber bald wieder nach Kiel zurück. Nach dem Ende des Ersten Weltkriegs ging er wieder nach Frankfurt zurück und übernahm nach dem Rücktritt Siolis vorübergehend die Klinikleitung; danach war er als Leiter der Frankfurter nervenärztlichen Fürsorgestelle tätig. Raecke verfaßte mehrere Arbeiten über psychisch gestörte Kinder, darunter „Die Behandlung nervöser Schulkinder" (1909/1910), „Zur Frage der Behandlung jugendlicher Verbrecher" (1904), „Zur Prognose der Katatonie" (1908), „Über kindlichen Schwachsinn" (1911) und mehrere Ausätze über die Fürsorgeerziehung im In- und Ausland.

Raecke war seit seiner Tätigkeit in der Frankfurter Irrenanstalt unter Emil Sioli, der die erste psychiatrische Abteilung für Kinder an einer Nervenklinik in Deutschland eingerichtet hatte, besonders an den speziellen Störungsbildern dieses Lebensabschnitts interessiert. Als Erklärung dafür, daß in den meisten psychiatrischen Lehrbüchern psychische Störungen im Kindesalter nicht erwähnt würden, führte er an, daß sie selten in Irrenanstalten eingewiesen und in der Regel von niedergelassenen Ärzten behandelt würden. In seiner häufig zitierten Arbeit „Katatonie im Kindesalter" (1909) bezog er sich auf die bahnbrechenden Arbeiten von Karl Ludwig Kahlbaum zu diesem Krankheitsbild und auf andere Autoren, die Katatonien bereits im Kindesalter gesehen und beschrieben hatten. Georg Theodor Ziehen sei es gelungen, in einem Kasus die Krankheitsentwicklung bis in das siebte Lebensjahr zurückzuverfolgen. Überwiegend träten Katatonien im Kindesalter zwischen dem 12. bis 15. Lebensjahr auf. Raecke war sich mit Franz Anton Ludwig Kelp und Emil Kraepelin darin einig, daß die Eltern nur ungern über vorangehende Störungen berichten würden und meistens erst im fortgeschrittenen Stadium der Erkrankung ärztliche Hilfe suchten. Auffallend häufig fand Raecke bei sonst fleißigen Schülern ein deutliches Nachlassen der Schulleistungen vor dem akuten Ausbruch der Erkrankung. Er wies ausdrücklich darauf hin, daß er die von Kraepelin eingeführte Bezeichnung „Dementia praecox" meide und von Katatonie spreche, weil er im weiteren Verlauf der Erkrankungen nicht regelmäßig Demenzzustände beobachten konnte. Diese Tatsache bewog den Schweizer Psychiater Eugen Bleuler bekanntlich dazu, anstelle der Kraepelinschen „Dementia praecox" von „Schizophrenie" oder von „der Gruppe der Schizophrenien" (1911) zu sprechen.

Raecke beschrieb zehn Fälle von Katatonie im Kindesalter, in denen ein jäher Wechsel von Hemmung und Erregung, von impulsiven Entladungen und blindem Widerstreben die Regel war. In zahlreichen Fällen wechselten Stupor, Mutismus und Nahrungsverweigerung mit einem ausgesprochen „kindischen" Verhalten und mit einem gelegentlichen Auftreten von „hysterischen Zügen". Die Kinder konnten nach der Besserung keine befriedigende Auskunft darüber geben, weshalb sie so starr dagelegen und nicht gesprochen hätten. In seinem Resümee führte er aus, daß sich bei den von ihm behandelten Kindern regelmäßig eine „angeborene psychische Minderwertigkeit" eruieren ließ, auf deren Grundlage sich die Psychose entwickelte, und er vermutete, daß manche geistig behinderte Kinder mit einer katatonen Symptomatik bereits in ihrer frühen Kindheit eine damals nicht erkannte Katatonie durchgemacht hätten und die Geistesschwäche darin ihren Ursprung habe. Er wies in diesem Zusammenhang auch auf die kurz vorher beschriebene Dementia infantilis (Heller 1907) hin.

Noch zu Beginn des 20. Jahrhunderts existierte keine allgemein anerkannte Definition der sogenannten Kinderpsychosen

Der Psychiater **Moritz Infeld** war nach dem Medizinstudium von 1897 bis 1902 zunächst als Assistent in der II. Psychiatrischen Universitätsklinik in Wien unter Richard von Krafft-Ebing und danach bis 1907 unter dessen Nachfolger, dem Nobelpreisträger Julius Wagner von Jauregg (1857–1840), der die Behandlung der Lues mit iatrogenen Malariainfektionen eingeführt hatte, tätig. Später wurde Infeld zum Primarius der Beobachtungsabteilung im Allgemeinen Krankenhaus in Wien berufen. Neben einer Arbeit über Kinderpsychosen hatte er mehrere neurologische Arbeiten veröffentlicht, die jedoch sämtlich das Jugend- und Erwachsenenalter betrafen.

In seiner Arbeit „Beiträge zur Kenntnis der Kinderpsychosen" (1902) nahm Infeld ebenso wie andere Autoren, die sich in diesen Jahrzehnten mit diesem Thema befaßten, einleitend zur Frage ihrer Häufigkeit Stellung. Diese Tatsache allein bewies, daß um die Jahrhundertwende ein allgemeiner Konsens zu der bisher umstrittenen

Frage erzielt worden war, daß derartige Erkrankungen bereits im Kindesalter vorkämen. Das galt jedoch noch nicht für unterschiedliche Erscheinungsbilder. Es wurden in der Wiener Klinik in drei Jahren nur 16 Kinder mit einer „Psychose" unter 15 Jahren aufgenommen. Für diese geringen Fallzahlen zur stationären Behandlung eingewiesener Kinder sind die von Heinrich Schüle vorgebrachten Argumente (ungünstige Unterbringungsbedingungen in den Heil- und Pflegeanstalten, überwiegend hausärztliche Behandlungen) von maßgeblicher Bedeutung. Die Aufnahmezahl geisteskranker Kinder unter 13 Jahren in der Ambulanz war jedoch im Vergleich zur Klinik des Wiener Allgemeinen Krankenhauses wesentlich höher: Sie betrug unter den männlichen Patienten 17,5 Prozent. Dieser vergleichsweise hohe Prozentsatz war sehr wahrscheinlich nomenklatorisch bedingt. Tatsächlich befanden sich in der von Infeld vorgenommenen Untersuchung nach unseren heutigen Definitionen zahlreiche nicht-psychotische Kinder, darunter überwiegend solche mit „angeborenen Defektzuständen".

Infeld übernahm für seine Gruppierung eine von Georg Theodor Ziehen (1902) vorgegebene Einteilung der „erworbenen Defektpsychosen". Er untergliederte sie in „Dementia paralytica", „Dementia epileptica" und „Dementia hebephrenica sive praecox". Aus der Durchsicht der von Infeld vorgelegten 15 oft nur kurz skizzierten Krankheitsfälle ergaben sich psychopathologisch und ätiopathogenetisch außerordentlich unterschiedliche Krankheitsbilder. Von diesen wurden fünf Paradefälle zur Demonstration der noch um 1900 herrschenden Klassifikationsvielfalt der Psychosen ausgewählt. Bei den anderen zehn psychischen Störungen handelte es sich um so unterschiedliche Erkrankungen, daß eine Wiedergabe der dama-

ligen Diagnosen und der Inhalte ihrer Störungsbilder zu keinen verläßlichen Schlüssen führen
würde.

1. Es handelte sich um einen sechsjährigen
Jungen, der eine luetische Amme hatte und
sich bis zum dritten Lebensjahr gut entwik-
kelte. Danach blieb er geistig zurück, delirier-
te, halluzinierte optisch und akustisch und
wurde „hochgradig schwachsinnig". Sein Verhalten war durch eine choreaähnliche Unruhe, durch Schlafstörungen, Nahrungsverweigerung, Abmagerung und starke Masturbatio-
nen gekennzeichnet. Etwa sechs Monate nach
Erkrankungsbeginn wurde er ruhiger und
halluzinierte nicht mehr. (Dieses Krankheitsbild wurde im 19. Jahrhundert als „Pfropfschizophrenie" beschrieben.) Rudolph Gottfried
Arndt habe, so Infeld, für dieses Zustandsbild
den Namen „Paranoia puerilis" vorschlagen.
Diese Kinder seien bildungsunfähig, obgleich
sich manche gelegentlich als „wahre Ausbunde
von Klugheit ausgeben". Infeld ordnete indes
dieses wie auch andere Krankheitsbilder der
von Friedrich Sander beschriebenen „ori-
ginären Verrücktheit" zu, in deren Gefolge es
häufiger zu einer geistigen Behinderung käme.
Nach Ziehen komme es gerade bei leichterem
Schwachsinn zuweilen vor, daß sich eine chronische Paranoia entwickle, die auf die geistige Entwicklung der betroffenen Kinder einen
ungünstigen Einfluß nehmen könne. Eine Feststellung, auf die man in der französischen
Psychiatrie und Kinderpsychiatrie in Frankreich bis heute großen Wert legt und die auch in
Deutschland, zuletzt von Karl Leonhard, immer
wieder diskutiert wurde, sich aber nicht durchsetzen konnte.

2. Ein 14jähriger Junge, der wegen eines
„Affektzustandes" aufgenommen wurde, habe
jedoch keine „gröberen Defekte" erkennen lassen. Bis zum 14. Lebensjahr habe er in der

Schule „sehr gut" gelernt und sich unauffällig verhalten. Nach einem Schädelhirntrauma
mit länger dauernder Bewußtlosigkeit sei eine
schwere psychische Veränderung aufgetreten,
die von Inheld als „moral insanity" beschrieben
wurde. Heute würde man von einer posttraumatischen Wesensänderung nach einem schweren Schädelhirntrauma sprechen.

3. Ein bei der Aufnahme 15jähriger Junge
erkrankte erstmals drei Jahre zuvor mit einem
Verwirrtheitszustand, der sich nach einigen
Monaten vollständig zurückgebildet hatte. Zwei
Jahre später wurde er erstmals stationär wegen
anhaltender motorischer Unruhe, Schlafstörungen und Sinnestäuschungen aufgenommen.
Seine Stimmungslage war gedrückt, er weinte
viel und war unzugänglich. Der Junge betete
laut, redete irre und sah auf einer leeren Wand
ein Heiligenbild hängen. Er war zeitlich des-
orientiert und glaubte, er sei schon viele Monate in der Anstalt. Er verkannte seine Umgebung, hielt sich ohne Angabe von Gründen
die Ohren zu und klagte darüber, daß sein Herz
stillstünde. Seine Sprache war schwer verständlich, er lachte vor sich hin und monologisierte.
Plötzlich setzte ein Stimmungsumschwung ein.
Sein Verhalten änderte sich vollständig. Er neck-
te andere Patienten, war sehr übermütig und
ausgesprochen heiter. Er schrie manchmal laut,
blätterte in Zeitschriften und ließ sich nicht
durch Fragen unterbrechen. Er verhielt sich wi-
derspenstig und unfolgsam und erklärte, daß er
gesund sei. Er war in „sehr heiterer Stimmung"
und übermütig, er schrie laut und war zu keiner
geordneten Arbeit zu bewegen. Einige Zeit nach
seiner Entlassung teilte der Vater brieflich mit,
daß der Junge „sich bester Gesundheit" erfreue
und „geistig völlig normal" sei. Nur durch
katamnestische Erhebungen hätte geklärt werden können, ob es sich um eine schizophrene
oder, was wahrscheinlicher ist, um die erste Epi-

sode einer bipolaren affektiven Psychose handelte.

4. Bei einem 13jährigen Jungen entwickelte sich im Anschluß an eine ohrenärztliche Radikaloperation wegen einer chronischen Otitis mit afebriler Wundheilung ein schwerer Unruhezustand mit ängstlicher Erregung, Nahrungsverweigerung und anhaltendem Schreien, die zu seiner Verlegung in eine psychiatrische Klinik führte. Er war dort voll orientiert und beruhigte sich anläßlich eines Besuches der Mutter so vollständig und anhaltend, daß er nach Hause entlassen werden konnte. Das Zustandsbild wurde als starke Heimweh-Reaktion, als eine akute Belastungsreaktion aufgefaßt; eine durch die Operation bedingte exogene Psychose läßt sich nicht ausschließen.

5. Ein 15jähriger Junge verhielt sich nach einem Ohnmachtsanfall der Mutter anhaltend mutistisch und verweigerte die Nahrungsaufnahme. Nach der stationären Aufnahme lag er bewegungslos auf dem Bett und „steht oder sitzt dort, wohin der gesetzt oder gestellt wird". Er reagierte nicht auf Ansprache; einen angehobenen Arm ließ er schlaff fallen. Nach einigen Tagen äußerte er, daß er sich aufhängen oder ertränken wolle. Acht Wochen nach Behandlungsbeginn hellte sich seine Stimmungslage auf, er begann zu sprechen und wurde als geheilt entlassen. Die Abschlußdiagnose „Schreckpsychose" erscheint fraglich; eine akute schizophrene Episode war nicht auszuschließen.

Zusammenfassend ist zu sagen, daß Infeld (1902) als „Kinderpsychosen" 15 psychopathologisch sehr unterschiedliche psychische Störungsbilder beschrieb. Bei diesen bestanden bei der Aufnahme Unruhe- und Erregungszustände und negativistisch-mutistische und katatone und kataleptische Störungsbilder mit oder ohne Bewußtseinsstörungen. Bei den meisten Kindern bestanden bereits vor der Aufnahme schwere oder schwerste Intelligenzminderungen, primäre Oligophrenien oder sekundäre Demenzen. Bei den anderen Fällen fanden sich ätiopathogenetische Hinweise auf exogen bedingte Zustandsbilder als Folgen von Vergiftungen, von Verletzungen, von Infektionskrankheiten oder bei epileptischen oder hysterischen Grunderkrankungen. Sie wurden psychopathologisch als transitorische Psychosen, als transitorische Verwirrtheit oder als ängstlich-halluzinatorische Zustände im Anschluß an eine fieberhafte Erkrankung bezeichnet.

Bei den fünf hier eingehender dargestellten Fällen handelt es sich aus heutiger Sicht vermutlich beim ersten Fall um ein geistig schwer behindertes Kind mit optischen und akustischen Halluzinationen („Pfropfpsychose"); im zweiten um eine posttraumatische Wesensänderung nach Schädelhirntrauma; im dritten um eine Erkrankung mit manischen und depressiven Störungen, um eine bipolare Affektpsychose; im vierten um eine sogenannte „Situationsneurose" (Homburger) bzw. um eine „abnorme Erlebnisreaktion" (Schneider) oder um eine akute Belastungsreaktion mit Verdacht auf eine exogene psychotische Episode; nur im fünften Fall kann man nach Rekonstruktion des klinischen Bildes vom Vorliegen einer akuten endogenen Psychose, einer schizophrenen Episode ausgehen. Alle Krankheitsfälle hätten nur durch langfristige Katamnesen bestätigt werden können.

Manisch-depressive Psychosen bei Kindern

Bei der manisch-depressiven Psychose, der bipolaren affektiven Störung (ICD-10:F31) ist nur die Affektivität, nicht der Intellekt betroffen. Ihre Grundsymptome sind heitere oder depressive Verstimmungszustände, Ideenflüchtigkeit oder Hemmungen des Gedankenganges, abnorme Erleichterung oder Hemmung der Entscheidungsfähigkeit und des Handelns, ferner Appetit- und Schlafstörungen. Hinzutreten können Wahnideen und Halluzinationen. Als bipolare Affektpsychosen werden Verlaufsbilder charakterisiert, die wechselnde depressive und manische Störungen aufweisen. Begriffe wie larvierte oder maskierte Depression sollte man bei Kindern nicht anwenden, weil die psychosomatische Symptomatik die altersentsprechende Ausdrucksform einer depressiven Erkrankung ist. Die symptomfreie Zeit zwischen den Störungen wird als freies Intervall bezeichnet.

Manie und Melancholie galten im Altertum nicht als diametral entgegengesetzte affektive Begriffe. Eine manische Grundstimmung einhergehend mit einem gehobenen Lebens- und Selbstwertgefühl löste zunächst in der Umgebung nur Neugier und Heiterkeit aus. Sie wurde unerträglich, wenn sie mit einer erhöhten Triebhaftigkeit und Gereiztheit, mit einer grenzenlosen Selbstüberschätzung und einer Tendenz zu sozial selbst- und fremdschädlichen Handlungen einherging. Die Manie als Störung der Vernunft ohne Fieber wurde schon von Soranus erwähnt. Hippokrates beschrieb eine akute geistige Störung ohne Fieber als Mania und alle Arten chronischer geistiger Störungen als Melancholia; letztere hatte damals jedoch hinsichtlich ihres Krankheitswertes eine andere Bedeutung als heute. Melancholie bedeutete in der griechischen Säftelehre soviel wie „Schwarzgalligkeit" und wurde dementsprechend als somatisch bedingt interpretiert. Aretaios von Kappadokien erkannte den Zusammenhang zwischen Manie und Melancholie, aber nicht ihre antinomische Bedeutung in Krankheitsverläufen.

Eine klare und präzise Trennung des Gegensatzpaares Manie und Melancholie nahmen erst Jean-Pierre Falret (1851) und Jules Gabriel François Baillarger (1854) mit ihrer Arbeit „Bemerkungen zu einer Art von Wahn, dessen Anfälle durch zwei sich regelmäßig abwechselnde Perioden der Depression und der Erregung gekennzeichnet sind" vor. Als Krankheitseinheit wurde sie von Emil Kraepelin (1899) als „manisch-depressives Irresein" bezeichnet. Als affektive Störung wird sie heute in der ICD-10 als „Bipolare affektive Störung" (F31) angeführt. Ihre Häufigkeit liegt bei 0,3 bis 0,5 Prozent. Das durchschnittliche Erkrankungsalter liegt bei 30 Jahren, davon erkrankt nur ein Drittel vor dem 20. Lebensjahr, überwiegend nach der Pubertät. Kraepelin (1909–1915) nahm nach Zählungen an 900 Patienten an, daß 0,4% aller manisch-depressiven Psychosen sich mit einer ersten Phase vor dem 10. Lebensjahr manifestieren, und berichtete (1927) über eine sechs Monate anhaltende manische Phase bei einem fünfjährigen Jungen; Hans Bürger-Prinz (1935) führte aus, daß manisch-depressive Erkrankungen „weit vor dem Schulalter" diagnostiziert wurden. Ersterkrankungen vor dem 10. Lebensjahr wurden auch danach als Einzelfälle (Nissen 1971a) beschrieben, aber ihre Existenz bleibt umstritten.

Manische Episoden (ICD-10 F33) sind gekennzeichnet durch Euphorie (heiter, albern, witzig, fröhlich), manchmal kombiniert mit gesteigerter Reizbarkeit (provokativ, aggressiv, streitsüchtig), durch Rededrang und Ideenflüchtigkeit mit Verlust des Denkziels, stereotype Wiederholung von Wortassoziationen, durch ein gesteigertes Selbstwertgefühl und durch Kritiklosigkeit und Hyperaktivität (enthemmt, lebhaft, betriebsam, dranghaft) bei einem verminderten Schlafbedürfnis.

Als endogene Depressionen oder depressive Episoden oder Störungen (ICD:F32) werden Krankheitsbilder bezeichnet, bei denen nur gleichsinnige depressive Zustandsbilder rezidivierend auftreten. Auch bei Depressionen im

Kindes- und Jugendalter werden häufig Gefühle der „Enge, Schwere, Bedrückung, Müdigkeit" (Kuhn) angegeben, die manchmal bereits typische Tagesschwankungen („Morgentief") aufweisen können. Für die Depression bei Kindern galten im 19. Jahrhundert ein vorherrschender „psychischer Schmerz" verbunden mit einem „Ausfall der normalen kindlichen Heiterkeit", einem Hang zur Einsamkeit und zu finsterem Grübeln als diagnostische Anhaltspunkte. Anders als bei depressiven Erwachsenen komme es bei ihnen häufiger zu „explosiblen Schmerzausbrüchen". Für den „melancholischen Stupor" dieses Altersabschnitts seien „eher die momentanen, manchmal einige Stunden dauernden Unterbrechungen" typisch. Selbstbezichtigungen, Kleinheits- und Verfolgungswahn wurden bei diesen Kindern nicht beschrieben.

Der „Hilfsarzt" Friedrich Moeller beschrieb eine frühe manisch-depressive Episode bei einem Kind

Als frühes Beispiel für eine im Kindesalter beginnende psychopathologische Störung, in der während eines mehrmonatigen Krankheitsverlaufes sich eine Manie mit einer plötzlich auftretenden Depression abwechselte, ist die Fallbeschreibung (1882) von **Friedrich Moeller** anzuführen. Sie wurde in seinem in mehrfacher Hinsicht instruktiven „Beitrag zur Lehre von dem im Kindesalter entstehenden Irresein" veröffentlicht. Moeller war vorübergehend als „einjährig freiwilliger Hülfsarzt an der großherzoglichen hessischen Landes-Irrenanstalt bei Heppenstein" tätig. Angaben über seinen Lebensweg und seinen späteren Beruf ließen sich nicht eruieren. In dem 30seitigen originellen Beitrag setzte er sich unter eingehender Erörterung der bekannten Literatur zunächst mit statistischen Fragen der Kinderpsychosen auseinander, bevor er sich mit der Symptomatik und

dem Verlauf von zwei eigenen Fallbeschreibungen beschäftigt.

Er befaßte sich eingehend mit den „Statistischen Untersuchungen über Geisteskrankheiten" von Friedrich Wilhelm Hagen (1814 bis 1888), dem Direktor der Erlanger Heil- und Pflegeanstalt, und verglich sie mit den von Friedrich Koster und Wilhelm Tigges (1864) angegebenen Zahlen der Marsberger Irrenanstalt. Hagens Zählung bezog sich auf 1532 Patienten, die in der Zeit zwischen 1846 und 1871 in seiner Anstalt aufgenommen wurden. Bei einer Aufgliederung nach Krankheitsbeginn und Lebensalter ergab sich, daß 2,12 Prozent vor dem 15. Lebensjahr erkrankt waren. Aus dem Gesamtüberblick wurde deutlich, daß die Gefahr, geisteskrank zu werden, im Alter von 30 bis 40 Jahren am höchsten und im Kindesalter am geringsten war. Moeller bezog sich auch auf Hermann Emminghaus, der in seiner „Allgemeinen Psychopathologie" (1878) ausgeführt hatte, daß die Disposition zu psychischen Störungen im Kindesalter sehr gering sei, wenn man nur diejenigen Symptomenkomplexe ins Auge fasse, die alle Geistesstörungen *sensu strictiori* bezeichne. Andererseits sei jedoch bekannt, daß in keiner anderen Lebensperiode auf unbedeutende Anlässe hin die psychischen Prozesse leichter in Unordnung geraten als in der Kindheit. Diese „transitorischen und akuten, meist nicht schweren Alienationen bekommen in der Regel nur der Praktiker und der Kinderarzt zu sehen", dementsprechend würden sie in den Statistiken nicht mitgezählt.

Dem Hilfsarzt Moeller wurde ein 13jähriger „in vorher nie bemerkter Weise frecher und ungezogener Junge" aus einer erblich schwer belasteten Familie vorgestellt. Sein Vater hatte sich erschossen. Zwei Brüder des Vaters hatten sich erhängt. Außerdem waren Geistesstörungen in der Familie der Mutter bekannt. Unmittelbar nach der Schulentlassung, nach Antritt seiner Lehre, wurde der Junge nach Hause geschickt. Er machte alles verkehrt, redete ununterbrochen, beschimpfte Arbeiter wegen ihrer Faulheit und behauptete, große Erfindungen gemacht zu haben. Zu Hause bedrohte er seinen Stiefvater mit der Pistole und griff ihn mit einem Beil an. Er überschätzte sich selbst, prahlte mit seinen Kenntnissen und befand sich „stets in heiterer Stimmung". Bei der stationären Aufnahme zeigte er einen kindlichen Habitus. Er befand sich zunächst „in der heitersten Stimmung", meinte alles zu verstehen und verhielt sich „hochfahrend und rechthaberisch". Einige Tage nach der Aufnahme hatte sich sein Verhalten jedoch „total verändert": Er war niedergeschlagen, weinte kläglich, bat um Entlassung; er wollte nach Hause. Er klagte, daß er außerstande sein werde, mit seiner Hände Arbeit Geld zu verdienen, aber er sehne sich nach Arbeit. Seine früheren Ideen habe er längst als krankhaft erkannt und aufgegeben. Bald darauf aber veränderte sich sein Verhalten erneut: Er blickte wieder („so klein er war") auf alle herab, korrigierte ständig Äußerungen der Mitinsassen und herrschte einen älteren Mann an, der im Hemd das Zimmer betrat, wo er seine Bildung herhabe, daß er ohne Rock erscheine. Der Junge wurde nach insgesamt vier Monaten Klinikaufenthalt in ausgeglichener Stimmungslage entlassen. Nach der Beschreibung spricht manches für eine beginnende zirkuläre manisch-depressive Psychose bzw. eine bipolare affektive Störung (ICD-10:F31) im Kindesalter.

Nach Friedrich Engelken muß die Verhütung von psychischen Störungen im frühen Kindesalter einsetzen

Zur Verhütung von psychischen Störungen hatte **Friedrich Engelken** (1806–1858) schon früh Stellung genommen. Friedrich Engelken

stammte aus einer weitverzweigten Sippe von Psychiatern. Sein Großvater **Friedrich Engelken** (1742–1815) war als Entdecker der Wirksamkeit der Morphium-Kuren bei Geistesstörungen bekannt geworden. Engelken hatte erste psychiatrische Eindrücke bei Karl Friedrich Nasse erhalten. Nach dem frühen Tod seines Vaters übernahm er die Leitung der privaten Heilanstalt Oberneuland in Bremen.

In seiner Arbeit „Über die Prophylaxis der Geisteskrankheiten" (1852) legte er dar, daß die Vorbeugung von psychischen Störungen im Kindesalter beginnen müsse. Besonders gefährdet seien die Kinder geistig kranker Eltern. Bei Kindern sei eine Prädisposition schwer erkennbar, erst in der Pubertät komme es zu ersten Ausbrüchen. Eine Vererbung geschehe leichter, wenn das Kind von den Eltern erst nach dem Ausbruch einer Geisteskrankheit gezeugt werde. Damit vertrat er eine zu dieser Zeit verbreitete Anschauung. Er erkannte, daß die Krankheitsrate bei Kindern besonders hoch sei, wenn beide Eltern geisteskrank waren. In solchen Fällen habe bereits Karl Friedrich Nasse empfohlen, diesen Kindern „schon frühzeitig Fontanellen zu legen", d. h. zusätzlich zu den natürlichen operativ weitere Knochenlücken im kindlichen Schädel anzulegen. Zu tadeln sei, daß die Kinder nicht von ihren Müttern, sondern von den oft liederlichen Ammen oder künstlich gestillt würden. Er verfaßte dazu eine Schrift über stillende Wöchnerinnen, mit einer Disposition zu geistigen Störungen. Wichtig für die Vorbeugung seien gesunde Ernährung, gute Erziehung und eine angemessene Lebensweise der Jugendlichen. Kinder mit einer angeborenen Disposition müßten zu absolutem Gehorsam erzogen werden. Die körperliche Züchtigung habe in vielen Fällen eine „vortreffliche Wirkung". Wenn ein Kind mit einer angeborenen Disposition zum Irresein „nicht von vornherein zum Gehorsam gezwungen wird, ist das Spiel bereits halb verloren". Eine verweichlichende Erziehung könne nur „unendlich schaden". Die Manustupration (Onanie) sei ein weit verbreitetes, verwerfliches, verderbliches und strafbares Laster, deshalb müsse man mit den Kindern im 11. oder 12. Lebensjahr darüber offen sprechen. Zur Erreichung des hohen Zieles einer gesunden Seele in einem gesunden Körper gebe es nichts, was der Gymnastik gleichzustellen wäre. Es sei bedauerlich, daß es nur wenige Ärzte gebe, die von Geisteskrankheiten und deren Verhütung überhaupt etwas verstünden. Nur Wilhelm Griesinger sei kurz auf die Prophylaxe eingegangen. An den Universitäten sei die Psychiatrie immer noch zu schwach vertreten; mit dem Bau von Kliniken habe man erst in letzter Zeit begonnen. Dabei steige die Zahl der Geisteskrankheiten an, obgleich die Statistiken immer noch nicht sorgfältig genug geführt würden. Unter den schädlichen geistigen Einflüssen für die Entstehung von Geisteskrankheiten stünden der Ehrgeiz und die Habsucht an erster Stelle.

10.3 Pädiater

10.3.1 Einführung

Die Pädiatrie, die heutige Kinder- und Jugendmedizin, konnte sich wie fast alle anderen großen medizinischen Spezialfächer – so auch die Psychiatrie und die Neurologie – erst zu Beginn des 20. Jahrhunderts aus dem Verband der Inneren Medizin herauslösen und emanzipieren. Die Pädiatrie verstand und versteht sich seitdem als die Allgemeinmedizin eines bestimmten Lebensabschnittes, dem der Kindheit und der Jugend. Dies erfordert bis zu einem gewissen Grad Kenntnisse und Wissen aus benachbarten medizinischen Fächern, besonders aber dort, wo sie sich partiell überschneiden, wie dies für die Psychopathologie des Kindes- und Jugendalters der Fall ist. Daraus ergeben sich im Hinblick auf die Kinder- und Jugendpsychiatrie und Psychotherapie sowohl gemeinsame als auch mehr oder weniger gut abgrenzbare Behandlungs- und Forschungsbereiche, von denen hier nur die Bereiche der Frühbehinderungen, der Stoffwechselstörungen und der psychosomatischen und somatopsychischen Störungen angeführt werden sollen. In den aktuellen Weiterbildungsprogrammen der Pädiater finden sich dementsprechend neben den körperlichen auch seelische Erkrankungen, und es werden Kenntnisse, Erfahrungen und Fertigkeiten in der Beurteilung sowohl der körperlichen als auch der sozialen, psychischen und intellektuellen Entwicklung des Kindes und der im Kindesalter auftretenden entsprechenden Störungen und Erkrankungen gefordert.

Die Kinderheilkunde hat sich mit der Berücksichtigung der individuellen Persönlichkeitsstruktur des Kindes und seiner Störungen nicht nur um die Entwicklung des eigenen Fachgebietes, sondern besonders mit der Erforschung und der Behandlung der psychosomatischen Erkrankungen, wie sie in den heil- und sozialpädagogischen Abteilungen praktiziert werden, auch für die Psychiatrie und Psychotherapie des Kindes- und Jugendalters große Verdienste erworben. Die Kinder- und Jugendpsychiatrie ist hingegen in vergleichbarem Maße wie mit der Psychologie, der Pädagogik und der Psychotherapie auf eine besonders enge Zusammenarbeit mit der Pädiatrie, besonders soweit es sich um stoffwechselbedingte Krankheiten handelt, angewiesen.

Der Kinderarzt Albrecht Peiper (1889–1968) wird seit der Herausgabe seines Buches „Quellen zur Geschichte der Kinderheilkunde", das auch heute noch unverändert als unentbehrliches Standardwerk zur Historie der Kinderheilkunde gilt, als Nestor der Geschichte der Kinderheilkunde angesehen. Im klinischen Alltag wies Peiper (Oehme 1989) immer wieder darauf hin, daß der „Kinderarzt der Anwalt des Kindes" sein müsse. Er berichtete in seinem letzten Buch über die sozialen Ursachen von Armut und Kindernöten, von Betteln, Kinderarbeit und Kindermord und forderte eine „Soziologie des Kindes". Johannes Oehme, jahrzehntelang Direktor der Braunschweiger Kinderklinik, hat zwischen 1984 und 1992 zahlreiche Arbeiten zur Geschichte der Kinderheilkunde publiziert.

10.3.2 Pädiater als heilpädagogische und psychische Ärzte

Von der Allgemeinheit wie von Ärzten wurde seit dem Altertum und bis weit in die Zeit der Aufklärung hinein den körperlichen Erkrankungen des Kindesalters weitaus größere Bedeutung beigemessen als den seelischen Störungen. Das ist verständlich, weil bis zur Neuzeit die leibliche Existenz jedes Menschen von seiner Geburt an durch zahlreiche schicksalhaft verlaufende Krankheiten bedroht war. Es gab zwar schon im alten Griechenland den Begriff „Kinderkrankheit". Eine erste Zusammenstellung der Kinderkrankheiten stammt von Hippokrates. Andere, Galenus und Soranus, gingen auf die Erziehung und die Ernährung des Kindes ein. Einzelne Kapitel über Kinderkrankheiten finden sich schon in den allgemeinen Lehrbüchern der Medizin von Rhazes (865–925) und Avicenna (980–1037). Wie die Krankheiten Erwachsener versuchte man auch die Kinder-

krankheiten durch magische Beschwörungen und rituelle Handlungen, durch Tempelschlaf und Musiktherapie, Diätetik und körperliche Eingriffe zu bessern oder zu heilen.

Im Mittelalter galten die alten griechischen und römischen Krankheitslehren unverändert auch für kranke Kinder. Für die körperlichen Erkrankungen wurden ebenso wie für seelische Störungen übernatürliche Mächte verantwortlich gemacht, und man versuchte, ihnen mit magischen Mitteln, Zaubersprüchen und Amuletten zu begegnen oder durch pädagogische oder disziplinierende Maßnahmen zu heilen. Im Mittelalter standen der Medizin zwar zahlreiche Pflanzen und Kräuter und die viel zitierte „Dreckapotheke" zur Verfügung, bei denen es sich jedoch überwiegend nur um allenfalls suggestiv wirkende Placebos handelte. Tatsächlich aber waren die Ärzte nicht nur gegenüber den Infektionskrankheiten und Seuchen, sondern bei fast allen Krankheiten machtlos. Immerhin finden sich im 17. Jahrhundert erste Berichte über Blutübertragungen und intravenöse Injektionen (Peiper 1966). Bis weit ins 20. Jahrhundert hinein war besonders die Säuglings- und Kindersterblichkeit extrem hoch. Dadurch und wegen generell fehlender Behandlungsmöglichen von Krankheiten und der bestehenden ungünstigen hygienischen Bedingungen war die Lebenszeit der Menschen nur kurz bemessen; sie betrug durchschnittlich nur 30 bis 40 Jahre.

Bücher und Lehrbücher über Kinderkrankheiten wurden erstmals im 15. Jahrhundert (Flumine 1472, Metlinger 1473, Mecheln 1485 und Phaer 1545) verfaßt und publiziert. Metlinger sprach von Bettnässen, wenn es über das dritte Lebensjahr hinaus andauerte, und führte es auf eine Blasenschwäche zurück, die durch Purgieren behandelt werden könne. Im 16. und 17. Jahrhundert mehrten sich erste Krankheitsbeschreibungen über Infektionskrankheiten, über Windpocken, Scharlach, Masern, Chorea minor und Rachitis. Nach Frank Badura (2004; mündl. Mitt.) kannte Lady Montague, die Frau des britischen Botschafters in Konstantinopel, bereits um 1720 die Pockenschutzimpfung. Dort wurden Sklaven geimpft, um wirtschaftliche Verluste einzudämmen. Im Jahr 1798 führte der englische Landarzt Edward Jenner (1749 bis 1823) mit großem und nachhaltigem Erfolg die Pockenschutzimpfung ein, die auch zu einer drastischen Dezimierung der bei Kindern häufigen postinfektiösen Hirnschäden führte. 1740 starben noch 16 Prozent der Berliner Bevölkerung an den Pocken! Der französische Findelhausarzt C.M. Billard (1800–1832) eröffnete 1828 mit seinem auf intensive Beobachtungen beruhendem Buch „Traité des enfans nouveau-nés et à la mamella" die wissenschaftliche Säuglingsforschung (Peiper 1966), in dem er besonders auf die verschiedenen Ursachen des Schreiens der Säuglinge einging. Er hat damit als erster wesentliche Gesichtspunkte der erst zwei Jahrhunderte später einsetzenden Erforschung der Regulationsstörungen erkannt und beschrieben.

Die Bezeichnung Pädiatrie wurde erstmals 1722 von dem Schweizer Arzt Theodor Zwinger (1658–1724) in seinem Buch „Paedojatreja practica" (1722) verwendet, in dem er auch auf psychische und psychosomatische Störungen, auf das Bettnässen („Bettbrunzen") und auf den Pavor nocturnus einging und auf die häufig bei Kindern auftretenden Nabelkoliken und Sprachstörungen hinwies. Der Begriff Kinderheilkunde kam erst seit Anfang des 19. Jahrhunderts in Gebrauch. Der Stockholmer Arzt Nils Rosén von Rosenstein (1706–1773) gilt mit seinem Buch „Anweisung zur Kenntniß und Cur der Kinderkrankheiten", das 1764 in deutscher Sprache erschien, als der Begründer der Kinderheilkunde. Wichtige Beiträge zur Kinderheilkunde stammen von dem englischen Arzt Michael Underwood (1737–1820), dessen Lehrbuch „A Treatise on the diseases of children" (1784), das 1848 auch in deutscher Sprache erschien und in dem er u.a. auch auf psychische Auslöser somatischer Störungen, z.B. Erbrechen aus Angst und auf die angstbestimmten Affektkrämpfe hinwies. In seinem berühmten Buch „System der medicinischen Polizey" (1780) und mit seinem Vortrag „Vom Volkselend als der Mutter der Krankheiten" (1790) beschrieb Johann Peter Frank eindringlich psychohygienische Probleme der Schwangerschaft und Geburt, der Kinderpflege und der Säuglingssterblichkeit und ging auf deren Verhütungsmöglichkeiten und mögliche Folgeerscheinungen ein. Der Physikus Johannes Storch (1681–1751) beschrieb in seiner Abhandlung „Theoretische und practische Abhandlung von Kinderkranckheiten" (1750) unter anderem die relativ seltene Pica, das Kauen und Schlucken von ungewöhnlichen und ungenießbaren Dingen (Haare, Sand und Schmutz), und machte auf Behandlungsmöglichkeiten der Schlaflosigkeit und des nächtlichen Aufschreckens aufmerksam. Auf eine deutliche Zunahme der kinderärztlichen Literatur gegen Ende des 18. Jahrhunderts wies der Medizinhistoriker Eduard Seidler (1964) hin, die er im Zusammenhang mit den zunehmenden Problemen des Findel-, Waisen- und Armenhauswesens und mit dem durch Jean-Jacques Rousseau geweckten allgemeinen Interesse an der Pädagogik und Behandlung sah, und er führte dazu aus, daß das „Kind in seiner Schwäche und besonderen Reizbarkeit ein Topos sei, der die Literaturgattung ‚de morbis puerorum' auf ihren ganzen Weg durch die Medizingeschichte begleitet" habe.

Alle praktizierenden oder klinisch tätigen

Ärzte waren bis Ende des 18. Jahrhunderts zwangsläufig Autodidakten der Kinderheilkunde. Besonders die klinisch tätigen pädiatrischen Forscher, von denen einige hier angeführt werden sollen, haben dagegen einen oft unterschätzten, tatsächlich aber kaum überschätzbaren Beitrag für die körperliche und die seelische Gesundheit der Kinder geleistet; einerseits durch die naturwissenschaftliche Erforschung der Krankheitsursachen und andererseits durch die Bekämpfung der Säuglings- und Kindersterblichkeit, der Ernährungsstörungen, der Infektionskrankheiten und vieler anderer Kinderkrankheiten. Diese scheinbar nur körperlichen Erkrankungen wirkten sich, wenn sie überstanden wurden, fast ausnahmslos nachteilig und teilweise deletär auf die geistige, seelische und soziale Entwicklung aus. Die Kinderärzte lernten teilweise erst durch die inzwischen möglich gewordene und mehr oder weniger erfolgreiche Bekämpfung vieler körperlicher Erkrankungen das ganze Ausmaß der möglichen Folgeerscheinungen kennen. Als Beispiele seien die vorbeugenden Impfungen gegen die Tollwut, die Behandlung der Diphtherie durch das von Emil Adolph von Behring entwickelte Serum und die Behandlung des Kretinismus erwähnt. All diese Erkrankungen führten, wenn sie nicht tödlich verliefen, sehr häufig oder sogar regelmäßig zu chronischen geistig-seelischen Folgeerscheinungen. Die Entdeckung der Hygiene trug neben der Verbesserung der Pflegeschlüssel auch zu einem drastischen Rückgang der Säuglingssterblichkeit und zu einer Verringerung der psychischen Schäden der hospitalisierten Kinder in Findel-, Waisen- und Krankenhäusern bei.

Über allgemeine, die ganze Persönlichkeit des Kindes betreffende psychische Störungen wie Nervosität und Hysterie, Angst- und Un-

ruhezustände oder störende psychosomatische Abweichungen wie Bettnässen, Nägelknabbern oder Daumenlutschen lassen sich nur vereinzelte Mitteilungen im älteren Schrifttum, aber keine speziellen Abhandlungen in pädiatrischen noch psychiatrischen Zeitschriften und Lehrbüchern nachweisen. Das mag einmal daran liegen, daß Ärzte nur beim Vorliegen schwerer Erkrankungen aufgesucht wurden. Zum andern konnten sich die zahlenmäßig wenigen Kinderärzte nur den vordringlichsten und brennendsten diagnostischen und therapeutischen Problemen der schweren Kinderkrankheiten widmen. Es gab jedoch Ausnahmen. Der Pädiater Eduard Heinrich Henoch nahm 1861 zu der Frage der Erkennung von Entwicklungsrückständen im frühen Lebensalter Stellung und berichtete, daß entwicklungsrückständige Kinder schon im ersten Lebensjahr eine gestörte Koordination der Fingerbewegungen aufwiesen und dadurch frühzeitig psychomotorisch behandelt werden könnten. Im Jahr 1861 berichtete er über zwei Jungen, die seit längerer Zeit jede Nahrung, selbst Wasser, erbrachen. Ein organischer Befund konnte nicht erhoben werden, alle medikamentösen Behandlungsversuche verliefen erfolglos. Heute würde vermutlich eine somatoforme autonome Funktionsstörung mit der Indikation zu einer psychotherapeutischen Behandlung diagnostiziert werden. In einem anderen Vortrag (1888) berichtete Henoch über zwei Kleinkinder mit Frakturen des Scheitelbeines, die unter Krampfanfällen litten und bei denen post mortem eine Meningocele und eine Durafraktur gefunden wurden. Zu den Pädiatern, die sich neben ihrem großen Aufgabengebiet zusätzlich auch mit psychischen und psychosomatischen Störungen und deren Behandlung beschäftigt haben, sind neben Henoch besonders Adalbert Czerny, Meinhard von Pfaundler, Ludwig Bruns,

August Cramer, Albrecht Peiper und später Franz Hamburger und Hans Asperger zu zählen.

Über die physische und psychische Erziehung des Kindes machten sich im 18. Jahrhundert neben den Philanthropen in Deutschland (Campe 1785) besonders pädiatrisch orientierte Ärzte Gedanken. Sie forderten wie der englische Philosoph, Arzt und Pädagoge John Locke mit Blick auf antike Vorbilder körperliche Übungen und Bewegung in der frischen Luft, regelmäßige Schlafenszeiten und eine einfache, gesunde Ernährung für Kinder. Im Hinblick auf die seelische Erziehung hatten biblische Grundsätze noch lange eine Vorrangstellung. Deren oberster Grundsatz war, die Seele von Sünden frei zu halten. Friedrich Eberhard Collin veröffentlichte 1732 eine entsprechende Schrift mit zahlreichen Ratschlägen mit dem Titel „Christliche Gedancken von guter Kinder-Zucht, in einigen Regeln und beygefügten Anmerckungen verfasset". Diese und zahlreiche andere Schriften stimmten inhaltlich mit den Vorstellungen der psychischen Ärzte (Heinroth und andere) des späten 18. und des beginnenden 19. Jahrhunderts überein.

Christoph Wilhelm Hufeland vertrat die Überzeugung, daß die körperliche und die seelische Erziehung sich wechselseitig beeinflussen

80 Jahre vor dem später vielzitierten Buch des Kinderarztes Adalbert Czerny „Der Arzt als Erzieher des Kindes" (1908) veröffentlichte der im Nebenamt als Allgemeinmediziner praktizierende (bis 40 Patienten täglich!) Christoph Wilhelm Hufeland sein allgemeinverständliches Buch mit dem Titel „Guter Rat an Mütter über die wichtigsten Punkte der körperlichen Erziehung der Kinder in den ersten Jahren nebst einem Unterricht für junge Eheleute die Vorsor-

ge für Ungeborene betreffend" (1829), das in mehreren Auflagen erschien.

Christoph Wilhelm Hufeland (1762–1836) hatte in Jena und Göttingen (1780/1783) studiert und übernahm danach die väterliche Praxis in Weimar. Er lernte Goethe als Patient und als Mitglied der „Freitagsgesellschaft" kennen. Durch dessen Fürsprache erhielt er nach einem Vortrag im Beisein des Herzogs Carl August eine Professur in Jena. Hufeland war einer der ersten Professoren, die an die 1810 gegründete Berliner Universität berufen wurden. Er erhielt den Lehrstuhl für „Spezielle Pathologie und Therapie" und veröffentlichte über 400 wissenschaftliche und allgemeinverständliche Schriften. Durch sein Hauptwerk „Makrobiotik oder die Kunst, das menschliche Leben zu verlängern" (1796), das auch heute noch immer wieder neu aufgelegt wird, wurde er weltberühmt.

In seinem Buch „Physische Erziehung der Kinder" (1829) empfahl Hufeland eine einfache

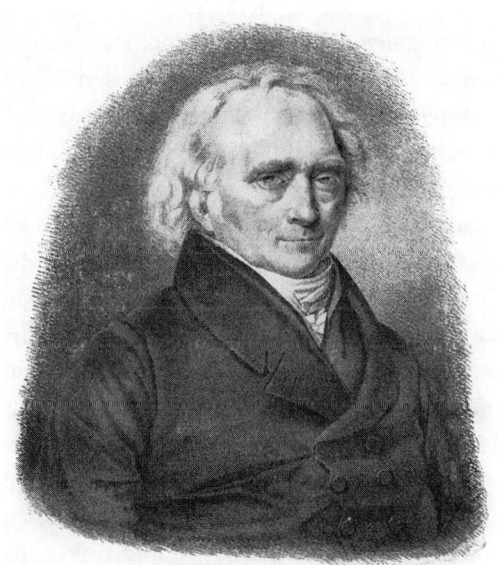

Christoph Wilhelm Hufeland, Arzt und Freund Goethes, forderte medizinische Vorsorgeuntersuchungen für die Schulkinder.

und naturgemäße Behandlung und Erziehung der Kinder und wandte sich gegen den bei den Ärzten und Müttern weit verbreiteten Pessimismus, daß man bei Kinderkrankheiten „nicht viel tun" könne. Er forderte die Einführung medizinischer Vorsorgeuntersuchungen in den Schulen und förderte die Einrichtung von Polikliniken, die eine unentgeltliche Behandlung minderbemittelter Kranker durchführten. Hufeland verfaßte mehrere Arbeiten über Kinderkrankheiten, darunter auch eine Studie über die Blattern. Er war an der Einführung der von Edward Jenner eingeführten segensreichen Pockenschutzimpfung (1798) maßgeblich beteiligt. Bereits 1802 kündigte Hufeland Vorlesungen über Kinderkrankheiten an. Er veröffentlichte noch mehrere andere Schriften über die physische, psychische und moralische Erziehung der Kinder, in denen er ebenso wie in seiner „Makrobiotik" mit Lehrsätzen wie „Extreme verhindern die Verlängerung des Lebens" oder „Vorbeugen ist besser als Heilen" den Standpunkt vertrat, daß Kinder weder verwöhnt noch zu streng erzogen werden sollten. Das betreffe ebenso den täglichen Umgang mit den Eltern und den Geschwistern wie auch die Nahrung, die Körperpflege, das Baden und den Aufenthalt in der Natur, die Kleidung und den Schlaf. „Eine Pflanze, die von Anfang an im warmen Gewächshause gezogen worden ist, wird nie die Kraft und Festigkeit erlangen wie die auf ihrem natürlichen Boden in freier Luft erwachsene; die geringste rauhe Luft wird sie welk machen. Und ein Kind, das von seiner Geburt an fast nicht aus Federbetten und warmer Kleidung herausgekommen ist, die freie Luft nur selten genossen hat und dessen zarte Oberfläche keinen anderen Eindruck als den einer beständigen Wärme kennt, sollte nun mit einem Male rauhe Luft, kaltes Wasser, leichte Bekleidung ohne Schaden ertragen können."

Die pädagogischen Schriften Hufelands waren von der Überzeugung getragen, daß man die körperliche nicht von der seelischen Erziehung des Kindes trennen könne und daß beide wechselseitig aufeinander einwirkten. Hufeland war ein begeisterter Anhänger Rousseaus, der die Erziehung wieder zur Natur zurückgeführt habe. Er versuchte, die Thesen Rousseaus biologisch zu untermauern: „Der Charakter der Kindheit ist Zartheit, Schlaffheit der Fasern, große Reizbarkeit, leichte Erschöpfung der Lebenskraft, schnelleres Leben, beständige innere Tätigkeit der Natur zur Ausbildung und Entwicklung des Körpers, Disproportion der verschiedenen Teile und Kräfte." Das Kind sei noch ein werdender Mensch, sein Leben in den ersten Jahren eine noch fortgesetzte Zeugung, und alles, was in dieser Periode auf ihn wirke, sei nicht bloß für die Gegenwart, sondern für sein ganzes künftiges Leben wichtig und entscheidend." Bereits während der Schwangerschaft könnten die Mütter „ungemein viel" auf die „Gesundheit der Seele" einwirken. Er zweifle nicht im geringsten daran, daß die Gemütsstimmungen und die Neigungen der Mütter während der Schwangerschaft auf das Kind sehr großen Einfluß hätten; er habe genug Beispiele dafür gesehen. Die Mütter sollten deshalb nach Möglichkeit anhaltende Verstimmungen und Leidenschaften unterdrücken und verbannen, um dem ungeborenen Kind möglichst positive Voraussetzungen für eine gute Entwicklung des Leibes und der Seele mitzugeben. Nach der Geburt solle das Kind von der Mutter gestillt werden, bereits nach sechs Monaten könne es neben Suppen schon nichtblähendes Gemüse erhalten. Er wandte sich gegen das noch übliche Wickeln und handelte neben einem durch Schmerz bedingten Schreien andere Ursachen des Kindergeschreis ab. Eine übergroße Ängstlichkeit der Eltern bei „kleinem Geschrei" sei fehl am Platze, aber sehr langes und anhaltendes Schreien verdiene die unbedingte Aufmerksamkeit der Eltern.

Bis zum Ende des 18. Jahrhunderts wurden kranke und sogar ansteckend kranke Kinder zusammen mit Erwachsenen in den allgemeinen Spitälern untergebracht. In der Zeit beginnender medizinischer Spezialisierungen im 19. Jahrhundert wurden nicht selten Ordinarien verpflichtet, neben ihrem Hauptamt in Nebenämtern fachfremde und somit autodidaktische Vorlesungen zu halten. Das führte manchmal zu unerwartet günstigen Rückwirkungen auf das eigentliche Fachgebiet, etwa für Internisten oder Psychiater, die sich neben ihrem Hauptarbeitsgebiet mit körperlich oder seelisch kranken Kindern beschäftigen mußten. Eine medizinische Spezialdisziplin wurde damals erst dann voll anerkannt, wenn sie in die Lehre und Forschung eingebunden war und entsprechende Lehrstühle eingerichtet wurden.

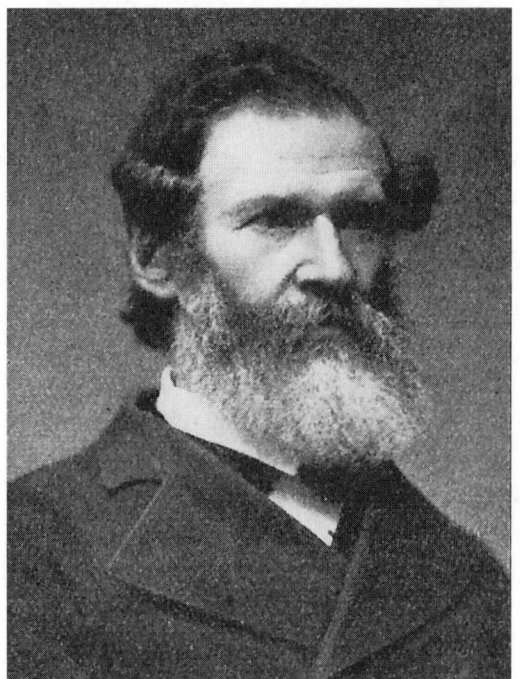

Franz von Rinecker gründete die weltweit erste Universitäts-Kinderklinik.
Er war gleichzeitig Direktor der psychiatrischen und der pädiatrischen Klinik.

Franz von Rinecker erhielt neben dem psychiatrischen den ersten pädiatrischen Lehrstuhl in Deutschland

Der erste „Lehrstuhl für Pädiatrik" wurde 1844 für Franz von Rinecker geschaffen, der zugleich Ordinarius für Psychiatrie und Leiter der Medizinischen Poliklinik und einer Abteilung für Haut- und Geschlechtskrankheiten in Würzburg war. Rinecker war ebenso wie die anderen Pädiater dieser Zeit Autodidakt. Neben zahlreichen Vorträgen auf wissenschaftlichen Gesellschaften gehören Beobachtungen über erste Fälle von Meningitis epidemica und der Beitrag „Das Knotensyphilid der Kinder" zu den wenigen pädiatrischen Arbeiten Rineckers. Im Jahr 1872 übernahm sein Assistent Carl Gerhardt (1833–1902) die Leitung der pädiatrischen Klinik. Bald darauf wurde Gerhardt nach Berlin als Leiter der Medizinischen Klinik berufen. Rinecker hielt in diesen medizinischen Grün-

dungsjahren außerdem Vorlesungen über Mikroskopie und Experimentalphysiologie und richtete mit Franz Leydig ein Physiologisches Institut ein. Die „Initialzündung für die Gründung einer Universitäts-Kinderklinik" wurde (Ströder 1982) durch ein Dekret aus dem Jahr 1841 gegeben, mit dem der Universität die „Errichtung einer stabilen Kinderklinik" sowie die Abhaltung von eigenen Vorlesungen über Kinderkrankheiten „befohlen" wurde. Es war auch Rinecker, der im Jahre 1850 „die weltweit erste Universitäts-Kinderklinik" (Keil 2003) gründete. Gemeinsam mit seinem pädiatrischen Schüler Carl Gerhardt und dem Stettiner Kinderarzt August Steffen (1825–1910) gab er in den Jahren von 1877 bis 1896 das erste „Handbuch der Kinderkrankheiten" heraus. Als ein Zeichen der freundschaftlichen Verbundenheit sowohl mit der damaligen Pädiatrie und Psychiatrie als auch mit seinem Lehrer von Rinecker publizierte Hermann Emminghaus in dem „Handbuch der Kinderheilkunde" die erste fachübergreifende Monographie „Die psychischen Störungen des Kindesalters" (1887).

Otto Heubner wurde zum ersten Ordinarius für Pädiatrie an der Charité ernannt

Der klinische Forscher und frühe Sozialpädiater Heubner gehörte zu den Pionieren der Kinderheilkunde. Im Jahr 1894 wurde dem Kinderarzt **Otto Johann Leopold Heubner** (1843–1926) das Ordinariat für das gesamte Gebiet der Pädiatrie an der Charité-Kinderklinik in Berlin übertragen. Heubner hatte in Leipzig (1861–1866) Medizin studiert. Während seiner internistischen Assistentenzeit bei Karl August Wunderlich habilitierte er sich 1868 und wurde 1873 zum a.o. Professor für Innere Medizin ernannt. Er hielt bereits während seiner Zeit als Leiter einer Poliklinik Vorlesungen über Kinderheilkunde ab. Nach einem Ruf nach Prag, den er nicht annahm, erhielt er einen Lehrauftrag für Kinderheilkunde und erhielt danach die Zusage für den Bau einer neu zu gründenden Kinderklinik in Leipzig, die erst 1891 eröffnet werden konnte. Heubner erkannte frühzeitig die in den Familien bestehenden sozialpädiatrischen Probleme, die unzureichende Säuglings- und Schulgesundheitsfürsorge und setzte sich für eine Verbesserung der räumlichen und personellen Ausstattung der Kinderkliniken ein und war an der Einführung des Diphtherie-Heilserums in Deutschland beteiligt.

Nach seiner Ernennung zum Direktor der Berliner Universitäts-Kinderklinik an der Charité gelang es Heubner, innerhalb kurzer Zeit durch hygienische Maßnahmen und Beseiti-gung der bestehenden Mißstände im Pflegebereich und in der Kinderernährung die Säuglings- und Kindersterblichkeit dramatisch zu senken. Er veröffentlichte Arbeiten über zerebrale Erkrankungen, etwa über luetische Erkrankungen der Hirnhautgefäße und konnte im Liquor von Kindern mit einer epidemischen Hirnhaut- und Hirnentzündung Meningokokken nachweisen. Er führte den Begriff EQ (Ernährungsquotient) ein und beschrieb die Heubner-Hertersche Erkrankung. In der Kinderfürsorge sah er ein wichtiges Betätigungsfeld des Kinderarztes. Aus seiner Schule sind mehrere sehr bekannte Pädiater hervorgegangen: Heinrich Roth, der Begründer der Sozialpädiatrie, sowie Heinrich Finkelstein, Carl Noeggerath und Johannes Rietschel, um nur einige zu nennen. Mit dem 1903 erfolgten Neubau einer Kinderklinik konnten die Pflegebedingungen für die Kinder erheblich verbessert werden. Heubner zählt zu den „Pionieren der Kinderheilkunde", obwohl und wahrscheinlich gerade weil er wie alle Kinderärzte seiner Zeit als ausgebildeter Internist und Autodidakt tätig war, aber den wissenschaftlich unerschlossenen Raum der Kinderheilkunde erkannte und bestrebt war, ihn weiter zu erschließen.

Adalbert Czerny war einer der ersten ganzheitlich orientierten Pädiater

In der Reihe der Pioniere einer ganzheitlichen Kinderheilkunde steht Adalbert Czerny sowohl chronologisch als auch nach Einfluß und Bedeutung an erster Stelle. Er hat fast die ganze somatische und psychische Breite des Faches in seine Forschungen und in seine Publikationen einbezogen. Er sah das kranke Kind nicht allein aus der naturwissenschaftlichen Perspektive, sondern als ein in seiner ganzen, unteilbaren Persönlichkeit behandlungsbedürftiges Wesen. Er war ein Begründer der modernen wissenschaftlichen Kinderheilkunde. Berlin, seine Wirkungsstätte über 20 Jahre, war seitdem und danach über mehrere Jahrzehnte weltweit das Zentrum der Pädiatrie.

Adalbert Czerny (1863–1941) wurde in Pilsen geboren. Nach dem Medizinstudium gewann er in einer Landesfindelanstalt erste Eindrücke über die Anstaltserziehung elternloser Kinder. 1893 habilitierte er sich für Kinderheilkunde und wurde bereits ein Jahr später zum a.o. Professor in Breslau ernannt. Hier entstanden wichtige und bahnbrechende Arbeiten, die ihm 1910 einen Ruf auf den Lehrstuhl für Pädiatrie in Straßburg einbrachten. Im Jahr 1913 wurde er, einer Empfehlung Otto Heubners folgend, als sein Nachfolger auf den pädiatrischen Lehrstuhl der Berliner Charité der Kaiser-Wilhelm-Universität berufen. Von ihrem Lehrer Czerny übernahmen zahlreiche in- und aus-

ländische und später einflußreiche Pädiater wie Hans Kleinschmidt (Göttingen), Albrecht Peiper (Leipzig), E. Opitz (Heidelberg) sowie Eduard Glanzmann (Schweiz) und G. Frontali (Italien) dessen ganzheitliche Sichtweise.

Im Brennpunkt der naturwissenschaftlichen Forschungen Czernys standen die körperlichen Erkrankungen des Kindesalters. Er prägte Begriffe wie die alimentäre Säuglingsanämie, paradoxe Atmung, Ernährungsstörung und Toxikose, eine besonders schwere Störung, die mit Wasserverlust, Azidose und mit Bewußtseinstrübungen einhergeht. Seine pathophysiologischen Arbeiten konzentrierten sich auf die Ernährungsphysiologie und die Stoffwechselpathologie des Säuglings- und des Kleinkindalters. Gerade in diesem Lebensalter sind die vegetativ-autonomen Funktionsbereiche besonders eng miteinander verknüpft, und Czerny erkannte, daß in dieser Zeit nicht nur eine starke extreme körperliche (Ernährung, Pflege), sondern ebenso auch starke seelische Abhängigkeit des Kindes von der Mutter besteht. Er erkannte, daß Mütter, die ihr Kind nicht selbst ernährten, bereits im Säuglingsalter zwischen sich und dem Kind eine Barriere aufrichteten, die, wie er meinte, später nicht mehr beseitigt werden könne (heute: sogenannte Regulations- und Bindungsstörungen). Viele Eltern meinten, gut genährte Kinder seien im Vergleich zu mäßig ernährten widerstandsfähiger gegenüber Krankheiten. Tatsächlich verhalte es sich jedoch umgekehrt. Überernährte Kinder seien nicht nur krankheitsanfälliger, sondern böten gegenüber mäßig ernährten Brustkindern deutlich mehr Erziehungsschwierigkeiten. Es bestünden hier wie in anderen Bereichen keine Unterschiede zwischen der körperlichen und der seelischen Erziehung. Daß zwischen dem Kind und seinen Eltern kein angeborenes Verwandtschaftsgefühl bestehe, werde durch die oft zeitle-

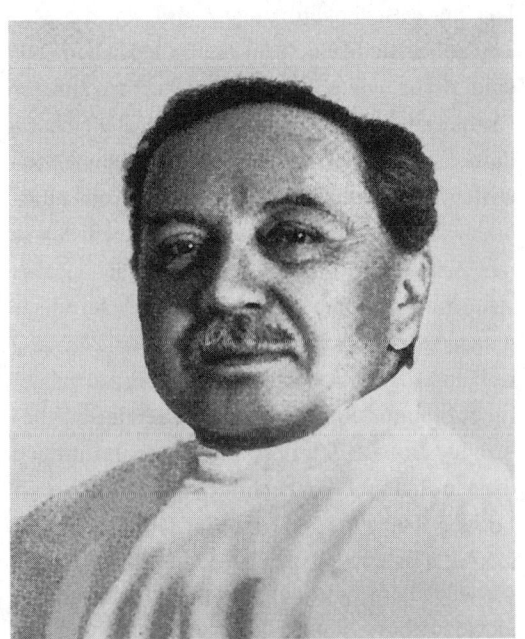

Adalbert Czerny gilt als ein Begründer der modernen wissenschaftlichen Kinderheilkunde.

bens bestehenden engen Beziehungen der Kinder zu ihren Ammen belegt.

Aus psychopathologischer und sozialpädiatrischer Sicht widmete Czerny sein Interesse den Erscheinungsbildern des „sensiblen" und des „erregten Kindes" und damit der kindlichen Psychopathie und besonders der Neuropathie; Begriffe und Inhalte, die lange Zeit in der Kinderheilkunde eine große Rolle spielten. Das traf auch auf sein Konzept der „exudativen Diathese" als einer konstitutionell bedingten Erkrankung der Haut und der Schleimhäute zu. Seit dem Erscheinen der pädagogischen Schriften Christoph Wilhelm Hufelands beschäftigten sich zunehmend Ärzte, besonders Kinderärzte und Psychiater, vermehrt mit den Erziehungsproblemen. Czerny erkannte auch hierin ein Zusammenwirken von Anlage und Umwelt und nahm mehrfach zu Fragen der Psychologie und der Pädagogik Stellung. Am bekanntesten wurde er durch sein Buch „Der Arzt als Erzieher des Kindes" (1908), das noch 1946 unverändert in elfter Auflage erschien.

Albrecht Peiper schuf die Grundlagen für eine neurologische Entwicklungsdiagnostik

Der Kinderarzt **Albrecht Peiper (1889–1968)**, Sohn eines pädiatrischen Lehrstuhlinhabers und Schüler Czernys, studierte in Freiburg, München und Greifswald Medizin und war Direktor der Universitätsklinik in Greifswald (1943–1948) und seit 1948 in Leipzig. Seine Schrift „Die Hirntätigkeit des Säuglings" (1928) galt lange Zeit als Grundlage für die neurologische Entwicklungsdiagnostik des frühen Kindesalters. Sein 1949 erschienenes Lebenswerk „Die Eigenart der kindlichen Hirntätigkeit", das vier Auflagen erlebte und mehrfach nachgedruckt wurde, trug ihm internationale Reputation ein. In dem Einleitungskapitel zu diesem Buch „Das Erwachen der Hirntätigkeit im Spiegel der Wissenschaften" gab er einen knappen Überblick über die mit Zitaten belegte Einstellung der Philosophen, Theologen, Psychologen und Ärzte zu Kindern von Aristoteles bis zur Gegenwart. Er wies auf den seit altersher bestehenden und von Immanuel Kant und sogar noch von dem Anthropologen Arnold Gehlen (1940) übernommenen Irrtum hin, daß Neugeborene sich nicht bewegen könnten und deshalb gewickelt, „in Fesseln und Banden" gelegt werden müßten, und bezeichnete den Menschen als ein habituell „embryonisch, in seinen Instinkten" verunsichertes Mängelwesen.

10.3.3 Nervöse und hysterische Störungen im Kindesalter

Die hysterischen Störungen sind wie die Melancholie, die Manie und die Epilepsie ein Beispiel dafür, wie ein in der Antike eingeführter Krankheitsbegriff sich erhalten hat, obgleich die damals vermutete Krankheitsursache nicht zutrifft. Da Hysterien am häufigsten beim weiblichen Geschlecht angetroffen werden, wurden in der Antike dafür Lageänderungen des Uterus annommen. Gegen Ende des 19. Jahrhunderts wurde ihre Ursache entweder auf eine bislang unbekannte hirnorganische Störung zurückgeführt oder als eine durch Umweltereignisse bedingte Neurose definiert. Erste Beschreibungen der kindlichen Hysterie finden sich (1897) nach Ludwig Bruns (1858–1916) im 17. Jahrhundert bei Charles Lepois und im 18. Jahrhundert bei Friedrich Hoffmann (1733) und Joseph Raulin (1759). Pierre Briquet (1859) ermittelte, daß sich nach seinen Erfahrungen in etwa 20 Prozent die Krankheit vor dem 12. Lebensjahr entwickle und in 95 Prozent der Fälle Mädchen beträfe. Hufeland führte schon 1833 dazu aus, daß man bei Kindern immer auf die verhältnismäßig große Reizbarkeit und Empfindlichkeit als Ursache und Auslöser von Kinderkrankheiten achten müsse.

Die allgemeine Anerkennung der Kinderhysterie als eigenständiges Krankheitsbild erfolgte erst 1892 (Friedrich Jolly). Die wissenschaftliche Erforschung des Krankheitsbildes der Hysterie begann mit dem französischen Psychiater Jean Martin Charcot und wurde intensiv und konsequent durch Sigmund Freud fortgesetzt. Die Forschungen der letzten Jahrzehnte haben gezeigt, daß neben Störungen der sexuellen Entwicklung auch andere Ursachen für die Entstehung der Hysterie verantwortlich sein können. Nicht zuletzt deshalb verstärkte sich im 20. Jahrhunderts die Tendenz, in den Klassifikationen den Begriff Hysterie wegen seiner „vielen und unterschiedlichen Bedeutungen und der damit oft verbundenen Diffamierung" aufzugeben und durch neue, noch unbelastete Begriffe zu ersetzen. Der Begriff „hysterisch" wurde durch „histrionisch" ersetzt und die Konversionsymptomatik von ihm abgetrennt. Die Inhalte blieben unverändert. Diese Veränderung der Nomenklatur ist eine Fortsetzung des über Jahrhunderte zu verfolgenden Wechsels zwischen ätiopathogenetischen und symptomatologischen Klassifikationen.

Die wichtigsten umfassenden Beiträge der Pädiatrie des ausgehenden 19. Jahrhunderts zur Kinderhysterie stammen von dem Direktor der Berliner Universitätskinderklinik, Eduard Heinrich Henoch, und von dem Oberarzt an der Kinderheilanstalt in Hannover, Ludwig Bruns, der gemeinsam mit August Cramer und Georg Theodor Ziehen das „Handbuch der Nervenkrankheiten im Kindesalter" (1912) herausgab, in dem er das Kapitel „Nervöse Kinder" bearbeitete.

Der Pädiater Eduard Henoch beschrieb Kinder mit psychischen und psychosomatischen Störungen

Eduard Heinrich Henoch (1820–1910) studierte Medizin in Berlin und war ein Schüler der angesehenen Mediziner Lukas Schönlein, Friedrich Dieffenbach und seines berühmten Onkels, des Neurologen Moritz Heinrich Romberg (1795–1873). Im Jahre 1842 legte er sein Staatsexamen ab und habilitierte sich 1850 für Innere Medizin. Schon während dieser Zeit hielt er bereits Vorlesungen über Kinderkrankheiten. 1858 wurde er apl. Professor. 1865 eröffnete eine private kinderärztliche Poliklinik. 1872 wurde er als Extraordinarius zum Direktor der Kinderklinik der Berliner Universität bestellt. 1881 gab er ein 900 Seiten starkes Handbuch über Kinderkrankheiten heraus.

Die Abhandlung von Eduard Heinrich Henoch über „Die hysterischen Affektionen der Kinder" findet sich in seinen „Vorlesungen über Kinderkrankheiten" (1893). Henoch beschrieb bei hysterieverdächtigen Kindern eine Fülle unterschiedlichster nervöser und ursächlich nicht ableitbarer psychischer Erscheinungen und krankhafter Zustände, die er in seinen „Fallbeschreibungen" und in „Kategorien solcher Fälle" darstellte. Er unternahm den für diese Zeit beachtlichen Versuch, aus dem Wirrwarr der Krankheitsdefinitionen, die allesamt auch unter dem Sammelbegriff „Hysterie" erschienen, umschriebene Kategorien herauszustellen. Es handelte sich dabei 1. um Krankheitsfälle mit Bewußtseinsverlust ohne Ohnmacht, mit Halluzinationen, mit Delirien und Pavor nocturnus oder diurnus, die er der Kategorie „Katalepsie oder Epilepsie" zuordnete, die jedoch nicht überzeugen kann. All diese Symptome fanden sich zwar in dieser Krankheitskategorie, aber sie ließen sich als Einzelsymptome ebenfalls bei anderen psychischen Störungen nachweisen. 2. beschrieb er Krankheitsbilder, in denen Krampfzustände überwogen, etwa der Sprachorgane und der Atemmuskulatur, Wein-, Schrei- und Muskelkrämpfe, Bewußtseinsstörungen, Delirien, Parästhesien und Halluzinationen. Henoch faßte sie unter der heute noch verwendeten Bezeichnung „Hystero-Epilepsie" zusammen, die jedoch allesamt auch einen rein hysterischen Ursprung ohne eine gleichzeitig bestehende Epilepsie haben konnten. 3. subsumierte er unter dem Begriff Chorea magna Fälle mit überwiegend neuralgischen und trophischen Störungen. Dabei handelte es sich um reizbare Kinder, die Schreianfälle hatten und ständig über Schmerzen und über Hyperästhesien und Hämatemesis klagten. Schließlich beschrieb er 4. Fälle von Hysterie, bei denen er isolierte Symptome von Aphonie, Dysphagie, Aphasie, Gelenkneuralgien, Globusgefühl, Ovarialschmerz oder Singultus beobachtet hatte.

Diese oft schwer einfühlbaren und nicht konkret ableitbaren Symptome legten immer wieder, betonte Henoch, den Verdacht einer Simulation nahe. Er riet jedoch zur Vorsicht und warnte gerade im Hinblick auf das Kindesalter vor einer vorschnellen Diagnostik. Das gelte besonders für Kinder mit hysterischen Symptomen, wie sie auch im Erwachsenenalter vorkämen und voreilig dem „Nachahmungstrieb" der Kinder zugeschrieben werden könnten. Hysterische Schreianfälle und Lähmungen seien, wie auch andere hysterisch anmutende Symptome, besonders bei Mädchen, wie überhaupt beim weiblichen Geschlecht, nicht gerade selten. Nach seiner Erfahrung bildeten sie sich oft bereits nach einigen Wochen spontan zurück oder es trete ein Symptomwechsel ein. Als Ursachen diskutierte er angeborene und erworbene Eigenschaften. Die Mädchen seien oft mager und anämisch und hätten eine zarte

Konstitution. Akut auftretende Störungen könne man mitunter auf psychische Auslöser zurückführen. Die Onanie als „dauernde Nervenreizung" sei in die Überlegungen einzubeziehen. Häufig könne eine zu nachsichtige und verzärtelnde oder eine zu strenge und harte Erziehung oder eine schulische Überbürdung eruiert werden. Als besonders gefährdet seien hypochondrische Kinder und Kinder mit einer erblichen oder neuropathischen Belastung in der Familie anzusehen.

Für die Therapie seien medikamentöse Maßnahmen ungeeignet. In Betracht kämen kalte und warme Bäder, Kuraufenthalte und galvanische Behandlungen. Bei organischen Grunderkrankungen solle eine entsprechende Mitbehandlung erfolgen. Die Prognose sei unsicher. Manchmal könne schon die Androhung einer ärztlichen Maßnahme (z. B. Injektion) eine umgehende Besserung der Symptome bewirken. Henoch konstatierte, daß mit der Pubertät häufig eine spontane Besserung eintrete.

Der Pädiater und Psychiater Ludwig Bruns verfaßte eine Monographie über die Hysterie bei Kindern

Der Kinderarzt **Ludwig Bruns** (1858–1916) setzte sich in seinem Buch „Die Hysterie im Kindesalter" (1897) ausführlich und kritisch sowohl mit der Häufigkeit und der Symptomatik als auch mit der Behandlung und der Prognose dieses Krankheitsbildes auseinander. Bruns war seit 1894 mit seiner Doppelqualifikation als Psychiater und Kinderarzt Oberarzt der inneren Abteilung der Hannoverschen Kinderheilanstalt. Er wurde einer breiten Öffentlichkeit durch das „Handbuch der Nervenkrankheiten im Kindesalter" (1912) bekannt, das er gemeinsam mit dem Ordinarius der Psychiatrischen Universitätsklinik in Göttingen, August Cramer, und dem viel gerühmten Psychiater und

Philosophen Georg Theodor Ziehen, der zu dieser Zeit den Berliner Lehrstuhl für Psychiatrie innehatte, herausgab. In diesem Buch übernahm Bruns eine für die damalige Zeit erschöpfende, 300 Seiten umfassende Darstellung der „Krankheiten des Rückenmarks und der peripheren Nerven im Kindesalter". Cramer handelte in dem Handbuch das Kapitel über „Nervosität, Hysterie, Epilepsie, Chorea, Stottern, Tics im Kindesalter" ab, in dem er weitgehend vergleichbare Ansichten wie Bruns vertrat, aber besonders auf die mögliche exogene Genese der Hysterie und ebenso auf die „Überbürdungsfrage" näher einging und ihnen ein einleitendes Kapitel über Ätiologie voranstellte.

Bruns studierte seit 1877 zunächst in Göttingen und danach in München Medizin, dort wurde er 1882 promoviert. Er arbeitete zunächst bei Julius Eduard Hitzig (1838–1907) in der Anstalt Nietleben bei Halle und seit 1885 als dessen erster Assistent an der neuen Universitäts-Nervenklinik Halle. Nach Studienaufenthalten in Berlin und Paris war er seit 1886 niedergelassener Arzt in Hannover und übernahm 1894 die Oberarztstelle an der Hannoverschen Kinderheilanstalt. 1903 wurde ihm mit der Verleihung des Professorentitels eine außerordentliche Ehrung zuteil. Er hinterließ ein umfangreiches psychiatrisches und neurologisches Schrifttum unter besonderer Berücksichtigung des Kindesalters, darunter die Arbeit „Die traumatischen Neurosen. Unfallneurosen" (1901).

In seiner Monographie (1897) über die Hysterie im Kindesalter bemängelte Bruns mit Recht, daß ein kasuistisch so dicht belegtes Krankheitsbild wie die Hysterie in dem 1877 erschienenen „Handbuch der Kinderheilkunde" von Carl Gerhardt und in „Nervenkrankheiten des Kindesalters" (1907) von Sachs kein eigenes Kapitel gewidmet worden war. Diese Unterlassung wurde jedoch mit dem „Handbuch der Kinderkrankheiten" von Carl Gerhardt (Hrsg. 1887) und einem darin enthaltenen Kapitel von Hermann Emminghaus behoben, das aber Bruns offensichtlich nicht bekannt war. In der Einleitung zu seinem Buch wies Bruns darauf hin, daß kaum eine andere Krankheit dem Arzt „eine so große Blamage eintragen kann" wie die Verkennung der Hysterie; besonders dann, wenn den Eltern mitgeteilt wurde, daß ein schweres oder unheilbares organisches Leiden vorliege. Den Zusatz Bruns' allerdings, daß es kaum ein anderes Leiden wie die Hysterie gebe, das „fast immer eine rasche Heilung im Gefolge" habe, relativierte er selbst in seinem Therapiekapitel. Dies ist auch aus heutiger Sicht nicht zutreffend. Nicht zuletzt deshalb war die Hysterie, wie Bruns dann auch selbst anführte, immer ein Tummelplatz für Kurpfuscher und Scharlatane. Heilungsversuche und manche Heilung erfolgten gemäß dem *tua res agitur* damals durch heilige Reliquien und durch wundertätige Bilder, und dies geschieht auch heute noch durch suggestive Maßnahmen. Zur Diagnostik führte Bruns aus – und das gilt ebenfalls unverändert auch heute noch –, daß viele kindliche Hysterien sich im Gegensatz zu denen Erwachsener in monosymptomatischer Form manifestieren und daß die sonst für die Erkennung so wichtigen Stigmata häufig fehlen. Diese Einzelsymptome (schlaffe Lähmungen ohne und mit Kontrakturen, umschriebene Spasmen) träten andererseits so augenfällig und drastisch in Erscheinung, daß sie kaum verkannt werden könnten. Deshalb entfalle im Vergleich zu Charcot auch eine systematische Darstellung der Hysteria infantilis überhaupt, weil besonders bei Kindern kein Fall dem anderen gleiche. Gelenkkontrakturen, damals relativ häufig, kommen heute durch die Dichte der ärztlichen Versorgung nur extrem selten vor. Sehr viel häufiger traten im

Kindesalter „Lähmungen" der unteren Extremitäten auf, gepaart mit Astasie und Abasie. Dabei sei differentialdiagnostisch zu beachten, daß diese Kinder und Jugendlichen im Sitzen oder Liegen die Muskelbewegungen mehr oder weniger präzise ausführen könnten. Damals wie heute kommen, wenn vielleicht auch wegen der verbesserten medizinischen Diagnostik wesentlich seltener als früher, hysterische Störungen vor wie: Taubheit, Aphonie, Amaurose, Mutismus, Tachypnoe, Husten, Neuralgien, Blepharospasmus, blitzartige Zuckungen der Schulter- und Rumpfmuskulatur („Chorea electrica"), der hysterische Tic convulsiv, eine Athetose duplex oder die Chorea rhythmica (Charcot); während die Hysteroepilepsie, wenn auch nur sehr selten, auch heute noch bei weiblichen Jugendlichen beobachtet werden kann. Bruns berichtete über „einen einzigen Fall von typischer Besessenheit" bei einem Jungen, aus dem eine „fremde Stimme" sprach. Leider fehlen weitere, diese Diagnose erläuternde Angaben. Als Alternative zu dem heutigen Vorgehen, zunächst eine organische Ursache einer ungeklärten Erkrankung auszuschließen, empfahl Bruns, in solchen Fällen von vornherein „wenigstens an die Möglichkeit einer Hysteria infantilis zu denken". Dabei sei zu berücksichtigen, daß hysterische Symptome prinzipiell immer auch willkürlich hervorgerufen und simuliert werden könnten, was für viele organische Krankheiten nicht gelte. Außerdem emanzipierten sich hysterische Kinder wie die hysterischen Erwachsenen von den bekannten anatomischen und physiologischen Grundlagen. Eine echte Simulation sei bei Kindern sehr selten. Wo sie vorkomme, liege eine schwere psychische Störung vor, entweder beim Kind selbst oder in seiner Umgebung. Zur Entstehung und zum Auftreten der Hysterie führte er an, daß es sich häufig um „verzogene, unartige und wehleidige" Kinder handle, die

überwiegend zwischen dem siebten und 14. Lebensjahr und in der Pubertät erstmals vorgestellt würden, aber sie seien auch vor dem sechsten Lebensjahr keineswegs selten. Bruns teilte nicht die Meinung Charcots, daß es sich um rein erbliche Störungen handle. Nachahmung der Eltern, auch seelische Traumen, insbesondere der Schreck, seien im Zusammenhang mit einer mangelhaften Erziehung häufige psychische Auslöser und die Hauptursachen für die hysterischen Manifestationen.

Die Kinderhysterie sei, führte Bruns schließlich aus, auch bei richtiger Diagnose und bei richtiger Anwendung entsprechender Mittel im ganzen „kein dankbares Objekt", weil man nirgends so vielen Mißerfolgen begegne wie hier. Grundsätzlich müsse das Kind – hier ist er mit Charcot einig – von den Eltern getrennt und in einer Klinik behandelt werden. Bruns nannte als Behandlungsmethoden der Kinderhysterie die „Überrumpelungsmethode" und die Methode einer „absichtlichen Vernachlässigung" in der Klinik. Er selbst wendete, nach erfolgter Einwilligung der Eltern, bevorzugt die „Überrumpelung" an, weil sie, gleich nach der Aufnahme praktiziert, am raschesten und wirksamsten zum Ziele führe. Er zitierte dazu Adolf von Strümpell: „Bei der Hysterie macht man entweder Wunderkuren oder gar keine Kuren." Man müsse ein Kind, das vorgebe, nicht stehen und nicht laufen zu können, einfach aus dem Bett nehmen und unter Anwendung begleitender Maßnahmen (z.B. dem Kind ein mit Wasser vollgefülltes Glas in die Hand geben) auf die Beine stellen; eine Methode, die später Ernst Kretschmer bei Erwachsenen und Jugendlichen mit faradischem Strom anwandte und mit den Worten empfahl, daß nach der stationären Aufnahme über einer psychogenen Lähmung „die Sonne nicht noch einmal aufgehen" dürfe.

Bruns' zweite Methode der „zweckbewußten Vernachlässigung und Nichtbeachtung des Kindes" komme für ihn erst nach Fehlschlagen der ersten in Betracht und sei bei konsequenter Durchführung nicht selten erfolgreich. Als Erklärung führte er an, daß, nachdem die Symptome von der Umgebung nicht mehr beachtet würden, die Kinder sich zu Tode langweilten und sie vergäßen. Von den damals und auch noch später nicht seltenen elektrischen Anwendungen hielt er nicht viel, aber beim Vorliegen einer therapieresistenten Anorexie helfe „eine einmalige energische Fütterung durch den Arzt selbst und jedenfalls immer eine Fütterung mit der Schlucksonde…" Wenn man nach seinen Methoden verfahre, so schloß Bruns, werde man die Freude haben, daß viele Kinder nicht wieder rückfällig, sondern für immer von ihren hysterischen Erscheinungen befreit blieben. Diese Prognose mag bei Anwendung der damals empfohlenen Methoden in manchen Fällen zutreffend gewesen sein, aber in anderen nicht. Aber Nachsicht wird empfohlen. Das trifft auch für die heute angewendeten psychotherapeutischen und psychopharmakologischen Verfahren zu.

10.3.4 Psychischer Hospitalismus als Ursache der Säuglingssterblichkeit und von Entwicklungsstörungen

Das menschliche Neugeborene ist allein nicht existenzfähig und völlig von seiner Umwelt abhängig. Die Bedeutung der Mutter und der Familie für die Entwicklung des Säuglings und des Kleinkindes ist dementsprechend, wenn auch unterschiedlich definiert und praktiziert, seit alters her in allen menschlichen Kulturen unumstritten. Säuglinge und Kleinkinder benötigen zur Befriedigung ihrer elementaren Bedürfnisse eines menschlichen Wesens, einer Mutter oder einer Ersatzperson, am besten einer Familie. Für seine störungsfreie psychische Entwicklung ist es notwendig, daß er neben der Befriedigung seiner Grundbedürfnisse (Nahrung, Wärme, Hygiene) am besten nur von einer konstanten und liebenden Bezugsperson betreut wird. Zur Zeit besteht keine Gefahr, daß die Bedeutung der biologischen Mutterschaft überschätzt wird; mit der Löschung des Klischees von der „Stimme des Blutes" ging eine Entmythologisierung der Mutterrolle einher, die auch durch wissenschaftliche Untersuchungen belegt wurde. So wies Adolf Portmann (1897–1982) darauf hin, daß der Rolle des Instinkts beim Menschen nur mit Mißtrauen zu begegnen sei, weil im Erbgefüge „Stellen von offener, bildsamer Art" nachgewiesen (1968) wurden. Konrad Lorenz (1935) stellte die Bedeutung der „Prägung" (Hess 1975) in einer dafür vulnerablen Phase für die Entwicklung des Kindes zur engsten Beziehungsperson heraus.

Sorgfältig beobachtende Eltern, aber auch Philosophen, Psychologen und Ärzte haben die psychische Befindlichkeit der Neugeborenen und Säuglinge immer sehr ernst genommen. Es ist anzunehmen, daß Mütter und Ammen zu allen Zeiten – ebenso wie der britische Dichter Percy B. Shelley (1792–1822) – wußten: „Ein Säugling wird mit Milch und mit Küssen ernährt", damit er gedeihen könne. Schon Michel de Montaigne (1533–1592) meinte: „Ich finde, daß unsere großen Laster schon in der zartesten Kindheit ihren Knoten in unsere Seele legen, und daß unsere vornehmlichste Erziehung in den Händen der Säugammen liegt." Jean-Jacques Rousseau (1712–1778) kam in seinem „Emile" zu ähnlichen Ergebnissen.

Der Kreismedizinalrat Josef von Kerschensteiner wies auf soziale Aspekte der Kindersterblichkeit hin

In einer statistisch orientierten, kritischen und streckenweise polemischen („der Münchner, der eingeborene, wie der angewohnte" gehe über die Säuglingssterblichkeit „in Gemütlichkeit hinweg") Arbeit über „Die Kindersterblichkeit in München" von dem k. Kreismedizinalrat Josef von Kerschensteiner (1876) finden sich Feststellungen und Erkenntnisse, die überwiegend erst Meinhard von Pfaundler (1872–1947) zugeschrieben wurden. Während der ersten Lebensmonate sei die Sterbequote der in den Familien gepflegten Säuglinge am höchsten. In einer soziologisch ausgerichteten kategorialen Aufgliederung ermittelte Kerschensteiner, daß zum Zeitpunkt seiner Erhebungen nicht die außerehelich geborenen Kinder das größte Kontingent stellten. Vielmehr wiesen die ehelich geborenen Kinder „in geordneten Familien, in denen die Mutter das Kind pflegt", die wenigsten Todesfälle auf, während die höchste Sterblichkeitsrate bei Kindern festgestellt wurde, in denen beide Elternteile einer Arbeit nachgehen mußten und die Kinder von den Großmüttern gepflegt wurden. Die gut gepflegten außerehelichen Kinder seien seltener gestorben. „In oberster Linie" sei es die Pflege, die das Leben der Kinder beeinflusse. Er errechnete, daß auch Korrelationen zwischen den Konfessionen der Eltern bestünden. Bei Katholiken liege die Sterblichkeit bei über 40 Prozent, bei Protestanten bei 27–28 Prozent und bei Israeliten nur bei 15–16 Prozent der lebend Geborenen. Hier dürfte es sich vermutlich weniger um die Konfession als um Wohlstandsunterschiede der Eltern gehandelt haben. Bei den während des ersten Lebensjahres verstorbenen Kindern habe es sich in nur 15 Prozent der Fälle um an der Mutterbrust gestillte, aber in fast 85 Prozent um

künstlich ernährte Kinder gehandelt. Er führte dazu zahlreiche Gründe für das Nichtstillen der Mütter an und bedauerte, daß das „Ammenwesen" zwar „stark im Schwange" sei, aber aus Kostengründen zu wenig genutzt werde. Die häufigste medizinische Todesursache der Frühsterblichkeit seien generell Durchfallserkrankungen, die von den Müttern und Hebammen nicht sorgfältig genug beachtet würden, obgleich ausreichende Kliniken und Polikliniken zur Verfügung stünden; dabei wurde die Kostenfrage – allgemeine Krankenkassen wurden erst Jahrzehnte später eingeführt – nicht erörtert.

Obgleich Anfang des 19. Jahrhunderts (Henke 1830) infolge der hohen Säuglingssterblichkeit nicht einmal die Hälfte aller Kinder das Erwachsenenalter erreichte, gab es trotz der hohen Kindersterblichkeit viele kinderreiche Familien. Die Vermutung, daß die meisten Eltern wegen der Säuglingssterblichkeit zu enge emotionale Kontakte zu ihren Kindern vermieden und diese sich weitgehend selbst überlassen hätten, ist vielleicht, wie einige Historiker vermuten, naheliegend, sie ist aber nicht zwingend. Es ist ebenso wahrscheinlich, daß in vielen Familien eher verstärkte Anstrengungen unternommen wurden, das Leben eines Kindes zu erhalten. Nichts spricht jedenfalls dagegen, daß es damals ebenso wie heute viele Eltern gab, die ihre Kinder sorgsam und liebevoll erzogen haben. Im Hinblick auf die Bindung an eine einzige Beziehungsperson und auf die Erziehung durch mehrere Erziehungspersonen ist bekannt, daß die Pflege und Erziehung eines Kindes in der Großfamilie nicht allein bei der Mutter lag, sondern partiell von Tanten, Geschwistern und Großmüttern wahrgenommen wurde. Auch in den Familien gehobener Sozialschichten wurde in der „guten alten Zeit" ein Säugling oder Kleinkind nicht allein von der Mutter versorgt;

dafür waren vielmehr Ammen und Kindermädchen zuständig, zu denen diese Kinder oft auch noch als Erwachsene eine besonders starke emotionale Zuneigung behielten.

Noch zu Beginn des 20. Jahrhunderts warnten Ärzte davor, sich zu intensiv mit Säuglingen zu beschäftigen

Noch zu Beginn des 20. Jahrhunderts warnten viele Ärzte davor, sich mit Kindern während des ersten, des „dummen Vierteljahres", intensiv mit Säuglingen zu beschäftigen und vor jedem Versuch, den „Säugling geistig zu wecken" und „sich zuviel mit ihm abzugeben", um „unnötige Hirnreizungen" zu vermeiden. Der Göttinger Psychiater August Cramer legte übereinstimmend mit den Ansichten der Ärzte seiner Zeit in seinem gemeinsam mit Ludwig Bruns und Georg Theodor Ziehen herausgegebenen „Handbuch der Nervenkrankheiten im Kindesalter" (1912) die damals geltende wissenschaftliche Meinung dar, daß das neugeborene Kind ein „subkortikales Wesen" sei. Alle Lebensäußerungen, die bei ihm zu beobachten seien, vollzögen sich auf einem rein reflektorischen Wege und ohne Bewußtsein. Nach der Geburt seien nur die tiefststehenden Umschaltstätten gangbar, die Reflexvermittlung erfolge durch das Rückenmark und die Medulla oblongata. Erst allmählich entwickelten sich die höheren Umschaltstationen in den Stammganglien und im Kleinhirn. Erst wenn das Kind beginne, zielsicher nach vorgehaltenen Gegenständen zu greifen und unter mehreren Gegenständen einen bestimmten auszuwählen, könne man annehmen, daß die motorische Hirnrinde beginne, in Funktion zu treten. Erst im dritten und vierten Lebensjahr sei das Kind imstande, „im Groben die Mitteilungen aus den Sinnesorganen zu verstehen und seine Muskulatur einigermaßen in der Gewalt zu behalten". Das sei ein Zeichen dafür, daß es einfachste Assoziationen leisten und beginnen könne, eine Vorstellung von sich selbst, von dem eigenen Ich zu entwickeln. Entwicklungsschädliche Erziehungsfehler begingen die meisten Eltern bereits sofort nach der Geburt. Das beginne mit den Schlafenszeiten. Der Säugling brauche viel Schlaf, in den ersten Wochen mindestens 20 Stunden, und noch viele Monate mindestens 16 Stunden. Es sei beklagenswert, wie wenigen Kindern „diese Wohltat zuteil werde". Das könne schon durch einen großen Verwandten- und Bekanntenkreis geschehen, wenn dadurch das Kind ständig aus dem Schlaf gerissen und „viel zu viel mit ihm angefangen" werde. Cramer war der Ansicht: „Ein kleines Kind ist und soll langweilig sein", was manche Eltern allerdings nicht ertragen könnten und mit rasselnden, leuchtenden und klappernden Instrumenten auf das Kind einzuwirken versuchten, was sich bei vielen, besonders auf leicht erschöpfbare Kinder, ungünstig auswirke.

Der Göttinger Psychiater August Cramer beschrieb nervöse, hysterische und epileptische Kinder

Der Psychiater **August Cramer** (1860–1912) studierte Medizin in Marburg und München. Nach seiner Promotion (1887) war er als Assistent in München, Freiburg und in der Irrenanstalt Eberswalde tätig. 1895 habilitierte er sich in Göttingen. 1900 wurde er zum o. Professor und Direktor der Psychiatrischen Universitätsklinik in Göttingen berufen. Er wurde von führenden Autoren seiner Zeit häufig zitiert und galt, obgleich er nie bei Hermann Emminghaus tätig war, aber dessen Buch „Die psychischen Störungen des Kindesalters" eingehend studierte und dessen kinderpsychiatrisches Werk zielstrebig weiterverfolgte, als „einer seiner bekanntesten Schüler" (Reichert 1998).

Noch zu Beginn des 20. Jahrhunderts bestand eine erschreckend hohe Säuglingssterblichkeit

Erst gegen Ende des 19. Jahrhunderts wuchs die Erkenntnis, daß die insgesamt erschreckend hohe Säuglings- und Kindersterblichkeit teilweise in direktem Zusammenhang mit dem ungeplanten und ungewollten Massenexperiment der bis zum 20. Jahrhundert praktizierten Einweisung zahlloser Kinder in Findel- oder Waisenhäuser und in Heime, Spitäler und Kliniken stand. Die Säuglingssterblichkeit in den Findelhäusern Europas betrug 60 bis 100 Prozent. Albrecht Peiper (1949) stellte fest, daß die Prager Landesfindelanstalt im Jahre 1858 mit annähernd 3000 Zugängen sogar eine Sterblichkeit von 103 Prozent aufwies. Der Prozentsatz erklärte sich daraus, daß in diesem Jahr nicht nur die neu aufgenommenen, sondern auch die restlichen Kinder des Vorjahres verstorben waren. Nach den Berliner Charité-Annalen verstarben unter Eduard Heinrich Henoch in den Jahren 1890/1891 von 196 Kindern mit einer „Debilitas vitae" 164, auch hier verblieben die übrigen nach Anmerkungen des preußischen Rechnungshofes „im Bestand". Der Kinderarzt Henoch beklagte 1893, daß „nicht wenige Mütter ein ihnen lästig gewordenes Kind dem Krankenhaus überweisen, nicht um es geheilt wiederzusehen, sondern in der Hoffnung, auf immer von ihm befreit" zu sein. In der von ihm geleiteten Klinik waren innerhalb von zwei Jahren nach der Aufnahme über 65 Prozent der Kinder gestorben (Joppich 1959). Otto Heubner meinte noch 1909, die Säuglingssterblichkeit werde auch unter besten Bedingungen nur ausnahmsweise einmal unter 40 Prozent absinken. Tatsächlich lag die allgemeine Säuglingssterblichkeit im Jahr 1900 in Preußen nur noch zwischen 15 und 30 Prozent; sie betrug, abhängig vom sozialen Status, zwischen 15 Prozent im

„Beamtenkollektiv" und 32 Prozent bei dem „Dienstboten- und Gesindekollektiv". Sie lag 1982 in der Bundesrepublik Deutschland noch bei 1 Prozent. In den alten Bundesländern betrug die Zahl der in den ersten sieben Lebenstagen gestorbenen Säuglinge 1956 2,9 Prozent; 1970 1,6 Prozent und lag 1990 nur noch bei 0,3 Prozent.

Die Ursache der hohen Säuglingssterblichkeit erkannte und beschrieb von Meinhard von Pfaundler

Dem Pädiater **Meinhard von Pfaundler (1872 bis 1947)** kommt das große Verdienst zu, als erster die wichtigste Ursache der hohen Sterblichkeit in den Heimen und Krankenhäusern in einer „widernatürlichen Säuglingspflege", als

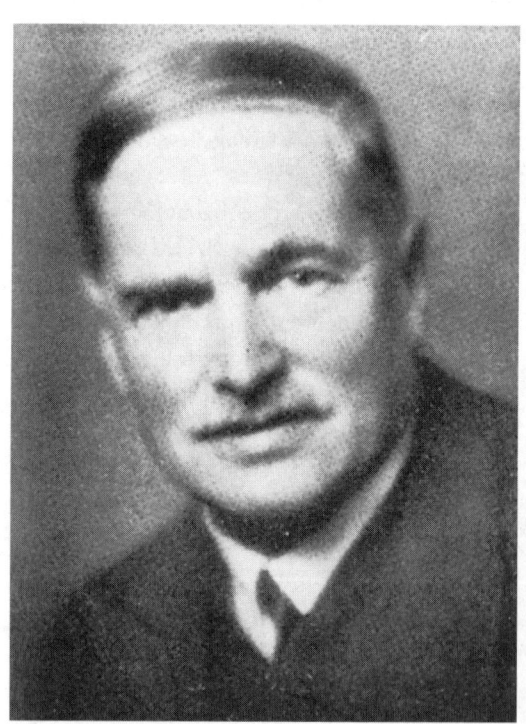

Meinhard von Pfaundler hat als erster die Folgen einer „widernatürlichen Säuglingspflege" in Säuglingsheimen beschrieben.

Reaktion auf eine bestehende emotionale Mangelsituation und das dadurch entstehende Immunitätsdefizit erkannt und exakt beschrieben zu haben. Pfaundler hatte nach dem Abitur Medizin in Innsbruck und Graz studiert. Danach arbeitete er als Assistent an der Grazer Universitäts-Kinderklinik bei Theodor Escherich, der 1885 das Coli-Bakterium entdeckt hatte und die sozialpädiatrisch ausgerichtete „Reichsanstalt für Mütter und Säuglinge" leitete. Er habilitierte sich 1900 und wurde im Alter von 30 Jahren zum Nachfolger seines Lehrers ernannt. 1906 wurde er als Ordinarius nach München berufen und war bis 1939 Direktor der dortigen Universitäts-Kinderklinik. Er vertrat besonders nachdrücklich den Standpunkt, daß die Kinderheilkunde für alle Krankheiten dieses Lebensabschnittes zuständig sei. Neben genetischen, ernährungs- und entwicklungsphysiologischen Problemen beschäftigten ihn im Zusammenhang mit der hohen Säuglingssterblichkeit besonders sozialpädagogische Fragestellungen. Er erkannte als einer der ersten die verheerende Bedeutung der Massenpflege und längerer Aufenthalte von Säuglingen und Kleinkindern im Heimen und Krankenanstalten.

Als Hospitalismus – der Begriff umschloß früher den infektiösen und psychischen Hospitalismus – wurde seit Beginn des 20. Jahrhunderts die Hauptursache der hohen Sterblichkeit bezeichnet, dem die Medizin lange Zeit machtlos gegenüberstand. Pfaundler war durch seinen Lehrer Theodor Escherich besonders für die Probleme der extrem hohen Säuglingssterblichkeit sensibilisiert. Er stellte in seiner ersten Mitteilung (1899) fest: „Der durch die widernatürliche Säuglingspflege verursachte Schaden muß sich aber nicht darauf beschränken, daß das Kind zeitweise schreit; er kann nicht allein das seelische Gleichgewicht des Kindes, sondern auch dessen Gesundheit stören, ja das Leben be-

drohen. Wo die Mutter oder eine nächste Anverwandte oder sonst eine für das Kind empfindende Person sich der Pflege ganz hingibt, wird ja schwerer Schaden solcher Art zumeist nicht eintreten. Wohl aber sieht man ihn bei Kostkindern und insbesondere in Anstalten für gesunde und kranke Säuglinge, die unzureichendes Pflegepersonal haben. Hier verfallen die Kinder oft einem als ‚Hospitalismus' bezeichneten Übel. Die Reaktion der Unruhe auf das Sich-selbst-Überlassensein hört da nach Tagen bis Wochen allmählich auf, und dann setzt ein langsam fortschreitender Verfall ein, dessen Zeichen fast die ganze Pathologie des ersten Lebensjahres einschließen können. Insbesondere sind es aber die sogenannten Verdauungsstörungen, die den Verfall begleiten. Man glaubte vormals, es wäre die Anhäufung der Säuglinge, die als solche diesen Schaden verursacht; auch die Bakterien wurden natürlich verantwortlich gemacht. Wo aber gleich viele Säuglinge zusammengedrängt ohne jeden besonderen Aufwand an sogenannter medizinischer Asepsis, also unter sonst ungünstigen äußeren Verhältnissen von ihren Müttern und damit individualisierend gepflegt werden, wie in gewissen Findelanstalten Österreichs und Frankreichs, da spielt der Hospitalismus keine annähernd ebensolche Rolle." In seiner Rede „Über die Mütter" (1917) erkannte der Pädiater **Jussuf Ibrahim (1877–1953)** die Notwendigkeiten einer Verbesserung der Anstaltspflege: „Je mehr wir uns bewußt bleiben, daß wir im Säuglingsheim den Kindern die Mütter ersetzen sollen und je höher wir den Begriff der Mütter einzuschätzen gelernt haben, je bessere Erfolge werden wir erzielen."

Eine dramatische soziale Wende in der Einstellung zum neugeborenen Kind wurde durch die drastische Senkung der Säuglingssterblichkeit bewirkt. Sie setzte zu Beginn des 20. Jahrhunderts ein und wurde durch die Fortschritte der modernen Pädiatrie ermöglicht. Seitdem erst bestand hohe Wahrscheinlichkeit, daß ein Säugling das Erwachsenenalter erreichte. Gleichzeitig stieg die Anzahl der Kinder, die unerwünscht zur Welt kamen, nun aber am Leben blieben und in Pflegestellen oder Heime kamen, erheblich an. Zu Beginn des 19. Jahrhunderts sah sich Napoleon gezwungen, die seit dem Altertum bekannten Drehladen wieder einzuführen, um eine Tötung unerwünschter oder „überflüssiger" Kinder durch Aussetzungen, Ersticken, Ertränken oder durch konsequente Vernachlässigung zu vermeiden. Er verfügte, daß Drehladen neben der Eingangstür des Pariser Hospitals zu installieren seien, in die die Kinder anonym hineingelegt werden konnten. Im Jahr 1818 wurden in dieses Hospital 4779 Kinder eingeliefert, von denen in den ersten drei Monaten bereits 2370 starben. Nicht erwünschte Kinder konnten auch in Findelhäusern oder in Kinderbewahranstalten abgegeben werden. Erst durch die moderne Geburtenregelung, insbesondere durch die Anti-Babypille und die Liberalisierung der Abtreibung, wurde es im Prinzip möglich, daß nur noch erwünschte Kinder zur Welt kommen. Diese beiden Fakten, die in Deutschland einen Rückgang der Geburten um 40–45 Prozent bewirkten, müßten eigentlich optimale Voraussetzungen dafür geschaffen haben, daß einem neugeborenen Kind mehr als früher konstante Liebe und Fürsorge entgegengebracht werden. Dies war jedoch aus unterschiedlichen Gründen noch bis ins späte 20. Jahrhundert nicht immer der Fall. Noch im Jahr 1966 urteilte der Bundesfinanzhof (V 24/62 U): „Säuglingsheime sind in der Hauptsache keine Erziehungsstätten; der Hauptzweck der Heimaufnahme eines Kindes unter einem Jahr ist die Sorge um dessen körperliches Wohlergehen durch Ernährung und Behüten." Einige Jahre später wurde in Deutschland der Betreu-ungs- und Pflegeschlüssel in den Säuglings- und Kinderheimen drastisch erhöht und damit die Versorgung der Kinder erheblich verbessert.

René Spitz und John Bowlby beschrieben die Folgen frühkindlicher emotionaler Frustrationen

Besonders nach dem Zweiten Weltkrieg entstand eine fast unüberschaubare Literatur über gehäufte Todesfälle oder schwerwiegende Stagnationen der frühkindlichen Entwicklung unter der Einwirkung emotionaler Frustrationsprozesse, die erst mit den Untersuchungen über die Deprivation von Kleinkindern von René Spitz (1945) und John Bowlby (1951) einen gewissen Höhepunkt und vorläufigen Abschluß fand. Die alte Lehrmeinung vom „dummen

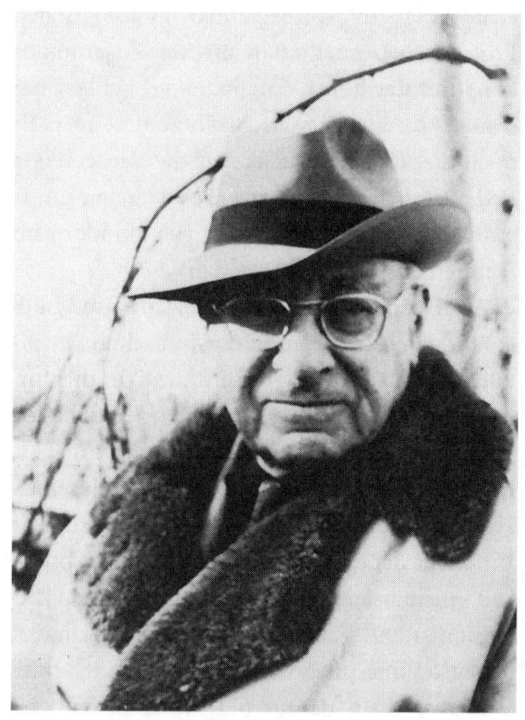

Durch systematische Beobachtung widerlegte René Spitz die alte These vom ersten „dummen Vierteljahr" der Säuglinge.

Vierteljahr" der Säuglinge wurde durch die systematische Deprivationsforschung und durch Baby-Direktbeobachtungen („baby watching") endgültig *ad absurdum* geführt und als schädlich erkannt. Unter dem Einfluß der Psychoanalyse, der Entwicklungspsychologie, der Lerntheorie, der Ethologie und besonders durch die Deprivationsforschung (Spitz 1945, 1946, 1967) und die Regulations- und Bindungsforschung (Ainsworth 1969, 1977) wurden diese Ansichten auch psychologisch und psychopathologisch grundlegend widerlegt. Unter dem Einfluß von Jean Piaget wurden besonders die Prozesse der „inneren Bearbeitung" Gegenstand wissenschaftlicher Untersuchungen. Sie führten zu wichtigen Aufschlüssen über die Anfänge der Intentionalität, der Selbstwahrneh-

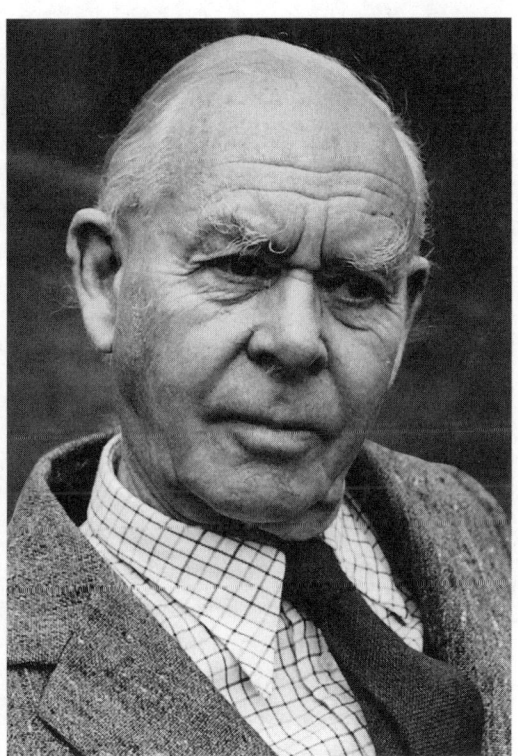

John Bowlby gilt als der Pionier der Bindungs- und Regulationsforschung bei Kindern.

mung, der Integration und zu Informationen aus mehreren Sinnesmodalitäten und der daraus gespeisten Konzeptbildung. Die wichtigsten Lernfunktionen spielen sich während der sozialen Interaktion mit einer Bezugsperson ab. Bereits in den ersten drei Lebensmonaten kann sich die Lernfähigkeit unter dem Einfluß der Umwelt durch ständige Übung schnell entwickeln. Der Säugling zieht sehr früh das Gesicht der eigenen Mutter dem fremder Frauen vor. Mehrfach wurde belegt, daß Neugeborene ihren Saugrhythmus erhöhen, wenn nach einer fremden Stimme wieder die Stimme der Mutter ertönt. Als besonders komplex und bedeutungsvoll erwiesen sich Modifikationen der Sprechweise der Betreuer im Zwiegespräch mit dem Säugling, bei denen nicht die Worte, sondern die Sprechmelodie die Hauptrolle spielen. Durch die elterliche Fürsorge, die überwiegend intuitiv und unbewußt erfolgt, werden spezifische Signale des Säuglings ausgelöst.

Die Fähigkeit des Säuglings, sein Gegenüber zu erkennen und wiederzuerkennen, mit ihm Kontakt aufzunehmen und in Beziehung zu treten, ist von verschiedenen Bedingungen abhängig. Eine Voraussetzung dafür ist, daß sein Gehirn und seine Sinnesorgane altersentsprechend funktionstüchtig sind. Nicht minder wichtig ist jedoch die Präsenz einer oder mehrerer Bezugspersonen, die seine Grundbedürfnisse kennen und ausreichend befriedigen, ihn stimulieren und bemüht sind, mit ihm in eine soziale Beziehung zu treten und diese aufrechtzuerhalten. Genetische Sequenzen und milieu reaktive Lernprozesse stellen eine untrennbare Einheit dar. Die Lernfähigkeit von Neugeborenen und Säuglingen ist unterschiedlich ausgebildet, sie hängt von primären individuellen Differenzen ab. Diese biologischen Limitierungen können zur Erklärung beitragen, weshalb einige Säuglinge offenbar nachhaltiger als andere auf chronische günstige oder ungünstige Erlebnisse reagieren. Andererseits kann die Lernfähigkeit bereits in den ersten drei Monaten durch ständige Übung verbessert werden und sich entsprechend schneller entwickeln. Die innere Motivation der Säuglinge und Kleinkinder zeigt sich durch Freude am Erfolg. Es hat sich gezeigt, daß bereits früheste und frühkindliche Erlebnisse bestimmend auf die Persönlichkeitsentwicklung des Menschen einwirken.

Ein gesundes Neugeborenes kann bereits wahrnehmen, ob eine Schallquelle sich vor, rechts oder links von ihm befindet, es kann sie aber nicht genau lokalisieren. Zu den faszinierendsten Leistungen eines Säuglings und Kleinkindes gehört die Integration wachstumsbedingter Veränderungen an den Körperorganen selbst, etwa der Lage und der Stellung von Körperteilen zueinander, die kontinuierlich korrigiert und neu kodiert werden können. Neugeborene können schon in den ersten Tagen nach der Geburt störende Reizfaktoren, etwa an der Nase mit der Hand oder am Bein mit dem anderen Fuß, entfernen. Über das komplexe Gebiet des Imitationsverhaltens von Säuglingen, etwa im Spiel mit der Mutter, gibt es wissenschaftlich gut belegte Untersuchungen. Auch über die emotionale Entwicklung und die Lernfähigkeit Neugeborener und Säuglinge ist eine umfangreiche Literatur entstanden, die durch ethologische und neuropsychologische Erkenntnisse gestützt und weitgehend bestätigt werden konnte. Schon in der zweiten Lebenswoche kann ein Neugeborenes z. B. die Stimme der Mutter von der fremder Personen unterscheiden. Das Blickabwenden eines Säuglings kann als Kontaktverweigerung oder als gezielte Abwehr von Sinneseindrücken, die ihn verwirren oder ablenken, „zuviel" sind, verstanden werden.

Die Bezeichnung „Deprivation" (engl.: Beraubung, Entbehrung) wurde erstmals 1943 von W. Goldfarb und zunächst im Sinne der „institutional deprivation" verwendet. „Maternal deprivation" beinhaltet den Mangel an einer „warmen, innigen und dauerhaften Beziehung zur Mutter" (Bowlby 1951). Später wurde damit ein definitiver Verlust durch Tod, durch Entzug oder Vorenthaltung eines Liebesobjekts bezeichnet, zu dem vorher eine enge Beziehung bestand. Mit „Privation" wird eine von Anfang an fehlende Bindung an eine Bezugsperson bezeichnet. Als „attachment" (engl.: Zuneigung, Anhänglichkeit, Befestigung) wurde zeitweise eine entwicklungspsychologisch notwendige emotionale Bindung an eine einzige Person („Monotropie") diskutiert.

Rückblickend kann man wissenschaftshistorisch drei Konzepte der Erforschung der frühen Mutter-Kind-Beziehung und ihrer Störungen unterscheiden: 1. ein pädiatrisches Stadium, die „empirische Periode", in der die Kombination von Mutterentbehrung und Infektionen als Ursache des katastrophalen Massensterbens und der psychische Hospitalismus in Heimen und Anstalten erkannt wurde; sie dauerte bis in die dreißiger Jahre des 20. Jahrhunderts; 2. das psychoanalytische Stadium, die „alarmierende Periode", in der besonders neben dem akuten Trennungsschock und der anaklitischen Depression vor allem chronische Entwicklungsstörungen durch eine Deprivation und das spätere Auftreten psychiatrischer Erkrankungen erörtert wurden; sie dauerte von 1930 bis 1950; 3. das psychoanalytisch-entwicklungspsychologische Stadium, die „kritische Periode", in der die vorliegenden Ergebnisse einer subtilen Prüfung unterzogen wurden und zu neuen Erkenntnissen über Regulations- und Bindungsstörungen Neugeborener, Säuglinge und Kleinkinder zu ihren nächsten Kontakt- und Beziehungspersonen gelangten.

Regulations- und Bindungsstörungen als Ursachen intentionaler Störungen

Als „Regulationsstörungen" („regulatory disorder") beschrieben S. I. Greenspan und S. Wieder (1993) entwicklungspsychopathologische Syndrome. Als Kernsymptome gelten Schrei-, Schlaf- und Fütterungsprobleme, chronische Unruhe, exzessives Klammern und abnormes Trotzverhalten. Anhaltendes Schreien sowie Schlaf- und Fütterstörungen und Unruhezustände werden in speziellen kinderärztlichen Ambulanzen bei bis zu einem Viertel aller sonst gesunden Säuglinge angetroffen.

Die „Bindungsstörungen" beruhen auf psychoanalytischen und entwicklungspsychologischen Konzepten, welche die primäre menschliche Tendenz erkannten, schon in der frühen Kindheit emotionale Beziehungen zu benötigen, zu suchen und zu unterhalten. Bowlby (1969, 1973) maß dem angeborenen Bedürfnis des Säuglings, enge Beziehungen einzugehen, eine zentrale Rolle für seine weitere Entwicklung bei. Biologisch ist bedeutsam, daß es bei Trennungen zu einer Erhöhung der Herzfrequenz kommt; bei einer unzureichenden Bindungsqualität ist sogar vermehrte Kortisolausscheidung beobachtet worden. Das Bindungsverhalten der Kinder läßt sich mit vier qualitativ unterschiedlichen Bindungstypen beschreiben. Nach mehreren Studien über die Häufigkeit der Bindungsmuster ergaben sich 60 Prozent sichere Bindungen, 20 Prozent unsicher-vermeidende, 12 Prozent unsicher-ambivalente und 15–35 Prozent desorganisierte-desorientierte Bindungen, von denen die sichere Bindung anscheinend einen Schutzfaktor für die weitere Entwicklung darstellt.

10.3.5 Psychasthenische und neuropathische Kinder

In den Lehr- und Handbüchern der Psychiatrie und der Pädiatrie fanden sich um die Wende zum 20. Jahrhundert gehäuft Begriffe wie Psychopathie, Psychasthenie, Neuropathie und Neurasthenie. Fast all diese Krankheitsbegriffe, die das differenzierte Wissen vieler Ärztegenerationen umfaßten und bündelten, haben seit einigen Jahrzehnten fast nur noch einen historischen Aspekt, weil sie in der ICD-10 ebenso wie im DSM-IV nicht mehr genannt werden. Die Bezeichnung Neuropathie und der Begriff Diathese werden in den Leitlinien und in den Klassifikationsschemata nicht mehr angeführt. An die Stelle von Psychopathie ist „Persönlichkeitsstörung" getreten. Neurasthenie (ICD-F48) oder Psychasthenie (ICD-F48) werden zwar genannt, aber in der Praxis nur noch selten verwendet. Aber sie spielen in der medizinischen Umgangssprache ebenso wie der in seiner Bedeutung reduzierte Begriff Neurose nach wie vor eine gewisse Rolle.

Zur Begriffsklärung dieser sich manchmal grenzwertig überlagernden und oft nur schwer gegeneinander abgrenzbaren Bezeichnungen erscheint eine vorwegnehmende kurze Definition zweckmäßig. Den Psychopathien, also den heutigen Persönlichkeitsstörungen (ICD F60), lagen überwiegend angeborene und schwerwiegende Charakter- und Persönlichkeitsanomalien zugrunde. Als Psychasthenie, ein Begriff, der heute nur noch selten verwendet wird, wurden alle nicht exakt beschreibbaren seelischen Schwächezustände mit Ausnahme der Hysterie bezeichnet. Als Neurasthenie wurde und wird weiterhin (ICD F48.0) ein überwiegend erblich bedingter nervöser Erschöpfungszustand mit einer weit gefächerten psychischen und teilweise auch psychosomatischen Symptomatik bezeichnet. Bei der Neuropathie handelte es sich dagegen um eine konstitutionell verankerte Neigung zu vegetativen Funktionsstörungen und zur Übererregbarkeit. Dieser Begriff fand hauptsächlich in bezug auf das Kindesalter Anwendung und wurde dann auch als „neuropathia infantum" bezeichnet.

Der Begriff Psychasthenie und „Überbürdung" bei Kindern

Vor der Einführung des psychoanalytischen Terminus „Neurose" wurde in der Psychiatrie der Begriff „Psychasthenie" verwendet. Der französische Psychiater Pierre Janet (1903) bezeichnete die Gesamtheit der seelischen Störungen als Psychoneurosen und unterschied sie in Hysterien und Psychasthenien. Er war der Meinung, daß die Hysterie im Rückgang begriffen sei, und zählte alle psychischen Störungen, die nicht ihr zuzurechnen seien, zur Psychasthenie. Als Symptome der Psychasthenie galten allgemeine Kraftlosigkeit und Nervenschwäche, Angst, Erschöpfung, Ermüdung, Willensschwäche und erhebliche Einschränkungen der Leistungs- und der Belastungsfähigkeit. Außerdem wurde über gesteigerte Ermüdbarkeit nach geistiger Anstrengung, über verminderte Leistungsfähigkeit, Konzentrations- und Merkschwäche, Schwindelgefühle, Ein- und Durchschlafstörungen, Muskel- und Kopfschmerzen, über gesteigerte Empfindsamkeit und Reizbarkeit, innere Spannungen, Dyspepsie und vielfältige vegetative Sensationen geklagt.

Neuropathische und vegetative „Diathesen" bei Kindern

Spätestens seit Adalbert Czerny (1908, 1942) und Meinhard von Pfaundler (1947) wurde in der Pädiatrie unter der Bezeichnung Neuropathie eine angeborene Überempfindlichkeit und gesteigerte Resonanzbereitschaft des vegetativen Nervensystems verstanden, die das gesamte Verhalten aus der Tiefe der Persönlichkeit heraus mitgestalte. Eine neuropathische Störung könne sowohl auf der Grundlage einer ererbten „Diathese", als auch durch neurologische Erkrankungen verursacht werden, insbesondere dann, wenn das Zwischenhirn, das Zentrum des Leib-Nerven-Systems, betroffen sei. Nach den heute selten gewordenen bakteriellen Enzephalitiden blieben seinerzeit häufiger typische neurovegetative Symptome bestehen: vermehrter Speichelfluß, überschießende Gefäßreaktionen (Wechsel der Hautfarbe) oder ein „enzephalitischer Glanzblick". Diese Kinder fielen generell durch eine gesteigerte Emotionalität und enthemmte Getriebenheit auf. Andererseits wurde angenommen und durch Fallbeispiele belegt, daß besonders vegetativ labile Kinder eine spezielle Disposition bzw. eine „neurovegetative Stigmatisation" für virusbedingte Enzephalitiden besaßen.

Als Neuropathie bei Kindern definierte August Homburger in seinem Lehrbuch (1926) eine ererbte körperliche Übererregbarkeit mit rascher Erschöpfbarkeit bei einem geringen psychischen und physischen Ausgleichsvermögen (Opitz 1969). Kinderärzte waren nach Homburger stärker als alle anderen Ärzte mit den vegetativen und psychosomatischen Störungen des Säuglings- und Kleinkindalters und ihrem alters- und entwicklungsabhängigen Wandel vertraut. Sie erlebten immer wieder einmal, daß sich bei einigen Kindern eine scheinbare psychovegetative Neuropathie oder eine entsprechende Diathese auflöste, wenn schädliche Noxen weggefallen waren. Andererseits waren nicht selten bei primär psychisch gesunden Kindern unerwartet auftretende neuropathische Züge zu beobachten.

Ein Vortrag des seinerzeit führenden Kinderarztes Czerny auf einem Hygienekongreß, in dem er sich dahingehend äußerte, daß es eigentlich keine Überforderung in der Schule gebe, sondern nur Kinder, die Schulen besuchen, deren Anforderungen sie nicht gewachsene seien, rief nach seinen Worten „stürmische Entrüstung" hervor. In seiner wesentlich später gedruckten 18. Vorlesung (Czerny 1942) beschrieb er eingehend die vegetative und psychische Symptomatik neuropathischer Schulanfänger und Schulkinder, die vom Erbrechen des Frühstücks und der Schulverweigerung bis zu Erschöpfungszuständen und zu anhaltendem Leistungsversagen bei ausreichender Intelligenz gehe. Die Einflüsse, die das Versagen verursachten, seien oft nur sehr schwer zu beurteilen. Ein Schulwechsel zeitige manchmal erstaunliche Fortschritte. Andererseits versage ein Schüler, der bis dahin die Schule leicht bewältigte, wenn ein Lehrerwechsel stattgefunden habe. Es müsse angenommen werden, daß es manchmal schwer überwindbare Antipathien zwischen Schülern und Lehrern gebe, die zu einer unrichtigen Beurteilung des Schülers führen könnten, und er merkt dazu an, daß der Kinderarzt zwar das Kind untersuchen könne, seinen Lehrer jedoch nicht.

Mit der Neuropathie, der Psychasthenie und der sogenannten neuropathischen Diathese, die als vorwiegend angeborene reizbare Schwächen des Nervensystems bezeichnet wurden, haben sich zeitgenössische Pädiater wie Eduard Glanzmann, Meinhard von Pfaundler und Adalbert Czerny intensiv auseinandergesetzt. Aus neurosenpsychologischer Sicht kann eine angeborene Schwäche des vegetativen Nervensystems bei Kindern eine richtunggebende pathogenetische Bedeutung haben, weil sie die Grundlage für eine Neurosenentwicklung im Sinne einer „Organminderwertigkeit" (Adler 1917) bilden kann. Um deren schwere Abgrenzbarkeit untereinander zu erläutern, wurden von K. Nitsch-

Hartung (1961) und Meinhard von Pfaundler (1931) aufwendige Schemata mit sich teilweise überlappenden Kreisen entworfen, in deren Sektoren sich verschiedene Krankheitsursachen vermischten. Diese Darstellungen sind heute zwar nicht mehr aktuell, aber weiterhin von großem wissenschaftlichen Interesse, weil sie sich mit überwiegend ursächlich ungeklärten Krankheitsbildern beschäftigten, die seitdem nur anders klassifiziert werden.

Im diagnostischen Mosaik der modernen Humangenetik wird minimalen körperlichen Abweichungen, den „kleine Anomalien" (Cohen 1982), manchmal eine neue ätiopathogenetische Bedeutung beigemessen, wie dies in einem anderen Zusammenhang bereits dargestellt wurde. Nach Asperger kommt z. B. für die Diagnose einer Neuropathie den Kopfhaaren besondere diagnostische Bedeutung zu, wenn ihre Haargrenze weit in die Stirn und in die Schläfen hineinreicht und zusätzlich mit einer abnormen Wirbelbildung („Freund'scher Haarschopf") und mit einem Kontrast zwischen blondem Haupthaar und dunklen Augenbrauen verbunden ist. Die Beachtung solcher Stigmen war unter dem Einfluß der Degenerationslehre üblich, hat aber seitdem an Bedeutung verloren. Sie bergen ebenso wie das einseitige und generalisierende Prinzip, einen organischen „locus minoris resistentiae" zum pathogenetischen Mittelpunkt zahlreicher Störungen zu machen, diagnostische und damit auch therapeutische Gefahren. Die Phänomenologie, wie sie im Hinblick auf die Neuropathie praktiziert wurde, erscheint auch deshalb heute vielen nicht nur suspekt, sondern besonders was den Terminus Neuropathie im Kindesalter betrifft, als obsolet. Der angesehene Schweizer Pädiater Guido Fanconi (1972) bezeichnete die neuropathische Diathese und damit auch die Neuropathie als ein „Ruhekissen des faulen Arztes".

Mit der Einführung der internationalen Klassifikationsschemata (ICD, DSM) erfolgte im Hinblick auf den Neuropathiebegriff ein absoluter nomenklatorischer Bedeutungswechsel. Nach der geltenden Definition handelt es sich bei einer Neuropathie ausnahmslos um chronisch verlaufende organneurologische (degenerative, toxische, metabolische, ischämische etc.) Nervenerkrankungen, die mit peripheren Lähmungen, Muskeldegenerationen etc. einhergehen. Im Kindesalter treten sie in erster Linie als hereditär bedingte oder sensorisch-autonome progressive Erbleiden (ICD-10.G60.0–G62.9) auf, die mit organneurologischen Störungen einhergehen.

10.4 Philosophen, Pädagogen und Psychologen

Der Ursprung und die Geschichte der Pädagogik und der Psychologie sind mit der Geschichte der Philosophie und der Geschichte der Medizin unlösbar verbunden. Die individuelle, soziale und moralische Erziehung der Kinder und die Erhaltung ihrer seelischen und körperlichen Gesundheit standen zu allen Zeiten im Mittelpunkt des Bestrebens der Eltern und der Familie. Neben Bildung und Unterricht gehört die Erziehung zu den elementaren Aufgaben der Pädagogik, der Lehrer und der Schule. Sie war in Europa von der Philosophie der griechischen Antike, von Platon und Aristoteles, geprägt. Aber ihre Lehrinhalte waren in hohem Maße immer auch von den herrschenden sozialen, metaphysischen und moralischen Bedingungen abhängig.

Seit dem frühen Mittelalter hat ein allmählich voranschreitender theoretischer Umbruch der Pädagogik mit einer Zentrierung auf das einzelne Kind mit seinen individuellen Schwächen, Störungen und Behinderungen stattgefunden. Diese Umstellung verstärkte sich mit der Aufklärung und führte in den nachfolgenden Jahrhunderten zu speziellen Erziehungsprogrammen und zur Gründung von emotions- und behindertengerechten Kindergärten, Schulen, Heimen und Kliniken. Zu den geistigen Wegbereitern gehören die Pädagogen und Psychologen der ersten Stunde: Michel de Montaigne, Johann Amos Comenius, John Locke, Immanuel Kant, Jean-Jacques Rousseau, Johann Heinrich Pestalozzi, Friedrich Wilhelm August Fröbel, die deutschen Philanthropen Johann Bernhard Basedow und Christian Gotthilf Salzmann und neben Johann Hinrich Wichern viele andere, deren Einsichten und Erkenntnisse in den vorangehenden Kapiteln ausführlich dargestellt wurden. Sie gelangten schließlich im 19. Jahrhundert durch gezielte psychologische Deskriptionen und systematische psychopathologische Krankheitsbeschreibungen von entwicklungsorientierten Psychiatern zu einem vorläufigen Abschluß, wie sich aus den „Kasuistiken" entnehmen läßt.

Bis zum 19. Jahrhundert war eine wissenschaftlich definierte Abgrenzung der Pädagogik und der Psychologie von der Philosophie nur bedingt möglich. Sie wurden seit alters her gemeinsam in der Philosophie abgehandelt. Neben den Eltern gab es vermutlich in allen Kulturen Menschen, die als Lehrer Kinder informierten und unterrichteten. Die Pädagogik als Wissenschaft entstand erst im 18. Jahrhundert; der erste Lehrstuhl für Pädagogik an einer deutschen Universität wurde 1779 in Halle eingerichtet. Erst seit dieser Zeit entwickelte sich allmählich eine selbständige Pädagogik mit beruflichen Weiterbildungs- und Wirkstätten. In dieser kam es häufiger vor, daß Lehrer von psychisch gestörten oder geistig behinderten Kindern zusätzlich Medizin (Saegert, Kern, Kap. 5) studierten, um die Defizite dieser Kinder besser verstehen und besser behandeln zu können. Die Psychologie als eigenständige akademische Disziplin mit eigenen Lehrstühlen wurde erst in der Mitte des 19. Jahrhunderts begründet. Für Medizinstudenten und Ärzte, die an der Erkennung und Behandlung psychisch kranker Kinder besonders interessiert waren, bestand seitdem die Möglichkeit, während oder nach dem Medizinstudium zusätzliche psychologische Kenntnisse oder einen zusätzlichen Abschluß zu erwerben.

Alle drei Wissenschaften, die Pädagogik und ihre Spezialgebiete, besonders die Sonder- und Heilpädagogik, ebenso wie die Psychologie, hier besonders die Entwicklungspsychologie, und schließlich die Psychiatrie und besonders die Kinder- und Jugendpsychiatrie, haben naturwissenschaftliche und geisteswissenschaftliche Wurzeln. Ihre Verschränkungen sind vielfach bedingt. Sie ergeben sich für die Sonder- und Heilpädagogik daraus, daß bestehende kognitive Störungen oft überwiegend biologisch begründet sind, einer medizinischen Behandlung aber nicht zugänglich sind und heil- und sonderpädagogische Maßnahmen erfordern. Andererseits stützt sich die Diagnostik des Arztes in Hinsicht auf psychische Störungen bei Kindern und Jugendlichen weiterhin und bis vor einigen Jahrzehnten fast ausschließlich auf die psychopathologische Befunderhebung. So wie in der somatischen Medizin die Allgemeine Anatomie eine unabdingbare Voraussetzung für die Pathologische Anatomie ist, so bildet die Entwicklungspsychologie eine unverzichtbare Grundlage für die Psychopathologie des Kindes- und Jugendalters. Dazu haben Ärzte und besonders die Kinder- und Jugendpsychiater, wie aus den weiteren Ausführungen deutlicher werden wird, Bahnbrechendes beigetragen. Eine definitive akademische und berufliche Ab-

grenzung dieser verschiedenen Wissensgebiete hat zwar im 19. Jahrhundert stattgefunden, aber im Rahmen einer kinderpsychiatrischen Praxis lassen sich pädagogische, psychologische und psychiatrische Anteile weder inhaltlich noch formal, sondern nur schwerpunktmäßig voneinander abtrennen.

In die Geschichte der Psychologie (Lück 1999, Schönpflug 2000) werden Ärzte, Psychologen und Pädagogen mit ihren psychologischen und physiologischen Forschungen und Erkenntnissen ebenso einbezogen wie in die Geschichte der Pädagogik, insbesondere in die der Heil- und Sonderpädagogik, soweit es sich um die medizinischen Grundlagen geistiger Behinderungen und von Sinnesstörungen (Möckel 1988) und um zusätzliche ärztliche Behandlungsverfahren handelt.

10.4.1 Pädagogen als Heilpädagogen

Vom ausgehenden Mittelalter bis in das 20. Jahrhundert war die Betreuung und Behandlung der psychisch gestörten und psychisch und körperlich behinderten Kinder weitgehend mit der Erziehung und der Entwicklung einer besonderen und „heilenden" Erziehung identisch. Der Begriff Heilpädagogik wurde offiziell in der zweiten Hälfte des 19. Jahrhunderts von den Leipziger Pädagogen Jan Daniel Georgens (1823–1886) und Heinrich Marianus Deinhardt (1821–1880) eingeführt. Sie veröffentlichten 1861 ein Buch mit dem Titel „Heilpädagogik mit besonderer Berücksichtigung der Idioten und der Idiotenanstalten" und schufen damit erste Ansätze zu einer rationellen Prävention und zur Entwicklung gezielter heilender pädagogischer Behandlungsmethoden. Dabei berücksichtigten sie besonders die Fröbelschen Reformideen und die Fröbelschen Spielgaben. In ihrer Heil- und Pflegeanstalt „Levana" in Wien arbeiteten sie seit der Eröffnung, 1856, eng mit konsultierenden Ärzten zusammen. Die anfängliche Hoffnung, durch eine zusätzliche ärztliche Behandlung deutliche Besserung bei geistiger Behinderung zu erreichen, ließ sich nicht verwirklichen. Die Einrichtung mußte 1863 geschlossen werden. In einem zweibändigen Werk und in späteren Schriften brachten die Verfasser deutlich zum Ausdruck, daß eine Heilung schwerer geistiger Störungen zwar nicht möglich sei, daß sie aber durchaus gebessert werden könnten. Damals wie heute liegt in der Heilpädagogik der Schwerpunkt einer Behandlung nicht auf „heilen", sondern auf einer besonderen Form der Pädagogik.

Das geistig oder körperlich behinderte Kind spielte bis zu Beginn des 19. Jahrhunderts in der Öffentlichkeit kaum eine Rolle. Das ist in direktem Zusammenhang damit zu sehen, daß auch die Emanzipation des gesunden Kindes in breiter Front erst vor etwa 130 Jahren begonnen hatte. Noch um 1840 arbeiteten englische Kinder im Alter von fünf bis neun Jahren täglich 14–16 Stunden in Bergwerken (Peel 1967), und in Deutschland wurde erst im Jahr 1903 ein Gesetz erlassen, das die Fabrikarbeit für Kinder unter 13 Jahren strikt verbot. Seitdem hat sich im „Jahrhundert des Kindes" (Key 1902) in unserem Kulturkreis ein entscheidender Wandel vollzogen.

Ausgehend von der antiken Vorstellung, daß in einem „gesunden Körper ein gesunder Geist" wohne bzw. wohnen sollte, finden wir allerdings auch heute noch nicht nur in Comic Strips, in Märchen und Sagen, sondern treffen in der Umwelt unserer Kinder immer noch auf Gleichungen wie: Schönheit gleich Klugheit und Häßlichkeit gleich Dummheit und Bösartigkeit. Wir sehen sie auch im Film und Fernsehen, weil sol-

che Gleichsetzungen zur Wunschwelt der Kinder wie der Erwachsenen gehören. Klein und häßlich ist der Teufel, der überdies hinkt; buckelig ist die ständig hüstelnde Hexe mit einer überproportionierten Nase. Beide sind nicht dumm, aber sie besitzen eine negative, destruktive Intelligenz.

Wie geistig behinderte Kinder von anderen Kindern beurteilt werden, glauben Erwachsene zu wissen, wenn sie sich an ihre eigene Schulzeit erinnern. Wie Sonderschüler sich von Volksschülern eingeschätzt fühlen, können wir uns nicht so leicht vorstellen. Darüber liegen jedoch sozialpsychologische Untersuchungen an Hilfs- und Volksschulkindern vor. So ermittelte E. Jurkat (1963), daß Volksschüler in einer abfallenden Häufigkeit von 85 auf 70 Prozent zu Sonderschulkindern folgende Eigenschaften assoziierten: faul, frech, streitsüchtig, doof und mit einer Häufigkeit von nur 8–10 Prozent höflich, gutmütig, ordentlich, sauber und brav. Sonderschulkinder sehen dagegen mit einer abfallenden Häufigkeit von 80 auf 65 Prozent Volksschulkinder als sauber, pünktlich, fleißig, kameradschaftlich, ordentlich und klug. Wir finden damit die Annahme bestätigt, daß das Ansehen von behinderten Kindern bei nicht beeinträchtigten Kindern denkbar ungünstig ist.

Die Einführung neuer Krankheitsbezeichnungen für geistige Behinderungen oder psychische Störungen hat erfahrungsgemäß nur eine zeitlich befristete günstige Wirkung. Bisher haben noch alle psychiatrischen Definitionen im Laufe der Zeit einen negativen Bedeutungswandel erfahren, manchmal sogar eine Bedeutungsverfälschung wie etwa der Terminus Idiotie, der früher eher mit Geisteskrankheit statt mit schwerstem Schwachsinn gleichgesetzt wurde. Mit der Übernahme von psychiatrischen Fachausdrücken in den allgemeinen Sprachgebrauch läßt sich meistens nach nur kurzer Zeit bereits ein neuer Mißbrauch konstatieren. Beschimpfungen wie „du bist doof" oder „du Hilfsschüler" sind seltener geworden. Aber an die Stelle alter Schimpfwörter traten neue. Statt „blöd" ist jemand „behindert" und der „Krüppel" wird als „Spast" oder „Spasti" bezeichnet. Das berechtigt nicht gerade zu einer optimistischen Prognose im Hinblick auf eine bessere soziale Integration der behinderten Kinder.

Als Vorläufer einer wissenschaftlichen Pädagogik, Heilpädagogik und Psychologie wirkten bereits vor der Einführung dieser Begriffe einige bekannte, überwiegend jedoch namenlose Ärzte, Erzieher und Lehrer im 18. und 19. Jahrhundert, die die Problematik dieser Kinder und auch die Not ihrer Eltern erkannten und versuchten, ihnen zu helfen.

Der Pädagoge Karl Philipp Moritz versuchte im Roman „Anton Reiser" seine Seele zu analysieren

Ein international berühmter psychologischer und heilpädagogischer Autodidakt war der Lehrer und spätere Konrektor des berühmten „Gymnasiums zum Grauen Kloster" in Berlin **Karl Philipp Moritz (1756–1793)**, der eine traurige Kindheit durchlebte, zeitlebens unter vielen Krankheiten litt und nur 36 Jahre alt wurde. Moritz hat in seinem bewegten, durch häufige Orts- und Berufswechsel gekennzeichneten Leben durch seine eigene „Innenschau" sehr viel zum Verständnis psychisch gestörter Kinder und ihrer weiteren Entwicklung beigetragen. Er wuchs in einer streng pietistischen Familie auf, in der alle lustbetonten körperlichen und seelischen Wünsche konsequent unterdrückt wurden. Nach dem Schulbesuch kam er in eine handwerkliche Lehre, die er nach einem Selbstmordversuch vorzeitig abbrach. Einige vermögende Bürger ermöglichten ihm den Besuch einer höheren Schule und danach ein Studium der Theologie, das er jedoch ebenfalls nicht zu Ende führte. 1778 wurde er Lehrer am Waisenhaus in Potsdam. Im Alter von 26 Jahren unternahm er eine Fußreise durch England und beschrieb seine Erlebnisse und Erfahrungen in einem 1782 veröffentlichten und viel beachteten Reisebericht. Bei einem Besuch des Philanthropin in Dessau lernte er Johann Bernhard Basedow kennen und hatte 1786 das Glück, auf seiner Italienreise Goethe zu begegnen, durch dessen Vermittlung er 1789 Professor für Altertumskunde an der Berliner Akademie der Künste und Wissenschaften wurde. In den Jahren 1785 bis 1790 erschienen als sein Hauptwerk die vier Bände seiner Autobiographie „Anton Reiser, ein psychologischer Roman", mit dem er versuchte, seine eigene Seele zu analysieren, und dabei enge Zusammenhänge zwischen frühen Kindheitserlebnissen und seiner späteren Entwicklung erkannte. Er identifiziert sich in seinem Buch mit der Figur des Anton, wenn er schreibt, daß er sich, obgleich er Vater und Mutter hatte, von der Wiege an unterdrückt gefühlt habe: „Diese ersten Eindrücke sind nie in seinem Leben aus seiner Seele verwischt worden und haben sie oft zu einem Sammelplatz schwarzer Gedanken gemacht, die er durch keine Philosophie verdrängen konnte."

Moritz veröffentlichte neben Schriften zur Ästhetik und Poetik und „Götterlehre und mythologische Dichtungen der Alten" (1791) u. a. ein „Lehrbuch für Kinder" und den „Versuch einer kleinen praktischen Kinderlogik, welche zum Teil auch für Lehrer und Denker geschrieben ist" (1786). Mit Moses Mendelssohn, Marcus Herz und Salomon Maimon gründete er 1783 die Zeitschrift „Gnothi seauton" (Erkenne dich selbst) oder „Magazin zur Erfahrungsseelenkunde", in dem die Herausgeber der Empirie und Fallbeschreibungen einen Vorrang vor

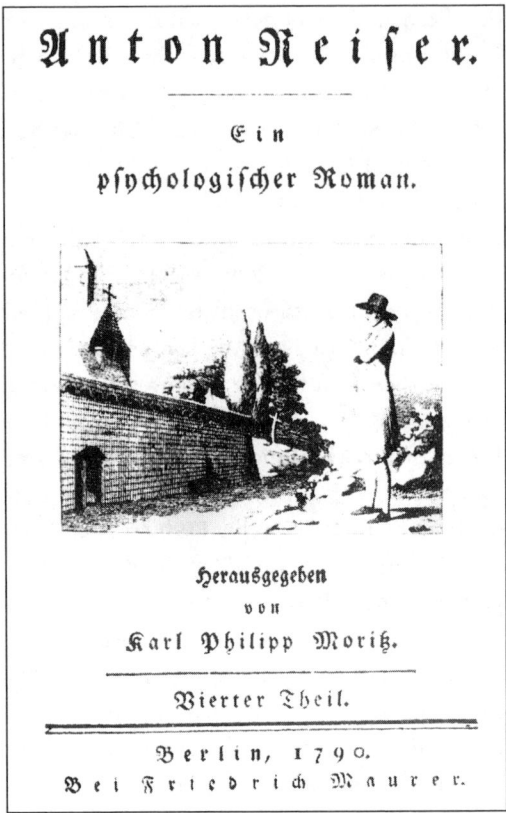

Der Pädagoge und Dichter Karl Philipp Moritz verfaßte mit „Anton Reiser" den ersten psychologischen Roman.

der Theorie einräumten. Es erschienen neben einigen eigenen Beobachtungen über die Sprache dort auch Beiträge über taubstumme, schwachsinnige und nervöse Kinder, über Träume, Kindesmörder und über andere seelische Störungen und Behinderungen bei Kindern und Erwachsenen.

Bereits im 19. Jahrhundert bestand eine enge Kooperation zwischen Kinderpsychiatrie und Heilpädagogik

Als Beispiele für eine bereits gegen Ende des 19. Jahrhundert bestehende wechselseitige Beziehung zwischen der Heilpädagogik und der

Psychiatrie des Kindes- und Jugendalters einerseits und der Psychiatrie und der Heilpädagogik andererseits eignen sich sowohl die kombinierten Behandlungsmethoden des Heilpädagogen Johannes Trüper als auch der Psychiater Karl Ludwig Kahlbaum und Georg Theodor Ziehen.

Der Pädagoge Johannes Trüper gehört zu den Altmeistern einer modernen Heilpädagogik

Der Lehrer und Heilpädagoge **Johannes Trüper** (1855–1921), einer der Begründer der modernen Heilpädagogik, Mitherausgeber der 1898 von ihm als „Die Kinderfehler" gegründeten und bis 1944 erschienenen „Zeitschrift für Kinderforschung", war bereits im Alter von 16 Jahren als Hilfslehrer in einer Dorfschule tätig. Nach einem mehrjährigen Lehrerseminar arbeitete er als Volks- und Mittelschullehrer. Im Sinne seiner Vorbilder Rousseau und Pestalozzi kämpfte er gegen die Verkrustung des Schulwesens und setzte sich für eine Spezialisierung des Schulwesens ein. In Jena begann er 1887 mit einem zusätzlichen Studium der Sozialpädagogik und hörte psychiatrische Vorlesungen. Anläßlich einer Fallkonferenz kam es zu einer Begegnung mit dem Leiter der Psychiatrischen Universitätsklinik, Otto Binswanger (1852–1929), die mit dazu beitrug, sein Studium aufzugeben und ein heilpädagogisches Heim zu gründen (Trüper und Trüper 1978).

Binswanger bat Trüper, einen psychisch gestörten Jungen zur näheren Beobachtung in seinem Heim aufzunehmen. Daraus entwickelte sich eine enge Zusammenarbeit mit der Psychiatrischen Klinik, die durch regelmäßige Besuche und neurologisch-psychiatrische Untersuchungen durch Konsiliarärzte gewährleistet war. In den Jahren 1890–1900 wurde diese Aufgabe von dem später durch zahlreiche kinderpsychiatrische Publikationen bekannt gewordenen Psychiater Georg Theodor Ziehen wahrgenommen. Eines der Hauptwerke Trüpers war „Psychopathische Minderwertigkeiten im Kindesalter" (1893). An dem von Trüper 1906 nach Berlin einberufenen „Kongreß für Kinderforschung und Jugendfürsorge" nahmen unter den 700 Pädagogen und Heil- und Sonderpädagogen auch kinderpsychiatrisch tätige Ärzte teil.

Karl Ludwig Kahlbaum erkannte die Bedeutung der Psychagogik

Der Psychiater **Karl Ludwig Kahlbaum (1828 bis 1899)** sah in der heilpädagogischen, einer „psychagogischen Behandlung" („Psychagogia" nach Aristoteles: Seelengeleit in der Unterwelt) der von ihm betreuten psychisch gestörten und psychotischen Jugendlichen einen aussichtsreichen therapeutischen Zugang. Kahlbaum, der sich mit der Erforschung der Psychosen des Kindes- und Jugendalters große, aber nicht immer ausreichend gewürdigte Verdienste erworben hat, stellte in seinem „Bericht über jugendliche Nerven- und Gemütskranke und ihre pädagogische Behandlung in der Heilanstalt", den er 1883 vor dem „Berliner psychiatrischen Verein" hielt, nicht nur programmatisch fest, daß nach seinen Erfahrungen die meisten psychischen Krankheitsformen: die Melancholie, die Manie und besonders natürlich die von ihm benannte Katatonie und Hebephrenie, schon im Jugendalter auftreten und sich, von Ausnahmen abgesehen (wenn eine „ethische Mangelhaftigkeit" vorliege), „überwiegend nicht von denen bei Erwachsenen unterscheiden" würden. Er stellte ein kompaktes, tagesfüllendes Therapieprogramm vor, in dem heilpädagogische, „anthropagogisch-psychagogische Methoden" im Mittelpunkt standen. Dafür richtete er in seiner privaten Anstalt in Görlitz zusätzlich ein „Pädagogium für jugendliche Nervenkranke" ein und stellte mehrere Lehrer und Hand

werker an, die „den ganzen Tag mit den jugendlichen Kranken zusammen sind" und in deren Therapieplänen neben Schul- und Nachhilfeunterricht, Papier- und Papparbeiten, Zeichen- und Malunterricht, Turnen, Spaziergänge, Jugendspiele und Gesang und Gartenarbeit, also eine umfassende Beschäftigungstherapie enthalten war. Die Anstalt sollte für die psychisch gestörten, „nervenschwachen" Kinder und Jugendlichen so etwas wie eine „Akademie, ein Lyzeum, eine Art Fortbildungsakademie" sein.

Édouard Séguin hatte eine physiologische Behandlungssystematik entwickelt

Es war das Verdienst des Psychiaters und physiologischen Therapeuten Édouard Séguin, die Resignation, die durch die mißglückte Behandlung des Wildkindes Victor entstanden war, überwunden und damit eine neue Epoche in der Behandlung der geistigen Behinderung eingeleitet zu haben. In seinem über 700 Seiten starken Werk (1864) „Die Idiotie und ihre Behandlung nach der physiologischen Methode" (deutsch 1912) entwickelte er eine psychologisch-physiologische Methode, mit der er in einer natürlichen Reihenfolge den Erwerb unterwickelter Fähigkeiten anstrebte. In erster Linie seien die Motilität und das Muskelsystem zu schulen, danach sei eine Erziehung zur mimischen und motorischen Nachahmung und ein Training des Tastsinnes und der anderen Sinne erforderlich. Die Kultur des Gehörs müsse durch einen Sprachunterricht und einer Aktivierung und Verfestigung der Aufmerksamkeit verbessert werden. Diese schwierigen Aufgaben könnten nur durch eine Überwindung der stets vorhandenen Willensschwäche, des „negativen" Willens, geleistet werden. Erst wenn diese Ziele erreicht werden könnten, würden sich eigentliche Zugangswege zu weitergehenden Lernaufgaben öffnen. Dieses erste Lehrbuch für die Be handlung geistig behinderter Menschen fand wenig Anerkennung. Es brachte jedenfalls nicht den Erfolg, den sich der optimistische Séguin davon versprochen hatte.

Maria Montessoris Methode fand weite Verbreitung

Maria Montessori (1870–1952) hat die physiologische Methode Séguins vertieft und zu einer in sich geschlossenen Behandlungsmethode mit umschriebenen Indikationen ausgebaut. Der Ärztin und Anthropologin gelang es nach dem Studium der Naturwissenschaften (1890–1892), als erste Italienerin zum Medizinstudium (1892–1896) zugelassen zu werden, das sie mit der Promotion abschloß. Nach vorübergehender Tätigkeit als Chirurgin gewann sie in zweijähriger psychiatrischer Arbeit durch die tägliche Begegnung mit hospitalisierten schwachsinnigen Kindern Einblicke in die Pionierarbeiten von Jean-Marc Itard und Édouard Séguin und begann, nachdem sie vorübergehend bereits als Dozentin an der Ausbildung von Lehrern beteiligt war, 1902 ein zusätzlichen Pädagogikstudium. Sie erkannte, daß eine Förderung geistesschwacher Kinder nur auf einer speziellen pädagogischen Basis möglich war. Bereits während dieser Zeit hielt sie anthropologische Vorlesungen in der Universität Rom. 1899 erhielt sie eine Dozentur an einer Lehrerbildungsanstalt und hatte von 1904 bis 1907 den Lehrstuhl für Anthropologie inne. 1907 gründete sie ihr erstes heilpädagogisches Kinderheim, die „Casa dei bambini" in einem Elendsviertel in Rom, dem bald weitere in Italien und im Ausland folgten. In ihren Kinderhäusern wurden kognitiv behinderte ebenso wie vernachlässigte und sozialisationsgestörte Kinder behandelt.

Gemäß ihren Vorstellungen wurden diese Kinder frei erzogen, um sich mit äußerer Unterstützung „von innen her" entwickeln zu kön-

nen. Sie wandte sich sowohl gegen das Klischee von der Rolle der Eltern als Vorbilder für die Erziehung ihrer Kinder als auch gegen das noch bestehende Züchtigungsrecht und gegen andere, subtilere Zwangsmaßnahmen. Eine wichtige Aufgabe sah sie darin, „sensitive Perioden" zu erkennen, in denen Kinder besonders zugänglich seien, und darin, brachliegendes geistiges Potential in einer auf das Kind abgestellten „vorbereiteten Umgebung" zu fördern, um die Kinder zur Selbständigkeit zu führen. Die bei vielen Kindern bestehende besondere Fähigkeit zur Konzentration bei manuellen Verrichtungen versuchte sie durch spezielle Programme (sinnes- und lebenspraktische Übungen, Sprachmaterial, Mathematikmaterial) und durch ein besonderes „didaktisches Material", das sie in Anlehnung an Itard und Séguin entwickelte, zu

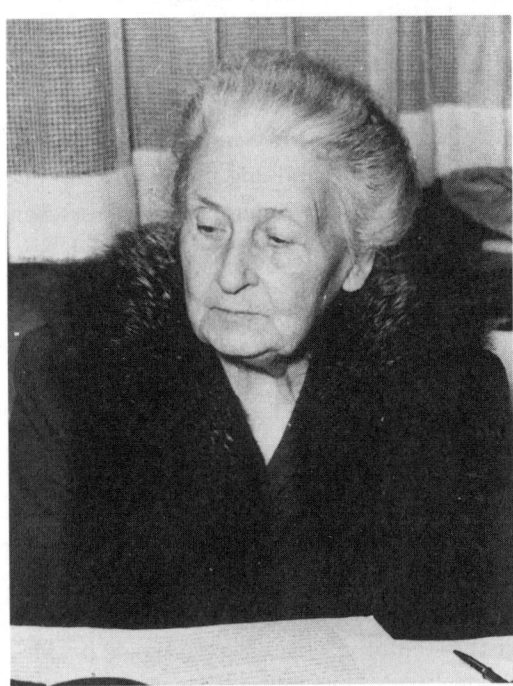

Maria Montessori erkannte, daß geistig behinderte Kinder mit speziellen pädagogischen Methoden gefördert werden können.

fördern. In Deutschland wurde die Montessori-Heilpädagogik in speziellen Kindergärten und Heimen und der gemeinsame Schulunterricht von behinderten und nicht behinderten Kindern besonders von dem Münchener Kinderarzt Theodor Hellbrügge weiterentwickelt.

Bei der Gründung der Deutschen Gesellschaft für Jugendpsychiatrie wurde die Heilpädagogik in den Titel einbezogen

Bei der 1938 erfolgten Gründung der „Deutschen Gesellschaft für Jugendpsychiatrie und Heilpädagogik", der Vorläuferin der heutigen „Deutschen Gesellschaft für Kinder- und Jugendpsychiatrie, Psychotherapie und Psychosomatik", wies der damalige ärztliche Gründer der Gesellschaft, der Leipziger Psychiater Paul Schröder (1873–1941), darauf hin, daß die Kinderpsychiatrie nicht neben der Heilpädagogik stehe, sondern weit in die Heilpädagogik hineinreiche. Die um die Mitte des 19. Jahrhunderts aufgeworfene Frage, ob die Heilpädagogik für die Kinderpsychiatrie nützlicher sei als umgekehrt, hat sich als ein Scheinproblem erwiesen, weil beide Disziplinen im Hinblick auf die optimale Förderung des psychisch gestörten und des lern- oder geistig behinderten Kindes gleichermaßen aufeinander angewiesen sind.

Ausbildung nicht-schulisch tätiger Heilpädagogen

In Deutschland werden die Heilpädagogen, die nicht Sonderschullehrer sind, seit 1962 nach den Richtlinien der Arbeitsgemeinschaft für Erziehungshilfe (AFET) ausgebildet. Dabei handelt es sich um Zusatzausbildungen mit unterschiedlichen Voraussetzungen und Inhalten in jedem Bundesland. Die Arbeit begann nach Strunk (1984) im Jahr 1963 in dem von Friedrich Meinertz gegründeten Ausbildungs- und Forschungsinstitut an der Heckscher-Klinik in München. Bald darauf, 1964, folgte das Heilpädagogische Seminar in Bethel (W. Klenner) und Seminare in Delmenhorst (Th. Falt), in Würzburg (D. Floßdorf) und in Freiburg (A. Sagi). Sie werden heute in vielen Städten Deutschlands angeboten. Diese nicht-schulischen Heilpädagogen arbeiten überwiegend in heilpädagogischen Kinderheimen, in sonderschulischen Einrichtungen für Lern- und Geistigbehinderte, in kinder- und jugendpsychiatrischen Kliniken und Praxen, in Tagesstätten für Geistigbehinderte, Erziehungsberatungsstellen, Heilerziehungsheimen, Tagesstätten für verhaltensgestörte Kinder, Beschützenden Werkstätten und Rehabilitationszentren, in Einrichtungen für Sprachbehinderte, Hörgeschädigte, körperlich Behinderte und Sehbehinderte und in sozial- und heilpädagogischen Ausbildungsstätten. Einzelne Heilpädagogen sind in eigener Praxis tätig. Spezifische Aufgaben und Vorgehensweisen dieser Heilpädagogen sind: vorbeugende, kompensatorische, von Hemmung und Störung befreiende und entwicklungsfördernde Hilfen für Verhaltensauffällige und Behinderte. Dazu gehören: anamnestische und diagnostische Erfassungen der Störungsbilder, permanente Verhaltensbeobachtungen, Erstellen von Erziehungs- und Behandlungsplänen, soziale Gruppenarbeit und Einzelhilfe, spezielle Formen der Übungsbehandlung, wie z. B. Anwendung von Methoden des Spiels, der Gesprächsführung und der Sprachheilbehandlung, elementares Musizieren, Rhythmik, psychomotorische Übungen, Gestalten und Werken, Anwendung verhaltenstherapeutischer Methoden, Elternarbeit, Öffentlichkeitsarbeit und gesellschaftspolitische Aufgaben, Praxisberatung für Mitarbeiter, Mitwirkung bei Fort- und Ausbildung, Verwaltungs- und organisatorische Aufgaben, systematische Reflexion und Erfahrungsverarbeitung mit dem Ziel wissenschaftlicher Erfassung und Theoriebildung.

In Österreich waren Heilpädagogik und Kinderpsychiatrie lange Zeit synonyme Begriffe

Wie weit diese Interdependenzen reichen, ist daraus zu ersehen, daß in Österreich aus traditionellen Gründen über längere Zeit das medizinische Spezialgebiet der Kinder- und Jugendpsychiatrie auch als Heilpädagogik bezeichnet wurde. Diese Definition der Heilpädagogik knüpft an die Tradition von Georgens und Deinhardt an, die diesen umfassenden Begriff bereits 1861 in Wien geprägt hatten. Der Arzt Theodor Heller gründete 1937 eine „Österreichische Gesellschaft für Heilpädagogik", die 1948 neu gegründet wurde und Ärzte, Lehrer und Sozialpädagogen als Mitglieder vereinigte. Tatsächlich haben Heilpädagogen und Kinderpsychiater in der Schul- wie in der Behandlungssituation bei einem Kind unterschiedliche Aufgaben. Ärzte und Lehrer wollen durch medizinische oder pädagogische Maßnahmen kognitiv behinderte oder emotional gestörte Kinder gezielt fördern und helfen. Eine nähere Analyse des pädagogischen und ärztlichen Standorts läßt jedoch deutliche Einstellungsdifferenzen im Hinblick auf das jeweilige Erziehungs- und Behandlungsziel erkennen.

10.4.2 Sonder- und Heilerziehung behinderter oder gestörter Kinder

Die Begriffe „Heilpädagogik" und „Sonderpädagogik" waren im Lauf der letzten Jahrzehnte mehrfachen Wandlungen unterworfen. Auf der einen Seite standen Bestrebungen, die beiden Begriffe Heilpädagogik und Sonderpäd-

agogik beizubehalten und von Heilerziehung nur zu sprechen, wo geheilt werden kann, und von Sondererziehung nur, wenn Defizite zwar nicht beseitigt, aber durch besondere Maßnahmen substituiert werden können. Der Terminus Sonderpädagogik hat sich als Sammelbezeichnung für die Praxis und die Theorie bei unterschiedlichen Formen der Sondererziehung von behinderten Kindern, Jugendlichen und Erwachsenen, die damit auch die Heilpädagogik einschließt, im Prinzip zwar durchgesetzt, aber das schließt nicht aus, daß auch in der Sonderpädagogik Prinzipien und Methoden der Heilpädagogik dort angewendet werden, wo sie angebracht sind.

In seinem in mehrfacher Beziehung revolutionären Werk „System einer vollständigen medizinischen Polizey" (1780) hielt Johann Peter Frank, Begründer einer sozialen Hygiene, die Erziehung und Bildung schwachsinniger Kinder für unerläßlich. 1817 erschien von Albrecht Matthias Vering in Münster/Westfalen eine „Psychische Heilkunde", wie sie für die „blöd- und schwachsinnigen Kinder" in eigenen Schulen und für sprachgestörte Kinder teilweise bereits angewandt wurde. Die ersten Ansätze für eine besondere Erziehung von lern- und geistig- oder körperlich behinderten oder von sinnesgeschädigten Kindern gingen auf private Initiativen, auf Einzelbetreuungen oder Schulunterricht in Internaten und Heimen zurück, die von Lehrern, Theologen und Ärzten gegründet wurden. Im Mittelalter bestanden für den geistlichen Nachwuchs Kloster- und Domschulen, in denen auch Kinder des Adels und der Oberschicht Zugang fanden. In den ärztlichen Fallbeschreibungen des 19. Jahrhunderts finden sich immer wieder Hinweise, daß im gehobenen Bürgertum psychisch gestörte Kinder, etwa wegen „geistiger Überbürdung", für einige Monate als „Kostkinder" in fremde Familien gegeben wurden und dort auch Nachhilfeunterricht erhielten. Nach der Ständeordnung wurde das privilegierte höhere vom niederen Bürgertum und den überwiegend armen Arbeitern und Bauern streng getrennt. In Preußen konnten seit 1717 Beschulungen von Kindern angeordnet werden. 1763 wurde in Preußen ein Gesetz erlassen, nach dem alle Kinder vom 5. bis zum 14. Lebensjahr schulpflichtig waren. Sachsen (1772) und Bayern (1802) folgten nach. Eine geregelte Ausbildung der Lehrer gab es nicht. Gegen Mitte des 19. Jahrhunderts setzte eine Reformbewegung ein, die sich gegen die Erstarrung des Schulwesens richtete. In Deutschland wurden in den großen Städten und zunehmend auch in den Ländern außerdem Hilfsschulklassen und Sonderschulen eingerichtet. Zu Beginn des 20. Jahrhunderts bestand in fast allen europäischen Ländern allgemeine Schulpflicht.

Der Philosoph Johann Friedrich Herbart übte großen Einfluß auf die Erziehungswissenschaften aus

Johann Friedrich Herbart (1776–1841), Nachfolger Immanuel Kants auf dem Königsberger Lehrstuhl, war bestrebt, die Psychologie zu einer experimentierenden Disziplin umzugestalten. Psychologie sei die Lehre von den Vorstellungen, die gegeneinander dynamische Einflüsse ausüben und in ihrer Tendenz zur Selbsterhaltung sich gegenseitig stören und hemmen. Den niedersten Grad einer geistigen Vorstellung bezeichnete er als Bewußtseinsschwelle, unterhalb derer die Triebe an ihre Stelle treten, und erwies besonders auf die Bedeutung früher Kindheitserlebnisse hin. Herbart war nicht nur ein bedeutender theoretischer Pädagoge, sondern bemühte sich selbst um seinen minderbegabten und sprachgestörten Pflegesohn; und er war mit Johann Heinrich Pestalozzi bekannt.

Mit seinen 35 Briefen über „Die Anwendung der Psychologie auf die Erziehungswissenschaft" übte er großen Einfluß auf die Entwicklung der Pädagogik aus. Er bezeichnete die Sonderpädagogik als einen „besonderen Zweig der Pädagogik", in dem die Intelligenz und die „Bildsamkeit" der Kinder in den Mittelpunkt seiner Erziehungsmethode gestellt werden sollten. Er unterteilte die „besonderen Formen" der allgemeinen Pädagogik in drei Gebiete (Bleidick 1985): „a) besondere Lehrgegenstände (nach dem heutigen Begriff Fachdidaktik), b) die Lehre von den Fehlern der Zöglinge und von deren Behandlung (die Fehlerlehre wurde als ein Vorläufer des Begriffs Heilpädagogik dargestellt), c) das ‚Veranstalten' (die Institutionen der Erziehung in Haus und Schule)."

Der Sonderpädagoge Max Bruno Kirmsse war einer der bedeutendsten Historiker seines Fachgebiets

Ein namhafter Historiker der unterschiedlichen Formen der Sondererziehung war der Sonderpädagoge Max Bruno Kirmsse (1877–1946). Er sammelte und ordnete in einer schließlich fast lückenlosen Bibliothek Berichte über heil- und sonderpädagogische sowie über medizinische, kinder- und jugendpsychiatrische Ansätze zur schulischen Förderung und Behandlung von überwiegend geistig, aber auch körperlich behinderten Kindern. Seine Sammlung umfaßte im Jahr 1912 bereits 3000 Druckwerke (Premerstein 1963); sie befinden sich heute in Marburg und Berlin. Kirmsse unterrichtete über ein Jahrzehnt in verschiedenen Heimen und Anstalten für schwachsinnige Kinder. Er beschäftigte sich eingehend mit den Vorstellungen von Jean-Marc Itard und Édouard Séguin und den Erfahrungen von Johann Jakob Guggenbühl und entfaltete eine reiche schriftstellerische Tätigkeit.

Andreas Möckel legte eine historische Gesamtdarstellung der Sonderpädagogik vor

Als der Würzburger Sonderpädagoge Andreas Möckel (1988) seine „Geschichte der Heilpädagogik" veröffentlichte, legte er damit die erste historische Gesamtdarstellung dieses wissenschaftlichen Fachgebiets im deutschen Sprachraum vor. Vor dem Erscheinen dieses Buches gab es zwar zahlreiche Monographien über Taubstumme, Gehörlose und Schwerhörige, über Lernbehinderte, Blinde, Sehbehinderte und über Sprachbehinderte, über Erziehungsschwierige und Verhaltensauffällige und über Körperbehinderte und Geistigbehinderte, aber keine umfassende und systematische Gründungs- und Entwicklungsanalyse. Möckel wies mit Recht darauf hin, daß die eigentliche Geschichte des Fachs erst mit der bürgerlichen Epoche begonnen habe, und bezeichnete sie deshalb als Sozialgeschichte, die nur teilweise mit der Emanzipation des Vierten Standes einhergegangen sei. Er nannte in diesem Zusammenhang viele Pioniere des 18. und 19. Jahrhunderts und wies u. a. auf das Buch von Heinrich Ernst Stötzner (1864) „Schulen für schwachbefähigte Kinder" und auf die von Oswald Berkhan gegründete erste und bedeutendste deutsche Hilfsschule für sprachbehinderte und schwachbegabte Kinder hin.

Kinderpsychiatrie und Sonderpädagogik sind eng miteinander verbunden

Die Kooperation der beiden eng benachbarten Fachgebiete der Sonderpädagogik und der Kinderpsychiatrie wird kaum einmal durch eine unterschiedliche Interpretation von diagnostischen Begriffen gleichen Inhaltes beeinträchtigt, denn der biologisch, neurologisch und psychologisch orientierte Kinder- und Ju-

gendpsychiater ist vornehmlich an der Ätiologie und an der Symptomatik besonders dann interessiert, wenn sich daraus spezielle und verläßliche Hinweise für eine gezielte psychotherapeutische oder pharmakologische Therapie ergeben. Der Sonderpädagoge ist hingegen nur bedingt an der Ursache einer Störung interessiert, weil diese für den sonderpädagogischen Prozeß einen zwar wichtigen, aber keineswegs einen für den Erfolg oder Mißerfolg seiner Bemühungen unbedingt bestimmenden Faktor darstellt, wie Trainings- und Lernerfolge selbst bei schwer geistigbehinderten oder früher als erziehungsunfähig geltenden Kindern belegen. So wie die kinderpsychiatrischen Befunde den Sonderpädagogen interessieren, so sind für Kinder- und Jugendpsychiater viele heil- und sonderpädagogische Maßnahmen von großer therapeutischer Bedeutung. Für den in der Praxis oder in einer Klinik tätigen Kinderpsychiater sind die Berichte der Sonderschullehrer über das Verhalten eines gestörten oder behinderten Kindes im Unterricht und in der Kindergruppe überdies eine wertvolle Hilfe für die diagnostische Beurteilung oder für die Bewertung der von ihm eingesetzten therapeutischen Verfahren.

Besondere Schulen und Heime außerhalb des staatlichen Schul- und Erziehungswesens

In der Bundesrepublik Deutschland gab es 1989 (ohne neue Bundesländer) 324 Sonderschulen mit 309 892 Schülern (192 612 Jungen und 117 280 Mädchen). Außerhalb des staatlichen Schul- und Erziehungswesens bestehen national und international freie konfessionelle Schulen und Schulversuche oder Schulen mit abweichenden Lehr- und Lernprogrammen. Von diesen können an dieser Stelle nur einige angeführt werden.

Der Priester Don Giovanni Bosco (1815 bis 1888) gründete zur Betreuung und Erziehung verwahrloster Jungen die Kongregation der Salesianer und für die Erziehung der Mädchen die Töchter Mariens. Gustav Wyneken (1875–1964) unternahm freie Schulversuche („zusammen leben und zusammen arbeiten"), und Alexander Neill (1883–1973) in Summerhill praktizierte in seinem von ihm gegründeten Schulheim aufsehenerregende und viel kritisierte Versuche einer „antiautoritären Erziehung".

Mit den „Waldorfschulen" gründete der Anthroposoph **Rudolf Steiner (1861–1925)** staatlich anerkannte Ersatz- und Privatschulen, die eine eigene pädagogischen Prägung aufweisen und bis zur Hochschulreife führen. Mädchen und Jungen werden ohne Versetzungsordnung gemeinsam ausgebildet. Neben den wissenschaftlichen wird auch in praktischen, „willensbildenden" Fächern unterrichtet. Waldorfschulen sind weltweit verbreitet. Rudolf Steiner studierte Naturwissenschaften und Philosophie in Wien. Er stellte eine neue Edition der naturwissenschaftlichen Arbeiten Goethes zusammen und war von 1890 bis 1897 Mitarbeiter am Goethe-und-Schiller-Archiv in Weimar. Nach einer kurzen Zeit als Hauslehrer und schriftstellerisch-philosophischer Tätigkeit und als Mitherausgeber einer literarischen Zeitschrift gewann er als Mitglied in einer 1902 gegründeten theosophischen Gesellschaft rasch an Einfluß, die er aber nach Auseinandersetzungen 1913 wieder verließ. 1904 erschien sein erstes Werk zur Begründung der Anthroposophie, die 1913 zur Gründung einer eigenen Gesellschaft führte. Einige Jahre später wurde die erste freie Waldorfschule mit einer eigenen Pädagogik eingerichtet. Danach entwickelte er eine neue anthroposophische Medizin aus ganzheitlicher Menschenerkenntnis mit einer eigenen Arznei-mittelkunde und Ratschlägen für eine biologisch-dynamische Landwirtschaft.

In Deutschland gab es 1993 über 160 und im Ausland 650 Waldorfschulen. Außerdem bestanden zu dieser Zeit in Deutschland 120 Heilpädagogische Institute, in denen die Ausbildung zum Erzieher und zum Waldorflehrer in eigenen Seminaren erfolgten.

10.4.3 Psychologen als Diagnostiker und Therapeuten

Die Psychologie hat aus historischer Sicht viele Wurzeln. Die ältesten reichen bis in die Vorzeit und in das Altertum zurück: in die Mythologie, Theologie und Philosophie einerseits und in die Naturforschung, Medizin und Psychiatrie andererseits. Psychologie schließt letztlich alles ein, was Menschen über Menschen wissen oder zu wissen glauben. Neben Aristoteles und Platon werden im Kontext mit der Entwicklung der Psychologie in den ersten nachchristlichen Jahrhunderten besonders Aurelius Augustinus und im Mittelalter Thomas von Aquin angeführt, während Thomas Hobbes, John Locke und in der frühen Neuzeit Gottfried Wilhelm Leibniz mit seinen postum erschienenen „Neuen Abhandlungen über den menschlichen Verstand" (1765) und Johannes Nikolaus Tetens mit seinem Werk „Philosophische Versuche über die menschliche Natur und ihre Entwicklung" (1777) genannt werden. Mit der gegen Ende des 18. Jahrhunderts einsetzenden Abkehr vom Rationalismus und den Idealen der Klassik und dem gleichzeitigem Aufblühen der Romantik setzte in der Dichtung und in der Kunst, ebenso aber auch in der Philosophie und Medizin, eine Hinwendung zur Natur, zum Gefühl und zum Volkstümlichen ein. Mit der schließlich im

19. und 20. Jahrhundert vollzogenen Emanzipation der Psychologie entstanden zahlreiche untergeordnete Schulrichtungen und neue Teilgebiete. 1903 wurde die „Deutsche Gesellschaft für Psychologie" gegründet. 1941 wurde in Deutschland eine Prüfungsordnung für Diplom-Psychologen erlassen. Als selbständige wissenschaftliche Disziplin mit eigenen Lehrstühlen und Instituten an deutschen Universitäten wurde die Psychologie schon gegen Ende des 19. Jahrhunderts eingeführt; sie wurde aber erst nach dem Zweiten Weltkrieg an allen deutschen Universitäten präsent. Als „klinische Psychologie" wurden seit einigen Jahrzehnten zwei Arbeitsgebiete bezeichnet, die sich in den letzten Jahrzehnten zunehmend überlagert haben. Einmal sind es klinische Psychologen, die neben der psychologischen Testdiagnostik und Entwicklungsbeurteilungen auch die traditionell gebräuchlichen psychiatrischen Gespräche mit den Kindern und ihren Familien durchführen und in Kliniken spezielle Forschungsprojekte leiten oder an ihnen beteiligt sind. Zum andern sind es klinische Psychologen, deren Bezeichnung mißverständlich von „clinic" (engl. „ambulant") abgeleitet wurde. Sie üben meist in eigener Praxis als „nichtärztliche Psychotherapeuten" einen Heilberuf aus.

Allgemeine Psychologie und Psychophysik

Psychologie und Psychiatrie sind selbständige wissenschaftliche Disziplinen, aber es handelt sich bei ihnen, wie sich schon aus ihren Arbeitsgebieten Psychologie und Psychopathologie ableiten läßt, um benachbarte Fachgebiete. Mutterfächer der Kinder- und Jugendpsychiatrie sind die Psychiatrie und Neurologie und die Pädiatrie. Aber zur Psychologie bestehen ebenso

wie zur Pädagogik weit zurückreichende, historisch begründete enge Beziehungen. Die Psychologie spielte stärker als in manchen anderen ihr benachbarten Fächern besonders in der Medizin und in der Psychiatrie immer eine besondere, herausragende Rolle. Ebenso wie für die Konstituierung des Fachgebietes der Kinder- und Jugendpsychiatrie das psychologische Wissen der Philosophen und Psychologen früherer Jahrhunderte eine wertvolle Hilfe bildete, waren an der Emanzipation der Psychologie im 18. und 19. Jahrhundert Mediziner, besonders Psychiater, außerdem Naturwissenschaftler und Biologen maßgeblich beteiligt.

In der Psychopathologie des Kindes- und Jugendalters hatte die klinische Psychologie und die Entwicklungspsychologie für die Diagnostik eine vergleichbare Bedeutung wie die Neurologie und die Pädiatrie für die Ätiopathogenese psychischer Störungen und Erkrankungen. Die wissenschaftliche Beziehung zwischen der Kinder- und Jugendpsychiatrie und der Psychologie wurde relativ spät begründet. Es ist bemerkenswert, daß der naturwissenschaftliche Paradigmenwechsel in der Psychologie ebenso wie in der Psychiatrie fast gleichzeitig einsetzte. Blickt man in die Lehrbücher der Psychologie oder in die der Psychiatrie, dann werden Ärzte und Psychiater wie Johann Christian August Heinroth, Maximilian Jacobi, Carl Gustav Carus, Charles Darwin, Wilhelm Griesinger, Heinrich Schüle, Gustav Theodor Fechner, Johannes Müller oder Wilhelm Wundt aus ableitbaren Gründen von Psychologen heute oft als Psychologen angeführt, während das frühere psychologische Teilgebiet für die Psychiatrie und für die Kinder- und Jugendpsychiatrie im 19. Jahrhundert eine unentbehrliche Assistenz für die Entwicklung und Konstituierung der Psychopathologie bildete. Daß in der Gegenwart zwischen beiden Disziplinen in Wissenschaft und Praxis enge Beziehungen bestehen, ergibt sich schon daraus, daß auch Psychologen naturwissenschaftliche Forschungen betreiben und klinische Psychologen unentbehrliche Mitarbeiter in kinder- und jugendpsychiatrischen Kliniken und in vielen Praxen sind. Daß es sich dabei nicht immer um stabile Wahlverwandtschaften handelt, ergibt sich aus den vorhandenen Schnittmengen in der psychotherapeutischen Versorgung psychisch gestörter Kinder und Erwachsener.

Zu den psychologischen Grundlagenfächern werden zahlreiche, weitgehend eigenständige Subdisziplinen gerechnet. Sie stehen überwiegend in nicht direkter Beziehung zur Kinder- und Jugendpsychiatrie und sind dennoch als Theorie- und Anwendungsfächer neben der Entwicklungspsychologie und der Psychodiagnostik teilweise für sie von grundlegender Bedeutung. Es handelt sich um die Gebiete des Lernens, des Gedächtnisses, der Wahrnehmung, der Kognition, der Motivation und der Psychophysiologie, der Persönlichkeitsforschung und der Sozial-, Religions- und Völkerpsychologie. Von diesen Disziplinen soll zum besseren Verständnis der sich erst zu Beginn des 20. Jahrhunderts allmählich konsolidierenden Kinder- und Entwicklungspsychologie ein kurzes Kapitel zur Geschichte der Allgemeinen Psychologie im 19. Jahrhundert vorangestellt werden. Es handelt sich dabei um eine beispielgebende Darstellung von Ergebnissen der empirisch-phänomenologischen und physiologisch-experimentellen Grundlagenforschung, deren theoretische und praktische Bedeutung sich, auch wenn sie überwiegend an Erwachsenen gewonnen wurden, als für alle Lebensalter von besonderer Bedeutung erwiesen haben.

Ernst Heinrich Weber war der „Vater der Psychophysik"

Mit seinen psychometrischen Versuchen übte **Ernst Heinrich Weber (1795–1878)** entscheidenden Einfluß auf die Entwicklung der experimentellen Psychologie aus. Weber entdeckte bei Muskelprüfungen eine psychophysiologische Gesetzmäßigkeit zwischen Reiz und Reaktion. Das von ihm formulierte „Webersche Gesetz" (1834) besagt: Je intensiver ein Reiz ist, desto stärker muß ein Reizzuwachs sein, um eine Unterschiedswahrnehmung zu bewirken. Durch Versuche mit einem Stechzirkel ermittelte er, daß gleichzeitig vorgenommene Berührungen mit beiden Spitzen an einigen Körperteilen nur als eine einzige, an anderen Körperstellen jedoch als zweifache Berührungen erkannt wurden; an der Fingerspitze genügte nur eine Entfernung von einem Millimeter, um beide Reize wahrzunehmen. Weber ermittelte auch für andere Sinnesgebiete (Sehen, Fühlen) grenzwertige Registrationsunterschiede bei Veränderungen ihrer jeweiligen Intensität.

Weber führte außerdem eine Methode der Hörprüfung („Weberscher Versuch") ein, mit der unterschieden werden konnte, ob es sich um eine einseitige Mittelohr-(Schalleitungs-) oder um eine Innenohr-(Schallempfindungs-) Schwerhörigkeit handelte. Der Ton einer auf der Kopfmitte aufgesetzten Stimmgabel wird normalerweise in der Kopfmitte lokalisiert. Bei einer Mittelohrschwerhörigkeit wird er auf dem erkrankten Ohr, bei der Innenohrschwerhörigkeit auf dem gesunden Ohr lauter gehört. Diese Untersuchungsmethode und das Weber-Fechnersche Gesetz, wonach das Hörorgan wie alle Sinnesorgane eine näherungsweise logarithmische Empfindlichkeit besitzen, und der Webersche Versuch gehören seitdem zu den Standardmethoden der Gehörprüfungen.

Der Anatom und Physiologe Ernst Heinrich Weber gehörte zu einer Familie von angesehenen Gelehrten. Sein Bruder Wilhelm (1804–1891) war ein berühmter Physiker, sein Bruder Eduard Friedrich (1806–1871) ein bekannter Anatom. Er studierte in Wittenberg Medizin, wurde dort 1815 promoviert und habilitierte sich 1817 in Leipzig. 1818 erhielt er eine Professur für vergleichende Anatomie und wurde 1821 ordentlicher Professor der Anatomie und Physiologie in Leipzig. Er veröffentlichte neben der Schrift „Beweise, daß nur die Tastorgane fähig sind, uns die Empfindungen von Wärme, Kälte und Druck zu vermitteln" (1849), „Der Tastsinn und das Gemeingefühl" (1850) und „Über den Raumsinn und die Empfindungskreise in der Haut und im Auge" (1852). Mit seinem Bruder Wilhelm Weber verfaßte er schon 1825 „Wellenlehre auf Experimenten begründet".

Das Messen und Zählen wurde von Gustav Theodor Fechner in die Psychologie eingeführt

Neben Weber und dem Mediziner Rudolf Hermann Lotze war Gustav Theodor Fechner einer der ersten unter den naturwissenschaftlichen Empiristen, der in seiner Psychophysik Wechselwirkungen zwischen Körper und Seele untersuchte und von einem Gleichzeitigkeitsprinzip ausging, das er als Parallelismus bezeichnete. Als Naturphilosoph war er wie Aristoteles, Goethe, Carl Gustav Carus und Wilhelm Wundt von einer „Allbeseelung" alles Lebendigen, einem beseelten Dasein nicht nur der Menschen, sondern auch der Tiere und der Pflanzen überzeugt. Fechner sah Leib und Seele zwar als getrennte und verschiedenartige, aber in stetiger Kommunikation stehende Erscheinungsweisen eines letztlich unteilbaren Wesens. Den physischen Zusammenhängen entsprachen nach seinen

Vorstellungen geistige Zusammenhänge, die wir zwar erfahren, die aber nur durch Wahrnehmungen in uns selbst bekannt werden würden. In dieser Verknüpfung der inneren mit den äußeren Erfahrungen im Bewußtsein erkannte Fechner die Aufgabe, die Gesetze dieser Korrespondenz zu erforschen. Von besonderer Bedeutung war in diesem Zusammenhang, daß er den psycho-physischen Parallelismus dem Prinzip von der „Erhaltung der Energie" unterstellte. Einigen Kategorien Fechners entnahm Sigmund Freud wertvolle Anregungen für die psychoanalytische Theorie. Das gilt sowohl für seinen Entwurf der Metapsychologie, der er ein körperliches, neurophysiologisches Substrat zugrunde legte, und für sein Konzept der konstanten seelischen Energie, der Libido, als auch für die „Homöostase" im Lust- und Unlustprinzip und für den Wiederholungszwang.

Gustav Theodor Fechner (1801–1887) begann 1817 das Studium der Medizin in Leipzig und legte dort sein medizinisches Abschlußexamen ab. Seine eigentlichen Interessen lagen neben der Physiologie auf den Gebieten der Physik und Chemie, der Okenschen Naturphilosophie und der Mathematik. Seinen Lebensunterhalt bestritt er zeitweise (Roback 1970/2000) durch Übersetzungen zahlreicher und sehr umfangreicher Lehrbücher der Physik und des Galvanismus und des Elektromagnetismus, durch die seine eigenen Untersuchungen stimuliert wurden. Nach seiner Promotion und Habilitation in der Philosophischen Fakultät wurde er 1834 zum o. Professor der Physik in Leipzig ernannt. Durch eine bald darauf eintretende schwere Nervenkrankheit mußte er für drei Jahre seine Lehrtätigkeit unterbrechen. 1836 erschien sein „Büchlein zum Leben nach dem Tode". 1875 wurde er emeritiert.

Mit seinem Buch „Elemente der Psychophysik" legte Fechner die Grundlagen für eine völlig neue psychologische Disziplin. Ihre Aufgabe war es, Methoden zur Messung psychischer Größen aufzufinden, um mathematische Gesetze zu formulieren. Fechner bezeichnete Weber, dessen physiologische Vorlesungen er in Leipzig gehört hatte, als „Vater der Psychophysik". Er weitete das Webersche Gesetz, das auf Muskelsinnprüfungen beruhte, auf umfassende Prüfungen verschiedener Sinnesorgane aus und leitete aus dem Weberschen Gesetz sein „psychophysisches Grundgesetz" oder das „Weber-Fechnersche Gesetz" (1860) ab, nach dem die Reizempfindungsintensität dem Logarithmus des Reizes proportional ist. Das Fechnersche Gesetz, wonach die subjektive Empfindungsstärke dem Logarithmus des Quotienten der miteinander verglichenen Reizstärken proportional ist (E = K + c, log R; E gleich Empfindungsstärke, K und c gleich Konstanten bestimmter Sinnesgebiete und R gleich Reizstärke), ließ sich durch Nachuntersuchungen nur für akustische und optische Reize mittlerer Stärke belegen. Aber es war der erste Beweis dafür, daß es möglich ist, sinnliche und kognitive Reize zu messen und miteinander zu vergleichen.

Johannes Peter Müller entdeckte die allgemeine Spezifität, aber auch die subjektive Empfindungsqualität der Sinnesorgane

Mit dem Universalgelehrten **Johannes Peter Müller (1801–1858)** trat der Anatom, Embryologe und Zoologe, der er ursprünglich war, als Physiologe an die vorderste Rampe einer naturwissenschaftlichen Psychologie. Als Sohn eines Schuhmachers ließ er sich 1819 zunächst für Theologie inskribieren, entschied sich jedoch nach kurzer Zeit für Medizin. Schon drei Jahre später, 1822, wurde er in Bonn promoviert und legte das medizinische Staatsexamen ab. Nach weiteren zwei Jahren erfolgte 1824 die Habilitation. 1826 erhielt er den ersten Lehrstuhl und 1830 die Ernennung zum o. Professor in Bonn; 1833 bekam er einen Ruf nach Berlin als o. Professor der Anatomie und Physiologie; 1834 wurde er Schriftleiter des „Archivs für Anatomie und Physiologie" und 1848 Rektor der Universität Berlin. Im Alter von 57 Jahren nahm er sich das Leben. Aus seiner Schule gingen u. a. der Begründer der Zellularpathologie, Rudolf Virchow, der bei der Totenfeier die Gedächtnisrede hielt, die Histologen J. Helle und T. Schwanen, Hermann von Helmholtz, der große Augenarzt und Erfinder des Augenspiegels, und der Physiologe Emil du Bois-Reymond und zahlreiche andere Forscher hervor.

Im Alter von 30 Jahren begründete Müller mit dem „Handbuch der Sinnesphysiologie" die Lehre von den Sinnesorganen. Er wies nach, daß jeder sensorische Nerv konstant mit einer primären und subjektiven Weise auf spezifische Sinnesreize reagiert. Die jeweilige Art der Empfindung sei an die Einzelperson gebunden. Er erkannte die Lokalisation der peripheren Reflexe (1831) und konnte durch Versuche mit einem künstlichen Kehlkopf nachweisen, daß die natürliche Stimmgebung von den Schwankungen und von der Spannung der Stimmbänder abhängt (1835). Der Leipziger Psychiker Johann Christian August Heinroth war verständlicherweise sein erklärter Gegner. Müller verfaßte u. a. außerdem eine wenig bekannte „Physiologie des Fötus" und eine „Metamorphose des Nervensystems in der Tierwelt". Müller war als ein Vertreter der naturphilosophischen Lehre spezifischer Lebenskräfte ein Anhänger des Aristoteles und damit der Entelechie.

Rudolf Hermann Lotze versuchte, philosophische Spekulationen über die Seele mit ihrer Physiologie zu verbinden

Der Physiologe und Psychologe **Rudolf Hermann Lotze (1817–1881)**, seit 1844 Nachfolger Herbarts auf dem Göttinger Lehrstuhl, betrachtete ebenso wie zahlreiche andere Philosophen seit Aristoteles die Seele als eine unkörperliche, nicht an das Gehirn gebundene Substanz und war besonders am „Grenzgebiet zwischen dem Normalen und Abnormen" interessiert (Roback 1970). Besonders für diesen Übergangsbereich des geistigen Lebens hielt er naturwissenschaftliche und physiologische Untersuchungen für unabdingbar. Lotze kam als Sohn eines Arztes zur Welt, studierte in Leipzig Medizin und Philosophie und wurde 1838, charakteristisch für viele physiologische Psychologen oder psychologische Physiologen, in beiden Disziplinen promoviert und habilitierte sich anschließend (1839) in der Medizin und ein Jahr später in der Philosophie. 1842, mit 25 Jahren, wurde er zum Extraordinarius der Philosophie ernannt und zwei Jahre später als o. Professor nach Göttingen berufen. Als programmatisch für sein Denken können neben dem Hauptwerk „Mikrokosmos" (1856–1864) besonders die Titel seiner Abhandlungen „Medizinische Psychologie oder Physiologie der Seele" (1852) und „Leben und Lebenskraft" (1843) gelten. Er war, wie später besonders der französische Philosoph Henri Bergson (1859–1941) mit seinem „élan vital", ein Anhänger des Prinzips der „Lebenskraft" als eines Lebensstromes, für ihn neben dem Bewußtsein das wichtigste Merkmal des Seelenbegriffs. Die Bedeutung seines philosophischen Systems lag in dem Versuch einer Synthese des deutschen Idealismus mit der Naturwissenschaft, in deren mechanistischen Anteilen er nur notwendige Voraussetzungen für die Seelentätigkeit sah.

Das psychologische Labor Wilhelm Wundts galt als das Mekka der experimentellen Psychologie

Mit der Gründung des Leipziger psychologischen Instituts 1879 und der Eröffnung des ersten psychologischen Labors wurden Leipzig und Wilhelm Wundt weltweit für mehrere Jahrzehnte zum Mittelpunkt der psychologischen Forschung. Wundt ist in der Geschichte der Psychologie die zentrale Gestalt des 19. Jahrhunderts. Er veröffentlichte 1874 sein Lehrbuch „Grundzüge der physiologischen Psychologie", das viele Auflagen erlebte und über Generationen als „Bibel" der Psychologen galt. Im Wundtschen Labor wurden Messungen der Sinnesfunktionen, der Sprache und des Denkens, der Vorstellungen, des Gedächtnisses, der Assoziationsketten u. a. und erste medikamentöse Studien durchgeführt. Zu seinen Mitarbeitern und Besuchern gehörten die meisten europäischen und amerikanischen Psychologen, die später Lehrstühle in ihrem Fachgebiet erhielten, darunter die Amerikaner William James und Granville Stanley Hall (1846–1924), die später Bedeutendes zum Fortschritt der Psychologie beitrugen; ferner Oswald Külpe, der die Würzburger „Schule der Denkpsychologie" begründete; Felix Krueger, ein später führender Ganzheitspsychologe, und Hugo Münsterberg, der Begründer der Anwendungspsychologie, schließlich auch der später führende Psychiater Emil Kraepelin, Pionier der Psychopharmakologie, und der Neuropathologe und Nobelpreisträger Wladimir Bechterew (1857–1927), der 1884 als Assistent bei Wundt und danach bei Paul Flechsig tätig war, bevor er zu Jean Martin Charcot kam und schließlich seit 1893 als o. Professor in St. Petersburg tätig war.

Wilhelm Wundt (1832–1920) studierte in Tübingen, Heidelberg und Berlin Medizin und Philosophie. Sein besonderes Interesse galt der

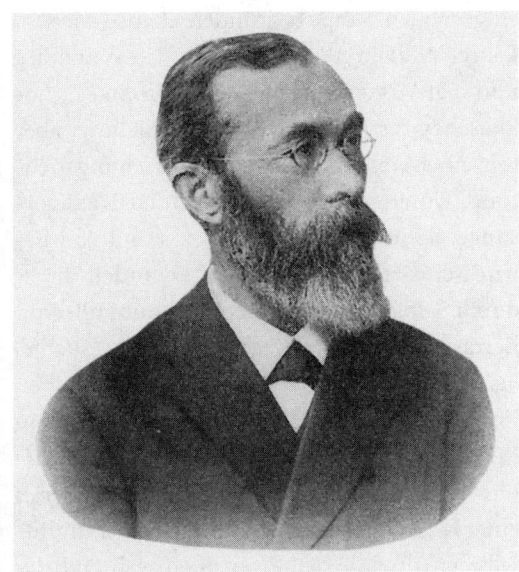

Wilhelm Wundt war mit seinem ersten psychologischen Labor Mittelpunkt der damaligen wissenschaftlichen Psychologie.

Physiologie, der er sich in seiner Assistentenzeit bei dem berühmten Hermann von Helmholtz, einem Schüler von Johannes Müller, in Heidelberg widmen konnte. Helmholtz erfand nicht nur den Augenspiegel, sondern konnte als erster die Geschwindigkeit der Nervenleitung messen. Bei Helmholtz habilitierte sich Müller im Jahr 1857 für Physiologie. Einige Jahre später, 1864, wurde er a. o. Professor für Physiologie und 1874 auf den philosophischen Lehrstuhl in Zürich berufen. Bereits ein Jahr später erhielt er den Ruf nach Leipzig, den er bis zu seiner Emeritierung 1915 innehatte. Sein größtes Werk, die „Völkerpsychologie" (10 Bände), an dem er fast 40 Jahre gearbeitet hatte, erlebte zahlreiche Auflagen.

Der von seinen Gegnern erhobene Vorwurf, daß er eine „Psychologie ohne Seele" und eine materialistische Psychologie betreibe, ist nur insoweit zutreffend, als er mit seiner Psychophysik eine konsequente Bestandsaufnahme des gesamten psychischen Potentials anstrebte. In seinem „System der Philosophie" (1889) führte er zwar aus, daß es mit den philosophischen Systemen und besonders mit der alten Metaphysik „ein für alle mal" vorbei sei. Aber er könne sich eine Metaphysik nicht als Begriffsdichtung, sondern nur „auf der Grundlage von Erfahrungen" vorstellen. Er wolle deshalb eine Philosophie entwickeln, in der eine neu zu bestimmende Metaphysik eine zentrale Rolle spiele. Sie müsse jedoch von Elementen ausgehen, die ihr durch die Einzelwissenschaften dargeboten würden. Er selbst sei von den Naturwissenschaften ausgegangen und „durch die Beschäftigung mit der empirischen Psychologie" zur Psychologie gekommen. Er räumte ein, daß Vertreter der Geisteswissenschaften die Beziehungen zwischen Geist und Körper anders als Naturforscher sähen. Unverständlich sei es ihm allerdings, wenn man Wechselwirkungen zwischen dem Körper und der Seele und zwischen der Seele und dem Körper nicht akzeptieren wolle. Als in Leipzig im Jahr 1913 Forderungen nach einer institutionellen Trennung von Philosophie und Psychologie erhoben wurden, warnte Wundt (Schönpflug 2000) eindringlich vor einer Separation der Psychologie von der geisteswissenschaftlichen Philosophie.

William James lehrte, daß jedes Denken und Handeln von subjektiven Wünschen und Vorstellungen dominiert wird

Das zweibändige Werk „The principles of Psychology" (1890) des amerikanischen Psychologen William James, der vorübergehend bei Wundt gearbeitet hatte, galt gegen Ende des 19. Jahrhunderts als das bedeutendste psychologische Lehrbuch in englischer Sprache (Roback 1970). James lehnte ebenso wie Oswald Külpe Wundts Theorie von aneinandergereihten Elementarteilchen als Voraussetzungen für die Entstehung eines Gedankens ab und sah in einem primär induzierten Beginn und in einem wellenförmig verlaufenden „Bewußtseinsstrom" („stream of consciousness") die Voraussetzungen für die Entstehung der Gedanken. In seinem Werk „Pragmatism, a new name for some old ways of thinking" (1907) verteidigte er die individuelle Verantwortung für das Denken und Handeln der Menschen gegenüber allgemein gültigen ethischen Werten. Alles sei im Rahmen der Bedürfnisse und der Interessen des Menschen und damit nach seiner Nützlichkeit zu beurteilen. In seiner „Gefühlstheorie" räumt er physiologischen Vorgängen die Priorität vor ihrer seelischen Wahrnehmung ein. Nach der James-Langeschen Theorie weint man nicht, weil man traurig ist, sondern man ist traurig, weil man weint; sie fand keine allgemeine Anerkennung und gilt heute als obsolet.

William James (1842–1910) studierte Medizin und lehrte seit 1876 Anatomie und Physiologie an der Harvard University, wandte sich aber bald der Psychologie und der Philosophie zu. Er gründete wie Wundt ein psychologisches Laboratorium, in dem er durch Experimente seine pragmatische Grundeinstellung zu beweisen suchte. Als Maßstab alles Wissens und Fühlens galt ihm der freie Wille, der sich auch in seiner Glaubensphilosophie ausdrücke. James übte nachhaltigen Einfluß auf die gesamte Psychologie und damit auch auf die Pädagogik in den englischsprachigen Ländern aus.

In der „Würzburger Schule" Oswald Külpes schuf Karl Bühler die Grundlagen für die Wiener Entwicklungspsychologie

Der Psychologe Oswald Külpe ist als Gründer der „Würzburger Schule" oder der „Würzburger Denkschule" in die Psychologiegeschichte

eingegangen. Külpe begründete ebenso wie sein Lehrer Wilhelm Wundt in Leipzig in Würzburg und später auch in Bonn und Berlin ein Psychologisches Institut und Forschungslabore, aber mit einer wesentlich anderen Forschungsrichtung. Unter seiner Leitung wurden Denkvorgänge, die Rolle des Bewußtseins und von Bewußtseins- und Willenslagen erkundet, die er durch Selbstbeobachtungen und mit Hilfe von Befragungsexperimenten zu eruieren suchte. Seine Experimente bestanden in systematischen Prüfungen des Gedächtnisses, im Lösen von Rechenaufgaben, im Erklären von Sprichwörtern oder von Übersetzungen, vor allem aber in einer Registrierung der Gefühle und der unmittelbaren Einfälle der Probanden während der Versuche. Er gelangte durch seine Untersuchungen zu der Erkenntnis, daß Denken ein komplexes, unanschauliches Geschehen sei, das sich nicht in einzelne Bausteine zerlegen lasse, weil an den Denkvorgängen zahlreiche schwer beschreibbare seelische Prozesse beteiligt seien. Die Wahrnehmung vieler Bewußtseinsinhalte, etwa des Sprechens, lasse sich nicht nachvollziehen und deshalb nicht oder doch nur unvollkommen schildern.

Oswald Külpe (1862–1915) wurde im heutigen Lettland geboren, besuchte das Deutsche Gymnasium in Libau und arbeitete zunächst längere Zeit als Hauslehrer, bis er 1881 sein Geschichts- und Philosophiestudium in Leipzig aufnahm, das er in Berlin fortsetzte. In Göttingen hörte er Vorlesungen bei Georg Elias Müller, einem Schüler von Rudolf Hermann Lotze, dessen Monographie über die Analyse der Gedächtnistätigkeit er sicher gekannt hat. Külpe ging nach seinem in Dorpat abgelegten Lehrerexamen wieder zu Wundt nach Leipzig zurück, promovierte mit „Zur Theorie der sinnlichen Gefühle" und habilitierte sich 1888 bei Wundt, bei dem er sieben Jahre bis zu seiner Berufung auf den Lehrstuhl für Philosophie und Ästhetik in Würzburg arbeitete. Das Thema seiner Habilitationsschrift „Die Lehre vom Willen in der neueren Psychologie" enthielt bereits einen Teil seines wissenschaftlichen Credos. Bereits 1893 hatte er einen „Grundriß der Psychologie" publiziert, ein zu dieser Zeit „nahezu konkurrenzloses" Buch (Gundlach 1999). 1909 erhielt er den Ruf auf den Lehrstuhl in Bonn, 1914 nach München.

Wundt akzeptierte weder Külpes Versuchsanordnungen noch dessen Forschungsergebnisse. Sie beruhten aus seiner Sicht ausnahmslos auf subjektiven, nicht replizierbaren Eindrücken ohne apparative Hilfsmittel und ließen sich deshalb nicht objektiv bewerten. Dennoch wurden in der Zeit bis 1902 bedeutende Arbeiten von Külpe in „Wundts philosophische Studien" veröffentlicht, vor allem „Über die Gleichzeitigkeit und Ungleichzeitigkeit von Bewegungen" (1891), „Das Ich und die Außenwelt" (1892), „Zur Lehre von der Aufmerksamkeit" (1897) und „Über die Objektivierung und Subjektivierung von Sinneseindrücken" (1902). Külpe verfaßte seinerseits neben Robert Sommer und Emil Kraepelin zum 80. Geburtstag Wilhelm Wundts 1912 eine persönliche Laudatio, die im „Archiv der gesamten Psychologie" erschien.

Zu den bekanntesten Schülern Külpes gehören so bedeutende Psychologen wie Narziß Ach, August Messer, Karl Marbe und Karl Bühler. Letzterer wiederum gilt neben seiner Frau, der entwicklungspsychologischen Pionierin Charlotte Bühler, als ein wichtiger und bedeutender Mitbegründer der Entwicklungspsychologie.

Kinderpsychologie und Entwicklungspsychologie

Im 19. und im 20. Jahrhundert wurde erkannt, daß es kaum einen Lebensabschnitt gibt, dem für die psychische Entwicklung des Menschen größere Bedeutung beigemessen werden kann als dem der Kindheit, insbesondere dem der frühen Kindheit. Die für das Kindes- und Jugendalter wichtigsten Teildisziplinen der Psychologie sind die Kinderpsychologie und die Entwicklungspsychologie. Die Popularpsychologie der Kindheit hat eine lange, wenig belegte und deshalb bis ins späte Mittelalter schwer erforschbare Vorgeschichte. Ihre somatischen und physiologischen Anteile stammen wesentlich aus der Biologie und der Kinderheilkunde. Erste psychologische und psychopathologische Beschreibungen der Entwicklung finden sich bei Philosophen und Psychiatern des 19. Jahrhunderts und bei Pädagogen. Aus wissenschaftlicher Sicht waren es zunächst einfache chronologische Beschreibungen von individuellen, später von allgemeinen somatischen und psychischen Entwicklungsverläufen aus biologischer und phänomenologischer Sicht mit Hilfe von Quer- und Längsschnittuntersuchungen. In der angewandten Psychologie erarbeiteten sich Alfred Binet (1857–1911) und Théodore Simon (1873–1961) erste Zugänge (1907) zu einer diagnostischen Schulpsychologie. Von den therapeutischen Schulen, die aus der Behandlung von psychischen Störungen, Neurosen und Persönlichkeitsstörungen zu wertvollen Einsichten über die normale Psyche von Kindern, Jugendlichen, Erwachsenen und alten Menschen führten, gehören die Tiefenpsychologie und die Psychoanalyse, während die Verhaltenstherapie sich auf den Grundlagen der Reflex- und der Lerntheorie (Skinner, Eysenck 1964) entwickelte.

Die Entwicklungspsychologie war eine wichtige Grundlage der Entwicklungspsychopathologie

Für die Entwicklungspsychopathologie sind die Kenntnis und das Verständnis der normalen Entwicklungsstadien und der Schutz- und Risikofaktoren unumgänglich. Neben der psychologischen und psychopathologischen Diagnostik sind reifungsbiologische, neurologische, neurophysiologische und andere somatische Untersuchungen weitere wichtige Voraussetzungen für die Diagnostik und Therapie. Das gilt ohne Einschränkungen auch beim Vorliegen scheinbar eindeutig psychischer, genetischer oder hirnorganischer Störungen. Nur durch „beidäugige", psycho- und somatogen ausgerichtete Untersuchungsmethoden können peristatische, genetische und somatische Befunde in dem meist multikonditionalen Bedingungsgefüge eingeordnet und nach ihrer pathogenetischen Bedeutung gewertet werden. Sie verhindern einseitig orientierte Diagnosen, die nur zu oft Fehldiagnosen sind, und verhindern einseitig ausgerichtete Therapieansätze, die nicht selten zu therapeutischen Mißerfolgen führen.

Nach dem biologischen Konzept vollzieht sich die gesamte Entwicklung als Änderung des Phänotyps mit der Zeit. Die biologischen Entwicklungstheorien gehen von genetisch kodierten Sequenzen aus, die allein oder in Wechselwirkung von Umwelt und Anlage das Wachstum und die Reifung bestimmen. Moderne biologische Entwicklungstheorien berücksichtigen, daß „periolabile" Merkmale erst durch bestimmte Umwelteinflüsse „periostabil" werden. Das heißt, daß auch scheinbar „endogene" Persönlichkeits- und Wesenszüge nicht definitiv vorgegeben sind, sondern durch die Umwelt selektiv fixiert oder abgeschwächt werden. Entwicklung wird aus dieser Sicht den-

noch als ein vorwiegend spontaner, induktiver Prozeß gesehen, der durch günstige oder ungünstige Umweltvariablen nur mäßig verändert werden kann.

Die vergleichende Erforschung angeborenen Verhaltens, die Ethologie, hat zahlreiche genetische Kodierungssequenzen und Erbkoordinationen festgestellt, die sich schon bei neugeborenen Tieren manifestieren. Die nachstehende Zusammenfassung ist das Resümee einer ausführlichen Abhandlung des kritischen ethologischen Forschers und Leiters des Max-Planck-Instituts in München Detlev Ploog (1964). Danach kann bereits ein frisch geschlüpftes Entlein laufen, schwimmen, sein Gefieder einfetten und im Schlamm Futter suchen, ohne es gelernt zu haben. Selbst wenn es von einer Hühnerglucke erbrütet wurde, wird es Entenverhalten zeigen und nicht nach dem Vorbild der Ziehmutter Körner picken. Bei anderen Tierjungen reifen Verhaltensweisen ohne Lernprozesse nach, wie man an Isolierexperimenten nachweisen kann, wo eine Dressur ausgeschlossen ist. So entwickeln Eichhörnchen unter absolut isolierter Aufzucht typische hochkomplexe Futterversteckhandlungen, die sie nie mitangesehen haben. Vögel, die in schalldichten Boxen künstlich ausgebrütet werden, bringen artspezifische Lockrufe und Melodienfolgen hervor. Sie singen das gleiche Lied wie ihre Eltern, ohne sie jemals gesehen oder gehört zu haben. Das gilt aber nicht für alle Vogelarten. Neugeborene Häschen reagieren regelmäßig auf über ihren Köpfen hinweggezogene Pappsilhouetten eines Raubvogels mit Panik und Weglaufen, während Taubenattrappen nicht beachtet werden. Es gibt eine Fülle solcher Untersuchungen, die bestätigen, daß angeborene Auslöserreaktionen (AER) das Primärverhalten von Tieren entscheidend bestimmen. Aus diesen Forschungen an Tieren lassen sich für den Menschen Hinweise, aber keine schlüssigen Folgerungen ziehen. Sie müssen von Fall zu Fall überprüft werden. Erwiesen ist, daß das menschliche Gehirn sich von dem der Säugetiere unterscheidet, aber keinen Bestandteil aufweist, der nicht auch bei Tieren vorhanden wäre. Auch genetisch unterscheiden sich Menschen und Primaten nur um wenige Prozentpunkte. Beim Menschen lassen sich angeborene Verhaltensdispositionen eindeutig bei Kindern mit Sinnesdefekten, aber auch durch transkulturelle Untersuchungen nachweisen, etwa bei taubblind oder blind geborenen Kindern, die in Dunkelheit und Stille von Anfang an aufgewachsen sind und sich in einer Dauerisolierung befinden (Ploog 1964). Sie können das Weinen und Lachen ihrer Mitmenschen nicht hören und nicht sehen, aber sie lachen und weinen. Taubblind geborene Kinder weinen, wenn sie sich stoßen; lachen, wenn man sie kitzelt, und lächeln, wenn man sie streichelt. Wenn sie sich ärgern, runzeln sie die Stirn, wenden sich ab und stampfen mit den Füßen auf. Der Einwand, diese Kinder könnten vielleicht die Mimik ihrer Mütter ertastet haben, wird durch die Tatsache widerlegt, daß auch schwer geistigbehinderte Kinder weinen, lachen und lächeln können.

Das psychodynamische Modell geht davon aus, daß jedes Kind mit einem bestimmten Quantum biologischer Energie, einer „Lebenskraft", ausgestattet ist, mit der bestimmte Entwicklungsqualitäten gesteuert werden und durch die seine Beziehungen zur Umwelt gestaltet werden können. Für das Verständnis einer normalen oder gestörten Entwicklung, für die Ausformung eines bestimmten Symptoms und für seine Pathogenese und Therapie haben sich entwicklungspsychologische, psychoanalytische und lernpsychologische Positionen und Behandlungsgrundsätze bewährt. Durch den Zuwachs an Erkenntnissen der biologischen Forschung, durch Direktbeobachtungen von Säuglingen und Kleinkindern und durch ethologische (Konrad Lorenz) und ethnologische (Ruth Benedict, Margaret Mead) Modelle und schließlich durch soziologische Untersuchungen über die Familienstruktur und aktuelle Wandlungen der Gesellschaft kann heute jedoch nicht mehr unverrückt an allen Positionen dieser Theorien festgehalten werden.

Das Modell des Interaktionismus beruht auf pragmatisch gewonnenen Erkenntnissen über den Verlauf der kognitiven und moralischen Entwicklung des Kindes. Ihm liegen letztlich Gedanken Jean-Jacques Rousseaus zugrunde, wonach Reifung durch „innerorganismische" Kräfte bestimmt wird, die von außen eher ungünstig als günstig beeinflußt werden können. Das Kind verfügt danach über „angeborene Funktionen", durch die bestimmte Entwicklungsschritte vollzogen und entwicklungsadäquate Aufgaben gelöst werden können. Aus den Handlungsvollzügen ergeben sich „Strukturen", die gemeinsam mit bestimmten „Regeln", die sich aus seiner Wahrnehmung ergeben, eine Kontinuität der Entwicklung gewährleisten. Im Gegensatz zum Entwicklungspostulat von Freud, daß vorwiegend das Milieu den Menschen formt, könnte man mit Piaget davon sprechen, daß das Kind sich trotz der Widerstände der Umwelt auf seine Identität hin entwickelt.

Das lerntheoretische Konzept, Grundlage der verhaltenstherapeutisch-behaviouralen Behandlung psychischer Störungen, bezieht onto- und phylogenetische ebenso wie psychodynamische Gesichtspunkte in sein Modell ein, weil ohne Hypothesen über anlage- und umweltbedingte Prozesse das Verhalten und das Auftreten spezieller Symptome wohl beschrieben, aber nicht interpretiert werden können, etwa weshalb sie bei einigen Kindern auftreten, bei anderen nicht. Die praktische Bedeutung der Lerntheorie liegt darin, daß sie die Matrix der Verhaltenstherapie bildet, deren besondere Domäne die Behandlung umschriebener psychischer Störungen ist.

Erste Tagebücher und Entwicklungsprotokolle über Säuglinge und Kleinkinder

Das erste veröffentlichte und gedruckte Tagebuch (1787) über die Entwicklung eines ein- bis dreijährigen Kindes stammte von **Dietrich Tiedemann (1748–1803)**. Er beschrieb während der Zeit vom 23. August 1781 bis zum 14. Februar 1784 fortlaufend und genau die psychische und somatische Entwicklung seines Sohnes Friedrich. Dietrich Tiedemann erhielt nach seinem Studium in Göttingen zunächst einen Lehrauftrag und lehrte seit 1786 als Professor für Philosophie in Marburg. Vergleichbare Untersuchungen an Säuglingen legten F. C. Schwarz (1804), Sigismund (1856) und Adolf von Strümpell (1880) vor. Später haben auch die amerikanischen Entwicklungspsychologen Granville Stanley Hall, William Stern (1871–1938) und der französische Arzt Alfred Binet (1857–1892) die Entwicklung einzelner Kinder schriftlich festgehalten. Daraus ließen sich erste allgemeingültige Ergebnisse ableiten.

Gegen Ende der Epoche der Aufklärung traten mit der Romantik für viele Menschen die Kinder und die Familie verstärkt in den Lebensmittelpunkt. Es war eine Epoche des Aufbruchs, die sich mit der Erkundung der Heimat und der Natur, ihrer Flora und Fauna, in der symbolischen „Suche nach der blauen Blume" ausdrückte. Sie fand ihren Niederschlag in Ausflügen und Reisen, in Reiseberichten, intensiven und umfangreichen Briefwechseln und in zahlreichen Biographien.

Es ist anzunehmen, daß Eltern, besonders Mütter, zu allen Zeiten versucht haben, die Befindlichkeiten ihres Säuglings oder Kleinkindes zu erkennen. Sie haben auf ihr nächtliches Schreien reagiert und versucht, ihre Ursachen zu klären. Sie haben sich ebenso wie heute bemüht, Kontakte herzustellen, und mit dem Kind so gesprochen, als ob es sie verstehen könnte. Besonders beim Stillen, Waschen und Baden konnten sie Zeichen seines Wohlbefindens oder eines Unwohlsein registrieren und zogen, wenn sie erfahren und feinfühlig genug waren, daraus ihre Schlüsse. Die moderne Säuglingsforschung konnte inzwischen überzeugend belegen, daß bereits Neugeborene auf taktile, akustische und optische Reize und auf Schmerzreize durchaus adäquat reagieren und partiell ihre Ablehnung durch Schreien und durch Fütter- und Schlafstörungen signalisieren können.

Aber erst gegen Ende des 18. Jahrhunderts weckten das naive Kleinkind in seiner anmutigen Natürlichkeit und das unverbildete Kind mit seiner offensichtlich eigengesetzlich verlaufenden seelischen und körperlichen Entwicklung zunehmendes Interesse bei den Eltern und in der Familie. In Tagebüchern wurden vereinzelt Fortschritte der körperlichen und seelischen Entwicklung von Säuglingen und Kleinkindern festgehalten. Ärzte und Pädagogen veröffentlichten erste Entwicklungsprotokolle und Berichte über heranwachsende Kinder und Jugendliche, so etwa Johann Heinrich Pestalozzi, der über seinen Sohn in einem Tagebuch berichtete, das erst 1828 veröffentlicht wurde (Fritsch 1910), aber auch in den Fallberichten der Ärzte. In den späteren Autobiographien von Schriftstellern oder von Dichtern, bei Gottfried Keller, bei Friedrich Hebbel, Thomas Mann oder Hermann Hesse, finden sich zahlreiche Hinweise über ihre Befindlichkeit und ihre Erlebnisse im Kindes- und Jugendalter, aus denen der Entwicklungsroman als literarische Form entstand. Goethe beschrieb in „Dichtung und Wahrheit" Erlebnisse aus seiner Kindheit und

Jugend; etwa die Szene, in der er spontan und impulsiv das Porzellan seiner Mutter zum Gaudium der Gassenkinder aus dem Fenster warf. Hebbel mißt der Kindheit prägende Bedeutung für die Entwicklung bei: „Die Sonne scheint den Menschen nur einmal, in der Kindheit und in der frühen Jugend. Erwärmt er da, so wird er nie wieder völlig kalt, und was in ihm liegt, wird frisch heraus getrieben und blühen und Früchte tragen." Jean Paul erinnerte sich an seine „Flegeljahre. Eine Biographie" (1804) und schrieb mit dem „Titan" einen Jugendroman mit seinen eigenen Erinnerungen. Der dänische Philosoph Søren Kierkegaard reflektierte über einen „unerträglichen Druck", der seit seinem vierten Lebensjahr auf ihm laste und „den alle Elastizität der Seele, alle Energie der Freiheit" nicht aufheben könne. Ebenso auch Rilke, der mehrere Gedichte über seine traurige Kindheit schrieb, eines davon mit den Schlußzeilen: „Da wachsen Kinder auf an Fensterstufen / und wissen nicht, daß draußen Blumen rufen / an einem Tag voll Weite, Glück und Wind / und müssen Kind sein und sind traurig Kind." Eine allgemeine und populäre Psychologie trifft man sowohl in vielen vorwissenschaftlichen Erziehungslehren und Elternratgebern als auch in Kinderliedern und Kinderbüchern.

In dem Buch „Kinderschaukel" (Könniker 1976) finden sich Berichte und Eigenberichte über die Kindheit, die einen Eindruck über die emotionale Befindlichkeit und die Verarbeitung von Kindheitserlebnissen im 18. und 19. Jahrhundert vermitteln können, etwa Berichte über Kinderarbeit von Eduard Heuchler („Bergmanns Lebenslauf", 1867) und Ernst von Haltaus („Polizeidiener Ferdinand" 1864) oder von Andreas Graf („Der höfliche Schüler", 1745), von Amadeus Ziehnert („Die unvorsichtige Marie", 1817), von Christian Felix Weiße („Gefahren der Unschuld", 1776) und von Johann

Ludwig Ewald („Die Kunst, ein gutes Mädchen, eine gute Gattin, Mutter und Hausfrau zu werden", 1798).

Der Pädiater Johannes Oehme bezeichnete den Philosophen, Arzt und Erzieher John Locke als den Begründer der modernen empirischen Psychologie des Kindesalters. In seinen Büchern „Versuch über den menschlichen Verstand" (1690, deutsch 1757) und „Some thoughts concerning education" (1693, 1967) habe er eine auf Erfahrung und Beobachtung beruhende Psychologie beschrieben und eine auf sensualistischer Grundlage orientierte kindgerechte Erziehung gefordert.

Der Leiter der Leipziger Entbindungsanstalt J. C. G. Jörg (1821) beschrieb Reaktionen von Neugeborenen, lange vor Johann Bernhard Basedow (Peiper 1966): „Süße Flüssigkeiten nimmt es mit den Gebärden und dem Tone des Wohlbehagens, alles andere mit dem Ausdrucke des Widerwillens. Besonders sind dem Kinde salzige, gewürzhafte und auch bittere Dinge zuwider." Bereits das Neugeborene könne Schallreize wahrnehmen und entsprechend reagieren.

Im 19. Jahrhundert konstituierte sich unter dem Einfluß der Evolutionspsychologie von Charles Darwin eine Kinder- und die Entwicklungspsychologie, die sich zunächst mit der körperlichen und der seelischen Entwicklung einzelner Kinder und von Kindergruppen beschäftigte, die zu ersten Entwürfen durchschnittlicher Entwicklungsverläufe durch Längsschnittbeobachtungen führte. Eine wichtige Basis für die Kinder- und Jugendpsychologie bildeten die Ergebnisse der zeitlich parallel verlaufenden Forschungen in der allgemeinen Psychologie.

Der Begründer der modernen Evolutionslehre, Charles Darwin (1809–1882) studierte zunächst Medizin und danach Theologie, wandte sich dann aber seinen Lieblingsfächern Chemie,

Zoologie und Geologie zu. Nach der Geburt seines Sohnes begann er mit Aufzeichnungen über dessen Entwicklung mit besonderem Interesse für Ausdrucksbewegungen (Mimik, Gestik, Motorik). Er schrieb eine berühmte Abhandlung über den „Ausdruck der Gemütsbewegungen bei Mensch und Tier", deren „Auswirkungen auf die damalige Psychologie gewaltig" (Roback 1970) gewesen seien. Man habe, so Darwin, mit der Einführung funktionaler Aspekte in der Psychologie begonnen, nach dem Zweck und dem Nutzen von Organen und Verhaltensweisen zu fragen. Das von ihm beschriebene und nach ihm benannte „Darwinsche Spitzohr", eine leichte Mißbildung des äußeren Ohres, wurde in der Ära von Bénédict-Augustin Morel (1809–1873) als Degenerationsstigma bewertet. Seit Darwin, schrieb Hildegard Hetzer, sei Kinderpsychologie immer Psychologie unter genetischem Aspekt gewesen. Mit der Entdeckung des Zoologen Ernst Haeckel (1834–1919), daß sich im Entwicklungsverlauf des Kindes (Ontogenese) die Entwicklungsstadien des Menschen (Phylogenese) wiederholen, wurde das „biogenetische Grundgesetz" definiert.

Wilhelm Thierry Preyer, ein Begründer der modernen Kinderpsychologie

Nach übereinstimmenden Ansichten unterschiedlicher Fachrichtungen, von Historikern und Pädiatern (Peiper 1971, Oehme 1986), Psychologen (Hetzer 1995, Schönpflug 2000) und von Kinder- und Jugendpsychiatern (Nissen 1991b) kam **Wilhelm Thierry Preyer (1841–1897)** mit seiner Abhandlung „Die Seele des Kindes" (1882) der Rang des „Vaters der modernen Kinderpsychologie" zu. Nach Hetzer (1995) stand Preyer am Beginn einer seither „nicht mehr abreißenden kontinuierlichen kinderpsychologischen Forschung".

Bereits während seines Studiums in Bonn, Heidelberg, Berlin und Wien entwickelte Preyer ein besonderes Interesse für Physiologie; er hörte u. a. Vorlesungen bei Hermann von Helmholtz, Emil du Bois-Reymond und Ernst Brücke. Er promovierte mit 25 Jahren zum Dr. med. und habilitierte sich ein Jahr später, 1866, für Physiologie in Jena, nachdem er sich bereits ein Jahr zuvor mit einer zoologischen Arbeit an der Bonner Universität habilitiert hatte. 1869 wurde er auf das Ordinariat für Physiologie in Jena berufen. Mit 47 Jahren gab er seine akademische Tätigkeit auf, um sich nach einer vorübergehenden Tätigkeit als Privatdozent an der Berliner Medizinischen Fakultät ganz seinen Forschungen zu widmen. Der vielseitige Preyer veröffentlichte eine große Anzahl breit gestreuter psycho-physiologischer Arbeiten (Kreuter 1996): „Die geistige Entwicklung der ersten Kindheit", „Zur Psychologie des Schreibens", „Über Empfindungen", „Die fünf Sinne des Menschen", „Über eine Wirkung der Angst bei Tieren", „Über die Grenzen der Tonwahrnehmung", „Schlaf durch Ermüdungsstoffe hervorgerufen", „Über die Ursachen des Schlafes", „Über Hypnotismus", „Naturforschung und Schule".

Preyers besonderes Verdienst bestand in der systematischen Beobachtung und sachlichen Beschreibung der kindlichen Entwicklung während der ersten drei Lebensjahre. Er beobachtete z. B. bei seinem Kind, daß es am zweiten Lebenstag mit Wasser verdünnte Kuhmilch ohne Zögern zu sich nahm, sie am vierten Lebenstag verweigerte, aber nach Hinzufügung einer kleinen Zuckermenge wieder trank. Sikorski (Peiper 1928) schloß daraus: „Das Kind kennt schon die Eigenschaften der Milch, erinnert sich, welchen Geschmack die Milch gestern und vorgestern hatte, und äußert echten Willen, der Hunger und Durst übertrifft, einen Willen, der höhere

Ziele, höhere Interessen der Selbsterhaltung überwacht. Aus alledem sprechen echte psychische Äußerungen: Erinnerung des Vergangenen, Fähigkeit des Erkennens und höherer Wille." Dazu der ergänzende Kommentar des Kinderarztes Albrecht Peiper (1908): „Das sind also recht erstaunliche geistige Fähigkeiten bei dem menschlichen Neugeborenen! Wie aber, wenn er nun überhaupt noch kein Bewußtsein besäße? Außerdem hätte die Säuglingssterblichkeit niemals eine solche Höhe erreicht, wenn die Säuglinge von sich aus ungeeignete Nahrung verweigerten. Andererseits weist fast jeder Säugling salziges Gemüse anfangs zurück, obwohl es zu seinem Gedeihen höchst nötig ist." Preyer erkannte auch, daß das Lächeln der Säuglinge unzweifelhaft nicht durch Nachahmung zustande komme, sondern daß es sich dabei um angeborene Ausdrucksbewegungen handeln müsse.

Carl Gustav Carus entwarf eine Entwicklungsgeschichte der Seele

Das gesamte Werk des Arztes, Philosophen und Psychologen Carl Gustav Carus bestand in axiomatischen Annäherungen an sein wissenschaftliches Leitmotiv „Das eigentliche Studium des Menschen ist der Mensch". In seinen „Vorlesungen über Psychologie" (1831) beschrieb er die Entwicklung der Seele des Kindes vom bewußtlosen Erleben bis zur Entwicklung des Selbstbewußtseins. Mit diesem und dem damit in engem Zusammenhang stehenden Buch „Psyche, zur Entwicklungsgeschichte der Seele" (1846) bekannte er sich zu Aristoteles und mit Johann Gottfried Herder und Schelling zu der „Allbeseeltheit" der Natur, zu einer „Weltseele", und gemeinsam mit Goethe und Lichtenberg zur Existenz des „Unbewußten". Der Naturforscher Lorenz Oken, der den von Goethe entdeckten und den nach beiden benannten menschlichen Zwischenkieferknochen beschrieb, teilte Carl Gustav Carus zu seinen „Vorlesungen" mit, daß mit diesem Buch „der Embryo der Psychologie zur Welt gekommen" sei. Die einzelnen Themen der „Vorlesungen über Psychologie" lassen sich als Programme seines universalen Denkens über die Entwicklungsgeschichte der menschlichen Seele lesen:

1. Allgemeine Psychologie des Menschen
2. Ursprünglicher Zustand der menschlichen Seele: bewußtloser Schlaf
3. Ursprüngliche Verschiedenheit der Seelen
4. Die Sinne, die Wecker der Seele
5. Ursinn gleich Gemeinheitsgefühl
6. Entwicklung der menschlichen Seelen vom bewußtlosen Leben zum Weltbewußtsein
7. Gedächtnis, die Bedingung aller geistigen Entwicklung
8. Herausbilden der Seele des zarten Kindes zur Persönlichkeit
9. Zustand jugendlicher Unreife, Leben in der Gegenwart
10. Von der Seelengesundheit
11. Freiheit des Willens gleich Reinheit des Willens
12. Von der Seelenkrankheit
13. Entwicklung krankhafter Seelenzustände
14. Rückkehr der Seelenkrankheit zur Seelengesundheit
   – Wie wirken Störungen oder Unstimmigkeiten des Seelenlebens zurück auf Zustände der Organe?
   – Kenntnis der besonderen psychologischen Bedeutung des Affekts
   – Schlaf in den in seiner Sphäre gehörigen Seelenzuständen
   – Träumen gleich Betätigen des Bewußtseins innerhalb der in der Sphäre des bewußtlosen Zustandes zurückgewandten Seele

- Bedeutungsloser, ahnender und hellsehender Traum
- Nachtwandeln
- Verhältnis des Menschen zu sich selbst und zu anderen
- Besondere Folgen zu großer Selbstliebe
- Menschenhaß
- Kindesliebe
- Liebe der Geschlechter
- Vom schöpferischen und produktiven Vermögen des Menschen
- Von der Verschiedenheit der Seelen der Menschen
- Von Tod und Unsterblichkeit

Carl Gustav Carus (1789–1869) studierte zunächst Chemie, Physik und Botanik, dann Medizin. Mit 22 Jahren wurde er promoviert, mit 23 Jahren erfolgte seine Habilitation; mit 26 Jahren erhielt er eine Professur für vergleichende Anatomie und Entbindungskunst. Er wurde Leibarzt des Königs von Sachsen und zum Präsidenten der Leopoldina gewählt. Er war mit Ludwig Tieck, Caspar David Friedrich und Carl Maria von Weber befreundet. Von elf Kindern starben fünf im Kindesalter, vier in reiferen Alter, nur zwei überlebten ihn. Nach Edgar Michaelis (1931) äußerte sich Goethe in einem Brief über ihn: „Zarten Seelen ist gar viel gegönnt." Carl Gustav Carus war Philosoph, Psychologe und Maler in Leipzig und Dresden. Die titanischen und chthonischen Mächte der Seele waren ihm vertraut. „Fast in jedem Augenblick des Lebens umschweben uns unsichtbar verderbliche Dämonen; ein Fallenlassen des Messers, ein unbedacht gesprochenes Wort, ein Fehlgriff zwischen zwei Gläsern kann zu jeder Zeit uns und anderen die furchtbarsten Geschicke bereiten, nicht zu gedenken der Stürme und Verderben, welche falsch gehegte Neigungen und ungeschickt behandelte Lebensver-

hältnisse oft in noch höherem Maße herbeiführen."

Lange bevor Sigmund Freud mit seinem „Wo Es ist, muß Ich werden" das Unbewußte in die Metapsychologie einbezog, sprach Carl Gustav Carus (Michaelis 1931) vom „Höhepunkt" menschlicher Entwicklung „wenn es im freien klaren Selbstbewußtsein das Mysterium des Unbewußten vollkommen mit umfaßt". In seiner „Psyche" (1846) führte er unmißverständlich aus, daß der Schlüssel zu einer möglichen Eigenerkenntnis in der „Nacht des Unbewußten" liege, in der viele tausend Vorstellungen dem Bewußtsein entzogen seien. Im Jahr 1866 veröffentlichte er seine „Lebenserinnerungen und Denkwürdigkeiten".

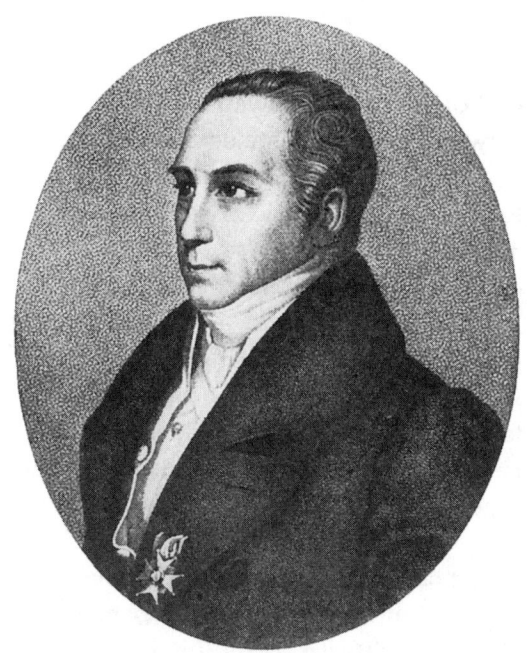

Carl Gustav Carus, Philosoph, Psychologe, Maler und Freund Goethes, schrieb sein Hauptwerk über die Entwicklungsgeschichte der Seele.

Granville Stanley Hall erarbeitete erste psychodiagnostische Fragebögen

Der amerikanische Psychologe **Granville Stanley Hall** (1844–1924), ein Schüler Wilhelm Wundts, war einer der ersten, die eine Diskussion mit der Frage entfachten, ob die menschliche Entwicklung in erster Linie genetisch bedingt sei oder ob peristatische Einflüsse die dominierende Bedeutung hätten. Stanley Hall hatte als Sohn eines Farmers zunächst Theologie studiert, entdeckte dann jedoch sein Interesse an der Psychologie und arbeitete zunächst unter William James in Harvard. Er promovierte als erster an dem neu eingerichteten Psychologischen Institut, an dem er bald darauf ein psychologisches Labor einrichten konnte. Er entwickelte die ersten psychologischen Fragebögen für die Diagnostik. Während die Behavioristen, zu denen neben John B. Watson u. a. auch der Reflexologe Iwan Petrowitsch Pawlow (1849–1936) und die russische Milieutheorie gezählt werden, die den Umwelteinflüssen den ersten Platz einräumten, erweiterte Stanley Hall das „biogenetische Grundgesetz" von Ernst Haeckel (1894–1919) im Hinblick auf die psychische Entwicklung. Die angeborenen motorischen Greif- und Klammerreflexe des Neugeborenen oder Säuglings seien überflüssige Residuen aus der grauen Vorwelt des Menschen, die damals offenbar sinnvoll und notwendig für die weitere Entwicklung waren. Aber auch einige Bestandteile des kindlichen Spiels seien als Relikte aus der Frühgeschichte der Menschheit anzusehen.

Hermann Ebbinghaus entwickelte den „Lückentest" zur Überprüfung des geistigen Inventars der Schulkinder

Der Philologe und experimentelle Psychologe **Hermann Ebbinghaus** (1850–1909), ein Schüler Wilhelm Wundts, war ein Pionier der pädagogischen Psychologie. Er führte, angeregt durch Gustav Fechners „Elemente der Psychophysik" (1860), mit experimentellen Methoden lerntheoretische Untersuchungen über das Gedächtnis und andere höhere geistige Funktionen durch. Ebbinghaus hatte Philologie in Bonn, Halle und Berlin von 1867 bis 1870 studiert und promovierte 1873 mit einer Arbeit „Über die Hartmannsche Philosophie des Unbewußten" in Bonn. Seine naturwissenschaftlichen und psychologischen Interessen waren durch die experimentellen Arbeiten Fechners und Wundts geweckt worden. 1880 habilitierte er sich in Berlin, 1894 wurde er zum o. Professor in Breslau ernannt; 1905 folgte er einem Ruf auf den Lehrstuhl in Halle. Nach einer schon 1880 erfolgten Vorveröffentlichung erschien im Jahr 1885 „Über das Gedächtnis", in dem er die Ergebnisse seiner experimentellen Arbeiten niederlegte.

Für seine Assoziationsstudien verwendete er sinnlose Silben, die er in Selbstversuchen auswendig lernte. Er maß dabei die Schnelligkeit, mit der er sich Silbenpaare merken konnte, und die Zeit, nach welcher er sie wieder vergaß. Aus der Stärke oder Schwäche des Gedächtnisses für das Erlernen von Silbenverknüpfungen ergab sich eine „Vergessenskurve", wonach Gelerntes zuerst schnell, dann allmählich immer langsamer vergessen wird. Stand für das Lernen nur kurze Zeit zur Verfügung, wurde es rascher vergessen, als wenn ohne Zeitdruck und mit Pausen gelernt wurde. Außerdem stellte sich heraus, daß einmal gelernte, dann aber vergessene Silbenverbindungen durch erneutes Lernen wieder rasch gefestigt werden konnten. Ältere Gedächtnisspuren konnten leichter als jüngere wieder aktiviert werden. Mit seiner 1897 veröffentlichten Arbeit „Über eine neue Methode zur Prüfung geistiger Fähigkeiten und ihre Anwendung bei Schulkindern", einer Beschreibung seines Analogie- oder „Lückentests", in dem Wortlücken in Sätzen aufgefüllt werden mußten, legte er einen ersten Intelligenztest vor.

Die Bezeichnung IQ stammt von dem Kinderpsychologen William Stern

Der Psychologe **William Stern** (1871–1938) wurde als Kinder- und Entwicklungspsychologe berühmt durch seine mit Clara Stern verfaßten Monographien „Die Kindersprache" (1907), „Erinnerung und Lüge in der ersten Kindheit" (1909) und besonders durch sein bekanntestes Werk „Psychologie der frühen Kindheit bis zum sechsten Lebensjahr" (1914). Seine entwicklungspsychologischen Erfahrungen beruhten auf Tagebuchaufzeichnungen, die er gemeinsam mit seiner Frau Clara über ihre drei Kinder gemacht hatte. Sein umfangreiches wissenschaftliches Werk erstreckt sich über das Gesamtgebiet der Psychologie und weist ihn als ganzheitlichen Psychologen aus. Er erfuhr eine frühe Ehrung durch den amerikanischen Entwicklungspsychologen Granville Stanley Hall, den Präsidenten der Clark University, der ihn gemeinsam mit Sigmund Freud und Carl Gustav Jung zur Feier des 20. Jahrestages der Gründung der Universität eingeladen hatte und ihm die Ehrendoktorwürde verlieh. Sterns Lebenslauf läßt eine besonders enge Verschränkung mit seiner beruflichen Entwicklung erkennen. Obwohl aus einfachen Verhältnissen stammend, besuchte er ein humanistisches Gymnasium, studierte Philosophie und Psychologie in Berlin und war besonders von Hermann Ebbinghaus und Wilhelm Dilthey beeindruckt. Er promovierte 1892 zum Dr. phil. und habilitierte sich 1897 bei Ebbinghaus, dem er bei dessen Berufung nach Breslau gefolgt war. Dort schlug er, nach Otto Bobertags Bearbeitung 1912, zur Vereinfachung der Beurteilung des Binet-Simonschen Tests die Bezeichnung „IQ" (Intelligenz-

quotient) vor, die rasch internationale Anerkennung fand. 1918 wurde er auf den psychologischen Lehrstuhl an der neu gegründeten Universität in Hamburg berufen. Sein Institut war führend für die Bereiche Schule, Schülerauslese und Begabtenförderung. Im Zentrum seiner gesamten Forschung – er wurde sowohl als experimenteller als auch als differentieller und angewandter Psychologe bezeichnet – stand immer der einzelne Mensch, die Person. Stern war Präsident der „Deutschen Psychologischen Gesellschaft", er gründete mit Fritz Lipmann 1908 die „Zeitschrift für angewandte Psychologie" und war Mitherausgeber der „Zeitschrift für pädagogische Psychologie". Im Dritten Reich wurde er als Jude seines Amtes enthoben und emigrierte ein Jahr später über Holland in die USA, wo er bis zu seinem Tod als Gastprofessor an der Duke University (Durham) tätig war.

Heinz Werners Lehrbuch galt in Deutschland lange Zeit als das entwicklungspsychologische Standardwerk

Die „Einführung in die Entwicklungspsychologie" (1933) von Heinz Werner galt bis weit ins 20. Jahrhundert hinein als das Standardwerk für das Kindes- und Jugendalter und erschien 1959, 25 Jahre nach der ersten Auflage, in einer erweiterten vierten Auflage. Werner hielt seit Anbeginn unbeirrt an seiner Lehrmeinung fest, daß genetische Fragestellungen vor allem die Methodik und die Problematik der empirischen Entwicklungsforschung bestimmen. Das galt nicht nur für das Kindes- und Jugend-, sondern für alle Lebensalter. Mit kritischem Bedauern vermerkte er, daß ein großer Teil der internationalen Fachliteratur immer noch atheoretisch und überwiegend auf Leistung und auf Tests eingestellt sei und entwicklungspsychologische Ansätze nur zögernd in die psychopathologische Forschung Eingang gefunden hätten. Werner war zweifellos ein innovativer Mitbegründer der speziellen und allgemeinen Entwicklungspsychologie.

Von **Heinz Werners (1890–1964)** Lebenslauf ist bekannt, daß er 1917 als Assistent zu William Stern kam, der zu dieser Zeit noch am Hamburger Kolonialinstitut arbeitete. Nachdem Stern 1918 Ordinarius an der Universität in Hamburg geworden war, lehrte Werner dort als Professor. Er wurde 1933 ebenso wie Stern gezwungen, sein Amt aufzugeben. Er emigrierte über Holland in die USA. Dort unterrichtete er an verschiedenen Instituten und Universitäten, zuletzt als Vorstand der Psychologischen Abteilung an der Clark University (Mass.). Werner beschrieb das Wesen der Entwicklung als einen Prozeß fortschreitender Differenzierung, stellte die Grundprobleme der Entwicklungspsychologie unter Berücksichtigung der Hirnentwicklung dar, definierte wichtige entwicklungspsychologische Begriffe, untersuchte die Strukturen einzelner Entwicklungsstufen und wies bereits auf die Möglichkeiten einer vergleichenden tierpsychologischen Forschung hin, als sie noch in ihren Anfängen war. Der abstrakte und dichte Schreibduktus seines Lehrbuches und seine wenigen im Exil verfaßten Veröffentlichungen, aber auch die Fülle seiner theoretischen Schlußfolgerungen haben vermutlich bewirkt, daß sein damals im deutschen Sprachraum führendes Lehrbuch in den modernen psychologischen Lehr- und Geschichtsbuchern kaum noch erwähnt wird.

Die entwicklungspsychologische Wiener Schule von Charlotte und Karl Bühler

Die Initiatoren und Protagonisten der Wiener Schule der Entwicklungspsychologie waren Karl Bühler und besonders seine Frau Charlotte Bühler, die in der Erforschung der Entwicklung des Kindes- und Jugend- und später

auch des Erwachsenenalters ihre wissenschaftliche Lebensaufgabe sahen. Die Berufung von Karl Bühler auf den neu errichteten Lehrstuhl des „Psychologischen Instituts der Universität Wien" drohte wegen einer unzureichenden personellen Ausstattung zu scheitern, konnte aber durch ein zusätzliches außeruniversitäres Engagement Bühlers, das in diesem Verbund seiner Frau einen Arbeitsplatz in Wien sicherte, überwunden werden. Die Gemeinsamkeiten des 14 Jahre älteren Karl Bühler und von Charlotte Malachowski, seiner späteren Ehefrau, reichen in eine Zeit zurück, in der sie sich noch nicht begegnet waren. Karl Bühler war von Külpe in Würzburg in die Experimentalpsychologie des Denkens eingeführt worden und blieb ihr zeitlebens verhaftet. Er hat grundlegende Studien über „Die geistige Entwicklung des Kindes" (1918) und wichtige Beiträge zur Sprach-, Kinder- und Tierpsychologie und zur Denk- und Willenspsychologie veröffentlicht. Schon zehn Jahre bevor Charlotte Bühler mit selbstdachten experimentellen Denk- und Gedächtnisexperimenten mit Wortzusammenfügungen begann, hatte er ähnliche Versuche durchgeführt. Charlotte entdeckte seine Arbeiten erst in der Universitätsbibliothek in München, nachdem sie mit ihren eigenen Untersuchungen begonnen hatte. Sie schrieb in ihrer Selbstdarstellung, veröffentlicht bei Ludwig Pongratz (1967), dazu: „Wo war dieser Karl Bühler, der offenbar etwas Ähnliches wollte wie ich?" Sie lernte ihn einige Jahre später in München kennen.

Karl Bühler (1879–1963) stammte aus Baden. Er studierte Medizin in Freiburg im Breisgau, in Straßburg, Berlin, Bonn und Würzburg und wurde 1903 in Freiburg mit einer Arbeit über die „Duplizitätstheorie der Farbwahrnehmung" promoviert. Ein Jahr später, 1904, erfolgte die Promotion zum Dr. phil. in Straßburg.

Im Jahr 1906 wurde er zunächst Assistent bei Johannes von Kries in Freiburg, bald darauf arbeitete er bei Oswald Külpe an der Universität Würzburg und habilitierte sich 1907 mit einer Arbeit über „Tatsachen und Probleme zu einer Psychologie der Denkvorgänge". Mit Külpe ging er nach dessen Berufung 1909 an die Universität Bonn. 1913 wurde er in München a. o. Professor. Von 1914 bis 1918 war er mit Unterbrechungen als Militärarzt tätig. Im Jahre 1918 erhielt er den Ruf als o. Professor für Philosophie und Pädagogik an die Technische Hochschule Dresden. Von 1922 bis 1938 war er o. Professor und Leiter des Instituts für Psychologie an der Universität Wien und übernahm im Nebenamt einen Lehrauftrag bei der Gemeinde Wien und die Leitung des dort befindlichen experimentalpsychologischen Labors, das eine wichtige Grundlage der gemeinsamen Forschungsarbeit mit seiner Frau bildete. Unter seinen Doktoranden befand sich der später berühmte Philosoph Karl Popper. Nach dem 1938 erfolgten „Anschluß" Österreichs an Deutschland emigrierte er mit seiner Frau zunächst nach Norwegen und England und 1940 in die USA. Dort leitete er gemeinsam mit seiner Frau einen Forschungskreis zur Kinder- und Jugendpsychologie nach dem Vorbild der Wiener Schule; in den USA entwickelte er mit seiner Frau, Carl Rogers u. a. Entwürfe für eine humanistische Psychologie, die sich besonders mit der Biographie und den Zielvorstellungen des Individuums befaßten. Eine eigenständige, mit Wien vergleichbare Position erlangte er, anders als seine Frau, nicht. Nach Beendigung des Krieges wurde Karl Bühler auf dem Kongreß der „Deutschen Gesellschaft für Psychologie" 1960 die „Wilhelm-Wundt-Medaille" verliehen.

Charlotte Bühler (1893–1974) wurde in Berlin geboren und kam im Schulalter nach Wien. Sie stammte aus der angesehenen und assimilierten jüdischen Familie Malachowski und wurde protestantisch getauft und erzogen. Sie begann schon als 15- bis 16jährige Gymnasiastin, selbst erdachte psychologische Experimente durchzuführen, und entschloß sich auch wegen bestehender religiöser Probleme, Psychologie zu studieren. Beide Eltern waren, wie sie schreibt, hochgebildet und hochmusikalisch, und waren tief enttäuscht von ihrer Absicht, Psychologie und Philosophie zu studieren. Sie hatte einiges von Ebbinghaus gelesen und benutzte ihre Familie, Verwandte und Freunde als Versuchspersonen. Sie gab ihnen durcheinandergemischte, aussagekräftige Wörter eines von ihr entwickelten Gedankens mit der Bitte, daraus ihren Gedanken wiederherzustellen. Sie begann ihr Studium bei Heinrich Rickert und Edmund Husserl in Freiburg, schrieb sich auch für Medizin ein und hörte anatomische Vorlesungen. „Die Entscheidung für Medizin oder Geisteswissenschaften wurden zu einem riesigen Problem." Sie entschied sich für die Geisteswissenschaften und erhoffte sich eine wissenschaftliche Laufbahn in der Psychologie. 1915 kam sie, nach einem kurzen Abstecher an der Kieler Universität, nach München zu Oswald Külpe, dem Direktor des Psychologischen Instituts, der ihre Begabung rasch erkannte und ihr einen eigenen Arbeitsraum für die Fortführung ihrer Untersuchungen zur Verfügung stellte. Sie bildeten die Vorarbeiten für ihre 1918 vorgelegte Dissertation. Dort lernte sie, wie sie einer Freundin erzählte, den Mann kennen, „der genau dasselbe will wie ich". Karl Bühler war damals der erste Assistent bei Külpe.

Nach dem Tod Oswald Külpes wurde Karl Bühler vorübergehend mit der Leitung des Münchener Instituts beauftragt. 14 Tage nach seiner Amtsübernahme begleitete Bühler Charlotte Malachowski nach der Rückkehr von einem Einkauf durch den Englischen Garten.

Dort stellte er, wie seine spätere Frau berichtete, „die von ihm getragenen Milchkannen auf die Erde und erklärte mir, daß er mich heiraten wolle". 1916 erfolgte die Eheschließung. Zwei Jahre danach wurde das erste von zwei Kindern geboren, und 1918 wurde Charlotte Bühler „summa cum laude" promoviert. Nach der Berufung Karl Bühlers auf den Lehrstuhl der Technischen Universität siedelte Charlotte Bühler 1918 mit der Familie nach Dresden über. 1920 habilitierte sie sich in Dresden mit einer psychologisch orientierten Arbeit über „Entdeckung und Erfindung in Literatur und Kunst"; ein Thema, das sie mit der Einbeziehung von Briefen, Gedichten, Tagebüchern und Aufsätzen in ihre Forschungen zur Jugendpsychologie und in den Kommentaren von Tagebüchern Jugendlicher weiter verfolgte. 1922 ging sie, obgleich die Aussichten auf eine Fortsetzung ihrer wissenschaftlichen Laufbahn für sie nicht besonders günstig waren, mit ihrem 1922 auf den Lehrstuhl für Psychologie berufenen Ehemann nach Wien. In dieser Zeit wurden Hildegard Hetzer und Lotte Schenk-Danzinger ihre Mitarbeiter.

Charlotte Bühler hatte bereits 1922 „Das Seelenleben des Jugendlichen" und 1928 „Kindheit und Jugend" veröffentlicht. Sie unterschied mit Bezug auf den in den USA berühmten Arnold Gesell (1880–1961) in der Entwicklung des Menschen mehrere Stadien: die vorgeburtliche Existenz als Basis der weiteren Entwicklung, das Säuglingsalter als die Welt der Objekte, das Kleinkindalter als Spiel- und Probieralter, das frühe Schulalter als den Beginn außerfamiliärer Beziehungen und des Lernen und Leistens, das Schulalter und die Pubertät als eine kritische Auseinandersetzung mit den Eltern und der Umwelt und das Jugendalter als das Entwicklungsstadium sowohl einer subjektiven Autonomie als auch der sozialen Einordnung. Fast zur gleichen Zeit mit ihrem „Seelenleben des Jugendalters" erschien das Buch von Eduard Spranger „Psychologie des Jugendalters", das vergleichbare Schwerpunkte setzte. 1924 gelang es Charlotte Bühler, von der Rockefeller-Foundation eine großzügige Förderungsdotation für das Wiener Institut und ihre Forschungen zu erhalten. 1929 wurde sie zur unbesoldeten a. o. Professorin an der Wiener Universität ernannt. In den dreißiger Jahren begann sie ihre entwicklungspsychologischen Forschungen auf das gesamte Lebensalter auszudehnen. 1933 erschien „Das menschliche Lebensalter als psychologisches Problem". Sie beschrieb Biographien berühmter Persönlichkeiten und führte bei alten Menschen Befragungen durch, die sie in vier Kategorien (körperliche Gesundheit, Lebensschwerpunkte, Kreativität, soziales Ansehen) unterteilte. Nach der 1938 erfolgten Zwangsemigration über Norwegen und England, wo sie 1939 vorübergehend Leiterin eines Parents-Association-Instituts war, gelangten sie und ihr Mann 1940 in die USA. Sie wurde 1945 Professorin für Psychiatrie in Los Angeles und beschäftigte sich mit Psychoanalyse und Psychotherapie, und begründete dann mit Kurt Goldstein, Victor Frankl, Carl Rogers und Abraham Maslow eine „Humanistische Psychologie".

Zu den Mitarbeitern, die nach der erzwungenen Emigration von Charlotte Bühler ihr Werk in Deutschland weitergeführt haben, gehören neben Käthe Wolf und Lieselotte Frankl besonders **Hildegard Hetzer (1899 1991)**. Diese war von 1926 bis 1931 als Assistentin am Psychologischen Institut der Universität Wien tätig und hat im Rahmen der Kinder- und Entwicklungsdiagnostik gemeinsam mit Charlotte Bühler den Bühler-Hetzer-Test entwickelt und durch zahlreiche weitere Beiträge ihren im Wiener Institut begonnenen wissenschaftlichen Weg fortgesetzt. Sie wurde schon 1931 Professorin für Psychologie und Sozialpädagogik an der Pädagogischen Akademie in Elbing und war von 1947 bis 1961 am Pädagogischen Institut in Weilburg tätig. 1961 erfolgte ihre Berufung als Direktorin des Seminars für Pädagogische Psychologie der Hochschule für Erziehung an der Universität Gießen. Zu ihren wissenschaftlichen Hauptwerken zählten „Kindheit und Armut" (1931), „Der Schulreifetest" (1958, mit Lothar Tent), „Das Spiel des Hilfsschulkindes" (1965) und zahlreiche andere Schriften. Eine weitere ehemalige und später sehr bekannte Mitarbeiterin von Karl und Charlotte Bühler war **Lotte Schenk-Danzinger**, die neben ihrer „Entwicklungspsychologie", die zahlreiche Auflagen erlebte, „Studien zur Entwicklungspsychologie und zur Praxis der Schul- und Beratungspsychologie" (1963) und eine „Geschichte der Kinderpsychologie: Das Wiener Institut" (1984) verfaßte.

Jean Piaget erschloß mit seiner genetischen Epistemologie die kognitive Welt des Kindes

Mit der Einführung kognitiver Elemente in die Kinderpsychologie hat Jean Piaget einen bedeutenden Beitrag zur Psychologie der Entwicklung geleistet. Während Freud mit seinen Erkenntnissen über die phasenhaft verlaufende emotionale und sexuelle Entwicklung des Kindes das psychoanalytische Konzept der infantilen Libidoentwicklung entwarf, gelangte Piaget mit einer originellen Synthese der genetischen Epistemologie und einer stufenorientierten Psychologie zu grundlegend neuen kognitiven Resultaten für die Entwicklungspsychologie. Er orientierte sich dabei vorwiegend an der mentalen und moralischen Entwicklung des Kindes. In seinen Beiträgen, die um 1920–1925 erschienen, beschrieb und analysierte er die Entwick-

lung des Denkens und der Sprache bei Kindern und die Überwindung ihres primären Egoismus. Von entscheidender Bedeutung für das Kind sei eine positive Einstellung zum Wissenserwerb und eine möglichst ungestörte und uneingeschränkte aktive Beteiligung am Lernvorgang.

Piaget war davon überzeugt, daß jedes Kind mit einer Tendenz zur Adaptation und zur Organisation zur Welt kommt. Die Adaptationstendenz umschließe die komplementären Faktoren der Assimilation und Akkommodation. Assimilation bezeichne die Tendenz, die Umgebung zu verändern, um sie an sich anzupassen. Akkommodation sei ein Vorgang, durch den sich der Organismus selbst verändert, um sich an die Umgebung anzupassen. Als Organisation wurde eine angeborene Tendenz des Organismus beschrieben, eigene Prozesse zu zusammenhängenden Systemen zu integrieren. Piaget unterteilte die kognitive Entwicklung des Kindes in 1. ein sensomotorisches Stadium (0–18 Monate), in dem die vorhandene Intelligenz auf einfache Wahrnehmungen und auf die Körpermotorik beschränkt sei, 2. ein präoperationales Stadium (etwa 18 Monate bis 7 Jahre), in dem konkrete Objekte wahrgenommen, durch Worte erfaßt und daraus resultierende Handlungen vorgenommen werden könnten, 3. ein konkret-operationales Stadium (7–11 Jahre), in dem die Objekte differenziert erfaßt und konkret verwendet werden könnten, und 4. ein formal-operationales Stadium (ab 11 Jahre), in dem formale und logische Operationen möglich seien.

Diese Stadien wurden durch Aufgaben und Experimente ermittelt, die die organismische Auffassung von Piaget bestätigten. Dem Modell Piagets lagen Gedanken Jean-Jacques Rousseaus zugrunde, wonach Reifung durch „innerorganismische" Kräfte bestimmt wird, die von außen eher ungünstig als günstig beeinflußt werden können. Piaget verwendete relativ einfache Meßinstrumente, mit denen seine erkenntnisfördernden „Operationen" vorgenommen wurden. Das Kind verfüge über „angeborene Funktionen", die es ihm ermöglichten, bestimmte Handlungen auszuführen. Aus den Handlungen ergäben sich „Strukturen", die gemeinsam mit bestimmten „Regeln", die aus seiner Wahrnehmung hervorgehen, ein Überwechseln von einem Entwicklungsstadium in das nächste ermöglichten. Er ging davon aus, daß die „Stadien" bei allen Kindern in derselben Reihenfolge, wenn auch in unterschiedlicher qualitativer und quantitativer Ausprägung auftreten. Kognitive Entwicklung erschien danach als vorwiegend genetisch bestimmt und vom Milieu nur bedingt veränderbar. Im Gegensatz zum Entwicklungspostulat von Freud, daß vorwiegend das Milieu den Menschen forme, könnte man mit Piaget davon sprechen, daß das Kind sich trotz der Widerstände der Umwelt auf seine Identität hin entwickelt.

Jean Piagets (1896–1980) hohe erkenntniskritische wissenschaftliche Begabung wurde schon erkannt, als er noch Schulkind war. Er beschäftigte sich mit Tieren, besonders mit Vögeln und Mollusken. Mit elf Jahren schrieb er einen Beitrag über einen Sperling, der rudimentäre Merkmale eines Albinos aufwies. Der Beitrag erschien in einer Zeitschrift für Naturgeschichte. Danach wurden ihm im naturgeschichtlichen Museum in Neuchâtel einige Sonderrechte eingeräumt, die er für ein ausgedehntes Studium der Mollusken nutzte. Er eignete sich für dieses Gebiet das Wissen eines anerkannten Experten an. Nach dem Abitur studierte er in seiner Heimatstadt Biologie und Naturwissenschaften und wurde 1918 mit einer Arbeit über die Mollusken in seinem Heimatkanton pro-

moviert. In der Zwischenzeit entdeckte er seine Neigung zur Psychologie und Philosophie, die ihn in die Zürcher Psychiatrie zu Eugen Bleuler und über die Bekanntschaft mit Carl Gustav Jung zur Psychoanalyse und zu Sigmund Freud führten. In Paris lernte er den Testpsychologen Théodore Simon und das Arbeitsgebiet Alfred Binets kennen. Bei der Erprobung des Lesetests, den Binet mit Pariser Kindern durchgeführt hatte, erkannte er, daß dieses Gebiet seinen eigentlichen Interessen entsprach. Nach der Veröffentlichung eines Artikels über anomale Kinder erhielt er 1921 eine Einladung des berühmten Philosophen Édouard Claparède (1873–1940), in seinem Institut in Genf zu arbeiten. 1921 wurde er zunächst zum a. o. Professor ernannt und 1925 schließlich auf den

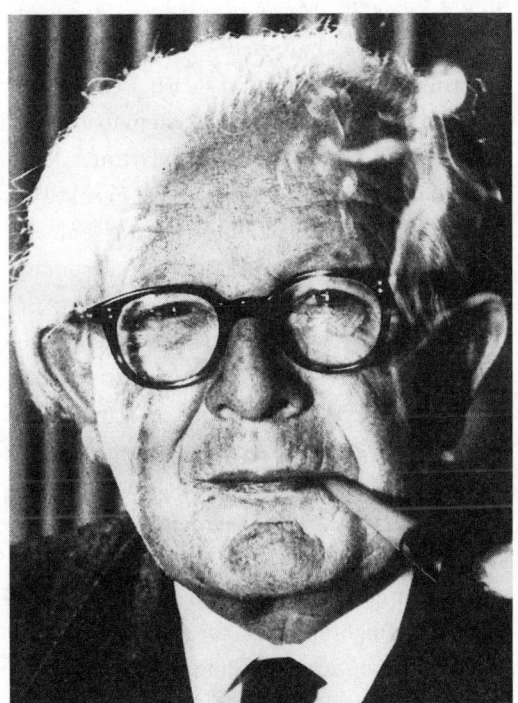

Der Schweizer Kinderpsychologe Jean Piaget beobachtete und beschrieb systematisch die geistige und kognitive Entwicklung der Kinder.

Lehrstuhl für Psychologie in Genf berufen. Piagets Name als Schöpfer der Erkenntnistheorie ist weltweit bekannt, aber seinen Büchern geht der ungerechtfertigte Ruf voraus, daß sie schwer zu lesen seien. Von den in die deutsche Sprache übertragenen Werken seien besonders empfohlen: „Über Sprechen und Denken", „Urteil und Denkprozeß", „Das Weltbild des Kindes" und „Das moralische Urteil". Zu den zahlreichen Ehrungen, die Piaget zuteil wurden, gehören über 30 Ehrendoktorate und eine Gastprofessur an der Sorbonne.

Der erste standardisierte Intelligenztest für Kinder

Im 19. Jahrhundert hatten die wenigen Ärzte, Heilpädagogen und Psychologen, die sich ambulant oder in Heimen mit geistig gestörten Kindern beschäftigten, mehrfach Versuche unternommen, lern- und geistigbehinderten Kindern durch gezielte und systematische Behandlungsverfahren zu helfen, darunter Jean-Marc Itard und Édouard Séguin in Frankreich, Johann Jakob Guggenbühl in der Schweiz und Carl Wilhelm Saegert und Karl Ferdinand Kern in Deutschland. Diese und andere Behandlungsversuche führten zu unterschiedlichen und nur schwer voraussagbaren Resultaten. Bei Kindern mit leichten umschriebenen oder allgemeinen Intelligenzdefiziten konnten durch heilpädagogische Maßnahmen manchmal gute Erfolge erzielt werden. Bei schweren kognitiven Störungen führten sie eher selten zu den erhofften Resultaten. Bei schwersten Formen der Oligophrenie erbrachten heil- und sonderpädagogische Maßnahmen in den meisten Fällen nur geringe Erfolge oder erwiesen sich als refraktär. Während in der öffentlichen Meinung Pessimismus im Hinblick auf die Bildungsfähigkeit geistesschwacher Menschen

vorherrschte, entwickelte sich durch die Psychophysik und durch die experimentell-theoretischen Forschungen von Gustav Theodor Fechner, Wilhelm Wundt, Hermann Ebbinghaus und Théodule Ribot ein verhaltener diagnostischer und therapeutischer Optimismus. Die Überprüfungen des Gedächtnisses und der Merkfähigkeit, Messungen von Reaktionszeiten, Beobachtungen über Fähigkeiten wie Konzentration, Aufmerksamkeit und Ausdauer, Fähigkeiten zur Imitation und zur Erklärung von Bildern, Überlegungen zu vorgegebenen Sachverhalten, das Erkennen und Benennen von Objekten und bestehende Korrelationen mit körperlichen Sensationen und Emotionen, Beobachtungen über Muskel- und Atem- und Pulskontrollen kulminierten bei den Forschern zu weiterführenden Überlegungen, ob und wie weit man geistige Fähigkeiten bei Kindern zuverlässig messen und bestimmen kann. Sie kamen damit den Erwartungen vieler Eltern und ihrer begabungsschwachen Kinder entgegen, durch spezielle psychologische Untersuchungen Voraussagen über ihre geistige Fähigkeit oder Unfähigkeit zu treffen, ob eine Teilnahme an einem normalen oder an einem besonderen Schulunterricht zu empfehlen sei oder nicht. Solange querschnittsmäßige Überprüfungen kognitiver Potenzen, die prognostische Aussagen erlaubten, nicht zur Verfügung standen, wurden in Zweifelsfällen die Kinder probeweise eingeschult. Versuche, in Gruppen von lern- oder geistigbehinderten Kindern verschiedener Altersgruppen unterschiedliche Aufgaben lösen zu lassen und sie nach ihren Ergebnissen zu bewerten, erwiesen sich als untauglich.

Das Interesse an der Einführung standardisierter Verfahren zur Messung der Intelligenz war deshalb sehr groß. Im Rahmen einer differentiellen Psychologie hatte der Engländer

Sir Francis Galton bereits erste Entwürfe zu einer statistischen Methodologie erarbeitet. Seinem Schüler, dem amerikanischen Psychologen James McKeen Cattell, blieb es vorbehalten, durch systematische Messungen von sensorischen Funktionen „mental tests" (1890) zu entwickeln, die sich aber nicht für eine Einschätzung der Intelligenz eigneten und ohne praktische Bedeutung blieben. Auch Emil Kraepelins Experimente, der wie McKeen Cattell durch die experimentell-psychologische Schule Wundts gegangen war, mit einem Katalog von Prüfungsfragen (1845) Teilfunktionen der Intelligenz zu erfassen und zu bewerten, führten nicht zu dem gewünschten Erfolg.

Alfred Binet entwickelte den ersten standardisierten Intelligenztest

Die erste praktische Anwendung, mittels standardisierter Intelligenztests zu präzisen Intelligenzwerten zu kommen, ist dem französischen Naturforscher und Psychologen Alfred Binet zu verdanken. Er entwickelte Testinstrumente zur Messung der Intelligenz bei schwachbegabten Kindern und ist damit der eigentliche Schöpfer der Testpsychologie. Durch ihn erhielten Pädagogen, Heilpädagogen, und Ärzte, die sich mit schwachbegabten Kindern beschäftigten, Mittel zur Beurteilung der Bildungsfähigkeit dieser Kinder an die Hand. Bereits 1890 hatte Binet mit Versuchen begonnen, intelligente von weniger intelligenten Kindern durch Überprüfungen ihres Zahlengedächtnisses, ihrer moralischen Einstellung und ihrer Urteilsfähigkeit zu unterscheiden. Binet definierte Intelligenz als die Fähigkeit, „eine bestimmte Denkrichtung einzuschlagen und an ihr festzuhalten; die Fähigkeit, sich anzupassen, um ein gewünschtes Ziel zu erreichen, und die Kraft zur Selbstkritik". Als 1882 auch in Frankreich die allgemeine Schulpflicht eingeführt wurde, ergab sich bald,

daß es nicht wenige Kinder gab, die nicht in der Lage waren, dem Unterricht zu folgen. 1898 wurde Binet beauftragt, diese Kinder ausfindig zu machen, für die dann ab 1904 Sonderklassen oder spezielle Schulen eingerichtet wurden. Gleichzeitig erhielt Binet den Auftrag, in einem Komitee mitzuarbeiten und gemeinsam mit seinem Kollegen Théodore Simon Richtlinien zur Erfassung der weniger begabten Kinder zu entwickeln. Sie ließen Kinder verschiedener Altersgruppen in Normal- und Sonderschulen bestimmte Aufgaben lösen und werteten die Ergebnisse aus. 1905 wurde die erste Fassung des Binet-Simon-Tests zur Feststellung des intellektuellen Entwicklungsstandes bei Kindern veröffentlicht, der eine konkrete Aussage für alle kindlichen Altersstufen ermöglichte und 1908 und 1911 in verbesserten Neuauflagen erschien. Die erste deutschsprachige Version wurde von Otto Bobertag (1912) vorgelegt. Der weltweite Erfolg der von Binet begründeten Testreihe, die mehrfachen Überarbeitungen und Neufassungen unterzogen wurde, wurde begünstigt durch den von William Stern (1911) eingeführten Begriff „Intelligenzquotient" (IQ) und dessen Berechnung.

Der Vater und ein Großvater **Alfred Binets (1857–1911)** waren Ärzte und erwarteten, daß auch er Medizin studieren werde. Er absolvierte jedoch ein Jurastudium, entdeckte aber kurz nach dem Staatsexamen sein Interesse an Magnetismus, Hypnose und an Psychologie und veröffentlichte mehrere psychologische Arbeiten. Er arbeitete gemeinsam mit seinem Freund Joseph Babinski bei Jean Martin Charcot an der Salpêtrière, studierte Naturwissenschaften und wurde mit einer Arbeit über Korrelationen zwischen der Physiologie und dem Verhalten von Insekten promoviert. Nachdem Théodule Armand Ribot 1899 einen Lehrstuhl an der Sorbonne erhalten hatte, wurde ein Laboratorium eingerichtet, in dem Binet zunächst bei dem Laborleiter Henri E. Beaunis als dessen Stellvertreter arbeitete und später zu seinem Nachfolger ernannt wurde. Der französische Psychiater Pierre Pichot (1983) stellte rückblickend fest, daß Alfred Binet, der „eigentliche Begründer der experimentellen Psychologie in Frankreich", zu seinen Lebzeiten nicht die verdiente Anerkennung gefunden habe, man habe ihn vielmehr sowohl als Nachfolger auf Ribots Lehrstuhl als auch bei der Wahl zum Ordinarius für Psychologie übergangen, „obwohl Binet der erste Anwärter war".

Der Binet-Simon-Test erlaubte eine Feststellung des intellektuellen Entwicklungsstandes bei Kindern im Alter von drei bis 15 Jahren. Der Binet-Simonsche-Staffeltest hat sich bis heute erhalten und besteht aus einer Serie von fünf Aufgaben. Er gibt das Lebensalter an, in dem normale Kinder einen bestimmten Testwert erreichen können: das „Intelligenzalter" (IA). Entspricht der Testwert dem eines fünfjährigen Kindes, dann hat das Kind ein IA von 5, unabhängig von seinem tatsächlichen Lebensalter (LA). Die Beziehung zwischen IA und LA (= „IQ" nach William Stern) wird folgendermaßen errechnet: $IQ = IA : LA \times 100$. Wenn ein Kind eine Leistung erbringt, in der das Intelligenzalter und das Lebensalter genau übereinstimmen, so hat es einen IQ von 100. Die Testwerte entsprechen der Gaußschen Normalverteilung und liegen in fließenden Übergängen zwischen „schwach begabt, durchschnittlich begabt und überdurchschnittlich begabt" innerhalb des Gesamtbereichs.

Die meisten der später entwickelten Intelligenztests haben die Grundlagen oder doch Teile des Binet-Simonschen Tests übernommen. Sie bestehen aus einer größeren Anzahl von Fragen, deren individuelle Lösungen nach Punkt-werten berechnet und aus denen im Vergleich mit einer definierten Bezugsgruppe die Testleistung ermittelt wird. Neben dem Intelligenztest als psychologisches Meßinstrument sind für die Beurteilung der kognitiven Leistungsfähigkeit immer auch die Anamnese, die Ergebnisse der Exploration, die Verhaltensbeurteilung und die aktuelle Testsituation von Bedeutung. Der pragmatische Wert eines Intelligenztests ergibt sich aus der Häufigkeit, mit der die langfristigen schulischen Leistungen der Kinder richtig beurteilt werden. Von einem standardisierten Test ist zu fordern, daß er beliebig wiederholbar ist und zu annähernd ähnlichen Ergebnissen kommt. Ein Test muß drei Kriterien erfüllen. Unter der Zuverlässigkeit (Reliabilität) eines Tests versteht man die Genauigkeit, mit der ein Test zuverlässig das mißt, was er messen soll. Je höher die Reliabilität des Tests ist, desto weniger sind die Ergebnisse von zufälligen Schwankungen abhängig. Als Gültigkeit (Validität) wird der Grad der Genauigkeit bezeichnet, mit dem ein Test das mißt, was er unter Einbeziehung von Außenkriterien messen soll. Das dritte Kriterium, die Objektivität, ist erfüllt, wenn die Durchführung, die Auswertung und die Interpretation eines Tests möglichst frei von subjektiven Einstellungen und Umwelteinflüssen erfolgt. Jeder Test stellt schließlich eine quantitative Stichprobe dar, die nur einen aktuellen Ausschnitt aus dem gesamten psychischen Erleben wiedergeben kann. Die Testindikation richtet sich danach, von welchen psychologischen Tests erwartet werden kann, daß er unter Berücksichtigung der individuellen Probleme des Kindes und der bisherigen Befunde noch offene Fragen am besten beantwortet werden können. Da es keinen Universaltest gibt, müssen in der Regel mehrere fallbezogene Testverfahren eingesetzt werden.

11. Pioniere und Begründer
der Entwicklungspsychiatrie

11.1 Einführung

Bis zur Mitte des 19. Jahrhunderts lagen noch keine speziellen Ansätze zu einer Nosographie psychischer Syndrome im Kindes- und Jugendalter vor, sondern nur Einzelfallschilderungen. Die Kinder und Jugendlichen wurden zwar eingehend körperlich und in Hinsicht auf Besonderheiten ihrer Psyche untersucht. Wenn spezifische Symptome vorlagen, wurden diese oft sehr ausführlich beschrieben und gruppiert in der Hoffnung, ihre Ursachen dadurch besser zu erkennen und dadurch wirksame Behandlungskonzepte zu entwickeln. Aber es gab keine am Kindes- und Jugendalter orientierte Krankheitslehre. Das begann sich erst mit der Konstituierung einer eigenständigen Allgemeinen Psychiatrie allmählich zu ändern. Mit der Gründungswelle von psychiatrischen Zeitschriften erschienen zunehmend häufiger Berichte über psychische Störungen bei Kindern und Jugendlichen, und in einigen neu erschienenen Lehrbuchern der Psychiatrie fanden sich vereinzelt entsprechende Kapitel. In ihnen wurde die Kindersymptomatik allerdings oft nur mit der von Erwachsenen verglichen und als deren Frühform angesehen. Psychische Störungen bei Kindern galten damals noch nicht als an den Entwicklungsstand gebundene Erscheinungsformen *sui generis*, sondern sie wurden als Krankheitsformen *en miniature* der Erwachsenen angesehen. Einige Ärzte vertraten die Ansicht, daß der kindlichen Psyche eine partielle Schutzfunktion gegen die meisten Geistesstörungen zuzusprechen sei, weil viele Auslöser psychischer Erkrankungen (Existenzkämpfe, Partnerkonflikte u. a.) bei Kindern noch fehlten. Von wesentlich größerer Bedeutung war jedoch die reale Tatsache, daß die Kinder und Jugendlichen überwiegend gar nicht oder erst sehr spät einem Arzt vorgestellt wurden. Sie blieben als schwierige Kinder in ihrer Familie, von der die psychische Störung als schicksalhafte Fügung hingenommen wurde.

Daß die Geschichte der psychischen Störungen bei Kindern und Jugendlichen noch bis zur Mitte des 19. Jahrhunderts weitgehend mit der bei Erwachsenen identisch war, hing sehr wesentlich damit zusammen, daß das mittlere, das „reife" Erwachsenenalter damals aus verschiedenen Gründen im Brennpunkt des Interesses der Ärzte stand und es noch lange Zeit blieb, einmal deshalb, weil in dieser Lebensspanne die schweren und schwersten seelischen Erkrankungen am häufigsten auftraten, aber auch deshalb, weil die Behandlung auch aus sozialen Gründen, nämlich bei einem Ernährer und Betreuer kinderreicher Familien, vordringlich war, und schließlich, weil nur wenige Menschen sehr alt wurden. Eine spezielle Psychiatrie des Kindes- und Jugendalters und alter Menschen stand damals nicht zur Diskussion.

In den letzten beiden Kapiteln wurden hier sowohl unterschiedliche psychische Störungsbilder von Kindern und Jugendlichen abgehandelt als auch aus den unterschiedlichen professionellen Sichtweisen ihrer jeweiligen Betreuer oder Therapeuten – der Psychiater, der Pädiater, der Pädagogen und der Psychologen – dargestellt. Im neunten Kapitel über Kasuistik wurde das Lebensalter zum Einteilungsprinzip erhoben und festgestellt, daß neben isoliert auftretenden Symptomen (z. B. Stottern) auch Häufungen alters- und geschlechtsbedingter Syndrome (z. B. Suizide) bestanden. Im 10. Kapitel „Psychiater, Pädiater, Pädagogen, Psychologen" wurde dagegen deutlich, daß berufs- und anschauungsmäßig bedingt unterschiedliche Ansichten über die Entstehung einiger Störungsbilder bestanden, während sie in ihrer Behandlung weitgehend übereinstimmten.

Bei den Versuchen, die Krankheitsbilder des Kindes- und Jugendalters von denen des Erwachsenenalters abzugrenzen, ist zu berücksichtigen, daß auch zwischen dem Lebens- und dem Entwicklungsalter nur bedingte normative Zusammenhänge bestehen. Das Lebens- und das Entwicklungsalter müssen im Einzelfall immer dann miteinander verglichen und überprüft werden, wenn sie nicht annähernd übereinstimmen. In der Regel ist das psychische und physische Entwicklungsalter bei gesunden wie bei kranken Kindern aussagekräftiger als das numerische Lebensalter. Die Anzahl der zur Verfügung stehenden psychischen Prüfungskriterien ist zwar beschränkt, aber wenn eine merkliche Inkongruenz zwischen beiden vorliegt, kommt den entwicklungsphysiologischen Parametern erfahrungsgemäß größere Bedeutung zu.

Einige führende Psychiater vor und in dieser Zeit wie Philippe Pinel, Jean Etienne Dominique Esquirol, Henry Maudsley, Heinrich Wil-helm Neumann und Franz von Rinecker hatten zwar einige kinder- und jugendtypische psychische Syndrome im Kindes- und Jugendalter erkannt und die nachfolgenden Ärzte darauf aufmerksam gemacht. Aber erst Wilhelm Griesinger, Heinrich Schüle, Jean Paul Friedrich Scholz, Georg Theodor Ziehen und besonders Hermann Emminghaus erkannten, daß die Psychiatrie sich generell am Stand der Entwicklung des Menschen orientieren müsse. Nur dadurch werde es ermöglicht, die von der Entwicklung abhängige psychische Symptomatik zu erkennen.

Den frühen psychiatrischen Somatikern wie Maximilian Jacobi und Johannes Baptista Friedreich, besonders aber Ernst Albert von Zeller und Wilhelm Griesinger ist es zu verdanken, wenn in dem Gesamtgebiet der Psychiatrie die theoretischen Spekulationen und fruchtlosen Kontroversen zugunsten einer naturwissenschaftlichen oder einer psychologischen Psychiatrie aufgegeben wurden. Für jeden Arzt – das wurde für den damaligen Psychiater aller Lebensalter noch deutlicher als bisher – waren gründliche Kenntnisse in der normalen Anatomie und in der biologischen Physiologie unerläßliche Voraussetzungen zum Verständnis der pathologischen Anatomie, der biologischen Pathophysiologie und der Psychopathologie und damit für das Verständnis der seelischen und körperlichen Erkrankungen. Die modernen Neurowissenschaften haben die alten Gegensätze zwischen den materiellen und den mentalen Konzepten neu belebt und weiterhin bestehende Kontroversen noch nicht endgültig ausräumen können. Nach den derzeit gültigen neurobiologischen Vorstellungen bestehen jedoch, auf eine einfache Formel gebracht, zwischen dem bewußten wie dem unbewußten Erleben und den zerebralen Funktionserregungen eindeutige und wechselseitige kausale Beziehungen. Nicht nur alle gesunden, sondern auch alle krankhaften kognitiven, emotionalen und vegetativen Vorgänge werden von zerebralen Funktionsabläufen begleitet. Das heißt, daß nicht nur durch Hirnschäden zerebrale Funktionsstörungen verursacht werden können, sondern daß auch psychoreaktive, psychosomatische und psychotische Erkrankungen von ihnen begleitet werden; seelische und organische Erkrankungen gehen regelmäßig mit chemischen und physikalischen Veränderungen im Zentralnervensystem einher.

Diese und andere Grundlagen der modernen Neurophysiologie und Neurobiologie wurden indes nicht allein von experimentellen Ärzten und Psychologen wie Gustav Theodor Fechner und Wilhelm Wundt, sondern ebenso von somatischen Psychiatern und Neurologen wie Johann Christian Reil, Carl Friedrich Flemming oder Johannes Baptista Friedreich gelegt. Sie waren es, die im Verbund mit Ernst Albert von Zeller, Wilhelm Griesinger und Theodor Meynert in der Auseinandersetzung mit den romantischen Psychiatern wie Johann Christian August Heinroth oder Carl Wilhelm Ideler den somatischen Paradigmenwechsel herbeiführten und letztlich obsiegten. Dazu an dieser Stelle ein Zitat (1845) von Griesinger, das schlagartig seine visionäre Kraft aufscheinen läßt: „Wüßten wir auch Alles, was im Gehirn bei seiner Thätigkeit vorgeht, könnten wir alle chemischen, electrischen etc. Processe bis in ihr letztes Detail durchschauen – was nützte es? Alle Schwingungen und Vibrationen, alles Electrische und Mechanische ist doch immer noch kein Seelenzustand, kein Vorstellen. Wie es zu diesem werden kann – dies Räthsel wird wohl ungelöst bleiben bis ans Ende der Zeiten und ich glaube, wenn heute ein Engel vom Himmel käme und alles erklärte, unser Verstand wäre gar nicht fähig, es zu begreifen."

11.2 Psychiater als Gründungsväter

Die Generation der Psychiater, die die Bedeutung entwicklungspsychiatrischer Positionen erkannten, hatte bereits einige spezielle und praktische Erfahrungen mit psychisch gestörten und geistig behinderten Kindern gesammelt. Nicht allein Wilhelm Griesinger und seine Lehrer Johann Heinrich Ferdinand Autenrieth und Ernst Albert von Zeller, sondern schon Eduard Wilhelm Guentz und Johann Christian August Heinroth verfügten über entsprechende Kenntnisse. Heinroth war im Nebenamt für die schwierigen Kinder und Jugendlichen im „Waisen-, Zucht- und Versorgungshaus St. Georg" zuständig gewesen. Guentz versorgte ambulant und stationär schwierige und auffällige Kinder in seiner Privatirrenanstalt Thonberg. Auch Heinrich Hoffmann kam zeitlebens mit schwierigen Kindern in Kontakt, die seinen Nachfolger Emil Franz Sioli schließlich zur Gründung der ersten stationären Abteilung für diese Kinder veranlaßten. Griesinger war als psychiatrischer Konsiliarius in der staatlichen „Heil- und Erziehungsanstalt Mariaberg", die durch den sehr bekannten Arzt und Heilpädagogen Karl Heinrich Roesch in hohem Ansehen stand, viele Jahre im Vorstand der traditionsreichen Einrichtung tätig. Es ist anzunehmen, daß er ohne diese frühen Erfahrungen, die ihm in Mariaberg und in der Anstalt Winnenthal von seinem Lehrer Zeller vermittelt wurden, vor allem aber ohne den ständigen Umgang mit Kindern und Jugendlichen in diesen Einrichtungen, nicht zu seinen präzisen Aussagen über psychiatrisch kranke Kinder gelangt wäre. Auch die Einsicht, daß das Kinder- und Jugendalter einen eigenständigen Lebensabschnitt darstellt und spezifische psychische Besonderheiten aufweist, die z. B. auf einer noch nicht voll abgeschlossenen

Gehirnentwicklung beruht, ist maßgeblich darauf zurückzuführen.

Viele Psychiater und auch einige Pädiater, die sich bereits in dieser Zeit speziell auch mit den psychischen Krankheitsbildern von Kindern und Jugendlichen beschäftigten, haben wichtige Grundlagen für eine Weiterentwicklung und die schließlich durch Hermann Emminghaus erfolgte Begründung dieses medizinischen Fachbereichs geschaffen. Manche Erfahrungen damals praktizierender Ärzte verdienen es, in Erinnerung gerufen zu werden. So schreibt Friedrich Moeller in seinem „Beitrag zur Lehre von dem im Kindesalter entstandenen Irresein" (1882), daß „die seelische Entwicklung des Kindes und die Entwicklung des Gedächtnisses" Hand in Hand mit einer „fortschreitenden Besetzung der einzelnen Rindenzellen" gehen, ein Gedanke, der später von Josef Feldner in seiner „Entwicklungspsychiatrie des Kindes" (1955) neu formuliert wurde und durch neue Forschungen bestätigt werden konnte. Das ist auch deshalb von besonderer Bedeutung, weil damit schon früh erkannt wurde, daß aus psychodynamischer wie aus lerntheoretischer Sicht die Kindheit der Zeitraum ist, in der entscheidende und für die weitere psychische Entwicklung bestimmende Engramme gesetzt werden.

Zum besseren Verständnis der erkenntnistheoretischen Gedankenwelt der damaligen Psychiater, die in der ersten Jahrhunderthälfte überwiegend psychopathologische Autodidakten waren und letztlich doch nur über geringe praktische Erfahrungen mit psychisch kranken Kindern und Jugendlichen verfügten, greife ich auch hier auf den jeweiligen autobiographischen und wissenschaftlichen Werdegang der Forscher und Wissenschaftler zurück. Dadurch wurde deutlicher, von welchen Eindrücken und Vorstellungen sie geprägt waren: eklek-

tisch hirnorganisch-konstitutionell-psychogen wie der Psychiater Wilhelm Griesinger, universalistisch-philosophisch-psychologisch orientiert wie der Psychiater Georg Theodor Ziehen oder vorwiegend endogen und pädagogisch ausgerichtet wie die Psychiater Karl Ludwig Kahlbaum (1828–1899) und Ewald Hecker (1843–1909).

Ernst Albert von Zeller behandelte in seiner Anstalt Winnenthal regelmäßig Kinder und Jugendliche

Der schwäbische Psychiater Ernst Albert von Zeller war durch seine wissenschaftlichen Arbeiten, besonders aber durch sein Eintreten für die Einheitspsychose, durch die humane Behandlung seiner Patienten, darunter immer auch psychisch gestörte Kinder und Jugendliche, und durch seine engen Beziehungen zu den führenden Psychiatern seiner Zeit bekannt geworden. Er war ein überzeugter Schüler des berühmten Somatikers Maximilian Jacobi, der die „Siegburg" zu einer Musteranstalt ausgebaut hatte und sich besonders für alle körperlichen Erscheinungen, für Puls, Kreislauf und chemische Veränderungen bei Geisteskranken interessiert hatte. Zeller war auch mit dem Tübinger Internisten und Psychiater Johann Heinrich Ferdinand Autenrieth bekannt, der die Ansicht vertrat, daß Geisteskrankheiten auf dieselben Ursachen wie andere Krankheiten zurückzuführen seien; die verschiedenen Formen der Seelenstörungen seien nur Stadien einer einzigen Krankheit, die mit der Schwermut beginne.

Ernst Albert von Zeller (1804–1877) besuchte das Gymnasium in Stuttgart und studierte Medizin in Tübingen. 1825 lernte er Carl Friedrich Flemming und die reformerische Irrenanstalt Sonnenstein bei Pirna kennen und trat 1828 eine Informationsreise nach Norddeutschland an. Seit 1828 war er als praktischer

Arzt tätig. 1832 bis zur Eröffnung der neu zu errichtenden Anstalt in Winnenthal, deren Leitung er 1833 übernahm, besuchte Zeller auf ausgedehnten Reisen Irrenanstalten in Deutschland, England, Schottland und Frankreich. Zeller publizierte wenig, fünf Berichte erschienen im „Medizinischen Korrespondenzblatt des Württembergischen Ärztlichen Vereins". Ein Nachfahr Ernst Albert von Zellers, der Berliner Psychiater Gerhart Zeller, hat die Überzeugung (1968) vertreten, daß er vielleicht „ganz in Vergessenheit geraten wäre, hätte ihm nicht Wilhelm Griesinger ein unvergängliches wissenschaftliches Denkmal gesetzt". Immerhin habe Zeller jedoch neben zwei Artikeln in der „Enzyklopädie der Wissenschaften und Künste" von Ersch und Gruber (1838) über „Irre, irre Reden, Irrwahn" und über „Irrenanstalten und Irrenhäuser" auch einen Text in der „Zeitschrift für die Beurteilung und Heilung der krankhaften Seelenzustände" (1838) verfaßt. In einem Aufsatz von 54 Seiten habe er seine psychiatrische Überzeugung dargelegt, in der sowohl romantische Anschauungen als auch die Vorstellung anzutreffen sei, daß es keine wirkliche Seelenstörung ohne leibliche Störungen gäbe. Derjenige Seelenarzt werde immer der glücklichste in der Behandlung eines Patienten sein, dessen Seelenkrankheit er am klarsten und individuellsten zu erfassen und jedem das zu bieten vermöge, wessen er gerade am meisten bedürfe. Ein lebenslang bestimmendes Credo Zellers war, daß Leib und Seele eine Einheit bilden. Alle Geisteskrankheiten seien Gemütskrankheiten und es gebe so viele Gemütskrankheiten wie psychisch gestörte Menschen. In der Zeit von 1842 bis 1844 war Wilhelm Griesinger als psychiatrischer Anfänger bei ihm als „Hilfsarzt" tätig. Hier erwarb er die psychiatrischen Kenntnisse, die den Grundstock für sein weltweit berühmtes Lehrbuch bildeten. Im Vorwort der 1. Auflage

seines Lehrbuches (1845) hat er dafür Zeller seinen Dank abgestattet und ihn als seinen „eigentlichen und unmittelbaren Lehrer" bezeichnet. Der angesehene Somatiker Maximilian Jacobi widmete seinem Freund Zeller, Christian Friedrich Wilhelm Roller (1802–1878) und Wilhelm Griesinger sein Buch „Die Hauptformen der Seelenstörungen in ihren Beziehungen zur Heilkunde".

Im ersten Band der 1844 gegründeten „Allgemeinen Zeitschrift für Psychiatrie" legte Zeller seinen auf langjährigen Erfahrungen beruhenden „Bericht über die Wirksamkeit der Heilanstalt Winnenthal" (1844) vor. Über die Kindheit und Jugend führte er hier aus, daß auch in der „zarten Jugend" Seelenstörungen vorkämen. Er habe zahlreiche Kinder im Alter von vier bis sechs Jahren gesehen, „und zwar in allen Formen, in denen sich der Wahnsinn bei Erwachsenen" zeigte. Er habe einen neunjährigen Jungen behandelt, der zunächst an einer Melancholie, dann an einer Manie gelitten habe und schließlich in „halbem Blödsinn" geendet sei. Von den insgesamt 258 bei ihm aufgenommenen Patienten hätten sich 5 Prozent in einem Alter unter 20 Jahren befunden. Griesinger kannte diese von Zeller publizierte Arbeit und hat vielleicht daran sogar mitgewirkt. Von den acht Kindern Zellers erhielt der älteste Sohn, Ernst von Zeller (1830–1902), wie sein Vater seine psychiatrische Ausbildung bei Jacobi in der Irrenanstalt Siegburg. Danach wurde ihm die Leitung der Irrenabteilung in Münsterlingen übertragen, die er 1862 aufgab. In seine Heimat zurückgekehrt, arbeitete er in Winnenthal und wurde nach dem Tod des Vaters 1877 zu seinem Nachfolger als Direktor der Anstalt bestellt.

Zeller war, wie viele Psychiater seiner Zeit, ein Verfechter der Einheitspsychose. Der belgische Psychiater Joseph Guislain (1797–1860), seit 1828 Leiter einer modellhaften Irrenanstalt in

Gent, vertrat die Ansicht, daß die von ihm als „Phrenopathien" (1835) bezeichneten psychiatrischen Krankheitsprozesse mit großer Regelmäßigkeit mit einer Melancholie beginnen und sich erst danach sukzessive mit scheinbar eigenständigen Syndromen der Angst, Dämonophobie, Misanthropie und Manie manifestierten. Es handelte sich dabei um das erste Modell der Einheitspsychose. Zeller initiierte und redigierte die von seinem Schüler Karl August Wunderlich verfaßte Übersetzung des Werkes (1838), das unter dem Titel „Neues System der Seelenstörungen" erschien. In seinem Vorwort führte er aus, daß es sich dabei vielleicht nicht nur um Unterteilungen von Krankheitszuständen handele, sondern daß das ganze Leben vermutlich in vergleichbaren Stadien verlaufe. Daß dem einflußreichen Breslauer Psychiater Heinrich Wilhelm Neumann das Konzept Guislains bekannt war, ist zu vermuten; jedenfalls entwickelte er ein vergleichbares Schema (1859), allerdings mit den Stufen Schwermut, Tollheit, Verrücktsein und Blödsinn, in die auch das Kindes- und Jugendalter eingebunden waren. Es sei an dieser Stelle vorweggenommen, daß einige Jahre später, 1865, der Hildesheimer Psychiater Ludwig Daniel Christian Snell (1817–1892) eine aufsehenerregende Arbeit mit dem Titel „Monomanie als primäre Form der Seelenstörung" (1865) publizierte, mit der er die „Einheitspsychose" in Frage stellte. Dazu ist überliefert, daß der zu dieser Zeit schon in hohem Ansehen stehende Berliner Psychiater Wilhelm Griesinger, der lange Zeit selbst diesem Konzept anhing, Snell kurz vor seinem Tod zugestimmt hatte. Snell, der Gründer der „Gartenbaukolonien" für seelisch kranke Menschen, hatte zur Zeit Franz von Rineckers in Würzburg studiert. Er übernahm 1845 die Irrenanstalt in Eberbach und folgte 1856 einer Berufung als Direktor der Anstalt Hildesheim. Snell war ein aktiver Kombattant in der seinerzeit hochaktuellen Überbürdungsdiskussion der Schulkinder und veröffentlichte 1882 einen Beitrag „Zur Frage der Überbürdung der Schüler der höheren Lehr-Anstalten". Mit der Gründung des „Vereins der Irrenärzte in Niedersachsen und Westfalen" (1868) trug er sich in die Annalen der Psychiatrie ein. Sein Sohn Otto Snell (1859–1939), ebenfalls Psychiater, wurde u. a. mit Arbeiten über Beziehungen zwischen Hirngewicht und geistigen Fähigkeiten bei Säugetieren und Texten über Hexenprozesse und Geistesstörungen (1891, 1894) bekannt. Er arbeitete zunächst bei Bernhard von Gudden und später bei dessen Schwiegersohn Hubert Grashey in München. 1896 wurde er zum Direktor der Heil- und Pflegeanstalt Lüneburg bestellt und forschte vorübergehend an der Deutschen Forschungsanstalt für Psychiatrie in München.

Wilhelm Griesinger legte die Fundamente für eine Entwicklungspsychiatrie

Als im Jahr 1845 die erste Auflage der „Pathologie und Therapie der psychischen Krankheit" von Wilhelm Griesinger erschien, markierte dies nicht allein eine Wende in der deutschsprachigen Psychiatrie. Die Bedeutung des Werkes wurde schon bald nach seinem Erscheinen erkannt und machte bereits 1862 eine zweite Auflage erforderlich. In einer der ersten Rezensionen (1846) des Lehrbuches des gerade 28jährigen Autors durch den zu dieser Zeit sehr einflußreichen somatischen Psychiater Carl Friedrich Flemming (1799–1888), den Direktor der Musteranstalt Sachsenberg und Herausgeber der „Allgemeinen Zeitschrift für Psychiatrie", hieß es einleitend zwar, daß es sich wieder um ein Lehrbuch handle, „welches uns Aufschlüsse über die Natur und die zweckmäßige Behandlung von Seelenstörungen zu geben" sich bemühe, aber in der abschließenden Beurteilung überwog die Anerkennung. Im ganzen Buch herrsche ein gesunder und verständiger Sinn, der Verfasser vermeide unnötige Abschweifungen. Das verdiene größte Anerkennung. Flemming wünschte Griesinger deshalb für seine Bemühungen viel Erfolg mit dem Zusatz, daß sein „jugendliches und frühreifes Ungestüm" zu einer noch volleren Entwicklung gelangen möge.

Durch sein Lehrbuch wurde Griesinger weltweit bekannt und galt unbestritten als der führende Psychiater dieses Jahrhunderts. Der amerikanische Medizinhistoriker Abraham Roback (1970) bezeichnete ihn als einen „Titan der medizinischen Psychologie", und der französische Nestor der Psychiatrie Pierre Pichot (1983), ein subtiler Kenner der Psychiatriegeschichte, konstatierte, daß es Griesinger zu verdanken sei, wenn geistreiche Spekulationen und fruchtlose Kontroversen zugunsten einer „medizinischen" Psychiatrie aufgegeben wurden.

Wilhelm Griesinger (1817–1868) wurde in Stuttgart geboren; er wuchs im Bürgerspital auf, in dem sein Vater Stiftungsdirektor war. Einer der Nachfahren von Griesingers Lehrer, der Berliner Psychiater Gerhart Zeller, führte zu Griesingers Kindheit aus (1968), daß der Ehrgeiz von Griesingers Vater ganz der geistigen und schulischen Entwicklung seiner Kinder gegolten habe. Wilhelm wurde vorzeitig, mit acht Jahren, im Eberhard-Ludwig-Gymnasium in Stuttgart eingeschult. Er habe in der Schule allerdings Schwierigkeiten gehabt, denn „sein zierlicher Anzug und seine Schwächlichkeit forderten den Spott, sogar die Mißachtung der Mitschüler heraus". Deshalb habe er sich, so Gerhart Zeller, „durch geistige Überlegenheit Achtung verschaffen müssen". Schon mit 16 Jahren, Ostern 1834, bezog er zusammen mit seinen Mitschülern Karl August Wunderlich und Wilhelm

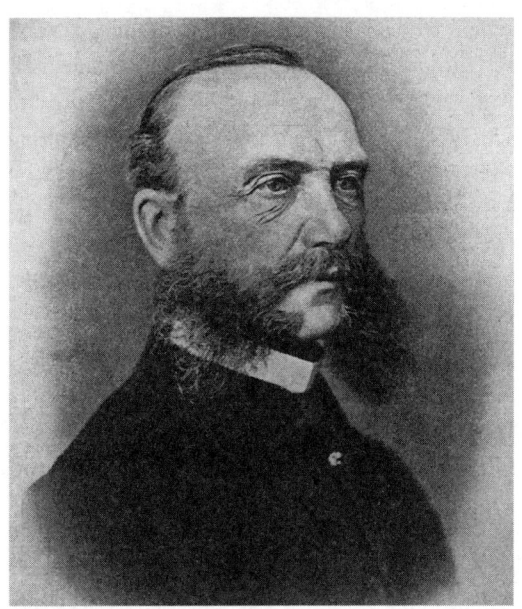

Mit seinem Lehrbuch über „Pathologie und Therapie der psychischen Krankheit" erlangte Wilhelm Griesinger Weltruhm. Er galt als führender Psychiater seines Jahrhunderts.

Roser die Landesuniversität Tübingen. Zwei Jahre später, 1836, wurde sein Vater vom Musiklehrer seiner Kinder ermordet. Es ist anzunehmen, daß dieses Ereignis auf Griesingers Entscheidung für die Psychiatrie nicht ohne Einfluß blieb, weil er sich später mit besonderem Interesse der forensischen Psychiatrie zuwandte. Da er einer im Manöver befindlichen Husarenpatrouille eine falsche Wegbeschreibung gegeben hatte, wurde er von der Tübinger Universität relegiert und mußte vorübergehend in Zürich studieren. Relativierend dazu führte Zeller aus: „Was uns Wunderlich, der spätere Tübinger, dann Leipziger Ordinarius für Innere Medizin und Medizingeschichte, dem wir u. a. die systematischen Fiebermessungen in der Klinik verdanken, über Griesingers Studentenzeit berichtet, ist mit allgemeinen kritischen Anmerkungen über den damaligen medizinischen Universitätsbetrieb so reichlich durchsetzt und läßt auch immer wieder eine gewisse Ambivalenz dem Freunde gegenüber durchscheinen, daß es mir unmöglich ist, diesen Bericht in toto anzunehmen, wie es bisher geschehen ist." Würde man Wunderlich folgen, dann hätte Griesinger seine Studententage in Tübingen in erster Linie mit studentischer Geselligkeit, mit Korpsbetrieb, auf dem Paukboden und in der Kneipe verbracht und über die Professoren und die Art ihres Vortrages „spitze Bemerkungen" gemacht. Dem Andenken Wilhelm Griesingers würde, so Zeller, ein solches Vorgehen nicht gerecht. Tatsächlich war Griesinger besonders von der modernen physiologischen Forschung und von Johannes Müller beeindruckt, was durch seinen Ausspruch: „Da lese ich lieber in Müllers Physiologie, als daß ich mir veraltete Ansichten diktieren lasse", verbürgt ist. Mit seinen Freunden, dem Chirurgen Wilhelm Roser und dem Internisten Karl August Wunderlich, gründete Griesinger 1842 das „Archiv für physiologische Heilkunde", das zu den Zeitschriften gehörte, die die Reform der deutschen Medizin einleiteten. Nach seiner Promotion war Wilhelm Griesinger zunächst 1838 als Assistent in Paris tätig. 1839 sammelte er als niedergelassener Arzt erste praktische Erfahrungen in Friedrichshafen. 1840 war er als „Hilfsarzt" bei Ernst Albert von Zeller in der psychiatrischen Anstalt Winnenthal bei Stuttgart, tatsächlich war er der einzige Arzt neben Zeller. Nach zwei lehrreichen Jahren eröffnete er 1842 vorübergehend erneut eine Praxis, diesmal in Stuttgart. 1843 trat er in die von Karl August Wunderlich geleitete Medizinische Klinik in Tübingen ein und habilitierte sich im selben Jahr. 1847 wurde er zum a. o. Professor für Pathologie, Materia medica und Geschichte der Medizin ernannt. Im Jahre 1849 erhielt er den Ruf als a. o. Professor an der Medizinischen Klinik in Tübingen.

Im selben Jahr 1849 erfolgte seine Berufung nach Kiel als Direktor der neu zu errichtenden Medizinischen Poliklinik. Diese Position gab er schon nach nicht ganz einem Jahr auf und folgte einer vielversprechenden Einladung nach Kairo, um dort 1850 als Leibarzt des ägyptischen Vizekönigs und als Präsident des Gesundheitswesens zu wirken. Nach zwei Jahren, 1852, kehrte er wieder nach Deutschland zurück, wo er zum Lehrstuhlinhaber der Medizinischen Klinik in Tübingen bestellt wurde. In Tübingen war er – und dies erscheint rückblickend für die Psychiatrie des Kindes- und Jugendalters von ausschlaggebender Bedeutung – im Nebenamt als Konsiliarius und im Vorstand der Anstalt für geistig behinderte Kinder „Mariaberg" tätig, in der er seine in Winnenthal gewonnenen Erfahrungen über psychisch gestörte Kinder vertiefen konnte. Nach den Angaben der englische Kinderpsychiater C. L. Robertson und J. Rutherford (1867) war Griesinger insgesamt 10 Jahre, von 1845 bis 1860, dort tätig. 1860 erfolgte seine Berufung nach Zürich als Ordinarius für Innere Medizin. Dort übernahm er neben dem Kantonsspital auch die Leitung der Irrenanstalt und hielt ab 1863 als erster in Zürich psychiatrische Vorlesungen. Diese Zeit bezeichnete Griesinger später als die glücklichste seines Lebens. Er wurde mit der Planung der neuen Irrenanstalt „Burghölzli" beauftragt, die aber erst nach seinem Weggang, 1870, eröffnet wurde.

Als Krönung seiner beruflichen Laufbahn erhielt Griesinger 1864 den Ruf als Leiter der Klinik für Psychiatrie und Neurologie und Direktor der Medizinischen Universitätsklinik an die Charité in Berlin. In seiner Antrittsvorlesung als Direktor der Berliner Charité legte er das bekannte, auch heute noch unverändert gültige ärztliche Credo ab: „Glauben Sie nicht, daß die menschliche Teilnahme erlöschen müsse, wo die wissenschaftliche Forschung beginnt. Weitgehende Humanitätsfragen sind noch zu klären auf dem Gebiet der Psychiatrie. Die großen Gedanken kommen aus dem Herzen." Die Leitung der Medizinischen Klinik gab er drei Jahre später ab. 1865 wurde er Mitglied der wissenschaftlichen Deputation für das Medizinalwesen. 1867 gründete er das „Archiv für Psychiatrie und Nervenkrankheiten", dessen erstes Heft im Oktober erschien. Seinen Plan, in Berlin den Neubau der Psychiatrischen Klinik zu errichten, konnte er nicht verwirklichen. Er war im Sommer 1868 an einer Perityphlitis erkrankt; an die Öffnung eines Abszesses schloß sich eine Wunddiphtherie an, die zu einer aufsteigenden Polyneuritis mit fast vollständiger Lähmung und schließlich zum Tode führte.

Bereits vor dem Erscheinen seines berühmten Lehrbuches „Pathologie und Therapie der psychischen Krankheiten" (1845) hatte Griesinger eine Arbeit „Über psychische Reflexactionen. – Mit einem Blick auf das Wesen der psychischen Krankheiten" (1843) veröffentlicht, die bereits wesentliche Grundlagen enthielt, die zur wissenschaftlichen Essenz des 1845 in erster und 1862 in zweiter Auflage erschienenen Lehrbuches gehörten. Den Begriff „Reflexaction" hatte er von Marshall Hall (1790–1857) übernommen. Damit versuchte er, mit dem „psychischen Tonus" Charakter und Emotionalität zu erklären und psychische Störungen als Auf- und Entladungen von Energien, die durch Hemmungen zu Depressionen und Hemmungslockerungen zur Manie führen könnten. Mit geistigen, sensitiven, motorischen Elementarstörungen versuchte er Anomalien des Gemütes, des Denkens, des Wollens sowie psychotische Erscheinungen zu erklären. Bereits in diesem Zusammenhang wies er darauf hin, daß bei Kindern nicht nur jede psychische Störung durch sich selbst nachteilig wirke, sondern daß durch sie die gesamte psychische Wei-

terentwicklung des Kindes nachteilig beeinflußt werden könne. Er war außerdem neben Ernst Albert von Zeller der erste, der für alle Altersgruppen eine alters- und entwicklungsspezifische Abhängigkeit der psychischen Erscheinungsformen erkannte.

In seinem Lehrbuch beschäftigte sich Griesinger intensiv mit der Lehre von der Erkenntnis und Heilung der psychischen Krankheiten und des Irreseins. Es war in Paragraphen unterteilt und behandelte 1. Generelles, 2. die Ätiologie und Pathologie der psychischen Krankheiten, 3. die Formen, 4. die pathologische Anatomie und 5. ihre Heilbarkeit und Heilung. Da in diesen Kapiteln alle Lebensalter berücksichtigt wurden, erscheint es zweckmäßig, vor der speziellen Abhandlung der „Psychiatrie des Kindes- und Jugendalters" die Situation der „Allgemeinen Psychiatrie" deutlich zu machen. Das Buch enthielt nachstehende Kapitel:

A. Psychische Depressionszustände
1. Hypochondrie
2. Melancholie im engeren Sinne
3. Schwermut mit Stumpfsinn
4. Schwermut mit Äußerung von Zerstörungstrieben
   a) mit selbstmörderischen
   b) mit gewalttätigen Verrücktheit (Demenz)
5. Schwermut mit anhaltender Willensaufregung

B. Psychische Exaltationszustände
1. Tobsucht
2. Wahnsinn

C. Psychische Schwächezustände
1. Partielle Verrücktheit
2. oder allgemeine Verwirrtheit
3. Apathischer Blödsinn
4. Idiotismus und Kretinismus

Wie schon bei Zeller ausführlicher dargestellt, übernahm Griesinger die nosologischen Vorstellungen der Einheitspsychose von Joseph Guislain, Heinrich Wilhelm Neumann und Ernst Albert von Zeller. Dieser sah die Angst, die Schwermut (Melancholie), die Tollheit (Manie), die Verrücktheit und den Blödsinn als die Grundformen eines sich wandelnden Krankheitsprozesses an. Das ließ sich in dieser Form nicht halten. Es entsprach jedoch dem dynamischen Denken Griesingers, daß verschiedene Formen eines Grundprozesses sich sukzessiv in unterschiedlichen Verlaufsformen ausdrücken könnten. Denn durch fluktuierende Zustandsbilder einer klinischen Entität wurde theoretisch immerhin eine gewisse Ordnung geschaffen. Der darin enthaltene immanente Entwicklungsgedanke, wie er sich am deutlichsten in den von Griesinger beschriebenen alters- und entwicklungsspezifischen Färbungen der psychischen Störungen bei Kindern und Jugendlichen und auch im Alter zeigte, gehörte zu seinen wichtigsten Entdeckungen. Mit einer vergleichbaren Argumentation beschrieb Kahlbaum später die Katatonie und ebnete damit den Weg für die klinische Richtung, die später von Kraepelin fortgeführt wurde. Im Hinblick auf die Wahnkrankheiten sprach Griesinger von einem „Riß im Ich" und einer „Spaltung der Persönlichkeit". Eine schreckliche innere Angst sei der Grundzustand der psychisch Kranken. Melancholie bedeute ein „krankhaftes Insichsein", Manie ein „krankhaftes Außersichsein". Daß die Inhalte nicht nur der Psychosen, sondern auch anderer psychischer Störungen weitgehend von dem Bildungsgrad der betroffenen Menschen bestimmt seien, zeige sich besonders deutlich in der infantilen Symptomatik der Kinder. Zusätzlich spiele dabei, so Griesinger, der jeweilige Zeitgeist für ihre Inhalte eine wichtige Rolle. Dies sei besonders deutlich im Hexen-

und Dämonenglauben im Mittelalter zu erkennen, dem auch gesunde Menschen anheimfielen, während später irreale Vorstellungen, auch von Hypnose oder Magnetismus, an ihre Stelle getreten seien.

Griesinger postulierte zwar, daß das „Irresein" eine Krankheit des Gehirns sei und es deshalb kein anderes richtiges Studium als das der Anatomie, der Pathologie und der Physiologie des Nervensystems geben könne. Die Entdeckung des Franzosen Antoine Laurent Jessé Bayle (1799–1858), daß es sich bei der progressiven Paralyse um eine „chronische Arachnitis" (1822), um eine organische „allgemeine Irrenparalyse" handle, und der deutschen Psychiater Paul Broca (1861) und Carl Wernicke (1874), daß einige Formen der Aphasie auf nachweisbare anatomische Schäden zurückzuführen seien, trugen zur einseitigen Verfestigung der Entwicklung einer organisch fundierten Psychiatrie bei. Nicht nur in Deutschland galt um die Wende zum 20. Jahrhundert die hirnorganisch orientierte Psychiatrie als die eigentliche, die wissenschaftliche Psychiatrie. Dadurch wurde zwar die pathologisch-anatomische Forschung gefördert, gleichzeitig jedoch die Bedeutung der psychosozialen Bedingungsfaktoren für die Entstehung psychischer Störungen, die gerade für das Kindes- und Jugendalter von großer Bedeutung waren, vernachlässigt.

Mit seinem Postulat „Psychische Krankheiten sind Krankheiten des Gehirns" widersprach Griesinger in erster Linie den orthodoxen Psychikern um Johann Christian August Heinroth, die in der Sünde und in moralisch verursachten Störungen der primär vorgegebenen Seele die Ursachen aller psychischen Störungen erblickten. Damit sagte er aber nicht, daß alle Geisteskrankheiten Gehirnkrankheiten seien, und auch nicht, daß alle psychischen Störungen durch Erkrankungen des Gehirn verursacht würden. Zitat: „Das Irresein kann sowohl in seinen akuten als auch chronischen Formen das Ergebnis einer bloß nervösen Irritation sein." Griesinger betonte vielmehr, daß neben den biologischen gleichrangig psychische und soziale Ursachen für die Entstehung der unterschiedlichen psychischen Erkrankungen in Betracht zu ziehen seien. Es zeugt deshalb von einer mißverstandenen Rezeption des Werkes von Griesinger, es allein mit der apodiktischen Paraphrase „Geisteskrankheiten sind Gehirnkrankheiten" zu belegen und damit sein vielschichtiges Werk einseitig darauf zu reduzieren und zu simplifizieren.

Griesinger war der erste Ich-Psychiater, der in dieser Beziehung Freud und die Psychoanalyse maßgeblich beeinflußte. Er räumte dem individuellen „Ich" eine entscheidende Bedeutung für die Entwicklung psychischer Störungen ein. Wenn das primär gesunde „Ich" durch abnorme Erlebnisse beeinträchtigt werde, könne es zu nachhaltigen Störungen kommen, die durch eine Ich-orientierte Umstrukturierung erzeugt werden könnten. Nicht nur vegetativ-funktionelle Organstörungen würden im Gehirn gespeichert und könnten zu geistigen und affektiven Störungen führen; vielmehr könnten neben anomalen bewußten auch überwiegend unbewußte Reize störend auf das Gehirn einwirken und zu entsprechenden Störungsbildern führen. Griesinger brachte die entwicklungsspezifische Symptomatik der psychischen Störungen des Kindesalters mit der noch unvollständigen Ich- und Intelligenzentwicklung in Zusammenhang und stellte die erblich oder hirnorganisch bedingten Entwicklungsstörungen selbst als die Hauptursache aller psychischen Störungen des Kindesalters heraus. Er war es auch, der nachdrücklich darauf hinwies, daß eine geistige Störung nicht allein durch sich selbst nachteilig wirke, sondern daß sie vor allem die seelische Weiterentwicklung des Kindes zusätzlich ungünstig beeinflusse.

Im frühen 19. Jahrhundert wurde überwiegend angenommen, daß der kindlichen Psyche eine Schutzfunktion gegen Geistesstörungen innewohne. Man nahm an, daß viele Auslöser psychischer Erkrankungen bei Kindern deshalb nicht wirksam seien, weil es bei ihnen z. B. keine störenden sexuellen oder existentiellen Probleme gebe. Griesinger stellte demgegenüber ebenso wie später auch Henry Maudsley fest, daß keine Lebensepoche absolute Immunität gegen psychische Krankheiten gewähre, wenn auch gewisse Altersgruppen besonders disponiert seien. Allerdings könnten psychische Erkrankungen bei Kindern sehr leicht als bloße üble Charaktereigenschaften mißdeutet werden.

Von den Schwachsinnsformen beschrieb Griesinger (1861) eingehender den „Idiotismus und Kretinismus". Der Kretin unterscheide sich vom Idioten durch die bei ihm zusätzlich bestehenden körperlichen Mißbildungen. Dieser Krankheit liege offenbar nicht allein eine Gehirnkrankheit zugrunde, sondern die ganze Konstitution sei dadurch betroffen. Es sei nicht erlaubt, von der Schwere eines Schwachsinns auf die Schwere einer zerebralen Erkrankung zu schließen. Eine angepaßte Erziehung und das soziale Umfeld hätten besonders bei leichteren Schwachsinnsformen einen günstigen Einfluß auf die weitere psychische Entwicklung. Selbst bei den schwersten Formen der Idiotie blieben manchmal einige Teilgebiete entwicklungsfähig. Wilhelm Griesinger sprach in diesem Zusammenhang von speziellen Fertigkeiten und von „Talenten einzelner Idioten", die oft nur einen beschränkten und „halbbewußten, instinktiven Charakter" hätten, und wies auf „Wunderkinder" mit zerebralen Erkrankungen hin.

In der zweiten Auflage des Lehrbuches (1861) widmete Griesinger sich in § 87 speziell dem „Irresein der Kinder", das in diesem Lebensalter zwar nicht häufig auftrete, aber es kämen bereits fast alle Formen vor. Als Erscheinungsformen des Irreseins bei Kindern nannte er die psychische Schwäche, maniakalische Zustände, „moral insanity", melancholische Formen, Hypochondrie und das Besessensein bis hin zum „tiefsten Blödsinn". Er klassifizierte die geistigen Krankheiten der Kinder unter den gleichen Überschriften wie die Krankheiten des Erwachsenenalters und glaubte, daß es sowohl psychologische als auch organische disponierende Ursachen gebe. Zweifellos gebe es Fälle erblichen Irreseins, in denen „frühe Keime" eine gesunde Entwicklung behindert hätten.

Griesinger beobachtete, daß depressive und manische Erkrankungen bereits bei Kindern anzutreffen waren. „Auch die melancholischen Formen kommen, obschon entschieden seltener, im Kindesalter in allen ihren Varietäten vor. Hypochondrie wird man bei genauer Aufmerksamkeit öfters bei Kindern finden, besonders unter dem Einfluß übertriebener Besorgnis der Umgebung um die Gesundheit des Kindes; solche Kinder übertreiben ihre kleinsten Leiden, hängen ihnen mit Besorgnis nach und verlieren nach und nach das Interesse für anderes. Wie die erwachsenen Hypochonder bemerken die Kinder, daß sie durch Kranksein alle ihre Launen befriedigen können, und steigern sich halb absichtlich weiter in sie hinein." Sodann kämen einfache melancholische Zustände auf Grundlage übersteigernder Ängste vor und hätten zu zunehmenden Selbstmordraten auf dem Boden einer melancholischen Verstimmung geführt. Auf der einen Seite stellte er, wie bereits angeführt wurde, fest, „daß die Seelentätigkeit übrigens immer von materiellen Akten begleitet sein müsse, leugne wohl niemand", und daß man

„ohne Anstand" behaupten dürfe, daß „neben einer angeborenen Anlage in der Tat kein Moment mächtiger als dieses" sei. Aber das schließe nicht aus, daß die psychischen Ursachen die häufigsten und ergiebigsten Quellen des Irreseins seien, sowohl was die Vorbereitung als auch die unmittelbare Erregung, die Auslösung der Krankheit, betreffe. Die bei Kindern noch nicht abgeschlossene Entwicklung lasse es jedoch oft nicht zu, daß einzelne Wahnvorstellungen festgehalten und systematisiert werden könnten. Andere primäre Geisteskrankheiten mit dem „Charakter der Reizung" würden dagegen fast sicher zu einem bleibenden Zustand „allgemeiner Verworrenheit und Blödsinn" führen. Den Unterschied zwischen den von ihm beobachteten Psychosen bei Kindern und den Geisteskrankheiten bei Erwachsenen erklärte er damit, daß das „Ich" des Kindes noch nicht vollständig entwickelt sei und seine Intelligenz sich noch in der Entwicklung befinde. Diese daraus resultierende Entwicklungsverzögerung sei der Hauptgrund nicht nur für das Irresein, sondern auch für andere psychische Störungen im Kindesalter.

Es gebe aber auch Fälle sogenannten erblichen Irreseins, die nicht durch Übertragung der organischen Disposition, sondern durch eine Übernahme von schädlichen Charaktereigentümlichkeiten der Eltern entstünden. Er meinte damit die Nachahmung von „bizarren und verkehrten Lebensansichten" des Kindes, die von Beginn an für eine gesunde Entwicklung hinderlich seien. Wie es eine Übertragung der Hysterie von der Mutter auf die Tochter gebe, so prägten sich auch üble Neigungen in die junge Seele ein, und von „närrischen oder halbnärrischen Eltern" könnten psychische Störungen von den Kindern übernommen werden.

Schon in der ersten Auflage des Buches hieß es, daß die Richtungen, die im zarten Alter das

Vorstellen und Wollen des Individuums prägen, entscheidend für das ganzes Leben seien. Ergänzend dazu wurde in der zweiten Auflage (1867) darauf hingewiesen, daß die psychischen Ursachen die häufigsten und stärksten Quellen für die Entwicklung des Irreseins seien. Im Hinblick auf die Erziehung sprach er von geweckten oder unterhaltenen Hirnreizungen, entstanden durch „zweckwidrige Behandlungen durch falsche Erziehung, Mißhandlungen, intellektuelle Überanstrengung oder Verzärtelung", welche zu einer Hemmung der psychischen Weiterentwicklung und damit zu einer „Störung der Ich-Entwicklung" führen könnten. Es gebe Fälle, wo durch übermäßige Härte, durch ein kaltes, abstoßendes Verhalten der Eltern zu den Kindern, durch anhaltende Kränkung, Demütigung und Gemütsmißhandlung die Entwicklung der natürlichen wohlwollenden Neigung gehemmt und zartere Empfindung erdrückt werden könne. Andererseits sei nichts falscher als jeder Versuch, das Wesen der psychischen Störungen ins sittliche Gebiet zu verlegen. Fast noch verderblicher auf das Kind wirke endlich jene allzugroße Nachgiebigkeit von seiten der Eltern, welche die eigensinnige und zügellose Entwicklung aller Neigungen und Lüste zulasse, wo das Individuum keinen Schmerz ertragen lerne, jeder Selbstbeherrschung und Entsagung unfähig werde und nur ein weicher, schwacher Charakter zustande kommen könne; früher oder später sei dann ein schroffer Zusammenstoß mit dem Leben unvermeidlich, und heftige Leidenschaften und Affekte mit ihren gesundheitsstörenden Einwirkungen könnten nicht ausbleiben. An anderer Stelle nimmt er zu der erst später einsetzende Überbürdungsdiskussion konkret Stellung. Er habe keinen Zweifel daran, daß durch zu frühe intellektuelle Anstrengungen das Gehirn überreizt und der Keim für spätere Störungen gelegt werden könne.

Noch wichtiger aber seien ungünstige und verkehrte Einflüsse auf die Empfindungsweisen und die Willensrichtung des Kindes. Die psychischen Ursachen gehörten auch für die anderen Gehirn- und Nervenkrankheiten zu den wichtigsten und häufigsten.

Bei den Altersgruppen unterschied Wilhelm Griesinger praepuberale, puberale und postpuberale Phasen. Seine Vorstellungen über vorkommende emotionale und geistige Störungen im Kindes- und Jugendalter gingen weit über die schweren Fälle von Schwachsinn und Psychosen hinaus. Da er das gesamte menschliche Leben als einen Prozeß in Entwicklungsstufen sah, waren auch in den frühen Lebensabschnitten psychische Störungen zu erwarten, die denen des Erwachsenenalters in abgewandelter Ausprägung entsprächen. Sie könnten als flüchtige wie auch als anhaltende Syndrome auftreten.

Unter den speziellen prädisponierenden Ursachen stehe an erster Stelle die Erblichkeit. Was manchmal als Erblichkeit angesehen werde, könne allerdings auch die Folge zu strenger oder zu milder Erziehung sein. Die statistischen Untersuchungen hätten die Ansichten der Laien und Ärzte bestätigt, daß dem Irrewerden in einer großen Zahl von Fällen eine angeborene Anlage zugrunde liege. Dies stehe nicht im Widerspruch zu der Feststellung, daß die von der älteren deutschen Psychiatrie oft und weitläufig behandelte Frage, ob beim Irresein auch wirklich die Seele betroffen sei. Tatsächlich könne man nicht von den Krankheiten der Seele sprechen, sondern nur von Krankheiten des Gehirns.

Als generelle Ursachen psychischer Erkrankungen beschrieb Griesinger „originäre Ursachen (angeborene, geburtraumatische und entwicklungsbedingte Abweichungen), peristatische Ursachen (Gemütsmißhandlungen, intellektuelle Überanstrengungen, Verzärtelungen), Hirnerkrankungen (Masern, Typhus, Anämien), aber auch „kornsensuelle Gehirnreizungen von den Genitalien aus (Onanie)".

Griesinger gelangte zu der Feststellung, daß eine gestörte psychische Entwicklung häufig auf eine mangelhafte Gehirnentwicklung in der Kindheit und auf andere organische Störungen zurückzuführen sei, und forderte eine spezielle Beurteilung des jeweiligen Entwicklungsstandes eines Kindes. Die auch von Heinrich Schüle vertretene These von der Unreife des kindlichen Gehirns, dessen Psyche noch nicht über ein reifes „Ich" verfüge, führte ihn zu der Annahme, daß die Besonderheiten des Reifungsprozesses des Gehirns zu altersabhängigen Symptomfärbungen führen könnten, die oft schwer zu erkennen seien. Er kritisierte in diesem Zusammenhang den vorherrschenden engen pädagogischen Ansatz, obgleich er andererseits umweltreaktiven Ursachen eine durchaus gewichtige Bedeutung einräumte.

Griesinger behauptete keineswegs, daß allen psychischen Störungen immer nachweisbare organische Veränderungen oder anatomische oder histologische Befunde zugrunde lägen. Diese könnten ebenso durch anderweitig bedingte funktionelle Störungen entstehen. Er warnte jedoch nachdrücklich vor einer Überschätzung der psychischen und vor einer Vernachlässigung physischer Ursachen.

Die Auffassung, daß nicht nur hirnorganische und erbliche, sondern ebenso psychogene Ursachen von Bedeutung sein können, wird heute von allen Fachleuten, die sich mit psychisch gestörten Kindern und Jugendlichen befassen, geteilt. Partiell dazu beigetragen hat indirekt und ungewollt die Antipsychiatrie in der zweiten Hälfte des 20. Jahrhunderts, die glaubte, in der „kranken Gesellschaft" die entscheidende Schlüsselrolle der psychischen Erkrankungen

zu erkennen. Mit dem „bio-psycho-sozialen" Konzept der meisten psychiatrischen Erkrankungen wurde eine derzeit weiterhin gültige Abwehrfront gegenüber allen monokausalen Schulen- und Schuldzuweisungen geschaffen.

Dennoch: In seiner „Geschichte der Psychiatrie" (1999) legte der bekannte kanadische Psychiater Edward Shorter die These Griesingers „Geisteskrankheiten sind Gehirnkrankheiten" mißverständlich aus, jedenfalls nicht so, wie sie von Griesinger vertreten wurde. Griesinger formulierte mehrfach eindeutig, daß Substanzveränderungen des Gehirns niemals die einzige Ursache seien, sondern daß es eine größere Anzahl unterschiedlicher schädlicher Faktoren gebe, unter deren Einfluß psychische Störungen entstehen und sich entwickeln könnten. Auch die Ansicht Shorters, daß die Psychotherapie zu den „ideologischen Dinosauriern des 19. Jahrhunderts" gehöre, weil sie behaupte, daß „das Unbewußte alle Seelenkrankheiten" verursache, und deshalb über Bord geworfen werden müsse, ist nicht zutreffend. Griesinger hat im Zusammenhang mit seiner Ich-Psychologie mehrfach ausdrücklich und sogar besonders den „unbewußten Anteilen" der Persönlichkeit eine eindeutig pathogene Bedeutung beigemessen. „Der größere und wichtigere Teil des geistigen Geschehens ist unbewußt" (Griesinger zit. nach Ackerknecht 1985). Ebenso hat auch Sigmund Freud anders, als Shorter es darlegt, keineswegs die Ansicht vertreten, daß alle psychischen Störungen peristatisch bedingt seien, wie seine vielzitierte „akzidentiell-konstitutionelle Ergänzungsreihe" (Freud 1916) eindeutig belegt hat. Aus heutiger Sicht ist es vielmehr unbestritten, daß alle psychischen Abläufe, Gedanken, Vorstellungen, Emotionen, mit funktionellen chemisch-physikalischen Hirnprozessen einhergehen. Auch die primär somatisch orientierte moderne Hirnforschung und die biologische Psychophysiologie (Birbaumer und Schmidt 1996) hat mit bildgebenden Verfahren inzwischen exakt nachweisen können, daß psychotherapeutische ebenso wie psychopharmakologische Maßnahmen zerebrale Funktionsumstellungen bewirken und demnach eindeutig auch therapeutisch wirksam sein können.

Griesinger hat weder theoretisch noch praktisch eine kausal ausgerichtete Therapie nach dem Grundsatz empfohlen, daß somatisch behandelt werden müsse, was somatisch verursacht, und psychisch, was psychisch bedingt sei. Er hat vielmehr einen multimodalen Ansatz vertreten. Die psychischen und die somatischen Heilmethoden seien absolut gleichberechtigt und könnten oft auch gleichzeitig zum Nutzen der Patienten eingesetzt werden. Zur Familienpflege merkte er an, daß sie gewähre, was die bestgeleitete Anstalt niemals bieten könne: „die Existenz unter Gesunden, die Rückkehr aus einem künstlichen, monotonen in ein natürliches soziales Medium, die Wohltat des Familienlebens" (1845). Wenn Griesinger in seiner Therapie auch den Standpunkt vertrat, daß „nicht dasjenige Verfahren mit Irren das humane ist, welches den individuellen Gefühlen des Arztes oder des Kranken wohltut, sondern das, welches ihn heilt", so hatte er doch bei Ernst Albert von Zeller und in England bei John Conolly eine Behandlung ohne Zwangsmittel kennengelernt. In seiner Therapie, die auch Kinder einbezog, legte er großen Wert auf eine individuell abgestimmte Behandlung. Bäder, Diät und der Einsatz von Narkotika wurden verknüpft mit einer psychischen Behandlung, die Beschäftigung, Zerstreuung, Unterricht und religiöse Anleitung der Kranken beinhaltete. Bezüglich der Prognose machte Wilhelm Griesinger die Erfahrung, daß bei Kindern mit psychischen Störungen „auch nach erfolgter Heilung" nicht selten Rezidive auftraten. Aus heutiger Sicht wird man davon ausgehen müssen, daß psychotische Kinder und Jugendliche damals erst spät oder gar nicht behandelt wurden, weil entsprechende stationäre Einrichtungen nicht zur Verfügung standen, daß die meisten niedergelassenen Ärzte über keine entsprechenden Erfahrungen verfügten, daß es nur wenige geeignete Behandlungsmethoden gab und die Kinder auch deshalb in ihren Familien blieben. Kinder und Jugendliche mit Anfallsleiden, mit geistigen Behinderungen und körperlichen Mißbildungen wurden auch deshalb nicht eingewiesen, weil es auch in der Klinik keine wirksamen Heilmittel gab. Griesinger forderte zusätzlich die Errichtung von „Stadt-Asylen" zur kurzfristigen wohnortnahen stationären Behandlung. Nur unruhige und gefährliche Patienten sollten weiterhin in Pflegeanstalten auf dem Land versorgt werden. Dieser Plan scheiterte vor allem an seinem Kontrahenten Bernhard Heinrich Laehr und durch den frühen Tod Griesingers.

Hinweise auf eine sich formierende Psychiatrie des Kindes- und Jugendalters fehlen bei Griesinger zwar noch, aber sie lassen sich aus Fallschilderungen und ersten Versuchen einer ursächlichen Klärung bestehender Krankheiten erkennen. Daß es zu keiner grundlegenden Darstellung kommt, hängt wesentlich damit zusammen, daß Kinder und Jugendliche nur selten in den Irrenanstalten aufgenommen und deshalb auch in den Lehrbüchern, wenn überhaupt, nur am Rande vermerkt werden.

Wenn ein Kind sprechen kann, kann es auch „irre reden", psychotisch sein, konstatierte Heinrich Wilhelm Neumann

Der wegen seiner „Einheitspsychose" viel geschmähte („Non-System", Leibbrand und Wettley, 1961) aber auch gelobte („Mut zu einer einzigen Geisteskrankheit", Menninger 1968) Heinrich Wilhelm Neumann hat sich wie kaum ein anderer Psychiater dieser Zeit mit den Manifestationsformen der psychischen Störungen des Kindes- und Jugendalters beschäftigt. Judith Drechsler (1994) legte in ihrer Dissertation dar, daß Neumann die These Griesingers, daß der Sitz des geistigen Lebens das Gehirn sei, entschieden abgelehnt habe. Die Seele sei vielmehr „eine gewisse Funktion des Menschen, die vielleicht der Inbegriff mehrerer ist". Das Seelenleben bleibe nur eine Verrichtung, eine Funktion des ganzen Menschen. Im Mittelpunkt der Lehre Neumanns stehe, daß das Bewußtsein die Summe aller seelischen Funktionen sei, dessen Störung zur Geisteskrankheit führe. Bei Kindern könne man von einer Geisteskrankheit erst sprechen, wenn die Sprachentwicklung begonnen habe. „Von demjenigen Alter, in welchem das psychische Leben noch so wenig entwickelt ist, daß von einer wirklichen Sprache noch nicht die Rede sein kann, kann man natürlich auch keine Geisteskrankheit erwarten."

In seinem „Lehrbuch der Psychiatrie" (1859) vertritt er nachdrücklich die Überzeugung: „Sowie das Kind einmal sprechen kann, kann es auch deliriren, d. h. irre reden, d. h. irre sein. Daß das Irresein bei Kindern sich hauptsächlich an fieberhafte Krankheiten anlehnt, beweist mit besonderer Deutlichkeit die Abhängigkeit der Äusserung der Seelenfunctionen von körperlichen Veränderungen. Gerade darin erblicke ich den wichtigsten und folgenreichsten Fortschritt der Psychiatrie, daß man zwischen dem Delirium der sogenannten acuten (fieberhaften) Krankheiten und den sogenannten Geisteskrankheiten zwar einen Unterschied der Art nach statuiert, dem Wesen nach aber sie beide in eine Klasse bringt. Die Störung der psychischen Verrichtungen ist die Einheit, um welche sich die wissenschaftliche Untersuchung

gruppiert, der so ängstlich aufrecht erhaltene Unterschied zwischen Fieberdelirium und Geisteskrankheit hat keine wesentliche Bedeutung." Die Entwicklung der Selbstbeherrschung und des persönlichen Freiheitsmaßes könne keine Schutzmauer gegen eine hereinbrechende Seelenstörung abgeben, „oder – mit anderen Worten – die Größe der krankmachenden Ursachen als gleich gesetzt, wird die Erkrankung sicherer und intensiver bei Demjenigen erfolgen, dessen sittliche Kraft minder stark entwickelt ist. Im Kindesalter fehlt die Controlle der Affecte, wie sie durch die Cultur der Intelligenz und des sittlichen Momentes ermöglicht wird, der Affect hat hier die Oberhand über die Reflexion." Trete ein Irresein auf, werde die Entwicklung des Kindes gehemmt. Die Entwicklung des Menschen vom Fötus bis hin zum Erwachsenen bezeichnete Neumann als ein „Erwachen". Das „erschwerte Erwachen", der Sopor, sei die häufigste Entwicklungsstörung im Kindesalter, die sich am deutlichsten in einer Störung der Sprachentwicklung ausdrücke. „Erinnern wir uns ferner, daß die Entwicklung des Seelenlebens wesentlich durch die Entwicklung der Sprache vermittelt und ausgedrückt wird, so wird jede krankmachende Ursache zunächst und am leichtesten Sprachfehler erzeugen."

Der feinsinnige **Heinrich Wilhelm Neumann (1814–1884)** gehörte zu den ältesten Vertretern der Psychiatrie, den sogenannten „Irrenvätern". Er stammte aus einer jüdischen Familie, sein angesehener Vater wurde wegen seiner speziellen Kenntnisse der hebräischen Sprache nach England (Leibbrand und Wettley 1961) berufen. Neumann wurde schon 1836 mit 22 Jahren promoviert, er arbeitete zunächst als Regimentschirurg und nahm am polnischen Aufstand teil. Danach war er als Assistent und später als Stellvertreter des Direktors in der geburtshilflichen Klinik in Breslau tätig und habilitierte sich für Innere Medizin. Aus persönlichen Gründen gab er die Dozentur freiwillig auf, um sich später in der Psychiatrie erneut zu habilitieren. 1846 trat er eine Stelle in der Provinzialirrenanstalt Leubus an. Nach einem Streit wegen administrativer Fragen gab er 1849 seine Tätigkeit in der Anstalt auf und wurde erneut Militärarzt. Einige Jahre später, 1852, eröffnete er in Pöpelwitz bei Breslau eine Private Irrenanstalt, wurde 1862 zum a. o. Professor und 1874 zum o. Professor an der Universität in Breslau ernannt. 1881 gab er aus gesundheitlichen Gründen seine leitende Tätigkeit in der Anstalt Pöpelwitz auf. Er publizierte u. a. „Wie studiert man Medizin?" (1842) und „Über die Auffassung von Geisteskrankheiten vom ärztlichen Standpunkte" (1849). Sein Lehrbuch der Psychiatrie, in dem er seine Theorie der „Einheitspsychose" darlegte, erschien 1859. Im Hinblick auf die Vergangenheit und Gegenwart stellte er fest: „Nur ein kleinlicher Egoist kann übersehen, daß wir das Beste, was wir leisten, unseren Vorarbeitern und Mitarbeitern schuldig sind", und: „Im Verkehr mit ihnen lernen wir immer, oft am meisten von denen, welche wir glauben, bekämpfen zu müssen."

Im Gegensatz zu der breiten nomenklatorischen Streuung der Krankheitsbegriffe vertrat Neumann eine unitaristische Position. Den somatischen Ansatz, daß die Seele ihren Sitz im Gehirn habe, bekämpfte er entschieden; das Seelenleben sei nur eine Funktion des ganzen Menschen, ein lebendiges Ganzes, dessen Verrichtung in ihm selbst zum Bewußtsein komme. Es gebe auch nur eine Art von Geistesstörung, die von uns als Irrsinn bezeichnet werde. Dafür postulierte er ein kontinuierliches Reglement: Irrsinn beginne mit einer Phase der Depression, gefolgt von einer Phase der Erregung (Manie), danach folge entweder Tod oder Genesung oder,

wenn die Krankheit fortdauere, eine Phase von Schwäche und der Verzerrung der Geisteskräfte, die sich als Verwirrtheit (Amentia) oder Verrücktheit (Paranoia) darstelle und mit einem Blödsinn (Dementia) ende. Dieses Konzept, mit ähnlichen Vorstellungen auch von Heinrich Schüle vertreten, hat sich in dieser Form als nicht haltbar erwiesen. Aber noch im vergangenen Jahrhundert wurde mehrfach darauf hingewiesen, ohne daraus Rückschlüsse für die Existenz einer Einheitspsychose zu ziehen, daß endogenen Psychosen häufig „periodische Verhaltens- und Befindensstörungen im Kindesalter" (Winzenried 1969) und bei manifesten Schizophrenien bei Erwachsenen nicht selten depressive Vorstadien im Kindes- und Jugendalter (Nissen 1971) vorausgegangen waren.

Neumann unterschied die Geisteskrankheiten im Kindesalter in ein akutes Irresein, das im Zusammenhang mit somatischen Krankheiten, etwa bei Scharlach oder Typhus, auftrete, aber keine Folgeschäden hinterlasse. Die chronischen Seelenstörungen gingen hingegen mit Schäden des Gehirns und des Körpers einher und hemmten die geistige Entwicklung. Die Idiotie könne als ein Stehenbleiben der psychischen Entwicklung bezeichnet werden. Mit der Feststellung, daß der höchste Grad der Idiotie „hauptsächlich vom Zeitpunkte, in welchem die Entwicklung gehemmt wurde", abhänge, wurde der später von dem Schweizer Kinderpsychiater Moritz Tramer (1964) geprägte Begriff „Zeitfaktor" vorweggenommen. Um eine Entwicklungsstörung zu erkennen, müsse das Lebensalter in Betracht gezogen werden, was in der einen Altersstufe noch als normal gelte, gehöre in einer höheren schon zu den Störungen. Der höchste Grad der Idiotie entstehe, wenn die Erkrankung in einen Zeitraum falle, in dem das Kind noch keine richtige Sprache entwickelt habe. Die Situation der geistig behinderten Kinder werde durch mangelnde „moralische und physische Pflege" verschlechtert. Deshalb brauchten alle Idioten eine Therapie, die sowohl körperlich als auch geistig ausgerichtet sein müsse. Für Idioten, bei denen die erzieherischen Maßnahmen erfolglos blieben, bestehe die Notwendigkeit, Aufbewahrungsanstalten einzurichten, weil sie wegen ihrer Gemeingefährlichkeit nicht ohne Aufsicht gelassen werden dürften. In der Beurteilung zugrundeliegender zerebraler Anomalien war Neumann skeptisch. Was wir von anatomischen Details wüßten, sei deshalb für uns nicht brauchbar, weil diese Befunde keine eindeutigen Unterscheidungen zwischen Idiotie und Kretinismus erlaubten.

Franz von Rinecker war der erste Spezialarzt für psychisch kranke Kinder und Jugendliche

Wenn nach formalen Kriterien ermittelt werden sollte, wer im 19. Jahrhundert die Voraussetzungen für den ersten Facharzt für Kinder- und Jugendpsychiatrie in Deutschland erfüllt hätte, müßte man in erster Linie Franz von Rinecker nennen. Rinecker war über mehrere Jahrzehnte gleichzeitig Ordinarius für Pädiatrie und Psychiatrie und Leiter der psychiatrischen Klinik an der Würzburger Universität. Rinecker war der Lehrer von Hermann Emminghaus, der das erste Lehrbuch über psychische Störungen in diesem Lebensalter geschrieben hat, und von Emil Kraepelin, der in seinem bahnbrechenden Lebenswerk ausführlich auf psychisch kranke Kinder und Jugendliche einging. Beide empfingen von Rinecker während ihrer Assistentenjahre entscheidende wissenschaftliche Impulse.

Franz von Rinecker (1811–1883) stammte aus Oberfranken und begann im Alter von 16 Jahren das Medizinstudium in München, das er in Würzburg fortsetzte und dort 1833 eine

Stelle als psychiatrischer Assistenzarzt am Juliusspital erhielt. Er nahm als Stabsarzt am polnischen Befreiungskampf teil und geriet vorübergehend in russische Gefangenschaft. Nach seiner Rückkehr wurde er promoviert und konnte sich 1837 habilitieren. Er war „von einer selbst für die damalige Zeit erstaunlichen Vielseitigkeit" (Hirsch 1962). Bereits 1838, mit 27 Jahren, wurde er o. Professor für Arzneimittellehre. 1844 erhielt er den Lehrstuhl für „Pädiatrik" (Pädiatrie) und wurde Leiter der Kinderpoliklinik. Er war damit der erste deutsche Ordinarius für Kinderheilkunde. Zwanzig Jahre später, 1863, übernahm er als ordentlicher Professor die Leitung der Psychiatrischen Klinik, nachdem er bereits 1872 zusätzlich zum Direktor der Abteilung für Syphilis und Hautkrankheiten bestellt worden war.

Rinecker hat nur wenige wissenschaftliche Arbeiten publiziert. Er nahm jedoch als Referent und als aktiver und umsichtiger Diskutant an den wissenschaftlichen Sitzungen der psychiatrischen Gesellschaften und an den Versammlungen deutscher Naturforscher und Ärzte teil. Ein Teil seiner Vorträge ist im „Jahrbuch für Kinderheilkunde", dessen Mitherausgeber er war, erschienen. Rinecker erkannte die ersten Fälle von Meningitis epidemica in Deutschland und entdeckte das Knotensyphilid der Kinder (Oehme 1992). Er stellte 1881 ein zehnjähriges mikrocephales Kind aus einer „bekannten Mikrocephalen-Familie" aus Würzburg vor und vertrat im Gegensatz zu der damals herrschenden Lehrmeinung den Standpunkt, daß es sich dabei nicht um „eine Äußerung des Atavismus" handele, sondern um eine Folge krankhafter Entwicklung. Die vier Kinder dieser Familie hätten große äußere Ähnlichkeit untereinander und Ähnlichkeiten mit den sogenannten „Flat-heads" des untergegangenen mexikanischen Aztekenvolkes, die man deshalb rein beschreibend auch als „Azteken-Typ" bezeichnete.

Mit seinem früheren Assistenten Carl Gerhardt, der 1872 sein Nachfolger auf dem Lehrstuhl für Pädiatrie wurde, und mit dem Kinderarzt August Steffen gab er von 1877 bis 1896 das „Handbuch für Kinderkrankheiten" heraus. In diesem Handbuch wurde erstmals die Monographie „Die psychischen Störungen des Kindesalters" von Hermann Emminghaus veröffentlicht, das er später als Lehrbuch herausgab. Rinecker berichtete 1876 über den histologischen Befund einer „essentiellen Paralyse bei Kindern", dem danach ein entzündlich-degenerativer Prozeß der vorderen grauen Hörner zugrunde lag, der sich von dort durch die vorderen Wurzeln auf die peripheren Nerven verbreitete, und er meinte, Analogien zur progressiven Muskelatrophie und zur Bulbärparalyse zu erkennen. In einem publizierten Vortrag „Über Irresein der Kinder" (1875) stellte er auf der Wanderversammlung in Heppenheim fest: „Bekanntlich gewährt keine Altersperiode vollkommene Immunität gegen psychisches Erkranken, aber gewisse Altersstufen sind mehr, andere weniger disponiert." Dabei ist bemerkenswert, daß er den Ausschluß der Oligophrenie, der Chorea und der Epilepsie sowie den akuten fieberhaften psychischen Störungen aus den Formenkreis der Psychosen forderte und nur „Psychosen im engeren Wortsinn" ins Auge faßte. Er berichtete über zwei psychotische Krankheitsverläufe, die später von Hermann Emminghaus in seine Monographie übernommen wurden. 1869 wurde ein 11jähriges Mädchen stationär aufgenommen, weil eine „plötzliche Veränderung der Gemütslage" eingetreten war. Es sprach wenig, wirkte in sich gekehrt und hatte keinen Appetit. In der Anstalt lief es von Angst getrieben umher und rief ständig nach seiner Mutter. Am 7. Tag traten epileptische Krampfanfälle auf, die in einem Status epileptikus endeten. Ein 15jähriger Junge erkrankte „mit einer wirklichen Schwermut", er wich menschlichen Begegnungen aus, verhielt sich wortkarg und quälte sich mit Selbstmordgedanken. Er arbeitete nicht mehr wie früher in der Schule mit und litt unter Schlafstörungen. Schließlich äußerte er „unter beständigem Hin- und Herlaufen mit choreatischen Bewegungen Selbstmordideen". Nach einer vorübergehenden Besserung entwickelte er imperative Suizidideen: „Du sollst dich auf die Schienen legen" oder „Du sollst dich ins Wasser stürzen". Nach einer Behandlung mit Extractum cannabis in steigender Dosierung sei „eine entschiedene Besserung der Stimmung" eingetreten. Rinecker meinte, daß der indische Hanf als Heilmittel in der Psychiatrie eine Zukunft habe, wenn es gelänge, ein „gleichmäßig wirkendes Präparat" herzustellen.

Die bedeutende Rolle Rineckers innerhalb der deutschen Psychiatrie drückte sich besonders darin aus, daß er zu seiner Zeit zu den gesuchtesten psychiatrischen Lehrern Deutschlands gehörte. Zahlreiche Assistenten, die bei ihm tätig waren, bei ihm promoviert wurden oder sich bei ihm habilitierten, bekleideten später einflußreiche und teilweise herausragende Stellungen. Hermann Emminghaus habilitierte sich 1873 bei ihm und hielt Vorlesungen über Innere Medizin und Psychiatrie, bis er 1880 als o. Professor nach Dorpat/Litauen ging und danach auf den ersten Lehrstuhl in Freiburg berufen wurde. – Der Nachfolger von Franz von Rinecker, Konrad Rieger (1855–1939), promovierte 1878, arbeitete als Assistent bei ihm und habilitierte sich 1882 in Würzburg. 1887 wurde er zum Extraordinarius ernannt und war dann von 1895 bis 1925 als o. Professor Direktor des Juliusspitals in Würzburg. – Sigbert Ganser (1853–1931), Inaugurator des nach ihm benannten „Ganser-Syndroms" (1898), war nach seiner 1876 erfolgten Promotion Assistent bei Rinecker, bevor er zu Bernhard von Gudden nach München ging und sich dort 1880 habilitierte. Zwischen 1886 und 1918 war er Direktor der Abteilung in Dresden. – Hubert Grashey (1839–1914) promovierte 1866 und wurde Assistent bei Rinecker; er arbeitete später bei Theodor Meynert und bei Gudden in Werneck. – Der wissenschaftlich sehr aktive und berühmte Friedrich Jolly (1844–1904) habilitierte sich 1870 bei Rinecker, wurde 1873 a. o. Professor in Würzburg und wurde 1874 zum o. Professor an der damaligen Reichsuniversität Straßburg und von 1890 bis 1904 Ordinarius für Psychiatrie an der Berliner Charité. – Der später weltberühmte Emil Kraepelin kam 1877 als Student nach Würzburg. Seine Arbeit „Über den Einfluß akuter Krankheiten auf die Entstehung von Geisteskrankheiten" erhielt einen Preis der Universität. Er promovierte 1878 bei Rinecker und arbeitete bis 1880 in dessen Klinik.

Franz von Rinecker war lange Jahre Leiter der Berufskommission der Universität. Er erkannte frühzeitig die wissenschaftliche Bedeutung Rudolf Virchows und Albert von Koellikers, und er trug durch seine kluge Gründungs- und Berufungspolitik maßgeblich zum hohen Ansehen der medizinischen Fakultät bei.

Karl Ludwig Kahlbaum und Ewald Hecker schufen eine erste grundlegende psychiatrische Systematik

Karl Ludwig Kahlbaum (1828–1899), Sohn eines Fuhrunternehmers, war der erste Psychiater, der systematisch versuchte, die Formen der Geisteskrankheit unter rein klinischen Gesichtspunkten (Pichot 1984) zu erarbeiten. Seine großen Leistungen wurden in Deutschland erst relativ spät erkannt; das mag auch daran gelegen haben, daß er seine Entdeckungen nicht an einer Universität, sondern in einem privaten Sanatorium machte. Seine Hoffnungen auf einen Lehrstuhl erfüllten sich nicht. Er studierte Medizin in Königsberg, Würzburg, Leipzig und Berlin, promovierte 1854 in Berlin und habilitierte sich 1863 für Psychiatrie in Königsberg mit dem für ihn programmatischen Titel „Gruppierung der psychischen Krankheiten" mit dem wegweisenden Untertitel „Versuch zur Anbahnung einer empirisch-naturwissenschaftlichen Grundlage der Psychiatrie als klinischer Disziplin".

Kahlbaum versuchte in dieser systematischen Gruppierung (1863) drei psychopathologische Krankheitskategorien zu unterscheiden: 1. Krankheitsbilder mit unterschiedlichen Erscheinungsformen, 2. Erkrankungen mit einer kleinen Anzahl typischer Verläufe und 3. Einheitspsychosen mit gesetzmäßig-sukzessiven Verlaufsformen. Er hielt dabei mit einigen Einschränkungen an der Stadieneinteilung der Einheitspsychose (Melancholie, Manie, Verwirrtheit und Demenz) von Heinrich Wilhelm Neumann fest. Er unterschied organische und nicht-organische psychische Störungen und verband mit der Forderung nach einer präzisen Verlaufsforschung das Ziel, den Krankheitsbeginn und damit die Grundkrankheit besser und frühzeitiger erkennen zu können. Kraepelin befolgte diese Forderungen in seinen Klassifikationen und übernahm auch die von Kahlbaum geschaffenen Krankheitsbilder der Hebephrenie und der Katatonie. Kahlbaum führte außerdem als erster die seitdem gebräuchlichen psychiatrischen Begriffe wie Symptomkomplex, Verbigeration, Paraphrenie und Zyklothymie ein.

Er entwarf eine umfangreiche psychiatrische Nosographie (1863), die er in fünf Krankheitsklassen untergliederte. Sie übte trotz ihrer vielen neuen und unzweckmäßigen Termini großen

Einfluß auf die deutsche Psychiatrie aus. Als Neophrenien bezeichnete er „Störungen, die vor, während oder kurz nach der Geburt erworben wurden. Etwa genetische Formen des Schwachsinns oder als Folge einer bereits vor der Geburt erworbenen Krankheit oder als Resultat eines defekten oder defizitären Sinnesorganes". Als Paraphrenien wurden Störungen benannt, „die in Verbindung mit einer der Übergangsperioden in der biologischen Entwicklung" auftraten: in der Pubertät die Hebephrenie, im Alter die Presbyophrenie und eine während des Schlafes auftretende hypnotische Paraphrenie. Unter Enphrenien klassifizierte er „idiopathische Störungen des geistigen Lebens, mit Begrenzung der Ausdehnung der Symptome, nach der Pubertät beginnend". Zu diesen rechnete er Gruppen mit emotionellen, intellektuellen und Störungen des Willens und partiellen Störungen des Seelenlebens. Als Vesanien oder Panphrenien registrierte er „idiopathische Störungen des geistigen Lebens, die mehr oder minder vollständig das Seelenleben beeinflussen", und untergliederte sie in akute geistige Störungen, in geistige Störungen, die vier Stadien durchlaufen, und in geistige Störungen mit zunehmend schwereren Symptomen. Dysphrenien sind Geistesstörungen, „die sich in Verbindung mit einem spezifischen physiologischen oder pathologischen Körperzustand entwickeln, charakterisiert durch eine Totalerkrankung des Seelenlebens und Mischung der Symptome", und ursächlich mit Erkrankungen des animalischen oder des vegetativen Nervensystems zusammenhängen oder bei denen eine Erkrankung der Sexualorgane vorliegt.

In den Werken von Kahlbaum wurde zum erstenmal das Lebensalter beim Ausbruch und im Verlauf der Erkrankung berücksichtigt und die weitere Entwicklung der psychischen Störung genau verfolgt und ausgewertet. Mit einer präzisen deskriptiven Erfassung der aktuellen Symptomatik und der zugrundeliegenden Erkrankung versuchte er unter Einbeziehung der Persönlichkeitsstruktur nachzuweisen, daß es sich bei den vielen psychopathologischen Erscheinungsformen und besonders bei Kindern und Jugendlichen nur um fragile Querschnittsbilder handele. Es gelang ihm, Krankheitsprozesse scharf voneinander zu trennen und Einteilungsprinzipien zu entwickeln, die Gesamtdarstellungen von Krankheitsverläufen ermöglichten. Er wandte dabei, basierend auf Bénédict-Augustin Morels nosologischem Prinzip der Einheit von Ursache, Verlauf und Endresultat, die Prinzipien der Naturwissenschaften auf die klinische Psychiatrie an. Sein bemerkenswertester Beitrag ist, daß zwischen einem nur passageren Symptomenkomplex und der zugrundeliegenden Erkrankung der Persönlichkeit unterschieden werden müsse. Die meisten der sogenannten Formen von „Irrsinn" seien überwiegend zeitlich befristete Symptomenkomplexe. Damit schuf Kahlbaum lange vor Kraepelin tragfähige Grundlagen für eine allgemeine klinische Psychopathologie.

Im Jahr 1866 verließ Kahlbaum die Universität, um eine private psychiatrischen Klinik in Görlitz zu übernehmen. Dort hatte er zahlreiche Schüler, unter ihnen sein engster Mitarbeiter Ewald Hecker (1843–1909), der auch an seinen Publikationen beteiligt war, ferner Eugen Hallervorden, Konrad Rieger und Georg Theodor Ziehen. Kahlbaum bemühte sich in seiner Klinik besonders um die Behandlung von Kindern und Jugendlichen und gründete ein „Pädagogium für jugendliche Nerven- und Gemüthskranke", in dem mehrere Lehrer angestellt waren, die „den ganzen Tag mit den jugendlichen Kranken zusammen sind" und sie neben Turnen, Gartenarbeit, Spaziergängen, Jugendspielen, Gesang und Beschäftigungstherapie psychotherapeutisch betreuten. Kahlbaum vertrat die Ansicht, daß die meisten psychischen Krankheitsformen bereits im jugendlichen Alter aufträten, und stellte fest, daß vermehrt psychisch Kranke im Alter von 14 bis 25 Jahren auch deshalb in den Heil- und Pflegeanstalten aufgenommen würden, weil sich die Früherkennung und die Behandlungsmethoden und damit auch ihre Prognose verbessert hätten.

Bezeichnend war, daß Kahlbaum regelmäßig an dem täglich stattfindenden stundenlangen Morgenrapport der Klinik (Arenz 2001) teilnahm, in dem er belehrende Bemerkungen machte und seine Eindrücke oft abends im Zwiegespräch mit Ewald Hecker vertiefte. Kahlbaum beachtete Degenerationszeichen, gab Hinweise zur Explorationstechnik und legte besonderen Wert auf pädagogische Verfahren. Es sei häufig der Fall gewesen, daß die Mutter oder der Vater oder beide Eltern frühzeitig verstorben seien und dadurch die Erziehung verunsichert wurde, stellte er fest. Er habe immer nach pädagogischen, anthropagogischen und „psychagogischen Gesichtspunkten" zu handeln versucht. Er ermittelte, daß psychisch gestörte Erwachsene häufig bereits in frühester Kindheit schwere Krankheiten wie Typhus, Pneumonie oder Gehirnerkrankungen durchgemacht hatten. Danach seien sie „lange schwächlich geblieben und deshalb oft einer nachsichtigen und verweichlichenden Erziehung unterworfen worden". Der Berliner Psychiater Karl Bonhoeffer (1868–1948) beschrieb später mit seinen „exogenen psychischen Reaktionstypen" (1910) und mit seinem „organischen Psychosyndromen" präzise die Symptomatik der akuten und chronisch verlaufenden Hirnerkrankungen und ihre Folgen.

Nach zahlreichen Veröffentlichungen über psychische Erkrankungen verfaßte Kahlbaum 1869 seine Monographie „Katatonie" und 1871 gemeinsam mit Hecker das Werk über die „Hebephrenie", die er als „Pubertätsneurose" bezeichnete. Mit diesen Konzepten, besonders aber mit dem der Hebephrenie, gebührte Kahlbaum und Hecker der Ruhm, die ersten fest umrissenen speziellen Krankheitsbilder für das Kindes- und Jugendalter erstellt zu haben.

Nach Kahlbaum ist die Katatonie, deren stuporöses Stadium von einem depressiven Stadium begleitet werde, „eine Gehirnerkrankung mit zyklisch wechselndem Bild, bei der die psychischen Symptome der Reihe nach das Bild der Melancholie, der Manie, des Stupors, der Verwirrtheit und schließlich des Blödsinns darbieten, von welchem psychischen Gesamtbilde aber eines oder mehrere fehlen können". Weitere Kriterien seien Mutismus, Erregungszustände, Haltungsstereotypien, Negativismen, Rigidität und Befehlsautomatismus.

Sein Schüler und Mitautor **Ewald Hecker (1843–1909)** kam als Sohn eines Stadtbaumeisters in Halle zu Welt. Er studierte Medizin und promovierte 1866 bei Leyden in Königsberg. Er arbeitete mit Kahlbaum in einer ostpreußischen Irrenanstalt und übersiedelte gemeinsam mit ihm an die Görlitzer Irrenanstalt. 1876 übernahm er die Leitung der schlesischen Heil- und Pflegeanstalt Plagwitz, 1881 die der Nervenheilanstalt in Johannesberg und 10 Jahre später eine entsprechende Einrichtung in Wiesbaden, um dort seine Vorstellungen über die Behandlung von Nervenkranken zu verwirklichen. Wegen seiner Verdienste wurde ihm 1907 der Professorentitel verliehen. Hecker erkannte früh die Bedeutung der Forschungen von Kahlbaum und drängte auf die Publikation seiner Forschungsergebnisse.

Als Hebephrenie benannte Hecker die von Kahlbaum beschriebenen krankhaften Veränderungen in der Pubertät mit ihrem schleichenden Beginn und einem zunehmenden läppischalbernen Verhalten, mit schweren emotionalen Veränderungen, Antriebsverarmung und Denkverfahrenheit, begleitet von psychomotorischen Unruhe- und Erregungszuständen. Wahnvorstellungen und Sinnestäuschungen träten dabei nur selten auf. Die Krankheit verlaufe chronisch-progredient oder in lange anhaltenden Schüben und ende regelmäßig in einem Defekt mit einer hochgradigen Persönlichkeitsveränderung. Das von Kahlbaum (1889) neben die Hebephrenie gestellte Krankheitsbild des Heboids, das durch eine besonders deutliche hebephrene Wesensänderung mit Antriebsstörungen, Intentions- und Gefühlsstörungen bei gering ausgebildeten halluzinatorischen und Wahnphänomenen gekennzeichnet und dessen Prognose günstiger als die der Hebephrenie sei, wird nur noch sehr selten diagnostiziert.

Heinrich Schüle forderte, die Entwicklungspsychiatrie zu einer selbständigen Disziplin zu erheben

Der in der zweiten Hälfte des 19. Jahrhunderts hochangesehene Heinrich Schüle, Leiter der Anstalt Illenau in Baden, erhob in dem Kapitel „Seelenstörungen im Kindesalter" in seinem „Handbuch der Geisteskrankheiten" (1878) als erster die Forderung, die Kinderpsychiatrie zu einer selbständigen Disziplin zu machen. Man könne die Abnormitäten des kindlichen Seelenlebens und deren klinische Bilder „nicht im typischen Abklatsch der Seelenstörungen des Erwachsenen" suchen. Das seien sie schon deshalb nicht, weil „Kinder noch ein kindliches Gehirn mit eigenartigen Reaktionen" hätten. Um diese vollständig zu schildern, „müßte eigentlich die ganze Pathologie Erwachsener auf das Kindesalter hin untersucht werden". Darüber hinaus forderte er in einem Aufsatz mit dem Titel „Wohin mit den geisteskranken Kindern?" (1885), gesonderte Stationen und Abteilungen für psychisch kranke Kinder einzurichten, und begründete dies damit, daß die in den Anstaltsstatistiken dazu anzutreffenden Zahlen bei weitem nicht den tatsächlichen Bedarf widerspiegelten. In manchen Anstalten sei die Anzahl der Kinder unter 10 Jahren extrem gering, und er meinte dazu, daß sie „einer vielfachen Multiplikation" bedürften, um die Wirklichkeit zu erreichen. Daß so wenige irre Kinder in die Anstalten kämen, hänge einerseits damit zusammen, daß in dieser Altersstufe das Irresein nicht erkannt und gelegentlich sogar ein in frühen Lebensjahren erworbener Zustand von Irresein mit einer angeborenen geistigen Behinderung verwechselt werde und das betreffende Kind nicht in die Irrenanstalt, sondern in ein Idiotenasyl komme. Zum andern bestehe, so Heinrich Schüle, eine verständliche Abneigung der Eltern, ein geistig gestörtes Kind in eine Irrenanstalt für Erwachsene einzuweisen. „Wer möchte es tadeln, wenn in einem solchen Falle die Eltern zögern, das kranke Kind einer unserer öffentlichen Irrenanstalten anzuvertrauen, zumal, wenn man dabei der in der Regel vorhandenen Überfüllung derselben und der traurigen Folgen einer solchen Überfüllung gedenkt?" Denn es sei „in der Tat nicht leicht, dem in die öffentliche Irrenanstalt aufgenommenen geisteskranken Kind alle die Rücksicht angedeihen zu lassen, welche es, von den Bedürfnissen der Geistesstörung ganz abgesehen, in Folge seines kindlichen Alters erheischt, und auffallend könnte es meines Erachtens nicht erscheinen, wenn über kurz oder lang das Bedürfnis besonderer ‚Anstalten für geisteskranke Kinder' (vom Autor hervorgehoben) neben den bereits vorhandenen Idiotenanstalten, zur allgemeinen Anerkennung gelangen würde."

Heinrich Schüle (1840–1916) wurde in Freiburg im Breisgau geboren. Nach dem Gymnasium besuchte er die Freiburger Universität und

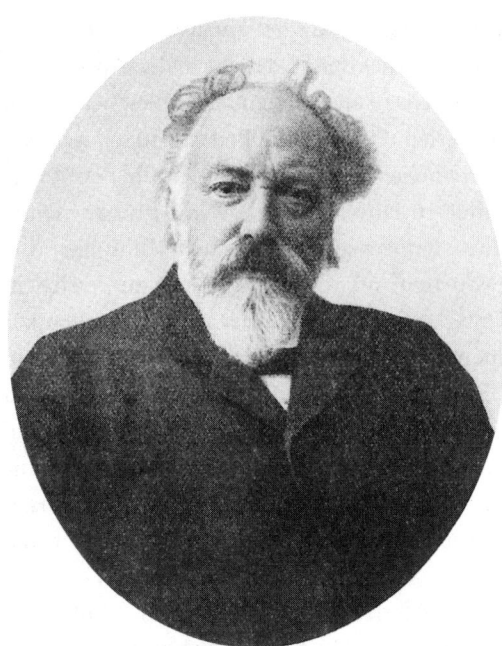

Heinrich Schüle, hochangesehener Leiter der Irrenanstalt Illenau in Baden, setzte sich vehement für eine humanere Behandlung seelisch kranker Kinder ein.

lernte dort den 1863 nach Freiburg berufenen vielseitig interessierten Internisten und späteren Freund **Adolf Kussmaul (1822–1902)** kennen, von dem es in einem Nachruf (1902) heißt: „... bekanntlich hat er auch auf neurologischem Gebiete, Epilepsie, Sprachstörungen und dem Seelenleben des neugeborenen Kindes Ausgezeichnetes geleistet". Kussmaul war es dann auch, der seinen Freund Schüle nach einem glänzend bestandenem Staatsexamen (1863) dem Leiter der Badischen Landes-Heilanstalt Illenau bei Achern Christian Friedrich Wilhelm Roller (1802–1878) empfahl, der sich damals auf dem Höhepunkt seines Ruhmes befand. Roller hatte mit Heinrich Philipp August Damerow und Carl Friedrich Flemming die „Allgemeine Zeitschrift für Psychiatrie" begründet. Zur Gruppe seiner berühmtesten Schüler gehörten – neben

Heinrich Schüle Karl Hergt, Bernhard von Gudden und Ludwig Kirn – besonders Richard von Krafft-Ebing, mit dem Schüle lebenslanges fachliches Einvernehmen und Freundschaft verband. Neben Roller empfing Schüle besonders von dem Stellvertreten Rollers, Karl Hergt, starke Forscherimpulse, die sich in rasch aufeinanderfolgenden Arbeiten niederschlugen. Nach anfänglicher Tätigkeit als Hilfs- und Assistenzarzt war er zunächst leitender Arzt der Männerabteilungen. Nach Rollers Tod übernahm er unter Hergt die Frauenabteilungen. Bereits mit 29 Jahren erhielt er ehrenvolle Berufungen nach Zürich-Burghölzli (1869) und als Leiter anderer angesehener Universitätskliniken und psychiatrischer Anstalten, die er ebenso ausschlug wie spätere Rufe nach Marburg und Basel (1876). Er hatte sich entschlossen, Anstaltspsychiater und damit in ständigem Kontakt mit einer großen Anzahl von psychisch Kranken und damit auch von Kindern zu bleiben, dabei jedoch nicht die neuen wissenschaftlichen Erkenntnisse aus den Augen zu verlieren und selbständig zu forschen. Im Lauf der Zeit wurde er Mitglied oder Ehrenmitglied zahlreicher psychiatrischer Vereine und Gesellschaften und Berater der Landesregierung zur Errichtung neuer psychiatrischer Kliniken. Ab 1879 wurde er zum Mitherausgeber der „Allgemeinen Zeitschrift für Psychiatrie" gewählt. Er stand mit bedeutenden Männern seiner Zeit, mit Schriftstellern, Gelehrten, Staatsmännern und Künstlern in Beziehung und war ein intimer „Goethekenner, Bekenner und Erkenner; mit einem Buch von ihm in der Hand fing er morgens den Tageslauf an; Goethes Worte flossen ihm ungesucht von den Lippen" (Fischer 1924). Mit 33 Jahren, 1873, wurde er zum Ehrendoktor der Universität Freiburg ernannt, 1880 zum Geheimen Hofrat, 1892 Geheimrat III. Klasse, 1899 Geheimrat II. Klasse. Schüle war als ärztlicher Sachverständiger wesentlich an der Ausgestaltung der Pläne für die Psychiatrischen Kliniken in Heidelberg (1878) und Freiburg (1886) sowie der Anstalt Emmendingen (1889) beteiligt. Im Jahr 1878 wurde er vom Direktor der Münchener Medizinischen Universitätsklinik Hugo von Ziemssen (1829–1902) – der ein 17bändiges „Handbuch der speziellen Pathologie und Therapie" plante, das zwischen 1875 und 1885 erschien – gebeten, den 16. Band, das „Handbuch der Geisteskrankheiten", das später in „Klinische Psychiatrie" umbenannt wurde, zu übernehmen. Im Januar 1890, nach dem Tod des amtierenden Direktors der Illenau, Karl Hergt, übernahm der damals 50jährige Schüle schließlich die Leitung der Anstalt. Insgesamt war er ununterbrochen 53 Jahre als Psychiater in der Illenau tätig, in denen er sich intensiv auch den kranken Kindern und Jugendlichen widmete. Schüle wünschte sich keinen anderen Nachruhm, als daß es von ihm heißen werde: „Er war ein Mann der Pflicht und ein Freund der Kranken." In der Nachfolge Ernst Albert von Zellers und Wilhelm Griesingers bemühte er sich, die Sonderformen der psychischen Erkrankungen im Kindes- und Jugendalter zu erkennen und zu beschreiben.

Heinrich Schüle gehörte fachlich zu den führenden deutschen und internationalen Psychiatern dieser Zeit. Er stand unter dem Einfluß seiner Lehrer Roller und Hergt, außerdem von Zeller und Griesinger und deren Schülern, aber auch von Bénédict-Augustin Morel. Er war ihnen allen in ihrer humanen Einstellung gegenüber den Kranken ähnlich. Durch das „Handbuch der Geisteskrankheiten" wurde das Ansehen und die Autorität Schüles noch gesteigert. Bereits 1880 erfolgte die zweite und 1885 die dritte Auflage in vollständig neuer Fassung. Das Werk war nach Ansicht seines Biographen Max Fischer (1924) besonders in seiner dritten Auflage etwas „vollständig Neues" und „von

ungeheurer Bedeutung und niemand hat sich seiner Eigenart und Kraft in der Darstellung der psychischen Zusammenhänge entziehen können". In dieser Zeit, da sich alles noch im Flusse befunden habe, „erfüllte es die ganze damalige psychiatrische Welt". Er führte den Begriff „Dementia praecox" ein, der später von der Kraepelinschen Schule übernommen wurde. Übersetzungen des Handbuchs ins Französische, Italienische, Russische und Griechische wurden nötig. Schüle sei für seine Epoche „der bekannteste und anerkannteste Kliniker" gewesen. Alle späteren Forscher hätten auf seiner Lehre weitergebaut. Karl Jaspers (1913) sprach von einem Pathos der Bildung und der heilenden Persönlichkeit des Arztes, die von Schüle ausging und sich auch in seinem Werk ausdrücke. Schüle sei aufgrund seiner großen Erfahrung im täglichen Umgang mit den Kranken zu einer sich in Details liebevoll versenkenden Schilderung psychischer Störungen mit einer Fülle von Nuancen, Variationen und Übergängen fähig gewesen. Nach der dezidierten Meinung der Psychiatriehistoriker Werner Leibbrand und Annemarie Wettley (1961) war für Schüle, ähnlich wie für Krafft-Ebing, die Erblichkeit der „Höhepunkt der Ätiologie". Er gehöre zu den Degenerationstheoretikern, die ätiologisch der Erblichkeit die größte Bedeutung beimaßen. Die Menschen kämen „eigengeartet" zur Welt und würden nur zum kleinen Teil durch ihre eigene Entwicklung zu dem, was sie seien. Das gelte auch für die Entstehung der Geisteskrankheiten. Karl Birnbaum hingegen, Verfasser einer kurzen „Geschichte der Psychiatrie" (1928) zählt die „Klinische Psychiatrie" von Heinrich Schüle indes zu den zwölf wissenschaftlichen Hauptwerken des 19. und beginnenden 20. Jahrhunderts. Er sei ein charakteristischer Repräsentant der Psychiater, die besonders um die psychologische

Erfassung und Darstellung von psychischen Störungen und Krankheitsbildern bemüht waren.

Obgleich die Erblichkeit, abgesehen von der schändlichen Sonderrolle Deutschlands zwischen 1933 und 1945, in der ganzen Welt im 20. Jahrhundert und auch weiterhin zu den wichtigsten Ursachen seelischer Störungen gehört und auch die psychologischen Schilderungen von Störungsbildern nicht nur in der Psychotherapie, sondern als „Leitsymptome" auch in der Psychopharmakologie eine besondere Rolle spielen, wurde die fachliche und theoretische Kompetenz Schüles mit wenigen Ausnahmen im 20. Jahrhundert kaum noch gewürdigt. Sein Name findet sich weder im Text noch im Literaturverzeichnis des Lehrbuches des Fachliteraturkenners und Kinderpsychiaters August Homburger (1925) noch in Robacks „Weltgeschichte der Psychologie und Psychiatrie" (1970), auch nicht in dem klassifikatorischen Jahrhundertwerk „Das Leben als Balance" von Karl Menninger (1968). Seine besondere Rolle für die Kinder- und Jugendpsychiatrie wurde auch von den bedeutenden Kinder- und Jugendpsychiatern des beginnenden und auch noch im späten 20. Jahrhundert nicht erkannt, aber sie ist spätestens seit den Arbeiten von Hermann Emminghaus (1887), Ernest Harms (1960) und Hildburg Kindt (1971) unumstritten.

In der ersten Auflage des Handbuches von Heinrich Schüle hieß es: „Die Lehre von den Seelenstörungen umfaßt die Abänderungen des normalen Seelenlebens durch organische Erkrankungen: sie ist ein Kapitel der Nerven- und Hirnpathologie und dadurch Gegenstand ärztlichen Forschens und Wirkens." In seinem Handbuch ebenso wie in seinen zahlreichen anderen, thematisch weit gestreuten Arbeiten standen die psychiatrischen Erkrankungen des Erwachsenalters gegenüber den Störungen bei Kindern absolut im Vordergrund. Umso bemerkenswerter war das praktische und theoretische Interesse, das er in einem kurzen Abschnitt dem Kindesalter einräumte. Schüle war wissenschaftlich sehr produktiv. Seine Arbeiten wurden wegen ihrer Sorgfalt und Prägnanz gelobt. Zu seinen wichtigsten, in rascher Folge erschienenen 24 Publikationen, die sich durch einen prägnanten Stil und eine überzeugende Deduktion auszeichneten, gehörten neben „Die Sektionsergebnisse bei Geisteskrankheiten nebst Krankengeschichten und Epikrisen" (1874) Arbeiten zur Paralyse, zum Delirium, zur Mikrozephalie, zur Katatonie und „zum Kampf um die Todesstrafe"; aber auch histologische Arbeiten, die von dem berühmten Histopathologen Franz Nissl (1860–1919) „überaus hoch eingeschätzt" wurden. Später beschäftigte er sich im Zusammenhang mit der Erblichkeitsfrage mit dem Problem, ob ehemalige Geisteskranke heiraten sollten oder nicht.

Heinrich Schüle vertrat im Gegensatz zur traditionellen Nomenklatur eine Nosologie, wonach die Seelenstörungen auf Hirnaffektionen beruhten und als eine Erkrankung der ganzen Person mit einer Aufhebung der Selbstbestimmung verbunden seien. Zur „ersten Hauptgruppe" gehörten Psychoneurosen auf somatischer und psychischer Grundlage mit mehreren sehr unterschiedlichen Untergruppen (hereditäres Irresein und Neurosen, Verrücktheit, „moral insanity", Idiotismus). Zur „zweiten Hauptgruppe" rechnete er überwiegend konstitutionelle Psychosen (mit psychischen oder mit psychischen und organischen Symptomen, wie die Katatonie, perniziöse Erschöpfungszustände, psychische Zerebropathien). Im Hinblick auf die Prognose war Schüle der Auffassung, daß der psychische Gesamtzustand von großer Bedeutung sei und eine harmonische Geistesentwicklung den besten Schutz gegen einen „Verfall in geistige Krankheit" biete. Als vollständig geheilt könne ein psychisch Kranker nur dann betrachtet werden, wenn sich sein „Gemüt beruhigt und Krankheitseinsicht" vorhanden sei. Bei der Therapie legte Schüle Wert auf die Wahrung der „Rechte des Individualismus", denn „nicht kranke Gehirne sind zu behandeln, sondern kranke Personen".

Fast zehn Jahre vor dem Erscheinen des grundlegenden Lehrbuches von Hermann Emminghaus (1887) gab Schüle mit seinem Kapitel „Die Seelenstörungen des Kindesalters" in dem von ihm verfaßten „Handbuch der Geisteskrankheiten" (1877) erstmals einen knappen, aber markanten und geschlossenen Überblick über die Erscheinungsformen der psychischen Störungen in den verschiedenen Entwicklungsstufen des Kindes. Er wies auf das Werk des englischen Psychiaters Henry Maudsley (1870) hin, dessen „Tiefe und Klarheit" er schätzte, und stimmte ihm darin zu, daß die Kategorie „Seele" nicht ein vollständig „Vorgegebenes", sondern vielmehr etwas „Gewordenes" sei. Der Aufbau der seelischen Funktionen lasse sich auf ererbte, aber auch auf unwillkürliche und erworbene Funktionen zurückführen. Für die Psychosen schloß er daraus, daß in den ersten Lebensjahren Anomalien der Denktätigkeit kaum möglich seien. Vielmehr träten, wie auch Jean Esquirol meine, in diesen Vorstufen einer „Geistesstörung" überwiegend motorische und sensorische Abweichungen auf. Schüle sprach von „Konvulsionen" und von „unwillkürlichen Bewegungen oder gesteigerten Reflexen auf äußere Eindrücke". Er unterstrich dabei nachdrücklich die Feststellung Wilhelm Griesingers, daß geistige Störungen im Kindesalter sehr häufig zusätzlich die gesamte seelische Weiterentwicklung hemmen könnten. Schüle führte zur Demonstration seiner Vorstellungen nur

einige eigene Fallbeispiele an. Er übernahm jedoch ebenso wie Hermann Emminghaus und Wilhelm Griesinger gern typische Kasuistiken anderer Autoren, etwa von Henry Maudsley, Brierre de Boismond, von Ewald Hecker und von Justus Hecker. Daraus und aus zahlreichen Anmerkungen wurde deutlich, daß er sich mit den Arbeiten dieser und anderer zitierter Autoren intensiv beschäftigt und sie kritisch mit eigenen theoretischen Vorstellungen verglichen hatte. Schüle wurde von Emminghaus in der Einleitung zu seinem Lehrbuch mit den Worten zitiert, daß er und Friedrich Moeller (1882) dazu aufgerufen hätten, das seit mehr als 100 Jahren angesammelte kasuistische Material über Kinderpsychosen zu überarbeiten, um „endlich eine allgemeine Symptomatologie derselben herzustellen".

Die von Heinrich Schüle verwendeten psychiatrischen Begriffe lassen sich nur dann relativ leicht auf heutige Störungsbilder übertragen, wenn sie durch klare phänomenologische Schilderungen ergänzt werden. Dies ist relativ häufig der Fall. Damalige Begriffe wie Irresein, Psychose, Paralyse, Epilepsie, Konvulsionen, um nur einige zu nennen, haben seitdem nicht nur einen, sondern mehrfache Bedeutungsveränderungen durchlaufen. Die Termini Irresein und Psychose wurden in den Jahrzehnten vor der Wende vom 19. zum 20. Jahrhundert generell und von Schule zu Schule subjektiv unterschiedlich verwendet. Unter „Irresein" und „Psychose" subsumierten einige Schulen und einzelne Psychiater die Gesamtheit aller psychischen Störungen des Kindes- und Jugendalters, während andere dazu nur „exogene" und „endogene" Psychosen nach unserem heutigen Verständnis und auch die schweren geistige Behinderungen („Idiotismus") rechneten.

Psychopathologische Spekulationen und zahlreiche Neologismen spielten in den letzten

Jahrzehnten des 19. Jahrhunderts eine große Rolle. Man muß die damaligen Spekulationen als „Versuchsanordnungen" verstehen, die einer empirischen Prüfung unterworfen werden sollten. Die beiden großen ätiopathogenetischen Thesen dieser Zeit, die Erblichkeits- und Degenerationslehre und die Hypothese, daß allen psychischen Störungen Gehirnkrankheiten zugrunde liegen, standen in zahlreichen Abwandlungen und Variationen auf dem Prüfstand. Schüles Nosologie maß der Erblichkeit großes Gewicht bei und war sogar dann von Bedeutung, wenn geklärt werden sollte, ob ein Hirnschaden in einem Fall zu erheblichen, in anderen Fällen zu keiner oder nur leichten Störungen führen werde.

Schüle setzte in seinem Kapitel über Seelenstörungen bei Kindern mit dem bislang noch nicht so klar und eindeutig definierten Hinweis, daß „mannigfaltiger, als man früher annahm, sich die Abnormitäten des kindlichen Seelenlebens" äußerten, eine Zäsur mit der Feststellung, man dürfe bei Kindern nicht nach klinischen Bildern suchen, die denen der Erwachsenen gleichen oder ähneln. „Sie sind sowohl in ihrem Symptom ganz und gar eigenartig gegenüber von dem der Erwachsenen" und „abgekürzt und fragmentarisch in ihrem Verlauf".

Die einfache Erklärung dafür war, daß „die Patienten eben noch Kinder sind, noch ein kindliches Gehirn mit eigenartiger Reaktion haben". Heinrich Schüle beobachtete, daß Kinder je nach Entwicklungsstand sehr unterschiedliche und mit der voranschreitenden Entwicklung wechselnde und neue psychische Störungen aufwiesen. Er erkannte, wie vor ihm schon Esquirol und Griesinger, daß eigentlich „nur die Defekt- und Entartungszustände im Kindesalter vollständig vertreten" und zu erkennen seien, nämlich die schweren geistigen Behinderun-

gen und hirnorganischen Schäden. Aber es gebe Ausnahmen. „Was im Keime, in der Anlage defekt ist, bedarf nicht immer erst der Reife, um sich kundzutun." Dazu rechnete Schüle in erster Linie die „Defekt- und Entartungsformen", die zu Störungen der Intelligenzentwicklung führten. Im Kleinkindalter trete manchmal bereits bei übererregbaren und oft hochbegabten Kindern ein übersteigertes Phantasieleben mit Neigung zu unmotivierter Angst und Angstträumen zutage. Bei ihnen stehe „an Stelle des seelischen Motivs" oft nur ein dunkler unbewußter Drang. „Sehr häufig fehlen auch choreatische Bewegungsstörungen nicht, manchmal kommen vorübergehend ekstatische Zustände vor, namentlich bei Sexualreiz (Onanie), welche sich bei sehr vielen dieser überheizten Schößlinge schon sehr verfrüht einstellten. Mal äußert sich das Irresein des Kindesalters in Trotz und Eigensinn, in brutalem Auflehnen gegen Eltern und Lehrer, bald in offenkundiger Gewalttätigkeit oder häßlichem Zynismus."

Vergleichbar mit den psychopathologischen Beschreibungen von Bernhard Heinrich Laehr, Arnold Pick und Wilhelm Griesinger äußerte sich Heinrich Schüle speziell zu den motorisch unruhigen und auffälligen Kindern, die später als hyperkinetische und derzeit als Kinder mit einem ADHS-Syndrom klassifiziert werden. Er beschrieb sie als „Kinder, welche schon in den ersten Lebensmonaten ungeordnete, stürmische, qualitativ und quantitativ gesteigerte Reflexaktionen darbieten. Wenn die letzteren sehr hochgradig sind und bei jedem leiseren, namentlich sensorischen Eindruck sich einstellen, so können motorische Entäußerungen erfolgen, welche in ihrer ungestümen Entladung mit dem triebartigen Gebaren eines Maniakus einige äußerliche Ähnlichkeit haben."

Heinrich Schüle resümierte, daß die gesamte Symptomatologie des Kindes- und Jugendalters im ganzen noch recht unerforscht und nur mangelhaft wiederzugeben sei. Dennoch entwarf er eine Hierarchie in „intellektueller Hinsicht", auf deren unterster Stufe entweder schwere geistige Behinderungen („Hebetudo", Idiotismus) mit ungünstiger Prognose standen oder, „bei einer entsprechenden krankhaften Anlage", ein Übermaß der Phantasie, die sich in einer gesteigerte Erregbarkeit der Sinne, häufig mit einem aufgeregtem Traumerleben äußerte und „bis zu Steigerungen zu somnambulen Zuständen und Delirien" beobachtet werden könnten. Auf einer höheren Stufe träten bereits „beängstigende Halluzinationen und Zwangsgedanken, Temperamentsanomalien, Hypochondrien und Konvulsionen" auf. In der höchsten Stufe kämen gehäuft Sozialisationsstörungen („moralische Idiotie") und „perverse feindselige Antriebe" vor: sexuelle Frühentwicklungen, Feuerlegen, Stehlen, homizidale und suizidale Impulse. Bei manchen Kindern zeige sich „die moralische Entartung in ihrer Grausamkeit gegenüber Tieren". Als Ursachen zu diesem „anhaltend gefühllosen oft ganz ruchlosen Benehmen" sah er dunkle und „unwiderstehliche, aus dem Organischen heraufwirkende Nötigungen, worüber das kranke Kind so wenig als der in gleicher Lage befindliche Erwachsene mehr zu sagen weiß, als daß er getrieben wird, er wisse nicht wodurch". Bei den in den „perversen Anfällen" vorkommenden „perversen Handlungen ist Epilepsie im Spiele", besonders „in der Einleitung oder im Nachstadium", womit Schüle vermutlich die epileptische Aura und den postepileptischen Dämmerzustand meinte. Im Hinblick auf das Gefühlsleben in der Hypochondrie, die „oft schon in den zartesten Jahren" auftrete, seien zunächst ein „gesteigertes affektives Wesen" und auf höherer Stufe „unmotivierte Depressions- und Exaltationszustände" recht typisch.

In dem Abschnitt „Das Irresein in der Pubertät" ging er auf die „anthropologischen Gründe" ein, welche „die Besonderheit der Geistesstörungen in den Jahren der Mannbarkeit" begreiflich machen sollten. In diesem Lebensabschnitt vollziehe sich eine „gänzliche Umwälzung" des „kindlichen Ich". Zu den unverzichtbaren Voraussetzungen für ein „Irresein sensu strictiori", womit wohl eine Psychose im heutigen Sinne gemeint war, gehöre „vor allem ein Ich". In welchem Lebensalter diese „Ich-Bildung" möglich sei, sei unmöglich zu bestimmen, „weil in jedem Einzelfall wieder verschieden". Schüle zitierte Franz Meschede (1874), nach dessen Ansicht die „zweite Dentition" eine physiologische Markierung sei, nach der eine bei Kindern auftretende Geisteskrankheit „eine klinische Gestaltung" erhalten könne, die der bei Erwachsenen analog sei. Maßgeblich sei aber letztlich der Stand der Ich-Entwicklung. Das Ich sei vor dem Einfluß der „geschlechtlichen Regungen" in der Pubertät zunächst „nur halb bewußt". Ein schwaches Ich stelle in diesem Lebensabschnitt eine Klippe für schwächer ausgestattete Existenzen dar. Die erbliche Anlage bilde beim Kind ebenso wie beim Erwachsenen den Boden, auf dem sich verschiedene Formen des Irreseins entwickeln könnten. Als eine Form des Pubertätsirreseins nennt er die Hebephrenie und die Katatonie, wie sie von Kahlbaum und Hecker beschrieben wurden.

Nach dem Konzept der Einheitspsychose werde der Beginn des „pubischen Irreseins", so Heinrich Schüle, durch ein „melancholisches Anfangsstadium" eingeleitet. Er stützte sich in seinen weiteren Ausführungen dabei auf Karl Ludwig Kahlbaum, auf Ewald Hecker und auf Justus Hecker. Aber damit sei der Formenreichtum des Irreseins der Pubertät noch nicht erschöpft. Ausbrüche, die der hereditären Anlage entsprächen, träten beim weiblichen Geschlecht mit der Hysterie auf. Allgemein häuften sich jedoch spezielle Formen der Melancholie, etwa in der „stupiden Form mit Zwangsgedanken". „Dieser Gegensatz: himmelhohes, aber unklares Streben neben den geordneten, gemessenen Erziehungsbahnen, oben Titan, unten Kinderschuhe", sei der geistige Grundzug dieses Lebensabschnitts. In dieser „Mauserungszeit", die in einem psychologischen Gemälde „der Lust an überspannten Ideen" und einer „spezifischen Albernheit und Freude an frivolen Scherzen" kontrastierten, finde man „innig-zarte" Empfindungen neben „Eckigkeit" der Haltung und der Gebärden. Auf diesem Boden gestalte sich die eigenartige Zustandsform des Pubertätsirreseins.

In Übereinstimmung mit Wilhelm Griesinger, zum Teil in fast identischer Syntax, führte Heinrich Schüle aus, daß die Anfälle von Depression und Aufregung, „welche bei Kindern beobachtet werden, je weiter zurück in der Entwicklung sie auftreten, ihr eigenartiges, vom analogen Zustand beim Erwachsenen verschiedenes Gepräge haben". Sie seien, von „ihrem phänomenalen Charakter" abgesehen, in diesem Alter nur fragmentarisch vorhanden. Sie seien bei Kindern charakterisiert „als stumpfer Depressionszustand, als motivloser melancholischer Stupor mit teilweise vorbrechendem impulsiven Raptus. Nicht selten lösen sich melancholische mit maniakalischen Paroxysmen in Form des wechselnden Irreseins ab", in diesen Erscheinungsformen vor allem deshalb, weil „die Gesetze der normalen psychischen Mechanik", die Gliederung und Aufeinanderfolge der einzelnen Stadien, sich noch nicht eingespielt hätten. Typische Depressions- und Exaltationszustände fehlten in diesem Entwicklungsalter aber auch deshalb, weil „höhere Reflexbögen" im kindlichen Gehirn, wie schon Griesinger postuliert habe, noch nicht ausgebildet seien.

Bei „motivlosen Selbstmordfällen" im Kindesalter sei entweder eine erbliche Anlage oder aber „dunkle Antriebe mit epileptoider Basis" im Spiel. In anderen Fällen seien die hauptsächlichsten Ursachen Zwangsgedanken, ferner Scham, Reue, Furcht vor Strafe u. a., aber bei Schüle habe besonders der Zwang eine andere, nämlich eine allen psychischen Krankheiten übergeordnete Bedeutung. Bei den zitierten Krankheitsbildern drängt sich der Eindruck auf, daß die Auslöser in manchen Fällen mit den zugrundeliegenden Ursachen vertauscht oder verwechselt wurden.

Zur Ätiologie geistiger Erkrankungen im Kindesalter nahm Schüle generell dahingehend Stellung, daß in der überwiegenden Anzahl psychischer Störungen bei Kindern ein hereditärer Einfluß anzunehmen sei. Eine weitere wichtige Rolle spielten akute fiebrige Infektionskrankheiten (Scharlach, Masern). Eine dritte Gruppe bilden die „häufigen Kopfverletzungen im Kindesalter". Für die späteren Jahre, insbesondere in der Pubertät, überrage dagegen die „Onanie alle anderen Schädlichkeiten an intensiver Wirkung". Daraus wird ersichtlich, daß wir uns heute mit einigen dieser ätiologischen Kriterien nicht mehr identifizieren können, während andere ihre pathogenetische Bedeutung behalten haben. Letzteres trifft für die von Schüle angeführten pädagogischen Fehleinstellungen wie „übertriebene Strenge, verzärtelnde Nachsicht, verkehrte Haus- und Schulpädagogik" zu. Die „Zuchtruthe" in der Erziehung könne, wenn sie „zu häufig" und „zu wenig individualisierend gehandhabt" werde, ebenso schädlich sein wie eine zu große Nachgiebigkeit. Dadurch schaffe man „verkrüppelte Existenzen", bei denen später eine Nacherziehung durch das Leben nötig werde, wenn sie „nicht früher dem Kampf ums Dasein erliegen, aus ihrer teils natürlichen, teils künstlich anerzogenen Prädisposition psychischen Störungen und Erkrankungen anheimfallen".

Schüle wies speziell auf exogen verursachte „Erregungs- und Unruhezustände" mit einer Bemerkung hin, daß „sich melancholisch-halluzinatorische Zustände bei erregbaren kleinen Kindern nicht so ganz selten an akutes Fieber, besonders an Scharlach" anschlössen. Er führte erklärend einige Fallbeispiele an, erläutert diese aber nicht anhand eigener Erfahrungen, sondern mit fremden Kasuistiken. Er erwähnte Auswirkungen von „schleichend entzündlichen Hirnreizen", die zu einer „krankhaften zerebralen Erregbarkeit" mit einem „überwuchernden, unbezähmten Phantasieleben" einhergehen könnten, die in „einer unwillkürlichen Phantasterei schwelgen" und unter dem Eindruck halluzinatorischer Sensationen stünden; er umriß damit das Bild „akuter exogener Psychosyndrome", wie sie später Karl Bonhoeffer katalogisierte. Doch auch diese somatisch bedingten psychischen Störungen böten sich, nach Schüle, „sowohl in ihrem Symptomganzen eigenartig gegenüber dem der Erwachsenen abgekürzt und fragmentarisch in ihrem Verlauf" dar. Die „eigentliche Verrücktheit", die heutige „endogene Psychose", setzt aus seiner Sicht eine bestimmte Hirnreifungsstufe, eine „volle Persönlichkeitsstufe" voraus. Dazu sei „das kindliche Gehirn vor dem Durchgang durch die Pubertät" jedoch „noch nicht reif genug". Interessant ist in diesem Zusammenhang, daß Friedrich Moeller unabhängig von Schüle 1882 konstatierte, daß „die seelische Entwicklung des Kindes und die Entwicklung des Gedächtnisses Hand in Hand" mit einer „fortschreitenden Besetzung der einzelnen Rindenzelle" gehe.

Verhaltens- und Charakterfehler waren für Friedrich Scholz zwischen psychisch gesund und krank angesiedelt

Jean Paul Friedrich Scholz gehörte der gleichen wissenschaftlichen Generation wie die eigentlichen Begründer der Entwicklungspsychiatrie Heinrich Schüle, Karl Ludwig Kahlbaum und Hermann Emminghaus an. Alle standen unter dem Einfluß Wilhelm Griesingers und waren sich in ihrer humanen Einstellung gegenüber ihren Kranken ähnlich. Friedrich Scholz, Direktor eines großen Krankenhauses und engagierter Leiter einer Irrenabteilung, teilte ihr besonderes Interesse für psychisch gestörte Kinder. Scholz verfügte anfangs nicht über spezielle psychiatrische Erfahrungen, war aber ein besonders begabter „irrenärztlicher Autodidakt" (Griesinger) und stand bei seinen Schülern (Engelken 1924) und Kollegen in hohem Ansehen.

Jean Paul Friedrich Scholz (1831–1907) wurde in Buchwald im Riesengebirge als Sohn eines Pfarrers geboren. Er besuchte das Gymnasium in Liegnitz, das er aus wirtschaftlichen Gründen vorzeitig verlassen mußte. Während einer harten Lehrzeit auf einem Bremer Segelschulschiff erkrankte er an einem schweren Sumpffieber. Aber dank einem Stipendium seines Reeders konnte er Medizin studieren. Nach abgeschlossenem Studium und einer vorübergehenden Tätigkeit in einer chirurgischen Klinik ließ er sich zunächst als praktischer Arzt in Guhrau und danach in Steinau nieder. Dort wurde er zum Kreisphysikus ernannt und führte im Kreiskrankenhaus selbständige Operationen durch und war einer „der gesuchtesten und glücklichsten Chirurgen Niederschlesiens" (Engelken 1924). Dennoch siedelte er 1868, im Alter von 37 Jahren, nach Bremen über, wo ihm die Leitung des Städtischen Krankenhauses mit 200 Betten angetragen worden war. Zum Krankenhaus gehörte eine Irrenabteilung mit 60 Betten, in der er unbeschreibliche bauliche, sanitäre und personelle Zustände vorfand. Scholz wollte aus der gefängnisähnlichen Einrichtung ein Krankenhaus machen. Er verbannte nicht nur den Zwang und die Isolierung, er verbot dem Personal auch bestimmte abfällige Ausdrücke wie „Brüllen", „Toben" oder „Tobsucht". „Der Griesinger hat's mir angetan", schrieb er, und mit der von ihm bewirkten Namensänderung in „St. Jürgen-Asyl" bekannte er sich zu der speziell von Griesinger angestrebten Reform des Anstaltswesens. Im Jahr 1884 wurde unter seiner Leitung ein neues Irrenhaus für weibliche Kranke eröffnet. Scholz gelang es, den Personalschlüssel auf 1:5 anzuheben, und er setzte durch, daß dafür die besonders geeigneten Bodelschwinghschen Schwestern und Brüder aus Bethel eingestellt wurden. Dies erwies sich als folgenschwerer Irrtum. Sie gerierten sich als „Staat im Staat", weil die Leitung der Pflegekräfte in Bethel verblieb. Als Mißhandlungen an Kranken durch Diakonissen bekannt wurden, erfolgte eine Meldung an die Behörde. Diese glaubte aber nur den Darstellungen des Personals, und Scholz wurde 1895 ohne Pension aus seinem Amt entlassen. Er ließ sich als praktischer Arzt in Bremen nieder. Erst später wurde er unter Gewährung seiner Pension voll rehabilitiert. Die Bremer Ärzteschaft richtete eine öffentliche Vertrauensadresse (1895) an ihn, in der sie ihm ihre Hochachtung, Wertschätzung und Anerkennung für die gedeihliche Entwicklung des St. Jürgen-Asyls ausdrückte.

Scholz publizierte zahlreiche Arbeiten und Bücher über psychiatrische Themen. Hauptwerke waren „Die Diätetik des Geistes" (1887), „Schlaf und Traum" (1887), „Handbuch der Irrenheilkunde" (1889), „Lehrbuch der Irrenheilkunde" (1892), besonders „Die Charakterfehler des Kindes" (1891) und „Werden und Wachsen" (1899). Daneben veröffentlichte er

zahlreiche Beiträge in psychiatrischen Zeitschriften wie „Denkschrift über die Reform des Bremer Irrenwesens" (1870), „Gutachten über die Ursache einer Manie mit Ausgang in Genesung nach Mißhandlung" (1879), ferner u. a. Arbeiten über „Fetischismus" (1899), über den „krankhaften Stehltrieb" (1872) oder „Geisteskrankheit in Folge von Schlägen auf den Kopf" (1879) und „Moralische Anaesthesie" (1904).

Das Buch „Die Charakterfehler des Kindes" (1891), eine „Erziehungslehre für Haus und Schule", war ein großer Erfolg und erlebte mehrere Auflagen. Insbesondere Eltern, Lehrer und Heilpädagogen zählten zu seinen Lesern, während es bei Ärzten geringeren Anklang fand. Das ist deshalb so erstaunlich, weil es zu dieser Zeit nur wenige vergleichbare Bücher zu diesem Thema gab. Scholz wies dazu auf die Bücher von Adolf von Strümpell „Die pädagogische Pathologie" (1890), von Ferdinand Siegert „Problematische Kindesnaturen" (1889) und auch auf das Buch von Hermann Emminghaus „Die psychischen Störungen des Kindesalters" (1887) hin. Vielleicht wurde das Werk von Scholz deshalb unterschätzt, weil er den abstrakten und als wissenschaftlich geltenden Sprachduktus zugunsten einer einfachen und klaren Deskription bevorzugte.

Die Erziehung des Charakters bestand nach Scholz in der Förderung vorhandener gesunder und in einer Aussonderung störender Merkmale durch eine Verstärkung schwacher erwünschter Charaktereigenschaften. Die Charakterfehler der Kinder unterteilte er in solche des Empfindens, des Vorstellens, des Wollens und des Handelns. Bei der ersten Gruppe sei die „Reizempfängnis und -reaktion" entweder erhöht oder erniedrigt. Sie bildeten die Gruppe, in der Fehler durch erzieherische Maßnahmen am ehesten ausgeglichen und gebessert werden könnten. In der zweiten Gruppe handele es sich um Fehler des „Vorstellens", durch die eine Bildung von Vorstellungen behindert oder beschleunigt werden könne. Die Gruppe mit Fehlern im Bereich des „Wollens und Handelns" umfaßte einerseits ungeschickte und unruhige, andererseits egoistische und gefühlsarme Kinder. Die Aufgaben der Erziehung sah Friedrich Scholz nicht nur in Ermahnungen, Belehrungen, Verboten und Strafen und in der elterlichen Vorbildrolle, sondern auch in körperlichen Übungen und in einer Schulung der Sinnesorgane, die direkt und indirekt positiv auf die Psyche einwirkten.

Das Buch beschäftigte sich mit psychischen Störungen bei Kindern, deren Ursachen und ihre Entstehung Jean Paul Friedrich Scholz nicht wie Sigmund Freud oder auch Henry Maudsley vorrangig der Umwelt, sondern der Vererbung zuschrieb. Ein schlechtes Verhalten der Erzieher werde allerdings die Fehlentwicklung verstärken. Scholz stellte eine psychologische Typologie von Kinderfehlern vor, in der einzelne Abschnitte meisterhaft gelungen sind, etwa das traurige, das ängstliche, das indolente und das pedantische Kind.

Ein trauriges Kind sei immer ein krankes Kind. Es verhalte sich still, verschlossen, abwehrend. Es krieche förmlich in sich zurück, die Stimme sei leise und gedämpft, die Antworten erfolgten langsam und zögernd, oft höre man nur ein tiefes Aufseufzen. Das Kind sitze regungslos, rühre sich kaum, „bis zur völligen Starre". Das Aussehen sei leidend. Die natürliche Heiterkeit fehle. An die Stelle von Ausgelassenheit und Übermut seien Grübeln und dumpfer Ernst getreten. Das Selbstgefühl sei verschwunden. Vorstellen und Denken seien gehemmt. Insgesamt sei der Zustand leicht zu erkennen. Aber „so unglaublich und unwahrscheinlich es auch klingen mag", auch hier kämen Verkennungen vor: So manches traurig verstimmte

Kind werde als faul, verstockt, unwillig und boshaft verkannt, ja sogar bestraft und mißhandelt.

Bei einem pedantischen Kind löse ein schief an der Wand hängendes Bild, ein ungerades Tapetenmuster oder ein schief an der Wohnungstür angebrachtes Namensschild Unbehagen aus. Beim Zubettgehen ordneten diese Kinder ihre Kleider aufs peinlichste, damit sie jedes Stück im Finstern greifen könnten. Sie achteten aufs allerstrengste auf pünktliche Einhaltung der Spielregeln. Mit peinlichster Sorgfalt kontrollierten sie, daß alles so bleibe, wie es sei. Ihre Bücher stellten sie in Reih und Glied auf und achteten darauf, daß „das eine nicht etwa um einen Zentimeter mit dem Rücken vor dem anderen hervorragt". Ein Junge habe die Gewohnheit gehabt, beim Spazierengehen jedesmal zwischen zwei Chausseebäumen auszuspucken. Er könne nicht anders, habe er gesagt, er müsse immer versuchen, die Mitte zu treffen. Diese und andere Gewohnheiten näherten sich der Krankheit. Andere achteten mit peinlicher Sorgfalt darauf, daß alles so bleibe, wie es früher gewesen sei. Familiäre Feiern dürften um keinen Preis auch nur um Haaresbreite von früheren Gewohnheiten abweichen. Im übrigen, meinte Scholz, solle man gegenüber dieser Eigenschaft, die äußerlich oft gar nicht als „Auswuchs" zu erkennen sei, nicht allzu bedenklich sein. „Das Leben, welches so manches in und außer Fasson bringt, wird auch den kleinen Pedanten schon zurechtrücken."

Im Kapitel „Das unruhige Kind" entwarf Friedrich Scholz eine frühe Psychopathologie des hyperkinetischen Syndroms, der heutigen „ADHS". „Diese motorischen Unruhezustände nähern sich nicht bloß der Krankheit", sondern seien zweifellos schon krankhaft. Kinder, die durchaus nicht stillsitzen können, den Kopf hin und her drehen, gestikulieren und auf ihren Plätzen herumrutschen, seien jedem Lehrer zur

Genüge bekannt. Bei lebhaften Kindern müsse man noch nicht an eine Krankheit denken, aber es gebe eine Grenze. Dann seien Hände und Füße in fortwährender unwillkürlicher Agitation. Gewollte Bewegungen würden nicht kurz und sicher, sondern mit schleudernden und schlenkernden Verdrehungen ausgeführt. Sie seien zappelig, und wenn sich die Unruhe auf die Gesichtsmuskeln erstrecke, dann komme es zu Verzerrungen des Gesichts, zum Grimassieren. Das Leiden könne ererbt sein und werde dann häufig aus der Kindheit ins reife Alter hinübergenommen. Das Wesen dieser Kinder sei offensiv. Sie schlügen sofort zu und auf andere ein. Schließlich seien sie sehr schwatzhaft, aber das sei nichts weiter als eine Übertragung der Muskelunruhe auf das Sprachgebiet. Das Kind könne einfach „nicht den Mund halten". Auch durch Willensanspannung gelinge es nicht, der Unruhe Herr zu werden.

Der Selbstmord von Kindern wurde in einem über 20seitigen Kapitel nach Häufigkeit, Ursachen, Gelegenheitsursachen und mit Fragen nach dessen Verhütung abgehandelt. Der Selbstmord gehöre im Gegensatz zu früher zu den alltäglichen Ereignissen, es vergehe keine Woche, ohne daß darüber eine Meldung in den Zeitungen stehe. Der Irrenarzt wisse, daß es die „ominöse Dreiheit von Nervosität, Geisteskrankheit und Selbstmord sei", die uns täglich begegne. Eine statistische Erhebung in der zweiten Hälfte des 19. Jahrhunderts über Selbstmorde von Kindern unter 16 Jahren in neun europäischen Ländern wird angeführt. Danach standen Dänemark und Preußen, gefolgt von Sachsen, an der Spitze. Jungen nähmen sich in Dänemark fast zehnmal und in Preußen fünfmal so häufig wie Mädchen das Leben. Allerdings sei eine genaue Suizidstatistik kaum möglich. Die Familien versuchten stets, einen Selbstmord geheimzuhalten. In einem abschlie-

ßenden Kapitel über die „Erziehungsmittel" verurteilte Scholz eine einseitige, allein auf Belehrung abgestellte Schulung zu Lasten einer Erziehung des Charakters. Er halte es mit Jean-Jacques Rousseau und mit Johann Bernhard Basedow, die diese Fesseln gesprengt hätten. Das natürlichste Erziehungsmittel sei das Beispiel der Eltern und der Lehrer und die Nachahmung dieser Personen. Die körperliche Erziehung der Kinder werde zu gering geachtet.

Dieses Buch, das manche als einen Vorläufer des Buches „Anomale Kinder" seines Sohnes Ludwig Scholz ansehen, wurde 1911 in 3. Auflage von Johannes Trüper, Direktor des Erziehungsheimes auf der Sophienhöhe bei Jena, herausgegeben.

Psychisch gestörte Kinder wurden überwiegend niedergelassenen Ärzten vorgestellt

Der Nervenarzt **Max Friedmann (1859–1925)** war einer der wenigen niedergelassenen Ärzte, die praxisnahe psychiatrische und neurologische Beiträge zum Kindes- und Jugendalter verfaßten. Über seinen Geburtsort, seine Herkunft und Schulausbildung liegen keine genauen Daten vor. Er studierte Medizin in Wien und promovierte 1883 zum Dr. med. Danach war er ein oder zwei Jahre als Assistenzarzt bei Karl Ludwig Kahlbaum in Görlitz, dem damaligen Mekka der Psychiatrie, und als Arzt in der Heil- und Pflegeanstalt in Stephansfeld im Elsaß tätig. Dort arbeitete er an einer Verbesserung der Färbemethoden bei markhaltigen Nervenfasern. Im Alter von 38 Jahren, 1887, ließ er sich in Mannheim als Nervenarzt nieder und publizierte über 60 wissenschaftliche Arbeiten, darunter „Über Nervosität und Psychosen im Kindesalter" (1892) und „Über eine rezidivierende, wahrscheinlich luetische, sogenannte spastische Spinalparese im Kindesalter" (1893), „Über einen Fall von mit Idiotie verbundener spastischer Paraplegie im Kindesalter" (1893) und über epileptische und nicht-epileptische Absencen und narkoleptische Anfälle bei Kindern.

Im Jahr 1892 nahm er mit einem Beitrag an der lang hingezogenen und „überreich literarisch bearbeiteten Schulüberbürdungsfrage" mit der Feststellung teil, daß der Kernpunkt dieses Verhaltens in einer latent vorhandenen psychischen „Hyperästhesie" liege. Nach seinen Untersuchungen bestehe in über 50 Prozent der Fälle bei psychischen Störungen im Kindesalter eine nervöse Disposition. Das „überempfindliche Temperament" dieser Kinder trage den Keim zu „prägnanteren Symptomausbildungen" in sich. In seiner Arbeit „Über Nervosität und Psychosen im Kindesalter" beruft er sich auf Hermann Emminghaus und sein soeben erschienenes Buch „Die psychischen Störungen im Kindesalter". In seiner Statistik führte Friedmann unter 115 von ihm untersuchten psychisch gestörten Kindern vier mit der Diagnose einer Psychose an. Er bemerkt zutreffend, daß einerseits immer wieder betont werde, daß es nur sehr selten kindliche Psychosen gebe, während sich andererseits bei psychotischen Erwachsenen die Veranlagung dazu bis ins Jugend- und manchmal sogar bis in das frühe Kindesalter zurückverfolgen lasse. Die besten Aufschlüsse über die tatsächliche Häufigkeit könnten in den Praxen niedergelassener Ärzte gewonnen werden. Das betreffe besonders die „passageren Seelenstörungen" mit Sinnestäuschungen und Zwangsvorstellungen, wie sie häufiger im Zusammenhang mit fieberhaften Zuständen aufträten. Friedmann nimmt eine subjektive Einteilung der Fälle in drei Gruppen vor: 66 funktionelle Neurosen, 45 organische und periphere Erkrankungen und 4 Psychosen. Bei einem Vergleich mit 200 von ihm diagnostizierten psychisch gestörten Erwachsenen stellte er 33 Psychosen fest und schließt daraus, daß Psychosen vier- bis fünfmal häufiger bei Erwachsenen als bei Kindern vorkommen. Im „ruhenden Zustand" liege bei den disponierten Kindern latent eine gesteigerte Reizbarkeit und Erregbarkeit vor, ein „Mangel an Nervenkraft". Sie seien von zarter Konstitution, „intellektuell gut veranlagt, oft ungewöhnlich lebhaft, wild und frühreif, aber auch wehleidig". Die manchmal „sinnigen Kinder" mit einem stillen und träumerischen Wesen seien intolerant gegen lautes und geräuschvolles Treiben und Spielen. Es seien jedoch nicht durchweg alles hypochondrische Kinder. Neben mehreren Fallschilderungen nervöser, hysterischer und zwanghafter Kinder beschrieb er etwas eingehender zwei Kinder mit optischen Sinnestäuschungen. Ein acht Jahre alter, gut begabter, körperlich zarter und eigenwilliger Junge, dessen Vater als „hochgradig nervös" beschrieben wird, erblickte plötzlich tagelang immer erneut bärtige Männerköpfe mit oder ohne Hut oder Mütze und konnte das Aussehen, die Farbe des Bartes und andere Einzelheiten genau beschreiben. Danach folgte eine ungestörte weitere Entwicklung. Ein anderer Junge, 10 Jahre alt, sah plötzlich einen Mann mit einem roten Mantel und einer Hellebarde in der Tür stehen. Er erschrak heftig und lief fort. Er wurde wegen Schlafwandelns vorgestellt. In den nachfolgenden Jahren gab es keine besonderen Probleme. In beiden Fällen würde man aus heutiger Sicht wegen des isolierten und zeitlich begrenzten Auftretens der Symptomatik weniger an eine Psychose als eine dissoziative psychogene Störung denken.

12. Auf dem Weg zur Wissenschaft

12.1 Einleitung

Während in Frankreich die Lehrbücher von Paul Moreau de Tours (1888) und von Marcel Manheimer-Gommès (1899) und in England die von Henry Maudsley (1867) und William Ireland (1898) maßgeblich die Entwicklung der künftigen Kinder- und Jugendpsychiatrie bestimmten, war es in Deutschland das Lehrbuch von Hermann Emminghaus (1887), das über Jahrzehnte nicht nur eine führende Stellung in den deutschsprachigen Ländern einnahm. In den darauffolgenden Jahrzehnten traten in allen Ländern der Welt neue Lehrbücher an die Stelle der alten. Im deutschen Sprachgebiet erschienen von Georg Theodor Ziehen das Lehrbuch „Geisteskrankheiten im Kindesalter" (1904, 1906), von Ludwig Scholz „Anomale Kinder" (1912) und von Wilhelm Strohmayer „Die Psychopathologie des Kindesalters" (1923). In Deutschland fand diese Periode einen vorläufigen Abschluß mit dem Lehrbuch von August Homburger „Psychopathologie des Kindesalters" (1926), das in der Zeit nach dem Zweiten Weltkrieg neben dem „Lehrbuch der allgemeinen Kinderpsychiatrie" (1942) des Schweizer Kinderpsychiaters Moritz Tramer und der „Child Psychiatry" (1935) des amerikanischen Kinderpsychiaters Leo Kanner bis zum Erscheinen der Lehrbücher des Pädiaters Hans Asperger „Heilpädagogik" (1952) und von Jacob Lutz „Kinderpsychiatrie" (1964) zur Präsenzbibliothek der Kinder- und Jugendpsychiater

gehörte. Im Jahr 1960 erschien ein Übersichtskapitel „Kinderpsychiatrie und Jugendpsychiatrie" im Handbuch „Psychiatrie der Gegenwart" von Hermann Stutte, dem ersten und zu dieser Zeit einzigen Lehrstuhlinhaber dieses Faches in Deutschland.

12.2 Pioniere einer Psychopathologie des Kindes- und Jugendalters

Mit Hermann Emminghaus begann eine wissenschaftlich begründete Kinder- und Jugendpsychiatrie

Mit seinen beiden Hauptwerken, der „Allgemeinen Psychopathologie" aus dem Jahr 1878 und „Die psychischen Störungen des Kindesalters" von 1887, setzte Hermann Emminghaus für die Allgemeine Psychiatrie und für die am Anfang stehende Psychiatrie des Entwicklungsalters zwei entscheidende Marksteine. In seiner „Allgemeinen Psychopathologie" verwendete Emminghaus als erster den Begriff „Psychopathologie". Das für die Entwicklungspsychiatrie des Kindes- und Jugendalters wegweisende Buch „Die psychischen Störungen im Kindesalter" wurde nach den Worten des angesehenen kinderpsychiatrischen Historikers Ernest Harms (1967) als der Beginn und als „Wiegenstunde" einer wissenschaftlichen Kinder- und Jugendpsychiatrie bezeichnet. An dieser Stelle sei jedoch daran erinnert, daß vor Hermann

Emminghaus die Psychiater Heinrich Wilhelm Neumann und Oswald Berkhan in Deutschland und die Pädiater James Conolly, Charles West und besonders Henry Maudsley in England bedeutende Einsichten über die Phänomenologie und die Ätiologie der psychischen Störungen im Kindes- und Jugendalter vermittelt hatten, die von Hermann Emminghaus nicht nur im Literaturverzeichnis und in Fußnoten zitiert wurden, sondern mit denen er sich in seinen Texten anerkennend, aber auch kritisch auseinandersetzte. Es war jedoch die Monographie von Emminghaus, die über Jahrzehnte hinaus maßgeblich die Ätiologie, Diagnostik und Therapie der psychisch kranken Kindern und Jugendlichen bestimmte, bis sie im 20. Jahrhundert durch Lehrbücher mit den darin enthaltenen neuen Erkenntnissen von August Homburger (1926), Leo Kanner (1935), Moritz Tramer (1942), Hans Asperger (1952) und zahlreichen anderen Autoren abgelöst wurde.

Hermann Emminghaus (1845–1904) wurde als Sohn eines großherzoglich-sächsischen Rates in Weimar geboren. Er besuchte ein Gymnasium und studierte anschließend in Göttingen, Jena, Wien und Leipzig Medizin. Von 1868 bis 1869 arbeitete er als Assistent bei Friedrich Siebert, der 1864 die Leitung der Heil- und Pflegeanstalt übernommen hatte, die damals schon auf eine 200jährige Tradition zurückblicken konnte. Bei ihm promovierte Emminghaus 1869 mit einer Arbeit „Über hysterisches Irresein". Von 1870 bis 1873 war er Assistent bei Carl Gerhardt in der Medizinischen Klinik in Jena. Gerhardt, ein Schüler Franz von Rineckers, „einer der hervorragendsten Kliniker und Diagnostiker zum Ausgang des 19. Jahrhunderts", wurde später zum Direktor der Medizinischen Klinik in der Berliner Charité berufen. Er war Herausgeber des ersten deutschsprachigen „Handbuches für Kinder-

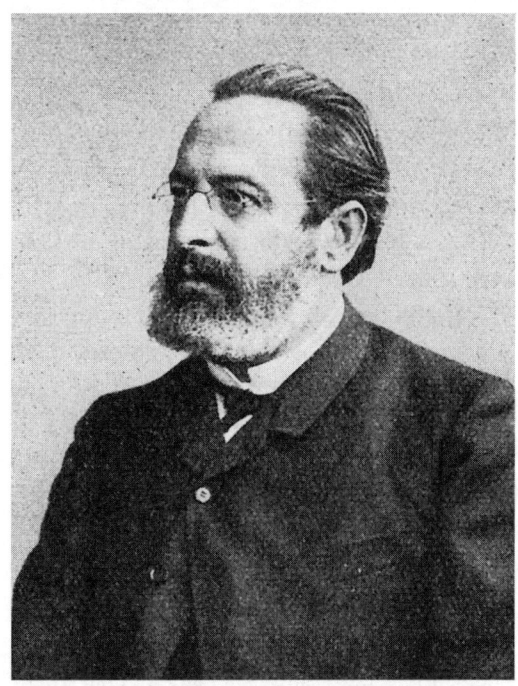

Hermann Emminghaus gilt als der Pionier der wissenschaftlichen Kinder- und Jugendpsychiatrie. Ätiologie, Diagnostik und Therapie seelisch kranker Kinder wurden bis weit ins 20. Jahrhundert von seinen Erkenntnissen beeinflußt.

krankheiten", an dem Emminghaus beteiligt war. Solche persönlichen Begegnungen spielten im Leben von Emminghaus mehrfach eine bedeutsame Rolle. Im Jahr 1863 arbeitete er vorübergehend in der „Physiologischen Anstalt" bei Carl Ludwig in Leipzig; auf diese Zeit läßt sich der Beginn seiner Habilitationsschrift „Die Abhängigkeit der Lymphabsonderung vom Blutstrom" zurückverfolgen, mit der er 1874 die *venia docendi* der Universität Würzburg erlangte. In seiner Personalakte wurde vermerkt (Reichert 1989), daß er „in ganz freier Rede" und in „folgerichtigem Gedankengang nahezu eine Stunde lang" gesprochen habe und dabei eine „lobenswerte Schlagfertigkeit und Gewandtheit" bewiesen habe. An der Disputation beteiligte sich auch Albert von Koelliker, der durch die von ihm vertretene kluge Berufungspolitik Würzburg zu einer der drei führenden deutschen Universitäten dieser Zeit machte. In Würzburg blieb Hermann Emminghaus bis 1894, zunächst als Assistenz-, später als stellvertretender Oberarzt bei Rinecker in der Psychiatrischen Klinik. Nicht nur Emminghaus, sondern auch der spätere Berliner Internist Carl Gerhardt und der damals 21 Jahre alte Emil Kraepelin, der bereits damals ankündigte, die Psychiatrie „neu schreiben" zu wollen, und dies auch konsquent durchführte, waren Schüler von Rinecker. Kraepelin, der 1868 in Würzburg promovierte, schrieb in seinen „Lebenserinnerungen", daß „Emminghaus sich eifrig mit den Kranken" beschäftigte. Doch „auch ihm mangelte damals fast völlig die eigene irrenärztliche Erfahrung, aber er besaß ein umfangreiches Buchwissen, sodaß ich vieles lernte und alle seine Vorlesungen besuchte." Auf Anregung und mit Unterstützung durch Hermann Emminghaus beteiligte Kraepelin sich an einer Ausschreibung mit der Arbeit „Über den Einfluß akuter Krankheiten auf die Entstehung von Geisteskrankheiten" und erhielt dafür den ersten Preis. Im Jahre 1880 reichte Emminghaus in Würzburg sein Abschiedsgesuch ein, nachdem er auf den ersten Lehrstuhl für Psychiatrie an der Dorpater Universität berufen worden war.

Die Universität in Dorpat, heute Tartu, war 1632 von Gustav Adolf von Schweden als „Academia Gustaviana Carolina" gegründet worden; sie wurde nach der russischen Invasion 1710 in eine deutschsprachige Universität umgewandelt und nahm bald darauf eine führende Stellung unter den Universitäten Europas ein. Als Mediziner wirkten hier unter anderen der Neuropathologe Carl Friedrich Burdach (1776–1847) und der später international an-

erkannte Entwicklungsbiologe Karl-Ernst von Baer. 1895 gab es in Rußland nur drei Universitätskliniken für Geisteskranke: in Petersburg, Moskau und in Dorpat. Aber schon 1885 war in Rußland Psychiatrie als Pflicht- und Prüfungsfach für Studenten eingeführt worden.

Hermann Emminghaus hielt in Dorpat – gleich im ersten Jahr, 1880, zum Stiftungsfest der Universität – die Festrede zum Thema „Über den Wert und die Tragweite des klinischen Unterrichts in der Psychiatrie". Er richtete sich darin (Reichert 1989) an jüngere Kollegen, die „bereits schlaflose Nächte wegen ihrer mangelnden psychiatrischen Kenntnisse in der Irrenheilkunde" verbracht hätten. Bereits in diesem Jahr wurden auf seinen Antrag bauliche Veränderungen in der Klinik vorgenommen, in der sich noch heute die Psychiatrische Abteilung (Saarma 1981) befindet. Als Emminghaus 1886 nach Freiburg ging, hinterließ er „eine Klinik, die derart aufs Beste eingerichtet war, daß sie leicht die Ziele der Lehre abdecken konnte" (Ciz 1903). Sein Nachfolger wurde Emil Kraepelin, dessen Qualifikation Emminghaus in seinem Gutachten schilderte: „Unter den jungen Psychiatern errang er sich mit hervorragenden Forschungsarbeiten und selbständigen Erfahrungen den ersten Platz in der Psychiatrie."

Hermann Emminghaus arbeitete wegen seiner 1886 erfolgten Berufung nach Freiburg nur kurze Zeit mit dem später berühmten und heute noch häufig zitierten Pharmakologen Robert Kobert zusammen, der gemeinsam mit seinem Mitarbeiter August Sohrt eine der ersten klinischen Arzneimittelprüfungen der Welt durchgeführt hatte (Reichert 1989). Es handelte sich dabei um Untersuchungen mit Hyoscin und Hyoscyamin, die als Schlaf- und Beruhigungsmittel an psychiatrischen Patienten erprobt wurden (Saarma und Karu 1981). Das „Lehrbuch der Pharmakotherapie" von Kobert, das 1897 erschien, war das erste umfassende Werk zu diesem Thema überhaupt, hier wurde der Begriff „Pharmakotherapie" erstmals als Buchtitel verwendet.

1886 befürwortete die Freiburger Universität die Einrichtung eines neuen Lehrstuhls für Psychiatrie und nannte als besonders geeignete Kandidaten unter anderem Richard von Krafft-Ebing (Graz), Hermann Emminghaus (Dorpat), August Forel (Zürich), Ludwig Wille (Basel) und Otto Binswanger (Jena), eine Reihung von Namen, die aus heutiger Sicht als ein „Who is who" der bekanntesten Psychiater dieser Zeit gelten könnte. Krafft-Ebing lehnte ab; so kam Emminghaus, wie er schrieb, „mit Freuden nach Freiburg". Er führte sogleich auch dort das „No-restraint-System" und ein neues Behandlungsschema ein, mit dem er in Widerspruch zu anderen Kapazitäten und Kliniken in Baden-Württemberg geriet (Degkwitz 1987). Nach jahrelangen krankheitsbedingten Beurlaubungen und einer 1902 erfolgten „Zurruhesetzung" starb Hermann Emminghaus am 17. Februar 1908 in Freiburg.

Von den zahlreichen Schülern, Assistenten und Oberärzten von Hermann Emminghaus sind vor allem zu nennen der später berühmte Otologe Róbert Bárány in Wien; der Münchener Ordinarius für Psychiatrie Oswald Bumke, der sich in seinen Publikationen immer wieder auf Emminghaus bezog; August Cramer, der mit Ludwig Bruns und Georg Theodor Ziehen das „Handbuch der Nervenkrankheiten des Kindesalters" (1912) herausgab, und schließlich Hermann Pfister, der später als Direktor der Anstalt in Wiesloch tätig war. Pfister schrieb einen Beitrag „Eigenheiten des kindlichen ZNS" für das „Handbuch der Kinderkrankheiten" (1906) von Meinhard von Pfaundler und Arthur Schloßmann. Hildburg Kindt (1971), die sich eingehend mit dem Wirken und dem Werk

von Hermann Emminghaus beschäftigt hatte, schrieb, daß es schwer sei, sich „ein eindeutiges Bild über die Persönlichkeit von Emminghaus zu verschaffen". Alfred Erich Hoche, sein Nachfolger, sprach von einer „Dämmerung, die ihn befallen" habe. Emminghaus selbst klagte in seinen Urlaubsgesuchen über ein „Druckgefühl und Eingenommensein des Kopfes". Sein Zeitgenosse Heinrich Schüle, Direktor der Anstalt Illenau, der ebenso wie Emminghaus schon früh für eine psychiatrische Sonderdisziplin des Entwicklungsalters eintrat, sprach in einem ärztlichen Zeugnis von geistigen Insuffizienzgefühlen und hypochondrischen Beschwerden. Hoche würdigte zwar die Verdienste und positiven Eigenschaften von Emminghaus, schilderte ihn aber auch als schwierigen und übersensiblen Menschen von einer „mimosenhaften Ängstlichkeit", Entschlußlosigkeit und überscharfer Selbstkritik. Pfister, der engste Mitarbeiter von Emminghaus, charakterisierte ihn in seinem Nachruf als „eine vielseitig angelegte und mehr als in einer Beziehung hochbegabte Natur. Mit einem phänomenalen Gedächtnis ausgerüstet, bewältigte er spielend, was andere nur mühsam oder gar nicht vollbringen könnten. Noch bis gegen Ende der neunziger Jahre des 19. Jahrhunderts vermochte er dafür nicht nur sich in allen medizinischen und naturwissenschaftlichen Disziplinen stets auf dem laufenden zu halten, sondern auch die ganze Literatur des Spezialfaches bis ins einzelne zu verfolgen. Und was er einmal gelesen hatte, kannte er nicht nur, sondern hatte es auch dauernd so parat, daß er es jederzeit zur Diskussion heranziehen konnte. Dieses reiche Wissen machte ihn zu einem äußerst anregenden Gesellschafter und interessanten Lehrer. Denn die Gründlichkeit seiner Durchbildung kam insbesondere in seinen ungemein reichhaltigen Vorlesungen zum Ausdruck."

Mit seiner „Allgemeinen Psychopathologie" (1878) legte Hermann Emminghaus das erste Buch mit diesem Titel und dem Anspruch vor, psychische Anomalien systematisch zu analysieren und sie danach zu klassifizieren. Psychopathologie bedeutete für ihn, psychiatrische Störungen und Erkrankungen mit psychologischen Methoden zu erkennen, zu erfassen und zu beschreiben. Es handle sich dabei um eine deskriptive wissenschaftliche Methode, die versuche, zu wertungsfreien Erkenntnissen von Symptomen und Syndromen zu gelangen. Psychopathologische Beschreibungen erlaubten es nur bedingt, Rückschlüsse auf die Ursachen und die Entstehung psychischer Störungen zu ziehen, weil eine spezifische somatische Matrix (Hirnschäden oder Funktionsstörungen) damit nicht oder doch nur bedingt erfaßt werden könne. Der französische Psychiater Pierre Pichot führte in seinem Buch „Ein Jahrhundert Psychiatrie" (1983) an, daß der von Emminghaus eingeführte Begriff Psychopathologie weitgehend synonym mit dem der klinischen Psychiatrie verwendet wurde. Psychopathologie sei aber im Zusammenhang mit dem Zeitfaktor, dem Werden und Vergehen psychischer Phänomene, einem ständigen Wandel unterworfen.

Karl Jaspers führte in seiner „Allgemeinen Psychopathologie" dazu aus: „Als meine Psychopathologie 1913 erschien, gab es nur die von Emminghaus und Störring." Jeder Autor sei durch die Art der Ordnung des Stoffes, die er befolge, charakterisiert, und er folgerte daraus: „Bücher, die eine Gesamtdarstellung geradezu anstreben, haben daher ihre entscheidende Bedeutung durch die Art, wie sie das Ganze sehen und in der sichtbaren Systematik und Gedankenführung in die Erscheinung treten lassen." Emminghaus habe eine medizinische Anordnung gewählt, wie sie in den klinischen Fächern

üblich sei. Er habe nacheinander die Nosologie, die Ätiologie und schließlich die pathologische Anatomie und Physiologie abgehandelt. Der Vorzug liege in der dem Mediziner geläufigen Art des Gesamtüberblickes, wodurch aber der Abgrund, der immer die Psychiatrie von anderen medizinischen Fächern trenne, verwischt werden könne. Ein weiterer Vorzug der Psychopathologie von Emminghaus im Vergleich zu den „Psychopathologischen Vorlesungen" (1900) von Gustav Störring (1860–1946) seien seine ansprechende, durchwegs anschauliche Darstellung und die reichen Literaturangaben, die das Werk zum Nachschlagen besonders geeignet mache. Hermann Pfister schrieb dazu: „Mit der ganzen Gründlichkeit, die Emminghaus auszeichnet, bringt er die gesamte Psychopathologie in einer klar durchgeführten, vielseitigen, mit den naturwissenschaftlichen und geisteswissenschaftlichen Disziplinen rege Fühlung suchenden Darstellung."

Psychische Krankheit bedeutete nach Hermann Emminghaus den Verlust des harmonischen Zusammenwirkens der unterschiedlichen psychischen Kräfte. Diese gewährten dem Gesunden, dem „Durchschnittstypus", Stabilität und Ausgeglichenheit des Bewußtseins und der Gefühle. Abweichendes Verhalten und psychische Erkrankungen seien als Gleichgewichtsvarianten der „menschlichen Geistesverfassung" zu betrachten, die passager auftreten oder prozeßhaft verlaufen könnten. Resultieren könne eine Heilung mit oder ohne Defekt bzw. eine terminale Intelligenzminderung. Als Genesung bezeichnete er den völligen Rückgang aller krankhaften Vorstellungen und die Wiederkehr früherer Bedürfnisse und Gewohnheiten. Die individuelle Krankheitsanlage oder Disposition sei strenggenommen immer schon bereits ein pathologischer Zustand. Sie könnten ererbt oder erworben sein. Die eigentliche Ursache liege in einer anatomischen, chemischen oder funktionellen Störung der Hirnfunktionen. Die Fähigkeit, Umweltreize adäquat zu bearbeiten, gehe mit zunehmendem Lebensalter mehr oder weniger verloren. Die vorliegenden nosologischen Systeme stünden im Widerspruch zu täglichen Erfahrungen. Er stimmte mit der Aufzählung pathogener Faktoren wie Hirnverletzungen, Hirnerkrankungen, Vergiftungen und psychische Ursachen und anhaltender ängstlicher und depressiver Störungen mit den herrschenden Ansichten überein.

Rückblickend ist anzunehmen, daß Emminghaus spätestens bei der Bearbeitung der „Allgemeinen Psychopathologie" erkannte, daß es sich bei den psychischen Störungen des Kindes- und Jugendalters um ein weithin unerforschtes Niemandsland, eine *terra incognita*, handelte, die dringend der Erforschung bedürfe; nicht nur als Deskription von Einzelfällen oder in der Erstellung einer psychologisch-phänomenologischen Systematik, sondern auch im Hinblick auf ihre zerebralorganischen oder „funktionellen" Ursachen. Außerdem publizierte Emminghaus im letzten Viertel des 19. Jahrhunderts einige weitere psychiatrische Arbeiten, z. B. über die einseitige Gesichtsatrophie (1873), über diagnostische und therapeutische Möglichkeiten von Behandlungen mit der Schlucksonde (1873), über das Auftreten von Verfolgungswahn im Pockenprozeß (1873), über Psoriasis mit Angstzuständen (1873) und mehrere Arbeiten über die Hundstollwut. Seit 1889 referierte er außerdem über zehn Jahre die psychiatrische Literatur in Virchows „Jahresberichten der Gesamten Medizin".

Bereits in seiner ersten Arbeit, in seiner Dissertation „Über hysterisches Irresein. Ein Beitrag zur Pathogenese der Geisteskrankheiten" wies Emminghaus nachdrücklich darauf hin,

daß psychische Störungen in der Kindheit ihren Anfang nähmen. Er führte dafür vor allem soziale Faktoren an: unzureichende Schwangerschaftsfürsorge, mangelhafte Bildung der Mütter, schlechte Ernährung und Kinderarbeit. Mit seinem 18 Jahre später veröffentlichten Lehrbuch „Die psychischen Störungen des Kindesalters" (1887) schloß er eine empfindliche Lücke in der klinischen Psychiatrie. Es handelte sich dabei um die erste wissenschaftliche Bearbeitung der normalen und gestörten psychischen Entwicklung des ersten Lebensabschnittes und ihrer alterstypischen psychischen Erscheinungsformen. Er legte mit diesem Buch keine vom Erwachsenenalter auf das Kindesalter deduzierte und transponierte Psychopathologie vor, sondern eine aus Direktbeobachtungen an Kindern und Jugendlichen mit abweichender Symptomatik gewonnene Psychopathologie der unterschiedlichen Altersstufen. Auch heute ist das Buch über lange Strecken noch unverändert aktuell und durch die reichhaltige Kasuistik und zahlreiche Anmerkungen kurzweilig und leicht lesbar, wenngleich die Bedeutung einiger Termini unbekannt ist und ein diagnostisches Verständnis nur durch die inhaltliche psychopathologische Dechiffrierung der Texte möglich ist.

In einer zeitgenössischen Rezension von 1888 verglich der weithin bekannte Karl Friedrich Werner Nasse, Leiter der Bonner Heil- und Pflegeanstalt, das Lehrbuch von Hermann Emminghaus mit dem von Henry Maudsley (1870) und pries als Vorzüge bei Emminghaus die gründliche und methodische Darstellung des Stoffes, die Anreicherung durch über 100 breit dargestellte Fallbeispiele und vor allem wegen der gründlichen und umfassenden Aufbereitung der dazu vorliegenden wissenschaftlichen Literatur. Tatsächlich bildete die dadurch gewonnene Gesamtübersicht, wie aus seinen zahlreichen Fußnoten hervorgeht, neben seinen eigenen Erfahrungen die Grundlage für eine Differenzierung der kindlichen und erwachsenen Geistesstörungen. Obgleich das Buch von zeitgenössischen und nachfolgenden Psychiatern anerkannt und häufig zitiert wurde, erfolgte die eigentliche Rezeption dieses Basiswerks, das hin und wieder auch als Steinbruch verwendet wurde, erst mit der zunehmenden Verselbständigung des Fachgebietes der Kinder- und Jugendpsychiatrie um die Mitte des 20. Jahrhunderts. Erst im Lauf der letzten Jahrzehnte ist Emminghaus auch in den angloamerikanischen Ländern erneut ins Blickfeld geraten. Ihm wurde von dem amerikanischen Psychiater Ernest Harms in „Origins of Modern Psychiatry" (1967) die entscheidende und maßgebliche Rolle für die Entwicklung einer wissenschaftlichen Kinderpsychiatrie überhaupt zugewiesen. In ihrer 1966 erschienenen „Geschichte der Psychiatrie" stellten die amerikanischen Medizinhistoriker Franz Gabriel Alexander und Sheldon T. Selesnik hingegen rückblickend fest, wie bedauerlich es sei, daß eine der klarsten Darstellungen der Kinderpsychiatrie des ausgehenden 19. Jahrhunderts in den nachfolgenden Jahrzehnten in der Welt so wenig Einfluß erlangt habe.

In der Einleitung zu seinem Buch ging Emminghaus auf die Kompetenzen der Pädiatrie und Psychiatrie für psychisch kranke Kinder ein. Keine der beiden Disziplinen könne in der Forschung und in der Lehre psychische Abweichungen vollständig ausschließen. Die Kinderheilkunde wolle „alle Krankheiten des unerwachsenen Menschen" erforschen, an „welchem Organ oder Organsystem sie auch ablaufen", ganz gleich, ob sie anatomisch nachweisbar oder funktionell seien. Die Psychiatrie habe hingegen die krankhaften psychischen Lebenserscheinungen des Menschen „im

ganzen zum Gegenstand ihrer Forschung" gemacht. Er räumte der Psychiatrie im Hinblick auf die Psychopathologie, die „diese Arbeit auf sich nehmen" müsse, eine Vorrangstellung ein und äußerte die Hoffnung, daß „diese Leistung der Psychiatrie ganz sicher mit Anerkennung von der Kinderheilkunde aufgenommen werden wird", weil sie dadurch in die Lage versetzt werde, „die zahlreichen Fälle sehr leicht und schnell verlaufender Psychosen des Kindesalters, die ihre Vertreter allein zu sehen bekommen, viel genauer zu studieren und zu beschreiben, als es bisher möglich gewesen" sei.

Als Kindheit bezeichnete Hermann Emminghaus den Zeitraum von der Geburt bis zur Pubertät, und damit löste er sich von der Fixierung der Eckdaten nach dem Lebensalter. Bei der Definition nach dem individuellen Entwicklungsstand wurden psychische Störungen, die bei einer verspätet oder vorzeitig einsetzenden physiologischen Geschlechtsreifung auftraten, unabhängig vom numerischen Lebensalter jeweils dem Jugendalter bzw. der Kindheit zugerechnet. Diese entwicklungsphysiologisch definierten Lebensperioden wurden allgemein anerkannt und gelten auch heute noch in Grenzfällen für die Aufnahmepraxis von psychisch gestörten Jugendlichen in eine Psychiatrische oder in eine kinder- und jugendpsychiatrische Klinik als ein allgemein anerkanntes Kriterium.

Der Begriff „Kinderpsychosen", wie Psychosen überhaupt, erstreckte sich während des ganzen 19. Jahrhunderts über ein breites psychopathologisches Spektrum. Als Psychosen wurden praktisch alle psychischen Störungen unabhängig von ihrer Psychopathologie bezeichnet. Neben den Psychosen nach der heutigen Terminologie gehörten dazu besonders die Oligophrenien (Imbezillität, Idiotismus) und die Epilepsien, darüber hinaus aber alle „anomalen Kinder". Spezielle Bedeutung gewann der Psychosebegriff erst nach der mit Beginn des 20. Jahrhunderts erfolgten scharfen Trennung der Psychose von der Neurose durch Freud. Auch Emminghaus folgte der zu seiner Zeit bestehenden psychiatrischen Terminologie und zählte zu den Kinderpsychosen neben den verschiedenen Formen der Idiotie u. a. die Neurasthenie, die Hypochondrie, die Hysterie und Zwangsstörungen und die Melancholie, die Manie, die Paranoia und alle unterschiedlichen Formen des Irreseins.

Trotz mehrerer Ansätze unter Einbeziehung von Definitionsversuchen von Charles West, James Conolly, Henry Maudsley und Wilhelm Griesinger gelang es auch Emminghaus nicht, die kindlichen Psychosen überzeugend abzugrenzen. Bei den eigentlichen Psychosen, dem „Irresein", liege „eine tief eingreifende Veränderung" vor. Dadurch unterscheide sie sich von den nicht-psychotischen geistigen Abnormitäten, ein psychopathologisches Problem, das auch heute noch für das Kleinkind- und das frühe Schulkindalter nicht befriedigend gelöst werden konnte, obgleich die autistischen Syndrome eine Sonderstellung erhalten haben. Emminghaus, überzeugter Anhänger der somatischen Richtung, hat sich dafür ausgesprochen, hirnorganisch bedingte psychische Störungen nicht als „Geistesstörungen" im engeren Sinne zu betrachten.

Den normalen „psychischen Gesamtzustand" des Kindes könne man nicht mit dem eines Erwachsenen vergleichen. Anders als ein Erwachsener befinde das Kind sich nicht im „Zustand der Freiheit", sondern werde von selbstsüchtigen, „sinnlichen" und ungesteuerten Wünschen und Interessen getrieben. Das Kind sei auf die Erhaltung „subjektiver Lustzustände und Vermeidung von Unlust" ausgerichtet. Trotz unterschiedlicher theoretischer

Grundvoraussetzungen stimmte Hermann Emminghaus mit Henry Maudsley, der die Vitalität als die Basis „aller Leidenschaften" sah, darin überein, daß sie die weitere Entwicklung positiv oder negativ beeinflussen könnte. Mit diesen Thesen wurde nicht nur die Bedeutung der frühen Kindheit für die weitere psychische Entwicklung und ihrer möglichen Störungen klar und deutlich herausgestellt, vielmehr finden sich im Zusammenhang mit dem philosophischen Begriff „Lebenskraft" („élan vital"), vorformulierte Ansätze zu der frühkindlich-physischen Libidoentwicklung bei Sigmund Freud, aber auch für die Grundlagen der Lerntheorie und für spätere Theorieansätze von Erik H. Erikson, Jean Piaget und Lawrence Kohlberg.

In einem Kapitel über die Allgemeine Ätiologie führte Hermann Emminghaus zur Häufigkeit der psychischen Störungen bei Kindern aus, daß „in keiner anderen Lebensperiode auf unbedeutende Anlässe hin die psychischen Prozesse leichter in Unordnung geraten als gerade in der Kindheit". Dies sei allgemein bekannt. Allerdings bekomme meist nur der Praktiker und der Pädiater diese Kinder zu sehen.

Er unterschied allgemeine und spezielle Prädispositionen zu psychischen Störungen und führte organische, erbliche oder gemischte Ursachen an, die entweder rasch und unmittelbar oder schleichend und erst nach einiger, manchmal erst nach längerer Zeit schädigend wirken könnten. Emminghaus beschrieb die Ätiologie und Symptomatologie der psychischen Eigenarten des Kindesalters in den verschiedenen Altersstufen und ihre Unterschiede gegenüber denen der Erwachsenen und stellte kinderspezifische Störungen und ihre Ursachen näher dar.

Bei Säuglingen ließen sich in der Regel noch keine psychopathologischen Störungen registrieren. Es sei überhaupt „nur wenig Zuverlässiges darüber bekannt, inwieweit allgemeine soziale, politische und religiöse Verhältnisse" einen Einfluß auf die generelle Prädisposition zu psychischen Störungen ausüben. Als feststehend dürfe aber betrachtet werden, daß lediger Stand und Verwitwung der Mütter die Krankheitsanlage steigern könnten, daß auch besser situierte Klassen der Bevölkerung kein geringeres Kontingent an Irreeinsfällen lieferten als „der bei harter, geistiger oder körperlicher Arbeit in Sorge und Dürftigkeit lebende Anteil der Population". Im Hinblick auf die „erbliche Prädisposition" differenzierte er Anlagen, die angeboren sein könnten, „ohne daß Erblichkeit im Spiel ist". Angeboren seien geburtstraumatische Ereignisse, die „durch längeren Druck, schwere Insulte, denen der Kopf des Kindes im Uterus, bei der Geburt ausgesetzt ist", bedingt durch ein verengtes Becken, Zangengeburten oder durch einen protrahierten Geburtsverlauf. Zu den erworbenen Prädispositionen rechnete er vor allem Erziehungsfehler. Sie dürften zwar nicht überschätzt werden, wohl aber vermöge eine „allzu strenge Behandlung feine Gefühle zu ersticken". Eine „Treibhauserziehung", die überstürzt die intellektuelle Befähigung auszubilden suche, könne den Keim zur Kränklichkeit legen, dagegen eine nachgiebige, nichts versagende Erziehung hypochondrische Verstimmungen und kleinmütiges Versagen hervorbringen. Es komme schließlich jedoch „in jedem Fall sehr viel auf die Individualität des Zöglings" selbst an.

Eine bestehende individuelle Prädisposition zu psychischen Störungen, die entweder angeboren oder erst im Leben erworben sei, könne nur definiert werden „als ein abnormer Zustand der Zentralorgane, welcher für gewöhnlich zwar latent bleiben oder sich nur in auffälligen, aber nicht eigentlich pathologischen Lebensäußerungen verraten kann". Somatische und psychische Schädlichkeiten verschiedener Art

hingegen, „die von nicht Disponierten leicht ertragen, rasch und vollkommen ausgeglichen werden, stören bei vorhandener Krankheitsanlage erheblich und für längere Dauer" die in einem labilen Gleichgewicht befindlichen psychischen Prozesse.

Schließlich müßten Einflüsse berücksichtigt werden, „welche gelegentlich auf große Massen von Menschen in gleicher Weise einwirken, wie politische Katastrophen, soziale und kirchliche Bewegungen, sodann große Seuchen, Hungersnot und gewaltige delitäre Naturwirkungen jeder Art". Es unterliege auch keinem Zweifel, daß „viele individuell Prädisponierte infolge dieser Einflüsse erkranken, welche unter anderen günstigen Bedingungen gesund geblieben wären, und daß in Zeiten der Bedrängnis weniger Irre zu Hause gepflegt werden als sonst".

In dem Kapitel „Allgemeine Symptomatologie" wurden unter den „Anomalien der Gefühle", die „psychische Hyperalgie" (Empfindlichkeit, Wehleidigkeit), der „psychische Schmerz" (traurige Verstimmung), „die Angst" (einschließlich des Pavor nocturnus), die „psychische Analgie" (Indolenz) und die „heitere Verstimmung" (Hedonie) ebenso beschrieben wie die „psychische Anhedonie" (der Stimmungsmangel) und die „perverse psychische Lust" (Schadenfreude, Lust am Lügen, Zerstörung von Ordnung). Ähnlich gliederte er die „Anomalien des Vorstellens", in die „Hyperaphie" (der gesteigerten Wahrnehmung) und „Anaphie", (der reduzierten Wahrnehmung), eine „Hypermnesie" (der gesteigerten Konzentration und Erinnerung), die „Amnesie" (Gedächtnis- und Erinnerungsschwäche), „Hyperphantasia" (der Steigerung der Phantasie), die „Phantasmen" (den Sinnestäuschungen) und in die „Halluzinationen", die „Zwangsvorstellungen", die „Altklugheit" und die „Exzentrizität", die „Trägheiten des Vorstellungsablaufes" und die „Wahnvorstellungen". Als „Anomalien des Begehrens und Strebens" wurden die „Hyperthymie" (die gesteigerte Begehrlichkeit), die „Athymie" (ein Mangel an Begehrlichkeit) und „perverse Strebungen" (abnorme, gierige Gelüste) sowie Lüge- und Stehlsucht, Grausamkeit und Tücke aufgeführt. Aus diesen „einfachen Erscheinungen setzen sich die das Kindesalter betreffenden psychopathologischen Symptomenkomplexe" zusammen: Delirium, Furor, Jactationen, Ekstase, Stupor, Pavor nocturnus und Somnambulismus. Die meisten dieser kindertypischen psychischen Abweichungen werden durch Fallbeispiele belegt und durch Fußnoten mit Literaturhinweisen ergänzt. Pavor nocturnus und Somnambulismus wurden exakt beschrieben.

Wenn die von Hermann Emminghaus vorgenommene psychologisch orientierte Einteilung nach „Anomalien" auch heute nicht mehr überzeugen kann, so enthielt sie doch ein bis zu dieser Zeit unbekanntes phänomenologisches Arsenal typischer kindlicher Störungen. Wer diese Gedankengänge von Emminghaus, die sich auf über 200 Fälle stützen, verstehen will, sollte zumindest die Exegesen zu einigen der oben angeführten Stichwörter in seinen Texten mit den beweisführenden, wenn auch oft nur aphoristischen Falldarstellungen gelesen haben. Er wird feststellen, daß die Inhalte und die Formen der von Emminghaus beschriebenen Störungsbilder überzeugend belegen, daß die Psychopathologie des Kindesalters sich in allen wesentlichen Punkten von der der Erwachsenen unterscheidet.

In dem Kapitel „Spezielle Pathologie der Kinderpsychosen" werden alle wesentlichen und inhaltlich auch heute noch anzutreffenden Störungsbilder bzw. Krankheitseinheiten abgehandelt, teilweise aber auch unter anderen Bezeichnungen. Dieses Kapitel ist deshalb besonders lesenswert und anregend, weil es zu Vergleichen mit den aktuell gültigen Klassifikationsschemata herausfordert. Bei den psychiatrischen Klassifikationen handelte es sich seit jeher um eine formale und inhaltliche Zuordnung von psychischen Störungen, die den jeweiligen und neuesten Stand der Erkenntnisse und damit auch ihre wissenschaftlichen Irrtümer widerspiegelten. Bei Emminghaus erfuhren neben den eigentlichen Psychosen sowohl passagere Kinderfehler, erblich und psychisch bedingte Persönlichkeitsstörungen, die Sozialisationsstörungen und die Intelligenzstörungen, die Epilepsie und endogene und exogene Psychosyndrome eine ausführliche Darstellung, wenn auch unter einer anderen Nomenklatur. Von diesen wurden hier einige beispielhaft ausgewählt. Vermutungen, daß Hermann Emminghaus von Wilhelm Griesinger, der in seinen psychiatrischen Publikationen dem Kindesalter erstmals einen besonderen, wenn auch nur begrenzten Platz einräumte, persönlich beeinflußt worden sei, lassen sich nicht widerlegen. Emminghaus war zu Griesingers Lebzeiten bereits bei Friedrich Siebert psychiatrisch tätig, und es ist nicht auszuschließen, daß er ihm auf den Tagungen der vielen neu gegründeten psychiatrischen Vereine begegnet ist und direkt richtunggebende Impulse von ihm empfangen hat. Emminghaus distanzierte sich ebenso wie Griesinger von der damals noch weit verbreiteten Meinung über die pathogene Bedeutung der Masturbation, insbesondere im Hinblick auf das „Irresein" bei Kindern und Jugendlichen.

Die Neurasthenie cerebralis wurde von Emminghaus als eine „Irritation der Großhirnrinde und subcortikaler Zentren" angesehen, die mit vegetativen Begleiterscheinungen (weite Pupillen, Gesichtsblässe und Druckempfindlichkeit der Dornfortsätze) einhergehe.

Neurasthenische Kinder zeigten mannigfache psychische Störungen als Auswirkungen des bestehenden geistigen und allgemeinen Schwächezustandes mit Schlafstörungen. Für ihre Entstehung wurden zahlreiche Ursachen angeführt, am häufigsten „geistige Überanstrengung". Die empfohlenen Behandlungsmaßnahmen entsprachen denen der „Überforderung": Bettruhe, Diät, Bäder, Befreiung vom Schulbesuch.

Die bereits bei Kindern zu beobachtende Melancholie wurde als eine vasomotorische bedingte Erkrankung der Hirnrinde angesehen, verursacht durch einen anhaltenden „Seelenschmerz". Sie könne in vier verschiedenen Formen auftreten, die mit anderen Bezeichnungen auch heute noch zu dem phänomenologischen Beschreibungsinventar der Depressionen gehören: die „Melancholia simplex", die „Melancholie mit Angst", die „Melancholie mit Wahnvorstellungen" und der „melancholische Stupor". Hermann Emminghaus beschrieb das „morgendliche Stimmungstief" depressiver Kinder und Jugendlicher. Die physiognomische Ausprägung einer einfachen Depression illustrierte er in seinem Buch mit dem Holzstich eines 14jährigen, noch nicht menstruierenden estnischen Mädchens mit einer typischen Veraguth'schen Augenfalte, dessen Symptomatik sich während der klinischen Behandlung unter warmen Bädern und einer galvanischen Behandlung rasch besserte. Allgemeingültige Gesichtspunkte für die stationäre Behandlung schwer depressiver Kinder waren neben der damit verbundenen Befreiung vom Schulbesuch eine ständige Überwachung dieser Kinder, um sie vor Selbstmord zu bewahren. Bei unzureichender Nahrungszufuhr erfolgte eine Schlundsondenfütterung, ferner kalte Abwaschungen, feuchte Einpackungen und bei der „angstvollen Melancholie" warme Vollbäder

und Faradisierungen „wegen ihrer auffrischenden Wirkung". Von Medikamenten habe sich Brom als gänzlich unwirksam erwiesen. Nur Opiumpräparate seien geeignet, „Seelenschmerz und Angst" zu bekämpfen. Als „analeptische Mittel" wurden bei besonderen Fällen Wein und Bier empfohlen, gegen Schlafstörungen kamen neben hydrotherapeutischen Maßnahmen Paraldehyd und Urethan in Betracht.

Als Manie wurde ein Stimmungszustand bezeichnet, der sich von der allgemeinen Schilderung einer „manischen Episode" in unseren Klassifikationssystemen dadurch unterscheidet, daß Emminghaus neben der allgemeinen noch eine speziell auf das Kindesalter abgestellte Deskription gab. Der „Ablauf der Vorstellungsprozesse und der Wechsel der Vorstellungsinhalte" sei bei manischen Kindern noch rascher und flüchtiger als bei manischen Erwachsenen: „Es herrscht Vielbegehrlichkeit mit massenhaften, auch perversen Impulsen des Handelns." Die Manie der Kinder unterscheide sich vom Seelenzustand gesunder Kinder dadurch, daß sie keine Ermüdung kennen, allenfalls in „temporäre Erschöpfung und Abstumpfung" verfielen, durch Zuspruch und Verweise „zu sinnloser Wut von längerer Dauer aufgereizt" werden könnten und (jeder erfahrene Arzt erlebt es unverändert auch heute noch) daß sie sich kurzfristig und „auf Augenblicke, besonders vor Fremden zusammennehmen" könnten. Die Kinder zeigten eine „tolle Ausgelassenheit", sie versäumten ihre Schulpflichten und ignorierten Anordnungen und Verbote. Die natürliche Scheu und Verlegenheit vor Erwachsenen sei verschwunden. „Dreistigkeit, Frechheit, Lust am Gemeinen und Obszönen" seien an ihre Stelle getreten. Den Kindern entgehe kaum etwas, das in ihrer Umwelt geschehe, was sich auch aus ihren schlagfertigen Kommentaren ersehen lasse. Als Ursache habe man in den seltenen

Fällen bei Erwachsenen, wenn unabhängig von der Manie der Tod eingetreten sei, „vorzugsweise eine Hyperämie der Pia mater und der Großhirnrinde" vorgefunden. Die Frage nach der Krankheitsursache bei den neun manischen Kindern, denen er selbst begegnet sei, beantwortete Emminghaus mit dem Hinweis auf die allgemeinen Ursachen des kindlichen Irreseins: Typhus, Kopfverletzungen, Schreck, depressive Gemütsbewegungen usw., „welche sämtlich bei hereditärer Disposition zu Nerven- und Geisteskrankheiten führen können".

In einem Anhang zu seinem Maniekapitel beschreibt Emminghaus „Die sogenannten Flegeljahre der Knaben", die psychischen Störungen in der Pubertät, deren zeitlose Erscheinungsbilder, abgesehen von ihrer meisterhaften Beschreibung, auch deshalb hier wiedergegeben werden sollen, weil ihre offensichtlich phasengebundene Existenz immer wieder einmal in Frage gestellt wurde, die sich manchmal zu Pubertätskrisen ausweiten oder nicht als Vorstadien von psychotischen Erkrankungen diagnostiziert werden kann. „Gegen das Ende der Kindheit, etwa zwischen dem 12. und 15. Jahre, kommt nicht selten bei Knaben eine Episode der geistigen Entwicklung vor, welche mit der Manie viel Ähnlichkeit hat. Dieselbe ist unter dem Namen Flegeljahre allgemein bekannt, und man weiß, daß sie bei ganz gesunden und aus gesunder Familie stammenden Knaben sich einstellen kann, welche sich später zu normalen und tüchtigen Männern entwickeln. Mit der Zunahme der Muskelkräfte und der Geschicklichkeit in deren Verwendung, mit der Erweiterung des geistigen Horizontes, dem aufkeimenden Bewußtsein der Männlichkeit und daher noch stärkerem Selbstgefühl, welche um diese Lebenszeit auftreten, verbindet sich eine andauernd übermütige Stimmung. Die leicht und rasch apperzepierten Sinneseindrücke bringen allerhand Einfälle und Ideen hervor, aus welchen unter dem Einflusse jener erwähnten Stimmungslage momentane Begehrungen zur Betätigung der physischen wie der geistigen Kräfte entspringen. Diese Begehrungen wachsen sehr leicht zum kitzelnden Erwartungsaffekt an; die geistige Hemmung ist noch schwach, denn es besteht noch Unreife der sittlichen Gefühle, ja es entwickelt sogar der rabulistische Drang, sich gegen Zucht und Sitte aufzulehnen, eine gewisse Lust an Verwirklichung des Rohen und Gemeinen. Während dieser Episode meiden die Knaben mit Verachtung Kinderstube und Mädchengesellschaft, überhaupt das Elternhaus, treiben sich mit Vorliebe auf der Straße im Vereine mit Gleichaltrigen, Gleichbeschaffenen, daher Gleichgesinnten, herum. Einer sucht den anderen im Aussinnen von Tollheiten zu überbieten, jedenfalls nicht hinter den übrigen zurückzustehen, um sein Ansehen zu begründen und zu erhalten. Das enorm gesteigerte Selbstgefühl äußert sich in Renommieren und Prahlen, wobei immer bewußte Übertreibung und oft genug Lügerei stattfindet. Ausgesprochen ist fernerhin die Neigung, sich über Autoritäten hinwegzusetzen, dieselben zu belachen, illusorisch zu machen. Scharfe Verbote, Anherrschen, Strafen bringt leicht gesteigerten Mutwillen, Widerspenstigkeit, aufwallende Leidenschaftlichkeit mit geradezu unflätigem Betragen und Gewaltakten hervor." Im allgemeinen könne man diese Episode in der Entwicklung nicht als krankhaft bezeichnen, vielmehr sei sie in den meisten Fällen ein Bestandteil der normalen Entwicklung. – Damals wie heute kommt es im Ablauf der normalen Pubertät fast regelmäßig zu auffälligen psychischen und somatischen Abweichungen, zu einem gesteigerten Hunger- und Durstgefühl, Störungen des Schlaf-Wach-Rhythmus, negativistisch-autistischen Selbstisolierungen oder extremen Zuwendungen zu einem Kollektiv mit einer meist gesteigerten Aggressivität und Konfliktbereitschaft und einer exzessiven Suche nach Identität und „Selbstverwirklichung" oder zum Einstieg in den Substanzenmißbrauch.

Eine in der Pubertät auftretende Dementia acuta war nach Hermann Emminghaus durch eine „hochgradige Abschwächung aller intellektuellen Funktionen" und durch begleitende Störungen der Wahrnehmung, der Erinnerung und des Denkens charakterisiert und häufig von zusätzlichen Störungen des Kreislaufes, der Sensibilität und der Motilität begleitet. Emminghaus belegt dieses von ihm in mehrere Formen unterteilte Krankheitsbild durch eine ausführlich dargestellte eigene Fallstudie. Differentialdiagnostisch erörtert er sowohl eine stuporöse Melancholie als auch einen agitierten Idiotismus, die nur durch die Erhebung der Vorgeschichte ausgeschlossen werden könnten.

Als Hypochondrie wird eine „unbegründete, aber festhaftende, daher einer Wahnvorstellung gleichwertige Vermutung oder Überzeugung des Kranken, von schwerem Leiden befallen zu sein", als eine „selbständig bei Kindern vorkommende" und als „Psychose" zu bezeichnende psychische Störung beschrieben. Es handle sich dabei um eine „funktionelle Neurose des Großhirns". Charles West, Friedrich Jolly, Carl Friedrich Otto Westphal u. a. hätten wesentliche Beiträge zur Hypochondrie bei Kindern geleistet. Die Prognose sei nur in leichten Fällen günstig, aber nach mehr als zweijähriger Dauer müsse sie als unheilbar angesehen werden. Die Erkrankung setze entweder plötzlich ein, z.B. nach einem Hundebiß oder einem Todesfall in der Familie, und bilde sich entweder von selbst zurück, oder sie entwickle sich erst allmählich, etwa bei neuroapathischen Kindern, und verlaufe dann meistens chronisch. Bei hypochon-

drischen Kindern bestehe eine „grämliche, ernste, auch wohl ängstlich-feierliche Stimmung, auch Perioden düsteren Dahinbrütens kommen vor". Die Furcht vor einer bestimmten Krankheit äußere sich in Druckgefühlen und Schmerzen und drücke sich in „unsinnigen Übertreibungen" aus: „Der Kopf zerspringt, die Därme verdrehen, verschließen sich, der Atem stockt, die Lunge zerfällt, das Herz zerreißt, die Zunge ist steif, abgestorben..." In schweren Fällen komme es zu Gewichtsabnahmen, gelblichen Hautverfärbungen, Schlafstörungen und umschriebenen körperlichen Beschwerden. Zur Therapie gehörten eine ruhige und schonende Nichtbeachtung der Klagen, Einhaltung einer Diät, hydro- und elektrotherapeutische Maßnahmen und in schweren Fällen eine Trennung von den Eltern.

Typische Eigenschaften der Paranoia, der „primären Verrücktheit", seien „Störungen des Vorstellens, speziell des Denkens" mit „spontanen oder in Sinnestäuschungen begründeten Bildung von Wahnideen persönlicher Beeinträchtigung". Sie könne sich aus einer Hypochondrie entwickeln, wenn sich die Idee verfestige, daß sie „von feindlicher Wirkung anderer" herrühre. Die Definition der Paranoia sei besonders Griesinger und Westphal zu verdanken, die sie allerdings nur bei Erwachsenen beschrieben hätten, während sie im „Kindesalter noch fast gar nicht studiert" worden sei. Es wird eine „akute halluzinatorische Paranoia" von einer „chronischen Paranoia" unterschieden und mit fremden, von Oswald Berkhan, Johann Steiner und Henry Maudsley, und mit eigenen Fallbeschreibungen von leichten und schweren Erkrankungen bei Vorschul- und Schulkindern belegt. Schwere Erkrankungen gingen mit „tobsüchtiger Aufregung" oder mit „stuporösen Erscheinungen" einher. Die betroffenen Kinder schrien und heulten, sie stünden unter dem

Eindruck von bedrohlichen Halluzinationen und Verfolgungsideen, zerstörten Gegenstände und griffen Personen in der Umgebung an oder verharrten bewegungslos in „eigentümlich bizarren Stellungen" mit „Starre der Muskulatur", mit „Widerstand gegen passive Bewegungen und Flexibilitas cerea", und verweigerten die Nahrungsaufnahme. Eine hereditäre Veranlagung sei anzunehmen. Pathologisch-anatomisch seien „Ernährungsstörungen der Großhirnrinde" anzunehmen, die manchmal zu einem „akuten Hydrozephalus" und zur Atrophie der Großhirnrinde führen könnten.

Als das Wesentliche der Zwangvorstellungspsychose wurde mit Westphal (1877) der „krankhafte Zwang im Denken, der immer derselbe ist", angesehen, Gedanken, die nach Richard von Krafft-Ebing (1879) plötzlich „in den Vordergrund des Bewußtseins treten, dabei in keinem logischen Zusammenhang mit den eben gewesenen Vorstellungen stehen und von dem Betroffenen als unsinnig erkannt werden". Bei Kindern könnten Zwangsideen erst auftreten, wenn das Selbstbewußtsein so weit entwickelt sei, daß „ein Sichauflehnen gegen den Inhalt der Zwangsidee und eine verständliche Mitteilung des abnormen Geschehens" möglich sei. Da bei schwachsinnigen Kindern keine „kritischen Bewußtseinsreaktionen" möglich seien, könnten sie auch keine Zwangsstörungen entwickeln. Zwangskranke Kinder reagierten mit „Ärger, Wut, Angst und Verzweiflung über den automatischen Ablauf" ihrer Zwangsgedanken. Bei Kleinkindern könnten, da bei ihnen die entsprechenden inneren Voraussetzungen nicht gegeben seien, Zwangsvorstellungen höchstens vermutet werden. Als einzelne Formen der Zwangsstörung wurden die Berührungsfurcht, die Frage- oder Grübelsucht, die Zweifelsucht und impulsive Zwangsvorstellungen, die nur gedanklich vorhanden sind oder sich in

Zwangshandlungen ausdrücken, beschrieben. Dazu werden Fallbeispiele von Oswald Berkhan, Richard von Krafft-Ebing, Vogel und von Franz von Rinecker aphoristisch abgehandelt. Westphals Ansicht, daß „Zwangsvorstellungen nie in Wahnvorstellungen übergehen" könnten, bezweifelt Hermann Emminghaus aufgrund eigener Beobachtungen und, wie spätere Untersuchungen bestätigten, zu Recht. Der Verlauf sei subakut oder chronisch. Als ursächliche Faktoren seien eine „neuropathische Disposition" oder eine „nervöse Konstitution" anzuschuldigen. Emminghaus bezeichnet sie vage als eine „funktionelle Neurose des Großhirns" und hält es für möglich, daß „Reizungen einzelner Rindenterritorien oder diffuse Erregungen der Kortikalsubstanz" bestehen könnten.

Mit dem transitorischen Irresein wurden „plötzlich auftretende Krankheitserscheinungen mit voller Intensität bei vorher geistig gesunden, nicht epileptischen und nicht hysterischen Kindern" beschrieben, bei denen eine „vollständige Aufhebung des Selbstbewußtseins während der Dauer der Störung" bestehe, die allerdings nur stunden- oder tageweise auftrete und keine gesundheitlichen Folgen hinterlasse. Nach den vorliegenden Fallbeschreibungen lagen bei einigen Kindern hochfiebrige Erkrankungen vor, die rückblickend die Annahme einer exogen-deliranten Störung rechtfertigen können, während die bei „zarten Individuen mit leicht erschöpfbaren vasomotorischen Nerven" beobachteten passageren Störungen später als „Milieureaktion" (Homburger 1926) bezeichnet oder in der ICD-10 als „akute Belastungsreaktion" registriert wurden.

Das periodische oder zirkuläre Irresein manifestiere sich als Manie, Delirium und Melancholie und komme als periodische Erscheinungsform auch bei Kindern vor. Es sei durch länger anhaltende psychische Anfälle gekennzeichnet, die nach langen oder sehr langen Intervallen erneut und mit derselben oder mit einer ähnlichen Symptomatik aufträten. Mit dem weiteren Verlauf verlängere sich die Dauer der psychischen Störungen, während die symptomfreien Intervalle kürzer würden. Die Tatsache, daß nur wenige Beobachtungen über Kinder mit einem „idiopathischen periodischen Irresein" publiziert wurden, erkläre sich vielleicht dadurch, daß sie als transitorische Syndrome verkannt würden. So wurden drei Fälle einer periodischen Manie bei Kindern und Jugendlichen im Alter von sechs, fünfzehn und siebzehn Jahren von Johann Steiner, Karl Friedrich Werner Nasse und Adam Mandli beschrieben. Als eine Varietät des periodischen Irreseins wurde das zirkuläre oder zyklische Irresein als erbliche Krankheit beschrieben, die meistens mit einem depressiven Stadium beginne und als solches wiederholt oder als Exaltationsstadium auftreten könne. Die Exaltation sei durch manische Züge, durch Streit- und Stehlsucht und „Leidenschaftlichkeit aller Art" gekennzeichnet, die sich oft rasch zurückbilde. Bei Kindern seien die gesunden Intervalle erheblich länger als bei Erwachsenen. Das depressive Stadium bei Kindern zeichne sich durch eine schwere psychische und begleitende körperliche Störung aus. Es dauere manchmal nur einige Tage und gehe dann manchmal über Nacht in eine „maniakalische Phase" über. Die Kinder seien „mehr geistig gehemmt als seelenschmerzlich verstimmt". Im Blick auf den Langzeitverlauf sei die Prognose ungünstig. Die Diagnose eines zirkulären Irreseins solle auch bei Kindern erst gestellt werden, wenn mindestens drei Anfälle beobachtet wurden. Ätiologisch sei von verschiedenen Autoren eine vasomotorische Hirnstörung diskutiert worden. Die zur Verfügung stehenden therapeutischen Mittel und Verfahren hätten sich bei Kindern als erfolglos erwiesen.

Bei dem moralischen Irresein, das Hermann Emminghaus mit dem „indifferenten Namen Gemütsentartung" bezeichnet, handelt es sich um „einen länger dauernden oder dauernden kompletten Ausfall der kindlichen Gutmütigkeit und der altruistischen Gemütsbewegungen", welcher Defekt einen maßlosen Egoismus und völlige Perversion der geistigen Gefühle herbeiführe, nur Streben zur Verwirklichung des Schlechten aufkommen lasse und das Denken jedenfalls im gleichen Maße beschränke wie dasselbe durch intellektuelle Gefühle erweitert werden könne. Die moralische Entwicklung des Kindes verlaufe in Stufen. Sie setze beim Kind eine normale Gemütserregbarkeit voraus, die es befähige, bei Lob oder Tadel Freude oder Kummer und einfache Gebote und Verbote zu behalten und anzuwenden und Mitleid und Mitfreude mit anderen Menschen zu empfinden. Wenn bei sonst gesunden Kindern eine solche Erziehung unterlassen werde, bleibe dennoch eine entsprechende „sittliche Disposition" bestehen, die durch Nacherziehung („Besserungsanstalten") gefördert werden könne. Bei dem natürlichen Egoismus des Kindes sei die Anerkennung und Befolgung der geforderten moralischen Maximen eine Aufgabe, die oft mit schweren inneren Kämpfen verbunden sei, aber durch eine angeborene Tendenz zur „Gutmütigkeit" gelöst werden könne, wenn keine ungünstige erbliche Veranlagung bestehe. Bei einer erblichen Belastung oder geburtstraumatischen Hirnschäden dagegen seien Versuche, den Kindern moralische und altruistische Werte zu vermitteln, oft zum Scheitern verurteilt. Diese Kinder zeigten eine ungewöhnliche Reizbarkeit und eine Tendenz zu zornmütigen Ausbrüchen. Gegenüber ihren Eltern und Geschwistern verhielten sie sich kalt, abweisend und undankbar, gegenüber anderen Kindern garstig und hinterlistig. Sie begännen ohne Grund

Streitigkeiten, zerstörten Spielsachen und eigneten sich fremde Gegenstände an. Sie defäzierten und urinierten auf Möbel, besudelten ihre Kleider und neigten zu Tierquälerei und Obszönitäten. Die schon bei Kleinkindern zu beobachtende „schamlos betriebene Onanie" habe bereits zu der Ansicht geführt, daß die Gemütsentartung überhaupt auf die Masturbation zurückzuführen sei. Die Prognose der Krankheit wurde „im Allgemeinen als sehr ungünstig" bezeichnet. Durch pädagogische Maßnahmen seien nur in seltenen Fällen Besserungen zu erzielen; in schweren Fällen sei die Einweisung in eine „Idiotenanstalt" unumgänglich.

Eine präzise Definition der Hysterie sei, so Emminghaus, kaum möglich, weil deren Entstehung umstritten, ihre Erscheinungen vielgestaltig und der Verlauf schwer vorauszusagen sei. Ihre Bezeichnung als Hysterie sei besonders für Kinder schon deshalb wenig passend, weil sie auf „ausgebildete weibliche Geschlechtsorgane" hinweise. Dennoch: es handle sich um eine „eigenartige Nervenaffektion", die sowohl auf erblicher Grundlage vorkomme als auch psychisch bedingt sein könne. Die Krankheit weise aus somatischer Sicht auf eine „abnorme Erregbarkeit der zerebralen Zentren und der Bahnen des Nervensystems" hin. Dadurch bedingt, gehörten sensible, motorische, vasomotorische, sekretorische und psychische Störungen, die in unterschiedlichen Kombinationen auftreten können, zum Krankheitsbild. Eine allgemeine Schilderung der individuellen Symptomatik sei unmöglich. Emminghaus führte Sensibilitätsstörungen an, insbesondere Hyperästhesien, Kopfschmerzen, lokalisierte Schmerzempfindlichkeit in allen Körperteilen, Organschmerzen und Neuralgien, außerdem Parästhesien (Hitze- und Kältegefühle), Herzängste und die „fast ausschließlich dieser Neurose eigentümliche Bulimie" an. Auch die typischen hysterischen Hemianästhesien wurden bei Kindern beobachtet, ferner Krämpfe und umschriebene Spasmen, Schluck-, Rülps- und Würgkrämpfe, Singultus, Lach- und Weinkrämpfe. Die „hysterische Gemütsveränderung" sei eine Reaktion auf das krankheitsbedingte allgemeine Mißbehagen. Die selbstsüchtigen und egoistischen Kinder fühlten sich nicht ausreichend geliebt, ihre seelischen und körperlichen Leiden würden nicht ausreichend gewürdigt. Ihre „Gemütsentartung" führe zu bösen Verleumdungen, zu Entwendungen, obszönem Betragen, zu rohem Schimpfen und Lügen ohne Not. Andererseits würden aber auch Gemütsveränderungen im Zusammenhang mit einer „stillen Resignation" mit Duldermine, Rührszenen, klagende Prätentionen und raffinierter Schlauheit beobachtet, die in episodische Psychosen mit kataleptischen Erscheinungen, Somnambulismus, hysterische Anfälle und religiöse Ekstase einmünden könnten. Die Therapie sei so vielgestaltig wie die Krankheit und reiche von der Hydro- und Elektrotherapie und Massagen, Diätetik und psychischer Behandlung bis zur Einweisung in eine Heilanstalt, wenn die Kinder zu Hause verwöhnt und verhätschelt worden seien.

Das Kapitel über Idiotie oder den „Idiotismus" ist die nach der Seitenzahl umfangreichste Darstellung, weil die Intelligenzschwächen bei Kindern „am längsten bekannt" seien und nach „ärztlicher Anschauung schlechthin den Prototyp von kindlicher Geisteskrankheit" bildeten. Die Definition von Imbezilität als leichterer und Idiotie als schwerer Form des Schwachsinns stimmt mit der bei Esquirol überein. Als „geistig zurückgeblieben" werden Kinder bezeichnet, bei denen bereits in früher Kindheit eine „Schwäche der intellektuellen Fähigkeiten, mit welcher bestimmte Anomalien der Gefühle und Strebungen verbunden sind", auftraten. „Das charakteristische Merkmal dieses Zustandes ist, daß der Träger früher oder später in der geistigen Entwicklung hinter den Altersgenossen zurückbleibt und daß dieser Unterschied mit der Zeit immer erheblicher wird." Bei der angeborenen Idiotie fänden sich fast regelmäßig Mißbildungen und Defekte des Großhirns, die Emminghaus als „Gehirnarmut" bezeichnet. Die phänomenologische Beschreibung der unterschiedlichen Schweregrade und ihrer Unterteilung in erethische und apathische Formen und des Ausmaßes ihrer kognitiven, emotionalen und sozialen Defizite läßt sich überzeugend nachvollziehen und ist nach wie vor gültig. Später entwickelte psychologische Verfahren hätten allerdings eine wesentlich präzisere quantitative und qualitative Zuordnung nicht nur der leichteren Schwachsinnsformen (Debilität), sondern auch der Lernbehinderungen ermöglicht.

Schon fünf Jahre vor dem Erscheinen seines Lehrbuches hatte Hermann Emminghaus Beiträge über „Kinder und Unmündige" und über „Blödsinn und Schwachsinn" verfaßt, die beide im Jahr 1882 von Josef von Maschka „Die Gerichtliche Psychopathologie" im „Handbuch der gerichtlichen Medizin" (1881–1882) publiziert wurden. Er setzte sich darin mit der strafrechtlichen Verantwortung von Kindern und Jugendlichen im Vergleich mit dem österreichischen, französischen und russischen Strafrecht auseinander. Er differenzierte Kindheit und Jugend dahingehend, daß nicht das Lebensalter, sondern der Stand ihrer physiologischen und psychischen Entwicklung für ihre strafrechtliche Verantwortlichkeit zu berücksichtigen sei. Mit der Arbeit „Blödsinn und Schwachsinn" bemühte er sich in Ermangelung objektiver Testverfahren um eine differenzierte forensische Beurteilung der beiden Schwachsinnsformen im Hinblick auf ihre strafrechtliche

Verfolgung. Die forensische Beurteilung der Blödsinnigen, auch derjenigen milderen Grades, böten keine Schwierigkeiten, weil ihre Verantwortlichkeit für alle Handlungen auszuschließen sei. Bei den leichteren Schwachsinnsformen sei die Frage nach der Verantwortlichkeit für gesetzwidrige Handlungen hingegen offen und in jedem Fall individuell zu beantworten. Viele straffällige Kinder seien nicht moralisch minderwertig, sondern krank und benötigten statt einer Strafe Verständnis und Hilfe.

In einem Nachruf (1904) heißt es: „Eine bewunderungswürdige Literaturkenntnis und Gründlichkeit zeichnet alle Arbeiten von Hermann Emminghaus aus. In der Geschichte der Psychiatrie nimmt er eine hervorragende Stelle ein." Das Andenken an Hermann Emminghaus wurde in unseren Tagen erneuert durch einen Hermann-Emminghaus-Preis, der seit 1984 in zweijährigen Abständen mit einer Hermann-Emminghaus-Plakette und einer Dotation von 5000 Euro für herausragende wissenschaftliche Arbeiten über psychische Störungen im Kindes- und Jugendalter verliehen wird.

Mit seinen psychopathischen Konstitutionen schuf Theodor Ziehen eine Klassifikation der nicht-psychotischen psychischen Störungen bei Kindern

Georg Theodor Ziehen (1862–1950), von Beruf Psychiater, Neurologe und Pathologe, war während seines ganzen Lebens besonders an Psychologie, Pädagogik und Philosophie interessiert. Bereits im Gymnasium traten zum erstenmal seine philosophischen Interessen deutlich hervor. Schon in dieser Zeit habe er daran gedacht, das System einer erkenntnistheoretischen Philosophie zu entwerfen. „Ich soll stets sehr still und nachdenklich gewesen sein und die Einsamkeit der Geselligkeit vorgezogen haben. Zunächst beherrschten mich literarische und naturwissenschaftliche Neigungen in etwa gleichem Maße" (Autobiographie 1923). Als Arzt habe er trotz seiner physiologischen und hirnanatomischen Forschungen nie eine „materialistische Phase" durchgemacht. Diese Einstellung habe bereits seinem Lehrbuch der physiologischen Psychologie vertreten und begründet. Den „psychophysischen Parallelismus" habe er immer nur als eine für die Psychologie didaktisch bequeme und heuristisch förderliche Formulierung eines Problems, nicht als eine Problemlösung (1923) gesehen. An der Wahrheit, daß uns nur Psychisches gegeben ist und das Materielle nur ein Vorstellungsgebilde von sehr zweifelhafter Berechtigung ist, habe er seit seiner Jugend festgehalten.

Ziehen gehörte zu den medizinischen Universalgelehrten, denen man im 19. Jahrhundert an den Universitäten Deutschlands nicht selten begegnete. Aber er war insofern eine Ausnahme, als er nicht nur in allen von ihm vertretenen Fachgebieten für seine zahlreiche Arbeiten und gewichtigen Bücher Ehrungen und Anerkennung fand. Er besuchte in Frankfurt das Gymnasium. Nach dem Abitur wählte er Medizin als Studienfach, weil ihm nur dafür ein Stipendium zur Verfügung stand. Bis zum Physikum studierte er in Würzburg. Dort besuchte er botanische, mathematische und philosophische Vorlesungen. Bei seinem großen Interesse, das er von Anfang an der Psychiatrie entgegenbrachte, ist anzunehmen, daß er auch bei dem Pädiater und Psychiater Franz von Rinecker Vorlesungen hörte und vielleicht sogar Hermann Emminghaus kennenlernte. 1883 ging er zum klinischen Studium nach Berlin. Er wählte die Psychiatrie wegen ihrer Beziehungen zur Psychologie und zur Philosophie zu seinem Spezialfach. Nach seiner Promotion (1885) arbeitete er ein Jahr als Gastarzt in der von dem berühmten Karl

Ludwig Kahlbaum geleiteten privaten Anstalt in Görlitz. 1886 folgte er einer Einladung Otto Binswangers nach Jena, um dort zunächst als Assistent, danach als Oberarzt an der Psychiatrischen Universitätsklinik zu arbeiten. Ziehen richtete sich in Jena ein kleines eigenes Laboratorium ein und setzte seine hirnanatomischen und hirnphysiologischen Untersuchungen fort. Er hielt regelmäßig psychophysiologische Übungen ab und untersuchte eine große Anzahl von Schulkindern. Bereits ein Jahr später, 1887, habilitierte er sich mit der Schrift „Sphygmographische Untersuchungen an Geisteskranken". 1900 erfolgte ein Ruf als o. Professor der Psychiatrie nach Utrecht. 1903 wurde er als Ordinarius für Psychiatrie an die Universität Halle berufen. 1904 erhielt er den ehrenvollen Ruf nach Berlin als Nachfolger von Friedrich Jolly und seine Ernennung zum Direktor der Psychiatrischen Klinik der Charité. 1910 würdigte die Philosophische Fakultät der Universität Berlin seine Verdienste auf dem Gebiet der Philosophie und Psychologie durch Verleihung der Ehrendoktorwürde. 1912, mit 50 Jahren, gab er sein Amt freiwillig auf, um sich in Wiesbaden seinen wissenschaftlichen Studien zu widmen. Sein Nachfolger als Direktor der Berliner Klinik wurde Karl Bonhoeffer. Im Jahr 1917 wurde Ziehen an die Universität Halle berufen, diesmal als Nachfolger Wilhelm Wundts auf den Lehrstuhl der Philosophischen Fakultät mit dem Auftrag, besonders die Psychologie zu vertreten. Seine wissenschaftliche Aktivität konzentrierte er auf Naturphilosophie, Erkenntnistheorie, Logik und Ästhetik und später auch auf die Geschichtsphilosophie und Ethik. Daraus entwickelten sich vielfältige Berührungspunkte mit den sonst wenig bearbeiteten kinder- und jugendpsychiatrischen und pädagogischen Themen in seinem Schaffen (Seidel 1987). 1922 wurde er zum Dekan der Philosophischen Fakultät und 1927 zum Rektor der Universität Halle gewählt. 1923 lehrte er als Gastprofessor an der Universität in Madrid. Nach seiner Emeritierung 1930 ließ er sich erneut in Wiesbaden nieder. Da nach dem Zweiten Weltkrieg die Ruhegehaltszahlungen ausfielen, war er gezwungen, eine nervenärztliche Praxis zu eröffnen. In seinem 85. Lebensjahr erwies die Universität Halle Ziehen die seltene Ehre, ihn auf einen Lehrstuhl der Pädagogischen Fakultät zu berufen. Er mußte ihn aus gesundheitlichen Gründen 1948 ablehnen. Er starb am 29. Dezember 1950 in Wiesbaden. Im Nachruf seines Biographen F. Munk (herausgegeben von Klaus Munk 1956) heißt es, daß er sich besonders mit der experimentellen physiologischen Psychologie beschäftigt habe, aber seine Hauptinteressengebiete seien neben der Anatomie des Gehirns die Geisteskrankheiten des Kindesalters und das Seelenleben des Jugendlichen gewesen.

In seinem Lehrbuch „Die Geisteskrankheiten im Kindesalter" weist Ziehen darauf hin, daß sich die allgemeine Psychopathologie im Gegensatz zur speziellen Psychopathologie des Kindesalters im wesentlichen mit der des Erwachsenenalters deckt und daher, wie er ausdrücklich feststellt, in diesem Bereich auf die Lehrbücher der Psychiatrie verwiesen werden müsse. Deshalb und zum besseren Verständnis seiner kinderpsychiatrischen Schriften erscheint es unumgänglich, diesen einen kurzen Überblick über seine wichtigsten psychiatrischen, psychologischen und philosophischen Veröffentlichungen voranzustellen.

Mit Theodor Meynert und Carl Wernicke gehörte Ziehen zu jener Zeit zu der Gruppe der somatisch orientierten Psychiater, die fast uneingeschränkt den Grundsatz „Geisteskrankheiten sind Gehirnkrankheiten" vertraten. Ziehen publizierte einschlägige Werke auf dem Gebiet der Geistes- und Nervenkrankheiten, der

Hirnanatomie und Hirnphysiologie, der Psychologie und Philosophie. Sie waren allesamt weit verbreitet, wurden teilweise übersetzt und erlebten fast ausnahmslos mehrere Auflagen. Unter seinen über 400 Veröffentlichungen beschäftigen sich zwar nur 50 ausschließlich mit psychopathologischen Fragen des Kindes- und Jugendalters, aber in vielen Arbeiten und Lehrbüchern wurde auf sie hingewiesen. Die von Ziehen angestrebte Weiterentwicklung der Lokalisationslehre der Psychosen entsprach den wissenschaftlichen Strömungen seiner Zeit. Schon im Titel seiner Promotionsarbeit „Über die Krämpfe in Folge elektrischer Reizung der Großhirnrinde" (1885) war eine richtunggebende Aussage enthalten. Im gleichen Jahr und kurz danach erschienen in rascher Folge eine „Allgemeine Pathologie des Gehirns" (1897), eine „Abhandlung über die Allgemeine Pathologie des Intelligenzdefekts" (1897), „Die Behandlung der einzelnen Formen des Irreseins" (1898) und 1899 die „Anatomie des Zentralnervensystems" im „Handbuch der Anatomie des Menschen" des führenden Jenaer Pathologen Karl von Bardeleben (1849–1918). Das entschiedene Votum des Berliner Anatomen und amtierenden Dekans Wilhelm von Waldeyer-Hartz (1836–1921) war für die Wahl Ziehens zum Direktor der Psychiatrischen Klinik von ausschlaggebender Bedeutung. Er gehörte damit zu den ersten Autoritäten der Anatomie, Physiologie und Psychologie auf dem Gebiet des Nervensystems (Seidel 1987).

Das psychiatrisches Hauptwerk Ziehens, das Lehrbuch „Psychiatrie für Ärzte und Studierende", erschien erstmals 1894, die 4. Auflage erfolgte 1911. In seiner Vorrede führte er aus, daß er versuchen wolle, die Lehren der physiologischen Psychologie auf die klinische Psychiatrie anzuwenden. Die Assoziationspsychologie reiche dazu aus, die Erfahrungen der klinischen

Psychiatrie zu erklären. Von einer ätiologischen Klassifikation der Krankheitsbilder habe er abgesehen, weil dafür die Zahl der Einzelfallstudien noch zu gering und die Abgrenzung der einzelnen Formen zu schwierig sei. Er unternahm den Versuch, eine psychiatrische Klassifikation allein aufgrund des Krankheitsverlaufs zu erstellen. Den Hauptunterschied machte er zwischen Psychosen mit und Psychosen ohne Intelligenzdefekte. Die Psychosen mit Intelligenzdefekten unterteilte er in eine Gruppe mit angeborenen und mit erworbenen Defekten, während er bei den defektfreien Psychosen einfache und zusammengesetzte psychische Störungen unterschied.

Programmatisch für die Bedeutung der Psychologie für die Psychiatrie war Ziehens Antrittsrede als Ordinarius für Psychiatrie an der Universität Utrecht: „Über die Beziehungen der Psychologie zur Psychiatrie" (1900). Gänzlich neu aber war sein Versuch, die experimentelle Psychologie als Grundlage der klinischen Psychiatrie zu etablieren. Hierin und in der Tatsache, daß er seine allgemeine psychiatrische Theorie konsequent nach seinem assoziationspsychologischen System ausrichtete, liegt nach U. Herberhold (1977) das Charakteristische der Psychiatrie Ziehens. Er versuchte – wie vor ihm schon Hermann Ebbinghaus, George Berkeley und Theodor Meynert – mit einer Verknüpfung von hirnphysiologischen und assoziationspsychologischen Vorgängen zu einem neuen Verständnis des komplexen psychischen Geschehens zu gelangen. Ein Hauptlehrsatz lautete, daß alles Psychische bewußt sei und daß alle Denkvorgänge aus zusammengesetzten Assoziationen bestehen. Unbewußte Vorgänge könnten nicht ins Bewußtsein gehoben werden, weil es sich dabei nur um Gehirnprozesse handle. Diese Ablehnung unbewußter Vorgänge entsprach den Vorstellungen der damaligen Experimentalpsychologie. Ziehen sprach auch das Problem an, ob es psychische Prozesse gebe, „für welche korrespondierende hirnphysiologische Vorgänge nicht denkbar sind", und kam zu dem Schluß, daß diese Frage nicht im Rahmen der physiologischen Psychologie gelöst werden könne.

Das psychologische Hauptwerk „Leitfaden der physiologischen Psychologie" erschien erstmals 1891. Die späteren Auflagen (letzte Auflage 1924) wurden zwar stark erweitert, blieben aber in den Grundzügen unverändert. Als Psychologe hat Ziehen als konsequenter Vertreter der Assoziations-Psychologie den Aufbau des seelischen Lebens aus den „Elementen" gelehrt und durchgehende Beziehungen zwischen den anatomisch-physiologischen und psychologischen Prozessen angenommen. Das Nervensystem und damit das psychische Leben habe sich im Laufe der Phylogenese entwickelt, als deren Vorstufen die angeborenen und unbewußten Reflexe anzusehen seien. Zum Schema jedes psychischen Grundgeschehens gehörten Empfindungen, Assoziationen und Reize, die Erregungen in einer sensiblen Hirnrindenzelle auslösen könnten. Würden diese auf eine motorische Hirnrindezelle weitergeleitet, könne eine Handlung bewirkt werden. Die Assoziation sei ein Vorgang der Aneinanderreihung von Vorstellungen. Jede Vorstellung rufe als ihre Nachfolgerin entweder eine Vorstellung hervor, welche ihr inhaltlich ähnlich sei, oder eine Vorstellung, mit welcher sie bereits oft gleichzeitig aufgetreten sei (innere und äußere Assoziation). Die Assoziationen beruhten wie alle anderen psychischen Prozesse auf Vorgängen in der Hirnrinde. In bestimmten Ganglienzellgruppen würden Erinnerungsbilder deponiert. Erinnerungsbilder seien materielle Veränderungen in der Hirnsubstanz, die mit psychischen Erlebnissen als Epiphänomen einhergehen. Durch einen solchen Mechanismus der Empfindungen, Vorstellungen und Ideenassoziationen sei das gesamte psychische Erleben umschrieben. Das Verhältnis von Reiz und Empfindung wurde im Zusammenhang mit dem Fechnerschen Gesetz kritisch dargestellt, weil es sich dabei um eine mathematische Beziehung handle und assoziative Vorgänge nicht berücksichtigt werden könnten. Das Urteilsvermögen bestehe im Hinzudenken einer Beziehungsvorstellung zu anderen Vorstellungen. Jede Empfindung habe einen Reduktionsbestandteil und reduzierte Empfindungen, die unabhängig vom individuellen Erleben seien. „Gefühlstöne" gehörten zu den wichtigsten psychologischen Eigenschaften der Empfindung. Sie bewegten sich zwischen Lust und Unlust. Während geringe und mittlere Intensitäten positive Gefühlstöne bewirkten, führten hohe Intensitäten zu negativen Tönungen. Eine experimentelle psychiatrische Untersuchung „Über Messungen der Assoziationsgeschwindigkeit bei Geisteskranken, namentlich bei zirkulärem Irresein" (1896) ergab bei melancholischen Kranken, daß die Gefühlstönung sich ganz überwiegend im Bereich der Unlust befand.

Während des von Ziehen selbst gewählten Ruhestandes in Wiesbaden (1912–1917) erschien die „Erkenntnistheorie auf psychophysiologischer und physikalischer Grundlage" (1913). Seine Erkenntnistheorie stand in enger Beziehung (Herberhold 1971) zum Neukantianismus und entsprach in den Grundzügen der von Ernst Mach und Richard Avenarius. Im Gegensatz zu den Naturwissenschaftlern und Ärzten, die materialistisches Denkansätze vertraten, verfocht Ziehen eine eher idealistische Erkenntnistheorie, die sich auch in seiner kritischen Einstellung zu den brennenden sozialen Fragen seiner Zeit erkennen ließ. Während seines zweiten Ordinariats in Halle (1917–1930)

erschien 1922 das Werk „Grundlage der Naturphilosophie" und 1923 und 1925 zwei Bände seiner „Vorlesungen über Ästhetik", außerdem „Die Beziehungen der Lebenserscheinungen zum Bewußtsein" (1921) und zusammen mit dem Zoologen und Vererbungstheoretiker Valentin Haecker (1864–1927) das in Leipzig herausgegebene Werk „Zur Vererbung und Entwicklung der zeichnerischen, mathematischen und musikalischen Begabung" (1923).

Ab 1897 gab Ziehen gemeinsam mit Carl Wernicke die „Monatsschrift für Psychiatrie und Neurologie" heraus. Nach dem Tod Wernickes im Jahre 1905 war er Alleinherausgeber, und er übergab sie 1913 seinem Berliner Nachfolger Karl Bonhoeffer. Von 1899 bis 1944 war er Mitherausgeber der „Zeitschrift für Psychologie", die 1944 kriegsbedingt für längere Zeit ihr Erscheinen einstellen mußte.

Bevor Ziehen die erste Auflage seines Lehrbuches „Die Geisteskrankheiten im Kindesalter" vorlegte, hatte er bereits zahlreiche Arbeiten über psychische Störungen im Kindesalter in medizinischen und pädagogischen Zeitschriften publiziert. Er war seit Beginn seiner Tätigkeit in Jena bis zu seiner Berufung nach Utrecht über 10 Jahre ständiger ärztlicher Konsiliarius am Trüperschen Erziehungsheim in Jena und sammelte hier reichhaltige Erfahrungen. In dieser Zeit hat er vermutlich mehr psychisch kranke Kinder untersucht und behandelt als die meisten Ärzte in den Psychiatrischen Kliniken und in den Heil- und Pflegeanstalten.

Im Jahr 1912 stellte Ziehen ausführlich und erschöpfend auf fast 400 Seiten die organischen „Krankheiten des Gehirns und der Gehirnhäute im Kindesalter" in dem gemeinsam mit dem Kinderarzt und Neurologen Ludwig Bruns und dem Psychiater August Cramer herausgegebenen „Handbuch der Nervenkrankheiten im Kindesalter" dar. Mit seiner ihm eigenen Beharrlichkeit und Gründlichkeit vermittelte er dem damals aktuellen Stand der Wissenschaft entsprechend die gebräuchlichen Krankheitsbegriffe und die Pathologie und Neurologie der vaskulären, arachnoidalen, entzündlichen, neoplastischen, traumatischen und der primär-parenchymatösen Krankheiten des Gehirns und der Hirnhäute. Bereits 1901 und 1905 waren dazu die Aufsätze „Geistige und körperliche Krankheitserscheinungen bei Kindern infolge von Alkoholmißbrauch" und „Über Krampfkrankheiten im schulpflichtigen Alter" erschienen.

Für die normale Entwicklung und als Ursachen psychischer Störungen hat Ziehen in erster Linie erbliche Faktoren angeführt: „Erbliche Anlage zu Geistesstörungen bei Kindern" (1908), „Beitrag zur Lehre von der Vererbung und Analyse der zeichnerischen und analytischen Begabung, insbesondere mit Bezug auf die Korrelation zur musikalischen Begabung" (1931), und „Über das Wesen der Beanlagung und ihre methodische Erforschung" (1929).

Dem Elternhaus und der Schule maß er im Hinblick auf die Erziehung als Prophylaxe von psychischen Störungen große Bedeutung bei: „Krankhafte seelische Zustände im Kindes- und Entwicklungsalter" (1925), „Erziehungsprobleme der Reifezeit" (1925), „Erzieherische Behandlung erblicher Anlagen" (1929), „Die Ausführungsbestimmungen zum Grundschulgesetz" (1925).

Schon in den Jahren vor dem Erscheinen seines Lehrbuches „Geisteskrankheiten im Kindesalter" beschäftigte sich Ziehen mit der Diagnostik und Behandlung der psychopathischen Konstitutionen des Kindesalters: „Krankhafte psychische Konstitution im Kindesalter" (1901), „Psychosen in der Pubertät" (1901), „Öffentliche Fürsorge für psychopathisch veranlagte Kinder" (1908), „Die Erkennung der psychopathischen Konstitutionen, krankhafte seelische Veranlagungen, und die öffentliche Fürsorge für psychopathisch veranlagte Kinder" (1912), „Heilerziehungsheime für psychopathische Kinder" (1914), „Bedeutung der psychologischen Entwicklung des Kindes für die Beurteilung vor dem Jugendgericht" (1919) und „Über die Behandlung psychopathischer Konstitutionen" (1914).

In seinem 1911 erschienenen Lehrbuch „Psychiatrie für Ärzte und Studierende" findet sich ein Kapitel über „Physiologische Entwicklungsvorgänge", in dem er über die in der „Zeit der Geschlechtsreife vom 13. bis 21. Lebensjahr" stattfindende „völlige Umwälzung der körperlichen und psychischen Lebensvorgänge" berichtet.

1895 publizierte er über „Das Verhältnis der physiologischen Psychologie zur Pädagogik" und 1898 über „Die Ideenassoziation des Kindes". In diesen beiden Schriften schlugen sich entwicklungspsychiatrische Erfahrungen nieder, die er gemeinsam mit dem Lehrstuhlinhaber für Pädagogik, dem Herbartianer Wilhelm Rein (1887–1929), gemacht hatte. Ziehen beklagte die lange vernachlässigte Bearbeitung der „Entwicklungsgeschichte der Kinderseele". Als akademischer Lehrer wirkte er entscheidend auf die Ausbildung des akademischen Nachwuchses ein und konnte besonders den Sonderschul- und Heilpädagogen wertvolle Anregungen geben (Prautsch 1969). In dem von Rein herausgegebenen zehnbändigen „Enzyklopädischen Handbuch der Pädagogik" (1904–1911) befinden sich mehrere Kapitel von Ziehen und Johannes Trüper.

1908 veröffentlichte Ziehen die Schrift „Die Prinzipien und Methoden der Intelligenzprüfung" und 1931 „Intelligenz und Sprachentwicklung". Im Gegensatz zu William Stern (1871–1938), der Intelligenz als „Zentralbegriff" darstellte, faßte Ziehen Intelligenz als „Sammelbegriff" von Gedächtnis, Begriffsfähigkeit und Kombinationsvermögen auf. 1897 erschien eine „Abhandlung über die Allgemeine Pathologie des Intelligenzdefekts". In der 1909 veröffentlichten Arbeit „Die Erkennung des Schwachsinns im Kindesalter" definierte er ihn als einen „pathologisch-anatomischen Defekt", bei dem stets mikroskopisch krankhafte Veränderungen der Hirnrinde zu erkennen seien.

Im Jahr 1923 erschien sein Werk „Das Seelenleben der Jugendlichen", das zahlreiche Auflagen (1927, 1931, 1943, 1947) erfuhr. Er stellte in ihm die speziellen seelischen Erscheinungen dieses Lebensabschnitts im Bereich der Empfindungs- und Denkvorgänge, der seelischen Erscheinungen im Bereich der Gefühls- und Willensvorgänge sowie Empfindungen, Vorstellungen und Gefühle im Bereich des Geschlechtslebens eingehend dar.

Als „moral insanity" wurden noch zu Beginn des 20. Jahrhunderts die heute als Störungen der Sozialentwicklung rubrifizierten sozialen Abweichungen wie Kinderdelinquenz und Jugendkriminalität bezeichnet. Sie wurden nach Bénédict-Augustin Morel überwiegend als Degenerationserscheinungen betrachtet und nehmen im Kapitel 9 dieses Buches „Entwicklungspsychiatrische Kasuistiken" einen zahlenmäßig breiten Raum ein. Ziehen hat den sozialen und kulturellen Aspekt der „degenerativen Störungen" früh erkannt und Möglichkeiten ihrer Erkennung, Prävention und Behandlung eingehend beschrieben: „Öffentliche Fürsorge für psychopathisch veranlagte Kinder" (1908), „Über das Bild der sogenannten moral insanity nach Hirnerschütterung bei Kindern" (1910), „Über ethische Defektzustände in der Pubertät" (1910), „Ärztliche Wünsche zur Fürsorgeerziehung bezüglich der sogenannten psychopathischen Konstitution" (1913), „Die Stellung des Kinderhortwesens im Gesamtorganismus der Jugendfürsorge von ärztlich-pädagogischen Standpunkt" (1916), „Bedeutung der psychologischen Entwicklung des Kindes für die Beurteilung vor dem Jugendgericht" (1919) und „Verbrechen und Schwachsinn" im Handbuch der Heilpädagogik (1931).

Der in der Mitte des 20. Jahrhunderts führende Kinderpsychiater Leo Kanner meinte, daß bis zum Beginn des Jahrhunderts „niemand den Anspruch auf eine spezielle Psychiatrie des Kindesalters angemeldet" habe. Dem widersprach der amerikanische Kinderpsychiater und Historiker Ernest Harms mit überzeugenden Hinweisen auf englische und deutsche Psychiater. Aber seine Ansicht, daß Ziehen in seinem kinderpsychiatrischen Lehrbuch „nicht entfernt ein vollständiges Bild der wesentlichen Geisteskrankheiten im Kindesalter" gegeben habe und deshalb keine Berechtigung gehabt hätte, seinem Buch den Titel „Die Geisteskrankheiten im Kindesalter" zu geben, ist unzutreffend. Harms kannte, wie aus dem Literaturverzeichnis seiner „Entwicklung der Kinderpsychiatrie" (1962) eindeutig hervorgeht, nur den ersten Band des Lehrbuchs von Ziehen, das 1902 erschien. Den zweiten und dritten Band, die 1904 und 1906 folgten und das gesamte Repertoire der psychischen Störungen enthielten, ist ihm offenbar nicht zu Gesicht gekommen. Als einbändige Gesamtausgabe erschien das Lehrbuch 1915 und erlebte zahlreiche Neuauflagen. Es war zu dieser Zeit nach Inhalt, Gliederung und Darstellung ein wichtiges und bedeutendes Lehrbuch der Kinder- und Jugendpsychiatrie. Seine klare und ansprechende Gliederung, die präzise Diktion, eingefügte Tabellen, Abbildungen und Fotos, ein akribisch aufbereitetes Literaturverzeichnis und das Sachregister vermitteln einen modernen Eindruck. Das Buch stützte sich auf eine Sammlung früherer Arbeiten auf dem Gebiet der pädagogischen Psychologie und Physiologie und war laut Verfasser für Ärzte, aber auch für Pädagogen bestimmt, weil Lehrer, die abnorme Kinder unterrichten, über ärztliche Kenntnisse verfügen müßten, um ihre Schüler richtig zu verstehen.

Aus der anthropologischen Sicht Ziehens war das Kind zwar keineswegs eine verkleinerte Ausgabe des Erwachsenen, aber in mancher Beziehung ordnete er den Entwicklungsaspekt des Kindes- und Jugendalters weiterhin unter den des Erwachsenenalters ein (1925). Er vertrat die Ansicht, daß eine Unterscheidung mehrerer Altersstufen innerhalb der Kindheit oft entbehrlich sei. Allenfalls könne man „gelegentlich zwischen dem Säuglingsalter und der vorschulpflichtigen und schulpflichtigen Kindheit" unterscheiden. Die Psychologie des normalen Kindes lehre zwar, daß die geistige Entwicklung „im Bereich des 4. und im Bereich des 10. bis 11. Jahres zwei weitere bemerkenswerte Unterschiede" aufweise, die wohl auch für die Psychiatrie des Kindesalters eine gewisse Bedeutung hätten. Aber die allgemeine Psychopathologie des Kindesalters decke sich im wesentlichen mit derjenigen des Erwachsenen. Daher müsse auf die Lehrbücher der Psychiatrie verwiesen werden. „In allen Fällen, in denen die Besonderheiten des Kindesalters in Betracht kommen, müssen diese in speziellen Abschnitten, die an Ort und Stelle eingeschoben sind, erörtert werden." Als kinder- und jugendpsychiatrische Lehrbücher nannte er die Publikationen von Hermann Emminghaus, William Ireland, Paul Moreau de Tours, Ludwig Scholz und Wilhelm Strohmayer und merkte an, daß er grundsätzlich nur Arbeiten zitiere, die er selbst gelesen habe.

Für das Kindesalter nahm Ziehen dieselbe Einteilung der Geisteskrankheiten wie für Erwachsene vor. Er unterschied 1. Psychosen mit Intelligenzdefekt oder Defektpsychosen und 2. Psychosen ohne Intelligenzdefekt. Die erste Gruppe sei dadurch charakterisiert, daß sich bei der Sektion regelmäßig mikroskopische, oft aber auch schon makroskopisch krankhafte Veränderungen der Großhirnrinde nachweisen ließen. Demgegenüber fänden sich in der zweiten Gruppe, die er auch als „funktionelle Psychosen" bezeichnete, keine hirnorganischen Veränderungen. Dennoch müsse man auch für diese Störungen materielle Veränderungen annehmen, obwohl man sie nicht nachweisen könne. Schon daraus gehe hervor, daß eine strikte Trennung dieser beiden Gruppen ebensowenig möglich sei wie bei fast allen körperlichen Krankheiten.

1. Mit der Defektpsychose war der angeborene Schwachsinn (Debilität, Imbezillität, Idiotie) weitgehend identisch. Die erbliche Belastung, die er auch als „neuropathisch" bezeichnete, spielte ursächlich die wichtigste Rolle. Unter dem Begriff der neuropathischen Belastung wurden allerdings auch psychopathische und neurotische Störungen subsumiert, die heute zu einer Begriffsunsicherheit führen können, wenn ihre damalige Bedeutung nicht hinterfragt wird. Ziehen stellte beispielsweise spekulative Überlegungen darüber an, ob eine „unmoralische Lebensführung der Eltern" sich nicht als eine „neuropathische Belastung" auf die Kinder auswirken könne. Als Ursachen des Schwachsinns kämen hauptsächlich toxische, infektiöse (syphilitische Belastungen 10–30 Prozent), fötale und postfötale Ernährungsstörungen, Frühgeburten und traumatische Geburtsschäden (ca. 15 Prozent), Alkoholismus der Eltern und „Fälle, in welchen Kindermädchen oder Mütter der Milch Branntwein zusetzen, um die schreienden Säuglinge zu beruhigen und letztere an den schwersten Formen der Idiotie erkrankten", und endokrine Stö-

rungen in Betracht. Er besprach neben den intellektuellen Defiziten auch die begleitende psychische Symptomatik der geistesschwachen Kinder: Störungen der Sinnesorgane, der Empfindungen, des Gedächtnisses (einschließlich des „Kalendergedächtnisses mancher Schwachsinniger, die für jedes kleinste Erlebnis in der Familie Jahr, Datum und Wochentag wissen, dabei aber schwere Urteilsdefekte aufweisen"); ferner Störungen der Vorstellungsbildung, die aus seiner Sicht das wichtigste Defizit bei schweren Intelligenzminderungen sind. Er belegt dies mit den Ergebnissen selbstentwickelter Prüfungsfragen und mit instruktiven Fallbeispielen. Eingesetzt wurden Kombinationen von Gleichungsaufgaben, einfachen Rechenaufgaben, der Ebbinghausschen Probe und der Partikelprobe, mit Bilderergänzungs- und Bildauffassungsproben, mit Legespiel-, Erzählungs-, Aufsatz-, und Ergänzungsproben und Prüfungen der Urteilsverknüpfung. Wahnvorstellungen, allenfalls hypochondrische Vorstellungen, seien bei Kindern selten. Dagegen kämen Zwangsvorstellungen, besonders Grübel- und Fragesucht, häufiger vor. Motorische Stereotypien seien häufig und würden bis zu 70 Prozent bei schwerer schwachsinnigen Kindern festgestellt. Als abnorme Handlungen wurden bei schwachsinnigen Kindern aufgezählt und dargestellt: Ungehorsam, Diebstähle, Grausamkeiten, Fortlaufen, Brandstiftungen und abnormes Verhalten auf sexuellem Gebiet (frühzeitiger Geschlechtsverkehr, sodomitische Handlungen, Kinderprostitution). Die „speziellen Varietäten" der Oligophrenie beschränkten sich nach dem damals aktuellen Wissensstand auf den Kretinismus, das Myxödem, die mongoloide Imbezillität, den Eunuchoidismus, die mikrozephale Imbezillität, die familiäre amaurotische Idiotie und die tuberöse Sklerose.

In einem besonderen Kapitel wurde die „moralische Imbezillität" besprochen, die nach Ziehen im Gegensatz zu der weitverbreiteten Meinung, daß nur bei einer Imbezillität ein ethischer Defekt auftreten könne, nicht zutreffe. Er nahm eine kategoriale Untergliederung vor, nach der ein moralischer Schwachsinn auch bei normalsinnigen, namentlich bei hysterischen und degenerativen Kindern angetroffen werden, aber auch bei solchen Kindern, bei denen es erziehungsbedingt zu einer wenn auch nicht pathologischen, so doch zu einer normalen „ethischen Verkümmerung" kommen könne.

In einem Kapitel über „Erworbene Defektpsychosen" stand die damals weit verbreitete progressive Paralyse an erster Stelle, die nicht nur bei Erwachsenen, sondern als ererbte Form zunehmend auch bei Kindern vorkam. Die „epileptische Demenz" wurde ausführlich beschrieben; sie gehöre zu den häufigen Geisteskrankheiten des Kindesalters. Die Prognose sei ungünstig. Außer Brom, das zahlreiche oder unerwünschte Nebenwirkungen aufwies, waren antiepileptisch wirksame Medikamente bis zur Einführung des Luminals durch Alfred Hauptmann (1912) unbekannt. Ziehen führte als weitere Formen die meningitische, die traumatische und die toxische Demenz an und beschrieb die von seinem Lehrer Karl Ludwig Kahlbaum und von Ewald Hecker beschriebene Hebephrenie (1874), die Dementia praecoxissima von Sante de Sanctis (1909) und das von ihm als unaufgeklärt bezeichnete Krankheitsbild der Hellerschen Demenz (1909). Ziehen entwarf einen ausführlichen ärztlich-pädagogischen Behandlungsplan der Intelligenzdefekte innerhalb und außerhalb entsprechender Anstalten. Die erste Hilfsschule sei in Deutschland 1859 in Halle eingerichtet worden, gefolgt von Chemnitz 1860, Dresden 1867 und Elberfeld 1879; im Anhang des Buches finden sich zu der bestehenden

und von ihm bemängelten Situation im Sonderschulwesen spezielle Anmerkungen zur aktuellen Statistik.

2. Die Psychosen ohne Intelligenzdefekt, die
Ziehen auch als „Funktionspsychosen" bezeichnete, unterschied er in a) nicht-periodische und
periodische Psychosen und in b) psychopathische Konstitutionen. Die diesen psychischen
Erkrankungen besser angemessene Bezeichnung „funktionelle Psychosen" verwendete er,
weil sie „nicht auf organischen, makroskopisch
oder mikroskopisch nachweisbaren Veränd-
rungen der Hirnrinde beruhen". Diese Bezeichnungen lassen sich aus heutiger Sicht sinngemäß gleichermaßen für die Psychosen im
engeren Sinne (schizophrene und affektive
Erkrankungen) wie für die psychopathischen
Konstitutionen (Neurosen und Persönlichkeitsstörungen) unverändert nachvollziehen, weil
sich für diese Erkrankungen bis heute kein eindeutiges neuropathologisches Substrat nachweisen ließ.

Als „affektive Psychosen" bezeichnete Ziehen manische und depressive Episoden, die
Emil Kraepelin als periodische Psychosen oder
als „manisch-depressives Irresein" zusammen-
faßte. Aber die Termini eigneten sich, so Ziehen, nicht für eine wissenschaftliche Grundein-
teilung, weil sie auch bei anderen psychischen
Erkrankungen auftreten könnten. In seinem
Kapitel „Affektive Psychosen" besprach Ziehen
die Manie mit ihrer typischen Symptomatik:
krankhafte Heiterkeit, Beschleunigung des Vorstellungsablaufs und ein krankhaft gesteigerter
Bewegungsdrang. Sie komme als einmaliges Ereignis bei Kindern nur äußerst selten vor, aber er
führte dazu einige eigene und andere „zweifelhafte" Fälle an. Während Sinnestäuschungen
bei Kindern nur selten vorkämen, träten Wahnideen viel häufiger auf. Sie äußerten sich in
einem maßlos übersteigerten Selbstgefühl und

in Größenideen. Die Diagnose biete im Kindesalter jedoch manchmal erhebliche Schwierigkeiten, weil die pathologische Heiterkeit nur
graduell von der Lebenslust des gesunden Kindes zu unterscheiden sei und leichte manische
Verstimmungen übersehen werden könnten.
Eine Differenzierung biete das Schlafverhalten:
Während gesunde, tobende Kinder müde seien
und gut schlafen könnten, würden manische
Kinder nicht müde und schliefen schlecht. Die
Melancholie sei auch im Kindesalter gekennzeichnet durch eine krankhafte Traurigkeit, eine
Verlangsamung des Vorstellungsablaufs und
durch Bewegungshemmung. Depressionen sei-
en im Kindesalter sehr viel häufiger als Manien.
Einzelne Fälle kämen schon im 5. Lebensjahr
vor, ihre Häufigkeit nehme gegen die Pubertät
langsam zu. Psychogene Auslöser seien häufig.
Ängste würden in der Brust oder im Magen
lokalisiert. Während Sinnestäuschungen bei
depressiven Erwachsenen selten seien, kämen
sie bei Kindern „in fast der Hälfte der Fälle" vor.
Dabei handle es sich um „schreckhafte Visionen" – böse Männer, Teufel oder schwarze Tiere.
Wahnideen würden nur selten beobachtet,
hypochondrische Klagen seien dagegen häufig.
Neben Suiziddrohungen und Selbsttötungsver-
suchen sei Nahrungsverweigerung bei melancholischen Kindern häufig. Manche Kinder
sträubten sich tagelang gegen jede Nahrungsaufnahme. Praktisch bedeutsam seien Brandstiftungen. Im Hinblick auf eine mögliche Therapie verwies Ziehen auf die Lehrbücher der
Psychiatrie.

Die von Ziehen in diesem Kapitel bis in Einzelheiten zitierte Symptomatik stimmt fast vollständig mit der in der zweiten Hälfte des
20. Jahrhunderts erneut aufgenommenen De-
pressionsforschung im Kindes- und Jugendalter
überein. Manchmal folge nach dem depressiven
Stadium ein „reaktives hyperthymisches Nach-

stadium". Die wichtigsten Behandlungsmerkmale seien: ständige Überwachung bei Tag und bei Nacht wegen der Suizidgefahr, absolute Bettruhe und warme Bäder.

In einem Exkurs über den Selbstmord im Kindesalter legte Ziehen umfassendes statistisches Material aus Preußen, Frankreich und anderen europäischen Ländern vor. M. Durand-Fardel (1855) habe sich als erster mit der Frage des kindlichen Selbstmordes beschäftigt und kam in Frankreich für die Zeit von 1835 bis 1844 auf eine Quote der Kinderselbstmorde (bis zum 16. Lebensjahr) von 7 Prozent. Statistiken in der Schweiz, in den Niederlanden und in England seien zu vergleichbaren Resultaten gekommen. Sie hätten in Preußen (Ziehen) im Jahr 1913 bei Kindern bis zum 15. Lebensjahr zwischen 0,8 und 1,1 Prozent – bezogen auf die 10 000 derselben Altersklasse – gelegen und betrugen in Deutschland, bezogen auf 100 000 Einwohner, im Jahr 2000 etwa 0,7 Prozent. Bemerkenswert sei in allen Statistiken das enorme Ansteigen zur Zeit der Pubertät. Ziehen stellte fest, daß Jungen relativ viel häufiger als Mädchen Selbstmord begingen. Als hauptsächliche Gründe für den „Schülerselbstmord" wurden Furcht vor Strafe, vor Examen oder Sitzenbleiben angeführt, aber die „psychopathische Konstitution" sei darin wesentlich mitbeteiligt. „Völlig normale Fälle von Kinderselbstmord sind jedenfalls sehr selten." Im Gegensatz zu heutigen Erhebungen wurde bei der Wahl der Selbstmordart ein Sturz aus dem Fenster bei einem Drittel der Jungen, aber bei drei Viertel der Mädchen angeführt; heute greifen Mädchen und viele Jungen eher zu giftigen Substanzen.

Ungewöhnlich ist, daß Ziehen neben den epileptischen und hysterischen Ausnahmezuständen auch das nächtliche Aufschrecken, den Pavor nocturnus und das Schlafwandeln zu den Dämmerzuständen zählte. Nach einer Beschreibung der Symptomatik des Pavor nocturnus, wie sie auch heute noch gültig ist, führte er als Ursachen erbliche Belastung und frühkindliche Hirnschäden, aber auch Beziehungen zur Hysterie und zur Epilepsie an. Manifeste Auslöser für einen Pavor-Anfall seien häufig gefühlsbetonte Erlebnisse. Manchmal seien die nächtlichen Pavor-Anfälle das erste Symptom einer noch latenten Epilepsie oder Hysterie. Seltener sei eine Ablösung der Epilepsie durch Pavor nocturnus-Anfälle, wie sie Eduard Henoch bei einem 10jährigen Mädchen beobachtet habe. Das Schlafwandeln, der Somnambulismus, charakterisiert durch mehrere nächtliche Handlungen ohne Erinnerung an die Ereignisse während der Schlafunterbrechung, träten gehäuft vor und während der Pubertät auf; es sei einer bei diesen Kindern bestehenden hysterischen oder psychopathischen Konstitution zuzurechnen.

Die Bezeichnung „Psychopathische Konstitutionen bei Kindern" wurde erstmals von Ziehens Lehrer Otto Binswanger verwendet. In seiner Rektoratsrede „Über psychopathische Konstitutionen und Erziehung" (1911) griff er dabei auf Erfahrungen zurück, die der Klinik aus der Zusammenarbeit mit der Trüperschen Anstalt erwachsen waren. Ziehen stellte „Die Erkennung der psychopathischen Konstitutionen und die öffentliche Fürsorge für psychopathisch veranlagte Kinder" (1912) erstmals in den Charité-Annalen vor. Er verstand darunter leichtere, sehr unterschiedliche psychische Störungen, die nicht regelmäßig, sondern meist nur vorübergehend mit einer schwereren Symptomatik auftreten könnten. Krankheitseinsicht sei meistens vorhanden. Überwiegend handele es sich um chronische Zustandsbilder, die „tief in der ganzen psychischen Organisation und damit in der Persönlichkeit des Individuums begründet" seien. Da sie meistens nur vorübergehend aufträten, könne man oft nur von einer Tendenz zu abnormen Verstimmungen sprechen. Die psychopathischen Konstitutionen befänden sich in „einem Grenzgebiet zwischen Geistesgesundheit und Geisteskrankheit".

Die psychopathischen Konstitutionen des Kindesalters, die Ziehen aus rein symptomatologischer Sicht als „funktionelle Neurosen" anführte, bezeichnete er als die häufigsten und praktisch wichtigsten Störungen des Kindesalters und widmete ihnen eine entsprechende ausführliche Darstellung. Dazu gehörten vor allem die neurasthenischen, hysterischen, die epileptischen, die chronisch choreatischen und die depressiven, hyperthymischen, obsessiven und paranoiden psychopathischen Konstitutionen und ihre Mischformen. Die meisten Störungsbilder dieser Art begegnen uns heute aus phänomenologischer Sicht in ICD-10 unter F4 als „neurotische Belastungs- und somatoforme Störungen" und unter F9 als „Verhaltens- und emotionale Störungen mit Beginn in der Kindheit und Jugend".

Die Ätiologie der meisten psychischen Störungen, insbesondere der Neurosen, war damals und ist auch heute noch weithin ungeklärt und vieldeutig. Ihre Problematik wurde von Ziehen zwar diskutiert, aber aus seinen Darlegungen geht hervor, daß für ihn eine weitere ätiopathogenetische Differenzierung nicht wesentlich war. Sein oberstes Einteilungsprinzip war die Symptomatologie, obgleich er mehrfach Versuche unternahm, degenerative von psychopathischen Formen abzugrenzen. Dadurch unterscheidet er sich sowohl von August Homburger als auch von Emil Kraepelin und Sigmund Freud; aber er liegt damit im derzeit herrschenden Trend unserer Klassifikationsschemata.

Auf über 120 Seiten beschrieb Ziehen ausführlich die einzelnen psychopathischen Konstitutionen in der für ihn typischen sorgfältigen Untergliederung nach Krankheitsbegriff, Literatur, Häufigkeit, Ätiologie, Symptomatologie mit Sonderformen und Behandlung, die er anhand zahlreicher Fallbeispiele von Kindern und Jugendlichen belegte und erörterte. Zur Vermeidung von Wiederholungen soll hier auf eine Wiedergabe der einzelnen Krankheitsbilder verzichtet werden. In einer einfachen Übersicht werden zu den einzelnen Krankheitsbildern lediglich dann Kommentare gegeben, wenn es sich um bedeutsame oder um zeittypische oder interessante Abweichungen handelt.

In einem einleitenden Absatz schildert Ziehen ausführlich „Stigmata degenerationis" der Genitalien, des Schädels, der Mundhöhle, des Ohres, der Behaarung und der inneren Organe, die zu dieser Zeit stark beachtet (Globusgefühl, fehlender Rachenreflex) wurden, heute jedoch an Bedeutung verloren haben.

Eine hirnorganische „Lokalisation" der psychopathischen Konstitutionen im Sinne der makro- und mikroskopischen Hirnpathologie kam für Ziehen nicht in Betracht. Nach seinen Überlegungen mußte es in der Hirnrinde übergeordnete weit verbreitete Assoziationszentren geben, die für bestimmte Innervationsbezirke zuständig seien. Wenn beispielsweise ein hysterisches Kind unter einer Sensibilitätsstörung oder einer Lähmung leide, so sei der Sitz natürlich nicht in der entsprechenden Extremität, sondern in einem dieser übergeordneten Vorstellungszentren in der Hirnrinde zu suchen. Die Forschung der letzten Jahrzehnte habe beweisen können, daß objektivierbare chemische und physikalische Prozesse im Gehirn maßgeblich an der Entstehung und für den weiteren Verlauf von „Funktionsstörungen" beteiligt seien.

Den weitaus breitesten Raum im Gesamtkapitel der psychopathischen Konstitutionen nimmt eine ausführliche psychopathologische Schilderung der Hysterie und ihrer Unterformen ein, die in ihrer Aussagekraft für das Kindesalter kaum zu übertreffen ist. In einer Fußnote bestreitet Ziehen die Ansicht Freuds, daß verdrängte sexuelle Erlebnisse die Hauptursache der Hysterie bilden. Nach seiner Auffassung seien die übersteigerten Gefühlsvorstellungen nicht die Ursache, sondern die Hauptsymptome der Hysterie. Eine psychogene Entstehung und psychotherapeutische Beseitigung von Symptomen sei nicht vorstellbar. Wenn eine Aufhebung der Verdrängung durch „Abreagieren" zu einer Besserung oder Heilung führe, lasse sich dies nur als Suggestivwirkung erklären.

Die Neurasthenie bei Kindern sei durch krankhafte Erschöpfung und Erschöpfbarkeit im zentralen Nervensystem bedingt. Nach der von Ziehen ausgewerteten europäischen Literatur seien 25 Prozent, in einigen Schulen bis zu 60 Prozent der Schüler in den höheren Schulklassen neurasthenisch; schwere Belastungen habe er nur bei 10 Prozent gefunden. Als Ursachen seien eine schwächliche Veranlagung des Nervensystems, unzureichende Ernährung, unzureichender Schlaf, sexuelle Exzesse, körperliche Strapazen, geistige Überanstrengung und chronische Intoxikationen zu vermuten. Als Symptome wurden beschrieben: Hyperästhesie, Schlafstörungen, Parästhesien, Kopfschmerzen, krankhafte Illusionen, allgemeine Reizbarkeit und vasomotorische Störungen. Die Behandlung bestehe in physiotherapeutischen, physikalischen und hydrotherapeutischen Maßnahmen und einer reichlichen, nötigenfalls zweistündlichen Ernährung.

Den Abschluß dieses Kapitels bildeten psychische Syndrome, die entweder in dieser Form nicht mehr beobachtet werden wie die choreatische, epileptische, toxische oder traumatische psychopathische Konstitution oder, wie die hy-perthymische, die obsessive oder die paranoide Konstitution, die heute anderen Krankheitsbildern zugeordnet werden. In einem Anhang werden schließlich Auszüge aus wichtigen Gesetzen (Strafgesetzbuch für das Deutsche Reich, das Jugendgerichtsgesetz von 1923, die Strafprozeßordnung, das Bürgerliche Gesetzbuch, die Fürsorgeerziehung 1923) abgedruckt.

Ludwig Scholz verwendete als erster den Begriff „Jugendpsychiater"

In seinem Buch „Anomale Kinder" verwendete Scholz im Jahr 1912 zum erstenmal den Begriff „Jugendpsychiater". Er führte ihn ein mit der Empfehlung, daß grundsätzlich alle Fürsorgezöglinge psychiatrisch untersucht und regelmäßig nachuntersucht werden müßten, denn es bestehe kein Zweifel, daß zwar nicht alles als krankhaft angesehen werden müsse, was als auffällig zur Beobachtung gelange. Aber viele Erziehungsschwierigkeiten hätten eine krankhafte Ursache. Der Jugendpsychiater unterschätze leicht die Macht der äußeren Einflüsse, der Pädagoge überschätze sie eher. Beide könnten voneinander lernen. Scholz schrieb einen später preisgekrönten „Leitfaden für Irrenpfleger", der 1925 seine 26. Auflage erlebte.

Ludwig Scholz (1868–1918) war der Sohn von Jean Paul Friedrich Scholz (1831–1907), dem Verfasser von „Die Charakterfehler des Kindes". Er studierte in Erlangen und Göttingen und arbeitete als Assistent in Bremen und bei dem angesehenen Carl Pelman in Bonn. Danach war er als Direktor der Heilanstalt in Waldbröl, später in Meseritz und von 1909 bis 1911 in der Irrenpflegeanstalt Kosten (Posen) tätig. 1912 bat er um seine Entlassung und ließ sich als Nervenarzt in Bremen nieder. Während des Krieges war er als Oberstabsarzt an der Westfront eingesetzt. Er fiel am Ende des Ersten Weltkrieges 1918 durch eine Fliegerbombe.

Das Buch „Anomale Kinder", das 400 Seiten umfaßt, vermittelte eine Bestandsaufnahme der Ursachen, der körperlichen Grundlagen und Begleiterscheinungen der geistigen und seelischen Störungen, wobei Begriffen wie Nervosität, Hysterie, Epilepsie und Veitstanz eine besondere Rolle eingeräumt wurde. Scholz gab in der Einleitung seiner Hoffnung Ausdruck, daß es ihm gelingen möge, „zwischen Überwissenschaftlichkeit und Trivialität die richtige Durchfahrt" gefunden zu haben. Darin, daß die psychiatrische Wissenschaft an Worte gebunden sei, liege ihre Schwäche. Normal sei, was der Regel, dem Durchschnitt entspreche, abnorm das, was sich vom Durchschnitt unterscheide. Wie Achill, der Sittenheros, und Thersites, der brutale Verbrecher: „Denn legen wir den idealen Maßstab an, wer von uns ist dann noch normal?" Krankheit und Gesundheit seien zwei in sich abgeschlossene Begriffe. Das Extreme nehme jeder wahr, aber wo liege die mittlere Linie? Das Problem liege bei den Grenzfällen, aber die seien in den Strafgesetzen nicht vorgesehen. Von einem gesunden Kinde dürfe man nicht mehr und nicht weniger erwarten, daß es leiste, was der jeweiligen Altersstufe entspreche. Wenn die Erziehung erhebliche Schwierigkeiten bereite und außergewöhnliche Mittel fordere, so könne man davon ausgehen, daß das Kind seelisch nicht „normal geartet" sei. Die Aufgabe des Arztes sei es, zu erkennen, ob sich hinter den pädagogischen Problemen eine krankhafte Störung verberge. „Das Symptom an sich besagt noch gar nichts, eingereiht erst in den Zusammenhang mit anderen Symptomen bekommt es seine Bedeutung."

Die Vererbungsfrage sei sehr verwickelt. „Erziehung gegen unseren Willen ist ein Unding" und „Angeborene Eigenschaften sind nicht ohne weiteres ererbt". Der Mensch habe in seiner achten Generation schon 256, in der sech-zehnten 35 136 direkte Vorfahren. Bei der Riesenzahl der materiellen Träger der Vererbungsanlagen ergebe sich eine ungeheure Variationsmöglichkeit. Wie hartnäckig sich in manchen Familien allein körperliche Eigentümlichkeiten erhalten, dafür liefere die Habsburgische Unterlippe und die Bourbonische Nase historische Beispiele. Doch solle man es sich mit der Vererbung von Anomalien nicht zu leicht machen. Kriminelle Neigungen oder der Selbstmordtrieb würden nicht einfach vererbt, es bestehe lediglich eine gewisse „moralische Schwäche" oder eine „angeborene fatalistische Gemütsverstimmung", die für solche Abweichungen prädestinieren könnten. Das Schicksal von Kindern aus belasteten Familien könne sich nach drei Richtungen hin entscheiden: 1. Das Kind entwickle sich normal; dies komme bei der „Trostlosigkeit der modernen Erblichkeitslehre" häufiger vor, als man annehme; 2. der Nachkomme entwickle sich zunächst normal, werde aber später, oft erst als Erwachsener krank; es liege eine „latente Vererbung" vor; 3. der Nachkomme entwickle sich von vornherein und schon sehr bald nicht normal. Er werde als „minderwertiger, entarteter oder degenerierter Mensch" angesehen. Diese Termini waren kein Ausdruck der Menschenverachtung, sondern zu dieser Zeit in der ganzen Welt verwendete Begriffe. Dazu Scholz: „Entartung bedeutet zunächst nichts weiter als Abartung, dauernde Abweichung vom Typus." Degeneration sei hingegen ein pessimistischer Begriff. Der Degeneration wirke jedoch beständig die Regeneration entgegen. Vererbbare Anomalien könnten durch Zufuhr frischen Blutes gänzlich ausgetilgt werden. „Wie wäre es auch anders möglich? Die Welt müßte sonst längst ausgestorben oder in ein Lazarett verwandelt sein."

Diese eher optimistische Betrachtung findet sich nicht nur im Hinblick auf die Erblichkeit.

So mutet es im Zusammenhang mit der gegen Ende des 19. Jahrhunderts auf dem Höhepunkt stehenden Masturbationstheorie als fast befreiend an, wenn Ludwig Scholz feststellt: „Schon eine einfache Überlegung muß uns sagen, daß der Schaden, den die Masturbation stiftet, unmöglich hoch bemessen werden kann. Denn bei der ungeheuren Verbreitung dieser Verirrung müßte das Gros der Jugend als Nervensiechlinge herumwanken. Und sind frühere Generationen, die Vorfahren, die uns gezeugt, wirklich reiner gewesen?"

Die Pubertätsentwicklung sei eine Klippe, an der so manche schwache Konstitution scheitere. Ein normal veranlagtes Individuum werde dieser revolutionären Strömung in seinem Inneren Herr. Bei anderen Jugendlichen würden sich bisher verborgen gebliebene schädliche Anlagen zu pathologischen Störungen auswachsen und die schon normalerweise oft „wenig liebenswürdigen Eigenschaften der Backfisch- und Flegeljahre steigern sich in bedenklichem Maße". Denn „nicht in allen jungen Menschen steckt von vornherein ein Trieb, der sich aufs Edle richtet". Und im Rausch der Jugend „glühen nicht alle zu schöner Tat und großen Werken". Die Pubertät sei die Zeit der Stürme. Unausgeglichenheit bilde den Grundzug der Halbwüchsigen. Sie sei das „heroische Alter", die Zeit der unbeherrschten Affekte, des überspannten Idealismus und der wilden Sinnesgier, des tollsten Lebensjubels und der großen Einsamkeit. Die Zeit der süßlichen Affektion und des blechernen Pathos, die Zeit des Heldentums und der Gemeinheiten. Nie wieder im Leben reize so sehr das Ungewöhnliche und Verbotene. Dennoch solle man nicht gleich von verrohten Sitten sprechen. Es gebe eine physiologische und eine „moral insanity", daran müsse man denken, um sich vor Urteilsfehlern zu bewahren. Psychische Störungen und Entgleisungen in der Pu-

bertät, welcher Art sie auch seien, könnten wieder schwinden: „Sie müssen nicht, aber sie können."

Seine Kindertypologie umfaßte 12 Untergruppen, in denen die Indolenten und Depressiven, die Manischen und die Periodiker, die Triebhaften und die Haltlosen, die Fantasten und die Zwangskranken als überzeugende Beispiele dargestellt werden.

Der Vorbeugung, der Behandlung, der sozialen Fürsorge und dem Selbstmord räumte Ludwig Scholz besondere Kapitel ein. Er wies auf notwendige Sozialreformen hin. Im Jahr 1898 standen über 500000 schulpflichtige Kinder in Erwerbsarbeit. Zu dieser Zeit habe es noch kein Kinderschutzgesetz gegeben. Danach hätten sich die Verhältnisse gebessert, trotzdem arbeiteten im Jahr 1907 noch 13000 Kinder unter 14 Jahren in gewerblichen Betrieben. Im Hinblick auf den Entwurf zu einem neuen Strafgesetzbuch sprach er sich für eine Heraufsetzung des Strafmündigkeitsalters von 12 auf 14 Jahre aus. Im Jahr 1907 seien noch 450 Kinder unter 14 Jahren gerichtlich abgeurteilt worden, was als Unfug bezeichnet werden müsse. Scholz ging noch weiter. Man müsse darüber reden, daß ein „Hinaufrücken des Strafmündigkeitsalters bis zum 16. Lebensjahr" erfolgen müsse, ja, ob nicht überhaupt „die Bestrafung der Jugendlichen unter 18 Jahren vernünftigerweise ganz verschwinden" müsse. Bei minderjährigen Angeklagten müsse der Strafvollzug ausgesetzt und nach mehrjähriger guter Führung schließlich erlassen werden. „Erziehung statt Strafe" sei die bessere Lösung. Die Richter müßten „beim leisesten Verdacht" auf eine geistige Störung einen Nervenarzt heranziehen, denn dem Kind sollte der „Apparat der Hauptverhandlung nach Möglichkeit erspart" bleiben. Es sei ein Übelstand, daß es bis jetzt nicht erlaubt sei, die Öffentlichkeit von den Sitzungen

auszuschließen; nur bestimmte, für die Jugendfürsorge interessierte Personen sollten Zutritt
erhalten.

In der Frage Erziehung oder Behandlung im
Heim oder in der Familie vertrat er den Standpunkt, daß die eigene Familie das Natürlichste
sei. Das Kind, ob krank oder gesund, gehöre
zum Vater, zur Mutter und seinen Geschwistern.
Aber „vielen geistesschwachen und seelisch
gestörten Kleinkreaturen leuchtet dort kein
warmer Sonnenschein". Die Anzahl der Kin-
desmißhandlungen, die „unser Blut kochend
machen", sei groß, ja entsetzlich. Eine englische Kinderschutzgesellschaft habe von über
400 000 gemarterten Kindern gesprochen. Gerade den Schwachsinnigen und Minderwertigen gegenüber liegt Mißhandlung sehr nahe,
weil natürliche Krankheitsäußerungen mit Ungezogenheit verwechselt werden: „Die Bewegungsunruhe des Schwachsinnigen, die Zuk-
kungen des Choreatischen, die Reizbarkeit des
Epileptikers, der Übermüdungstrotz des Nervösen, die Scheinlüge des Fantasten." Wie oft werde hier versucht, die „Unart" mit Feuer und
Schwert auszutreiben.

„Aber wer weiß, ob nicht Spott und Hohn
und andere seelische Torturen die kleinen Herzen der Kinder schärfer verwunden, als es Stock
und Peitsche vermögen", doch: „Noch nie, solange die Welt steht, ist gute Gesinnung einge-
bleut worden." Gegen seinen Willen werde kein
Mensch erzogen. Harte Zucht rufe nur Haß und
Furcht hervor. Ein schlechter Trieb werde nur
durch Erregung eines besseren beseitigt. Ludwig
Scholz folgt hierin dem bekannten Pädagogen
Friedrich Paulsen: „Für die Bildung des jugendlichen Charakters gibt es kein besseres Mittel als
Selbstregierung innerhalb einer durch allgemeine Ordnung umfriedeten genossenschaftlichen
Gemeinschaft." Scholz unterstützte die Einrich-
tung von Schülerparlamenten, wie sie bereits an

einigen höheren Schulen versuchsweise eingeführt wurden.

In seinem schmalen „Leitfaden für Irrenpfleger" setzte er den Kampf gegen die Diskriminierung psychisch kranker Menschen fort. In der
Aberkennung des Krankheitscharakters und in
der Zuweisung der Verantwortlichkeit bei psychisch Kranken sah er die Hauptursache für die
körperliche Mißhandlung von Geisteskranken.
Aber allein durch äußere Noxen werde selten jemand geisteskrank, weil äußere schädliche Einflüsse sehr verbreitet, aber bei Geisteskranken
nur selten nachzuweisen seien.

Wilhelm Strohmayer beschäftigte sich speziell mit den Ursachen und mit der Behandlung psychischer Störungen

Wilhelm Strohmayer verdankte seinem Chef
und späteren Freund, dem universellen Jenaer
Psychiater Otto Binswanger, ebenso wie seinem
Vorgänger Theodor Ziehen entscheidende Anregungen zur Psychopathologie des Kindesalters. Mit seinen „Vorlesungen über die Psychopathologie des Kindesalters für Mediziner und
Pädagogen" schuf er nach Emminghaus und
Ziehen ein Werk, in dem bereits der Buchtitel
wesentliche Teile seines Programms aufzeigte.
Er beschäftigte sich neben seinen eingehenden
Schilderungen der Symptomatologie speziell
mit den Ursachen und mit der Behandlung
psychischer Störungen bei Kindern. Er war der
erste Autor, der sich entschieden für eine Aufgabenteilung im „Grenzgebiet der abnormen
Kinderseelenkunde" einsetzte und Zuständig-
keiten des Psychiaters und des Pädagogen gegeneinander abgrenzte. Der Lehrer benötige
den Rat des Arztes, wenn es sich um Psychoneurosen oder Psychosen handele, der Arzt dagegen
bei Intelligenzschwächen und psychopathischen Minderwertigkeiten die heilpädagogische
Hilfe des Lehrers. „Die Notwendigkeit des Zu-

sammenwirkens von Psychiatrie und Pädagogik gehört zu denjenigen Tatsachen, die kaum mehr zur Diskussion gestellt zu werden brauchen." In der Praxis überschnitten sich die beiden Wirkungskreise allerdings häufig. Die Hauptursachen der psychischen Störungen sah Strohmayer in angeborenen erblichen oder hirnorganischen Schäden und in erworbenen organischen oder psychischen Schädigungen. Die organischen Schäden gliederte er in Variationen der Keimsubstanz und zerebrale Schäden einerseits und die psychogenen Noxen in der Erziehung, der „Kinderstube" und dem häuslichen Milieu andererseits. Er war mit der Konstitutionslehre Ernst Kretschmers ebenso vertraut wie mit der Freudschen Psychoanalyse. Unter Strohmayers Kollegen in der Psychiatrischen Klinik befanden sich zahlreiche andere und später berühmte Wissenschaftler wie der Schöpfer des Autogenen Trainings, Johannes Heinrich Schultz, der weltweit berühmte Hirnforscher Oskar Vogt und der Entdecker der hirnelektrischen Aktivitäten und Erfinder der Hirnstrommessung, des EEGs, Hans Berger, der nach der Emeritierung Binswangers ihm auf dem Jenaer Lehrstuhl folgte.

Wilhelm Strohmayer (1874–1936) studierte in Jena und Leipzig Medizin. In Jena hörte er bereits Vorlesungen von Georg Theodor Ziehen über die Psychopathologie des Kindesalters. 1896 setzte er sein Medizinstudium in Leipzig fort und nahm an den Vorlesungen von Wilhelm Wundt teil. 1898 bestand er in Leipzig die Ärztliche Staatsprüfung. Er kehrte nach Jena zurück und arbeitete zunächst drei Monate am Anatomischen Institut und promovierte 1898 bei Binswanger. Danach war er Assistenzarzt an der Psychiatrischen Klinik und in der Binswangerschen Privatklinik. 1899 verließ er vorübergehend Jena, um als Assistenzarzt im Diakonissenhaus in Halle zu arbeiten, kehrte aber schon

1901 auf eine Arztstelle zu Binswanger zurück. Im Jahr 1903 übernahm er die ärztliche Beratung und Behandlung von „nervösen und geistig zurückgebliebenen Jünglingen" an einer Gartenbauschule in Jena. Er war außerdem nebenamtlich als Konsiliararzt an den Trüperschen Erziehungsheimen und im Jugendsanatorium Sophienhöhe in Jena tätig und setzte damit die von Ziehen begründete Tradition fort. Hier sammelte er seine ärztlichen Erfahrungen im Umgang mit den psychisch gestörten, aber bildungsfähigen Kindern und empfing zusätzliche Anregungen in ständigem Austausch mit dem Heilpädagogen Johannes Trüper, die sich in seinem Lehrbuch niederschlugen. 1906 folgte die Habilitation für Psychiatrie mit der Arbeit „Zur Klinik, Diagnose und Prognose der Amentia". Die Probevorlesung fand mit dem Thema „Die Bedeutung der nervösen und psychischen Anomalien des schulpflichtigen Alters" statt. 1911 wurde er zum unbesoldeten außerordentlichen Professor ernannt, 1914 stellvertretender Oberarzt und 1919, nach Berufung von Hans Berger auf den Jenaer Lehrstuhl, zum planmäßigen Oberarzt ernannt. Im Jahr 1933 wurde er krankheitshalber in den Wartestand und 1936 in den Ruhestand versetzt.

Die weitaus überwiegende Anzahl der wissenschaftlichen Arbeiten Strohmayers befaßte sich mit neurologischen und psychiatrischen Erkrankungen des Erwachsenenalters: mit anatomischen, statistischen, genealogischen und forensischen Fragestellungen, mit der Migräne, der Epilepsie, der Tabes, der Aphasie und der Amentia. Besonderes Interesse fanden Fragen der Vererbungslehre, der Inzuchtfrage, der Bewertung psychoneurotischer Belastungen und der Erblichkeitsforschung in der Neuro- und Psychopathologie. Seine Lehrveranstaltungen richteten sich nicht nur an Mediziner, sondern häufig auch an Pädagogen und Juristen. Neben seinen Vorlesungen zur Psychopathologie des Kindesalters hielt er Vorlesungen über allgemeine Psychopathologie und zur psychiatrischen Propädeutik, Vererbung, Degeneration, Rassenhygiene und Zurechnungsfähigkeit. In einer Arbeit „Angeborene und im frühen Kindesalter erworbene Schwachsinnszustände" (1923) zitierte er das Buch von Karl Binding und Alfred Erich Hoche „Die Freigabe der Vernichtung lebensunwerten Lebens" und hielt eine weitere Diskussion über die Vernichtung von Idioten und Imbezillen für notwendig. Er sprach sich für die „Unfruchtbarmachung aus sozialpolitischen und rassehygienischen Gründen" aus. Erst nach der Jahrhundertwende beschäftigte er sich zunehmend mit Untersuchungen zur Analyse und Prognose psychoneurotischer Symptome, mit der Kinderhysterie, über Pubertätskrisen und die Bedeutung des Kindheitserlebnisses, mit der Rolle der Sexualität und der Gefahr der homosexuellen Infizierung Jugendlicher. Er veröffentlichte mehrere Beiträge zur Ätiologie der Neurosen, u. a. drei Arbeiten in Leopold Löwenfelds und Hans Kurellas „Grenzfragen des Nerven- und Seelenlebens" (1900–1926) zu Fragen der Erblichkeit und psychiatrischen Fragestellungen.

Das Lehrbuch „Vorlesungen über die Psychopathologie des Kindesalters für Mediziner und Pädagogen", das in zwei Auflagen erschien, bildet den Zenit seines wissenschaftlichen Wirkens. Es umfaßte in seiner ersten Auflage 12 Kapitel: 1. Psychiatrie und Pädagogik, 2. Allgemeine Ätiologie und Prophylaxe, 3. Die psychopathischen Konstitutionen des Kindesalters, 4. Neurasthenie und Chorea beim Kinde (Behandlung konstitutionell-psychopathischer und neurasthenischer Kinder), 5. und 6. Die Hysterie im Kindesalter (Pathogenese, Symptomatologie, Paroxystische Krankheitserscheinungen und Behandlung), 7. und 8. die Epilepsie

im Kindesalter, 9. bis 11. Die Ursachen und die Symptomatologie des angeborenen Schwachsinns und 12. Die wichtigsten akuten Geisteskrankheiten des Kindesalters.

In allen Kapiteln des Buches spiegelte sich die besondere Jenaer Situation wider, die sich aus der Stellung Strohmayers als Konsiliararzt in einer heilpädagogischen Einrichtung ergab. Prophylaxe durch Erziehung des „originär minderwertigen Schülermaterials" hieß, um nur einige vom Autor selbst hervorgehobene Passagen anzuführen: „Einfachheit, Entsagung, Gehorsam", „Disziplinierung ihres Affektlebens", „Abhärtung gegen Schmerz" und „Verhütung und Eindämmung masturbatorischer Neigungen". Strohmayer empfahl eine „planvolle sexuelle Aufklärung" und einen „geregelten Wechsel von Betätigung und Ruhe" und warnte generell „vor körperlicher Abstrafung nervöser Kinder". Er widmete der Einhaltung ausreichender Schlafenszeiten, einer gesunden Ernährung und einer „allgemeinpsychischen Behandlung nervöser Kinder" unter Einschluß einer „systematischen Gymnastik" und psychotherapeutischer Maßnahmen breiten Raum. Am Schluß seiner zweiten Vorlesung führte er ohne eine weitere Begründung an, daß er „die Beobachtung nicht unterdrücken" könne, „daß die psychoneurotische Rassebelastung der Semiten sich auch beim Kinde frühzeitig und häufig zeigt" und daß es auffallend sei, wie groß der Prozentsatz der Juden unter den von ihm behandelten psychopathischen Jugendlichen war. Bei der Besprechung der Kinderhysterie erörterte er zugrundeliegende psychische Komplexe und traumatische Ereignisse, erörterte die Mechanismen der Verdrängung sehr ausführlich und beschrieb mit einem Krankheitsbild der „infantilen Hysterie mit gewohnheitsmäßigem Erbrechen" ein bulimisches Syndrom. Für die Behandlung der Hysterie empfahl er 1. konsequente Entfernung

aus dem häuslichen Milieu, 2. Überrumpe-
lungstherapie, etwa bei Kindern mit hysterischen Lähmungen und 3. eine länger dauernde
konsequente Psychotherapie. Im Gegensatz
nicht nur zu Ziehen und August Homburger,
sondern auch zu Otto Binswanger und zahlreichen anderen Psychiatern setzte sich Strohmayer ernsthaft mit der Psychoanalyse und mit
ihrer Bedeutung für das Kindes- und Jugendalter auseinander. Er hatte bereits 1903 die Arbeit „Zur Charakteristik der Zwangsvorstellungen als Abwehrneurose" veröffentlicht und 1908
einen Beitrag „Über die ursächlichen Beziehungen der Sexualität zu Angst- und Zwangs-
zuständen" verfaßt, in denen er sich mit der
psychoanalytischen Lehre auseinandersetzte.
Anläßlich eines Vortrages in Jena lernte er Carl
Gustav Jung kennen. Jung führte dazu in einem
Brief (16. 4. 1909) an Sigmund Freud aus: „Nun
zu den Neuigkeiten aus Jena. Ich bin von dem
alten Schlaumeier ‚Geheimrat' Binswanger
prachtvoll empfangen worden. Er hat mir zu
Ehren eine große Herrengesellschaft gegeben
mit Uniformen und andern Herrlichkeiten."
Bei der Gelegenheit habe er jedoch einen „Menschen kennengelernt, nämlich den Dozenten
Strohmayer, Assistent an der Privatklinik Binswangers. Er macht Analysen, versteht die Sache
und ist ein sehr heller Kopf, von dem man Gutes
erwarten kann, weil er sehr natürlich ist und den
wirklichen Intentionen seiner Seele nachzu-
geben versteht." Das veranlaßte Freud wiederum, Strohmayer in einem Brief an Karl Abraham (1909) lobend zu erwähnen. Strohmayer
war 1910 ein Gründungsmitglied der Berliner
Psychoanalytischen Vereinigung, aus der er allerdings aus organisatorischen Gründen bereits
ein Jahr später wieder austrat.

August Homburger beschrieb normale und abnorme Entwicklungsstadien bei Kindern und Jugendlichen

Das Hauptwerk August Homburgers, die „Vorlesungen über Psychopathologie des Kindesalters" (1926), erschien zehn Jahre nach Ziehens
Lehrbuch „Die Geisteskrankheiten im Kindesalter". Homburger räumte ein, daß es Ziehen auf
assoziationspsychologischer Grundlage erstmals gelungen sei, „in unvergleichlicher Weise
eine Übersicht des gesamten in der Literatur
niedergelegten, durch eine große persönliche
Erfahrung ergänzten Wissens" vorzulegen. Es
sei tatsächlich das Verdienst Ziehens, erstmals
klare Grenzlinien zwischen den psychotischen
und nicht-psychotischen psychischen Störun-

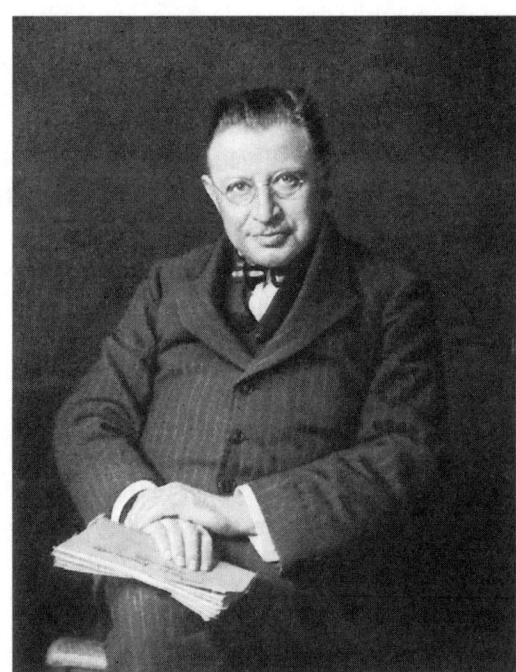

*Der Psychiater August Homburger gründete eine
der ersten heilpädagogischen Beratungsstellen an
einer deutschen Universität. Er befaßte sich mit
seelisch gestörten und delinquenten Kindern
und Jugendlichen.*

gen des Kindes- und Jugendalters gezogen und eine übersichtliche psychopathologische Klassifikation entwickelt zu haben. Zu Recht wies er allerdings darauf hin, daß Ziehen sich in seiner „Allgemeinen Psychopathologie" ausschließlich auf die klinische Psychiatrie des Erwachsenenalters bezogen habe. Homburger hingegen wollte mit seinem Lehrbuch den Versuch unternehmen, sich von der statischen Psychopathologie des homogenen mittleren Erwachsenenalters zu lösen und unter Einbeziehung des Entwicklungsgedankens eine eigenständige Psychopathologie der kindlichen Lebensstufen zu geben. Er berief sich dabei ebenso auf die phänomenologische Methode Edmund Husserls wie auf die „Allgemeine Psychopathologie" (1923) von Karl Jaspers. In dieser Zeitspanne erschienen außerdem die „Medizinischen Grundlagen der Heilpädagogik" von Erwin Lazar (1925), die „Psychopathologie des Kindesalters" (1923) von Wilhelm Strohmayer und die „Neurosen im Kindesalter"(1927) von Walther Cimbal.

August Homburger (1873–1930) studierte in Heidelberg und Straßburg Medizin und legte 1897 in Straßburg das Staatsexamen ab. 1898 nahm er seine wissenschaftliche Arbeit bei Carl Weigert am Senckenbergischen Institut in Frankfurt auf und promovierte 1899 mit der Dissertationsarbeit „Über die Beziehungen des Morbus Basedow zu Psychosen und Psychoneurosen". Von 1899 bis 1905 war er neurologischer Assistent bei August Knoblauch am Städtischen Siechenhaus in Frankfurt. 1905 gründete er eine eigene nervenärztliche Praxis in Frankfurt. Nach längerer Krankheit und Aufenthalt in Badenweiler ging er 1907 zu Franz Nissl nach Heidelberg und übernahm dort die Leitung der neugegründeten Poliklinik an der Psychiatrischen Klinik. 1911 habilitierte er sich mit der Arbeit über „Charakterologie und Symptomatologie im psychiatrischen Grenzbereich".

Homburger eröffnete 1917 als Psychiater eine der ersten Heilpädagogischen Beratungsstellen an einer Universität in Deutschland mit Unterstützung des Direktors Ernst Moro an der Heidelberger Universitäts-Kinderklinik. Er richtete einen psychiatrischen Beratungsdienst beim Städtischen Jugendamt ein, das über ein angeschlossenes Erziehungsheim verfügte. Durch die in der Poliklinik ständig steigende Anzahl von Fällen von Kinderkriminalität und Jugendverwahrlosung entstand eine enge Verbindung mit dem Jugendgericht in Heidelberg. Seine umfangreichen poliklinischen, schulärztlichen und konsiliarischen Erfahrungen im 1919 gegründeten Städtischen Kinderheim „Siebenmühlenthal" für schwer erziehbare Kinder bildeten die wissenschaftlichen Grundlagen für seine „Psychopathologie des Kindesalters". 1917 wurde er zum a. o. Professor ernannt. Sein Doktorand, der spätere Direktor der Heidelberger Universitäts-Nervenklinik (1972), Walter Ritter von Baeyer, schilderte Homburger als eine „kleine, etwas gebeugte, scharf bebrillte Gestalt, die die Hände auf dem Rücken, die beiden einzigen kleinen Räume der Poliklinik durchmaß, ungeduldig auf- und abgehend". Er habe seine Schüler dazu angeleitet, psychodynamische Zusammenhänge zu erkennen und von psychoanalytischen Erkenntnissen Gebrauch zu machen. Homburger sei zu seinen Lebzeiten nur einem kleinen Kreis von Fachleuten bekannt gewesen; er sei Assistenzarzt geblieben und habe keine wissenschaftliche Karriere gemacht.

Im Vorwort zu seinem Lehrbuch betonte Homburger, daß die Psychopathologie des Kindesalters zwar noch nichts Einheitliches zu bieten habe und zu einer vollständig neuen Darstellung noch nicht reif genug sei. Auch sein Buch habe deshalb leider noch den Charakter des Vorläufigen und sei „in seinem pathologischen Teil noch ganz im Herkömmlichen verankert". Auf 850 Seiten stellte Homburger die normale und die pathologische Entwicklung im Kindesalter mit besonderem Hinweis auf die entwicklungsgeschichtlichen Forschungen von Karl Groos (1913) und von William Stern (1921) dar und setzte sich kritisch mit der Psychoanalyse und mit der Konstitutionslehre von Ernst Kretschmer (1921) auseinander.

Die "Psychopathischen Konstitutionen" nahmen bei Homburger, hierin vergleichbar mit Georg Theodor Ziehen, über die Hälfte des Lehrbuches ein. Es handelte sich dabei damals wie heute um die häufigsten psychischen Störungen des Kindesalters. Er unterschied wie Ziehen bei Kindern angeborene und erworbene „psychopathischen Konstitutionen". Im Gegensatz dazu wendeten die führenden Psychiater des Erwachsenenalters Hans Walter Gruhle, Emil Kraepelin, Otto Wilmann und Kurt Schneider die Bezeichnung „psychopathische Konstitution" ausschließlich für angeborene Anomalien der seelischen Anlage an. Psychopathisch sei eine Persönlichkeit, wenn ihre Anlage „vom Durchschnitt von einem bestimmten Häufigkeitstypus des betreffenden Alters und Geschlechts" (Gruhle) abweiche. Die abnorme Anlage selbst könne allerdings im Laufe des Lebens zu unterschiedlichen Zeiten auftreten, sich unter bestimmten individuellen Bedingungen stärker ausprägen und in ihren Äußerungen und ihrer Bedeutung zurücktreten.

Homburger unterschied psychopathische Kinder und Jugendlichen in

– Die „Nervösen": unruhige, nervenschwache, konzentrationsschwache, labile Kinder, denen eine instinktsichere Selbststeuerung fehlt, die leicht ermüden und schwer beeindruckbar sind.

– Die „Ängstlichen": gereizt-verschlossene, ernste, innerliche (introvertierte), wehrlose Kinder, wie sie auch heute noch beschrieben werden.

– Die „Willensschwachen und Haltlosen": meistens ihre Familie enttäuschende, wankelmütige, unzuverlässige, leichtsinnige Jugendliche, die schlechte Gesellschaft suchen und in delinquentes Verhalten abgleiten.

– Die „Gemütslosen und Gemütsarmen": gleichgültige, kühle und kalte, unempfindliche, mitleidslose, freudlose parathyme Kinder und Jugendliche.

– Die „Reizbaren": leicht erregbare, launenhafte, eigensinnige, unausgeglichene, ungeduldige, destruktive, explosive Kinder, deren späteres Leben durch diese Abweichungen gekennzeichnet bleibt.

– Die „Disharmonischen": regelwidrige, auffällige, unausgeglichene, sprunghafte, brüskabweisende Kinder ohne Beharrlichkeit, Ruhe und Behagen.

– Die „Hysterischen": überempfindliche (hyperästhetische) Kinder mit gestörter Motorik (Lähmungen, Schmerzen, Topalgien), mit Sinnesstörungen, Sehschwäche, Wachträumereien, Dämmerzuständen und anderen Symptomen (Konversionsyndrom), die damals diagnostische Probleme in ihrer Abgrenzung zur Epilepsie boten.

– Die „Zwangsvorstellungskranken": übertrieben gewissenhafte, ambivalente, hypochondrische, schüchterne und ängstliche, empfindsame und unnaive Kinder mit überwertigen Einfällen, mit Drang zu repetitiven Handlungen und anderen Symptomen, wie sie in Zwangssyndromen dargestellt werden.

– Die „Sensitiven": empfindsame, leicht kränkbare, leidensbereite, gemütsreiche, oft altkluge, phantasievolle Kinder und schließlich

– die „Infantilen": altersentsprechend intelligente, relativ kindliche, verhaltene, ängstliche, launenhafte, folgsame, passive Kinder, bei denen organische Störungen bestehen oder zu vermuten sind.

Homburger berichtete in den 49 Kapiteln seines Buches über sämtliche damals bekannten psychischen Störungen des Kindes- und Jugendalters; über unterschiedliche Erscheinungsformen der Geistesschwäche ebenso wie über schwere seelische und körperliche Entwicklungsrückstände und Frühentwicklungen und über das sich im Laufe der Entwicklung verändernde Gemüts- und Willensleben. Besonders eindrucksvoll und ausführlich schilderte er die Entwicklung der kindlichen Motorik und ihre Störungen, eins seiner Spezialgebiete. Er beschrieb schließlich auch das Zustandsbild der psychomotorisch unruhigen, hyperkinetischen Kinder. Diese Kinder seien „ungemein beweglich und zwar unterscheidet das hastige, unmotivierte, eckige in den Bewegungen sie von den lebendigen Muskelbewegungen kräftiger und gesunder Kinder". Bei manchen steigere sich dies zu veitstanzähnlichen Bewegungen, bei einzelnen zu Konvulsionen, die dann zuweilen epileptisch werden. Beim Turnen seien sie ungeschickt, beim Klavierspielen spreizen sich die Finger und machen das Spiel zu einer Plage. In der Schule würden sie oft zusätzlich durch falsche pädagogische Einstellungen der Lehrer geschädigt, die meinten, „durch disziplinarische Maßregeln eingreifen zu können", und eine Kette von Irrtümern begingen, „welche das Kind geistig ruinieren und jene traurigen Zustände

herbeiführen, wie wir sie in Strafanstalten sehen, wenn man psychisch Kranke als Simulanten ansieht und sie von ihrer sogenannten Bosheit befreien will". Die Stimme der Irrenärzte müsse mehr als bisher in pädagogischen Vereinen und in pädagogischen Zeitschriften geltend gemacht werden: „Ist erst der Lehrer darauf aufmerksam gemacht, so wird es ihm nicht schwer werden, aus der Zahl seiner Schüler solche herauszufinden, die er bisher vergeblich psychisch maltraitiert oder bei der Seite liegengelassen hat."

In zwei weiteren ausführlichen und unverändert aktuellen Kapiteln beschrieb Homburger die normalen seelischen Abweichungen und die pathologischen Störungen in der Pubertät. Die Verwahrlosung Jugendlicher sowie die Jugendfürsorge und Fürsorgeerziehung bildeten, mitbewirkt durch eine entsprechende Monographie (1912) seines Heidelberger Kollegen Hans Walter Gruhle, einen weiteren Schwerpunkt seiner Forschungen. In zwei Kapiteln setzte er sich kritisch mit der Psychoanalyse und der infantilen Sexualität auseinander. In bemerkenswertem Gegensatz zu seinem Mitassistenten Karl Jaspers räumte er ein, daß man durchaus nicht alle theoretischen Voraussetzungen der Lehre übernehmen müsse, um anzuerkennen, daß Freud zu wichtigen neuen Einsichten und gesicherten Tatsachen gelangt sei, die auch für das Kindes- und Jugendalter von Bedeutung seien. Homburger war Mitherausgeber der damals führenden „Zeitschrift für Kinderforschung", in der Pädagogen, Psychologen und Ärzte ihre Erfahrungen und Meinungen austauschten.

13. Neue therapeutische Verfahren
19. und 20. Jahrhundert

13.1 Einleitung

Im 19. Jahrhundert wurden mit der Einführung psychoanalytischer, tiefenpsychologischer, verhaltenstherapeutischer und psychopharmakologischer Verfahren für psychisch gestörte Kinder und Jugendliche bedeutende therapeutische Fortschritte erzielt. Der seit Beginn des Jahrhunderts schwelende Kampf zwischen den somatisch und psychisch orientierten Psychiatern hatte gegen Ende der ersten Jahrhunderthälfte mit einem Sieg der Somatiker geendet. Es war ihnen gelungen, für einige seelische und geistige Erkrankungen anatomische und histologische Befunde nachzuweisen und durch Verlaufsstudien nosologische Krankheitseinheiten zu ermitteln, die eine bessere Prognosestellung ermöglichten. Das trug dazu bei, daß generell seelisch kranke Menschen den körperlich Kranken gleichgestellt wurden, und führte zu einer Verbesserung ihrer Unterbringungs- und Pflegesituation. Entscheidend war jedoch, daß die Suche nach einem hirnorganischen Substrat bei der überwältigend großen Krankheitsgruppe der Neurosen und der Psychosen erfolglos geblieben war und daß für die meisten psychischen Störungen keine wirksamen Behandlungsmethoden zur Verfügung standen.

In diesen Jahrzehnten entwickelten sich in der Nachfolge von Franz Anton Mesmer und seinem gegen Ende des 18. Jahrhunderts als „animalischen Magnetismus" bezeichneten und zu Recht umstrittenen Heilverfahren in England (James Braid) und in Frankreich an der Salpêtrière (Jean Martin Charcot) und der „Schule von Nancy" (Ambroise A. Liébeault, Hippolyte-Marie Bernheim) neue Methoden der Suggestionstherapie, die Hypnosebehandlung von Neurosen. Zu der Gruppe der Neurosen, zu denen ursprünglich auch körperlich begründbare Krankheiten (Epilepsie, Chorea u. a.) gezählt wurden, gehörten seit 1880 mit den ersten Entwürfen der Neuroselehre Freuds nur noch psychogene Störungen, insbesondere die Hysterie und die Hypochondrie. Freud schuf gemeinsam mit Josef Breuer die Grundlagen der Psychoanalyse und damit auch die Kinderanalyse und die Kinderpsychotherapie, die aus ihr hervorgingen. Im Gegensatz zu dem autoritären Hypnosestil Charcots sah Pawlow die Hypnose als „partiellen Schlaf". Johannes Heinrich Schultz bezeichnete sie dagegen aus biologischer Sicht als eine „organismische Umschaltung".

In Rußland errichtete der große Physiologe **Iwan Petrowitsch Pawlow (1849–1936)** ein vollständig neues Lehrgebäude, das sich auf Untersuchungen von Iwan Setschenow und sein Werk „Die Reflexe des Gehirns" (1863) stützte. Er postulierte, daß vegetative und motorische Aktivitäten ursächlich über einen Reflexbogen von den Sinnesorganen ausgehen und erinnerte an vergleichbare Überlegungen Wilhelm Griesingers mit seiner „Reflextheorie". Ausgehend von seinen Tierexperimenten, gelangte Pawlow zur Unterscheidung von unbedingten und bedingten Reflexen und über ihre Bedeutung für die Konditionierung des Lernens, aber auch von psychischen Störungen. Die Entwicklung der menschlichen Sprache erfolge über bedingte Reize und wird als 2. Signalsystem bezeichnet, die sonstigen bedingten Reize gehören zum 1. Signalsystem. Mit seinen Entdeckungen über die „höhere Nerventätigkeit" gelangte er zu neuen Einsichten über das menschliche Verhalten. Er erkannte, daß erlerntes Verhalten verlernt oder umgelernt werden kann. In der Mitte des 20. Jahrhunderts entwickelte sich über den experimentellen Behaviorismus die daraus abgeleitete Verhaltenstherapie. Später wurden neue Theorien des Lernens und der Emotionalität entwickelt, die zu einer „kognitiven Wende" (Albert Bandura, Richard S. Lazarus, Hans Jürgen Eysenck u. a.) führten.

13.2 Psychotherapie durch Hypnose

Aus der Geschichte sind zahlreiche Hinweise überliefert, daß hypnotische Verfahren zu den ältesten Heilmethoden der Menschheit gehören. Günter Hole (1999) wies darauf hin, daß „in der althinduistischen Literatur, bei den Sumerern und in der ägyptischen Frühzeit sich nicht nur allgemeine Hinweise, sondern auch direkt beschriebene Einleitungstechniken finden. Eine besondere kulturgeschichtliche Bedeutung kommt den griechischen Asklepieien (Kult- und Therapiestätten in Tempeln) zu, in denen nach besonderen rituellen Vorbereitungen der berühmte Tempelschlaf (Inkubation) stattfand. In einem unterirdischen Tempelraum

(Abaton) sprachen die Priester suggestive Formeln und versuchten, dabei Träume oder Visionen mit heilender Wirkung zu induzieren. Hier begegnet uns schon in klassischer Weise die Kombination von tranceförderndem Milieu und gezielten Verbalsuggestionen. Auch in anderen Kulturen, im Schamanentum, bei den Medizinmännern und in Heilungstraditionen primitiver Völker überhaupt finden sich hypnotische Vorgehensweisen." Die Hypnose gehört als therapeutisches Verfahren weiterhin zum ausgewiesenen Therapiekanon (Grawe 1987) für psychische Störungen aller Altersgruppen (Remschmidt 1997). Sie wird im Kindes- und Jugendalter heute jedoch überwiegend in Form einer „Selbsthypnose", als autogenes Training (Johannes Heinrich Schultz, 1932) oder als Progressive Muskelrelaxation (Edmund Jacobson, 1929) eingesetzt.

Franz Anton Mesmer gab mit seinem „Magnetismus" der Hypnose trotz vielfältiger Ablehnung und Anfeindungen den Anstoß zu einer breiteren medizinischen Erforschung des Phänomens. Im 19. Jahrhundert rivalisierten zwei unterschiedliche Theorien: die medizinische Theorie der Hypnose als „Hysterie" (Charcot 1882) und die psychologische Theorie der Hypnose als „Suggestion" (Bernheim 1891). Die Arbeiten von Pierre Briquet und Jean Martin Charcot hatten für Entwicklung der Psychoanalyse große Bedeutung. Bei beiden hatte Freud erste Erfahrungen gesammelt: 1885 verbrachte er mehrere Monate an der Salpêtrière. Später sprach Freud davon, daß er mit der von ihm entwickelten Behandlungsmethode das „Kupfer" der Hypnose mit dem „Gold" der Psychoanalyse vertauscht habe.

Jean Martin Charcot nahm an, daß nur Hysteriker hypnotisiert werden könnten

Der Neurologe **Jean Martin Charcot (1825 bis 1893)** wurde 1858 in der Pariser Salpêtrière mit der Leitung einer neurologischen Frauenstation beauftragt, die keine Geisteskranken aufnahm. Mit seiner Erforschung und Definition neurologischer Krankheiten wurde er rasch einer der führenden Ärzte Frankreichs und international berühmt. Im Jahr 1870 übernahm er die Leitung der Abteilung für epileptisch und hysterisch kranke Frauen. 1872 wurde er zum Professor für Pathologische Anatomie ernannt und in die Französische Medizinische Akademie gewählt. Seit 1880 beschäftigte er sich speziell mit dem Problem der Suggestibilität, Hysterie und Hypnose und erlangte damit Weltruhm. 1882 erhielt er den ersten Lehrstuhl für Nervenleiden an der Salpêtrière. Seit 1878 wandte er sich speziell der Hypnose zu und gewann den Eindruck, daß sich nur hysterische, nicht aber gesunde Menschen hypnotisieren ließen. Für das Kindesalter hatte schon Pierre Briquet (1859) aufgrund einer großen Kasuistik postuliert, daß hysterische Symptome in diesem Alter als Ausdruck einer hysterophilen Konstitution anzusehen seien. Auch Charcot (1882) vertrat die Ansicht, daß es sich bei der kindlichen Hysterie eher um eine psychische und nicht um eine organisch bedingte Störung handle.

Jean Martin Charcot wurde in Paris geboren und studierte an der Sorbonne Medizin. In seiner Dissertation über den Gelenkrheumatismus unterschied er als erster akute und chronische

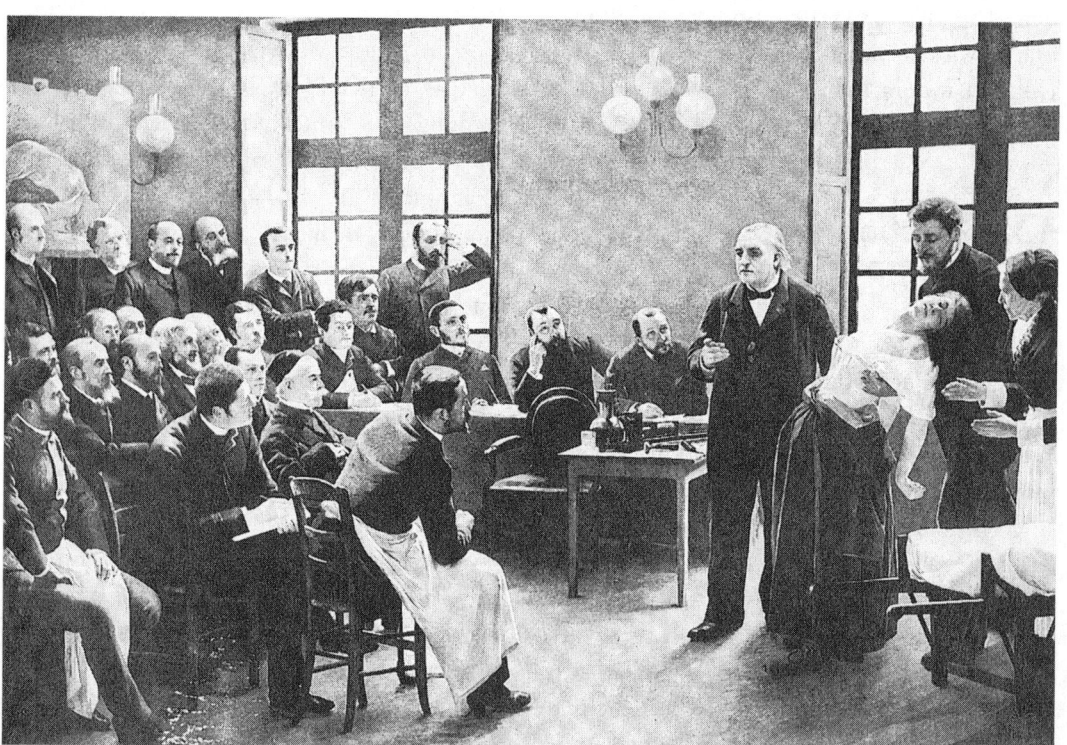

Jean Martin Charcot in seinen berühmten „Dienstagsvorlesungen". Mit seinen Forschungen zur Hysterie und Hypnose und als Lehrer Sigmund Freuds wurde er weltberühmt.

Verläufe und interessierte sich in dieser Zeit besonders für internistische Erkrankungen. Danach bearbeitete er neurologische Störungen wie Aphasie, Ataxie, Tabes, die multiple Sklerose und beschrieb als erster die amyotrophische Lateralsklerose, bevor er sich ganz der Erforschung der Hysterie zuwandte. Die Hysterie wurde seit der Antike als ein von einer „wandernden" Gebärmutter ausgehendes Leiden angesehen. In seinen Vorlesungen über Nervenkrankheiten („Leçons sur les maladies du système nerveux faites à la Salpêtrière") beschrieb Charcot als Erscheinungsformen hystero-epileptische Anfälle, halbseitige Sensibilitätsstörungen, Lähmungen und Kontrakturen, aber auch seelische Ausnahmezustände. Den durch die Hypnose ausgelösten Trancezustand unterteilte er in Lethargie, Katalepsie und Somnambulismus. Neben den „hysterischen Stigmata" (Globusgefühl, fehlender Rachenreflex) beschrieb Charcot „hysterische Punkte", durch die charakteristische hysterische Symptome ausgelöst werden konnten. Unter diesen hatte der „hysterogene Ovarialdruckschmerz" besondere Bedeutung und galt als Indikation zu einer operativen Kauterisierung oder Entfernung der Eierstöcke. Charcots ätiologische Einstellung zur Hysterie war nicht eindeutig und schwankte zwischen psychogen und organisch bedingt. Als Ursachen führte er sowohl wiederholte Schreckerlebnisse und Erinnerungen an ängstigende Erlebnisse in der Kindheit als auch eine erbliche Erkrankung der „inneren Kapsel" des Gehirns an.

Für die Behandlung hysterischer Kinder war eine weitgehende Neutralisierung ihrer Umgebung eine unbedingte Voraussetzung, um fortgesetzte induzierende wie verstärkende Faktoren auszuschließen. In einer seiner berühmten und öffentlichen Dienstagsvorlesungen forderte Charcot (1886) für einen 14jährigen hysterischen Jungen die Isolierung und Trennung von seiner Mutter, weil zu große Teilnahme oder gar Bewunderung von seiten der Umgebung die Hysterie fördere. Die gegen Ende des 20. Jahrhunderts propagierte Voraussage, daß die Hysterie durch Einführung einer zunehmenden sexuellen Freizügigkeit verschwinden werde, hat sich nicht bestätigt. Es bleibt demnach bei der Feststellung von Charcot, daß „kein Machtwort, gleichgültig, von wo es ausgeht, je vermögen wird, sie, die Hysterie, aus dem Register der Krankheiten zu streichen".

Hippolyte-Marie Bernheim erkannte, daß fast alle Menschen hypnotisierbar sind

Der Internist **Hippolyte-Marie Bernheim (1840 bis 1919)**, ein jüdischer Arzt, der die Anstalt in Nancy leitete und an der Universität lehrte, begründete mit Liébeault und Henri E. Beaunis die „Schule von Nancy". Er hatte bei **Ambroise A. Liébeault (1823–1904)** die Technik der Hypnose erlernt. Liébeault war durch die Schriften des Engländers James Braid, der sich kritisch mit Franz Anton Mesmer auseinandergesetzt hatte, auf Charcots Ansichten gestoßen. Bernheim geriet jedoch bald in heftigen Streit mit der Pariser Schule. Er stellte im Gegensatz zu Charcot fest, daß die Hypnose kein Test für die Existenz einer hysterischen Neurose sei, sondern ein natürlicher Schlafzustand, der sich durch normale Suggestibilität erklären lasse. Im Wachzustand würden bestimmte kognitive Funktionen (kritisches Bewußtsein, Vernunft, Konzentration) die Einengung und Fokussierung der Aufmerksamkeit und eine hypnoide Regression der Persönlichkeit als Voraussetzungen für eine Hypnose diese erschweren, während durch ein Absenken der Bewußtseinsschwelle ein direkter und auch ein therapeutischer Zugang ermöglicht werde. Tatsächlich könne fast jeder Mensch, der bereit sei, sich hypnotisieren zu lassen, in einen hypnotischen Zustand versetzt werden, der ein therapeutisches Einwirken ermögliche. Seine Ansicht, daß es sich bei der Hypnose um eine vom Patienten zugelassene psychologische Fremdeinwirkung handle, führte zu einer scharfen Kontroverse mit der Pariser Schule. Der berühmte Neurologe Joseph François Félix Babinski, Schüler Jean Martin Charcots, qualifizierte Nancy als „Dorfuniversität" (Pichot 1983) ab, engte aber später die Hysterie auf Phänomene ein, die durch Suggestion hervorgerufen werden könnten. Durch die Erteilung und Befolgung von posthypnotischen Aufträgen gelangte Bernheim zur Annahme der Existenz eines latenten Gedächtnisses, lehnte jedoch das Vorhandensein von unbewußten Wahrnehmungen ab. Bernheim erzeugte – wie später auch Johannes Heinrich Schultz, der Begründer des Autogenen Trainings (1932) – in der Hypnose experimentell körperliche Reaktionen wie Blasen und Brandwunden auf der Haut. Bernheim behandelte vorwiegend hysterische und psychosomatische Symptome (Schreibkrampf, Bettnässen; Ackerknecht 1985) und Neurosen und wandte Schlafkuren an. Zum besseren Verständnis seiner enormen Besserungsraten trugen zeitgenössische Berichte von Neurologen (Roback 1961) über seine ruhige und ausgeglichene Persönlichkeit und seine einfühlsame, aber konsequente Hypnosetechnik bei. Sigmund Freud, der bei ihm hospitiert hatte, übersetzte sein Buch über Hysterie und Hypnose ins Deutsche. Nach dem Tod Charcots kam es auch unter dem Einfluß von Pierre Janet, seinem geistigen Nachfolger und Professor am Collège de France, zu einer Neubesinnung über das Krankheitsbild der Hysterie und über die Bedeutung der Hypnose.

Pierre Janet rückte die Hypnotherapie in den Mittelpunkt

Pierre Janet (1859–1947) entdeckte, daß „vergessene" traumatische Erlebnisse psychische Störungen erzeugen können, die in der Hypnose aufgedeckt und durch Bewußtmachung geheilt werden können. Er gilt damit auch als Erstbeschreiber der „posttraumatischen Belastungsstörung" (ICD F43.1), für die er eine spezielle „kathartische Therapie" entwickelte. Pierre Janet studierte zunächst Philosophie und war als Lehrer an verschiedenen Gymnasien tätig. In Le Havre wurde ihm ein Mädchen, „Leonie", vorgestellt, das angeblich aus der Ferne hypnotisierbar war. In seiner philosophischen Dissertation über den psychologischen Automatismus ging er auf die Bedeutung der „Einengung des Bewußtseinsfeldes" bei der Hypnose ein. Die Hypnose sah er als eine Parallele zum natürlichen Somnambulismus, d. h. als eine Dissoziation des Gedächtnisses an. 1889 begann er sein Medizinstudium, das er 1893 abschloß. Er ließ sich als Nervenarzt nieder, arbeitete jedoch zusätzlich in der Klinik von Charcot. Ab 1895 lehrte er am Collège de France experimentelle und vergleichende Psychologie und wurde dort 1902 zum Professor ernannt. Seit 1909 war er auch als Dozent an der philosophischen Fakultät der Sorbonne tätig. Er wandte sich im Einvernehmen mit Charcot speziell der Hypnose und der Hysterie zu und wurde durch die Ablehnung der Freudschen These vom sexuellen Ursprung der Neurosen zu einem seiner Antipoden. Sexuelle Probleme müßten nicht die Ursache, sondern könnten auch Symptome einer bereits manifesten psychischen Störung sein. Er stimmte Freud darin zu, daß die meisten Neurosen nicht hysterischer Natur seien. 1910 wurde er mit Freud und Jung zum Ehrenmitglied der „American Psychopathological Association" ernannt. 1913 trug er seine Forschungsergebnisse auf einem internationalen Kongreß in London vor, an dem auch Freud teilnahm. Im Mittelpunkt seiner Forschungen stand nicht so sehr die Entwicklung neuer Ätiologien, sondern die hypnotische Therapie. Aus seiner Sicht sei nicht die Behandlungsmethode, sondern der Behandlungserfolg das maßgebliche Kriterium. Janet war im Gegensatz zu Freud kein Systematiker. Er führte jedoch eine Trennung der Krankheitsbilder der Psychasthenie und der Neurasthenie als Folge eines seelischen Energieverlustes ein. Der individuelle Grad der „psychologischen Spannung" sei für die Entstehung von Neurosen von grundlegender Bedeutung. Die Neurasthenie, eine „Nervenschwäche", gehe mit körperlichen Erscheinungen (Erschöpfung, Schlaflosigkeit) einher und sei auf einen Energieverlust des Nervensystems zurückzuführen. Die Psychasthenie, ein Begriff, den Janet ebenso wie den der Psychoneurose prägte, beruhe dagegen auf einem primär schwerwiegenden Defizit der psychischen Spannung, das zur Entstehung von kognitiven und emotionalen Störungen führe.

13.3 Psychoanalyse und Tiefenpsychologie

Der Wiener Neurologe **Sigmund Freud (1856 bis 1939)** war gegen Ende des 19. und zu Beginn des 20. Jahrhunderts als Schöpfer der Psychoanalyse einer der berühmtesten Ärzte seiner Zeit. Er hatte in Frankreich Hypnose studiert, entwickelte dann jedoch die Technik der freien Assoziation und war der erste Forscher, der – nach Charcot, Bernheim und Janet – die Existenz eines Unterbewußtseins postulierte und nachwies.

Mit der Einführung der Psychoanalyse hat auch die Kinder- und Jugendpsychiatrie direkt oder indirekt in mehrfacher Hinsicht starke therapeutische Impulse erhalten. Freud entwickelte seine Theorien zwar aus der Behandlung neurotischer Erwachsener und stand der Kinderpsychotherapie anfangs eher zurückhaltend gegenüber, ermunterte aber seine Mitarbeiter und Schüler, sich damit zu beschäftigen. Überblickt man das Gesamtwerk Freuds, so stellt man fest, daß er von Jahr zu Jahr mit einer Fülle von Äußerungen zu den Problemen der kindlichen Entwicklung Stellung genommen hat (Wolffheim 1960) und daß ohne diese Einsichten unser Bild von Kindern höchst unvollkommen geblieben wäre.

In der „Kurzen Geschichte der Psychiatrie" von Erwin H. Ackerknecht (1985) findet sich der interessante Hinweis, daß Freud nach seinem Aufenthalt bei Charcot „Kinderpsychiatrie bei Baginski in Berlin" studiert habe, bevor er sich 1886 in Wien niederließ; leider fehlen nähere Angaben zur Quellenlage. **Adolf Baginsky (1843–1918)**, Direktor des Berliner Kaiserin-Friedrich-Kinderkrankenhauses, war ein angesehener Neuro- und Sozialpädiater. Neben Arbeiten über „Suggestion bei Kindern" (1901) und „Kinderaussagen vor Gericht" (1910) publizierte er ein „Handbuch der Schulhygiene" (1883) und verfaßte gemeinsam mit dem Sprachpädagogen Hermann Gutzmann das Vorwort für das Buch des bekannten Heilpädagogen Hermann Piper (Nissen 1969) „Der kleine Sprachmeister" (1898). Endgültige Formen hat die analytische und tiefenpsychologische Kinderpsychotherapie seit den fundamentalen Entdeckungen Freuds über die Bedeutung der frühen Kindheit für die Entstehung und Entwicklung der Neurosen erst in der ersten Hälfte des 20. Jahrhunderts Nachfolger gefunden. 1936 erzwangen die Machthaber des Dritten Reiches den Austritt der „Deutschen Psychoanalytischen Gesellschaft" aus der Internationalen Vereinigung, 1938 erfolgte die Auflösung der Deutschen Psychoanalytischen Gesellschaft. Bis zu Beginn des Zweiten Weltkrieges hatten die meisten Psychoanalytiker Deutschland verlassen.

Sigmund Freud wurde als Sohn des jüdischen Ehepaares Jacob Freud und Amalia Freud mit einer „Glückshaube" im mährischen Freiberg geboren und erhielt neben dem Namen Sigismund auch den des Großvaters „Schlomo". Im Alter von knapp drei Jahren verlor er seine geliebte Kinderfrau Monika. Jürg Kollbrunner spricht in seinem Buch „Der kranke Freud" (2001) von einer von Freud idealisierten und in dieser und in mehrfacher Hinsicht aber „tragischen Kindheit". Im Alter von vier Jahren, 1860, erfolgte der Umzug nach Wien. Während einer Reise mit seiner Mutter erkannte Freud seine Verliebtheit in sie und empfand heftige Eifersucht auf den Vater, was später zu seiner Entdeckung des „Ödipus-Komplexes" beigetragen haben mag. In Wien studierte er von 1873 bis 1881 Medizin und arbeitete anschließend von 1876 bis 1882 am Wiener Physiologischen Institut bei Ernst von Brücke und Theodor Meynert. Nach dem Militärdienst promovierte er 1881 mit „Über den Bau der Nervenfasern und Nervenzellen beim Flußkrebs" und arbeitete von 1882 bis 1885 am Allgemeinen Krankenhaus in Wien. Seine eigenen Erfahrungen mit Kokain führten zur Entdeckung der Lokalanästhesie (1884) durch den mit ihm befreundeten Ophthalmologen Carl Koller. 1885 habilitierte er sich in Neuropathologie. Von 1885 bis 1902 beschäftigte er sich mit hirnanatomischen Forschungen. 1885/1886 folgten Studienaufenthalte in Paris bei Charcot und bei Bernheim in Nancy, deren Arbeiten er teilweise übersetzte und publizierte. Nach einem kurzen Aufenthalt in Berlin 1886 ließ er sich als Neurologe nieder. 1900 erschien „Die Traumdeutung", 1901 „Psy-

chopathologie des Alltagslebens" und 1905 die „Drei Abhandlungen zur Sexualtheorie". Erst 1902 wurde Freud durch eine private Intervention schließlich zum Universitätsprofessor ernannt. 1916 begann er seine Abschiedsvorlesungen über „Einführung in die Psychoanalyse". Wegen eines 1923 bei Freud diagnostizierten Plattenepithelkarzinoms der Mundhöhlenschleimhaut des Oberkiefers mußten bis zu seinem Tod zahlreiche Operationen vorgenommen werden. 1930 wurde Freud der Goethepreis zuerkannt, den seine Tochter Anna für ihn in Empfang nahm. 1935 wurde er zum Ehrenmitglied der „British Royal Society of Medicine" ernannt. 1938 zwangen ihn die neuen Machthaber zur Emigration aus Österreich nach England, ein Jahr vor seinem Tod.

Bereits bei Brücke hatte Freud den 14 Jahre älteren **Josef Breuer (1842–1925)**, einen angesehenen Wiener Internisten, kennengelernt, der seit 1880 psychisch gestörte Patienten mit einer von ihm entwickelten kathartischen Methode behandelte. Gemeinsam mit Freud publizierte er die Behandlung einer hysterischen Patientin unter dem Decknamen „Anna O.", bei der es sich um die später führende Frauenrechtlerin Berta Pappenheim handelte. Bei der Patientin war während der Pflege ihres Vaters unter dem Einfluß sie bedrängender, aber verbotener Gefühle eine psychogene Lähmung aufgetreten. Als es in der Therapie gelang, diese Ereignisse ins Bewußtsein zu rücken, bildeten sich die Symptome zurück. In den „Studien über Hysterie" (1895) heißt es dazu, daß die einzelnen hysterischen Symptome sogleich und ohne Wiederkehr verschwunden seien, nachdem es gelungen sei, die Erinnerung an den veranlassenden Vorgang zu voller Helligkeit zu erwecken und damit auch den begleitenden Affekt wachzurufen. Der Kranke müsse in der Lage sein, den Vorgang in möglichst ausführlicher Weise zu schildern und dem Affekt Worte zu verleihen. Affektloses Erinnern sei fast immer völlig wirkungslos. Der ursprüngliche psychische Prozeß müsse so lebhaft als möglich wiederholt, in „statum nascendi" gebracht und dann „ausgesprochen" werden. Es bestehe ein enger Zusammenhang zwischen einer peinlichen Situation, als Trauma bezeichnet, der Unterdrückung von unangenehmen Regungen und dem Symptom. Es sei das Ich, das diese Leistung vollbringe und die für das Bewußtsein nicht akzeptablen Regungen verdränge. Freud erkannte, daß anstelle des hypnotischen Rapports die „freien Assoziationen" treten konnten, was von Anna O. als „chimney sweeping" bezeichnet wurde.

Zu Beginn ihrer gemeinsamen Arbeit waren sich Breuer und Freud darin einig, daß Menschen mit neurasthenischen Symptomen offenbar ausnahmslos ihre sexuellen Bedürfnisse durch Masturbation oder Coitus interruptus befriedigen oder sich eine absolute Abstinenz auferlegen. Sie fielen damit in den epochalen Kanon über die Pathogenität der Masturbation ein, wenn sie „die Abgewöhnung der Masturbation" als eine der wesentlichen therapeutischen Aufgaben betrachteten. Diese sei bei chronischen Fällen in einer Krankenanstalt unter beständiger Aufsicht eines Arztes zu leisten. Freud hat sich erst später allmählich von diesen Ansichten gelöst, aber zeitlebens der Sexualität und auch der Masturbation im Zusammenhang mit der Entstehung von Neurosen, aber auch Psychosen, wie seine Homosexualitätstheorie der Schizophrenie belegt, einen maßgeblichen Einfluß eingeräumt. Noch in den Jahren bis 1970 bin ich von Eltern psychisch kranker Jugendlicher immer wieder einmal danach gefragt worden, ob die seelischen Störungen nicht von der Onanie herrührten. Dementsprechend gab es noch zu dieser Zeit immer noch Eltern und Erzieher, die ihre der Masturbation verdächtig-

ten Kinder drakonisch bestraften, ihnen nachts die Hände festbanden oder bestimmte Vorrichtungen an den Geschlechtsteilen anbrachten. Das beste therapeutische Mittel schienen einige Erzieher in einer bis zur äußersten Ermüdung gehenden körperlichen Arbeit oder Sport zu sehen, um sie daran zu hindern.

In seiner frühen Arbeit „Die Sexualität in der Ätiologie der Neurosen" grenzte Freud (1899) noch die Neurosen von der Neurasthenie ab. Zu den Psychoneurosen zählte er die Hysterie, die Zwangsneurose und die Angstneurose. Symptome der Neurasthenie seien Kopfschmerzen, Ermüdbarkeit, Dyspepsie, Obstipation u. a., die auf „nervöse Zustände", erzeugt durch exzessive Masturbation oder gehäufte Pollutionen, zurückzuführen seien. Bei der Angstneurose finde man regelmäßig sexuelle Einflüsse. Angst sei eine von ihrer Verwendung abgelenkte Libido. Als Beispiele wurden hier angeführt: Coitus interruptus, Abstinenz bei lebhafter Libido u. a., die in der Psychoanalyse später als angeschuldigte Ursachen an Bedeutung verloren. Die eigentliche Ätiologie der Angststörungen wurde in verdrängten unbewußten Erlebnissen in der frühen Kindheit gesehen.

Freud entwickelte danach in jahrzehntelanger Arbeit drei Psychologien der Psychoanalyse, die auch heute noch die Basis der psychoanalytischen und der psychodynamischen Behandlung bilden: 1. die Triebpsychologie und die sexuelle Libidotheorie, 2. die Ich-Psychologie und 3. die Theorie der Selbst- und der Objektbeziehungen. Von zentraler Bedeutung war die Entdeckung des Unbewußten („Es") als unterste und tragende Schicht, die entscheidend die seelische Entwicklung und das Leben mitgestaltet, aber nicht direkt vom Bewußtsein wahrgenommen werden kann. Das aus dem Unbewußten stammende Konfliktpotential spielt in der Wechselwirkung mit dem „Ich" und dem

„Über-Ich" für die Entwicklung neurotischer und psychosomatischer Störungen eine entscheidende Rolle. Sie bildeten essentielle Grundannahmen auch für die Theorie und Praxis der tiefenpsychologisch fundierten Psychotherapie. Viele der von Freud entdeckten entwicklungsspezifischen Kategorien finden sich in aphoristischer Form bereits bei Gottfried Wilhelm Leibniz, Arthur Schopenhauer und besonders bei Friedrich Nietzsche oder bei Friedrich Schiller („Solang nicht die Welt Philosophie zusammenhält, regieren Hunger und die Liebe") und bei Carl Gustav Carus und Johann Wolfgang von Goethe („Wir können ja nicht immer im Bewußten verharren und sinken immer wieder in das Unbewußte hinab"). Auch die sexuell getönte Libido spielte als „élan vital", die „unterschwellige Lebenskraft", in der Philosophie des 20. Jahrhunderts (Henri Bergson, 1859–1941) eine bedeutende Rolle.

Das Freudsche Phasenmodell der kindlichen Entwicklung mit seinen phasenspezifischen Partialtrieben oral, anal, genital oder ödipal und der Latenzzeit mit den entsprechenden erogenen Zonen (Mund, After, Penis, Klitoris und Vagina) stieß, obgleich sich diese besonders sensiblen Bereiche nicht leugnen ließen, auf heftigen Widerstand und wird auch heute noch, wenn überhaupt, oft nur widerstrebend akzeptiert. Er beschrieb phasenabhängige Fixierungen und Regressionen, die zu Angst- und Depressionsstörungen, zu Zwangsneurosen und Hysterien führen können, und stehen unverändert im Mittelpunkt seiner Krankheitslehre. Comenius hatte bekanntlich im Hinblick auf die kindliche Entwicklung bereits von einer (oralen) „Mundwelt" und einer (analen) „Afterwelt" gesprochen.

Das Dreiinstanzmodell von Freud besteht aus den sich in der frühen Kindheit entwickelnden Instanzen Es, Ich und Über-Ich. Das Es, das Unbewußte, werde durch ein dominierendes Lustprinzip verkörpert: „Ein Kessel brodelnder Erregung." Wenn verbotene Wünsche, die nach Befriedigung drängen, vom Ich oder Über-Ich nicht toleriert und verdrängt würden, entstünden Konflikte. Die verdrängten Inhalte beeinträchtigten das Wachbewußtsein. „Wir werden nicht vom Ich, sondern vom Es gelebt. Im Schlaf erscheinen Konflikte als Träume und sind einer direkten Analyse zugänglich." Aus dieser Sicht ist das Es die „Werkstatt der Analyse". Das Ich sei die Stätte des Bewußtseins und der Angst, der Wahrnehmung, des Denkens, des Erinnerns, und setze sich nach dem Realitätsprinzip mit Geboten und Verboten des Über-Ich und den andrängenden Wünschen und lustbetonten Erwartungen des Es auseinander. Es verfüge über Abwehrmechanismen, die im Dienste der Anpassung eingesetzt werden oder bei Versagen zu Konflikten führen könnten. Das Über-Ich bilde sich aus internalisierten Elternimagines. Es sei Hüter der Moral, des Gewissens und individueller Idole und verfüge über Interventions- und Strafpotentiale, mit denen es Positionen des Ich gegenüber dem Es verteidigen, sich ihm gegenüber sadistisch verhalten könne oder nicht in der Lage sei, das Ich gegenüber dem Ansturm des Es ausreichend zu unterstützen.

Die während der Behandlung auftretenden Schwierigkeiten in der Handhabung der „freien Assoziation" erkannte Freud als Widerstand gegen die Bewußtmachung verdrängter Inhalte. Sie müßten mit Hilfe der sich zwischen Patient und Therapeut entwickelnden Übertragung und Gegenübertragung überwunden werden. Die Entdeckung spezieller Abwehrmechanismen ergab sich aus der Ich-Psychologie. Freuds Tochter Anna hat sie beschrieben. Neben dem Vorgang der Verdrängung (Leugnung und Isolierung durch „frühkindliche Amnesie") handelt es sich um die Regression (Rückkehr und

Fixierung auf frühere Entwicklungsstufen), die Verschiebung (auftretende Impulse werden auf andere Personen verschoben), die Reaktionsbildung (ein Impuls wird durch sein Gegenteil ersetzt), die Konversion (Umsetzung unerfüllter Wünsche in körperliche Symptome), die Sublimierung (Impulse werden in soziale Idole umgewandelt), die Verleugnung (objektive Erlebnisse werden durch Phantasien ersetzt), die Rationalisierung (Impuls wird durch rationale Rechtfertigung ersetzt, „Lebenslüge") und die Spaltung (Teilung des Ich in „total gut" und „total böse"; Fixierung besonders bei der Borderline-Persönlichkeitsstörung).

Die Akzeptanz der Psychoanalyse und der tiefenpsychologischen Psychotherapie ist, wie besonders die lange Rezeptionsgeschichte der Psychoanalyse zeigt, unterschiedlich. In der wissenschaftlichen Medizin und Psychologie bestehen trotz Einbeziehung der Psychotherapie in die Studien- und Weiterbildungsordnungen weiterhin partielle Vorbehalte und Vorurteile, die durch die Berner Meta-Analyse (Grawe, Donati und Bernauer 1994) zur Wirksamkeit unterschiedlicher psychotherapeutischer Methoden verstärkt wurden, aber in offenem Widerspruch zu psychoanalytischen Evaluationsstudien mit konträren Ergebnissen stehen.

13.3.1 Psychodynamische Verfahren für Kinder und Jugendliche

Nach der Jahrhundertwende publizierte Freud die „Analyse der Phobie eines fünfjährigen Knaben" (1909). In der Analyse des „Kleinen Hans" entdeckte Freud hinter der Pferdephobie des Jungen eine verdrängte Angst vor dem Vater. Der sexuell frühreife, häufig masturbierende Junge habe eine Ersatzphobie vor dem Vater

entwickelt, um dessen Gegenwart angstfrei ertragen zu können. Im Mittelpunkt der Analyse habe die Furcht gestanden, daß er wegen seiner feindseligen Einstellung zum Vater vom ihm kastriert werden könnte. Die Behandlung des Kindes erfolgte über seinen Vater, dem Freud erklärte, wovor sich das Kind fürchtete. Nicht ausreichend sei bei der Falldeutung berücksichtigt worden (Müller-Küppers 1998), daß die Eltern des Kindes in Scheidung lebten. Wenn Moritz Tramer anführt, daß Freud vor dem „Kleinen Hans" kein Kind behandelt hatte, waren ihm die Falldarstellungen der beiden hysterischen Kinder, über die Freud in seiner „Traumdeutung" (1900) berichtete, offenbar nicht bekannt.

Der Berliner Arzt und Sexologe Albert Moll (1862–1939) hatte schon vor Freud in seinen „Untersuchungen über die Libido sexualis" (1897) die bis dahin geleugnete Existenz der kindlichen Sexualität erkannt. Aber erst Freud hat uns mit der phasenhaft verlaufenden libidinösen Entwicklung der Emotionalität vertraut gemacht, während es Jean Piaget gelang, die kognitiven und moralischen Stadien der Entwicklung zu erforschen. Mit der libidinösen Phasentheorie Freuds und dem sich daraus ergebenden Fixierungskonzept spezieller Neurosen ergaben sich völlig neue diagnostische und therapeutische Gesichtspunkte. Sie rückten das Kindes- und Jugendalter ins Zentrum der Neurosenlehre, aber auch der Kritik. Die Libido als ein sexueller Trieb wurde nicht in seiner konzeptionellen Bedeutung erkannt und daher mißdeutet. Der Begriff Libido umfaßt alle sinnlichen Begierden wie Bindungs- und Kontaktwünsche, Hunger und Sättigung, Zärtlichkeit und Geborgenheit, körperliche Nähe und Wärme. Sie werden der infantilen Sexualität zugerechnet. Dafür charakteristische psychische Störungen lassen sich auf bestimmte psychosexuelle Organisationsstufen zurückführen und erfahren nach der Latenzzeit unter dem Einfluß der endokrinen Reifung eine Renaissance mit einer Wiederkehr scheinbar abgelegter Symptome.

Neben der Bedeutung, die die Kinderpsychotherapie für die empirische Untermauerung seiner Phasentheorie hatte, erkannte Freud Möglichkeiten einer Neurosenprophylaxe durch eine frühzeitige Behandlung. Er sah in der Form und Ausbildung des Identifizierungsvorgangs, der Über-Ich- und der Ich-Idealbildung die wichtigsten Faktoren für die Erziehung des Kindes. Später wurde sie ergänzt durch die Theorie der Sublimierung und die Einführung des Realitätsprinzips und ermöglichten es, Erziehung als „Anregung" und „Nachhilfe" zur Überwindung des Lustprinzips und Anpassung an die Realität zu verstehen. Freud gelangte zu der Ansicht, daß die Behandlung von Kindern von besonders hohem theoretischen Interesse auch deshalb sei, weil sie für das Verständnis der Neurosen Erwachsener etwa so viel leisten würden wie die Kinderträume für die Träume der Erwachsenen.

Die sexuelle Entwicklung des Kindes umschließt nicht nur die ödipale (genitale) Phase, sondern bereits die prägenitalen (intentionalen, oralen und analen) Entwicklungsabschnitte. Neben der Bedeutung von Umweltfaktoren für die Entstehung von psychischen Störungen wies Freud mehrfach auf die große pathogenetische Bedeutung erblicher Faktoren, etwa in seiner „Ergänzungsreihe" hin. Tatsächlich sprechen zahlreiche Untersuchungen dafür, daß an der Entstehung von Neurosen neben milieureaktiven regelmäßig auch biologische Faktoren beteiligt sind, deren Gewichtsverteilung in jedem Einzelfall ermittelt werden muß. Die unterschiedliche normale psychische und körperliche Entwicklung erlaubt auch keine scharfe Be-

grenzung der libidinösen Phasen. Sie stellen vielmehr ein dynamisches Kontinuum dar, das allerdings sehr häufig phasenspezifische Verdichtungen und Verknotungen aufweist. Freud vertrat die Ansicht, daß man zwischen nervösen und normalen Kindern und Erwachsenen keine scharfe Grenze ziehen dürfe, denn Krankheit sei ein rein praktischer Summationsbegriff. Disposition und Erleben müßten zusammentreffen, um die Schwelle für die Erreichung dieser Summation zu überschreiten. Der amerikanische Psychoanalytiker Erik H. Erikson (1999) hat dieses Konzept durch neue pädagogische, soziologische und transkulturelle Erkenntnisse erweitert. Das oral-sensorische Stadium (Säuglingsalter) sei durch ein „fundamentales Vertrauen gegenüber fundamentalem Mißtrauen" ausgezeichnet. Im anal-muskulären Stadium (Kleinkindalter) dominiere „Autonomie gegen Scham und Zweifel". Im lokomotorisch-genitalen Stadium (Kindergartenalter) überwiege die „Initiative gegenüber Schuldgefühlen". Das Latenzstadium (Schulalter) werde durch „Fleiß und Einsatz gegenüber Minderwertigkeit" bestimmt. In der Jugendperiode gewinne schließlich die „Identität gegenüber Identitätsunsicherheit" an Boden.

Der hohe Stellenwert der Kindheitserlebnisse für die Entstehung psychischer Störungen gehörte schon zum wissenschaftlichen Allgemeingut der Pädagogen und Ärzte des 18. und 19. Jahrhunderts. Carl Gustav Jung verdeutlichte das in seinem Buch „Jean-Jacques Rousseau als Psychoanalytiker" (1912). Psychiater wie Wilhelm Griesinger oder Emil Kraepelin bezogen die Kindheit in ihre Krankheitslehren ein. In der Entwicklung neuer Techniken und Theorien waren jedoch nicht-ärztliche Psychotherapeuten und besonders Psychotherapeutinnen besonders erfolgreich. Als Freud 1926 mit seiner Schrift „Die Frage der Laienanalyse" diskutierte, wurde die lange Zeit umstrittene Frage einer Kooperation der Psychoanalyse mit der Pädagogik nachdrücklich bejaht und mit der Gründung der „Zeitschrift für psychoanalytische Pädagogik" besiegelt. Die Erfahrungen der Kindertherapeuten hatten gezeigt, daß Einbeziehung der Eltern mit ihren eigenen Konflikten in die Therapie sich als eine notwendige Voraussetzung für den Behandlungserfolg erwies.

Die Historie der analytischen Psychotherapie des Kindes- und Jugendalters läßt sich nach der verdienstvollen Studie von Gerd Biermann (1963) in drei Zeitabschnitte unterteilen, in der nicht-analytische psychotherapeutische Verfahren allerdings nur eingeschränkt berücksichtigt werden. Der erste Zeitabschnitt reicht danach bis zum Ende des Ersten Weltkriegs und umschließt „tastende theoretische Vorstellungen und vereinzelte praktische Versuche, Neurosen bei Kindern zu behandeln". Der zweite Zeitabschnitt umfaßt die zwanziger und dreißiger Jahre des 20. Jahrhunderts, die durch Auseinandersetzungen der beiden kinderpsychotherapeutischen Schulen von Anna Freud und Melanie Klein geprägt waren. Als dritter Zeitabschnitt werden die Jahre seit dem Zweiten Weltkrieg bezeichnet, die von „einer Zunahme der Forschung am Kind und von der Gründung entsprechender Institutionen gekennzeichnet" seien.

Die Kinderpsychotherapie hat seit den fundamentalen Entdeckungen Freuds über die Bedeutung der frühen Kindheit für die Entstehung und Entwicklung der Neurosen schon früh durch seine Schüler und Nachfolger, die sich teilweise später von ihm trennten, Unterstützung und gültige Formen gefunden. Carl Gustav Jung publizierte „Über Konflikte der kindlichen Seele" (1910) und Vorlesungen über „Analytische Psychologie und Erziehung" (1924). Alfred Adler veröffentlichte „Über neurotische Dis-

position" (1909), „Erziehungsberatungsstellen" (1922) und „Kindererziehung" (1930). Wilhelm Stekel „Erziehung der Eltern" (1934), Sándor Ferenczi „Die Anpassung der Familie an das Kind" (1927) und „Ein kleiner Hahnemann" (1913) und Karl Abraham „Zur Psychogenese der Straßenangst im Kindesalter" (1913) und „Fortschritte der Kinderseelenkunde" (1907). In Wien waren es Hermine von Hug-Hellmuth, Anna Freud und August Aichhorn (1878–1949). In Berlin wirkten Melanie Klein, Schülerin Ferenczis und nach dem Zweiten Weltkrieg die Neopsychoanalytikerin Annemarie Dührssen. Von diesen ist besonders Anna Freud mit ihren zahlreichen Publikationen und Melanie Klein mit einer speziellen und viel diskutierten Technik der Kinderanalyse und ihrer erweiterten Phasentheorie bekannt geworden. Annemarie Dührssen stellte in ihren Arbeiten die Praxis über die Theorie und lehnte eine standardisierte Technik ab. In der Schweiz waren es vor allem der Lehrer Hans Zulliger und der Pfarrer Oskar Pfister, die in bemerkenswerter Übereinstimmung mit Freud eine psychoanalytisch-pädagogische Richtung einschlugen. In den USA eröffnete Virginia M. Axline durch die Modifikation der Rogersschen nicht-direkten Therapie für das Kindes- und Jugendalter neue Zugangswege. Die Psychoanalytiker John Bowlby und René Spitz stellten Säuglinge und Kleinkinder ins Zentrum ihrer Beobachtungen und der daraus abgeleiteten Prophylaxe und Therapie.

Nach dem Zweiten Weltkrieg wurden die theoretischen Grundlagen weiter verbessert und Institutionen für die Aus- und Weiterbildung von Psychotherapeuten für das Kindes-, Jugend- und Erwachsenenalter gegründet. In Deutschland entstand das Berufsbild des Psychagogen als Vorläufer der heutigen Kinder- und Jugendlichenpsychotherapeuten.

Hermine von Hug-Hellmuth war die erste Kinderpsychotherapeutin

Die nicht-ärztliche Schülerin Sigmund Freuds, die Lehrerin **Hermine von Hug-Hellmuth** (1871–1924), war die erste Analytikerin, die psychisch gestörte Kinder psychotherapeutisch behandelte. Sie berichtete 1913 darüber in einem auf eigenen Erfahrungen beruhenden Aufsatz „Aus dem Seelenleben des Kindes". Sie beschrieb die wesentlichen Unterschiede zur Psychoanalyse von Erwachsenen. Kinder kämen nicht aus eigenem Antrieb, sondern würden von ihren Eltern zum Arzt geschickt. Kinder hätten kein Leidensgefühl und sähen keine Notwendigkeit, ihr Verhalten zu ändern. Hug-Hellmuth zog daraus die Konsequenz, die Eltern regelmäßig in die Behandlungen einzubeziehen. Sie gilt auch als Begründerin der Spieltherapie. Sie erkannte, daß anstelle der „freien Assoziationen" sich das freie Spiel als Zugang zum Unbe-

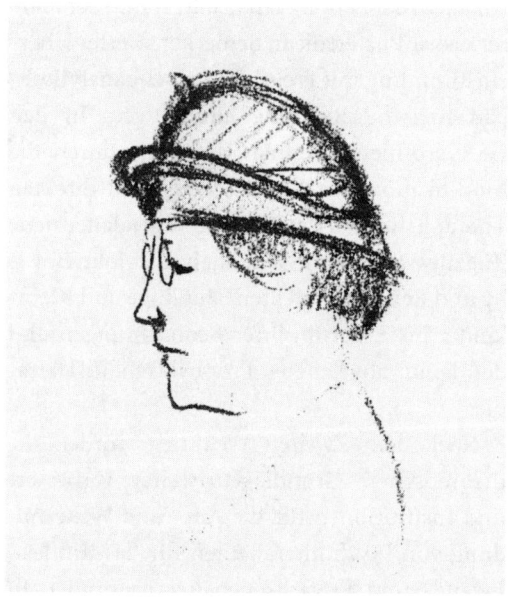

Hermine von Hug-Hellmuth behandelte als erste psychisch gestörte Kinder psychotherapeutisch und gilt als Begründerin der Spieltherapie.

wußten anbot, und setzte als therapeutische Agenzien Spiele mit Puppen und anderem Spielmaterial ein. Aus dem Umgang des Kindes mit dem Spielzeug und daraus sich entwickelnden Spielhandlungen versuchte sie diagnostische Schlüsse zu ziehen und therapeutische Konsequenzen zu erarbeiten. Als wichtigste therapeutische Positionen galten Träume, Übertragung und Widerstand, deren Deutung allerdings schwierig zu handhaben sei. 1919 erschien das „Tagebuch eines halbwüchsigen Mädchens", in dem sie Konflikte und Krisen ihrer eigenen Kindheit beschrieb. 1924 wurde sie von dem Sohn ihrer Schwester, der sich bei ihr in Behandlung befand, ermordet. Kurze Zeit vor ihrem Tod hatte sie die Leitung einer der ersten Erziehungsberatungsstellen in Wien übernommen.

Melanie Klein wurde weit über die Grenzen der Kinderanalyse bekannt

Die Psychoanalytikerin **Melanie Klein (1882 bis 1960)** wandte sich nach einem abgebrochenen Studium der Kunstgeschichte unter dem Einfluß ihrer Lehrer Sándor Ferenczi (Budapest) und besonders Karl Abraham (Berlin) ganz der Psychoanalyse zu. Sie entwickelte eine eigenständige „Frühanalyse des Kindes" (1924), die sie nach ihrer Umsiedlung nach London (1926) systematisch ausbaute. Sie räumte der sexuellen Entwicklung des jungen Kleinkindes einen besonderen Platz ein und vertrat die Ansicht, daß sich aus den Begegnungen zwischen dem Kind und dem Therapeuten regelmäßig eine enge Übertragungsneurose entwickelt, in der verdrängte Konflikte mit den Eltern und Geschwistern einer Deutung zugänglich gemacht und behandelt werden könnten. Frühe Angst-, Depressions- und manische Zustände sah sie als Ursachen später auftretender Psychosen an. Im Gegensatz zu Sigmund und Anna Freud lokalisierte sie den Beginn der ödipalen Regungen und die Ausbildung des Über-Ichs in die zweite Hälfte des ersten Lebensjahres, in die orale Phase. Sie glaubte, daß schon kleine Kinder feindselige und aggressive Impulse gegenüber dem gegengeschlechtlichen Elternteil empfänden. Für die Behandlung unterschied sie drei Altersstufen. Im Kleinkindalter stehe die Spieltherapie im Vordergrund. In der Latenzzeit dominiere das Rollenspiel. Mit der Pubertät trete zunehmend das Gespräch und mit ihm die Beseitigung unbewußter Widerstände durch die analytische Deutungsarbeit an die erste Stelle. Mit ihren Publikationen „Die psychologischen Grundlagen der Frühanalyse" (1926), „The Oedipus complex in the light of early anxieties" (1945) und „A Contribution to the Psychogenesis of Manic-Depressive States" (1945) sowie mit ihren Büchern „Die Psychoanalyse des Kindes" (1932, 1934), „Envy and gratitude" (1957) und „Das Seelenleben des Kindes und andere Beiträge zur Psychoanalyse" (deutsch 1962), aber auch durch ihre Tätigkeit als Lehranalytikerin später bedeutender Psychoanalytiker, gilt sie als Begründerin der englischen Schule, der „kleinianischen" Psychoanalyse.

Anna Freud entwickelte eine eigenständige Kinderpsychoanalyse

Die jüngste Tochter Sigmund Freuds, die Lehrerin und Sozialpädagogin **Anna Freud** (1895–1982), entwickelte in Übereinstimmung mit Grundpositionen von Hermine von Hug-Hellmuth und Melanie Klein zur Kinderanalyse (fehlende Krankheitseinsicht, mangelhafter Heilungswille, Spieltherapie) eine eigenständige, stärker an die Realität angepaßte Behandlungstechnik. Neben der Spieltherapie sind Deutungen von Träumen, Tagträumen, Phantasien und von Kindermalereien wichtige Zugangswege zum Unbewußten. Aber sie lehnte eine

Gleichsetzung der Spieleinfälle des Kindes mit der freien Assoziation Erwachsener ab, weil symbolische spielerische Handlungen nicht von realen Erlebnissen abzugrenzen seien. Anna Freud wies darauf hin, daß bei der unausgereiften Ich-Struktur des Kindes neben einsichtigen Deutungen der pädagogische Auftrag des Therapeuten nicht vernachlässigt werden dürfe. Die wichtigste Aufgabe des Kindertherapeuten sei es, für die Dauer der Behandlung bei dem Kind den Platz des „Ich-Ideals" zu besetzen. Nach einer erfolgreichen Behandlung solle die Mutter diese Stelle einnehmen. Anna Freud legte großen Wert auf eine sichere Übertragung als Grundlage für die Therapie, verneinte aber die Existenz einer speziellen Übertragungsneurose. Das Kind übertrage seine Gefühle nicht vollständig auf den Therapeuten, weil die ursprünglichen elterlichen Liebesobjekte weiterhin wirksam seien. Anna Freud sah im Gegensatz zu Melanie Klein wesentlich seltener eine absolute Indikation zu einer eigentlichen Kinderanalyse. Am Wiener Psychoanalytischen Institut wurden von ihr seit 1930 Kurse über Kinderanalyse durchgeführt. Nach der 1938 erzwungenen Emigration nach England gründete Anna Freud 1940 in London ein Kriegskinderheim für Säuglinge und Kleinkinder, die ihr Elternhaus oder ihr Heim verloren hatten. Nach dem Krieg leitete sie die von ihr gegründete Hampstead-Klinik für Kinder und ein Lehrinstitut für Kindertherapie. Die Hauptwerke Anna Freuds sind „Einführung in die Technik der Kinderanalyse" (1927), „Einführung in die Psychoanalyse für Pädagogen" (1930) und gemeinsam mit ihrer Lebensgefährtin Dorothy Burlingham-Tiffany „Young Children in War-Time" (1949). Im Jahr 1968 erschien die deutsche Ausgabe „Wege und Irrwege in der Kinderentwicklung". Danach legt eine unauffällige, ruhige Pubertät und das Fortbestehen einer

kindlichen Harmonie und des inneren Gleich-
gewichtes den Verdacht auf eine neurotische
Entwicklung nahe, denn Unberechenbarkeit,
Unverläßlichkeit und innere Disharmonie
gehörten zum Bild des sich normal entwickelnden Jugendlichen. „Unseren psychoanalytischen Einsichten zufolge beruht das psychische
Gleichgewicht eines Menschen einerseits auf
dem Verhältnis seiner inneren Instanzen zueinander, andererseits auf dem Verhältnis seiner
Gesamtperson zur Außenwelt, d.h. auf Beziehungen, die ständigen Schwankungen unterworfen sind. Die Triebenergien steigen oder fallen spontan, je nach der Entwicklungsphase, die
das Individuum durchläuft, so z.B. in der La-
tenzperiode (Abschwächung), in der Pubertät
(Zunahme), im Klimakterium (Zunahme)." In
ihrem berühmten und für die gesamte Psychoanalyse unverändert aktuellen Buch „Das
Ich und die Abwehrmechanismen" (1936) beschrieb Anna Freud als Formen der Abwehr
„Verdrängung, Regression, Reaktionsbildung,
Isolierung, Ungeschehenmachen, Projektion,
Introjektion, Wendung gegen die eigene Person
und Verkehrung ins Gegenteil" aus Angst vor
dem Über-Ich und vor der Triebstärke.

August Aichhorn war ein Pionier der Behandlung dissozialer Kinder

Der Wiener Pädagoge und Fürsorgeerzieher
August Aichhorn (1878–1949) gilt als Pionier
der psychoanalytischen Pädagogik. Er sah seine
Lebensaufgabe in der Therapie und Rehabilitation von verwahrlosten Kindern und Jugendlichen, die er trotz vieler Rückschläge unge-
brochen optimistisch weiterverfolgte und zum
Erfolg führte. Er ging dabei von der Rousseauschen Erkenntnis aus, daß es keine von Natur
aus bösen und antisozialen Menschen gebe.
Anna Freud war von seiner Arbeit beeindruckt
und riet ihm zu einer psychoanalytischen Aus-

bildung. Aichhorn absolvierte eine Lehranalyse
bei Paul Federn und wurde Mitglied der Wiener
Psychoanalytischen Gesellschaft. In der Nachkriegszeit gründete er die Erziehungsanstalt in
Ober-Hollabrunn (1918) und leitete danach die
Reformschule in St. Andrä (1920). Dort sammelte er die Erfahrungen, die in seinem Buch
„Verwahrloste Jugend" (1925) ihren Niederschlag fanden. Aichhorn sah seine Aufgabe
darin, aus psychoanalytischer Sicht geeignete pädagogische Maßnahmen für jugendliche
Delinquenten zu entwickeln. Er erkannte, daß
Jugendliche mit einer „latenten Dissozialität" in
ihrer Kindheit schwere Mangel- und Verluster-
lebnisse durchlitten hatten. Er kam zu der Einsicht, daß diese milieureaktiven Störungen, die
zu schwerwiegenden Ich- und Über-Ich-Abwei-
chungen geführt hatten, nicht durch Bestrafung
und Ausgrenzung, sondern allein durch den
Versuch einer Umstrukturierung ihrer Persönlichkeit gebessert oder behoben werden könnten. Er kreierte einen neuen und erfolgreichen
psychopädagogischen Stil im Umgang mit straf-
fälligen Jugendlichen, der von menschlicher
Wärme, Einfühlung und Geduld geprägt war.
Nach der Schließung der Reformschule in
St. Andrä erhielt Aichhorn den Auftrag, für die
Eltern erziehungsschwieriger Kinder in den
Wiener Bezirken Erziehungsberatungsstellen
einzurichten, die zahlreiche Nachahmungen
fanden. Aus heutiger Sicht bestehen dichotome
Ansichten über die Erfolgsaussichten einer psychoanalytischen Behandlung von jugendlichen
Delinquenten. Nach den langjährigen Erfahrungen des Psychoanalytikers Klaus Hartmann
(1986) kommt eine psychoanalytische Behandlung allenfalls bei „leichterer und generalisierter
Dissozialität" in Betracht, während andere
(Rauchfleisch 2000) auch bei schwereren Formen auf durchweg positive Ergebnisse hinweisen.

Hans Zulliger vertrat eine analytisch und pädagogisch ausgerichtete Therapie

Der Schweizer Pädagoge **Hans Zulliger (1893 bis 1965)** entwickelte seit 1913 eine kinderanalytische Konzeption, die in einigen entscheidenden Punkten von den Auffassungen Anna Freuds und Melanie Kleins abweicht. Bereits im Lehrerseminar wurde er von Ernst Schneider, einem Schüler Oskar Pfisters, auf die Lehre Freuds aufmerksam gemacht, außerdem erhielt er entscheidende Anregungen von Pfister selbst, der Freud mehrfach begegnet war. Pfister hatte eine kinderanalytische Methode geschaffen, die er als „Pädanalyse" bezeichnete. Zulliger veröffentlichte 1921 seine erste Schrift mit dem Titel „Psychoanalytische Erfahrungen aus der Vorschulpraxis", der in rascher Folge zahlreiche andere folgen sollten. Als Mitglied der Schweizer Gesellschaft für Psychoanalyse lernte er Hermann Rorschach kennen. Mit der Anwendung des Rorschach-Tests bei Kindern sammelte er diagnostische Erfahrungen, die zur Herausgabe des Behn-Rorschach-Tests, zu einem Rorschachverfahren mit drei Tafeln für individuelle psychologische Prüfungen, zum „Tafeln-Ziehen-Test" und zur Erschaffung eines Formdeuteverfahrens für Gruppen, des „Diapositiv-Ziehen-Tests" führten. Zulliger lehnte grundsätzlich verbale Deutungen ab und vertrat die Auffassung, daß der Therapeut durch sein „agierendes", handelndes, ergänzendes und korrigierendes Mitspiel, durch eine reagierende „Spielsprache", den Königsweg zur Welt des Kindes betrete. Das Spiel sei für Kinder kein Spiel, es lebe im Spiel, das die Wirklichkeit auf einer anderen Ebene darstelle. Gerhild von Staabs, eine Berliner Kindertherapeutin, kam zu vergleichbaren Einsichten und erstellte einen „Scenotest". Die Testvorgabe besteht aus einer eingegrenzten Spielfläche und aus biegbaren Puppen, außerdem menschlichen Figuren, Möbeln, Autos, Tieren u. a., die zu freier Gestaltung anregen und mit denen der Alltag des Kindes, seine täglichen Erlebnisse und Erfahrungen unzensiert dargestellt werden können. Daraus entwickeln sich oft unzensierte Szenen aus dem Erleben des Kindes, an die der Therapeut anknüpfen kann. Der Test ermöglicht durch seinen hohen Aufforderungscharakter den Zugang zu unbewußten oder bewußt verschwiegenen Problemen und kann zu einer fruchtbaren Auseinandersetzung des Kindes mit seinen inneren Schwierigkeiten beitragen. Bei älteren Kindern kann nach Zulliger der „freie Aufsatz" als kindgerechte Form der freien Assoziation eingesetzt werden, in der pathogene Konflikte geschildert und Ansätze zu einer Distanzierung gegeben werden. Das Kind müsse aus sich selbst heraus etwas erleben, ein Wissen darum sei nicht erforderlich. Die Sprache des Kindes sei nicht das Wort, sondern die Handlung. Es komme darauf an, den Konflikt aufzudecken und zu lösen. Die Erziehungsarbeit müsse den Eltern überlassen bleiben. Zulliger war neben Anna Freud, Oskar Pfister und anderen Mitherausgeber der „Zeitschrift für psychoanalytische Pädagogik", die von 1926 bis 1938 erschien. 1952 verlieh ihm die philosophische Fakultät der Universität Bern und 1958 die medizinische Fakultät der Universität Heidelberg die Ehrendoktorwürde.

Annemarie Dührssen entwickelte eine individualisierende Behandlungstechnik

Der Berliner Kinderanalytikerin **Annemarie Dührssen (1916–1998)** verdankt die Psychotherapie zahlreiche neue richtunggebende und weiterführende Impulse. Sie studierte Medizin in Berlin und absolvierte ab 1940 zunächst eine Facharztausbildung für Innere Medizin und danach für Psychiatrie und Neurologie in der Charité. Ihre Ausbildung als Psychoanalytikerin erhielt sie bei dem Mitbegründer der Neo-psychoanalyse **Harald Schultz-Hencke (1892 bis 1953)**. Seit 1949 war sie im „Zentralinstitut für psychogene Erkrankungen" der AOK Berlin tätig. 1951 wurde sie Leiterin der Abteilung für Kinder und Jugendliche. Einige Jahre später übernahm sie die Gesamtleitung des Instituts. 1976 wurde sie zur Leiterin der „Klinik für Psychosomatische Medizin und Psychotherapie" an der Freien Universität Berlin gewählt.

Dührssen lehnte grundsätzlich eine allgemein gültige und standardisierte Technik für Kinderanalysen ab und steht damit in schroffem Gegensatz zu Anna Freud und Melanie Klein. Sie stellt vielmehr den „einzelnen Fall über die Theorie" (Nissen 1969). Allein das Kind, sein Lebensalter, seine Intelligenz und seine emotionale Begabung entscheiden, welches Verfahren individuell indiziert ist. Dührssen verwendet Beschäftigungs-, Gestaltungs- und Gemeinschaftsspiele, in denen das Kind seine Konflikte spielerisch ausagieren kann. Eine wichtige Voraussetzung für die Therapie bildet die lückenlose Kenntnis der gesamten Familiensituation. Deutungen richten sich danach, ob es sich tatsächlich um unbewußte Verdrängungen oder um vordergründige Erklärungen falsch verstandener Erlebnisse handelt.

Für Kinder, die in der Lage sind, ihre Konfliktsituation und ihre Symptomatik, deren Beginn, Dauer und Schwere verbal zu schildern, hat Annemarie Dührssen ein psychodynamisches Verfahren entwickelt, das als eine „dialogische Psychotherapie" sowohl beim Kind als auch bei seinen Familienmitgliedern angewendet wird. In diesem Verfahren wird das pathogen bedeutungsvolle Erlebnismaterial sowohl im freien Einfall als auch durch stimulierende und klärende Fragen der Bearbeitung zugänglich gemacht. Das kindliche Spiel steht hierbei nicht im Mittelpunkt. Bereits mit der Erhebung der Anamnese beginnt die Behandlung. Die Frequenz der Behandlungsstunden und die Therapiedauer werden nicht von vornherein festgelegt, sondern sind vom Behandlungsverlauf abhängig. Der Therapeut verhält sich nicht abwartend, sondern aktiv. Regression und Übertragung spielen eine eher untergeordnete Rolle. Wenn eine pädagogische Beratung oder eine Therapie der Eltern notwendig ist, erfolgt sie durch denselben Therapeuten. Erfordert es die Situation, werden gemeinsame Sitzungen mit dem Kind und mit seinen Eltern anberaumt.

Annemarie Dührssen war in der zweiten Hälfte des 20. Jahrhunderts eine der maßgeblichen Psychotherapeutinnen Deutschlands. Neben ihren Hauptwerken, dem Standardwerk „Psychogene Erkrankungen bei Kindern und Jugendlichen" (1956), von dem 1992 die 15. Auflage erschien, und „Psychotherapie bei Kindern und Jugendlichen" (1963), gründete sie gemeinsam mit Werner Schwidder die Zeitschrift „Praxis der Kinderpsychologie und Kinderpsychiatrie" und die „Zeitschrift für psychosomatische Medizin". Durch ihre rege Vortragstätigkeit und die Tatsache, daß sie maßgeblich an der psychoanalytischen Weiterbildung von Ärzten und nicht-ärztlichen Psychagogen, den späteren „Kinder- und Jugendlichenpsychotherapeuten", beteiligt war, erklärt sich nicht nur ihr großer Einfluß auf die wissenschaftliche, sondern auch auf die administrativ-organisatorische Entwicklung des gesamten Fachgebietes. Mit ihrem kritischen Buch „Ein Jahrhundert Psychoanalytische Bewegung in Deutschland" (1994) erregte sie Aufsehen und heftigen Widerspruch.

13.4 Verhaltenstherapie

Seit Beginn des vergangenen Jahrhunderts entwickelte sich fast gleichzeitig zunächst in Rußland und danach überwiegend in Amerika und England aus einer großen Anzahl einzelner Beobachtungen und Experimente, die zu begrenzten theoretischen Ansätzen führten, ein neues psychotherapeutisches Verfahren, die Verhaltenstherapie. Anfangs waren es unzusammenhängende experimentelle Einzelbeobachtungen von Medizinern, Psychologen und Soziologen, die erst allmählich zu definierten und übersichtlichen Behandlungskonzepten führten. Die Gesetze des Verhaltens wurden überwiegend durch Tierexperimente erforscht. Für den Behaviorismus ist das tierische wie das menschliche Verhalten ein Lernvorgang: Aus Erfahrungen wird gelernt. Durch spezielle Versuchsanordnungen wird eine exakte objektive Erfassung physiologischer Funktionen angestrebt; subjektive Beobachtungen werden nicht akzeptiert. Der Begriff „Verhaltenstherapie" wurde erstmals 1953 in einem Bericht von Ogden R. Lindsley, Burrhus Frederic Skinner und H. C. Solomon erwähnt, während Arnold A. Lazarus ihn 1958 zum erstenmal in einer wissenschaftlichen Zeitschrift verwendete. Seitdem liegt der Verhaltenstherapie die generelle Annahme zugrunde, daß bestimmte Verhaltensmuster, die zur Entwicklung psychischer Störungen geführt haben, erlernt wurden und deshalb auch wieder verlernt werden können. Im Jahr 1958 wurde die „Behavior Therapy" von Joseph Wolpe und Hans Jürgen Eysenck als Bezeichnung für das Gebiet der „kognitiven Verhaltenstherapie" eingeführt.

Die Verhaltenstherapie versteht sich als Anwendung der empirischen und sozialen Lernpsychologie und ihrer benachbarten Disziplinen. In den vergangenen Jahrzehnten erfolgte ein so rapider und teilweise sprunghafter Wissenszuwachs, daß eine an den zeitlichen Ablauf gebundene systematische Darstellung neuer Verfahren und Theorien und ihrer Urheber und damit ihre historische Aufbereitung aus diesen und anderen Gründen mit Schwierigkeiten verbunden ist. Von kompetenter Seite wurden 1985 bereits über 150 unterschiedliche verhaltenstherapeutische Einzelverfahren (Bellack und Hersen 1985) beschrieben. Für eine abschließende Würdigung der Verdienste einzelner Forscherpersönlichkeiten und für die in den letzten Jahrzehnten neu gewonnenen Erkenntnisse und Methoden ist der zeitliche Abstand noch zu kurz. Eine abschließende historische Einordnung läßt sich erst später in einem kritischen Gesamttext vollziehen.

Aus der Sicht der Entwicklungspsychologie und der Entwicklungspsychiatrie ist es bemerkenswert, daß das Kindes- und Jugendalter als Zeitpunkt der Erstmanifestation von psychischen Störungen sowohl in der Psychoanalyse und in der Psychiatrie als auch in der Verhaltenstherapie und in der kognitiven Therapie eine herausragende Rolle spielt. Bei Sigmund Freud sind es die kindheitsspezifischen libidinösen Phasen; paradigmatisch steht hier der „kleine Hans". Bei Emil Kraepelin ist es die generell „außerordentliche Empfindlichkeit" der Kinderseele. Die verhaltenstherapeutischen Experimente wurden zunächst an Tieren erprobt und danach zunächst überwiegend bei Kindern (Steinhausen und von Aster 1993, Margraf 1999) angewendet; erste Behandlungsversuche erfolgten bei dem „kleinen Albert" und dem „kleinen Peter".

Bedingte Reflexe und ihre therapeutische Anwendung

Führende Pioniere der ersten Forschungsperiode des Behaviorismus sind englische, russische und amerikanische Wissenschaftler: Charles Darwin („Instinkte"), Iwan Petrowitsch Pawlow („bedingter Reflex") und Wladimir Bechterew („Reflexologie"), Edward Lee Thorndike („Gesetz des Effektes") und der eigentliche Begründer des Behaviorismus, John B. Watson. Als Einzelbeispiele vorwissenschaftlicher pragmatischer Selbstbehandlungsversuche werden der stotternde Demosthenes (384–322 v. Chr.) und Goethe angeführt, der 1777 auf dem Straßburger Münsterturm gegen seinen Höhenschwindel erfolgreich eine selbstinduzierte Konfrontationstherapie *in vivo* durchführte.

Erste wissenschaftliche und praktische Grundlagen für die biologische Verhaltensforschung bildeten die Forschungsergebnisse von Charles Darwin, der mit seinen Arbeiten zur Evolutionsbiologie (1859, 1890) belegte, daß die angeborenen Instinkte für das Überleben der

Art von entscheidender Bedeutung sind. Er verfaßte eine berühmte Schrift mit dem Titel „Ausdruck der Gemütsbewegungen bei Mensch und Tieren" und beeinflußte dadurch und durch zahlreiche andere Arbeiten maßgeblich auch die Entwicklung der Psychologie.

Einen wesentlich stärkeren Einfluß auf die spätere Verhaltensforschung gewannen jedoch die experimentellen Tieruntersuchungen von Iwan Petrowitsch Pawlow und Wladimir Bechterew. Der Naturwissenschaftler und Mediziner Pawlow sah alle psychologischen Vorgänge als physiologisch bedingte Prozesse an. Seine Beschäftigung mit der „höheren Nerventätigkeit" führte ihn, ausgehend von Experimenten mit Hunden, zur Unterscheidung zwischen unbedingten und bedingten Reflexen (1897) zur Erforschung von Lernvorgängen. Er entdeckte, daß körperliche Reaktionen und Verhaltenswei-

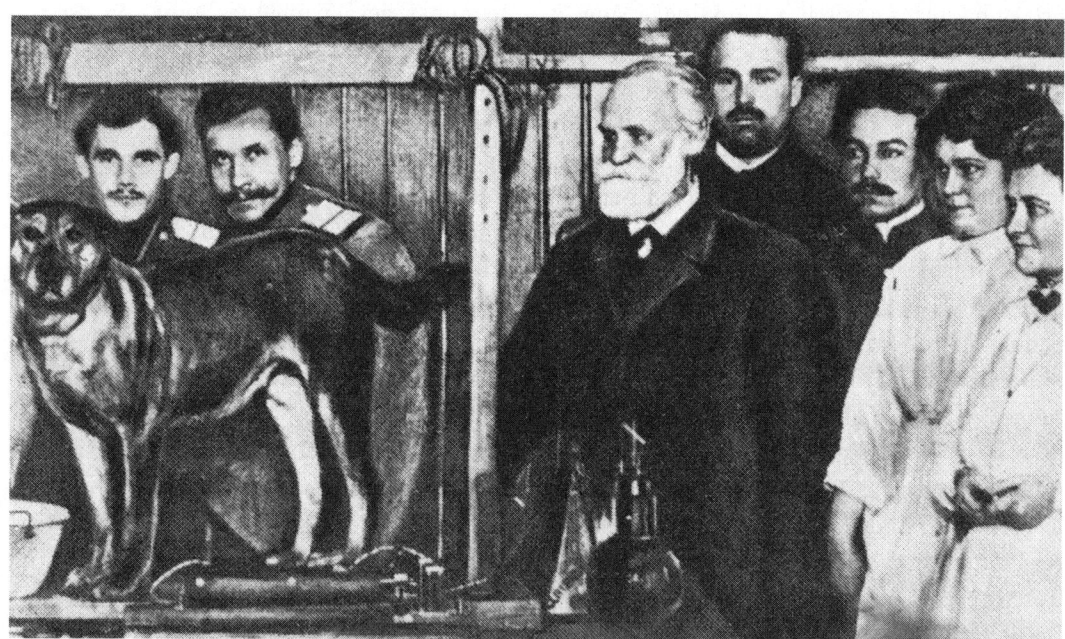

Der russische Physiologe Iwan Petrowitsch Pawlow lieferte mit seinen Experimenten an Hunden die theoretischen Grundlagen für die Unterscheidung von konditionierten und unkonditionierten Reflexen und damit für den frühen Behaviorismus.

sen durch eine zeitliche Kopplung mit bestimmten Reizen ausgelöst werden können. Wenn ein Hund kurz vor der Fütterung akustische Signale erhielt, zeigte er auf diesen Reiz ein deutliches Appetenzverhalten (bedingter Reflex: Speichelfluß) auch dann, wenn keine Fütterung erfolgte. Der Hund hatte reflektorisch gelernt, auf bestimmte Reize zu reagieren; er war „konditioniert" worden. Pawlow erklärte dies dadurch, daß ein externer Reiz ebenso wie ein zweiter Reiz zu einer jeweils getrennten kortikalen Erregung führe, und dadurch entstehe eine Kopplung beider Reize. Wenn einer von den beiden Reizen angeboten werde, werde eine komplette Reaktion ausgelöst. Meistens verschwindet die Konditionierung danach wieder (Extinktion), manchmal kann sie aber sogar stärker werden. Die „klassische Konditionierung" geht somit auf Pawlows Experimente zurück, die auf Menschen übertragen wurden. Die Wörter der menschlichen Sprache werden als bedingte Reize gesehen und zweites Signalsystem genannt, während die Gesamtheit der sonstigen bedingten Reize das erste Signalsystem bildet. Pawlow, der 1904 den ersten medizinischen Nobelpreis entgegennahm, lieferte damit die Grundlagen für eine reflexologisch orientierte Psychologie und für eine frühe Lernforschung. Er vermutete damals, ebenso wie schon Wilhelm Griesinger vor ihm, daß alle seelischen Vorgänge von elektrischen Abläufen im Gehirn begleitet sind. Pawlow: „Könnten wir durch die Schädeldecke in das Hirn einer bewußt denkenden Person blicken, dann sähen wir einen Fleck über die Oberfläche des Hirns huschen, in Größe und Form ständig wechselnd und umgeben von mehr oder weniger tiefer Dunkelheit, die den Rest der Hirnhälften bedeckt." Diese Vision wurde schon bald durch die Neurophysiologie (EEG, Berger 1928) bestätigt und kann inzwischen durch bildgebende Verfahren in ihrer

umfassenden Realität visuell dargestellt werden. Der Psychiater und Neurologe **Wladimir Bechterew (1857–1927)**, ein Schüler von Jean Martin Charcot, Paul Flechsig und Wilhelm Wundt, baute durch experimentalpsychologische Untersuchungen in seinem Petersburger Institut mit seiner Reflexologie die Lehre Pawlows weiter aus. Als Psychiater stand er anders als Pawlow täglich psychisch gestörten Menschen gegenüber und erkannte reaktive Einflüsse auf den Organismus durch situative Erlebnisse. Er gilt als Begründer der russischen „objektiven Psychologie". Durch systematische Untersuchungen nahm er einige später von dem Behavioristen John B. Watson neu gewonnene Ergebnisse vorweg.

John B. Watson war einer der großen Pioniere der Verhaltensforschung

Der amerikanische Psychologe **John B. Watson (1878–1958)** beschränkte die Psychologie mit einer 1913 publizierten Arbeit „Psychologie aus behavioristischer Sicht" auf das äußere Erscheinungsbild des Menschen, auf sein meßbares und beobachtbares Verhalten. Er hatte bei dem Pragmatiker **John Dewey (1859–1952)** studiert, der dem Handeln größere Bedeutung beimaß als dem Denken. Watson gilt nach dem nur theoretisierenden **James Rush (1786–1869)** als der erste experimentelle Behaviorist. Er nahm an Behandlungssitzungen (Schorr 1984) teil, die Mary Cover Jones mit 70 Kindern im Alter von drei Monaten bis zu 7 Jahren durchführte, um deren individuelle Ängste mittels selbst entworfener Verhaltenstests aufzudecken. Das innere psychische Erleben des Menschen betrachtete er als eine „black box", in die man nicht hineinschauen könne. Psychologie sei eine Wissenschaft vom Verhalten. Immerhin räumte er einem Säugling drei Emotionen ein: Haß, Liebe und Wut. Er war davon überzeugt, daß für die

Entwicklung eines Menschen allein die Lernvorgänge entscheidend seien. Bei der Geburt sei der menschliche Geist wie „ein weißes Blatt Papier". Die Grundlagen der psychischen Entwicklung eines Kindes seien ausschließlich umweltbedingt: „Geben Sie mir 12 gesunde, körperlich wohlgestaltete Säuglinge und lassen Sie mich die Umwelt, in der sie aufwachsen sollen, selbst gestalten, dann garantiere ich Ihnen, daß ich, wenn ich irgendeines der Kinder zufällig auswähle, es zu einem Spezialisten meiner Wahl ausbilden kann, einem Arzt, Rechtsanwalt, Künstler, Geschäftsführer, ja sogar zu einem Bettler oder Dieb, ohne Rücksicht auf seine Talente, Neigungen, Vorlieben, Fähigkeiten oder seine rassische Herkunft" (Watson 1925). Viele Zeitgenossen sahen in ihm einen „zornigen jungen Mann" (Roback 1970); seine wissenschaftliche Karriere endete vorzeitig im Jahr 1920; danach war er als Reklameberater (Hofstätter 1957) überaus erfolgreich.

Gemeinsam mit seiner späteren Ehefrau Rosalie Rayner (1920), einer Studienkollegin von Mary Cover Jones, berichtete Watson über ein ethisch bedenkliches Experiment mit dem fast ein Jahr alten gesunden „kleinen Albert". Eine nach dem Prinzip des bedingten Reflexes mit einem überlauten metallischen Geräusch verbundene Exposition einer weißen Ratte führte bei dem Säugling zu einer heftigen Angstreaktion, die sich danach auf zahlreiche andere ähnlich aussehende weiße Objekte ausweitete. Eine Löschung der konditionierten Ängste unterblieb aus unbekannten äußeren Gründen; auch die weitere Entwicklung des Kindes wurde nicht verfolgt. In zwei weiteren kasuistischen Studien über Kinderängste berichtete Cover Jones (1924) über einen zweijährigen Jungen, den „kleinen Peter", mit einer Tierphobie, besonders vor Kaninchen. Die Furcht wurde dadurch abgebaut, daß das Kind im Kreis un-

bekümmerter anderer Kinder seine Ängste vor Kaninchen zunehmend verlor. Nach einem durch einen großen Hund ausgelösten Angstrezidiv kehrte Cover Jones zu der „Urszene" des Kindes mit dem Kaninchen zurück, weil sich inzwischen ähnliche Begleitumstände entwickelt hatten. Dieses Vorgehen führte zu einem allmählichen Angstabbau durch behutsame Annäherung und Gewöhnung des Kindes an das Angstobjekt. Diese Methode wurde später als „systematische Sensibilisierung" oder „Desensibilisierung" bezeichnet.

Der Lernpsychologe Edward Thorndike begründete das „Gesetz des Effektes"

Der Assoziationsforscher **Edward L. Thorndike (1874–1949)** arbeitete bereits als Student (1895–1897) bei William James, der an der Harvard-Universität das erste psychologische Laboratorium der USA eingerichtet hatte. Danach lehrte Thorndike als Professor für Lernpsychologie (1904–1940) an der Columbia-Universität. Er beschrieb mit dem Begriff „Konnektionismus" den bekannten Zusammenhang zwischen einem Sinneseindruck, dem „Reiz" (Stimulus) und der darauffolgenden „Reaktion" (Response) als eine gesetzmäßige Grundlage des Verhaltens. Solche Assoziationen kämen zufällig vor, könnten aber ebenso gezielt erzeugt werden. Aus Experimenten mit Tieren – er bevorzugte Ratten, die in einem Labyrinth den besten Weg zum Futter fanden oder versuchten, eine Käfigtür zu öffnen, hinter der sich Futterkügelchen befanden – begründete er das „Gesetz des Effektes", mit dem er über Pawlow hinausging. Er bewies, daß Erfolg und Mißerfolg („trial and error") Gesetzmäßigkeiten des Lernens sind, die zusätzlich durch Belohnung oder Bestrafung verstärkt oder abgeschwächt werden können. Er experimentierte zunächst mit Katzen, die sich ebenso wie Ratten für Versuchszwecke besonders gut eignen. Von seinen Werken erschien 1903 in deutscher Sprache „Psychologie der Erziehung". Joseph Wolpe bezeichnete Thorndike ebenso wie John B. Watson und Clark Leonhard Hull als Bahnbrecher der Verhaltenstherapie.

Ein Pädiater, Meinhard von Pfaundler, berichtete als erster über Erfahrungen mit einer „Klingelmatte"

In dieser Zeit wurde ohne irgendeinen wissenschaftlichen Bezug zur Verhaltensforschung im Jahr 1904 von dem berühmten Berliner Pädiater und Hospitalismusforscher **Meinhard von Pfaundler (1872–1947)** ein wichtiges lerntheoretisches Konzept zufällig entdeckt. In einem Aufsatz „Demonstration eines Apparates zur selbständigen Signalisierung stattgehabter Bettnässung" (1904) gibt er dazu eine ausführliche Beschreibung. Er wollte den Zeitpunkt des nächtlichen Einnässens bei den Kindern bestimmen und konstruierte deshalb ein Gerät, das bei Durchfeuchtung der Einlage einen elektrischen Kontakt schloß und ein Wecksignal auslöste. Hierdurch wurde ein bedingter Reflex zwischen Blasendruck, Einnässen und Wachwerden gesetzt, der durch die reflektorische Schließmuskelkontraktion einige Kinder zu Pfaundlers Überraschung trocken werden ließ. Danach konnte die „Klingelmatte" manchmal dauerhaft entfernt werden. Aber erst nach einer davon unabhängigen Publikation des Ehepaares Hobart und Willie Mae Mowrer (1938) wurde diese Methode als ein verhaltenstherapeutisches Behandlungsverfahren weltweit bekannt und gehörte in den sechziger und siebziger Jahren zu den Standardmethoden der Enuretiker-Therapie; ihre Erfolgsrate liegt bei regelmäßiger Anwendung und guter Compliance bei 60 bis 70 Prozent. Aber viele Kinder und oft auch ihre in der Nachtruhe gestörten

Geschwister entwickeln nicht selten eine starke Abneigung gegen diese dann oft defekten Geräte. An ihre Stelle sind deswegen heute in vielen Fällen gut wirksame kombinierte psychotherapeutisch-psychopharmakologische Behandlungsverfahren getreten.

Einige Jahre später (1911) publizierte der Kinderarzt und Sozialpädiater **Jussuf Ibrahim (1877–1953)**, der sich speziell mit Krankheiten des kindlichen Nervensystems befaßte, in München eine Arbeit, in der er auf die Bedeutung konditionierter Reflexe für die Entstehung von psychischen Störungen bei Kindern hinwies; etwa für den überdauernden „Keuchhustentic" nach dem Abklingen der eigentlichen Erkrankung, auf die nicht-epileptischen „respiratorischen Affektkrämpfe", Brechreiz, Stottern, Schreibkrampf und auf zahlreiche andere „hysterische" und psychosomatische Störungen.

Neobehaviorale Forschungsansätze

In einer weiteren experimentellen Periode wurden mit dem Neobehaviorismus Verhaltensaspekte höherer Ordnung als Forschungsgegenstände akzeptiert. Führende Vertreter des Neo-Behaviorismus zwischen 1930 bis 1950 waren Clark Leonhard Hull („Verstärkungstheorie"), Edward Chace Tolman („latentes Lernen"), Edwin Ray Guthrie („Kontiguitätstheorie") und zahlreiche andere wie Karl S. Lashley, Kenneth Spence, Neal Miller.

Clark Leonard Hull entwickelte eine detaillierte Theorie des konditionierten Lernens

Der amerikanische Psychologe **Clark Leonard Hull (1864–1952)** gehörte zu den führenden Neobehaviouristen. Er studierte an den Universitäten in Wisconsin und Ann Arbor in Michigan. Er plante zunächst, die Psychoanalyse experimentell auf der Grundlage einer von ihm entwickelten Lerntheorie zu erforschen. Aber er erkannte dann, daß es sich bei der Psychoanalyse und beim Behaviorismus um zwei selbständige Methoden handelte, deren Integration anzustreben sei. Seit 1929 Professor an der Yale-Universität, beschäftigte er sich besonders eingehend mit praktischen und theoretischen Fragen des globalen Verhaltens, in die auch körperliche Funktionen einbezogen wurden. Probleme des konditionierten Lernens wollte er experimentell durch Rattenversuche erhärten. Hull entwickelte für seine experimentellen Forschungen spezielle Instrumente und Geräte, mit denen er seine deduktiv-mathematische Theorie belegte. Außerdem beschäftigte er sich mit den Problemen der Suggestion und der Hypnose. In seiner methodologisch exakten Lerntheorie lehnte er sich an Pawlow und Watson an. Eine „innere" seelische Existenz schloß er aus. Er war der Überzeugung, daß die Psychologie physiologischen Gesetzmäßigkeiten unterliege, die man erforschen und mathematisch bestimmen kann. Er beschrieb mit seiner Verstärkertheorie, daß die Stärke einer Reaktion dann am größten ist, wenn zahlreiche und positive Verstärker direkt und wiederholt auf die erwünschte Reaktion folgen. Der Verstärkungsgrad ist abhängig von ihrer Häufigkeit (Belohnungsfrequenz), je unmittelbarer sie erfolgt (Belohnungsverzögerung), von ihrer Stärke (Belohnungsquantität) und davon, ob es sich um erfreuliche oder unangenehme Situationen (Belohnungsqualität) handelte.

Edwin Ray Guthrie erklärte das Lernen als eine komplexe Verknüpfung von Reiz und Reaktion

Der amerikanische Psychologe **Edwin Ray Guthrie (1886–1959)** studierte an den Universitäten in Nebraska und Pennsylvania und war zuletzt Professor in Washington (1914–1956).

Er vereinigte die Lerntheorien von Pawlow und Watson und faßte Lernvorgänge als eine Konditionierung durch eine Reflexkette von assoziativen Verknüpfungen von Stimulus und Response auf. Er gilt als Begründer der Kontiguitätstheorie (lat.: zeitliches Zusammenfallen von Erlebnissen). Als ihr Grundsatz gilt, daß ein Reiz, der ein Lebewesen trifft, während dieses eine Bewegung ausführt, zu einem Auslöser der Motorik wird. Für den Lernvorgang sei die Bildung solcher Assoziationen für den Lernerfolg von wesentlicher Bedeutung. Guthrie bestritt, daß allein mehrfache Wiederholungen eines Lernvorganges zur Festigung eines bestimmten Verhaltens notwendig seien; vielmehr könne ein einzelnes Ereignis dazu ausreichen. Es gelte auch hier das „Alles-oder-nichts-Gesetz". In seinem Buch „The Psychology of Learning" (1935) schildert er ein kleines Mädchen, das zum Ärger der Mutter jedesmal, wenn es nach Hause kam, seinen Mantel auf den Boden warf. Erst nachdem es angehalten worden war, den Mantel erneut anzuziehen, die Wohnung zu verlassen, das Haus erneut zu betreten und den Mantel in der Garderobe ordentlich aufzuhängen, änderte sich dieses Verhalten. Es hatte sich bei dem Mädchen eine neue Assoziationskette (Doucet 1971) gebildet: „Das Haus betreten, Kleider ausziehen, Kleider aufhängen."

Edward Chace Tolman bezog verstärkt kognitive Faktoren in den Lernprozeß ein

Edward Chace Tolman (1886–1959) stand der Lehre Pawlows ebenso wie der Freudschen Psychoanalyse aufgeschlossen gegenüber. Er lehrte Psychologie an der kalifornischen Universität Berkeley (1918–1954) und entwickelte ebenso wie Hull, Skinner und Guthrie eine eigene Lerntheorie. Er bezeichnete sich selbst als Behavioristen und lehnte die „Introspektion" ab. Aber er erkannte, daß die Rolle des „Auslösers" von bedingten Reflexen nur die Bedeutung eines vorausgehenden „Signals" habe, das den unbedingten Auslöser „erwartet". Er stand den Gedankengängen der Gestalttherapie (Frederick S. Perls, 1893–1970) nahe und modifizierte den Behaviorismus durch Einbeziehung kognitiver Faktoren. Lernen lasse sich nicht auf Assoziationsketten von Reiz und Reaktion reduzieren, vielmehr seien die individuellen Fähigkeiten und Erwartungen unlösbar mit der Differenzierung und der reaktiven Ausgestaltung der äußeren Reize verbunden. Er stellte deshalb die Frage (1949), ob eine zusammenfassende Betrachtung unterschiedlicher Phänomene unter dem Begriff des Lernens berechtigt sei, eine Frage, die mit der vollzogenen „kognitiven Wende" in der Verhaltenstherapie eine grundsätzlich neue Bedeutung erlangte.

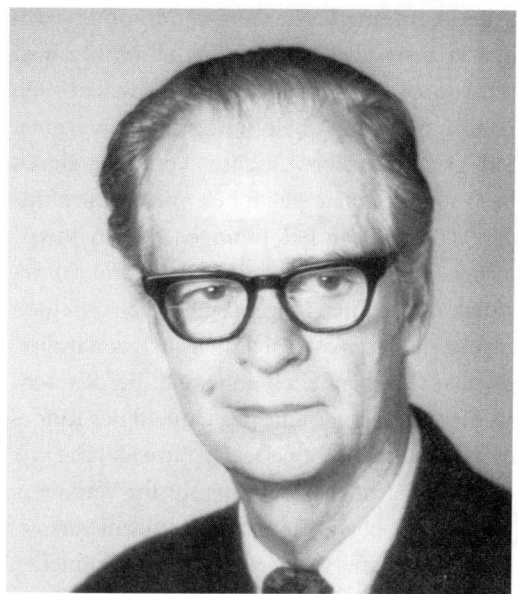

Der Neobehaviorist B. F. Skinner wurde mit seinen tierexperimentellen Forschungen zur operanten und zur klassischen Konditionierung weltberühmt.

B. F. Skinner wurde besonders durch seine tierexperimentellen Arbeiten weltberühmt

Der Neobehaviorist **Burrhus Frederic Skinner (1904–1990)** war einer der bedeutendsten amerikanischen Psychologen des 20. Jahrhunderts. Bevor er sein Psychologiestudium in Harvard begann, schrieb er populäre Kurzgeschichten, Gedichte und Romane und beabsichtigte zunächst, sich ganz der Schriftstellerei zu widmen. Er war jedoch von den Ideen Pawlows und Watsons fasziniert und promovierte 1931 in Harvard mit einer Arbeit über experimentelle Psychologie. 1936 ging er an die Universität in Minnesota, publizierte dort 1938 unter anderem „The Behavior of Organism" und wurde 1945 Professor an der Indiana University. Mit seiner Berufung nach Harvard 1948 erreichte er den Höhepunkt seiner wissenschaftlichen Karriere. Skinner wurde durch seine tierexperimentellen Forschungen über Lernprozesse weltberühmt. Seine wichtigste Aufgabe sah er in der möglichst genauen und langfristigen Beobachtung und der funktionalen Analyse des tierischen Verhaltens, die er später auf den Menschen übertrug. Er entwickelte die nach ihm benannte Skinner-Box, einen Problemkäfig mit mechanischen Vorrichtungen, durch die im Käfiginnern Hebel und Signalanlagen so gesteuert werden konnten, daß sie eine präzise Registrierung und statistische Auswertung der Versuche erlaubten. Skinner unterschied Pawlows klassische von der von ihm entwickelten „operanten (instrumentellen) Konditionierung"; beide waren auf den Menschen übertragbar. Bei der „klassischen Konditionierung" handelt es sich um eine reproduzierbare Assoziationskette; bei der „operanten Konditionierung" wird die Auftretenswahrscheinlichkeit durch „Verstärker" nachweisbar erhöht. Skinner demonstrierte in Versuchen mit Tauben, daß ihr Verhalten nachhaltig positiv oder negativ durch Fütterungsexperimente mit Verstärkern konditioniert werden konnten. Erwünschtes Verhalten ließ sich z. B. durch eine Koppelung von synchronen Lichtsignalen mit „Belohnungen" (Privilegien, Süßigkeiten), unerwünschtes Verhalten durch bestimmte Signale gekoppelt mit „Bestrafungen" (Entzug von Belohnungen, „Vermeidenslernen") erzielen. Aber nicht alle Konditionierungen erbrachten langfristig den gewünschten Erfolg; sie waren offensichtlich auch von individuellen Gegebenheiten abhängig. Bei Kindern ist die systemische, eine das Umfeld des Kindes einbeziehende Sichtweise der Entwicklung von besonders großer Bedeutung für ihr Verhalten. Weitere Möglichkeiten der positiven Verstärkung sind eine Steigerung der individuellen Motivation, eine Neustrukturierung der Umwelt oder spezielle Lenkungsmaßnahmen. Sie sind bei Kindern besonders nützlich für den Auf- oder Abbau bestimmter Verhaltensweisen, etwa durch spezielle Einzelverfahren wie „Token-Programme", das „Shaping" oder andere Verfahren, die in detaillierten „Verträgen" zwischen dem Therapeuten und dem Kind festgelegt werden. Skinner setzte große Hoffnungen auf Fortschritte in der Pädagogik („Technology in Teaching", Erziehung als Verhaltensforschung) durch eine verstärkte Anwendung des Belohnungsprinzips durch programmiertes Lernen sowie durch stärkere Einbeziehung sozialer Faktoren in die Erziehung.

Joseph Wolpe gehört zu den Pionieren der Verhaltenstherapie

Der südafrikanische Arzt **Joseph Wolpe (1915 bis 1997)** zählt zu den Pionieren der angewandten Verhaltensmodifikationen. Er führte in Johannesburg eine psychiatrische Privatpraxis und lehrte an der dortigen Universität. Seit 1960 in den USA, war er zunächst Professor für Psychiatrie an der Universität in Virginia, arbei-

tete vorübergehend bei Hans Jürgen Eysenck in London und lehrte seit 1965 als Professor an der Temple University in Philadelphia. Er entwickelte hauptsächlich die Technik der „systematischen Desensibilisierung", einer Form der reziproken Hemmung, und entwarf spezielle Behandlungskonzepte für die Praxis. Nach Erstellung einer individuellen Hierarchie der bestehenden Phobien und Ängste wird im Vorfeld der Behandlung ein Entspannungstraining im Sinne einer der Progressiven Muskelrelaxation (Edmund Jacobson) durchgeführt. Danach beginnt die eigentliche Desensibilisierung durch imaginative Vorstellungen von zunächst schwachen und dann zunehmend schwereren Angstsituationen. Die Technik muß vorsichtig gehandhabt werden, um neue Angstanflutungen zu vermeiden. Wenn stärkere Ängste auftreten, müssen die gedanklichen Vorstellungen unterbrochen und die weitere Behandlung verschoben werden. Diese Methode hat sich besonders bei leichten Phobien und Ängsten (Examensangst) bewährt. Bei schwereren Angst- und Zwangsvorstellungen wurden weniger gute Effekte erzielt. Immer wieder auftretende Bedenken, daß ein anderes Symptom an die Stelle des alten treten werde, ließen sich aus seinen Erfahrungen nicht bestätigen. Wolpe und sein Mitarbeiter Stanley Rachman versuchten durch eine Aversionstherapie, z. B. mit elektrischen Schlägen, leichte und schwere psychische Störungen günstig zu beeinflussen. Diese Aversionsversuche, die schon früher in Alkoholentzugsanstalten („Probetrunk", kombiniert mit Brechreiz erzeugenden Substanzen), sondern auch bei zahlreichen anderen therapieresistenten Leiden eingesetzt wurden, mußten schließlich trotz nachgewiesener guter Erfolge aus berechtigten ethischen Bedenken eingestellt werden. In Zeitungsartikeln war u. a. negativ über elektrische Behandlungsversuche bei autoaggressiven und bei geistig behinderten Kindern berichtet worden, die zu einem Verzicht aversiver Praktiken führten. Wie die meisten Behavioristen seiner Zeit wandte sich Wolpe gegen die in der Freudschen Psychoanalyse vorherrschende Introspektion und negierte die Existenz eines menschlichen Bewußtseins. Andererseits finden sich bei Wolpe vereinzelt ähnliche Überlegungen, wie sie von dem berühmten Psychologen William James bekannt sind, der einerseits Gefühle als physiologische Begleiterscheinungen („Man ist traurig, weil man weint, und nicht umgekehrt") definierte, andererseits aber in seinen „Principles of Psychology" (1890) von einer autonomen Seele spricht. Zu den Schülern Wolpes gehörten Stanley Rachman, Arnold A. Lazarus und Frederik Winslow Taylor, die neben ihren eigenen Wolpes verhaltenstherapeutische Ansätze weiterverfolgten und erweiterten.

13.4.1 Kognitive Verhaltenstherapie

In der Mitte des 20. Jahrhunderts setzte ein mehr oder weniger radikaler wissenschaftlicher Wandel innerhalb der Verhaltenstherapie ein. Er war bedingt sowohl aus einer zunehmend kritischeren Einstellung gegenüber der klassischen Verhaltenstherapie als auch gegenüber der Psychoanalyse. Während sich die bisherige experimentell-physiologische Richtung fast ausschließlich um das „äußere", auf das sicht- und meßbare Verhalten konzentriert hatte, gewannen zunehmend die lange ignorierten und vernachlässigten „inneren", die kognitiven und emotionalen Abläufe an Bedeutung. In der klassischen Verhaltenstherapie war die Annahme einer „Introspektion" allgemein verpönt. Bei rückblickender Betrachtung findet man jedoch

von Anbeginn an neben den physiologischen auch psychologische Wurzeln; eingestreute kognitiv und emotional orientierte Anmerkungen kommen häufiger vor, als man zunächst vermuten würde. Das verwundert letztlich jedoch nicht, denn unter den maßgeblichen Erneuerern befanden sich nicht wenige Psychiater und Psychoanalytiker, die entsprechende Vorstellungen mit einbrachten. So finden sich nicht ganz selten Hinweise, z. B. von Edward Chace Tolman (1932), daß Organismen nicht allein durch Stimulus-Reiz-Verbindungen lernen, sondern daß Zusammenhänge zwischen den Umweltbedingungen („latentes Lernen") und dem individuellen Verhalten bestehen. Die Annahme, daß schon vor der Etablierung der kognitiven Richtung besonders in eigener Praxis arbeitende Therapeuten spontan und zusätzlich auch andere psychotherapeutische Methoden angewendet haben, liegt nahe. Andererseits trennte sich die in Entwicklung begriffene kognitive Verhaltenstherapie keineswegs von ihrem behavioristischen Ansatz, sondern nutzte dessen Erkenntnisse.

Die schließlich vollzogene „kognitive Wende" wurde besonders deshalb als eine wissenschaftliche Revolution betrachtet, weil sich dadurch zusätzliche und völlig neue therapeutische Zugangswege öffneten. Durch sie haben sich die Inhalte und die Definition der bisherigen Verhaltenstherapie tiefgreifend verändert. Unter den kognitiven Erneuerern und Pionieren der Verhaltenstherapie der ersten Stunde finden sich kämpferische Forscherpersönlichkeiten wie Albert Ellis, Aaron Beck und Richard Lazarus, aber vorher und nachher auch Behavioristen wie Joseph Wolpe, Edward Lee Thorndike, Albert Bandura, Hans Jürgen Eysenck, Edward Chace Tolman und kognitive Therapeuten wie Michael J. Mahoney, B. Weitzmann, Aaron T. Beck, Martin Seligman, Donald Meichenbaum, Edna B. Foa, Aubrey Yates, Stanley Rachman, Frederick Kanfer und zahlreiche andere Forscher, mit denen die „black box" aufhörte zu existieren. Aber auch fachfremde Neuerer und Forscher wie Norbert Wiener und Claude Shannon (Kybernetik), Noam Chomsky (Linguistik) oder Alen Newell (Informatik) waren indirekt an dieser Entwicklung mitbeteiligt. Während Hans Jürgen Eysenck noch postulierte, daß es sich bei der neuen Verhaltenstherapie nur um die klinische Anwendung der Lern- und Entwicklungspsychologie handle, verfügt sie in der Gegenwart über ein wesentlich breiter gefächertes biologisches, psychopathologisches, soziales und biochemisches Kausalitäts- und das Therapieschema; später wurden sogar „nicht-bewußte" kognitive und emotionale Determinanten einbezogen. Ebenso wie der Begründer der experimentellen Psychologie, Wilhelm Wundt, der auf die ständigen Wechselwirkungen zwischen Körper und Seele hinwies, besann man sich auf alte philosophische Erkenntnisse: über die Bedeutung von Denken und Fühlen, auf „innere Monologe" und auf subjektive Einstellungen und Verhaltensweisen, die damit neue Bedeutung gewannen. Mit der Einbeziehung dieser neuen Faktoren und auf der Basis der vier großen Lerntheorien (Clark Leonard Hull, Edwin Ray Guthrie, Edward Chace Tolman, Burrhus Frederic Skinner) begann schließlich eine außerordentlich fruchtbare, aber auch variantenreiche verhaltenstherapeutische Forschungsperiode. Es wurde für alle Lebensalter eine fast unüberschaubare Fülle von Trainings- und Behandlungsverfahren zur Veränderung und Bewältigung störender kognitiver Prozesse entwickelt. Die im Lauf der letzten beiden Jahrzehnte anwachsende Zahl der Publikationen und die darin geschilderten neuen Behandlungserfahren sind unübersehbar geworden.

Die ursächlichen, auslösenden und aufrechterhaltenden Bedingungen einer psychischen Störung aus verhaltenstherapeutischer Sicht lassen sich aus einer von Frederick H. Kanfer und George Saslow (1969) vorgeschlagenen Aufgliederung ersehen. Danach handelt es sich um 1. situative Auslöser, 2. biologische Grundlagen, 3. emotionale und kognitive Gedanken, Vorstellungen und Träume und um 4. individuelle physiologische Merkmale, die für die der Behandlung vorausgehenden Verhaltensanalyse von Bedeutung sind.

Eine gewisse Annäherung der beiden großen Therapieverfahren Tiefenpsychologie und Verhaltenstherapie wurde dadurch eingeleitet, daß auch verbal-kognitive, motivationale und innerseelische Faktoren berücksichtigt und in der verhaltenstherapeutischen Weiterbildung der Therapeuten eine „Selbsterfahrung" obligatorisch wurde. Kontroverse Debatten wie die von Hans Jürgen Eysenck (1952) gegen die Psychoanalyse, daß ihre Besserungen und Heilungen „nicht behandlungsbedingt", sondern als „spontane Remissionen" aufzufassen seien, oder die Bemerkung von Alexander Mitscherlich zur Verhaltenstherapie als „Rattenpsychologie" sind für die meisten Therapeuten beider Richtungen schon deshalb unverständlich, weil sie nicht ihren eigenen Erfahrungen entsprechen. In den Sachverzeichnissen des zweibändigen „Lehrbuchs der Verhaltenstherapie" von Margraf (2003) findet sich der Begriff „Psychoanalyse" ebensowenig wie der Terminus „Verhaltenstherapie" im „Handbuch psychoanalytischer Grundbegriffe" von Wolfgang Mertens und Bruno Waldvogel (2002).

Die kognitive Verhaltenstherapie versteht sich heute als eine empirische, ziel-, problem- und handlungsorientierte Behandlungsmethode, die sie mit der Beseitigung störender Symptome und Syndrome methodisch nachprüfbare Besserungen und Heilungen objektiviert. Für die Verhaltenstherapie hat der Baseler Verhaltenstherapeut Jürgen Margraf (2003) vorgeschlagen, daß man das in ständiger Weiterentwicklung befindliche verhaltenstherapeutische Modell „nicht als Therapieschule oder eine Gruppe von Verfahren" definieren sollte, sondern als „eine auf der empirischen Psychologie basierende Grundorientierung", die „störungsspezifische und störungsunspezifische Therapieverfahren" umfaßt und „auf Grund von möglichst hinreichend überprüftem Störungswissen und psychologischem Änderungswissen eine systematische Besserung der zu behandelnden Problematik" anstrebt. Die Verhaltenstherapie befinde sich in ständiger Entwicklung und bemühe sich ständig, ihre Effektivität empirisch abzusichern. Die Suche nach dem wissenschaftlichen Standort ist, wie sich aus der unvermindert ansteigenden Informationsflut in den Zeitschriften und aus den Lehr- und Handbüchern erkennen läßt, noch keineswegs abgeschlossen.

Albert Ellis erkannte die Bedeutung dysfunktionaler kognitiver Prozesse für die Entwicklung psychischer Störungen

Der in eigener Praxis arbeitende amerikanische Psychoanalytiker **Albert Ellis (geb. 1913)** war einer der ersten Psychologen, die aus methodischen Gründen begannen, sich kritisch mit der Theorie und der Praxis des psychoanalytischen Modells auseinanderzusetzen. In mehreren Aufsätzen wies er auf die von ihm erkannten Schwächen dieses Verfahrens hin und forderte zunächst eine Verbesserung der analytischen Forschung. Ebenso lehnte er jedoch den damals vorherrschenden rigiden Behaviorismus ab. In erster Linie ging es ihm (Schorr 1955) um eine Rationalisierung der Therapie in Richtung „Faktenorientierung", „Verifikationsorien-

tierung" und „Forschungsorientierung" (Ellis 1955). Als eine zentrale Ursache der Neurosen sah er bewußte oder unbewußte Einstellungen an, die er als „irrationale Gedanken" bezeichnete und deren Aufarbeitung und Korrektur er als die wichtigste therapeutische Aufgabe ansah. Die eigentlichen Ursachen zahlreicher psychischer Auffälligkeiten sah er in „dysfunktionalen kognitiven Prozessen" und in situativen Fehlinterpretationen, die nicht in erster Linie als Reaktionen auf aktuelle Ereignisse aufzufassen seien, sondern als persönlichkeitseigene rezidivierende Verhaltenssstereotypien, die eine biologische Grundlage hätten. Er entwickelte eigene Behandlungstechniken mit dem Ziel einer uneingeschränkten Selbstbejahung durch Disputation, seelische Umstrukturierung, theoretische Wissensvermittlung über die Entstehung von Neurosen und der Analyse eines „A-B-C-Schemas (A = „activating event", auslösendes Ereignis; B = „believes", Gedanken und Bewertungen; C = „consequences", Gedanken und Gefühle) durch Diskussion, Konfrontation, Gegen-Indoktrination, Diskriminierung und in „sokratischen" Dialogen.

Depressionen liegen ursächlich charakteristische Kognitionen zugrunde

Der Amerikaner **Aaron T. Beck (geb. 1921)** entwickelte aus seinen Erfahrungen als niedergelassener Psychoanalytiker und später als Professor am Psychopathologischen Institut der University of Pennsylvania verhaltensorientierte Ansichten über die Entstehung depressiver Störungen. Er vertrat die Hypothese, daß Depressionen charakteristische „Kognitionen" zugrunde liegen, während die Verhaltensforscher Peter M. Lewinsohn (1976) und Martin Seligman (1975) die Ursachen vieler Depressionen in einer „unzureichenden positiven Verstärkung" oder als „gelernte Hilflosigkeit" ansahen, sind sie nach Beck (1953, 1970, 1973) durch eine „kognitive Triade" anhaltender negativer Erfahrungen „mit sich selbst, mit der Umwelt und mit der Zukunft" bestimmt. Zum Störungsbild Depressiver gehören „kognitive Verzerrungen" und „irrationale Gedanken"; ihr Denken sei einseitig, selektiv und negativ. Beck und seine Mitarbeiter erarbeiteten verhaltensorientierte und kognitive Behandlungsstrategien, die darin bestanden, die Patienten zu ermutigen, sich aktiv zu betätigen und ihre negativen Selbstbeurteilungen und Eigenschaften realistischer zu bewerten. Nach Lilian Blöschl (1981) setzte Beck zu diesem Zweck eine Reihe von spezifischen kognitiven Techniken ein: „Methoden der induktiven Befragung, mittels derer logische Fehler und irrationale Vorstellungen sichtbar gemacht werden; Aufzeichnungen von dysfunktionalen Kognitionen und rationalen Alternativ-Erklärungen mit Hilfe von Gedankenprotokollen" u. a. In verhaltenstherapeutischen Fallstudien von Beck verbesserte sich die Stimmungslage, und Selbstzweifel, Schuldgefühle und Selbstvorwürfe gingen zurück. Eine Mitarbeiterin Becks, Maria Kovacs (1988), beschäftigte sich in zahlreichen Arbeiten eingehend mit der depressiven Symptomatik bei Kindern und Jugendlichen (1977, 1988) und entwickelte unter anderem ein „Depressionsinventar für Kinder" (1982), das als Übersetzung ins Deutsche in mehreren Versionen (Lienert und Kohnen 1978, Bowi und Krampe 1987, Lobert 1989, Stiensmeier 1988) vorliegt und von Peter Rossmann (1991) ausführlich erörtert wurde. Die erste deutsche Monographie über „Depressive Syndrome im Kindes- und Jugendalter" (Nissen) erschien im Jahr 1971.

Arnold A. Lazarus vertrat einen liberalen therapeutischen Standpunkt

Einer der engsten Mitarbeiter und Schüler Joseph Wolpes war **Arnold A. Lazarus (geb. 1932)**. Er beschäftigte sich speziell mit Therapieverfahren und verwendete 1958 als erster den Begriff „Verhaltenstherapie" (Schorr 1984). Er definierte damit die Verhaltenstherapie als ein spezielles Verfahren, ohne sich jedoch von der herkömmlichen Psychotherapie abzugrenzen. Vielmehr wandte er sich gegen einen technischen Eklektizismus und vertrat einen liberalen Standpunkt zu anderen therapeutischen Techniken wie Gesprächen, Beratungen, Diskussionen – selbst zur „Autohypnose" – und entwickelte ein eigenes „Psychodrama". Er vertrat die Überzeugung, daß sich durch eine solche „Breitbandtherapie" nicht nur die Behand-

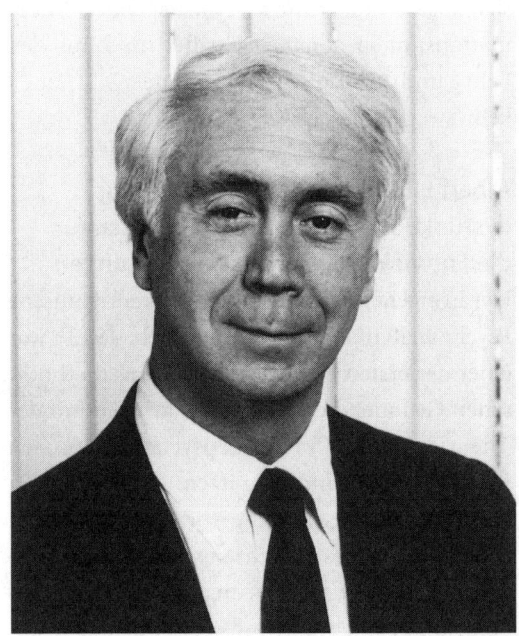

Arnold A. Lazarus verwendete als erster den Begriff „Verhaltenstherapie" und befürwortete eine nicht einseitig theoriegebundene Therapie, die auf den einzelnen Patienten zugeschnitten ist.

lungserfolge verbessern lassen; vielmehr sei damit auch eine Ausweitung der Behandlungsindikationen verbunden. Bei den emotionalen und kognitiven Reaktionen handele es sich nicht um abgrenzbare, sondern um eng miteinander verbundene Prozesse. Mit Wolpe veröffentlichte er das Buch „Behavior Therapy Technics" (1966), in dem auf die hohen Erfolgsraten der systematischen Desensibilisierung hingewiesen wurde, die jedoch zu dieser Zeit kontrovers diskutiert wurden. Lazarus führte den statistischen Nachweis, daß fast 80 Prozent der Beschwerden dadurch gebessert oder geheilt wurden; diese sehr hohen Besserungsraten ließen sich später jedoch nicht bestätigen. Im Jahre 1976 veröffentlichte Lazarus eine zusammenfassende Darstellung „Multimodal behavior therapy", die als „Multimodale Verhaltenstherapie" (1979) in deutscher Übersetzung erschien.

Symptome sind das Resultat pathogener Lernprozesse

Der Psychologe **Hans Jürgen Eysenck (1916 bis 1997)** stammte aus einer bekannten Berliner Schauspielerfamilie. Nach der Trennung seiner Eltern lebte er zunächst bei seiner Großmutter. 1934 emigrierte er über Frankreich nach England, um einer drohenden Verfolgung durch das NS-Regime zu entgehen. Er studierte in London zunächst Geschichte und Literatur. Das Studium der Psychologie schloß er 1940 mit seiner Promotion ab. Während des Krieges war er als Psychologe an einem Londoner Hospital tätig. 1950 übernahm er die Leitung einer Forschungsabteilung am Maudsley Hospital. 1955 wurde er auf den Lehrstuhl für Psychologie der Universität in London berufen. Bereits 1947 hatte er sein biologisch orientiertes Buch „Dimensions of Personality" veröffentlicht, in dem er in die drei unabhängigen Dimensionen „Extraversion" und „Neurotizismus" und „Psycho-

tizismus" einführte und damit seinen Ruf als führender Persönlichkeitsforscher begründete. Hans Jürgen Eysenck glaubte, für die Persönlichkeitsstörungen eine Erbanlage nachweisen zu können, und meinte, die Erhebung einer Anamnese sei für die Behandlung „fast vollkommen wertlos und vergeudete Zeit" (Hofstätter 1957). Wie andere Lernpsychologen dieser Zeit betrachtete auch Eysenck seelische Störungen nicht als Neurosen. Vielmehr sei die Neurose das Symptom selbst, das es zu beseitigen gelte. In einem gemeinsam mit Stanley Rachman veröffentlichten Buch „Neurosen" (1972) wurden Symptome als das Resultat pathogen wirkender Lernprozesse dargestellt, die auch wieder verlernt werden könnten und deren Ursachen durch die „moderne Lerntheorie" zu klären seien. Die aus der Lerntheorie abgeleitete Verhaltenstherapie richte sich ausschließlich gegen das Symptom selbst. Eysenck war ein radikaler Gegner der Psychoanalyse, der er in seinem Buch „The Decline and Fall of the Freudian Empire" (1985) völlige Wirkungslosigkeit unterstellte. Die Berliner Kinderpsychotherapeutin Annemarie Dührssen belegte hingegen mit ihrer Langzeitstudie „Katamnestische Ergebnisse bei 1004 Patienten nach analytischer Psychotherapie" (1962) das Gegenteil.

Das „Lernen am Modell" eignet sich besonders für die Therapie psychischer Störungen

Zu einem Standardverfahren in der Psychotherapie entwickelte sich das von dem kanadischen Psychologen **Albert Bandura (geb. 1925)** auf Nachahmung und Beobachtung abgestellte Programm des „Lernens am Modell". Es eignet sich besonders zur Anwendung in Gruppentherapien und für die Behandlung von Ängsten und Phobien und wird im schulischen Bereich für lern- und geistig behinderte Kinder eingesetzt. Bandura lehrte seit 1953 in den USA als Professor an der Stanford University. Er erklärte die menschliche Entwicklung und das Verhalten zum großen Teil aus direkten und indirekten Lernprozessen an Vorbildern („Modellen"); bei Kindern überwiegend an Personen aus dem sozialen Nahraum. Bandura geht davon aus, daß falsche Lernprozesse Verhaltensauffälligkeiten verursachen können, die durch die Übernahme positiver Verhaltensweisen auch wieder „verlernt" werden. Er betont die Bedeutung der Selbststeuerung und der Eigeninitiative. Das Modell-Lernen nach Bandura verläuft bei Kindern in mehreren Phasen, z. B.: 1. Aufmerksamkeits- und Aneignungsphase: Das Kind erlebt das Verhalten seiner Eltern und übernimmt unaufgefordert charakteristische Verhaltensweisen. 2. Gedächtnis- und Behaltensphase: Das Kind verinnerlicht bestimmte Verhaltensweisen. 3. Reproduktionsphase: Das Kind versucht, das Verhalten einer geliebten oder ungeliebten Person zu reproduzieren, wenn es ihm opportun erscheint. 4. Motivationsphase: Das Kind verfestigt und perfektioniert das erworbene Verhalten. Wenn es sich als erfolgreich und lohnend erwies, ersetzt es alte Verhaltensschemata. Ist dies nicht der Fall, wird das neu Gelernte vergessen („gelöscht"), und das gewünschte Lernziel wird verfehlt. Albert Bandura gilt als Begründer der „sozialen Lerntheorie". Hauptwerke sind „Principles of behavior modification" (1969), „Aggression: A social learning theory" (1973) und „Social learning theory" (1977).

Die „gelernte Hilflosigkeit" kommt als Ursache für depressive Störungen in Betracht

Der amerikanische Sozialpsychologe **Martin P. E. Seligman (geb. 1942)** ging bei der Entwicklung seines Modells der „Gelernten Hilflosig-

keit" (1975) von tierexperimentellen Untersuchungen aus. Hunde wurden mit elektrischen Stromstößen oder anderen aversiven Reizen geschockt, ohne daß sie ihnen entkommen konnten. Zunächst zeigten sie ein schmerzgetöntes hektisches Flucht- und Ausweichverhalten, doch unter anhaltenden Bedingungen erlahmten schließlich ihre Aktivitäten, und sie verfielen in einen anhaltenden apathisch-stuporösen Zustand. Kontrolluntersuchungen mit Tieren, die den Stromstößen entkommen konnten, zeigten kein vergleichbares Verhalten. Seligman verglich das Verhalten der Tiere mit der Antriebslähmung depressiver Erwachsener und Kinder und beschrieb den phasenhaften weiteren Verlauf mit a) Motivationsverlust und Passivität (Erkenntnis einer aussichtslosen Situation), b) Lernstörungen (Lähmung der Denk- und Handlungsfunktionen) und c) Niedergeschlagenheit, Furcht und Depression (vegetative und psychosomatische Störungen). Seligman erarbeitete ein daran orientiertes therapeutisches Konzept, das auf eine bessere Bewältigung der äußeren Umstände (1993) ausgerichtet war, aber es konnte sich gegen andere kognitive Therapiekonzepte (Beck) nicht durchsetzen.

Selbstkontrolle und Selbstmanagement sind von großer Bedeutung für die psychische Gesundheit

Der Psychologe **Frederick H. Kanfer (1925 bis 2002)** wurde in Wien geboren, mußte 1938 Österreich verlassen und emigrierte 1941 in die USA. Dort studierte er zunächst naturwissenschaftliche Fächer, wechselte dann aber zur Psychologie über. Schon in seiner Dissertation an der Indiana University, Bloomington (1954) beschäftigte er sich mit einem verhaltenstherapeutischen Thema. Nach Abschluß des Studiums arbeitete er als Hochschullehrer an den Universitäten in Washington, St. Louis, Cincinnati und schließlich als Full Professor und Director of Clinical Training an der University of Illinois, Urbana-Champaign, bis zu seiner Emeritierung 1995. Kanfer wurde schon früh mit seinen experimentellen Arbeiten über die Verhaltensanalyse, zur Selbstregulation, Selbstkontrolle und zum Selbstmanagement bekannt; darin berücksichtigte er auch emotionelle Faktoren. Durch seine Bücher und seine zahlreichen Seminare in Europa gewann er besonders in Deutschland starken Einfluß auf die Entwicklung der Verhaltenstherapie. Das Ziel seines Selbstmanagement-Trainings sieht Kanfer darin, den Therapeuten durch Stärkung der Selbstkontrolle und der Selbstheilungskräfte des Patienten möglichst rasch überflüssig zu machen. Die Ursachen der Probleme seien zwar wichtig, aber sie veränderten nicht die Probleme. Ein Schwerpunkt liege in der Entwicklung der eigenen Stärken und Fähigkeiten. Im Jugendalter kommt dem Selbstmanagement unter Einbeziehung von Coping-Techniken eine zunehmend wichtigere Rolle (Kienzle und Braun-Scharm 1993) für die Behandlung schizophrener Erkrankungen zu.

13.4.2 Verhaltenstherapeutische Verfahren für Kinder und Jugendliche

Die ersten verhaltenstherapeutisch-kognitiven Behandlungsversuche überhaupt wurden (Margraf 1995) mit psychisch auffälligen Kindern und mit geistig Behinderten durchgeführt. Die von Beginn an in ihrem Theorieverständnis differenten verhaltenstherapeutischen und psychodynamischen Modelle stimmen in bezug auf das Kindesalter in zwei wesentlichen Punkten überein. Beide räumen dem Kindesalter eine herausragende Rolle bei der normalen und der gestörten seelischen Entwicklung ein, und beide Verfahren wurden zunächst für Erwachsene entwickelt und erst danach modifiziert für Kinder angewendet. Die Psychoanalyse erkannte erst aus der Behandlung Erwachsener die pathogenetische Bedeutung der frühen Kindheit, während die Lernpsychologie diesem Lebensabschnitt von vornherein eine zentrale Bedeutung beimaß. In beiden Fällen wurden modifizierte kinder- und jugendspezifische psychotherapeutische Behandlungsverfahren erst nach ihrer Bewährung bei Erwachsenen entwickelt und standardisiert. Inzwischen hat die Verhaltenstherapie in vielen Kliniken für Kinder- und Jugendpsychiatrie Vorrang, während die ambulante Versorgung neben den niedergelassenen Fachärzten und Diplompsychologen weiterhin zu 90 Prozent (Streeck-Fischer 1992) von psychotherapeutisch-psychodynamischen orientierten Kinder- und Jugendlichenpsychotherapeuten wahrgenommen wird.

Fast alle kognitiv-verhaltenstherapeutischen Verfahren sind auch im Kindes- und Jugendalter anwendbar. Die phänomenologischen Erscheinungsbilder ursächlich identischer Störungen sind jedoch außerordentlich unterschiedlich und erfordern zusätzlich differenzierte entwicklungspsychiatrische Modifikationen. Nach Hans-Christoph Steinhausen und Michael von Aster, den Herausgebern des „Handbuchs Verhaltenstherapie und Verhaltensmedizin bei Kindern und Jugendlichen" (1993) gelten als Grundelemente für die Therapie von Kindern und Jugendlichen die Einbeziehung des Lebensumfeldes (Familie, Schule); die Arbeit mit Eltern, Lehrern und anderen Bezugspersonen; ferner ist das „Entwicklungsniveau des Kindes und Methoden der Kontakt- und Beziehungsgestaltung" speziell abgestellt auf „psychische Störungen, Reifungs-, Entwicklungs- und körperliche Störungen" zu berücksichtigen. Die Autoren unterscheiden dabei 1. die bereits in der Mitte des 20. Jahrhunderts etablierten „pädagogischen Verhaltensmodifikationen" für Lern- und Leistungsstörungen in der Schule sowie operante Verstärkungsmethoden, während sie 2. für die Behandlung der Aggressivität und Delinquenz, von Ängsten, Phobien, Tics, Zwängen und anderem Modelle bevorzugen, die ein Verlernen oder Umlernen ermöglichen, 3. kommt bei einem „auf krankhafte körperliche Prozesse gestörtem Lernen" entweder eine „Beseitigung der körperlicher Symptome oder der Aufbau eines der körperlichen Krankheit angemessenen Krankheitsverhaltens" in Betracht.

Die wichtigsten verhaltenstherapeutischen Verfahren zur Behandlung psychischer Störungen bei Kindern und Jugendlichen sind nach Fritz Mattejat (1997) und Andreas Warnke (1999):

- operante Methoden (positive und negative Verstärkung bzw. Bestrafung; Kontingenzmanagement, Verhaltensformung, Verhaltensverkettung;
- systematische Desensibilisierung (Gegenkonditionierung durch Entspannung, Modellverhalten; schrittweise Annäherung; bei Kindern meist *in vivo* durchgeführt);
- Konfrontationsverfahren (Reizüberflutung, Habituationstraining, Reaktionsverhinderung);
- Entspannungstraining (Autogenes Training, Progressive Muskelrelaxation);
- Biofeedback (Rückkopplung pychophysiologischer Meßwerte);
- kognitive Verfahren (kognitive Umstrukturierung, Reatributtionen, Analyse fehlerhafter Logik);
- Selbstkontrollverfahren (Selbstbeobachtung, Stimuluskontrolle, Selbstverstärkung);

- Breitbandverfahren (allgemeine Problemlöse- und Kompetenztrainings) und
- familienbezogene Verfahren (verhaltenstherapeutisch orientierte Familientherapien, Elterntraining).

Die Verhaltenstherapie sieht in einer Aufhellung des Entstehungsmodus und einer Beschreibung der Symptome und des auffälligen Verhaltens die Grundlage für den Entwurf einer Baseline, die auch als Therapie- und Verlaufsparameter dient. Jeder Verhaltenstherapie geht eine Verhaltensanalyse voraus, zu der das Interview mit Kind und Eltern, Verhaltensbeobachtungen im Alltag und die Erstellung strukturierter Fragebögen gehören. Die Entscheidung darüber, ob und welche Verhaltensstörungen womit und wodurch behandelt werden sollen, trifft der Therapeut gemeinsam mit dem Kind und seinen Beziehungspersonen. Die Indikationen für den Einsatz bestimmter Verfahren sind unterschiedlich. Operante Verfahren sind störungsübergreifend hilfreich und werden besonders häufig bei Kindern eingesetzt. Sie dienen der Verhaltensentwicklung bei jüngeren Kindern mit Entwicklungsstörungen, Intelligenzminderung und bei extraversiven Störungen. Die systematische Desensibilisierung spielt eine wichtige Rolle in der Behandlung von Phobien, sozialen Ängsten, angstbegründeten aggressiven Verhaltensweisen, Stottern, Zwang und Depressionen. Ein vergleichbares Indikationsspektrum haben die Konfrontationsverfahren. Ziel der verhaltenstherapeutischen Behandlung ist, nach der Entwicklung einer exakten Verhaltensanalyse unerwünschtes Verhalten zu beseitigen und angepaßtere Verhaltensweisen aufzubauen. Voraussetzung für den Erfolg verhaltenstherapeutischer Maßnahmen ist besonders bei Kindern und Jugendlichen eine tragfähige Beziehung zwischen dem Therapeuten und dem

Kind oder Jugendlichen und seiner Familie. Die Interventionstechniken umfassen eine große Anzahl einzelner Verfahren. Token-Programme beruhen auf Belohnungsmodellen, etwa Plastikchips oder Strichlisten, mit denen Wünsche (Kinobesuch, Süßigkeiten) eingetauscht werden können. Verstärkerpläne beruhen ebenfalls auf dem Prinzip der Belohnung, nach dem bei Erreichen eines im Vertrag festgelegten Ziels gewünschte Vergünstigungen gewährt werden. Diese und vergleichbare andere Techniken können z. B. eingesetzt werden, wenn die alters- und entwicklungsgemäße Selbstkontrolle eines Kindes unzureichend (Bettnässerkalender) ist und Fremdkontrolle benötigt wird.

Von den wichtigsten verhaltenstherapeutischen Maßnahmen sollen hier nur einige besonders wichtige etwas ausführlicher erläutert werden:

1. Die Behandlung operant erworbener Verhaltensauffälligkeiten kann durch positive oder negative Verstärkung, durch eine Reduktion inkompatibler Verhaltensauffälligkeiten, durch Extinktion oder durch kontingenten Entzug positiver Verstärker („time-out"), durch Aversion oder durch Verstärkung inkompatibler Verhaltensauffälligkeiten durchgeführt werden. Die positive Verstärkung bezweckt, dem Kind Verhaltensweisen zu ermöglichen, die nur schwach entwickelt oder nicht vorhanden sind, um etwa sein Selbstwertgefühl zu entwickeln oder zu stärken. Eine negative Verstärkung wird eingesetzt, wenn ein defizitäres Verhalten beseitigt werden soll. Störendes Verhalten kann manchmal nur beseitigt werden, wenn andere (inkompatible) Verhaltenszüge durch spezielle Trainingsmethoden reduziert werden können. Situationsadäquates Verhalten kann durch „Extinktion" oder durch einen kontingenten Entzug positiver Verstärker verbessert werden, zum Beispiel durch Nichtbeachtung oder Ausschluß

von Sozialkontakten. Mit aversiven Methoden versuchen viele Eltern, unerwünschtes Verhalten zu unterdrücken; sie wirken zwar oft rasch, halten aber nicht vor. Manchmal lassen sich Verhaltensauffälligkeiten nur durch eine Verstärkung inkompatibler Verhaltensweisen bessern. „Lernen am Modell" wird in der verhaltenstherapeutischen Praxis durch Beobachtung realer (Eltern) oder symbolischer Modelle (Kasperlepuppen) häufig angewendet; es hat sich bei Verhaltensauffälligkeiten im Kindes- und Jugendalter bewährt.

2. Zur Behandlung respondent erworbener Verhaltensauffälligkeiten, etwa Phobien, Stottern oder Enuresis (Bettnässermatratze), kommen Methoden der systematischen Desensibilisierung, der Reizüberflutung oder der Gegenkonditionierung in Betracht. Bei der Desensibilisierung wird das Kind, zweckmäßigerweise nach Erlernen eines Entspannungsverfahrens (Autogenes Training), mit einer individuell angepaßten Angsthierarchie („Angstthermometer") vertraut gemacht und je nach Schweregrad abgestuften Reizen ausgesetzt, bis das gewünschte Ziel erreicht ist. Bei der Gegenkonditionierung werden neben der primären Einstellung kontroverse Reaktionen erzeugt, die sich gegenseitig hemmen; auch dabei können Entspannungsmethoden (Autogenes Training, Biofeedback) hilfreich sein.

3. Konfrontationsverfahren können angewendet werden, wenn reale und zirkumskripte angstauslösende Situationen (soziale Ängste, Schulangst, beim Einkauf, in der Straßenbahn) vorliegen, die schließlich zu einem Vermeidungsverhalten führen. Sie kommen in erster Linie bei Phobien, aber auch bei Zwangssymptomen in Betracht. Die Jugendlichen werden nach einer eingehenden Vorbereitungsphase schließlich in Begleitung des Therapeuten mit der angstbesetzten Situation so lange konfron-

tiert, bis eine deutliche Angstreduktion eingetreten ist. Für den Abbau sozialer Ängste wurden auch für Kinder spezielle Programme eines
Selbstsicherheitstrainings unter Einbeziehung
von Rollenspielen und von Einzel- und Gruppentherapien entwickelt.

4. Kognitive Lerntheorien und behaviorale
Therapie. Die Kognitionspsychologie erforsch-
te die Funktionen und Abläufe menschlichen
Denkens und versuchte, im Zusammenhang
mit der Lerntheorie ursächliche Beziehungen
zum Auftreten kognitiver Störungen zu erfassen
und zu verstehen. Die prozeßhafte Entwicklung
der Kognitionen im Kindesalter wurde erstmals
von Jean Piaget (1975) dargestellt. Die kognitiv
ausgerichtete Lerntheorie fand in der Mitte des
20. Jahrhunderts Eingang in die maßgeblich
von Kognitionstheorien bestimmte Verhaltenstherapie. Das kognitive Konzept umfaßt
neben den Lernprozessen und über das Reiz-
Reaktions-Modell hinausgehend auch nicht erkennbare, „nicht-bewußte" kognitive Abläufe,
die sowohl das Denken als auch die Emotionalität beeinflussen. Als Hauptinduktionsgebiet
gilt die Behandlung von Depressionen, denen
nach diesem Modell irrationale bzw. dysfunk-
tionale Kognitionen (Beck 1970, Blöschl 1988)
zugrunde liegen sollen; sie kommt weniger für
Kinder als für Jugendliche in Betracht. In diesem Zusammenhang ist auch die Attributionstheorie anzuführen, nach der die Vorstellungen
anderer Menschen über die Ursachen bestimmter Vorgänge das Denken und Handeln Erwachsener, aber auch schon der Kinder und Jugendlichen maßgeblich beeinflussen („attributieren")
können, obgleich sie nicht zutreffen. Depressive
und ängstliche Kinder und Jugendliche erinnern sich besonders intensiv an negative Erlebnisse und bedrohliche Situationen. Im Hinblick
auf das Kindes- und Jugendalter haben speziell verhaltenstherapeutisch orientierte Kin-

der- und Jugendpsychiater (Kovacs und Marsh
1988; Steinhausen und von Aster 1993) die
Effektivität der Verhaltenstherapie beschrieben
und (Perrez 1997) auch in direkten Wirkverglei-
chen mit Therapieverfahren anderer Art unter
Beweis gestellt.

Ein wichtiges Verfahren in der Verhaltensmedizin ist die auch bei Jugendlichen und
seltener bei Kindern mit psychosomatischen
Störungen angewandte Biofeedback-Therapie.
Dabei wird ein biologisches Signal eines Kindes
oder Jugendlichen registriert und sichtbar gemacht, das nach den Prinzipien des operanten
Lernens negativ oder positiv verstärkt werden
kann und eine automatisierte Selbstkontrolle
physiologischer Vorgänge ermöglicht.

13.5 Andere psychotherapeu-
tisch wirksame Verfahren

In den meisten deutschen und europäischen
Kliniken für Kinder- und Jugendpsychiatrie
wurden im 20. Jahrhundert neben analytischen, tiefen- und lernpsychologischen auch
ergänzende andere und teilweise schulenüber-
greifende psychologische, pädagogische, kör-
perzentrierte und heilpädagogische Therapieverfahren angeboten, die im Laufe der letzten
Jahrzehnte erstellt wurde. Dazu gehören:

Spieltherapie. Sie ist besonders für die Behandlung von Kindern im Vor- und Grundschulalter
geeignet. Wegen der Vielfalt der möglichen
Entwicklungseinflüsse sollte sich der Kinder-
therapeut nicht absolut den Grundsätzen einer
bestimmten therapeutischen Schule unterwer-
fen, sondern Mut zur Improvisation haben; mit
der Einschränkung, daß er weiß, was und weshalb er etwas tut. Das Kind bestimmt den
Spielablauf, an dem der Therapeut zunächst nur

beobachtend teilnimmt. Er wird zunehmend versuchen, sich in die Spielinhalte verstehend einzufühlen und dies dem Kind durch sein reaktives Spielverhalten oder durch verbale Mitteilungen verständlich machen. Die Therapieerfolge sind mit denen einer verbalen psychodynamischen Gruppentherapie Jugendlicher und Erwachsener vergleichbar. Das Behandlungsziel ist vor allem eine Stärkung der Ich-Funktionen des Kindes.

Gruppentherapie. In tiefenpsychologischen wie in verhaltenstherapeutischen Gruppentherapien mit älteren Kindern und Jugendlichen wird besonderer Wert auf eine offene Interaktion zwischen den Teilnehmern gelegt, während der Gruppenleiter eher versucht, sich zurückzuhalten. Diese Gruppen arbeiteten sowohl themen- als auch konfliktorientiert. Aus den individuell unterschiedlich ausgeprägten Interaktions-, Abwehr- und Übertragungsmustern der Gruppenmitglieder gewinnen ältere Kinder und Jugendliche spontane Eindrücke, die sie zu Diskussionen, Konfrontationen und Erklärungs- und Deutungsversuchen anregen. Tiefen- und verhaltenstherapeutisch orientierte Gruppenbehandlungen verhalten sich nicht grundlegend anders. Beide Modelle ermöglichen den teilnehmenden Kindern und Jugendlichen sich selbst und ihre Konflikte aus der spiegelbildlichen Sicht der Gruppe zu erleben und zu bearbeiten und dadurch zu neuen Einsichten zu gelangen.

Psychodrama. Der Wiener Psychoanalytiker **Jakob L. Moreno (1889–1974)**, der als erster gruppentherapeutisch arbeitete, hat das Psychodrama als weitere gruppentherapeutische Methode eingeführt, die sich besonders bei Kindern und bei Jugendlichen mit leichten und mittelschweren Störungen bewährt hat. Nach einer Phase gegenseitigen Kennlernens wird von der Gruppe ein Hauptdarsteller gewählt, der mit Hilfe von ihm ausgewählter Nebendarsteller erlebte oder phantasierte Situationen aus seinem Leben spielerisch inszeniert. Aus der Erinnerung werden früher durchlebte Konflikte mit nahen Beziehungspersonen im Rollenspiel wiederholt und mit emotionaler Anteilnahme der Gruppenmitglieder und des Therapeuten durchgearbeitet. Die spielerische Gestaltung des inneren Erlebens kann unter Mitarbeit der Gruppe zu kathartischen Reaktionen, zu neuen Lösungsmöglichkeiten und zu Verhaltensänderungen führen.

Familientherapie. Der Faktor Familie in der Behandlung von psychisch gestörten Kindern und Jugendlichen ist seit jeher ein zentrales und ein zeitlos aktuelles Thema. In der Kinder- und Jugendpsychiatrie wurden lange Zeit vor der Einführung der heutigen Familientherapie die Eltern regelmäßig in die Therapie einbezogen, und ihre Kinder und Jugendliche nahmen häufig an gemeinsamen Gesprächen und fast regelmäßig an den Schlußbesprechungen teil. Es war deshalb ein logischer und konsequenter Schritt, die gesamte Familie konkret in die Therapie, als Familientherapie, einzubeziehen. Unter diesen ist besonders die systemische Familientherapie als ein eigenständiges Verfahren mit einer Vielzahl an Methoden und Anwendungsbereichen weit verbreitet.

Systemische Familientherapie. Die systemische Interpretation der Familie als eines Systemgeflechts, das entscheidend für die Entstehung und Behandlung von psychischen Störungen verantwortlich ist, ergibt sich aus Erkenntnissen der Kybernetik und der Informations- und Kommunikationstheorie, die Wechselbeziehungen innerhalb bestimmter Strukturen untersuchten. Diese Betrachtungsweise verzichtet dementsprechend auf ätiologische und pathogenetische Gesichtspunkte, die sie zwar nicht leugnet, aber als weniger relevant ansieht. Sie geht davon aus, daß es innerhalb eines Regelkreises nach dem „Gesetz der Erhaltung der Energie" zu einer Verschiebung von Potentialen kommt, die Gegensteuerungen bewirken, aber innerhalb des familiären Bezugssystems bleiben. Sie wurde begründet und erweitert durch die Kommunikationsforschung (Lidz 1952, Searles und Wynne 1958), die mit Helm Stierlin die Familie als Gesamtgefüge sieht, in die das Kind eingebettet ist. Eigene familientherapeutische Schulen gründeten u. a. Gregory Bateson, Paul Watzlawick, Salvador Minuchin, Mara Selvini Palazzoli, Virginia Satir, Don Jackson. In der familientherapeutischen Praxis zeichnet sich eine weitgehende Synthese verschiedener Richtungen ab. Als allgemeingültiges Konzept läßt sich die Familientherapie als eine Methode definieren, mit der durch Gespräche der Familienmitglieder untereinander in Gegenwart eines beobachtenden und aktiv beteiligten Familientherapeuten konfliktlösende Strategien erarbeitet werden. Familientherapie bedeutet, durch Veränderungen des Interaktionsstils der Familienmitglieder eine Besserung zu erzielen.

Entspannungsverfahren. Das Autogene Training und die Progressive Muskelrelaxation haben neben den „aufdeckenden" (analytischen, psychodynamischen und kognitiv-behavioralen) Methoden auch im Kindes- und Jugendalter einen festen Platz. Das Autogene Training (Johannes Heinrich Schultz) und die Progressive Muskelrelaxation (Edmund Jacobson) wurden unabhängig voneinander zwischen 1920 und 1930 entwickelt und können einzeln oder in Gruppen bereits von Schulkindern erlernt werden. Sie haben sich besonders bei Angst- und Unruhezuständen und bei psychosomatischen Erkrankungen bewährt. Das autogene

Training ist eine sehr wertvolle psychotherapeutische Methode, bei der sich autosuggestive und übende Elemente verbinden und die eine sorgfältige und dauernde Mitarbeit erfordert. Die Progressive Muskelrelaxation ist leichter zu erlernen und auch deshalb für Kinder und Jugendliche geeignet. Jacobson beobachtete, daß Anspannungen der Muskulatur häufig mit Unruhe, Angst und psychischer Spannung einhergehen, und machte das Entspannungsprinzip zur Grundlage seines Verfahrens.

Katathymes Bilderleben. Das Katathyme Bilderleben (Leuner 1969) ist ein Verfahren, das der Bereitschaft des Kindes zum Spielen, Phantasieren und zu Tagträumen entgegenkommt. In einer entspannten, sitzenden oder liegenden Situation genügen oft einfache Suggestionen, um im Kind Vorstellungen zu entwickeln, die der Therapeut vorgibt: Es befindet sich auf einer grünen Wiese, die zu einem Bach hinführt, oder es liegt schläfrig in einem Liegestuhl. Aus den Beschreibungen des Kindes, was es in seinen Phantasien erlebt und unternimmt, gewinnt der Therapeut ähnlich wie in der Spieltherapie unmittelbare Einblicke in das Erleben des Kindes. Er kann in das „Bildstreifendenken" (Ernst Kretschmer) durch Fragen, Anregungen oder Hinweise eingreifen, er hält sich mit Deutungen zurück und vertraut auf die selbstinterpretativen Fähigkeiten des Kindes.

Heilpädagogik. Die Heilpädagogik erhebt nicht den Anspruch, unheilbare psychische oder somatische Schädigungen „heilen" zu können, aber „nach Möglichkeiten der Erziehung zu suchen, wo etwas Unheilbares vorliegt" (Paul Moor, 1899–1977); sie kann den betroffenen Kindern und Jugendlichen helfen, besser mit ihren Behinderungen zu leben. Die Heilpädagogik ist diagnostisch und therapeutisch auf eine enge Zusammenarbeit mit zahlreichen medizinischen Fachgebieten angewiesen. Zu ihrer Klientel gehören lern- und geistigbehinderte, erziehungsschwierige, hör- und sprachgeschädigte, sprach- und körperbehinderte Kinder und Jugendliche. Vor der Aufstellung eines heilpädagogischen Therapieplanes sollten Mängel an den Sinnesorganen, Seh- oder Hörstörungen, Werkzeug- und Teilleistungsstörungen und auch leichte körperliche Behinderungen fachärztlich geklärt werden.

Ergotherapie. Die Beschäftigungs- und die Arbeitstherapie, seit 1977 in Ergotherapie umbenannt, ist aus der Arbeitstherapie hervorgegangen, die bereits im 18. Jahrhundert (Pinel 1741, Rush 1798) für die Behandlung psychisch Kranker eingesetzt wurde. In Deutschland setzte in der Psychiatrie die Weiterentwicklung der Arbeitstherapie zur Beschäftigungstherapie erst nach dem Zweiten Weltkrieg ein. Zu ihren Indikationen gehören sowohl die Rehabilitation neurologischer Defizite als auch die Behandlung von psychischen Störungen bei Kindern und Erwachsenen. Bei diesen werden vorwiegend handwerkliche Techniken und lebenspraktische Übungen eingesetzt. Bei psychisch gestörten Kindern und Jugendlichen besteht ihre Aufgabe darin, in gelöster Atmosphäre spielerisch-schöpferische Kräfte freizusetzen, um innere Spannungen und verfestigte Einstellungen zu lösen, in erster Linie mit Spielen, Zeichnen, Malen, Formen, Musizieren, Sport und durch Lesekreise und Kochgruppen. Die Ergotherapie wählt für bestimmte Indikationen spezielle Materialien (Ton, Holz, Metall, Leder, Peddigrohr, Pappe, Papier, Textilien, Eisen) aus, um Kinder und Jugendliche mit ängstlichen und depressiven, aggressiven und motorisch unruhigen Störungen, mit Teilleistungsstörungen oder hirnorganischer Symptomatik günstig zu beeinflussen.

Maltherapie. Kinder verfügen über eine reiche Phantasie und zeichnen überwiegend aus Freude am Schaffen. Denn ebenso wie das gesunde hat das psychisch gestörte Kind anders als der Erwachsene noch eine ursprüngliche und unreflektierte Beziehung zu seinen Zeichnungen und Malereien. Blei- und Buntstifte, Pinsel, Wasserfarben und Papier finden sich in jedem Kinderzimmer. Aus diesen Gründen lag es nahe, Zeichnungen und Malereien nicht nur für die Diagnostik, sondern auch als Maltherapie für psychisch gestörte Kinder (Stahel 1973, Krucker 2000) zu nutzen, deren Erfolge durch Längsschnittbeobachtungen (Ritter 1968) belegt werden konnten. Das Kind wird bei seinen Darstellungsversuchen weniger als der Erwachsene durch einen parallel zum Gestaltungsprozeß ablaufenden kritischen Dialog beeinträchtigt, weil ihm die Empirie fehlt und die kritischen Instanzen noch nicht ausreichend angelegt sind. Kinder zeichnen nicht das, was sie sehen, sondern nur das, was sie vom Gegenstand wissen, wie sie ihn sehen. Ihre Bilder haben oft schon einen unverwechselbaren persönlichen Charakter. Form und Inhalt, spätestens seit Karl Jaspers wichtige Kriterien für die Beurteilung psychopathologischer Entwicklungen, spielen auch für die Beurteilung bildnerischer Produktionen seit Hans Prinzhorn (1886–1933) eine wichtige Rolle. Der psychopathologische Ausdruck kindlicher Kreationen erfährt für die Psychodiagnostik eine Einschränkung dadurch, daß die Bildproduktionen nicht mehr ausdrücken können, als dies durch sorgfältige Verhaltensbeobachtung möglich ist. Das Beobachtete findet aber häufig in den Malereien eine Verdichtung psychopathologischer Vorgänge, die oft an Klarheit nicht zu überbieten ist und darüber hinaus den Blick auf bisher Vernachlässigtes lenken kann.

Musiktherapie. Die Musiktherapie ist so alt wie die Heilkunst. Pythagoras sprach von einer „Katharsis durch die Musik". In der neueren Geschichte entwickelte Athanasius Kircher (1602–1680) in der zweiten Hälfte des 17. Jahrhunderts eine „Neue Hall- und Heilkunst", nach der die Musik direkt und heilend auf den Körper einwirken soll. Aber erst im 20. Jahrhundert begann man sich wissenschaftlich mit ihren Wirkungen auseinanderzusetzen. Als gesichert gilt, daß unter Musik „meßbare vegetative Veränderungen" (Deister 2000) auftreten, deren Grad sowohl von der ausgewählten Musik als auch von der individuellen vegetativen Reaktionsbereitschaft abhängig ist. Eine allgemein anerkannte Theorie der Musiktherapie existiert nicht; es besteht jedoch eine weitgehende Einigkeit darüber, Musik im Sinne eines „intermediären Objektes" (Benenzon 1974), als einen „operationell-funktionellen Prozeß der Kommunikation" und als ein psychotherapeutisch fundiertes Behandlungsverfahren anzusehen. Als therapeutische Agenzien werden rezeptiv-passive (Zuhören) und produktiv-aktive (Mitspielen) Verfahren unterschieden. Beide sind in der Lage, verborgene emotionale und kognitive Heilungskräfte zu aktivieren. Die therapeutische Bedeutung der Musiktherapie liegt darin, daß das Kind nicht durch gedankliche Überlegungen, durch kognitive Trainingsprogramme oder Übungen, sondern durch Spiel und Erleben in schöpferischer Weise neue emotionale Erfahrungen machen und Entwicklungsschritte vollziehen kann.

Psychomotorische Therapie. Als psychomotorische Heilbehandlung bezeichneten der Kinderpsychiater Helmut Hünnekens und der Sportlehrer Ernst Jonny Kiphard (1971) ein spezielles Verfahren des Muskel- und Körpertrainings, das von der Körperperipherie auf die Psyche einwirkt. Sie versuchten, das spezifische Bewegungsrepertoire der Kinder zu erkennen und zu behandeln. Das Ziel dieser Mototherapie besteht darin, Insuffizienzgefühle durch Übung zu beseitigen, zur Vertiefung des Ausdrucks beizutragen, die Aufmerksamkeit und Konzentration anzuregen und dadurch zu helfen, den Kontakt mit der Umgebung befriedigender zu gestalten. In den letzten Jahrzehnten hat sich aus den Erfahrungen der Motologie eine wissenschaftliche Fachdisziplin (Neuhäuser 1999) mit den Schwerpunkten Motodiagnostik, Motopathologie und Motopädagogik entwickelt. Störungen der Psychomotorik drücken sich in Hemmungen, Steigerungen der Bewegungsabläufe oder in umschriebenen Störungen (Stereotypien) aus. Voraussetzung für die Einleitung einer Mototherapie („Körperkoordinationstest für Kinder" von Kiphard und Schilling) ist eine sowohl neurologisch als auch psychopathologisch ausgerichtete Diagnostik.

13.6 Psychopharmako-
therapie

13.6.1 Zur Vorgeschichte psychotroper Substanzen

Schon in den Hochkulturen vor der griechischen Antike gab es neben anderen Heilmethoden auch eine Behandlung mit Arzneimitteln, darunter auch solche, die auf die Psyche einwirkten. Sie wurden als Rauschdrogen zu kultischen und religiösen Zwecken verwendet und als Heilmittel gegen psychische Erkrankungen verordnet. Es handelte sich dabei überwiegend um pflanzliche, mineralische und tierische Substanzen, die als Salben oder Pulver von Ärzten selbst zubereitet wurden. Aber nicht nur Ärzte und Heilkundige, sondern viele seelisch oder körperlich Kranke haben im Rahmen einer Volksmedizin immer wieder versucht, sich selbst oder nahestehenden Menschen, auch Kindern, mit solchen Substanzen zu helfen. Zu den ältesten Drogen gehört das Opium, das schon vor Jahrtausenden als Schlaf- und Schmerzmittel eingesetzt wurde. In Mittelamerika spielten die aus Pflanzen und Pilzen gewonnenen psychotropen Drogen Koka, Meskalin und andere Substanzen eine herausragende Rolle. Die indische Rauwolfia serpentina, deren Wirkstoff, ein Alkaloid, erst nach dem Zweiten Weltkrieg entdeckt (Bovet 1952) und als Präparat für die Behandlung psychischer Störungen verordnet wurde, erlangte wegen seiner sedierenden Wirkung vorübergehend besondere Bedeutung für die Behandlung von Psychosen.

Die Ärzte der griechischen Antike, die mit spirituellen Konzepten, durch suggestive und disziplinierende Maßnahmen, durch Tempelschlaf und Musiktherapie oder durch magische Beschwörungen und rituelle Handlungen psychische Krankheiten zu heilen versuchten, verfügten in ihrem therapeutischen Armentarium auch über Rauschmittel. Über den Gebrauch von Haschisch berichtete bereits Herodot (5. Jh. v. Chr.). Dieser pflanzliche Rausch- und Wirkstoff fand später besonders im islamisch-arabischen Kulturkreis weite Verbreitung. Der weiße und der schwarze Helleborus, für den im Lateinischen ein eigenes Adjektiv mit der Bedeutung „Nieswurz nötig habend, nicht recht bei Verstand" (Wittern 1983) verwendet wurde, war ein psychiatrisches Heilmittel mit einem weiten Indikationsbereich. Als Diagnosen werden neben Psychosen, Epilepsie und Depression auch Angst, Trauer, Hysterie und Schwachsinn genannt. Über die objektive Wirksamkeit dieser Substanzen liegen erst seit dem 19. Jahrhundert kritische und verwertbare Beurteilungen vor.

Der Begriff „Psychopharmakon" wurde in einem geistlichen Traktat unter dem Titel „Heilmittel für die Seele" im Jahr 1584 von dem Marburger Professor Lorichius von Hadamar erstmals verwendet. Mit dem „Lehrbuch der Pharmakotherapie" (1897) des Dorpater Pharmakologen **Robert Kobert (1854–1919)**, dem ersten umfassenden Werk zu diesem Thema überhaupt, wurde der Begriff „Pharmakotherapie" eingeführt. Kobert führte seit 1886 Untersuchungen mit Muskarin, Hyoscin und Hyoscyamin durch. Sie wurden als Schlaf- und Beruhigungsmittel zunächst experimentell in Tierversuchen erprobt (Saarma und Karu 1981). Die zentrale Wirkung von Atropin und Hyoscin konnte ein Mitarbeiter von Hermann Emminghaus, August Sohrt, in seiner Arbeit „Pharmacotherapeutische Studien" nachweisen. Nach der Berufung von Emminghaus nach Freiburg (1886) setzte sein Nachfolger Emil Kraepelin die Zusammenarbeit mit Kobert fort. Die Laboruntersuchungen fanden im Pharmakologischen Institut, die klinischen Prüfungen in der Psychiatrischen Klinik statt. Wie Brigitte Reichert in ihrer Dissertationsschrift (1989) ermittelte, handelte es sich bei diesen Untersuchungen um „eine der ersten klinischen Prüfungen von psychopharmakologischen Mitteln in der Welt" überhaupt. Bei den von ihr angeführten Autoren Joachim (1890) und Berendes (1902) fand sie Hinweise im altägyptischen Papyros Ebers, daß schon damals die ärztliche Verwendung dieser Substanzen bekannt war. Emil Kraepelin, der von 1891 bis 1904 den psychiatrischen Lehrstuhl in Dorpat innehatte, veröffentlichte bereits 1892 eine Arbeit mit dem Titel „Über die Beeinflussung einfacher psychischer Vorgänge durch einige Arzneimittel". Mit dieser und anderen experimentalpsychologischen Studien mit gesunden Versuchspersonen, die unter der Einwirkung von Tee, Alkohol und von

Morphium und Chloraldehyd erfolgten, wurde er zum eigentlichen Begründer der modernen Pharmakopsychologie. Der wissenschaftliche Terminus „Psychopharmakologie" wurde von den amerikanischen Pharmakologen D. I. Macht und C. F. Mora anläßlich eigener Untersuchungen im Jahre 1921 geprägt. Seitdem gehören diese teilweise unterschiedlichen Begriffe zum festen Wortschatz der psychiatrischen Fächer.

Im 19. Jahrhundert standen für die Psychopharmakologie psychischer Störungen schon zahlreiche chemische Substanzen mit unzureichend abgeklärten Indikationen und vielen unerwünschten Nebenwirkungen für die Behandlung ursächlich überwiegend unbekannter Erkrankungen zur Verfügung. Wie in den Jahrhunderten zuvor spielten Brech- und Abführmittel, denen eine den Verdauungstrakt reinigende und der Gesundheit zuträgliche Rolle zugeschrieben wurde, eine besondere Rolle. Unter den Schlafmitteln stand nach wie vor das Opium im Mittelpunkt. Daneben wurden zunehmend Hyoscyamin, Belladonna, Chinin, Haschisch, Chloroform und Äther eingesetzt. Das hypnotisch wirksame Chloralhydrat wurde bereits 1832 von Justus von Liebig synthetisiert. Seine hypnotische Wirkung wurde 1861 erkannt, seit 1869 wurde es für die Behandlung von psychischen Störungen eingesetzt. Walter von Baeyer synthetisierte 1864 Malonylharnstoff, der die Basis für die Entwicklung zahlreicher Barbiturate bildete, die nach wie vor besonders für die Epilepsiebehandlung von Bedeutung sind.

Die Geschichte der modernen Psychopharmakotherapie begann in der Mitte des 20. Jahrhunderts mit der Entdeckung der antipsychotischen Wirkung des aus der indischen Volksmedizin stammenden Chlorpromazins. Der Chirurg Henri Laborit entdeckte die psychotrope Wirkung (1951), die von den französischen Psychiatern Jean Delay und Pierre Deniker (1952) durch ihre erfolgreichen Behandlungen psychisch Kranker bestätigt wurde. Für diese und eine zunehmend große Gruppe analoger Präparate wurde der Begriff Neuroleptika eingeführt. Als atypische Neuroleptika werden Medikamente bezeichnet, die bedeutend weniger und seltener unerwünschte (extrapyramidal-motorische) Nebenwirkungen aufweisen und sich anscheinend auch deshalb besonders für die Behandlung von Kindern und Jugendlichen eignen. Dem Schweizer Roland Kuhn (1957) gelang es, an dem Versuchspräparat Imipramin die antidepressive Wirksamkeit zu erkennen, die sich auch bei Kindern (Kuhn 1963) nachweisen ließ. Als anxiolytisch wirksame Substanz erwies sich das 1946 von Frank Berger und W. Bradley entwickelte „Miltown", ein Meprobamat (1995), das 1958 vom besser wirksamen und nebenwirkungsärmeren Chlordiazepoxid (Sternbach 1958) abgelöst wurde. Der Australier John Cade entdeckte 1949 die antimanische Wirkung des Lithiums, dessen rezidivprophylaktische Potenz bei manisch Kranken bereits 1886 von C. Lange (Fritze und Trott 1998) beschrieben worden war. Die Dänen Poul Christian Baastrup und Mogans Schou (1967) erkannten seine phasenprophylaktische Wirkung. In den siebziger Jahren wurde (Okuma 1973, 1998) bei einigen Antiepileptika (Carbamazepin, Valproat) eine antimanische und rezidivprophylaktische Potenz erkannt und therapeutisch genutzt.

13.6.2 Psychotrope Arzneimittel für Kinder und Jugendliche

Die Psychopharmakologie des Kindes- und Jugendalters hat sich ebenso wie die tiefen- und lernpsychologische Psychotherapie aus der des Erwachsenenalters entwickelt. Die Historie über die Anwendung von Arzneimitteln bei Kindern ist allerdings bedeutend länger als allgemein angenommen. Die als wirksam geltenden pflanzlichen oder anderen Substanzen wurden nämlich zu allen Zeiten nicht nur Erwachsenen verordnet, sondern bei Kindern als „kleinen Erwachsenen" ebenso wie bei Greisen als „alten Erwachsenen" selbstverständlich in allen Lebensaltern angewendet.

Für die Zeit vom 12. bis zum 15. Jahrhundert unternahm der Würzburger Medizinhistoriker Gundolf Keil mit seiner literaturhistorischen Arbeit „weme daz herze von leids wegen we tuot" (1988) den verdienstvollen Versuch, altdeutsche psychiatrische Rezepte für psychisch kranke Kinder und Jugendliche ausfindig zu machen. Er untersuchte zehn beispielhafte Rezeptare mit insgesamt mehr als 2000 Rezepten, von denen nur 78 (ca. 3 Prozent) psychiatrische Anweisungen enthielten. Schon eingangs weist Keil darauf hin, daß sich in der bekannten praxisorientierten Rezeptliteratur des Mittelalters für alle Altersgruppen generell nur wenige Hinweise auf „Psychiatrisches in altdeutschen Rezepten" fanden. Sie bezogen sich symptomorientiert überwiegend auf Kopfschmerzen, Hysterie, Sexualneurosen und auf Frauenleiden. Kinder und Jugendliche wurden nur im Zusammenhang mit Alpträumen, Schlaflosigkeit und Dämonologie erwähnt. Als Schlafmittel werden neben fiebersenkenden Substanzen besonders Mohn und Bilsenkraut genannt.

Spezielle Berichte über medikamentöse Behandlungen von psychisch kranken Kindern und Jugendlichen finden sich bis zu Beginn des 19. Jahrhunderts nur sehr selten. Sie werden erst in der zweiten Hälfte des 19. Jahrhundert zunehmend häufiger. In diesen Jahrzehnten galten als die wichtigsten therapeutischen Mittel für psychisch gestörte Kinder und Jugendliche Schulbesuchsverbote und Bettruhe, in schweren Fällen Entfernung aus dem häuslichen Milieu und Unterbringung bei Verwandten im ländlichen Milieu oder in den Familien von Pfarrern oder Lehrern und Einweisungen in eine Heil- und Pflegeanstalt. Dort wurden häufig neben Bettruhe, Spaziergängen, Spiel und körperlicher Tätigkeit Wannenbäder und Kaltwassergüsse verordnet, während Gaben von Medikamenten, besonders von Chloralhydrat, Bromkalium und Hyoscyamin, nur in Einzelfällen erfolgten. Hermann Emminghaus lehnte in seinem Lehrbuch „Die psychischen Störungen im Kindesalter" (1887) die meisten damals zur Verfügung stehenden Medikamente ab. Hyoscin komme bei Kindern wegen seiner erheblichen Nebenwirkungen nicht in Betracht, Brom habe sich bei Kindern als gänzlich unwirksam erwiesen. Nur Opiumpräparate und Haschisch seien geeignet, „Seelenschmerz und Angst" zu bekämpfen. Als analeptische Mittel könnten in Einzelfällen Wein und Bier empfohlen werden, gegen Schlafstörungen kämen neben hydrotherapeutischen Maßnahmen Paraldehyd und Urethan in Betracht. Franz Anton Ludwig Kelp, Leiter der Irrenanstalt Wehnen, berichtete über Behandlungsversuche bei Kindern mit geistigen Behinderungen, mit Sprech- und Sprachstörungen und von kindlichen Psychosen und Pubertätspsychosen mit Chloralhydrat und Coffein und empfahl Strychnin für die Behandlung des nächtlichen Einnässens. Heinrich Schüle (1872) verordnete in seiner Winnenthaler Klinik für psychisch gestörte Kinder neben Bettruhe und ablenkenden Maßnahmen

(Spiele, Basteln, Spaziergänge) hydrotherapeutische Anwendungen und in seltenen Fällen wegen möglicher Nebenwirkungen Chloralhydrat, Bromkalium und Amylenpräparate. Richard von Krafft-Ebing (Graz) berichtete in einer Arbeit über „Zwangsvorstellungen" (1867) über ein 13jähriges Mädchen, das neben kalten Abreibungen und einer Beschäftigung in der Bügelstube mit Bromkali behandelt wurde. Die Behandlung der Epilepsie bezeichnete Carl Flügge (1898) als eine absolute Ohnmacht der ärztlichen Kunst. Aderlässe, Wasserkuren, Schröpfköpfe, Blutegel und galvanische Behandlungen hätten sich als wirkungslos erwiesen. Scharlatane, Quacksalber, Schäfer und Kräuterweiber laborierten mit speziellen Mixturen und mit Regenwürmern, Fledermausherzen, alten Strümpfen und Sargnägeln aus ihren „Dreckapotheken". Erst mit der Einführung der Brom- und Opiumkuren (1864) und dem Einsatz von Amylenpräparaten (Wildermuth 1889) sei eine gewisse Verbesserung eingetreten. Ein therapeutischer Durchbruch in der Behandlung der Epilepsie wurde erst mit der von Alfred Hauptmann (1912) inaugurierten Anwendung von Luminal erzielt. Das damals häufig eingesetzte Chloralhydrat gehörte noch in der ersten Hälfte des 20. Jahrhunderts zu den wenigen psychotropen Medikamenten, die bei richtiger Dosierung und wegen relativ guter Verträglichkeit feste Indikationen auch für das Kindesalter hatten. Es wurde noch bis in der zweiten Hälfte des 20. Jahrhunderts bevorzugt für die Durchführung der damals häufig vorgenommenen Röntgen-Enzephalographien als Narkosemittel in rektalen Haferschleimeinläufen eingesetzt.

Eine Durchsicht von klinisch-psychiatrischen Behandlungsstatistiken des 19. Jahrhunderts (Drechsler 1994) nach Kriterien wie „geheilt, ungeheilt, gebessert, gestorben" ergab eine „erstaunlich hohe Zahl der Geheilten". Abgese-

hen vom spontanen Zurückschwingen einiger biologisch programmierter episodischer Geistesstörungen und von anderen zeitlich begrenzt auftretenden psychischen Störungen ist dabei aus heutiger Sicht der Placebo-Effekt zu berücksichtigen. Die Medizin glaubte bereits vor Jahrhunderten im Besitz wirksamer Medikamente zu sein. Dabei handelte es sich jedoch überwiegend um Placebos. Das Placebo spielt weiterhin besonders bei Kindern eine bedeutsame Rolle. Sie wirken in bestimmten Fällen wie Medikamente und können zu zeitlich begrenzten Besserungen und sogar zu „Heilungen" führen. Nach Untersuchungen von Leon Cytryn et al. (1960) reagieren über 70 Prozent der Kinder mit neurotischen Symptomen günstig auf Placebos. Wie stark die Placebo-Wirkung gelegentlich sein kann, ist daraus ersichtlich, daß dramatische „Nebenwirkungen" dann auftreten, wenn ihr Auftreten als möglich erwähnt wurde. Ein Placebo ist wirkungslos, wenn man es sich selbst verordnet.

Erst gegen Ende des 20. Jahrhunderts steht für die medikamentöse Therapie von psychischen Störungen eine größere Anzahl von Substanzen zur Verfügung, die neben einer Erzielung der erwünschten Wirkungen jedoch besonders im Kindesalter mit Unsicherheiten und Risiken belastet sind. Nach Indikationsbereichen geordnet, handelt es sich neben den Stimulanzien um Anxiolytika, Nootropika, Antidepressiva, Neuroleptika und Lithium. In den USA erschienen bereits zu Beginn der siebziger Jahre des vergangenen Jahrhunderts spezielle Leitfäden und Lehrbücher für die Psychopharmakotherapie von Kindern und Jugendlichen (Gittelman-Klein 1975; Wiener 1977; White 1977; Mendlewicz und van Praag 1978; Werry 1978), während es im europäischen Sprachraum zunächst nur bei unvollkommenen Ansätzen blieb. Erst 1984 erschien die erste Auflage

(Nissen, Eggers, Martinius) der „Kinder- und jugendpsychiatrischen Pharmakotherapie".

Für die Behandlung von Kindern mit psychotropen Substanzen ist zu berücksichtigen, daß es sich um einen noch in der Entwicklung begriffenen Organismus handelt. Die Massenzunahme, die Myelinisierung und Ausdifferenzierung des Gehirns, seine biochemische und bioelektrische Entwicklung sind noch in vollem Gange. Nicht nur die den psychischen Störungen zugrundeliegenden metabolischen Prozesse sind noch weitgehend ungeklärt, sondern ebenso die neuro- und psychobiologischen Grundlagen der normalen psychischen Entwicklung. Die Verteilung von chemischen Substanzen in den extra- und intravaskulären Räumen ist im Vergleich zu der bei Erwachsenen entwicklungsabhängig unterschiedlich. Auch die Neurotransmittersysteme sind nicht wie bei Erwachsenen konstant vorgegeben, sondern ebenfalls von der alters- und entwicklungsspezifischen Reifung abhängig. Während das noradrenerge System bei Kindern bereits früh entwickelt ist, wird das serotonerge System erst relativ spät ausgebildet. Auch die striatale dopaminerge Innervation reift erst langsam während der Entwicklung und erreicht ihren Höhepunkt erst in der Pubertät. Die Entwicklung des cholinergen Systems setzt relativ spät ein, die des Gaba-ergen Systems bei Kindern ist bislang kaum erforscht.

Die psychopharmakologische Forschung benötigt zur Beurteilung eines Medikaments Daten, die von möglichst zahlreichen Patienten mit möglichst gleichartiger Symptomatik gewonnen werden. Die bei Erwachsenen gewonnenen Ergebnisse lassen sich nicht ungeprüft auf das Kindesalter übertragen. Die Schwierigkeit, für klinische Prüfungen homogene Gruppen alters- und entwicklungssynchroner Kinder mit ähnlicher Symptomatik zu bilden, bereitet jedoch erhebliche Probleme. Die „League of Nations"

befaßte sich bereits 1924 in der „Geneva Declaration of the Rights of the Child" mit speziellen ethischen Problemen des Kindes- und Jugendalters für die Durchführung von Arzneimittelversuchen. Im Jahre 1931 wurden in Berlin für Deutschland 14 präzise Prinzipien über therapeutische und wissenschaftliche Versuche am Menschen verabschiedet, die teilweise über diese Deklarationen hinausgingen. Sie wurden jedoch durch den Nationalsozialismus nicht nur ignoriert, sondern durch Tötungen und Menschenversuche ins Gegenteil verkehrt. Das führte zu den in mancher Beziehung vorbildlichen „Nürnberger Resolutionen" von 1948, die leider in Vergessenheit geraten sind. In den Deklarationen von Helsinki (1962), Tokio (1975), Venedig (1983), Hong Kong (1989) und Somerset West (1996) wurden im Hinblick auf die nicht einwilligungsfähigen Patienten und für den Begriff ihrer „mutmaßlichen Einwilligung" bislang keine allgemein akzeptierten Entscheidungen getroffen. Im Hinblick auf Kinder und Jugendliche bestand bezüglich ihrer Einsichts- und Einwilligungsfähigkeit lange Zeit eine Grauzone, in der in verschiedenen Ländern unterschiedlich verfahren wurde. Die Indikationen für die Verordnung psychotroper Substanzen für Kinder mußten sich noch in der jüngsten Vergangenheit deshalb in erster Linie auf Einzelbeobachtungen und auf die Ergebnisse offener therapeutischer Heilversuche stützen. Inzwischen wurde eine EU-Richtlinie (2000) verabschiedet, die bessere Voraussetzungen für die Durchführung klinischer Studien geschaffen hat.

Unerläßliche Grundlage für den Einsatz von Psychopharmaka bei Kindern ist eine präzise Kenntnis ihrer Wirkungsweisen, ihrer Dosierung und der erwünschten und unerwünschten Wirkungen. Die Verordnung eines Medikaments darf erst nach einer gründlichen psychopathologischen Befunderhebung erfolgen und muß immer eine körperliche und neurologische Untersuchung einschließen. Für die Verordnung von psychotropen Medikamenten ist neben den jeweiligen „Zielsymptomen", die gebessert oder beseitigt werden sollen, die individuelle „Komorbidität", die der Symptomatik zugrundeliegende Ursache einzubeziehen, soweit dies möglich ist. Unter Berücksichtigung dieser Kriterien sind Psychopharmaka für bestimmte Symptome und Syndrome auch im Kindes- und Jugendalter längst keine Ersatztherapie mehr für andere, an sich notwendige, nur aus äußeren Gründen nicht praktizierbare Behandlungsmethoden. Manche Psychopharmaka verfügen über Indikationsbereiche mit konkurrenzlos hohen Besserungsraten. Bei Kindern und Jugendlichen ist es jedoch immer zweckmäßig, parallel tiefen- oder lernpsychologische Maßnahmen oder therapeutisch orientierte Gespräche mit dem Kind und seinen Eltern oder mit der ganzen Familie durchzuführen. Zu den mit Aussicht auf Erfolg zu behandelnden Störungsbildern gehören im Kindes- und Jugendalter neben dem ADHS-Syndrom die affektiven und schizophrenen Psychosen, autistische und andere Hirnfunktionsstörungen und exogene Hirnschäden, ängstliche und depressive Episoden, Zwangsstörungen, Anorexie und Bulimie, ferner Verhaltensstörungen bei Lern- und geistigen Behinderungen, psychogenen und epileptischen Anfällen sowie für Symptome wie Tics, Mutismus oder Einnässen.

Die Kinder- und Jugendpsychiatrie befindet sich immer noch am Beginn einer Entwicklungspsychopharmakologie, denn Psychopharmaka sind Substanzen, die in Abhängigkeit vom Entwicklungsstand eines Kindes nicht nur die Symptome, gegen die sie eingesetzt werden, abschwächen oder beseitigen können, sondern zusätzliche Wirkungen entfalten kön-

nen. Grundsätzlich hat jedes psychotrope Medikament erwünschte und nicht erwünschte Wirkungen, von denen die erwünschte als Hauptwirkung bezeichnet wird. Zu den möglichen unerwünschten Wirkungen zählen psychische (Benommenheit, Übelkeit, Schläfrigkeit u. a.), somatische (insbesondere extrapyramidal-motorische Dyskinesien) und vegetative (Schwindelerscheinungen, Obstipation, Diarrhöe, Herz- und Kreislaufstörungen u. a.) Erscheinungen. Dennoch sollte die medikamentöse Therapie nicht grundsätzlich verketzert, sondern immer dann eingesetzt werden, wenn entsprechende Indikationen und Erfahrungen vorliegen, die einen Behandlungsversuch rechtfertigen. Unter diesen Voraussetzungen ist die Psychopharmakotherapie bei Kindern längst keine Behandlungsmethode zweiter Wahl mehr. Sie hat für einige Symptome und Syndrome absolute Indikationen erworben; nicht nur im Hinblick auf die schizophrenen und affektiven Psychosen, sondern auch für zahlreiche andere Syndrome. Nach wie vor und zu Recht gelten tiefen- und lernpsychologische Konzepte als unverzichtbar, weil psychotrope Medikamente nicht familiäre Konflikte und soziale Krisen lösen können. Aber das Vorurteil, daß Kinder und Jugendliche eigentlich nie und wenn überhaupt, dann nur in sehr seltenen Fällen psychopharmakologisch behandelt werden dürfen, läßt sich nicht mehr aufrechterhalten. Die Psychopharmakologie hat sich inzwischen – dies wurde durch zahlreiche klinische Studien eindeutig belegt – als eine auch in diesem Lebensabschnitt sehr erfolgreiche Behandlungsmethode erwiesen.

Bei den meisten seelischen Erkrankungen des Kindes- und Jugendalters ist es richtig, psychische Symptome und Syndrome nicht allein pharmakologisch, sondern zusätzlich auch psychotherapeutisch zu behandeln. Andererseits wird nicht selten die Einleitung einer notwendigen Psychotherapie überhaupt erst möglich, wenn besonders störende Symptome medikamentös beseitigt und dadurch die Motivation des Kindes oder des Jugendlichen und das Vertrauen seiner Eltern gefestigt wurden. Ebenso unbestritten ist, daß nicht jede Stimmungsschwankung, ob Trauer, Angst oder Phobie, medikamentös behandelt werden darf. Sie gehören zur normalen Entwicklung und zur menschlichen Existenz und müssen psychologisch aufgearbeitet werden. Andererseits stellen Psychosen und ihre Begleit- und Folgeerscheinungen so schwerwiegende Erkrankungen dar, daß es inhuman wäre, den betroffenen Kindern und Jugendlichen diese Heilmittel vorzuenthalten. Sie haben darüber hinaus oft den Vorzug eines überraschend schnellen Effekts und einer beliebigen Wiederholbarkeit bei Rezidiven.

Psychopharmaka können weder die Liebe und Zuwendung der Eltern und der Familie noch die Erziehung des Kindes ersetzen. Es ist auch nicht zu erwarten, daß Psychopharmaka jemals an die Stelle psychotherapeutischer Maßnahmen treten können. Der Arzt würde, wenn dies jemals eintreten sollte, zum reinen Stoffwechsel-Chemiker und Substanzen-Berater bei psychischen Konflikten, Krisen oder Erkrankungen werden.

Die Zeit, in der einseitig psychodynamisch orientierte Kinderpsychiater die Dominanz der Psychotherapie vertraten, ist ebenso überwunden wie die einer omnipotenten Psychopharmakotherapie. Es ist eindeutig, daß einige psychische Störungen sich günstig und anhaltend unter einer tiefen- oder lernpsychologischen Behandlung bessern, während sich andere rascher und nachhaltiger unter einer pharmakologischen Intervention zurückbilden.

Als Anxiolytika oder Tranquilizer werden angst- und spannungslösende Substanzen bezeichnet. Sie stellen eine inhomogene Gruppe mit unterschiedlich ausgeprägten Wirkungsprofilen dar. Neben den Benzodiazepinen handelt es sich um niedrigpotente Neuroleptika, Betarezeptorenblocker, um chemisch anders strukturierte Anxiolytika und um pflanzliche Sedativa. Sie bewirken alle eine psychische Entspannung; bei einigen besteht ein kontinuierlicher Übergang zu Schlafmitteln. Benzodiazepine wirken rasch und zuverlässig und haben eine große therapeutische Breite. Ihre Hauptindikationen sind Angst- und Unruhezustände, Panikstörungen, generalisierte und somatoforme Angststörungen, Schlafstörungen und als adjuvante Medikamente bei manischen und schizophrenen Störungen. – Als Nootropika werden zentralnervös wirksame Medikamente bezeichnet, die bestimmte kognitive Hirnfunktionen wie Konzentration, Aufmerksamkeit, Gedächtnis, Orientierung und Urteilsvermögen verbessern sollen. Ihr genauer Wirkungsmechanismus ist unbekannt. Zahlreiche klinische Prüfungen, die sich im wesentlichen auf psychometrische Untersuchungen stützten, kamen im Hinblick auf ihre Wirksamkeit zu unterschiedlichen Ergebnissen. – Hauptindikationen der Antidepressiva sind akute und chronische depressive Störungen mit unterschiedlichen Erscheinungsbildern und Ursachen. Die Wirkung trizyklischer Substanzen (Imipramin) wird bei Kindern und Jugendlichen kontrovers beurteilt; vielen positiven klinischen Erfahrungen stehen negative placebokontrollierte Studien gegenüber. Die Indikationen für die Anwendung bestimmter Substanzen orientieren sich an speziellen depressiven Zielsymptomen. Symptombesserungen bei Kindern sind besonders dann zu erwarten, wenn eine ängstlich-depressive Grundstimmung vorliegt. R. MacLean (1960) erkannte die Wirksamkeit des Imipramins bei der Enuresis nocturna. Seit der Etablierung der selektiven Serotonin-Wiederaufnahmehemmer (SSRI) werden die nebenwirkungsreicheren trizyklischen Antidepressiva wesentlich seltener verordnet. – Mit der Einführung der Neuroleptika hat sich die Behandlung akuter und chronischer schizophrener Psychosen bei Jugendlichen und Kindern deutlich verbessert, sie gelten als Mittel erster Wahl. Es werden typische und atypische Neuroleptika unterschieden, deren Wirkungspotenzen und kataleptischen Nebenwirkungen bei den atypischen Substanzen deutlich schwächer ausgeprägt sind oder fehlen, wie beim Clozapin. Hauptindikationen der neuen Neuroleptika sind neben den schizophrenen Psychosen schwere autistische und tiefgreifende Entwicklungsstörungen, Zwangsstörungen, das Gilles-de-la-Tourette-Syndrom, Trichotillomanie und motorische Stereotypien. – Hauptindikationen für das Lithium, dessen Wirksamkeit von John Cade (1949) beschrieben wurde, sind die im Kindesalter noch selten, wenn überhaupt, im Jugendalter jedoch bereits häufiger anzutreffenden akuten manischen Phasen und die Rezidivprophylaxe manisch-depressiver Erkrankungen. Durch regelmäßige Intervallbehandlungen mit Lithium lassen sich in 70 bis 80 Prozent der Fälle erneute depressive und manische Phasen verhindern. Unter Lithium treten besonders zu Beginn der Behandlung deutliche unerwünschte Wirkungen wie Händezittern, Durstgefühle, Appetitlosigkeit, Übelkeit und Diarrhöen auf.

Im 20. Jahrhundert wurden zahlreiche Stoffwechselstörungen entdeckt, die auf genetische Ursachen zurückgehen. Neben dem Down-Syndrom, bei dem es sich um eine chromosomale Störung handelt, sei der Brenztraubensäureschwachsinn angeführt, der sich infolge eines Enzymdefekts regelmäßig entwickelt, wenn brenztraubensäurehaltige Nahrung aufgenommen wird. Die Entstehung einer geistigen Behinderung kann durch eine geeignete Diät zuverlässig verhindert werden, wenn sie gleich nach der Geburt beginnt.

13.6.3 Das hyperkinetische Kind im 19. und 20.Jahrhundert

In den vergangenen Jahrhunderten gab es kaum einen Arzt, dem nicht psychomotorisch unruhige und konzentrationsschwache Kinder begegnet wären; sie nehmen auch in unserer Kasuistik einen besonderen Platz ein. Die mit dem 19. Jahrhundert beginnende wissenschaftliche Kodifizierung erfolgte zuerst in psychiatrischen Kliniken, in die vor allem die extrem auffälligen Kinder eingewiesen wurden. Als Ursachen für die psychischen Störungen wurden den jeweiligen nosologischen Zeitströmungen entsprechend entweder gravierende Erziehungsfehler, genetisch oder reaktiv verursachte Neuropathien oder Psychopathien, erschöpfungsbedingte Neurasthenien oder zerebrale Erkrankungen angenommen.

Die Phänomenologie der hyperkinetischen Störung war lange Zeit bekannt, bevor sie einen Namen erhielt. Ihre Ursachen waren bereits damals umstritten. Das wird durch einen kurzen Rückblick auf die Beobachtungen führender Psychiater und Kinderärzte des 19. Jahrhunderts bestätigt. Bei der vordergründigen pädagogischen Zielsetzung des Autors des „Struwwelpeter" (1846), des Frankfurter Arztes und späteren Leiters (1851) der Frankfurter „Anstalt für Irre und Epileptische" Heinrich Hoffmann, liegt es nahe, bei der schweren motorischen Unruhe des „Zappel-Philipps" in erster Linie an eine nicht geglückte Tischdressur zu denken. Es ist jedoch bemerkenswert, daß Hoffmann in seinen „Lebenserinnerungen" (Herzog 1985) offenbar eine hirnorganische Ursache nicht ausschloß. Er spekulierte, wie bereits an anderer Stelle ausgeführt, ob nicht ein erhöhter Phosphorspiegel die Ursache sein könnte. – Der Breslauer Psychiater Heinrich Wilhelm Neumann hielt Symptome der Ruhelosigkeit und Unstetigkeit in den Bewegungen bei Kindern (1859) nicht für krankhaft, jedoch für bedenklich und riet in solchen Fällen, den Kindern als Hilfe eine mittelstrenge physische und moralischer Erziehung zukommen zu lassen. – Der Reformator der Psychiatrie, Wilhelm Griesinger, beschrieb in seinem Lehrbuch (1867) neben den „maniakalischen Zuständen" erethischer Kinder mit „mangelnder geistiger Entwicklung bis zum tiefsten Blödsinn" eine andere Gruppe offenbar normalsinniger Kinder, „welche keinen Augenblick Ruhe halten, viel und verworren schwatzen, gar keine Aufmerksamkeit zeigen, stets herumirren, lachen, schreien", und merkte dazu an, daß es sich dabei um „eine Form" handle, der „Séguin bei zweckmäßiger Behandlung eine nicht ganz ungünstige Prognose" gegeben habe. Eine Beobachtung, die Griesingers eigener These von der Unreife des kindlichen Gehirns entgegenkam. Bei einem 11jährigen hyperkinetischen Jungen vermutete er eine Blutarmut und verordnete neben hydrotherapeutischen Maßnahmen Arsen. – Der Berliner Psychiater Bernhard Heinrich Laehr, auch in dieser Beziehung ein Gegner Griesingers, vertrat 1875 im Einklang mit der zu dieser Zeit laufenden Überforderungsdiskussion dagegen die Ansicht, daß die Schule die psychomotorische Störung verursache. Die pädagogischen Maßnahmen seien es, „welche das Kind geistig ruinieren und jene traurigen Zustände herbeiführen, wie wir sie in Strafanstalten sehen, wenn man psychisch Kranke als Simulanten ansieht und sie von ihrer sogenannten Bosheit befreien will". – Die englischen Ärzte George Still und Alfred Tredgold beschrieben 1902 motorisch unruhige und aggressive Kinder mit einer gestörten Impulskontrolle als „moralischen Kontrollverlust", den sie auf leichte Hirnschädigungen zurückführten. – Die motorische Unrast und Unruhe der Kinder war für den Prager Psychiater Arnold Pick „ein Zeichen nervöser Minderwertigkeit" (1904), die manchmal mit „schweren moralischen Defekten" (Dieberei, Tierquälerei, Masturbation) verknüpft sei und eine ungünstige Sozialprognose aufweise. – Für den Bremer Psychiater Friedrich Scholz näherten sich diese motorischen Unruhezustände im Kindesalter nicht nur einer Krankheit, sondern „sie sind unzweifelhaft bereits krankhaft." In manchen Fällen handle es sich um ein ererbtes Leiden (1891) und bleibe dann im Erwachsenenalter bestehen; eine Einsicht, die in den letzten Jahren erneut an Boden gewinnt. – Der Berliner Pädiater Adalbert Czerny verstand unter Konstitution das Produkt von Anlage und Umwelt, zu deren Anomalien er auch die Neuro- und Psychopathien zählte. In Kapiteln über das „sensible" und das „erregte" Kind in „Der Arzt als Erzieher des Kindes" (1908) und in seiner „Sammlung klinischer Vorlesungen über Kinderheilkunde" (1942) wies er darauf hin, daß „diese Kinder extrem auf alle Wahrnehmungen und Erlebnisse" reagieren und eine anhaltend starke motorische Unruhe und erhebliche Konzentrations- und Aufmerksamkeitsstörungen zeigen. – Der Heidelberger Kinderpsychiater August Homburger rechnete die psychomotorisch unruhigen Kinder zu den „psychopathischen Konstitutionen". Mit einer von ihm ausgewählten und sehr präzise geschilderten Falldarstellung der „krankhafte Unruhe" eines 10jährigen Jungen (1926) analysierte er als erster Psychiater (1926) modellhaft das komplette Erscheinungsbild der „ADHS-Störung" nach der ICD 10-F90.0. – Bei den 1932 von Moritz Kramer und Hans Pollnow in ihrer Arbeit „Über

eine hyperkinetische Erkrankung im Kindesalter" veröffentlichten Fällen des später nach
ihnen benannten Syndroms handelte es sich
offenbar um hirnorganisch bedingte Störungsbilder, die im Anschluß an fiebrige Infekte
aufgetreten waren, teilweise allerdings mit Beginn der Pubertät sistierten, was in solchen Fällen auch an andere Ursachen denken lassen
könnte.

Seit den sechziger bis achtziger Jahren des
20. Jahrhunderts nehmen psychisch und motorisch unruhige Kinder neben den geistigen
Behinderungen, den Neurosen und anderen
psychischen Störungen zahlenmäßig einen
führenden Platz ein. Sie wurden jedoch überwiegend nicht als abgegrenzte oder relativ homogene Syndrome beschrieben und sowohl als
Neurosen als auch als Hirnschäden angesehen.
Zur Zeit der „Child-guidance-clinics" stand
dem Begriff der „behaviour disorder" (Stern
1953), der „Verhaltensstörung", der nach dem
Krieg aus den USA nach Europa kam, ursprünglich die „character disorder", die angeborene
oder erworbene psychische Störung gegenüber.
Die damals herrschende Dominanz der psychodynamischen Theorien bewirkte allerdings, daß
die genetisch-organisch fundierten „character
disorders" vom herrschenden Zeitgeist vernachlässigt wurden. Im Gegenzug entwickelten
A. A. Strauss und L. E. Lethinen (1947) mit ihrer
„minimal brain damage" (MBD) ein Konzept,
das seitdem – aber besonders nachdem M. Bax
und R. McKeith (1963) den Begriff „damage"
wegen der hypostasierten, aber nicht morpho-
logisch verifizierbaren Hirnschädigung in „dysfunction" (MCD) umwandelten – lange Zeit
unverändert im Brennpunkt vehementer Auseinandersetzungen stand. Während die eine,
die psychoanalytisch orientierte Richtung von
einer „hirnorganischen Mythe" sprach, die nur
eine phasenspezifisch ableitbare Neurose vor-

täusche, vertrat die neurologisch orientierte
Seite die radikale Theorie, daß prinzipiell alle,
auch die leichten Hirnfunktionsstörungen nach
dem Prinzip der „Verdünnungsreihe" auf mehr
oder minder schwere Hirnläsionen zurückzuführen seien. Diese und andere klinisch gewonnene Überzeugungen fanden eine gewisse
Bestätigung in tierexperimentellen Untersuchungen (Prechtl 1973), die ergaben, daß durch
früh gesetzte zerebrale Läsionen bei jungen
Affen, Katzen und Hunden nur leichte kontrala-
terale neuropsychiatrische Schäden auftraten,
weil offenbar subkortikale Gebiete die gestörten
kortikalen Funktionen übernahmen. Dagegen
traten unter Streßbedingungen bei den geschädigten wesentlich häufiger als bei anderen Tieren psychische und hyperkinetische Störungen
auf. Es wurde vermutet, daß gestörte Schal-
tungen bzw. falsche „Verdrahtungen" in einem
ausgeglichenen Milieu relativ gut kompensiert
werden, dagegen führe eine gestörte Umwelt
leicht zu psychischen Dekompensationen. Im
deutschsprachigen Raum stellte als erster Gerhard Göllnitz (1954) in einer in der damaligen
DDR erschienenen Monographie ein „hirnorganisches Achsensyndrom" („Encephaloperoma infantis") vor, von dem er glaubte, daß sich
dadurch die Ursachenforschung im Bereich der
gesamten Kinder- und Jugendpsychiatrie entscheidend verändern werde. Er stützte sich dabei auf enzephalographische Untersuchungen
an 280 Kindern, bei denen er in 93 Prozent
der Fälle pathologische Befunde ermitteln
konnte. Vielleicht mitbestimmt von der Vorga-
be von Kurt Schneider (1959), daß Anlage
„nicht ohne weiteres mit erblicher Anlage
gleichzusetzen" sei, da auch exogene, intrauterine und frühkindliche Faktoren einflie-
ßen könnten, wurden zahlreiche Arbeiten publiziert, etwa von Karl-Hermann Wewetzer
(1959), Karl August Wunderlich (1963), Man-

fred Müller-Küppers (1969), von Peter Strunk und V. B. Faust (1967) und schließlich die von Martin H. Schmidt und Günther Esser (1987), die die grundlegenden Untersuchungen von Strauss und Lethinen (1947) zu bestätigen schienen. Reinhart Lempp (1964) stellte Kinder mit einem „frühkindlich exogenen Psychosyndrom" einer gesunden Vergleichsgruppe gegenüber und ermittelte bei den hirnorganisch geschädigten Kindern signifikant höhere Vergleichswerte für die Entwicklung sekundärer kindlicher Neurosen. Eine weitere neue Dimension erhielt die Diskussion durch eine hypostasierte asynchrone Hirnreifung und den Begriff „psychoneurologische Schwäche" (Johnson und Myklebust 1971) und „Teilleistungsstörungen". Die visuellen oder auditiven Schwächen wurden entweder als genetisch bedingte partielle Reifungsretardierungen, als Residuen einer frühkindlichen Hirnschädigung oder einer schweren und anhaltenden Deprivation aufgefaßt. Zu einer rein phänomenologischen Klärung trug der Amerikaner Richard Jenkins mit seinem Klassifikationsversuch „Typen von Verhaltensstörungen bei Kindern" (1969) bei, in dem er, wie er selbst anmerkt, in einer „groben Differenzierung" neben vier weiteren den „hyperkinetischen Typ" als motorisch unruhig, konzentrationsschwach, boshaft, prahlerisch und unfähig, sich mit anderen Kindern zu vertragen, besonders herausstellte.

Im Rückblick ist es erstaunlich, daß bei der kausalen Zuordnung über Jahrzehnte hinweg genetisch bedingte primäre Differenzen konsequent nivelliert oder geleugnet wurden, obgleich die signifikante Geschlechterverteilung der leichten Hirnfunktionsstörungen, insbesondere des hyperkinetischen Syndroms (HKS) zugunsten der Jungen (8–10:1), eine Realität darstellen. Erst in den siebziger Jahren wurde der asymmetrischen Geschlechterverteilung

und einer häufig registrierten familiären Belastung zunehmende Aufmerksamkeit geschenkt (Morrison und Stewart 1973, Cantwell 1975, Safer 1973, Werry 1978). Diese und andere neue Untersuchungsergebnisse führten dazu, das MCD-Konzept neu zu überdenken, obgleich ihre Kritik eigentlich nicht der mehrdeutigen „Hirnfunktionsstörung", sondern der „Hirnschädigung" galt. Die leichte frühkindliche Hirnschädigung, diese unzulässig überdehnte, ubiquitäre Diagnose, war überfällig geworden, weil sie mit Prävalenzraten von 10 bis 30 Prozent in einem definitorischen Gegensatz zum Begriff Normalität geriet. Neuere Untersuchungen weisen jedoch unverändert auf eine hirnorganische Kerngruppe um 1 bis 2 Prozent und somit auf eine weiterhin häufige psychische Störung, statistisch mit dem Auftreten der Psychosen oder der Zuckerkrankheit vergleichbar, hin.

Das Jahr 1937 ist in seiner Bedeutung für die Therapie der psychischen und besonders der hyperkinetischen Störungen im Kindesalter nur mit dem Jahr 1952 für die psychotischen Erkrankungen des Erwachsenenalters vergleichbar. Für beide Störungen sind die zugrundeliegenden Ursachen ungeklärt, während sich die Möglichkeiten einer symptomatischen Behandlung erheblich verbessert haben. 1937 publizierte der amerikanische Kinderarzt Charles Bradley seine Erfahrungen mit Benzedrin bei verhaltensgestörten Kindern, nachdem W. Sargant und J. M. Blackbourn (1936) und A. Meyerson (1936) bereits über ihre ersten Erfahrungen mit diesem Stimulanz bei Erwachsenen berichtet hatten. Obgleich Bradley eingehend über die teilweise dramatischen Erfolge in der Behandlung auffälliger Kinder berichtet hatte, die von L. Bender (1942) bestätigt wurden, setzte ein rückblickend schwer verständliches therapeutisches Moratorium ein. Das Methylphenidat wurde von Leandro Panizzon (1944, 1950) synthetisiert. Über eine besonders günstige Wirkung dieses Stimulans bei hyperkinetischen Kindern berichteten M. Knobel et al. (1959, 1962), etwas später veröffentlichte Leon Eisenberg (1951, 1963) seine bekannten Studien. Seitdem nimmt das Methylphenidat neben anderen Medikamenten wie Pemolin, den trizyklischen Antidepressiva, Monoaminooxydasehemmern u. a. eine Sonderstellung in der medikamentösen Behandlung von hyperkinetischen Kindern und seit einigen Jahren auch in der Nachfolgesymptomatik von Erwachsenen ein.

Die Hauptindikationen der Stimulanzien sind das Hyperkinetische Syndrom (ICD-10:F90), sowohl die Aufmerksamkeitsdefizit-/Hyperaktivitätsstörung (ADHS) als auch die einfache Aktivitäts- und Aufmerksamkeitsstörung (ADS). Bei hyperkinetischen Kindern wird dadurch die motorische Hyperaktivität reduziert und die Aufmerksamkeits- und Konzentrationsfähigkeit gesteigert. Weitere Indikationen sind die Narkolepsie und andere Formen der Hypersomnie. Die medikamentöse Ersteinstellung hyperkinetischer Kinder setzt eine körperliche, neurologische und entwicklungspathologische Untersuchung voraus und erfordert detaillierte Kenntnisse über die Besonderheiten der einzelnen Substanzen, über ihre Wirkungen und über mögliche unerwünschte Nebenwirkungen. Nach Gaben von Methylphenidat reagieren die meisten Kinder rasch, manchmal bereits nach einigen Stunden mit einem deutlichen Rückgang der Unruhe und einer Verbesserung der Konzentrations- und Aufmerksamkeitsfähigkeit. Die Besserungsrate liegt bei 70 Prozent, Nebenwirkungen sind relativ selten. Ob begleitende verhaltenstherapeutische Verfahren den medikamentösen Behandlungseffekt verbessern können, ist umstritten. Frühere Befürchtungen einer Wachstumsminderung nach längerer Einnahme von Methylphenidat ließen sich nicht bestätigen. Stimulanzien können in Deutschland nur unter Berücksichtigung der BTM-Richtlinien verordnet werden.

14. Kinder- und Jugendpsychiatrie im 20. Jahrhundert

20. Jahrhundert

14.1 Einleitung

Im Jahr 1900 proklamierte die schwedische Pädagogin und Schriftstellerin Ellen Key (1849 bis 1926) mit ihrem Buch „Barnets Århundrade", das 1902 in deutscher Sprache erschien, das 20. Jahrhundert zum „Jahrhundert des Kindes". Ihre Ideen fanden in ganz Europa und besonders in Skandinavien und Deutschland starke Resonanz. Sie erzeugten eine allgemeine Aufbruchstimmung und schufen wichtige Voraussetzungen für die Rechte des Kindes und für ein besseres Verständnis für Kinder. Ellen Key war mit ihren Vorstellungen von einer Reformpädagogik und einer Erziehung des Kindes „von innen heraus" eine überzeugte, aber nicht unkritische Anhängerin Rousseaus. Sie erkannte bestehende Realitäten wie die Vererbung an und empfahl zukünftigen Eltern, sich untersuchen und beraten zu lassen, um mögliche Gesundheitsschäden für ihre Kinder nach Möglichkeit auszuschließen. Sie verteidigte das Recht der Frauen auf Berufstätigkeit. Sie forderte ein Erziehungsjahr für berufstätige Mütter und trat für eine soziale Absicherung der „Berufsmütter" ein. Ihre Forderungen wurden von vielen Pädagogen und besonders von Pädiatern, Kinderpsychiatern, Psychotherapeuten und Psychologen nachdrücklich unterstützt und im Lauf des 20. Jahrhunderts in vielen Ländern gesetzliche Realität. Von den Pädiatern hatten zu

dieser Zeit, als Ellen Key ihre Appelle besonders an die Eltern und Lehrer richtete, die Kinderärzte Adalbert Czerny und Meinhard von Pfaundler erkannt, daß bereits bei Säuglingen und Kleinkindern die Mutter und die Familie ein wesentlicher Faktor ihrer Entwicklung ist und für die Prävention und Behandlung früher psychischer und psychosomatischer Störungen berücksichtigt werden müsse. Die Loslösung der Kinderheilkunde von der Inneren Medizin und ihre Anerkennung als spezielles Prüfungsfach erfolgte in Deutschland allerdings erst 1917.

Nach einer Revision der kinder- und jugendpsychiatrischen Diagnosen im Lauf der Jahrhunderte kam der Schweizer Kinderpsychiater Moritz Tramer (1964) zu dem Ergebnis, daß erst seit Beginn des 20. Jahrhunderts eingehende wissenschaftliche Untersuchungen über kindliche Psychosen, hirnorganische Störungen, Psychopathien, Verwahrlosung und Delinquenz vorgenommen worden waren. Kennzeichnend für diesen Zeitabschnitt sei die Einrichtung von „Heilpädagogischen Abteilungen" und von „Kinderbeobachtungsstationen" gewesen. Bis Ende des 19. Jahrhunderts habe die Beschäftigung mit Schwachsinn, Kretinismus und Epilepsien ganz im Vordergrund gestanden. Mit Beginn der dreißiger Jahre des 20. Jahrhunderts sei die Kinder- und Jugendpsychiatrie als medizinische Sonderdisziplin für alle psychischen

Störungen dieses Lebensabschnitts zunehmend akzeptiert worden.

In der Öffentlichkeit war das Bild des Kindes im Laufe der Jahrhunderte starken Schwankungen unterworfen. Im 20. Jahrhundert wurden Kinder geliebt und verwöhnt, aber auch vernachlässigt, unterdrückt und ausgebeutet. In jüngerer Zeit wurden dazu mehrere, teilweise einander widersprechende Untersuchungen (Ariès 1973, de Mause 1975, Arnold 1980, Seidler 1986) publiziert. Als gesichert gilt, daß die Emanzipation des Kindes als eines in der Entwicklung befindlichen Menschen früher einsetzte, als bislang vermutet wurde. Aber noch um 1840 arbeiteten englische Kinder im Alter von 5 bis 9 Jahren täglich 14 bis 16 Stunden in Bergwerken. In Deutschland wurde erst im Jahr 1903 ein Gesetz erlassen, das die Fabrikarbeit für Kinder unter 13 Jahren strikt verbot. Der Barmer Textilfabrikant Johannes Schuchard (1840) berichtete über Kinderarbeit in deutschen Fabriken: „Es ist herzergreifend, wenn man gefühl- und gewissenlose Mütter ihre 5- bis 8jährigen Kleinen morgens in Regen und Schnee, in ärmlicher Kleidung sieht hinaustreiben zu der oft eine halbe Stunde entfernten Spinnerei, wo die armen Würmer schlecht ernährt, ohne den ganzen Tag einen warmen Bissen zu erhalten, ihre geringen Kräfte aufwenden müssen, bis in die späte Nacht hinein, wo sie, stumpf und entkräftet, ihre zum Teil entfernten Heimwege antreten."

Einen literarischen Ausdruck der individuellen Selbstbestimmtheit und Autonomie des Kindes findet sich in einem Gedicht des arabischen Schriftstellers Khalil Gibran (1883 bis 1931): „Eure Kinder sind nicht eure Kinder. / Es sind die Söhne und Töchter von des Lebens Verlangen nach sich selber. / Sie kommen durch euch, doch nicht von euch; / Und sind sie auch bei euch, so gehören sie euch doch nicht. / Ihr dürft ihnen eure Liebe geben, doch nicht eure Gedanken, / Denn sie haben ihre eigenen Gedanken. / Ihr dürft ihren Leib behausen, doch nicht ihre Seele, / Denn ihre Seele wohnt im Hause von Morgen, / das ihr nicht zu betreten vermöget, selbst nicht in euren Träumen. / Ihr dürft euch bestreben, ihnen gleich zu werden, doch suchet nicht, sie euch gleich zu machen. / Denn das Leben läuft nicht rückwärts, noch verweilet es beim Gestern. / Ihr seid die Bögen, von denen eure Kinder als lebende Pfeile entsandt werden."

Die rezente und aktuelle Situation der Kinder- und Jugendpsychiatrie in den einzelnen europäischen Ländern wurde sowohl in ihrer nationalen historischen Dimension als auch im Hinblick auf ihre Zukunftsperspektiven von anerkannten Fachvertretern der einzelnen Länder in dem von Helmut Remschmidt und Herman van Engeland (1999) herausgegebenen Buch „Child and Adolescent Psychiatry in Europe" ausführlich und mustergültig dargestellt.

14.2 Kinder- und Jugendpsychiatrie in Europa

Unabhängig davon, aber nicht unbeeinflußt vom herrschenden Zeitgeist beginnen die Kinder- und Jugendpsychiatrie und die Psychotherapie gegen Ende des 19. und mit dem Beginn des 20. Jahrhunderts endgültig als wissenschaftliche Sonderdisziplinen Gestalt anzunehmen. Das Sammeln und Registrieren der Krankheitsbilder, die Kasuistik und damit die Grundlegung einer altersspezifischen Psychopathologie, war in Ansätzen bereits im 19. Jahrhundert vorgenommen worden. Zunehmende Bedeutung erlangten diese Erkenntnisse jetzt durch die explosionsartige Bevölkerungszunahme, durch die beginnende Landflucht und stärkere Verstädterung, durch die seit der vorletzten Jahrhundertwende in allen Kulturländern beobachtete Vorverlegung der biologischen Wachstumsdaten, der Akzeleration, und durch die Auswirkungen des Ersten Weltkrieges rapide zunehmende Jugendverwahrlosung mit einer erhöhten Kinderdelinquenz und Jugendkriminalität. Diese Probleme fanden ihren Niederschlag auch in einer Zunahme zahlreicher anderer psychischer Störungen bei den Kindern und Jugendlichen.

In der Schweiz hatte Moritz Tramer bereits 1934 die Einführung eines speziellen Fachgebiets Kinderpsychiatrie mit der Begründung gefordert, daß bei Kindern und Jugendlichen die Psychopathologie alters- und entwicklungsbedingt in ständigem Fluß sei und eigene Forschungsmethoden benötige. In zahlreichen europäischen Ländern begannen Ärzte, Psychologen und Pädagogen schon zu dieser Zeit damit, sich neben der bisher im Vordergrund stehenden Phänomenologie und Klassifikation der Krankheitsbilder intensiver mit der Prophylaxe, der Prognose und der Therapie psychischer Störungen zu beschäftigen. Es wurden gesonderte Stationen und Abteilungen für psychisch gestörte Kinder und Jugendliche eingerichtet und zahlreiche Lehrbücher publiziert: in Frankreich (Moreau de Tours 1888), in England (Ireland 1898), in Italien (Sante de Sanctis 1906), in der Schweiz (Tramer 1942), in Deutschland (Ziehen 1915, Homburger 1926, Schröder 1931), in den USA (Meyer 1895, Kanner) und in Rußland (Giljarowski 1929). Mit diesen Lehrbüchern, die gegen Ende des 19. und zu Beginn des 20. Jahrhunderts erschienen, wurde die Basis für die Aus- und Weiterbildung von niedergelassenen Ärzten und für die Einrichtung von speziellen stationären Abteilungen in den psychiatrischen und pädiatrischen Kliniken gelegt. Die Verdienste anderer Disziplinen, insbesondere die der Entwicklungspsychologie, der Heil- und Sonderpädagogik, der Kriminalwissenschaften und der Jurisprudenz konnten darin nur unvollkommen berücksichtigt werden. Das diskontinuierlich wachsende Gesamtspektrum des diagnostischen und therapeutischen Wissens der Kinder- und Jugendpsychiatrie läßt sich nur mit Einschränkungen chronologisch darstellen, wie dies bereits in den Kapiteln über die „Pioniere der Entwicklungspsychiatrie" und „Auf dem Weg zur Wissenschaft" deutlich wurde. In den nachstehenden Abschnitten werden die wichtigsten Forschungen von Psychiatern, die sich im 20. Jahrhundert speziell mit den psychischen Störungen im ersten Lebensabschnitt des Menschen beschäftigt und in ihren Vorlesungen, Büchern und Lehrbüchern ausführlich beschrieben haben, vorgestellt.

Emil Kraepelin, Begründer der modernen Psychiatrie, befaßte sich eingehend mit psychischen Störungen im Kindes- und Jugendalter

Der psychopathologische Systematiker Emil Kraepelin führte die Psychiatrie „auf einen bislang nicht gekannten Höhepunkt ihrer Entwicklung" (Roback 1961). Kraepelin war von der somatischen Ursache der Geisteskrankheiten überzeugt. Er unterschied schizophrene und affektive Psychosen und beschrieb ihre unterschiedlichen Prognosen. Seine Klassifikationen wurden allgemein anerkannt. Bemerkenswert war sein spezielles Interesse für die psychischen Störungen bei Kindern und Jugendlichen. Sie läßt sich aus der Vorbildrolle Wilhelm Griesingers ebenso ableiten wie aus seiner Tätigkeit bei Franz von Rinecker, bei der er Hermann Emminghaus kennenlernte, dessen Lehrstuhl in Dorpat er später übernahm. Die wissenschaftlichen Denkansätze über die

Bedeutung des Kindes- und Jugendalters für die weitere Entwicklung von Emil Kraepelin und Sigmund Freud sind absolut konträr. Die beiden gleichaltrigen Forscher sind sich persönlich nie begegnet. Kraepelin war vorwiegend somatisch-genetisch, Freud überwiegend psychogenetisch-konstitutionell orientiert. Kraepelins besonderes Interesse galt den Psychosen. Freud war vorwiegend an Neurosen interessiert. In einem Punkt waren sie sich jedoch weitgehend einig: in der großen Bedeutung, die beide der Kindheit für die normale und gestörte Persönlichkeitsentwicklung einräumen. Bei Freud ist es die libidinöse Entwicklung des Kleinkindes, die zu späteren psychischen Störungen führen kann. Kraepelin spricht von den anthropologischen Eigenschaften, welche die Ausbildung der psychischen Persönlichkeit entscheidend beeinflussen. Die wichtigsten sind für ihn das Lebensalter und das Geschlecht: „Die Entwicklung vom Triebwesen zur selbstbewußten Persönlichkeit, deren größte Strecke der Mensch in den ersten Lebensjahren zurückzulegen hat, ist nur möglich dank einer außerordentlichen Empfänglichkeit und Bildungsfähigkeit des jugendlichen Seelenlebens. Damit stehen die allgemeinen Eigenschaften der Kindesseele in engstem Zusammenhange."

Beiträge zu den psychischen Störungen des Kindes- und Jugendalter finden sich in allen Auflagen des Kraepelinschen Lehrbuches „Allgemeine Psychiatrie": vom „Compendium der Psychiatrie" (1883), in dem er im Kapitel „Die Lebensalter" auf fünf Seiten die grundlegenden Probleme der Kinderpsychiatrie abhandelte, bis zu der legendären 8. (1909–1915) und 9. (1923) Auflage seines nosologisch-systematischen Werks, das nicht nur seiner Epoche den Stempel aufdrückte, sondern in einigen Bereichen noch heute gültig ist. Besonders hier finden sich in den Kapiteln über „Innere Ursachen" und „Allgemeine Krankheitsbereitschaft" profunde Beiträge zu den Seelenstörungen bei Kindern und Jugendlichen. Sie enthalten nach Ernest Harms (1967) nicht nur, was an „Weitsicht und Klarheit alles übertrifft, was selbst in unserem Land jemals darüber gesagt worden ist". Vielmehr komme man nicht umhin, „in Kraepelins Gedanken die klassische Formulierung dessen zu sehen, was die Kinderpsychiatrie als eigenes Fachgebiet als ihre Aufgabe sehen sollte".

Emil Kraepelin (1856–1926) wurde in Neustrelitz/Mecklenburg geboren. Er studierte Medizin in Würzburg und Leipzig. Dort arbei-

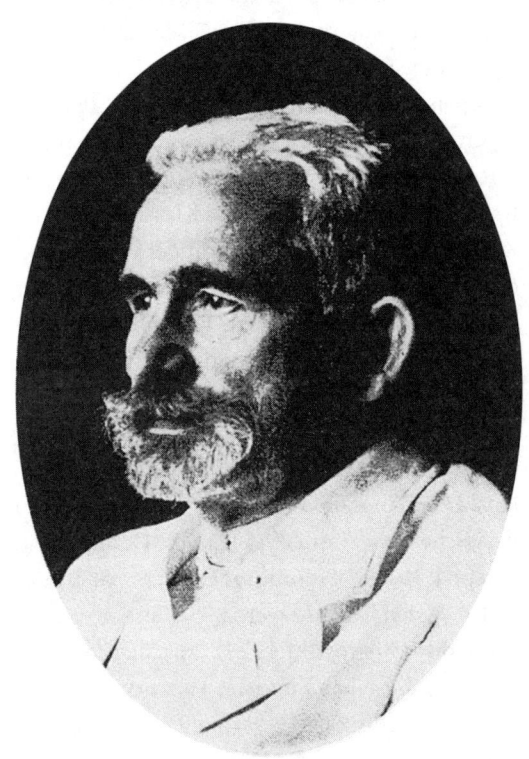

Als Schüler und Bewunderer Griesingers und Rineckers entwickelte Emil Kraepelin ein spezielles Interesse für die psychischen Störungen bei Kindern und Jugendlichen.

tete er bei Wilhelm Wundt und lernte dessen experimentell-psychologische Forschungsrichtung kennen. Er kehrte 1878 nach Würzburg zurück und arbeitete schon während des Studiums und nach dem Staatsexamen als Assistent bei Franz von Rinecker. Seine von ihm als Student angefertigte Arbeit „Über den Einfluß akuter Krankheiten auf die Entstehung von Geisteskrankheiten" wurde preisgekrönt. Sowohl Rinecker als auch Kraepelins Mitassistent Emminghaus, die beide Psychiatrie als eine Psychiatrie aller Lebensalter verstanden, übten auf ihn einen richtungebenden Einfluß aus. Kraepelin wurde 1878 promoviert. Danach war er vier Jahre Assistent an der Kreisirrenanstalt in München bei Bernhard von Gudden, dem späteren Arzt Ludwigs II., der ihn 1886 im Starnberger See mit in den Tod riß. Im Jahr 1882 kam Kraepelin als Assistent zu dem psychiatrischen Neuropathologen Paul Flechsig (1847–1929) an die psychiatrische Klinik in Leipzig und setzte seine Arbeiten bei Wilhelm Wundt fort. Nach dessen Vorbild führte er experimentelle und naturwissenschaftliche Arbeitsmethoden in die Psychiatrie ein. 1882 erfolgte seine Habilitation. 1883 veröffentlichte er mit seinem „Compendium der Psychiatrie" die erste Fassung seines Lehrbuches, in dem er bereits in einer eingehenden Betrachtung dem Kindesalter große Bedeutung beimaß. Das Lehrbuch erlebte insgesamt 9 Auflagen und umfaßte in 4 Bänden zuletzt über 2500 Seiten. Nach einer vorübergehenden Rückkehr nach München ging Kraepelin zunächst als Oberarzt nach Leubus und kam bald danach als dirigierender Arzt der psychiatrischen Abteilung des Krankenhauses nach Leipzig. Besonders aufgrund des Votums seines Vorgängers Hermann Emminghaus wurde er 1886 zum o. Professor und Direktor der Psychiatrischen Klinik in Dorpat berufen. 1891 erhielt er den Ruf auf den Heidelberger Lehrstuhl. 1903 wurde er schließlich als Nachfolger von Anton Bumm auf den Lehrstuhl in München berufen, den er bis zu seiner Emeritierung 1922 behielt. Im Jahr 1904 wurde der Neubau der Psychiatrischen Universitätsklinik bezogen. 1917 kam es durch seine Initiative zur Gründung des „Kaiser-Wilhelm-Instituts" (Deutsche Forschungsanstalt für Psychiatrie) in Berlin. Die Universität Königsberg verlieh ihm 1920 den Dr. h. c. der Philosophischen Fakultät. Zu seinen bekanntesten Schülern zählten neben Franz Nissl (1860 bis 1919) und Alois Alzheimer (1864–1915) Hans Walter Gruhle (1880–1958), Johannes Lange (1891–1938) und die kinderpsychiatrisch ambitionierten Psychiater Robert Gaupp (1870 bis 1953), Paul Schröder (1873–1941) und Wilhelm Weygandt (1870 bis 1939), deren Kliniken in Tübingen, Leipzig und Hamburg über eigene Abteilungen für Kinder und Jugendliche verfügten.

Emil Kraepelin war ein entschiedener Anhänger einer naturwissenschaftlich und nosologisch ausgerichteten Psychiatrie. In Anlehnung an die Erkenntnisse von Karl Ludwig Kahlbaum und Ewald Hecker über die Katatonie und die Hebephrenie gelang es ihm, eine am Krankheitsverlauf orientierte Klassifikation der psychiatrischen Krankheitseinheiten zu erstellen. Aus der Vielzahl der psychischen Störungen stellte er drei definierte Gruppen als selbständige psychiatrische Erkrankungen vor: die Dementia praecox versus „Schizophrenie" (Bleuler 1911), das manisch-depressive Irresein bzw. die mono- und bipolaren Affektpsychosen und die Paranoia. Der hochangesehene Nestor der französischen Psychiatrie, Pierre Pichot, Autor von „Ein Jahrhundert Psychiatrie" (1983), verwendete in diesem Zusammenhang für die ICD und das DSM das Prädikat „germanophil". Soweit das Werk Kraepelins psychische Störungen des

Kindes- und Jugendalters betrifft, ist ihre wissenschaftliche Genealogie unverkennbar, sie reicht von Wilhelm Griesinger über Franz von Rinecker, Hermann Emminghaus, Marcel Manheimer-Gommès und über Georg Theodor Ziehen und William Ireland bis zu August Homburger. Zu den wichtigsten psychiatrischen Schriften Kraepelins, die auch für das Kindes- und Jugendalter von Bedeutung sind, gehören „Pharmakopsychologische Untersuchungsmethoden" (1892), „Über geistige Arbeit" (1897), „Systematik psychischer Krankheiten" (1893), „Alkohol und Jugend" (1903), „Hundert Jahre Psychiatrie" (1918) und besonders die Schrift „Zur Überbürdungsfrage" (1897) und „Ermüdungsmessungen bei einem Kinde" (1923), in der einer Stärkung des Willens eine wichtige therapeutische Rolle zugeschrieben wird.

Ebenso wie für das Erwachsenalter stellte Kraepelin auch für das Kindesalter die somatischen Ursachen der psychischen Störungen in den Vordergrund. Seelische Störungen im Kindesalter sind nach Kraepelin neben der Imbezillität und Idiotie, Delirien bei fieberhaften Erkrankungen, choreatische Geistesstörungen, epileptische Geistesstörungen, die Hysterie und hereditäre Erkrankungen des Nervensystems. Eine noch heute gültige Würdigung der „inneren Ursachen", zu denen besonders die Entwicklung gehört, findet sich in der denkwürdigen, von dem früh verstorbenen „Kronprinzen" der deutschen Psychiatrie, dem ältesten Schüler Kraepelins, **Johannes Lange (1891–1938)**, redigierten und fertiggestellten 9. Auflage der „Allgemeinen Psychiatrie"; hier finden sich mit den psychischen Schwächezuständen und den psychopathischen Störungen auch deutliche Hinweise auf andersartige Ursachen.

Kraepelin führte in dem Abschnitt „Allgemeine Krankheitsbereitschaft" aus, daß bei Kindern neben einer Herabsetzung ihrer körperlichen und seelischen Widerstandskraft auch äußeren, „von besonderen Lebensverhältnissen abhängigen Faktoren" eine – wenn auch geringere – Bedeutung für die Entstehung psychischer Störungen beigemessen werden müsse. Zumeist habe man es mit „Gehirnerkrankungen sehr verschiedener Art" zu tun, die überwiegend ausheilten, manchmal aber auch „die weitere psychische Ausbildung" verhindern könnten. Dem Neugeborenen fehle eine eigene Persönlichkeit, weil das Gehirn noch völlig unentwickelt sei. Ganz allgemein verfüge das Gehirn eines Kindes über „geringere Widerstandsfähigkeit" und weise eine große „Unbeständigkeit der Gemütsbewegungen" auf. Deshalb müsse man eigentlich erwarten, daß dies „eine entschiedene Neigung zu geistiger Erkrankung mit sich bringe". Aber die „unerschöpfliche Spannkraft des kindlichen Gewebes, welches „einen raschen und vollständigen Ausgleich vorhandener Gefühlsspannungen" ermögliche, sorge „für einen raschen und vollständigen Ausgleich der Störungen". Nach Kraepelin können körperliche Erkrankungen schon vor der Geburt und in den ersten Lebensjahren die Ursache von „psychischen Schwächezuständen" bilden. Dabei handle es sich ganz überwiegend um „Gehirnerkrankungen sehr verschiedener Art", die zu Entwicklungsstörungen führen könnten. Neben Geburtsschäden seien zerebrale Defekte, „Selbstvergiftungen" (Kretinismus, Verdauungskrankheiten) und Infektionen bei kleinen Kindern die Hauptursachen für zerebrale „Zerstörungsvorgänge". Ein Teil der Schwachsinnszustände sei mit der Hebephrenie wesensgleich. Bei Kindern träten im Zusammenhang mit fiebrigen Erkrankungen vornehmlich Delirien auf, die mit alterstypischen Trugwahrnehmungen einhergingen und manchmal als „erste Vorläufer des manisch-depressiven Irreseins" imponieren könnten. Das gelte auch für psychische Abweichungen, die als erste Anzeichen für die Entwicklung psychopathischer Persönlichkeiten gelten könnten. Mit „zunehmendem Lebensalter nehme die Reichhaltigkeit der Geistesstörungen" allmählich zu. Der „Ausbruch endogener Geistesstörungen" sei hingegen an bestimmte Altersstufen gebunden. Dabei handle es sich im Jugendalter um spezielle Formen der Heckerschen Hebephrenie. Die Phase vom 18. bis 25. Lebensjahr biete aus bislang unbekannten Gründen besonders günstige Bedingungen für die Entstehung von Geisteskrankheiten. Bei dieser raschen Zunahme der Geisteskrankheiten könne man „den Gedanken nicht von der Hand weisen, daß dieses Alter aus irgendeinem Grund ganz besonders günstige Entstehungsbedingungen für sie bieten" müsse. Daran seien auch „äußere Schädlichkeiten" beteiligt: „allerlei Verführungen", und der beginnende „Kampf ums Dasein". Außerdem mache sich auch die „Unzulänglichkeit der persönlichen Anlage allmählich stärker geltend". Diese „psychischen Krüppel" würden die Lebensreize unzweckmäßig durch eine primär unzureichende Widerstandsfähigkeit verarbeiten. Beim männlichen Geschlecht sei es der Alkohol, bei den jungen Mädchen „das Fortpflanzungsgeschäft".

Je weiter die Persönlichkeitsentwicklung fortschreite, desto reicher gestalteten sich die Formen der Geistesstörungen. Deren plötzliches Ansteigen in Zahl und Form bei Eintritt ins Jugendalter beruhe auf dem erneuten Hervortreten mannigfacher neuer Krankheitsursachen. Das unausgeglichene, sprunghafte und läppische Wesen, die gesteigerte Reizbarkeit und viele krankhafte Verzerrungen in der Pubertät gesunder Jugendlicher erinnerten manchmal an manische oder schizophrene Psychosen. Deren Abgrenzung sei manchmal schwierig. Die Schi-

zophrenie nehme, wenn sie sich früh manifestiere, durchschnittlich einen besonders schweren Verlauf. Das gelte auch für die zirkulären Erkrankungen, wenn sie sehr früh zum Ausbruch kämen, sei es, daß sie dann „unter leichteren Bildern chronisch verlaufen", sei es, daß sich „rasch sehr schwere Syndrome, vor allem Mischzustände" entwickeln könnten.

Auch die Hysterie beginnt nach Kraepelins Erfahrungen in mehr als einem Drittel der Fälle vor dem 15. und zu 75 Prozent vor dem 20. Lebensjahr. Er bezeichnete ihre Formen in diesem Lebensabschnitt als „Entwicklungshysterie", weil er sie als das Ergebnis der veränderten Lebensumstände und einer mißglückten Persönlichkeitsentwicklung ansah. Sie sei gekennzeichnet durch Zornesausbrüche, Dämmerzustände, Wachträume, Oberflächlichkeit der Gefühlsregungen, durch Selbstsucht und Eigensinn, erhöhte Begehrlichkeit und starke Beeinflußbarkeit. Typisch für die Hysterie bei Kindern und Jugendlichen sei ihr monosymptomatisches Auftreten, das sie von Krankheitsformen bei Erwachsenen unterscheidet.

Das besondere Interesse Kraepelins galt der experimentell-psychologischen Erforschung der Arbeit und des Lernens („Arbeitskurve"), in der er sich auf Wilhelm Wundt, der trotz enttäuschender Erfahrungen weiterhin einen starken Einfluß auf ihn ausübte, und auf Hermann Ebbinghaus bezog. In seiner Schrift „Zur Überbürdungsfrage" führte Kraepelin aus, daß eine „einseitige übermäßige Anspannung der geistigen Kräfte bei Vernachlässigung der körperlichen Ausbildung eine Disposition zu psychischer Erkrankung erzeugen und namentlich die vorhandene Anlage steigern" könne, wenn vielleicht auch die Häufigkeit und Ausgiebigkeit dieser schädlichen Wirkungen bisweilen überschätzt worden sei. Er referierte mehrere ihm vorliegende Arbeiten (Blunk, Richter, Rivers,

Schulze, Kemsies), stützte sich jedoch besonders auf Griesbach (1895), der sich kritisch mit Fragen der Müdigkeit und der Ermüdbarkeit, der Langeweile und der Stimmung beschäftigt hatte. Es sei besonders das Maß, worauf alles ankomme. Kraepelin zitierte ferner Untersuchungen zur Rechenarbeit, in denen nachgewiesen worden sei, daß die Leistungsfähigkeit der Schüler am stärksten von der ersten zur zweiten Stunde zunehme und gegen Ende der Versuche zurückgegangen sei. Dabei hätten sich aber überraschend große Unterschiede zwischen den einzelnen Kindern gezeigt. Griesbach wird mit der Feststellung zitiert, daß „kein Schulknabe und selbst kein Erwachsener ohne Gefahr für seine Gesundheit ein Tag geistig so lange zu arbeiten imstande ist, wie es der heutige höhere Unterricht bei strenger Durchführung erheischt". Griesbach forderte eine Beseitigung des Nachmittagsunterrichts und eine Einschränkung der Hausarbeiten. Dem stimmte Kraepelin prinzipiell zu, allerdings dürfe man die Schule nicht für alle Störungen im Kindesalter verantwortlich machen, sie lägen oft auf ganz anderen Lebensgebieten (Eltern und Familie, soziale Gründe). Im Zusammenhang mit den Unterrichtsplänen einiger Gymnasien, in denen 12- bis 13jährige Kinder täglich 10 bis 11 Stunden mit Schul- und Hausarbeiten beschäftigt würden, stellte Kraepelin fest, daß dies nicht von den „Grundsätzen einer geistigen Hygiene durchdrungen" und nur dann durchführbar sei, „wenn die Schüler von ihrem unveräußerlichen Naturrechte der Unaufmerksamkeit den ausgiebigsten Gebrauch machen".

Paul Schröder sah im Charakter, speziell im „Gemüt", den Kern der Entwicklung und ihrer Störungen

Paul Schröder, Lehrstuhlinhaber für Psychiatrie in Leipzig, gehörte zu den wenigen Psychiatern, die sich frühzeitig für eine fachliche und organisatorische Trennung der Kinderpsychiatrie von der Psychiatrie und der Pädiatrie einsetzten. Auf dem ersten „Internationalen Kongreß für Kinderpsychiatrie" in Paris (1937) wurde Schröder zum Präsidenten der „Internationalen Gesellschaft für Kinderpsychiatrie" gewählt. Als Kongreßort für den zweiten Internationalen Kongreß wurde Leipzig bestimmt, aber er konnte wegen des Krieges nicht stattfinden. 1938 gründete Schröder die „Deutsche Arbeitsgemeinschaft für Kinderpsychiatrie", die 1940 unter dem Patronat des Nobelpreisträgers Julius Wagner von Jauregg in „Deutsche Gesellschaft für Kinderpsychiatrie und Heilpädagogik" umbenannt wurde.

Sein Medizinstudium absolvierte **Paul Schröder (1873–1941)** in Berlin und Graz. Mit 24 Jahren, 1897, legte er das Staatsexamen ab und wurde promoviert. Danach war er zunächst bis 1900 Assistent bei Carl Wernicke in Breslau, 1900 bis 1903 Assistent bei Emil Kraepelin in Heidelberg und 1904 Assistent bei Karl Bonhoeffer an der Psychiatrischen Klinik zunächst in Königsberg, danach in Breslau und schließlich bis 1913 in Berlin, dort wurde er Oberarzt an der Psychiatrischen Klinik der Charité. Seine Lehrer waren die zu seiner Zeit führenden Psychiater Deutschlands. Nach der 1905 erfolgten Ernennung zum a. o. Professor erhielt er 1913 den Ruf als o. Professor und Direktor der Psychiatrischen Klinik in Greifswald. Während des Ersten Weltkrieges war er Rektor der Universität. 1925 wurde er als Nachfolger von Oswald Bumke zum Direktor der Klinik in Leipzig gewählt. Schröder hatte zwar bereits im Jahr 1910 Arbeiten über „Geistig Minderwertige und die Jugendfürsorge" und 1911 über das „Fortlaufen der Kinder" publiziert, sein Hauptarbeitsgebiet blieb jedoch bis zur Übernahme des Leipziger Lehrstuhls die Erwachsenenpsychiatrie. Erst in Leipzig wandte er sich vor allem der Kinder- und Jugendpsychiatrie zu. Dort bestand eine Station für psychopathische Jugendliche. 1926 standen 20 Betten für Jungen, etwas später die gleiche Anzahl für Mädchen zur Verfügung. Er erweiterte die Station zu einer Beobachtungsabteilung für Kinder und Jugendliche und berichtete in Vorlesungen für Medizin- und Pädagogikstudenten und für Sozialarbeiter über seine Erfahrungen. Die Abteilung wurde von seinem Oberarzt Hans Heinze geleitet, einem der Täter der Aktion T4, dem geplanten Kindermord. Obgleich Schröder mit seiner These von der anlagemäßig charakterlichen Abartigkeit dem Erbgesundheitsgesetz nahestand und sein enger Mitarbeiter Hans Heinze Leiter einer T4-„Kinderfachabteilung" wurde, muß berücksichtigt werden, daß er kurz nach Beginn der Tötungsaktion starb, und die Frage offen bleiben, ob und wie weit er über dieses Verbrechen informiert war. Bereits 1938 war er emeritiert, drei Jahre später starb er an den Folgen einer Operation. Schröders bekannteste Schüler waren Fritz Eugen Flügel, später Ordinarius in Halle und Erlangen, und **Hans Bürger-Prinz (1897–1976)**, bis 1966 Lehrstuhlinhaber in Hamburg. Bürger-Prinz publizierte 1935 eine in dieser Zeit viel beachtete und häufig zitierte Arbeit über den „Beginn der Erbpsychosen" bei Kindern und richtete eine selbständige Abteilung für Kinder- und Jugendpsychiatrie ein, die von Heinrich Albrecht (1921–1966) geleitet wurde. In seiner Habilitationsarbeit „Über das Gemüt" (1961) setzte Albrecht sich, wohl von Bürger-Prinz inspiriert, mit dem Schröderschen Lieblingsthema auseinander.

Im Jahr 1931 publizierte Schröder gemeinsam mit Hans Heinze die Monographie „Kindliche Charaktere und ihre Abartigkeiten". Es handelte sich dabei um eine Schrift über die „Charakterstruktur abartiger Kinder" für Ärzte, Pädagogen und Psychologen. Er versuchte, die Problematik des abartigen Kindes und Jugendlichen aus philosophischer, psychologischer und psychopathologischer Sicht zu erkennen und zu verstehen. Auf dem Gebiet der Charakterologie lehnte er sich an Ludwig Klages (1872–1956) an, ohne sich an sein vorgegebenes Schema zu binden. Er vertrat die Ansicht, daß die Kinderpsychiatrie sich nur bedingt auf die Psychiatrie stützen könne, weil sie sich ursprünglich nur mit organischen Hirnleiden und Psychosen im engeren Sinne befaßt habe. Man müsse in der Kinderpsychiatrie den Begriff Psychiatrie viel weiter fassen, etwa „als kindliche Seelsorge um das Seelische schwieriger Kinder, sie aber nicht als Randgebiet der Geisteskrankheiten" ansehen. Die Kinderpsychiatrie beschäftige sich in erster Linie mit abweichenden Reaktionsbereitschaften und beginnenden seelischen Fehlentwicklungen. Die Psychiatrie habe sich erst spät den abnorm reagierenden Menschen zugewandt, die „man gern als Psychopathen" bezeichne. Allerdings müsse man anerkennen, daß ganz überwiegend Psychiater sich um die Kinderpsychiatrie gekümmert hätten, lange Zeit sogar so gut wie ausschließlich.

In seinem Buch legt Schröder dar, daß es ihm in erster Linie auf das Zurückgreifen auf möglichst elementare und möglichst einheitliche Seiten des Seelischen und auf eine Zurückstellung alles Verstandesmäßigen: auf „das Gemüt" ankomme. Das Gemüt, das Schröder als den Kern des Charakters betrachtete, sei durch angeborene und statische emotionale Faktoren gekennzeichnet: durch Altruismus, Mitgefühl, Anhänglichkeit und Gemeinschaftsgefühl. Er setzte Gemüt mit Nächstenliebe, mit Agape, gleich und leitete daraus Moral und Ethik ab. Diesen Prozeß und seine Störungen könne man besonders deutlich an den Entwicklungsverläufen von Kindern und Jugendlichen beobachten. Gemütsarme und gemütsreiche Kinder seien gleichermaßen gefährdet, Egoisten zu werden, weil beide ungehemmt ihren Trieben und Antrieben gehorchten. Auf milieureaktive oder peristatische Ursachen von psychischen Störungen geht Schröder nicht näher ein. Wenn bei abartigen Kindern eine seelische oder innere Haltschwäche vorliege, seien für eine psychische Fehlentwicklung alle Tore geöffnet. Die seelische Haltschwäche sei von Umwelteinflüssen und von dem Intelligenzgrad unabhängig und komme dementsprechend bei unterschiedlich begabten abartigen Kindern vor.

In seiner Arbeit „Kinderpsychiatrie und Heilpädagogik" (1943) führte er aus, daß im Gegensatz zur Sonderpädagogik, deren Legitimität niemand bezweifele, die Psychopathologie des Kindesalters sich noch im Stadium der Entwicklung befinde und „noch nicht einmal einen allgemein anerkannten Namen besitzt", im Ausland habe sich inzwischen der Name Kinderpsychiatrie eingebürgert. Schröder vertrat die Ansicht, daß Heilpädagogik und Sonderschulwesen Gebiete seien, auf welchem Deutschland von jeher Wichtiges und Grundlegendes geleistet habe, „und auch heute, weiter fortschreitend, leistet". Der Unterricht und die Betreuung der weniger Begabten, intellektuell Rückständigen hätten in Deutschland mit seinem mustergültigen staatlichen Hilfsschulwesen einen Höhepunkt ihrer Entwicklung erreicht, auch wenn gewiß noch nicht alle Probleme gelöst, alle Ziele erreicht seien.

Die Kinderpsychiatrie beschäftige sich überwiegend mit von der Norm abweichenden Persönlichkeiten und ihrer Reaktionsbereitschaft.

Sie habe mit der großen Masse der Psychosen der Erwachsenen schon deshalb nur recht wenig zu tun, weil solche Psychosen bei Kindern sehr selten und auch bei Jugendlichen relativ selten vorkämen. Es sei ein folgenschwerer Fehlgriff gewesen, daß man gemäß damals allgemein gültigen Auffassungen lange Zeit die Gesamtheit der schwierigen, außerdurchschnittlichen Kinder als „Psychopathen" betrachtet habe im Sinne von bemitleidenswerten bzw. gefährlichen Kranken oder Halbkranken. Schröder vermeidet Begriffe wie Neurose und Psychopathie und steht der Psychoanalyse ablehnend gegenüber. „Wir betonen heute ausdrücklich: Kinderpsychiatrie ist keine Psychopathenfürsorge. Wir wollen schwierige, außerdurchschnittliche Kinder in den Besonderheiten ihres seelischen Gefüges verstehen und erkennen, richtig bewerten und leiten, zielbewußt erziehen und eingliedern lernen. Das vermögen wir nur auf Grund sorgfältiger charakterkundlicher Differenzierungen aller Einzelnen." Auch die Unterbegabten hätten Verstand, nur sei dieser „beschränkt". Maßgeblich sei jedoch der Gesamtwert der Persönlichkeit für die Gesellschaft, nicht einseitig das Maß ihres Verstandes. Aufgabe der Kinderpsychiatrie sei es, geschädigte und nicht vollwertige Kinder zu ihrem und der Allgemeinheit Nutzen „jedes nach seinem Vermögen" in die Gesellschaft und in den allgemeinen Wirtschaftsprozeß eingliedern zu helfen. Schröder forderte sowohl die Gründung selbständiger stationärer Einrichtungen als auch die Schaffung von Sonderabteilungen und von Beobachtungs- und Sichtungsabteilungen in den großen Anstalten und Kliniken.

Robert Gaupp war der Lehrer des Kinderpsychiaters Werner Villinger und Ernst Kretschmers

Robert Gaupp (1870–1953) studierte ab 1888 Medizin in Tübingen, Genf und Straßburg, er legte 1894 sein Staatsexamen ab und promovierte in Tübingen. Er wechselte im selben Jahr nach Breslau zu Carl Wernicke, der das nach ihm benannte sensorische Sprachzentrum beschrieben hatte. Dort lernte er Karl Bonhoeffer, Hugo Liepmann, Hermann Hoffmann und den Neurologen und späteren Hirnchirurgen Otfrid Foerster kennen. Nach einer kurzen Zeit als Oberarzt bei dem Inaugurator der Psychopathielehre, Julius Ludwig August Koch in Zwiefalten, ließ er sich in Breslau nieder. Bereits 1900 nahm er seine klinische Tätigkeit bei Emil Kraepelin zunächst in Heidelberg wieder auf. Er habilitierte sich dort und wurde 1904 Oberarzt an der zu dieser Zeit bereits unter Kraepelins Leitung stehenden Münchener Universitätsklinik für Psychiatrie. 1906 erfolgte die Berufung Gaupps auf den Tübinger Lehrstuhl für Psychiatrie. Zu seinen Schülern zählten u. a. Ernst Kretschmer, Friedrich Mauz und Werner Villinger. In Tübingen wurde im Rahmen einer Rufabwendung dem Wunsch Gaupps entsprochen und 1921 das „Klinische Jugendheim" gegründet und Villinger mit dessen Leitung betraut. Von 1938 bis 1947 war Hermann Stutte Leiter dieser Abteilung. Gaupp wurde in Ansehen seiner Person und seiner wissenschaftlichen Interessen für den ersten Internationalen Kongreß für Kinderpsychiatrie 1937 in Paris in das Ehrenkomitee gewählt.

Unter den zahlreichen Publikationen Gaupps erlebte seine allgemeinverständliche „Psychologie des Kindes" (1907, 1909, 1918, 1953) mehrere Auflagen. In einem einleitenden kurzen Kapitel stellte er die Geschichte der Kinderpsychologie dar, in der er neben Dietrich Tiedemann, Adolf Kussmaul und Charles Darwin auch Gustav Theodor Fechner, Wilhelm Wundt und William Stern erwähnte. In weiteren Kapiteln handelte er das seelische Leben des Säuglings, des Kleinkindes und des Schulkindes bis zur Pubertät ab. Als „seelisch abnorme Kinder" beschrieb er schwachsinnige, „moralisch irre", nervenkranke, nervöse und „entartete" geisteskranke und mit „Sinnesdefekten behaftete" Kinder. Unter seinen zahlreichen psychiatrischen Publikationen finden sich Schriften zum Kindes- und Jugendalter über „Die Methoden der Kinderseelenkunde" (1907), „Die gesundheitlichen Gefahren des Kinematografen für die Jugend" (1912), die „Ermüdung und Erholung des Kindes" (1920), „Selbstmord im Kindesalter" (1930) und schließlich in der Zeit des Dritten Reiches: „Die Psychopathologie des Kindesalters und das Gesetz zur Verhütung erbkranken Nachwuchses" (1935).

Moritz Tramer führte 1934 „Kinderpsychiatrie" als internationale Bezeichnung ein

Der Schweizer Psychiater und Mathematiker Moritz Tramer hat sich als Arzt, als Forscher und als Organisator um die Kinderpsychiatrie große Verdienste erworben. Er führte 1933 den Terminus „Kinderpsychiatrie" ein und gründete 1934 die „Zeitschrift für Kinderpsychiatrie", die später als „Acta paedopsychiatrica" weitergeführt wurde. Auf dem 1. Internationalen Kongreß für Kinderpsychiatrie (IACP) in Paris (1937) wurde Tramer zum Generalsekretär ernannt. 1937 gründete er in der Schweiz eine „Beobachtungsstation für Kinder und Jugendliche". Im Jahr 1942 publizierte Tramer das „Lehrbuch der allgemeinen Kinderpsychiatrie", von dem vier Auflagen erschienen und das in mehrere Sprachen übersetzt wurde. Nach dem Zweiten Weltkrieg wurde er zum ersten Präsidenten der „Europäischen Union der Pädopsychiater" (1954) gewählt. Eine Lehrkanzel war ihm trotz seiner großen Verdienste nicht vergönnt.

Moritz Tramer (1882–1963) stammte aus einer armen, kinderreichen Familie und war gezwungen, seine Schulbildung durch berufliche Tätigkeit selbst zu finanzieren. Im Alter von 19 Jahren verließ er seine polnische Heimat, zog in die Schweiz und begann neben einer Tätigkeit in einem Eisenwerk in Zürich das Studium der Mathematik an der Eidgenössischen TH, das er bereits fünf Jahre später abschloß. Mit der Dissertation „Die Entdeckung und Begründung der Differential- und Integralrechnung durch Leibniz in Zusammenhang mit seinen Anschauungen in Logik und Erkenntnistheorie: Fragen aus der Funktionentheorie. Monade und Differential bei Leibniz" wurde er 1906 promoviert. 1909 bestand er die schweizerische Abiturprüfung und begann 1911 das Studium der Medizin. Während des Studiums arbeitete er im Hirnanatomischen Institut bei dem berühmten Neurologen und Pathologen **Constantin von Monakow (1853–1930)** und publizierte zwei Arbeiten über die Rindenstruktur und Oberflächengröße bei Mikrozephalie und über Messung und Entwicklung der Oberfläche des menschlichen Gehirns. Nach Beendigung des Studiums erhielt er eine Stelle an der Heil- und Pflegeanstalt in Münsingen/Bern und wurde mit der Arbeit „Vaganten – Arbeitswanderer, Wanderarbeiter, Arbeitsmeider – eine Herberge zur Heimat in der Schweiz" bei Eugen Bleuler zum Dr. med. promoviert, einem Thema, das ihn nach eigenem Bekunden zeitlebens nicht losließ. Bereits zwei Jahre später, 1917, habilitierte er sich in Bern mit der Schrift „Zur Analyse und Bedeutung periodischer Psychosen" und war anschließend über sechs Jahre an der „Schweizerischen Anstalt für Epileptische" in Zürich tätig. Sie verfügte über eine eigene Beob-

achtungsstation für psychisch und neurologisch kranke Kinder, Jugendliche und Erwachsene. Im Jahre 1924 wurde er zum Direktor der Heil- und Pflegeanstalt Rosegg in Solothurn gewählt. Die erste Beobachtungsstation für psychisch gestörte Kinder in der Schweiz wurde 1921 mit der „Stephansburg" im Parkareal des „Burghölzli" eröffnet. Mit dem Ziel, auch in Rosegg eine kinder- und jugendpsychiatrische Beobachtungsstation zu errichten, wurde auf seine Initiative 1929 die „Stiftung für ein Institut für schwererziehbare Kinder" gegründet. Das „Haus Gotthelf" in Biberist konnte erst 1937 eröffnet werden; es verfügte über 18 Betten. 1960 gab es in der Schweiz bereits 12 Beobachtungsstationen in den 10 Kantonen. Die Leitung von „Haus Gotthelf" behielt Tramer auch nach Beendigung seiner Tätigkeit als Direktor der Heil- und Pflegeanstalt Rosegg in den Jahren 1945 bis 1950 bei. Er hielt bis 1952 regelmäßig Vorlesungen an der Berner Universität und wurde zum Honorarprofessor ernannt. Hermann Stutte (1974) charakterisierte Tramer als einen „feinsinnigen, überaus belesenen und kreativen Gelehrtentyp, der eine gediegene Ausbildung auch als Neurologe genossen" hatte. Er sei den Deutschen anfangs mit Reserve begegnet, später habe er jedoch von ihm manche Vertrauensbeweise erhalten.

Der Terminus „Kinderpsychiatrie" wurde erstmals von Tramer am 19. Mai 1933 in einem Vortrag vor der Schweizerischen Gesellschaft für Psychiatrie verwendet und rasch international gebräuchlich. 1935 wurde er von dem Amerikaner Leo Kanner für sein Lehrbuch „Child Psychiatry" und von Paul Schröder in Deutschland und von Georges Heuyer in Frankreich übernommen. In der 4. Auflage seines Lehrbuches führte Tramer unter „Historisches" an, daß er bereits 1931 die Bezeichnung „Pädopsychiatrie" und das Wort „kinderpsychiatrisch" verwendet habe. Erst später habe er festgestellt, daß bereits Marcel Manheimer-Gommès (1899), André Collin (1912) und Sante de Sanctis (1924) diesen Terminus verwendeten und ihnen damit die Urheberschaft zukomme, während Ludwig Scholz 1912 dieses Fachgebiet schon als „Jugendpsychiatrie" (Nissen 1967) bezeichnet hatte. Das eigentliche Verdienst Tramers liegt jedoch darin, daß er mit der Herausgabe seines „Lehrbuchs der allgemeinen Kinderpsychiatrie" und zahlreichen anderen fachspezifischen Veröffentlichungen das neue medizinische Fachgebiet nicht allein durch die Namensgebung, sondern durch eine systematische Darstellung seines Aufgabengebietes klar von der Psychiatrie, der Pädiatrie und der Heilpädagogik abgrenzte. Insgesamt erhebe die Kinderpsychiatrie den berechtigten Anspruch, als „medizinisches Spezialgebiet" anerkannt zu werden. Diese Anerkennung habe sie seit der ersten Auflage seines Lehrbuches inzwischen weltweit gefunden. Im Jahr 1953 wurde von der Schweizerischen Ärztekammer der Titel eines Spezialarztes für Kinderpsychiatrie eingeführt.

Im Vorwort zum „Lehrbuch der allgemeinen Kinderpsychiatrie" (1942) wies Tramer darauf hin, daß man sich nicht mehr hinter dem Namen „Psychopathologie des Kindesalters" zu verstecken brauche, weil der Name Kinderpsychiatrie wissenschaftlich überzeugend begründet worden sei. Bei dem Lehrbuch handelte es sich um eine Einführung in dieses Spezialgebiet aus humanbiologischer und anthropologischer Sicht, in dem psychologische deutlich weniger als somatische Gesichtspunkte berücksichtigt wurden. Breiten Raum nahm die Erkennung und Beschreibung von seelischen Schwierigkeiten, Hemmungen und Störungen jeglicher Art ein, durch die sowohl die psychische als auch die körperliche Gesamtentwicklung des Kindes erheblich gestört werden könn-

ten. Die Aufgabe des Kinderpsychiaters wird in der Erforschung der Ursachen dieser Störungen, von den einfachen Abweichungen bis zu den schweren Erkrankungen und in ihrer Vorbeugung und Behandlung gesehen. Die Kinderpsychiatrie sei immer schon ein Gebiet für sich gewesen, das in der Vergangenheit aus verschiedenen Gründen besonders den Psychiatern nahe gelegen habe und vorwiegend von ihnen vorangebracht worden sei. Die Pädiater hätten sich erst seit Adalbert Czerny („Der Arzt als Erzieher des Kindes") für die psychische Seite ihres Fachgebietes interessiert. Tramer machte darauf aufmerksam, daß sich zu dieser Zeit zusätzlich einige psychotherapeutische und soziologische Richtungen, aber auch die Reflexologie und die Hirnanatomie aus ihrer jeweiligen Sicht mit der Psyche des Kindes beschäftigten.

Das Lehrbuch läßt die Absicht des rationalen Mathematikers Tramer erkennen, ein größtmögliches Maß an Ordnung in die nur schwer zu bewältigende Vielfalt der ineinander übergehenden normalen, noch normalen und abnormen somatischen und psychischen Entwicklung zu bringen. Zu den Vorzügen des Buches gehören seine formale Systematik, die sich bereits im Inhaltsverzeichnis durch eine klare und übersichtliche Gliederung der Haupt- in zahlreiche Unterkapitel, in einer gesondert aufgeführten Kasuistik und in einem ausführlichen Sach- und kompletten Personenregister ausdrückt. Seine einführenden und kurzgefaßten theoretischen Betrachtungen umfassen als „objektive Psychologie" Beschreibungen des Verhaltens aus der Sicht des Behaviorismus und der Pawlowschen Schule und in der „subjektiven Psychologie" durch Einfühlen und Verstehen in die Situation des Kindes und seiner Phänomenologie. Dazu gehören Erörterungen möglicher Ursachen und Wirkungen und die Erkennung von Sinnzusammenhängen und Strukturen.

Nach einer eingehenden Darstellung von normalen und abnormen körperlichen und seelischen Entwicklungen in den verschiedenen Lebensaltern werden zum ersten Mal die klinischen Untersuchungsmethoden ausführlich dargestellt. Beginnend mit der explorativen Erhebung der Anamnese, der körperlichen und neurologischen Untersuchung und von Intelligenz-, Ermüdungs-, Phantasie-, Suggestibilitäts- und Sittlichkeitsprüfungen, werden als besondere Methoden eine Tagebuch- und Lebenslaufmethode unter Berücksichtigung der Schriftform und der Schulzeugnisse durchgeführt.

In dem Kapitel über die allgemeine Ätiologie wurde neben den endo- und exogenen Entstehungsfaktoren die Bezeichnung der „psychophysischen Konstitution" eingeführt. Damit werden angeborene Organschwächen bezeichnet – wie beispielsweise ein angeborener Herzfehler –, die zu leichteren oder schweren psychischen Beeinträchtigungen führen könnten; ferner Keim- und Hirnschädigungen infolge unterschiedlicher Ursachen, die speziell für die Fötalzeit, die Geburt, das Säuglings- und Kleinkindalter, das Schulalter und die Pubertät angeführt wurden. Daraus und aus der damaligen ursächlichen Klassifikation der psychischen Störungen wird deutlich gemacht, welche Noxen in den vergangenen Jahrzehnten in der westlichen Welt ihre pathogene Bedeutung verloren hätten: Typhus, Poliomyelitis und Tuberkulose, Enzephalitis epidemica, Syphilis, Chorea minor und die zahlreichen Infektionskrankheiten, die häufig mit Begleitmeningitiden oder -enzephalitiden einhergingen sowie zahlreiche endokrine Störungen und die Epilepsie, die heute einer Behandlung zugänglich sind.

Durch das ganze Buch Tramers zieht sich der Gedanke der Abhängigkeit der normalen und gestörten Entwicklung von der Zeit ihres ersten Auftretens, von dem „Zeitfaktor" des Lebens- und Entwicklungsalters, der in seinem Sachregister am häufigsten zitiert wird. Dieser „Zeitfaktor" lasse sich, so Tramer, in der Säuglingsphase und in der Übereinstimmung von Zytogenese und Myelogenese ebenso nachweisen wie in der „Affektkrise" von drei- bis vierjährigen Kindern oder in der „Verstandesphase" der sieben- bis achtjährigen Kinder. Er sei besonders deutlich in der Pubertät präsent. Der Zeitfaktor spiele direkt oder indirekt für die Klarheit, die Schärfe und den Inhaltsreichtum kindlicher Vorstellungen eine ebenso große Rolle wie für die Orientierung über die eigene Person, über das eigene „Ich" im Vergleich zu dem anderer Menschen und über den Wechsel von den anschaulichen zu den abstrakten Formen, und ebenso für die charakterliche Entwicklung und für Entwicklungsstörungen überhaupt eine stets zu berücksichtigende Rolle. Dem Faktor „Zeit" in den unterschiedlichen Entwicklungsabschnitten maß Tramer eine vergleichbare Rolle zu, wie sie für die Entstehung von Pubertätskrisen und für die Manifestationszeiten der endogenen Psychosen seit langer Zeit bekannt seien. Zu den Entwicklungsstörungen zählte Tramer neben den Oligophrenien, die er kurz darstellte, besonders psychische Störungen wie die Verwahrlosung und „besondere Symptomformen" wie Lügen, Stehlen, Brandstiften sowie sexuelle Abweichungen, Psychopathien, Neurosen und Psychoneurosen sowie pathologische psychische Reaktionen im engeren Sinne und die bei Kindern seltenen Psychosen und den Autismus.

In seinem Lehrbuchkapitel „Historisches" wählte Tramer (1964) für seinen geschichtlichen Rückblick über die Entwicklung der Kinderpsychiatrie seit 1900 ein an den Inhalt des Fachgebietes angepaßtes Ordnungsprinzip, nämlich die in bestimmten Zeitabschnitten gestellten Diagnosen. Nach seinen Vorstellungen begann die erste Etappe in der Mitte des 19. Jahrhunderts. Sie dauerte etwa 50 Jahre und in deren Mittelpunkt stehe eine konzentrierte Beschäftigung mit „Kretinen oder Idioten". Als zweite Etappe, die etwa 25 Jahre gedauert habe, bezeichnete er die in dieser Zeit besonders ausführlich dargestellten Formen der Oligophrenie und andere psychische Erkrankungen und die Einrichtung von psychiatrischen Polikliniken und Kliniken. Die dritte Etappe beginne um das Jahr 1916 und sei nach etwa 20 Jahren zu Ende gegangen. In diesem Zeitraum habe international das Interesse an einer sporadisch bereits so benannten „Kinderpsychiatrie" zugenommen, das sich in dem Erscheinen spezieller Lehrbücher, in ambulanten Einrichtungen für Kinder mit Schul- und Erziehungsschwierigkeiten und in der Gründung von heilpädagogischen Abteilungen an Universitätskliniken ausdrückt habe. Als vierte Etappe bezeichnete er schließlich die Begründung und Entwicklung der Kinderpsychiatrie als medizinische Disziplin, die für die Gesamtheit aller psychischen Störungen und Erkrankungen in diesem Lebensabschnitt zuständig sei. In einer Fußnote stellte Tramer in seinem historischen Beitrag über die Entwicklung der Kinderpsychiatrie fest: „Eine systematische, alle wichtigen Einzelheiten umfassende Darstellung bleibt der Zukunft vorbehalten."

Max Isserlin hat sich um die klinische Kinder- und Jugendpsychiatrie besonders verdient gemacht

Der Psychiater **Max Isserlin (1879–1941)**, ein langjähriger Schüler Kraepelins, studierte Medizin in Königsberg und kam nach längerer klinischer Tätigkeit in Gießen und Heidelberg 1906 als Assistent an die Münchener Psychiatri-

sche Universitätsklinik. Nach seiner 1910 erfolgten Habilitation in Psychiatrie und Neurologie war er während des Ersten Weltkrieges in einem Lazarett für Hirngeschädigte in München tätig und wurde 1918 zum a.o. Professor ernannt. 1924 wurde die von ihm geleitete Hirnverletztenabteilung im „Reisingerianum" mit der 1923 eröffneten Heckscher-Nervenheil- und Forschungsanstalt vereinigt und Isserlin mit der Gesamtleitung betraut. Er arbeitete eng mit dem Münchener Pädiater von Pfaundler in einer heilpädagogischen Arbeitsgemeinschaft zusammen. Schon vorher, 1913 und 1922, hatte Isserlin bereits Arbeiten über die „Behandlung der Anormalen, Psychopathen und sonstigen schwer Erziehbaren" und über „Agrammatismus" publiziert. Danach folgten Aufsätze über Psychiatrie und Heilpädagogik (1923), über Fragen der heilpädagogischen Ausbildung (1924), über Psychoanalyse und Heilerziehung (1927), über Hilfsschulpädagogik und 1930 ein Bericht über „Die Heilpädagogische Abteilung der Heckscher-Nervenheil- und Forschungsanstalt in München". An der Universität hielt er ein „Heilpädagogisches Kolloquium" ab (1930). Isserlin war seit 1923 Mitherausgeber der „Zeitschrift für Kinderforschung", in der er auch mehrere seiner Studien veröffentlichte. 1929 erfolgte der Umzug in die neue, von Heckscher teilweise finanzierte und nach ihm benannte Klinik, in der Isserlin jedoch nur bis 1934 wirken konnte. Er nahm 1937 als deutscher Delegierter und Mitglied des Ehrenkomitees am 1. Internationalen Kongreß für Kinderpsychiatrie in Paris teil. Er wurde 1938 wegen seiner jüdischen Abstammung entlassen und emigrierte über die Schweiz 1939 nach England, wo er 1941 starb. Nach seinem Tod erschienen Nachrufe im „Lancet" (1941) und in der „Schweizer Medizinischen Wochenschrift" (1941); Kurt Kolle gedachte 1955 seiner in einem Rückblick auf das 50jährige Bestehen der Münchener Nervenklinik.

Georges Heuyer war der Schöpfer der französischen Kinderpsychiatrie

Die Emanzipation der französischen Kinderpsychiatrie ist eng mit dem Namen ihres Schöpfers, Georges Heuyer, verbunden. „Seiner Initiative, seiner Umsicht und seinem Beharrungsvermögen ist die Verschmelzung aller weitgehend unabhängigen Maßnahmen zuzuschreiben, aus denen sich das Gebiet der Kinderpsychiatrie herauskristallieren konnte. Georges Heuyer hat gesagt, daß er schon als Jugendlicher sich die Frage gestellt hat, wie und warum aus einem Kind ein Geisteskranker werden kann. Er hat sein Leben damit verbracht, dies erkennen und verhindern zu helfen." (Barner 1980) Seit 1925, und damit lange Zeit bevor Tramer, votierte er für den Begriff „Kinderpsychiatrie". In Paris leitete er ein Institut mit der Bezeichnung „Neuropsychiatrische Poliklinik für Kinder"; er sprach sich dennoch 1937 für eine Übernahme des Tramerschen Terminus „Psychiatrie de l'enfant" aus. Heuyer war der erste Inhaber eines kinderpsychiatrischen Lehrstuhls (1948) in Europa. Er leitete den 1. Internationalen Kongreß für Kinderpsychiatrie 1937 in Paris und war mit Werner Villinger und Moritz Tramer einer der Mitbegründer der „Union der europäischen Kinderpsychiater" (UEP).

Georges Heuyer (1884–1977) stammte aus einer Arztfamilie. Nach dem frühen Tod seines Vaters wurde ihm durch eine Stiftung der Besuch eines Gymnasiums ermöglicht. Anschließend studierte er Medizin. Er erhielt seine pädiatrische und psychiatrische Ausbildung in Paris und promovierte 1914 mit dem Thema „Anomale Kinder und junge Delinquenten"; darin betonte er bereits die Notwendigkeit einer multiprofessionellen Zusammenarbeit für die Er-

kennung und Behandlung psychischer Störungen bei Kindern. Die große Fallzahl seiner Studie erlaubte eine Anwendung gesicherter statistischer Methoden. Die Arbeit wurde mit einer Silbermedaille ausgezeichnet. Nach dem Ersten Weltkrieg, an dem er als Arzt teilgenommen hatte, setzte er 1919 seine psychiatrische Tätigkeit fort und wurde bald darauf zum ärztlichen Inspekteur der Schulen in Paris ernannt. 1923 ermöglichte eine Stiftung die Einrichtung einer kinder- und jugendpsychiatrischen Beratungsstelle, deren Leitung er zwei Jahre später übernahm und die danach als Poliklinik anerkannt wurde. Sie wurde 1940 in eine psychiatrische Klinik eingegliedert, bevor sie schließlich 1951 von der Salpêtrière übernommen wurde. 1924 wurde er zum Präsidenten der Pädiatrischen Gesellschaft und 1926 zum Präsidenten der medizinisch-psychologischen Gesellschaft in Frankreich ernannt. Während des Zweiten Weltkriegs verlor er zwei Söhne aus seiner ersten Ehe. Im Jahr 1950 fand unter der Leitung von Jean Delay der erste Weltkongreß für Psychiatrie in Paris statt, auf dem er den kinderpsychiatrischen Teil übernahm. Sein Schüler Gilbert Robin verfaßte 1939 ein Lehrbuch der Kinderpsychiatrie, in dem gemäß den Vorstellungen Heuyers der Prognose eine größere Bedeutung als der Diagnose zugesprochen (Duché 1990) wurde. Neben einer „Einführung in die Kinderpsychiatrie" (1952) verfaßte er Monographien über die Kriminologie und die Schizophrenie und veröffentlichte zusätzlich zahlreiche wissenschaftliche Artikel. Er gründete die Zeitschrift „Revue de Neuro-Psychiatrie Infantile et d'Hygiène Mentale d'Enfance" und gab die Handbuchreihe „Paideia" heraus. Zu seinen Schülern gehören die später einflußreichen Kinderpsychiater Léon Michaux, Serge Lebovici, Cyrille Koupernik und Didier-Jacques Duché, der u. a. 1990 eine „Histoire de la psychiatrie de l'enfant" publizierte. Im Jahr 1957 wurde Heuyer emeritiert. Er starb 1977 im Alter von 93 Jahren. Zu seinem Nachfolger wurde sein Schüler Michaux berufen.

Das wissenschaftliche Œuvre Heuyers wird von zwei Schwerpunkten bestimmt: von der Problematik des anomalen und delinquenten Kindes und von Kindern mit gestörten Charakterentwicklungen. Schon in seiner Dissertation von 1914 gelangte er zu dem Ergebnis, daß bei delinquenten Kindern überdurchschnittlich häufig gleichzeitig psychische Störungen vorliegen. Gemeinsam mit Intelligenzminderungen bildeten sie die häufigste Ursache für die Jugendkriminalität. Da mit der Pubertät das weitere Schicksal dieser Kinder besiegelt sei und nicht mehr verändert werden könne, forderte er umfassende prophylaktische Frühuntersuchungen von Schulkindern zur Einleitung heilpädagogischer Maßnahmen. Dafür seien abgestimmte multiprofessionelle medizinische, pädagogische und psychologische Untersuchungen und Behandlungen erforderlich. Die Erforschung der Charakterstörungen, darin war er sich mit Paul Schröder einig, sei hingegen die alleinige Aufgabe des Psychiaters. Wesentliche Grundlage der Charakterstörungen seien zugrundeliegende affektive Störungen (Duché 1990), primäre depressive, ängstliche, bipolare und paranoische Charaktereigenschaften. Ferner wies er auf vorgegebene abnorme Neigungen, auf „Perversionen" hin: zum Lügen, zum Diebstahl, zum Weglaufen, zur Gewalttätigkeit, zur Brandstiftung und auf sexuelle Abweichungstendenzen. Sie seien besonders häufig sowohl bei intelligenzgeminderten als auch bei kriminellen Kindern und Jugendlichen anzutreffen. Solche Störungen des Charakters seien für dissoziale Entwicklungen schwerwiegender als Intelligenzdefizite. Ihre Hauptursache sei die Vererbung, erst in zweiter Linie kämen soziale

Mißstände und organische Hirnschäden in Betracht. Die weltweit grassierende Enzephalitisepidemie (Economo 1918) habe gezeigt, daß praktisch das gesamte Spektrum psychischer Störungen durch zerebrale Schädigungen verursacht werden könne. Mit seiner Mitarbeiterin Sophie Morgenstern führte Heuyer als erster französischer Psychiater die Psychoanalyse als therapeutische Methode in die Kinderpsychiatrie ein. Mit ebenso großem Interesse nahm er Anteil an der Pawlowschen Lehre von den konditionierten Reflexen und an der im Entstehen begriffenen Konstitutionsbiologie. Heuyer stellte 1969 als Resümee seiner multiprofessionellen Erfahrungen fest: „Die Kinderpsychiatrie ist ein autonomes medizinisches Fach. Psychologen, Pädagogen und Psychoanalytiker wollen sie zwar im Namen esoterischer Doktrinen annektieren, aber sie vergessen, daß das Objekt der Kinderpsychiatrie zuallererst das kranke Kind ist, das der Pflege bedarf. Psychologen, Pädagogen und Psychoanalytiker sind Helfer und Mitarbeiter des Mediziners. Der Kinderpsychiater ist der Leiter des therapeutischen Teams." In einer Bilanz über sein wissenschaftliches Werk und seinen Einfluß auf die Entwicklung der Kinderpsychiatrie seines Lehrers stellte Duché (1990) fest: „Heuyer vereinigte als einer der ersten die klinische Medizin und die Psychoanalyse und ging vorsichtig den Ergebnissen der Narkoanalyse in der Klinik und in der Gerichtsmedizin nach. Den Mißbrauch der Psychogenese verwarf er schärfstens und zog es vor, von einer Verbindung hereditärer, affektiver und sozialer Faktoren zu sprechen." Sein kriminologisches Werk habe augenfällig die Gestaltung der Jugendgerichtshilfe für Kinder in der französischen Strafrechtsreform beeinflußt und „er schrieb eine hervorragende Studie über Krampferscheinungen beim Kinde, beschrieb die kindlichen Trotzreaktionen und begann mit

Madame Morgenstern die Untersuchung der Symbolhaftigkeit von Kinderzeichnungen. Sein Werk besteht aus mehr als 600 Schriften, in denen kaum ein Gebiet der Kinderpsychiatrie fehlt."

Die Sprachentwicklung ist ein wichtiger Parameter für die Entwicklung

Ritter **Franz-Günther von Stockert (1899 bis 1967)** stammte aus einer bekannten Wiener Familie. Sein Vater war Regierungsrat, seine Mutter eine angesehene österreichische Schriftstellerin und Tochter des Wiener Psychiaters Theodor Meynert, der aus Dresden stammte. Stockert kam somit aus der Tradition der österreichischen und der deutschen Psychiatrie. Er erhielt seine nervenärztliche Ausbildung bei Julius Wagner von Jauregg (Wien) und bei **Gabriel Anton (1858–1933)**, dem Direktor der Universitätspsychiatrie in Halle, bei dem er sich 1928 habilitierte, und war danach Oberarzt bei dem weltbekannten Hirnforscher Karl Kleist in Frankfurt.

Durch seinen Lehrer Anton, dessen Tochter er heiratete, erhielt Stockert erste kinderpsychiatrische Anregungen. Gabriel Anton hatte bei Stockerts Großvater Theodor Meynert in Wien seine Fachausbildung erhalten und sich bei ihm habilitiert. Er beschäftigte sich mehrfach intensiv mit psychiatrischen Problemen des Kindesalters. Stockert betreute in Frankfurt einige Kinderbelegbetten in einer außeruniversitären Klinik, las über Kinderpsychiatrie und leitete 1937 einige Monate die Kinderabteilung der Nervenklinik. Er schrieb auf Anregung seines Schwiegervaters Anton eine kurze „Einführung in die Psychopathologie des Kindesalters" (1939), die mehrere Auflagen erlebte. In dem Buch finden sich neben theoretischen Erörterungen ausführliche Fallbeschreibungen. Sein besonderes Interesse galt, wie bereits aus den ersten Kapiteln des Lehrbuches erkennbar ist, der psychischen Entwicklung mit besonderer Berücksichtigung der Sprachentwicklung und ihrer Störungen. Schon in seiner Habilitationsarbeit „Über Umbau und Abbau der Sprache bei Geistesstörung" (1929) wird sein spezielles Interesse für dieses Thema deutlich. Er war davon überzeugt, daß die konsequente Entwicklung einer „Psychopathologie der Sprache" zu wichtigen neuen Erkenntnissen führen würde. Nach dem Krieg war er zunächst in eigener Praxis tätig und erhielt 1948 er einen Lehrauftrag für Kinderpsychiatrie an der Frankfurter Universität. 1954 bekam er einen Ruf auf den Lehrstuhl der Universitäts-Nervenklinik Rostock. 1958 wurde er verhaftet und flüchtete aus politischen Gründen in den Westen. Nach seiner Rückkehr nach Frankfurt übernahm er 1964 als Extraordinarius die Klinik für Kinder- und Jugendpsychiatrie in Frankfurt. 1961 wurde er zum Vorsitzenden der „Deutschen Vereinigung für Jugendpsychiatrie" und 1964 zum Präsidenten der „Union Europäischer Pädopsychiater" gewählt.

Stockert hat sich neben den Sprachstörungen des Kindesalters besonders mit den frühkindlichen Hirnschäden, den Erscheinungsformen der Hirnerkrankungen, den erblichen Schwachsinnsformen, der Epilepsie, den Psychosen im Kindesalter und den kindlichen Neurosen wissenschaftlich beschäftigt. 1950 erschien sein Buch „Die Sexualität des Kindes" (1950). Der Verfasser dieses Buches ist Stockert auf Tagungen und Kongressen, auch während eines Besuches seiner damaligen Klinik in Berlin, immer wieder begegnet und erinnert sich an Stockerts spontane und humorvolle, manchmal kritische und ironische, aber auch an sarkastische Bemerkungen, die unter Kollegen kolportiert wurden.

Für den Kinderarzt Hans Asperger waren Heilpädagogik und Kinderpsychiatrie fast synonyme Begriffe

Der durch die Beschreibung der „autistischen Psychopathie" (1943) international bekannt gewordene Wiener Pädiater Hans Asperger legte mit seinem Lehrbuch „Heilpädagogik" (1961) ein kinderpsychiatrisches Werk vor, das sich sowohl an Ärzte als auch an Pädagogen und Heilpädagogen richtete. Er knüpfte mit dem von ihm verwandten Begriff der Heilpädagogik an eine über 150 Jahre alte österreichische Tradition an. Sie war 1861 von Georgens und Deinhardt als „heilende" Erziehung in Wien begründet worden und wurde später von Theodor Heller fortgeführt. Heller gründete 1937 eine „Österreichische Gesellschaft für Heilpädagogik", die er nach dem Krieg 1948 erneuerte, mit dem gleichen Namen neu gründete und wie vorher Ärzte, Lehrer und Sozialpädagogen als Mitglieder vereinigte.

Asperger verstand unter Heilpädagogik eine biologisch fundierte Wissenschaft, die pädiatrische, psychologische, psychiatrische, pädagogische und soziale Gesichtspunkte integrieren solle und durch die Bündelung unterschiedlicher Spezialgebiete grenzüberschreitend wirken und als therapeutische Disziplin mehr als eine „angewandte Kinderpsychiatrie" darstellen solle. Ärzte und Pädagogen sollten sich in diesem Sondergebiet der Pädagogik und der Kinderpsychiatrie in der gemeinsam zu verwirklichenden Aufgabe finden, durch medizinische und heilpädagogische Maßnahmen kognitiv oder emotional gestörte Kinder und Jugendliche gezielt zu fördern. Probleme können sich in der Praxis manchmal ergeben, wenn Heilpädagogen und Kinderpsychiater vor Behandlungsbeginn ihre unterschiedlichen Aufgaben nicht sorgfältig genug untereinander abgestimmt haben.

Für die Pädiatrie stellte das von Asperger verfaßte Handbuchkapitel „Konstitutionell bedingte psychische Störungen" (1969) den Höhepunkt, aber gleichzeitig auch einen partiellen Abschluß der Darstellung von neuropathischen Entwicklungen dar, die vor 50 Jahren u. a. durch August Cramer (1912) eingeleitet worden war. Asperger sah in der Neuropathie eine überwiegend konstitutionelle Krankheitsbereitschaft im Sinne einer vegetativen Diathese, analog der zu dieser Zeit in der Pädiatrie heimischen lymphatischen, allergischen oder rheumatischen Diathesenlehre. Nur selten erkannte Asperger reaktiven, infektiösen oder postinfektiösen, hirnorganischen oder endokrinologischen Erkrankungen oder überforderungsbedingten Erschöpfungs- oder Schwächezuständen eine ursächliche Rolle für die Neuropathie zu. Asperger schilderte das Erscheinungsbild des neuropathischen Kindes so: blaß, mit halonierten Augen, durchschimmernden Venen an den Schläfen, mit weit geöffneter Augenspalte, schlaffer Haut und disharmonischer Physiognomie, wechselnder Gesichtsrötung und verstärktem Dermographismus. Die Kinder ermüdeten leicht im Spiel und bei Spaziergängen, sie seien überempfindlich gegen Hitze und Kälte, vertrügen Kostwechsel sowie Nahrungsmengen, die das gewohnte Maß überschreiten, schlecht und litten übermäßig unter einer knappen und unregelmäßigen Nahrungszufuhr. Von körperlichen Krankheiten würden sie sich nur langsam erholen. Bei akuten Infektionskrankheiten, ganz besonders nach Pneumonien, könne die schlechte Anpassungsfähigkeit ihres vasomotorischen Apparates unerwartet gefährlich werden. Bereits im Säuglingsalter sei eine übersteigerte Reizirritation deutlich vorhanden und drücke sich in geringer Schlaftiefe, Schreckhaftigkeit und Unruhe aus. Der Magenpförtnerkrampf (Pylorospasmus) sei das Paradebeispiel einer angeborenen vegetativen Funktionsstörung, die zu lebensbedrohlichem Erbrechen führen und eine operative Intervention erfordern könne. Neuropathische Kleinkinder tendierten zu Eß- und Verdauungsstörungen und zu Anomalien des Schlaf-Wach-Rhythmus. Bei den appetitschwachen Kleinkindern weiteten sich die Mahlzeiten zum täglichen Konflikt mit anhaltenden Machtkämpfen zwischen Eltern und Kind aus. Andere Kinder litten unter einem Pavor nocturnus, sie würden nachts mit heftigem Weinen und Schreien aufschrecken oder beim Somnambulismus nachts mit geöffneten Augen in der Wohnung umherwandern, ohne sich am nächsten Tag daran erinnern zu können. Die respiratorischen Affektkrämpfe der Kleinkinder würden manchmal mit epileptischen Anfällen verwechselt. Zwischen Mutter und Kind liege oft eine extreme Symbiose vor, die zu krisenhaften Entwicklungen führen könnte. Bei neuropathischen Schulkindern träten besonders häufig Nabelkoliken auf, manchmal kombiniert mit morgendlichem Erbrechen. Ferner liege oft eine vermehrte Neigung zu Kopfschmerzen, Einnässen, zu ansteigenden Körpertemperaturen und vermehrter Schweißsekretion vor. Solche Kinder klagten über plötzlich auftretende, in unregelmäßigen Abständen sich wiederholende heftige Schmerzen in der Nabelgegend. Sie seien affektlabil und leicht erregbar, andererseits oft besonders ordentlich, fleißig und ehrgeizig.

Der in der Nähe von Wien geborene **Hans Asperger** (1906–1980) studierte in Wien Medizin und blieb zeitlebens seiner geliebten Heimatstadt Wien verhaftet. Er wurde 1931 promoviert und arbeitete nach dem Studium seit 1932 in der Heilpädagogischen Abteilung der Wiener Universitäts-Kinderklinik. Seine Lehrer waren die bedeutenden Pädiater **Clemens von Pirquet** (1874–1929), der den Allergiebegriff eingeführt

und die heilpädagogische Abteilung an seiner Klinik begründet hatte, und dessen Nachfolger **Franz Hamburger** (1874–1954), der 1932 ein Lehrbuch der Kinderheilkunde mit zahlreichen heilpädagogischen und frühen verhaltenstherapeutischen Hinweisen verfaßt hatte. Asperger wurde 1941 zum Oberarzt der Heilpädagogischen Abteilung ernannt. Er arbeitete vorübergehend in den Psychiatrischen Kliniken in Wien und bei Paul Schröder in Leipzig. Er habilitierte sich 1943 mit der Arbeit „Die autistischen Psychopathen", die bereits damals Aufsehen erregte und später weltweit mit seinem Namen verbunden blieb. 1957 erhielt er den Ruf auf den Lehrstuhl für Kinderheilkunde in Innsbruck. Bereits nach fünf Jahren kehrte er jedoch nach Wien zurück und übernahm die berühmte Lehrkanzel der Universitäts-Kinderklinik. Sein 1952 erschienenes Lehrbuch versah er mit dem programmatischen Namen „Heilpädagogik. Einführung in die Psychopathologie des Kindes für Ärzte, Lehrer, Psychologen, Richter und Fürsorgerinnen". Persönlich verbreitete Asperger mit einem distanzierenden Gestus, seinem ernsten Gesicht und seinem aufrechten Gang eine Aura um sich, die Ehrfurcht oder Ablehnung erzeugen konnte. Auf dem Höhepunkt der 68er-Studentenbewegung empfahl er in einer während der Tagung gehaltenen Festrede denen, die „die Freiheit suchen", auf Berge zu gehen, dort wohne sie. Asperger liebte als begeisterter Bergsteiger die Alpen, er verehrte Grillparzer, verfügte über einen großen Zitatenschatz und war ein Kenner der klassischen, aber auch der modernen Literatur (neu erschienene Bücher verschenkte er nach dem Lesen gern an jüngere Kollegen). Asperger publizierte über 300 wissenschaftliche Arbeiten. Er war Herausgeber und Mitherausgeber mehrerer wissenschaftlicher Zeitschriften, Präsident der „Internationalen Gesellschaft für Heilpädagogik" und wurde zum Ehrendoktor der Münchener Medizinischen Fakultät (1972) ernannt.

Zur gleichen Zeit, als Hans Asperger im Herbst 1943 in Wien seine Habilitationsschrift „Autistische Psychopathen im Kindesalter" einreichte, erschien von Leo Kanner aus der Johns Hopkins University in Baltimore die Arbeit „Autistic Disturbances of Affective Contact". Knapp darauf, 1944, sprach Kanner in einer weiteren Arbeit von „early infantile autism", unter welchem Namen dieses Krankheitsbild allgemein bekannt wurde. Die sich nach 1945 lange hinziehenden Meinungsverschiedenheiten, ob es neben dem Kanner-Syndrom überhaupt ein autonomes Asperger-Syndrom gebe oder ob es sich bei diesem nur um eine graduell unterschiedliche Manifestationsform handle, sind inzwischen klassifikatorisch (ICD10-F84.0 frühkindlicher Autismus resp. Kanner-Syndrom; F84.5 Asperger-Syndrom resp. Autistische Psychopathie) bereinigt und besiegelt worden. Die Entdecker der beiden Syndrome sind sich nie begegnet.

Aus psychiatriehistorischer Sicht wurde der Begriff „Autismus" von dem Schweizer Psychiater Eugen Bleuler (1911) als Kernsymptom für die schweren Veränderungen des Kontakts mit der Wirklichkeit bei erwachsenen Schizophrenen eingeführt; das war sowohl Kanner als auch Asperger bekannt. Doch bereits im 19. und zu Beginn des 20. Jahrhunderts wurde autistisches Verhalten bei einzelnen Kindern beobachtet und beschrieben. Hermann Emminghaus beschrieb in seinem Lehrbuch „Die psychischen Störungen des Kindesalters" (1887) Kleinkinder mit einer angeborenen „Unfähigkeit, in abstrakten, von der Sinnlichkeit ganz losgelösten Begriffen zu denken". Sie würden schon als Säuglinge „matt und leer" blicken, nicht lächeln, beim Anblick des Mutter „kein Zeichen der Zuneigung, der Freude" zeigen und ihre Stimme nicht erkennen. Sie könnten offenbar keine Gehörreize wahrnehmen und keine „phonetischen und mimischen Äußerungen" von sich geben. Auch der Heidelberger Kinderpsychiater August Homburger (1926) berichtete in seiner „Psychopathologie des Kindesalters" (1926) über eigenartige Verhaltensweisen bei Kindern als „Abwendung vom äußeren Leben bei starker Zuwendung zu den Vorgängen im eigenen Innern" bei der Besprechung des noch unkonturierten Begriffs kindliche Psychose, und führte bei der Darstellung der „schizoid-psychopathischen" Kinder unter Hinweis auf Kraepelin zahlreiche Wesensmerkmale wie: „stille, scheue, zurückgezogene, nur für sich selbst lebende Kinder" an, die auch heute noch als Haupt- und Nebensymptome des kindlichen Autismus gelten.

Werner Villinger gehörte bereits in der Vorkriegszeit zu den international führenden Kinder- und Jugendpsychiatern

Werner Villinger hatte 1923 die Leitung der neu gegründeten Kinderpsychiatrischen Abteilung an der Tübinger Psychiatrischen Klinik übernommen. Er gehörte zu den Gründern der „Kinderpsychiatrischen Arbeitsgemeinschaft" (1939), aus der 1940 die „Deutsche Gesellschaft für Kinderpsychiatrie und Heilpädagogik" (1940) hervorging und deren Vorsitz er 1941 nach Paul Schröder übernahm. Noch vor der 1950 erfolgten Neugründung der „Deutschen Gesellschaft für Jugendpsychiatrie, Heilpädagogik und Jugendpsychologie" in Marburg, deren langjährigen Vorsitz er innehatte, suchte Villinger schon in den ersten Nachkriegsjahren die durch den Krieg unterbrochenen Verbindungen mit den ausländischen Kinderpsychiatern zu überwinden. Er war sich mit dem französischen Kinderpsychiater Georges Heuyer (1949) darin einig, diese Lücke so bald wie möglich zu schließen. Der Schweizer Kinderpsychiater Adolf Friedemann (Stockert 1961) sah in den zahlreichen Gesprächen Villingers mit ausländischen Kollegen die „eigentliche Keimzelle" zur Gründung der „Europäischen Union für Kinderpsychiatrie". Das in der Nachkriegszeit (1952) von Villinger verfaßte kinderpsychiatrische Kapitel im „Lehrbuch der Nerven- und Geisteskrankheiten" von Hans Walter Gruhle und Wilhelm Weygandt gehörte zu den wenigen kinder- und jugendpsychiatrischen Monographien der Nachkriegszeit. Die von ihm und seinem Mitarbeiter Werner Munkwitz herausgegebenen „Ausgewählten Kapitel aus der Kinder- und Jugendpsychiatrie" (1962) fanden besonders weite Verbreitung. Villingers organisatorische Begabung schlug sich in einer Vielzahl von Aufgaben nieder. Er war Mitglied des Beirats zahlreicher wissenschaftlicher sozialpädagogischer und karitativer Gesellschaften. Seit 1934 war er Mitherausgeber der „Zeitschrift für Kinderforschung" und des „Jahrbuchs für Jugendpsychiatrie", später als „Zeitschrift für Kinder- und Jugendpsychiatrie" fortgeführt. Villinger war Mitbegründer der Vereinigung „Lebenshilfe" und 1. Vorsitzender ihres wissenschaftlichen Beirats. 1952 wurde er wegen seiner zahlreichen Verdienste mit dem Großen Verdienstkreuz des Verdienstordens der Bundesrepublik Deutschland ausgezeichnet. 1957 erhielt er als erster die neu gestiftete „Heinrich-Hoffmann-Medaille für Verdienste um das hilfsbedürftige Kind". Die juristische Fakultät der Universität Hamburg verlieh ihm 1959 die Ehrendoktorwürde. Bereits 1950 konnte er mit amerikanischer Hilfe an der von ihm geleiteten Marburger Psychiatrischen Klinik eine Erziehungsberatungsstelle einrichten. 1954 wurde in Marburg das erste Extraordinariat für Kinder- und Jugendpsychiatrie eingerichtet. Villingers Lebensabend wurde getrübt durch Mitteilun-

gen über seine Beteiligung an Sterilisationsmaßnahmen zur „Verhütung erbkranken Nachwuchses" in Bethel; sie wurden zu dieser Zeit auf freiwilliger Basis auch in einigen europäischen Ländern und in mehreren Staaten der USA (Lutz 1938) durchgeführt. Eine Mitbeteiligung als „Kreuzelschreiber" an der Euthanasie-Aktion T4, die über die gesetzlich vorgeschriebenen Aufgaben aller Anstaltsleiter hinausging, hat von Villinger zeitlebens bestritten.

Werner Villinger (1887–1961) besuchte das Gymnasium in Ludwigsburg. Nach dem Abitur im Jahr 1906 und Ableistung der Militärdienstzeit studierte er von 1909 bis 1914 Medizin in München, Kiel und Straßburg. Nach dem Staatsexamen im Jahr 1914 wurde er zum Kriegsdienst eingezogen und mehrfach verwundet. Nach Kriegsende erhielt er seine internistische und pädiatrische Ausbildung bei den berühmten Fachvertretern Ernst von Bergmann in Marburg und bei Meinhard von Pfaundler in München. Danach begann er seine psychiatrische Ausbildung an der Tübinger Universitätsnervenklinik bei Robert Gaupp. Dieser hatte bereits 1907 eine viel beachtete Monographie über die „Psychologie des Kindes" herausgeben. Villingers Interesse galt schon früh der Psychopathologie des Kindes- und Jugendalters und der sozialen und gerichtlichen Psychiatrie. Die von Gaupp 1920 in Tübingen gegründete Abteilung für Kinder- und Jugendpsychiatrie leitete Villinger von 1923 bis 1926. Zwischen 1926 und 1934 war er leitender Oberarzt an der Hamburger Jugend- und Gesundheitsbehörde und hielt seit 1927 kinder- und jugendpsychiatrische Vorlesungen an der Hamburger Universität. 1932 wurde er zum Professor ernannt. Von 1934 bis 1939 war er als Chefarzt der Bodelschwinghschen Anstalten in Bethel tätig. 1937 wurde er zum Beisitzer beim Erbgesundheitsamt am Oberlandesgericht in Hamm ernannt.

1938 erhielt er den Ruf auf den verwaisten psychiatrischen Lehrstuhls des früh verstorbenen Johannes Lange an der Breslauer Universität. Gegen Kriegsende, 1945, übernahm Villinger nach dem Tod von Hermann Hoffmann die stellvertretende Leitung der Psychiatrischen Universitätsklinik in Tübingen. 1946 folgte er dem Ruf auf den Lehrstuhl der Universitäts-Nervenklinik in Marburg, den er bis zu seiner 1956 erfolgten Emeritierung bekleidete. Villinger starb im Alter von 73 Jahren. Einige Tage vor dem Beginn der 7. wissenschaftlichen Tagung der „Deutschen Vereinigung für Jugendpsychiatrie" in Innsbruck stürzte er bei einem Spaziergang auf dem Hafelekar aus letztlich ungeklärten Gründen in die Tiefe und wurde tot aufgefunden. Einige Monate vorher war im „Spiegel" ein Artikel erschienen, in dem ihm seine Teilnahme als Gutachter der „T4-Aktion" vorgeworfen worden war, dem er in einem Leserbrief entschieden entgegentrat. In seinem Nachruf bezeichnete Stockert den Tod Villingers als einen „dies ater" der deutschen Kinderpsychiatrie, da Villinger nach dem Zweiten Weltkrieg als eine „anima candida" galt und als einziger in der Lage war, die unterbrochenen Beziehungen zum Ausland wieder herzustellen.

Die von Villinger von 1923 bis 1926 geleitete „Kinder-Abteilung" in Tübingen war in einer ehemaligen Privatvilla in der Nähe der Nervenklinik untergebracht und verfügte über 10 Krankenzimmer mit 30 Betten, darunter ein Isolierzimmer für schwerkranke Kinder. Bereits im ersten Jahr seiner Tätigkeit veröffentlichte Villinger in der „Zeitschrift für Kinderforschung" einen ausführlicher Bericht über die Aufgaben der Kinderabteilung und eine Zusammenfassung der ersten Ergebnisse. In dieser Arbeit (1923) stellte er fast warnend fest: „Seitdem Konstitution und Vererbung zu Angelpunkten der medizinischen Forschung und Er-

kenntnis geworden sind, laufen wir Gefahr, von dem früheren Extrem der Überschätzung der Umwelteinflüsse auf die Krankheitsentstehung in den Faktor des Fatalismus gegenüber der Allmacht der Erbfaktoren zu geraten." Er wies dabei auf die „therapeutische Ohnmacht" gegenüber vielen psychischen Störungen hin und machte sich damit zum Sprecher des bei den Psychiatern damals vorherrschenden therapeutischen Nihilismus. Die „anlagemäßigen Momente" relativierte er auch deshalb, weil die „immer feinere psychologische Analyse" den „nicht unbeträchtlichen Anteil des individuellen Erlebens an der Auslösung und der Gestaltung der seelischen Abweichungen herausgearbeitet" habe. In manchen Fällen sei sogar die „rein umweltbedingte Krankheitsverursachung nicht zu verkennen". Villinger wies damit indirekt auf die Ausgangsbasis eines radikalen Biologismus hin, der schließlich zur „Euthanasie" führte und in dessen Strudel er in den dreißiger und vierziger Jahren selbst hineingezogen wurde.

Beginnend mit seinen ersten Veröffentlichungen lassen sich in dem nicht sehr umfangreichen wissenschaftlichen Œuvre Villingers mehrere Themen finden, die ihn zeitlebens immer wieder beschäftigt haben. Dazu gehören

- Biologische Grundlagen des Jugendalters.
- Förderung der interprofessionellen Zusammenarbeit zwischen der Kinder- und Jugendpsychiatrie und der Jugendfürsorge und der Sonder- und Heilpädagogik und mit ihren führenden nationalen und internationalen Repräsentanten (Trüper, Heller, Anton, Kramer, Gregor, Isserlin und Schröder, Heuyer, Repond, Tramer).
- Probleme der Erziehung, der Erziehbarkeit und Grenzen der Erziehbarkeit. Dabei unterscheidet er eine objektive Anpassungsfähig-

keit und eine subjektive Erziehungsbereitschaft. Sie bilden die Voraussetzungen für die Erziehungsfähigkeit von Kindern mit angeborenen oder erworbenen Erziehungsschwächen.

– Fragen und Probleme der Hygiene des Seelenlebens und der Psychotherapie und Psychoanalyse im Zusammenhang mit der Fürsorgeerziehung.

– „Schwer- und Unerziehbare", bei denen in der Mehrzahl der Fälle anlagebedingte Gründe vorhanden seien, denen gegenüber die „umweltbedingten" Störungen eine bessere Prognose hätten.

– Seelische Nöte der Großstadtjugend infolge einer Überdehnung des Freiheitsbegriffs und einer frühzeitigen Erotisierung der Jugendlichen.

– Die Notwendigkeit eines Reichsbewahrungsgesetzes, das für psychisch gestörte Jugendliche spezielle Heimformen und Unterbringungsmöglichkeiten vorsieht, um sie für die Gesellschaft „unschädlich" zu machen.

Villinger beschrieb in mehreren Arbeiten die Charakterstruktur schwererziehbarer Jugendlicher und prognostische Merkmale jugendlicher Rechtsbrecher und ging dabei auf heilpädagogische Gesichtspunkte für ihre forensische Anwendung ein. Im Zusammenhang mit den Aufgaben einer sich formierenden forensischen Kinder- und Jugendpsychiatrie zitierte er den Schweizer Juristen E. F. Frey, der in seiner Arbeit „Die Unentbehrlichkeit des Jugendpsychiaters in der modernen Jugendstrafrechtspflege" darauf hingewiesen hatte, daß „die prinzipielle Forderung der Mitwirkung des Jugendpsychiaters in der modernen, nach der Täterpersönlichkeit hin orientierten Jugendstrafrechtspflege nicht näher begründet" werden müsse, denn die Erfassung der Täterpersönlichkeit bleibe ohne

psychiatrische Hilfe Stückwerk. Die damalige Bedarfslage schätzte Frey so hoch ein, daß er für jeden Kanton der Schweiz die Einstellung eines vollamtlichen Jugendpsychiaters vorschlug. Villinger forderte in diesem Zusammenhang die Mitwirkung der Kinder- und Jugendpsychiatrie in dem gesamten Gebiet der Jugendpflege und -fürsorge sowie des Jugendrechts. Zu den unabdingbaren Pflichten jedes sachverständigen Jugendpsychiaters gehöre es, die einschlägigen gesetzlichen Bestimmungen zu kennen, um den Schulen, Jugendämtern, den Jugend- und Vormundschaftsgerichten ebenso wie den Verwaltungs- und Strafgerichten (bei Glaubwürdigkeitsbegutachtungen) ein sachverständiges Urteil abgeben zu können.

In den wissenschaftlichen Publikationen Villingers wurden in der Nachkriegszeit als „Verhaltens- und Charakterstörungen" neben den Erziehungsschwierigkeiten die Psychopathien, Neuropathien und Neurosen bezeichnet. Diese waren aus seiner Sicht sowohl organisch als auch konstitutionell bedingt oder ließen sich auf Entwicklungsstörungen, intellektuelle Mängel oder auf beginnende oder abgelaufene Psychosen zurückführen. Bei einem Drittel der psychisch gestörten Kinder liege eine erhebliche Erziehungsproblematik vor. Erst retrospektiv würden diese Erziehungsschwierigkeiten manchmal als ein erstes Wetterleuchten später auftretender Psychosen erkannt. Schon in seinen ersten und in allen späteren Untersuchungen nahmen Fragen der Behandlung, der Fürsorge, der Organisation und der Unterbringung therapieresistenter Kinder einen dominierenden Platz ein. Aus den Erfahrungen mit Kindern, die nach dem Ersten Weltkrieg an einer Enzephalitis lethargica erkrankten, leitete Villinger seine Überzeugung ab, daß bislang nicht ausreichend beachtete Zusammenhänge zwischen organischen Hirnschädigungen und Verhaltensstörungen bestünden, die manchmal fälschlich als Dissozialität oder Psychopathie bezeichnet würden. Sein abschließendes Votum lautete: „Nur wenn das schwer abnorme Verhalten eines Kindes weit zurückverfolgt werden kann und schädigende Noxen anamnestisch und auf Grund unserer diagnostischen Maßnahmen sowie belastende Erlebnisse ausgeschlossen sind, wird von einer Psychopathie gesprochen werden dürfen." Die Bezeichnung Neurose stellte für Villinger oft nur einen Sammelbegriff für ursächlich ungeklärte Fälle dar. Besonders seit sich Nicht-Ärzte dieses Begriffs bemächtigt hätten, sei sein diagnostischer Wert erheblich abgesunken. Bei Kindern werde manchmal bereits eine Neurose diagnostiziert, wenn nur eine psychische Fehlreaktion oder Fehlhaltung vorliege. Dabei seien pathogenetisch immer körperliche und geistige Mängel, uneheliche Geburt, die schlechte wirtschaftliche Situation der Eltern und daraus abzuleitende Minderwertigkeitsgefühle zu berücksichtigen.

Kennzeichnend für den Wandel des Selbstverständnisses der Kinder- und Jugendpsychiatrie in der Zeit vor und nach dem Zweiten Weltkrieg in Deutschland ist ein Vergleich der kinderpsychiatrischen Kapitel, die 1935 und 1952 in einem „Lehrbuch der Nerven- und Geisteskrankheiten" erschienen. Der Herausgeber der ersten Auflage, Wilhelm Weygandt, beschrieb in den „Entwicklungsstörungen der Psyche und des Nervensystems im Kindesalter" die „riesige Gruppe" des Schwachsinns auf 42 Seiten, während der weitaus größten Gruppe der psychischen Störungen des Kindes- und Jugendalters überhaupt, den Psychopathien, Neurasthenien und Neurosen, nur drei Seiten eingeräumt wurden. In der von Hans Walter Gruhle 1952 herausgegebenen zweiten Auflage führte Villinger schon in der Einleitung zu den „Seelischen Störungen im Kindesalter (Kinderpsychiatrie)" aus, daß die Zeiten, in denen einschlägige psychischen Störungen bei Kindern und Jugendlichen nur beiläufig beschrieben wurden, vorüber seien. Nach einem kurzen historischen Abriß und einer Darstellung der normalen psychischen Entwicklung und der wichtigsten Schwachsinnsformen wandte er sich den „Entwicklungsstörungen und Sinnesdefekten" und den allgemeinen Entwicklungsstörungen, der Retardierung und Akzeleration, den Sprachentwicklungsstörungen und den Sinnesdefekten zu. Danach beschrieb er, wenn auch in „knappster Form", auf immerhin 30 von insgesamt 60 Seiten in einer übersichtlichen Anordnung die Psychopathien, Neuropathien und die abnormen Reaktionen (Neurosen) und die kindlichen Psychosen. Er folgte dabei, wie später auch sein Schüler Hermann Stutte, der Typologie der Psychopathien von Kurt Schneider. Unter den Neurosen führte er das Stottern, die Enuresis und das Weglaufen an. Sigmund und Anna Freud wurden zwar im Literaturverzeichnis angeführt, aber nicht im Text erwähnt; damit liegt Villinger auf der Linie der deutschen Hochschulpsychiatrie der Nachkriegszeit. Neben den schizophrenen und bipolaren Psychosen räumte er der „Verwahrlosung (Asozialität)" einen besonders breiten Raum ein und kam zu dem Schluß, daß „unter vergleichbaren äußeren Umständen die Gefährdung um so größer ist, je jünger, unreifer, geistesschwächer, triebhafter, unausgeglichener und haltschwächer ein Mensch ist". Im Kapitel „Therapie" verwies er darauf, daß es unmodern geworden sei, von Eugenik zu sprechen, weil der Begriff mit allerlei Komplexen behaftet sei, obgleich unstritig endogene psychiatrische Erkrankungen existierten. Den Problemen der Erziehung und der sexuellen Aufklärung räumte er einen breiteren Raum ein und sah in der Onanie „ein selten ganz vermeidbares Durchgangsstadium", das „wo sie uns anvertraut wird, beruhigender und verständnisvoller Worte" bedürfe. Für die Behandlung der verschiedenen Manifestationen von psychischen Störungen sei „Psychotherapie im weitesten Sinne" angebracht. Eine enge Zusammenarbeit mit Psychologen, Sozialarbeitern und mit Sonder- und Heilpädagogen wird empfohlen.

Der Schularzt Wilfried Zeller beschrieb den ersten und zweiten Gestaltwandel und seine Störungen

Der Berliner **Wilfried Zeller (1891–1960)** arbeitete nach dem medizinischen Staatsexamen und seiner Promotion vorübergehend als Assistent am Psychologischen Institut und anschließend bei dem kinderpsychiatrisch ausgewiesenen Max Isserlin, dem Leiter des Münchner Hirnverletztenkrankenhauses (später Heckscher-Klinik) und in der Anstalt für Epileptische in Berlin. Von 1921 bis 1944 wirkte er als Stadtschularzt von Berlin-Tiergarten. Dort gründete und leitete er eine Psychiatrische Fürsorgestelle und war zwischen 1950 und 1957 Heimarzt am Berliner Jugendhof Schlachtensee, wo er täglich mit psychisch gestörten Kindern und Jugendlichen konfrontiert wurde. Von 1950 bis 1956 kam er einem Lehrauftrag am Psychologischen Institut der Universität in Berlin-Dahlem nach. Obwohl kein professioneller Hochschullehrer, war er ein angesehener und nach Meinung von Erne Maier (1969) „der bedeutendste Wissenschaftler unter den deutschen Schulärzten". Zeller veröffentlichte zahlreiche Schriften auf dem Gebiet der Schulgesundheitspflege und der ärztlichen Jugendkunde. Er bezeichnete fast gleichzeitig mit Portmann das neugeborene Kind als eine „physiologische Frühgeburt", die in „unfertigem Zustand" zur Welt gekommen und vollständig auf die Pflege einer Mutter an-

gewiesen sei. Besonders bekannt wurde er durch seine Entwicklungsdiagnostik (Thomas 1979) und die Darstellungen und Störungen des ersten und des zweiten Gestaltwandels, im Kleinkindalter und in der Pubertät, und dadurch bedingte körperliche Anomalien und psychische Störungen.

Der französische Psychiater Marcel Manheimer-Gommès sprach bereits 1899 von einer „psychiatrie infantile"

Mit seinem Lehrbuch „Les troubles mentaux de l'enfance: Précis de psychiatrie infantile" (1899), das zwanzig Jahre nach dem von Hermann Emminghaus erschien, gab der französische Psychiater Marcel Manheimer-Gommès als erster dem Fachgebiet den Namen „psychiatrie infantile", den 40 Jahre später Moritz Tramer als „Kinderpsychiatrie" induzierte und der danach allgemein akzeptiert wurde.

Das von Manheimer-Gommès vorgelegte Lehrbuch wandte sich an einen großen Leserkreis, besonders an praktizierende Ärzte und an Pädagogen. Er gab auf 188 Seiten in fünf Kapiteln einen Überblick (Ganter 1900) über 1. die Ätiologie (Heredität, Infektionskrankheiten, Operationen, familiäres und schulisches Milieu, ferner „Affektionen des Darmtraktes" und „Träume"). 2. über eine allgemeine Pathologie (Intelligenz, Affekte, Instinkte, Bewußtsein), und 3. wurde die spezielle Symptomatologie („fast alle psychischen Störungen der Erwachsenen kommen auch bei Kindern vor": Degeneration, Hypochondrie, Neurasthenie, progressive Paralyse, Alkoholismus). Im 4. Kapitel wurde über Vagabondage, Brandstiftung und über den Mord an und den Selbstmord bei Kindern berichtet. Aussagen von Kindern, besonders von gestörten Kindern, seien vor Gericht wegen ihrer Lust zum Fabulieren nur bedingt verwertbar. Für die Therapie wurden neben diätetischen, physikalischen und medikamentösen Maßnahmen pädagogische und hypnotische Behandlungen vorgeschlagen. Neuropathische Kinder benötigten eine Fremderziehung, wenn sie aus einem desolaten Familienmilieu stammten. Extreme Erziehungsmethoden, sowohl Verwöhnung als auch Strenge, seien zu regulieren. In der Pubertät müßten die Kinder vor „religiöser Überspanntheit" bewahrt bleiben. Es sollten Klassen und Schulen für geistig behinderte Kinder eingerichtet werden. Delinquente und kriminelle Kinder und Jugendliche seien in besonderen Anstalten unterzubringen. Geisteskranke Kinder gehörten in die Irrenanstalten.

Obgleich das Lehrbuch von Manheimer-Gommès in vielen psychiatrischen Zeitschriften besprochen und in fast allen nachfolgenden Lehrbüchern zitiert wurde, fehlen biographische Daten zu seiner Person, seiner Herkunft und seiner beruflichen Entwicklung; auch in der französischen „Histoire de la psychiatrie de l'enfant" (1990) des Kinderpsychiaters Didier-Jacques Duché vermißt man entsprechende Hinweise. Der oft fehlerhafte Gebrauch seines Namens: Mannheimer statt Manheimer, gab zu Spekulationen Anlaß, daß er aus dem Ausland stammen könnte.

Als Hellersche Demenz wurde eine in früher Kindheit einsetzende schwere Entwicklungsstörung bezeichnet

Der Heilpädagoge und Psychologe Theodor Heller war mit der zeitgenössischen kinderpsychiatrischen Literatur vertraut und trat für eine verbesserte Zusammenarbeit zwischen Ärzten und Pädagogen ein. Emil Kraepelin hatte ursprünglich die Dementia praecox als eine Gruppe von Psychosen mit einem raschen Ausgang in Verblödung bezeichnet. Mit „praecox" wurde ein Hinweis auf das Lebensalter beim Beginn der Erkrankung gegeben. Im Jahr 1906 war bereits eine Arbeit von dem Italiener Sante de Sanctis erschienen, in der er das von ihm beobachtete Krankheitsbild der Dementia praecocissima bei Kleinkindern mit motorischen Stereotypien, Haltungsanomalien, Negativismus und Echolalie beschrieben hatte. Heller definierte die „Dementia infantilis" (1907) als eine im frühen Kindesalter einsetzende Form des Jugendirreseins. Sie sei dadurch gekennzeichnet, daß nach einer Periode normaler oder annähernd normaler geistiger Entwicklung zumeist im dritten oder vierten Lebensjahr ein langsam einsetzender oder rasch voranschreitender Verblödungsprozeß mit tiefgreifenden seelischen Veränderungen beginne. Die Sprache werde undeutlich, verwaschen, lallend, schließlich unverständlich. Auch das Sprachverständnis erlösche. Stereotypes Wiederholen von Wörtern und Lauten und Echolalie seien häufig beobachtet worden, bis es im weiteren Verlauf der Krankheit völlig verstumme. Das äußere Erscheinungsbild und die Physiognomik des Kindes verändere sich nicht, es erwecke dadurch oft einen eher besonders intelligenten („Prinzengesicht") und ungestörten Eindruck.

Der Psychologe und Heilpädagoge Dr. phil. **Theodor Heller (1869–1938)** kam als Sohn von Simon Heller, dem Gründer des Wiener israelitischen Blindeninstituts, zur Welt. Er studierte in Wien und Leipzig und promovierte 1885 bei Wilhelm Wundt mit einer Arbeit über Blindenpsychologie. Im Jahre 1895 eröffneten sein Vater und er in Wien eine Heilpädagogische Anstalt für geistig und seelisch gestörte Kinder. Theodor Heller gründete eine „Gesellschaft für Kinderforschung" und die „Österreichische Gesellschaft für Heilpädagogik". Er war Mitherausgeber der „Zeitschrift für Kinderforschung". Heller verfaßte einen „Grundriß der Heilpädagogik" (1904, 1925) und publizierte die Bücher „Über Psychologie und Psychopathologie des Kindes" (1911, 1925) und „Über Psychologie und Psychopathologie des Jugendlichen" (1927).

Ursächlich wurden lange Zeit hirnorganische Prozesse verschiedener Art, z. B. Hirnentzündungen oder Stoffwechselstörungen, als Ursache kognitiver Behinderungen angenommen. Die schon in der alten Psychiatrie immer wieder diskutierte und zuletzt von Leonhard (1984) erneut aufgeworfene Frage, ob im Säuglings- und frühen Kleinkindalter unerkannt einsetzende schizophrene Erkrankungen die Ursache geistiger Behinderungen sein könnten, blieb weiterhin ungeklärt. Das von Theodor Heller und Julius Zappert phänomenologisch beschriebene Krankheitsbild der infantilen Demenz (1909) wird mit einer unterschiedlichen Symptomatik auch heute noch beobachtet, aber nicht als ätiopathogenetische Einheit angesehen. Denn es fehlen eindeutige Hinweise auf eine erkennbare organische Erkrankung oder für eine nachweisbare Hirnschädigung; gelegentlich kommt es sogar zu einer Besserung einzelner Fähigkeiten oder Fertigkeiten. Die weiterhin sehr seltene Erkrankung wird klassifikatorisch den desintegrativen Störungen des Kindesalters (ICD-10 F84.3) zugeordnet.

Franz Kramer und Hans Pollnow berichteten über ein hyperkinetisches Syndrom im Kindesalter

Der Berliner Psychiater Franz Kramer und sein Mitarbeiter Hans Pollnow beschrieben im Jahr 1932 ein „wohl jedem bekanntes Symptomenbild", das bei abnormen Kindern auftrete und durch eine „erstaunliche Bewegungsunruhe" charakterisiert sei. In den Grundzügen handle es sich immer wieder um dieselbe Anamnese: In den ersten Lebensjahren habe sich das Kind ruhig verhalten, dann seien nach einem fieberhaften Infekt oder im Anschluß an epileptische

Anfälle plötzlich starke und zunehmende Unruhezustände aufgetreten. Meist habe die Unruhe im dritten oder vierten Lebensjahr eingesetzt und ihren Höhepunkt im sechsten Lebensjahr erreicht. In der Pubertät habe sie sich zurückgebildet. Die Intelligenz sei häufig stärker oder leichter beeinträchtigt. Kramer und Pollnow wiesen mit ihrer überzeugenden Schilderung des später nach ihnen benannten Syndroms besonders auf die im frühen Lebensalter auftretenden Unruhe- und Erregungszustände (wie zuvor Pick, Laehr, Hoffmann u. a.) hin, die lange Zeit sowohl als Ausdruck einer Neuro- oder Psychopathie oder einer „minimalen zerebralen Dysfunktion" angesehen worden seien und heute als „Aufmerksamkeitsdefizit-/Hyperaktivitätsstörung" bezeichnet werden. Der Neuropathologe **Hans-Gerhard Creutzfeldt** (1885–1964), damals wie August Kramer in Berlin bei Karl Bonhoeffer tätig, erhob bei einem dieser Kinder einen histopathologischen Befund, der sehr an die Economo'sche Encephalitis (Spiel 1961) erinnerte. Das gilt, mit einigen Einschränkungen, ebenso für das schwere und therapieresistente hyperkinetische Syndrom im Gefolge eines durch eine Hyperbilirubinämie (Icterus neonatorum) verursachten Kernikterus, das noch in der Kinderpsychiatrie der sechziger Jahre noch nicht ganz selten diagnostiziert werden konnte. Erst nach der allgemeinen Einführung von Austauschtransfusionen (Wallerstein 1946) und der Phototherapie wurden sie kaum noch angetroffen. Insgesamt ist die Ätiologie der hyperkinetischen Störungen weiterhin vieldeutig; neben Hirnfunktionsstörungen unterschiedlicher Ursache wie Veränderungen der Dopamintransporter werden kausal erblich-konstitutionelle Faktoren diskutiert.

Der Psychiater **Franz Kramer** (1878–1967) arbeitete nach Abschluß seines Medizinstudiums (zit. n. Neumärker 1990) zunächst bei Carl Wernicke und im psychologischen Labor von Hermann Ebbinghaus. Danach war er neben Paul Schröder Oberarzt bei Karl Bonhoeffer in der Breslauer Nervenklinik. Er habilitierte sich 1912 über „Psychologische Untersuchungsmethoden bei kindlichen Defektzuständen" (Neumärker 1982). In der Nervenklinik der Berliner Charité wurde ihm von Bonhoeffer die Position des leitenden Oberarztes und die nervenärztliche Poliklinik übertragen. 1921 übernahm er die Leitung der von Bonhoeffer gegründeten „Kinder-Kranken- und Beobachtungsstation". Der erzwungene Exodus namhafter jüdischer Kinder- und Jugendpsychiater und Kinderpsychotherapeuten zwischen 1933 und 1945 erwies sich auch hier als ein schwerer Verlust. Sowohl Franz Kramer als auch sein Mitarbeiter Hans Pollnow mußten aus diesen Gründen trotz mehrerer Interventionsversuche Bonhoeffers 1938 nach Holland bzw. nach Frankreich emigrieren. Seit 2003 wird von der Universitätsklinik für Kinder- und Jugendpsychiatrie in Göttingen zur Erinnerung an die beiden Forscher ein „Kramer-Pollnow-Preis" für biologische Forschung, vor allem für die Erforschung der Aufmerksamkeits-/Hyperaktivitätsstörung vergeben.

14.3 Kinder- und Jugendpsychiatrie in den USA

In den USA eröffnete 1946 Präsident Harry S. Truman einen Feldzug gegen die geistigen und seelischen Erkrankungen, der 1949 zur Gründung der weltweit renommierten „National Institutes of Mental Health" führte. Nach William L. Parry-Jones (1989) erfolgte in den USA die Gründung der Kinderpsychiatrie erst im 20. Jahrhundert. Aber es gab bemerkenswerte

Vorläufer, die nach John E. Schowalter (1994, 2003) bis in das Jahr 1899 bzw. nach Payk (2000) bis 1896 zurückreichen. Danach eröffnete 1896 der aus Leipzig stammende **Lightner Witmer (1867–1956)** an der Universitätsklinik in Pennsylvania eine kinderpsychiatrische Station. Im Jahr 1896 wurde durch die Bestrebungen einer einflußreichen und sozial engagierten Frauengruppe in Chicago das erste Jugendgericht und 10 Jahre später unter der Leitung des Neurologen William Healy das „Juvenile Psychopathic Institute" zur Erforschung der psychischen Störungen bei Jugendlichen gegründet. Das Team, bestehend aus Psychiatern, Psychologen und Sozialarbeitern, diente als Vorbild für die später gegründeten „Child guidance clinics". Die erste nach diesem Muster ausgestattete Beratungsstelle wurde 1922 in St. Louis eröffnet. In der ersten Hälfte des 20. Jahrhunderts gewann die Kinderanalyse, repräsentiert durch Hermine Hug-Hellmuth, Anna Freud und Melanie Klein auch in den USA zunehmend an Einfluß, der in den dreißiger und vierziger Jahren durch die Immigration europäischer Psychiater und Kinderpsychotherapeuten zusätzlich erheblich verstärkt wurde. Die erste „Outpatient Clinic" für Kinder wurde 1909 in New York eröffnet. 1909 veröffentlichte Clifford W. Beers das Buch „A Mind that found itself", das einen Grundstock der „Mental Hygiene"-Bewegung bildete. Arnold Gesell eröffnete 1911 an der Krankenanstalt in New Haven eine psychologische Klinik für Jugendliche, die später zu einem Kinderzentrum erweitert wurde. In Washington wurden im Jahr 1930 die „White-House-Conferences" eingeführt, die sich mit der Gesundheit und dem Schutz der Kinder beschäftigten, und ein Subkomitee für Psychologie und Psychiatrie in der Pädiatrie gegründet. Im gleichen Jahr nahm an der pädiatrischen Abteilung des Johns Hopkins Hospital in Baltimore der psychiatrische Beratungsdienst von Leo Kanner seine Tätigkeit auf. Darauf folgte die Einrichtung einer stationären kinderpsychiatrischen Klinik als integraler Bestandteil einer pädiatrischen Klinik und einer kinderpsychiatrischen Poliklinik. In der Erstausgabe seines Lehrbuches (1935) übernahm Kanner mit „Child Psychiatry" die von Moritz Tramer vorgeschlagene Fachbezeichnung. 1953 gründeten 96 Psychiater die „American Academy of Child Psychiatry". Das Jahr 1959 brachte in den USA für die Kinderpsychiatrie den Status einer Subdisziplin der Psychiatrie. Ein Subkomitee der Prüfungskommission des „American Board of Psychiatry and Neurology" entwickelte die Kriterien für die Spezialausbildung und bestimmte die für die Ausbildung in Betracht kommenden Kliniken. Der amerikanische Präsident John F. Kennedy richtete 1963, einige Monate vor seinem Tod, eine auch in Europa vieldiskutierte Denkschrift über „Geistiges Zurückbleiben und Geisteskrankheiten" an den Kongreß, die zahlreiche Anstöße für die weitere Entwicklung der Kinder- und Jugendpsychiatrie enthielt. Er forderte darin eine Vermehrung der kinderpsychiatrischen und psychiatrischen Kliniken, um „die Ursachen der psychischen Erkrankungen zu erforschen und auszurotten". 1986 erfolgte die Gründung der „American Academy of Child and Adolescent Psychiatry", die bereits damals 7000 Mitglieder zählte. In den USA dominierte während und nach dem Zweiten Weltkrieg in der Kinder- und Jugendpsychiatrie ebenso wie in der Erwachsenenpsychiatrie die Psychoanalyse. Die Kinder- und Jugendpsychiatrie hatte zu dieser Zeit sowohl in den USA als auch in Europa nur eine schwache Stellung in den medizinischen Fakultäten inne. Die leitenden Positionen in den vorhandenen kinderpsychiatrischen Abteilungen und in den Polikliniken waren fast ausschließlich mit Psy-

choanalytikern besetzt. Auch fast alle niedergelassenen Kindertherapeuten waren Kinderanalytiker. In schroffem Gegensatz dazu wurden die kinderpsychiatrischen Abteilungen, in denen sich neben den intelligenzgeminderten auch verhaltensgestörte und psychiatrisch kranke Kinder befanden, sehr häufig nur von immigrierten Ärzten, die nur über begrenzte Sprachkenntnisse verfügten, notdürftig versorgt. Es bestand somit eine große Diskrepanz zwischen der ambulanten psychoanalytischen und der allgemeinärztlichen Versorgung der psychisch und kognitiv gestörten Kinder und Jugendlichen in den Kliniken. In den Facharzttitel „Child Psychiatry" wurde erst mit Verspätung das ergänzende „and Adolescent" aufgenommen. Die „Child- und Adolescent Psychiatry" blieb, anders als in der immer mehrdimensional angelegten europäischen klinischen Kinderpsychiatrie, noch lange der tiefenpsychologischen Psychotherapie verhaftet, bevor sie die Verhaltenstherapie annahm und im Rahmen der weltweiten „biologischen Wende" psychotrope Substanzen für die Behandlung von psychisch gestörten Kindern und Jugendlichen einsetzte. Seitdem hat sich in allen Industrienationen die Situation zugunsten einer sowohl biologischen als auch einer tiefenpsychologischen oder verhaltenstherapeutischen Behandlung der Kinder und Jugendlichen verändert. Sie fand in den USA mit der dort verkündeten „Rückkehr zur Medizin" in Formeln wie „Reflexhammer und Stethoskop gehören wieder auf den Schreibtisch" ihren symbolischen Ausdruck.

Der Gründungsvater der amerikanischen Kinder- und Jugendpsychiatrie war Leo Kanner

Leo Kanner vertrat die Ansicht (1944), daß es vor dem Beginn des 20. Jahrhunderts keine richtunggebenden Impulse für die Entwicklung

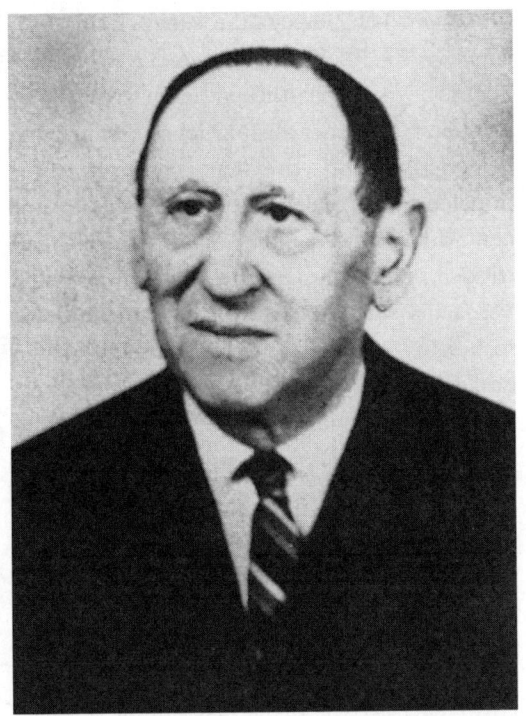

Etwa gleichzeitig mit Asperger entwickelte der Österreicher Leo Kanner im amerikanischen Exil seine Theorie des frühkindlichen Autismus, das „Kanner-Syndrom".

einer Kinder- und Jugendpsychiatrie gegeben habe. Besonders leidenschaftlich widersprachen ihm die Amerikaner Ernest Harms (1960), der die Bedeutung von Wilhelm Griesinger, Hermann Emminghaus, Georg Theodor Ziehen und Henry Maudsley hervorhob, und McMillan (1960), der Eugen Bleuler als Begründer der Kinder- und Jugendpsychiatrie bezeichnete. Nach Franz G. Alexander und Sheldon T. Selesnick (1966) existierte in den USA bereits im Jahre 1924 eine „Orthopsychiatrische Vereinigung", in der sich Psychologen, Psychiater, Kriminologen und Fürsorger bemühten, neue Einsichten zum Verständnis und zur Behandlung delinquenter Kinder und krimineller Jugendlicher zu gewinnen und in die im Laufe der Jahre

auch verhaltensgestörte und neurotische Kinder einbezogen wurden. In den letzten 50 Jahren hat auch in den USA die Anzahl der Ärzte für Kinder- und Jugendpsychiatrie ständig zugenommen.

Für eine übersichtliche Darstellung der Entwicklung der Kinder- und Jugendpsychiatrie im 20. Jahrhundert wählte Kanner als leitende Idee seines Ordnungsprinzips die Beziehung des Arztes zum Kind. Er unterschied einen ersten Zeitabschnitt, in dem über das psychisch gestörte Kind „nachgedacht" wurde („thinking about children"), einen zweiten, in dem Handlungsvorschläge für psychisch gestörte Kinder erörtert wurden („doing things to children"), einen dritten durch Informationen für die Familie und die Schule („doing things for children") und schließlich, im vierten Abschnitt die therapeutische Arbeit mit den Kindern („working with children") mit dem Kind als Mittelpunkt. Als Beginn der vierten Etappe registrierte Kanner unter Wiedergabe aller wesentlichen Argumente den 19. Mai 1933, an dem Moritz Tramer die Anerkennung einer eigenen medizinischen Spezialdisziplin gefordert hatte, als den „Geburtstag des Terminus Kinderpsychiatrie".

Leo Kanner (1894–1981) wurde in Klekotow (Österreich) geboren. Er besuchte in Berlin das Sophiengymnasium und begann dort 1913 das Medizinstudium. 1919 legte er sein Staatsexamen ab und promovierte 1921 in Berlin. Von 1920 bis 1923 war er Assistent an der Charité und danach als niedergelassener Arzt tätig. Während der Inflationszeit verließ er Deutschland. 1924 erhielt er eine Assistentenstelle am State Hospital in Yankton, Süddakota. Er publizierte einige internistische Arbeiten, machte die Bekanntschaft mit dem Schweizer Reformator der Psychiatrie **Adolf Meyer (1866–1950)** und kam 1928 an die von Meyer geleitete Johns Hopkins University in Baltimore, wo er nach einem intensiven autodidaktischen Studium 1930 zum Direktor der neugegründeten Kinderpsychiatrischen Klinik gewählt wurde. 1933 wurde er zum Professor für Psychiatrie und 1948 zum Professor für Pädiatrie ernannt. Er beschäftigte sich wissenschaftlich und organisatorisch besonders mit geistig behinderten Kindern und mit Fragen der Psychohygiene. Kanner wurde in den nachfolgenden Jahren in die Vorstände mehrerer nationaler und internationaler Gesellschaften gewählt, darunter in den Vorstand der Nationalen Organisation für psychisch gestörte Kinder. Außerdem war er nach dem Krieg Mitglied der Deutschen Gesellschaft für Kinderpsychiatrie und Mitherausgeber der von Moritz Tramer gegründeten „Acta Paedopsychiatrica". Im Jahr 1959 wurde er emeritiert.

1935 publizierte Kanner das erste amerikanische Lehrbuch mit dem Titel „Child psychiatry", in dem Adolf Meyer in seinem Vorwort ausführte, daß es voller Weisheit und gesundem Menschenverstand sei und kein anderes Buch sich mit ihm messen könne; es stelle eine unersetzliche Hilfe für Kinderärzte dar. Das Buch erlebte vier Auflagen, wurde aber leider nicht in die deutsche Sprache übersetzt. Der Marburger Kinderpsychiater Hermann Stutte schilderte dieses Defizit an ausländischer Fachliteratur in der deutschen Nachkriegszeit: Er habe erst relativ spät ein von seinen Mitarbeitern auf Umwegen beschafftes Exemplar dieses Lehrbuches erhalten. Bei späteren persönlichen Begegnungen mit Kanner sei er immer wieder von dessen enormer Literaturkenntnis, von dessen bevorzugtem historischen Zugang zu fachlichen Grundsatzfragen und von der nuancierten und differenzierten Ausdrucksfähigkeit beeindruckt gewesen; er habe von Kanner vielfältige Anregungen erfahren.

Kanners Lehrbuch gibt in seiner vierten Auflage (1972) einen hervorragenden Überblick über den wissenschaftlichen „main stream" dieser Zeit. Nach einer ausführlichen Schilderung der physischen, psychischen, kognitiven, emotionalen und sozialen Entwicklung des gesunden Kindes und seiner Gesamtpersönlichkeit werden elterliche Defizite, Erziehungsfehler, Vernachlässigungen und Verwöhnungen ebenso beschrieben wie die mannigfachen Formen des „broken home". Die Methoden der klinischen Untersuchung werden untergliedert in Eindrücke aus dem ersten Kontakt mit dem Kind, die Bedeutung der nonverbalen Kommunikation und der Entwicklung psychischer Störungen im Zusammenhang mit der Familiensituation. Von den projektiven Methoden werden bevorzugt Träume, Tagträume, die „drei-Wünsche-Probe", das Spielen, Malen und Formen dargestellt. In der Behandlung steht die Psychotherapie an erster Stelle, gefolgt von der Elternarbeit, der psychiatrischen Sozialarbeit, Maßnahmen der Prävention und den wenigen vorhandenen Möglichkeiten einer medikamentösen Therapie. Klassifikatorisch werden metabolische, epileptische und hirnorganische Störungen sowie endokrine Erkrankungen und psychosomatische Störungsbilder ausführlich dargestellt. Bei den Verhaltensstörungen dominieren die Anorexie, Schlafstörungen und Sprechstörungen, gefolgt von stereotypen Manipulationen, Schul- und Leistungsstörungen sowie von sexuellen Abweichungen. Näher eingegangen wird auf neurotische Angststörungen, auf Phobien, auf Zwangs- und hysterische Störungen und in einem besonderen Kapitel auf die unterschiedlichen Formen der Delinquenz, auf den Hospitalismus und abschließend auf die schizophrenen Erkrankungen und den Suizid.

Das als „Early infantile autism" (Kanner 1943) beschriebene Krankheitsbild, später weltweit als „Kanner-Syndrom" bezeichnet, tritt bei zwei bis vier von 10 000 Kindern auf und manifestiert sich mit Kontaktstörungen, Stereotypien, verzögerter Sprachentwicklung, Intelligenzminderung und einem allgemeinen Entwicklungsrückstand. Die Ätiologie ist weiterhin unklar. Kanner legte in seiner Pathogenese des Autismus den Hauptakzent auf eine schwer gestörte Mutter-Kind-Beziehung, die nach seinen Vorstellungen von Geburt an zu einem sich immer mehr verfestigenden sozialen Rückzug des Kindes führt. Die Mütter dieser Kinder seien zwar intelligent, aber emotional kühl und könnten keinen tragfähigen Kontakt zu Kindern herstellen. Ein solches Kind werde dadurch in seiner Gesamtentwicklung, besonders in der Entwicklung seiner Fähigkeit, sprechen zu lernen, erheblich beeinträchtigt oder bleibe zeitlebens stumm. Diese frühen Beziehungsstörungen zwischen Mutter und Kind wurden seitdem auch für die Entwicklung anderer psychischer Störungen, sogar für die der Schizophrenie, als so gravierend angesehen, daß sie über mehrere Jahrzehnte nicht nur in der Kinderpsychiatrie einen dominierenden Platz einnahmen. Diese These ließ sich jedoch nicht auf die Dauer aufrechterhalten. Der Begriff „Autismus" wird heute hauptsächlich im Sinne einer „tiefgreifenden Entwicklungsstörung" verwendet. Weniger bekannt ist, daß Kanner sich zu einer Zeit, in der in vielen psychiatrischen Kliniken schwachsinnige Kinder abgewiesen wurden, sich für ihre „natürlichen Rechte" und speziell für eine Verbesserung ihrer Pflege und Behandlung einsetzte.

14.4 Kinder und Jugendliche im Nationalsozialismus

14.4.1 Kinder und Jugendliche in der „Hitler-Jugend"

Die Machtübernahme durch die Nationalsozialisten im Jahr 1933 führte in Deutschland und seit 1938 auch in Österreich zu einer tiefgreifenden Veränderung des Verhältnisses der Familie zum Staat. Sie betraf besonders die Erziehung und den Schulunterricht. Die „Hitler-Jugend" unterstand seit ihrer Gründung 1926 zunächst der SA, wurde jedoch 1935 unter einem „Reichsjugendführer" eine selbständige Organisation. Schon 1934 wurde in allen Schulen Deutschlands der Samstag vorübergehend zum „Staatsjugendtag" erklärt; der Schulunterricht fand nur noch an fünf statt bisher an sechs Tagen statt. Mit dem Gesetz vom 1. Dezember 1936 wurde die Hitler-Jugend zur „Staatsjugend" erklärt, in die alle bislang bestehenden Jugendverbände innerhalb des Reichsgebietes zwangsweise zusammengeführt wurden. In der Hitler-Jugend sollten die Kinder und Jugendlichen, wie es im Gesetz hieß, „körperlich, geistig und sittlich im Geiste des Nationalsozialismus" erzogen werden. Unter der Oberbezeichnung „Hitler-Jugend" wurden nach Alter und Geschlecht getrennt das „Jungvolk" (10–14jährige Jungen), die „Jungmädel" (10–14jährige Mädchen), die eigentliche Hitler-Jugend („HJ", 14–18jährige Jungen) und der „Bund deutscher Mädchen" („BDM", 14–18jährige Mädchen) zusammengefaßt. Mit einem weiteren Gesetz vom 25. März 1939 wurde die Mitgliedschaft, die bislang noch freiwillig gewesen war, für alle Kinder und Jugendlichen vom 10. bis 18. Lebensjahr als Pflicht vorgeschrieben. Alle Jungen und Mädchen der Hitler-Jugend unterstanden damit, wie es im Gesetz hieß, einer öffentlich-rechtlichen Erziehungsgewalt. Gesetzliche Vertreter ihrer Kinder, die sich den Vorschriften widersetzten, oder andere Personen, die „böswillig einen Jugendlichen vom Dienst in der Hitler-Jugend abhalten oder abzuhalten versuchten", wurden mit Geld- und Haftstrafen bedroht.

Geistig oder körperlich behinderte oder psychisch gestörte Kinder und Jugendliche waren gesetzlich nicht von der Zwangsmitgliedschaft in den Jugendorganisationen ausgeschlossen. Sie konnten durch Vorlage eines amtsärztlichen Gutachtens vom Dienst in der Hitler-Jugend befreit werden. Andererseits stimmte das NS-Regime aus politischer Sicht mit den Ärzten und Pädagogen darin überein, durch medizinische oder psychologische Behandlungen geistig oder seelisch anomale Kinder und Jugendliche so weit wie möglich zu bessern, allerdings aber wohl nur, um sie zu „brauchbaren Menschen der Volksgemeinschaft" zu machen. Lernbehinderte, leichter psychisch gestörte und körperlich behinderte Kinder und Jugendliche wurden in die Hitler-Jugend nicht aus humanen, sondern aus politischen Gründen integriert.

Alle Kinder und Jugendlichen in Deutschland und in Österreich waren verpflichtet, sowohl an den ein- bis zweimal in der Woche und an Wochenenden für Jungen und Mädchen getrennt stattfindenden „HJ-Diensten" und Veranstaltungen teilzunehmen. Das Interesse der Kinder und Jugendlichen an diesen Diensten war, abgesehen vielleicht von Sport, körperlichem Training und kulturellen Veranstaltungen, unterschiedlich. Die Uniformen und Aufmärsche und die vormilitärische Ausbildung mit Schießübungen und Geländespielen faszinierten viele. Großes Interesse galt speziellen Einheiten wie der Flieger-, der Marine- oder der Reiter-HJ, dem Gesundheitsdienst, Musikzügen oder den Streichorchestern der HJ, weil durch sie unbeliebte Verpflichtungen umgangen werden konnten. Für alle Jungen und männlichen Jugendlichen waren neben Geländespielen, Sport, Exerzieren, Ferienlagern und Teilnahme an den zahlreichen nationalen Feiern die Beteiligung an „Heimabenden", die der weltanschaulichen Indoktrination dienten, obligatorisch. Durch diese Heimabende sollten die Grundprinzipien der NS-Weltanschauung fest verankert werden. Der „Hitler-Jugend-Streifendienst", mit quasi polizeilichen Rechten ausgestattet, konnte Kinder und Jugendliche auf der Straße anhalten, sich Ausweise zeigen lassen und kontrollieren, ob Mitgliedsbeiträge bezahlt oder ob „Dienste" geschwänzt wurden; er war gefürchtet, weil negative Ergebnisse der Schule gemeldet werden konnten. Dennoch werden viele, die diese Zeit miterlebt oder durch Berichte ihrer Eltern sich später darüber haben informieren lassen, rückblickend erstaunt feststellen, daß es in diesem Polizeistaat tatsächlich relativ leicht war, sich ungestraft vielen dieser Pflichten zu entziehen, sei es aus Desinteresse, Gegnerschaft oder Bequemlichkeit. In den letzten beiden Jahren vor Kriegsende wurden Jugendliche als Flakhelfer eingesetzt, und in den Monaten vor der Kapitulation wurden Jugendliche und Kinder an die Front geschickt.

In der international geachteten „Zeitschrift für Kinderforschung", die fast während der gesamten Zeit der Naziherrschaft erschien und erst kurz vor Kriegsende aus Materialmangel ihr Erscheinen einstellen mußte, entsprach nach Manfred Müller-Küppers (2000) die Mehrzahl der wissenschaftlichen Beiträge, wohl mit Rücksicht auf das Ausland, dem internationalen Niveau, ließen jedoch, so Müller-Küppers, immer wieder peinlich wirkende ideologische Tendenzen erkennen.

Aus einem Aufsatz des damals international hoch angesehenen Kinderpsychiaters Paul Schröder ergibt sich ein schroffer Widerspruch zu der 1939 begonnenen T4-Aktion. In seinem 1943 erschienenen Aufsatz „Kinderpsychiatrie und Heilpädagogik" hieß es einleitend: „Heilpädagogik und Sonderschulwesen sind ein Gebiet, auf welchem Deutschland von jeher Wichtiges und Grundlegendes geleistet hat und heute, weiter fortschreitend, leistet." Der Unterricht und die Betreuung der weniger Begabten, intellektuell Rückständigen haben in Deutschland mit seinem mustergültigen staatlichen Hilfsschulwesen einen Höhepunkt ihrer Entwicklung erreicht, auch wenn gewiß noch nicht alle Probleme gelöst und alle Ziele erreicht seien. Diese Ausführungen lassen nur zwei Deutungen zu. Entweder gehörten für Schröder die getöteten Kinder und Jugendlichen nicht zu denen, für die sich die Kinder- und Jugendpsychiatrie zuständig fühlte. Dafür könnte der Hinweis von ihm auf die „weniger Begabten" sprechen, die angeblich in Deutschland so mustergültig gefördert würden, während von den schwer behinderten Kindern, die getötet wurden, nicht die Rede ist. Oder sein früherer Oberarzt Hans Heinze, Leiter der ersten Kinderfachabteilung und einer der drei maßgeblichen Gutachter der T4-Aktion, hatte seinen früheren Lehrer darüber nicht informiert. Beides ist denkbar.

14.4.2 Die T4-Aktion („Kinder-euthanasie")

Euthanasie im Sinne einer Sterbehilfe zur Lebensverkürzung von leidenden und unabwendbar todkranken Menschen oder einer Erleichterung des Todeskampfes in der Absicht, dem Sterbenden durch eine Verkürzung seiner Leiden zu einem „guten Tod" (griech. „eu" = „gut", „thanatos" = „Tod") zu verhelfen, gab es in der Geschichte der Menschheit zu allen Zeiten. Dieser Euthanasie als Sterbehilfe durch eine aktive Lebensverkürzung stand eine andere, in ihrem Wortsinn pervertierte Form der Euthanasie als eine Vernichtung „lebensunwerten Lebens" gegenüber. Dabei ging es nicht um eine Sterbehilfe, sondern um die gezielte Tötung von Kindern, Jugendlichen und Erwachsenen mit unheilbaren seelischen oder geistigen Defiziten. Dieses Wort vom „lebensunwerten Leben" stand schon im Raum, bevor gehandelt wurde. Gesprochen wurde darüber von Ärzten, Lehrern, Juristen, Politikern und Schriftstellern, und nicht nur in Deutschland.

Wie bereits früher ausgeführt, war in vielen alten Kulturen die Tötung und Aussetzung von mißgebildeten oder geistig behinderten Kindern nicht grundsätzlich verboten. Im alten Griechenland nahmen Platon und Aristoteles sowohl zum bilanzierten Selbstmord als auch zur Abtreibung und Kindestötung eine permissive Haltung ein, aber nur dann, wenn es sich um die Vermeidung oder Beendigung von chronischen Leiden und von unheilbaren Gebrechen handelte. Im tyrannisch regierten Sparta wurde die Aussetzung schwächlicher Kinder gebilligt, aber die Tötung von gesunden Kindern war nicht erlaubt. Im alten Rom entschieden dagegen die Väter, ob behinderte oder gesunde Neugeborene am Leben blieben oder getötet werden sollten. Mit dem Christentum trat mit dem Tötungsverbot ein grundsätzlicher Wandel ein. Dennoch kam es im Mittelalter aus unterschiedlichen Gründen, aus religiösen (Dämonen und Teufelsglaube) und aus eugenischen Gründen oder aus wirtschaftlicher Not (Armut, Kinderreichtum) weiterhin zu Tötungen von Neugeborenen und Kindern. Bei der allgemein herrschenden hohen Säuglingssterblichkeit wurde der häufige und frühe Tod von Kindern als Gottes Fügung hingenommen, weil die Kindheit nur als eine

Gesetz zur Verhütung erbkranken Nachwuchses

Vom 14. Juli 1933

(Reichsgesetzblatt I S. 529)

Die Reichsregierung hat das folgende Gesetz beschlossen, das hiermit verkündet wird:

§ 1

(1) Wer erbkrank ist, kann durch chirurgischen Eingriff unfruchtbar gemacht (sterilisiert) werden, wenn nach den Erfahrungen der ärztlichen Wissenschaft mit großer Wahrscheinlichkeit zu erwarten ist, daß seine Nachkommen an schweren körperlichen oder geistigen Erbschäden leiden werden.

(2) Erbkrank im Sinne dieses Gesetzes ist, wer an einer der folgenden Krankheiten leidet:

1. angeborenem Schwachsinn,
2. Schizophrenie,
3. zirkulärem (manisch-depressivem) Irresein,
4. erblicher Fallsucht,
5. erblichem Veitstanz (Huntingtonsche Chorea),
6. erblicher Blindheit,
7. erblicher Taubheit,
8. schwerer erblicher körperlicher Mißbildung.

(3) Ferner kann unfruchtbar gemacht werden, wer an schwerem Alkoholismus leidet.

Die Tötung Geisteskranker und Behinderter, darunter viele tausend Kinder, muß als eine der inhumansten Maßnahmen der nationalsozialistischen Machthaber bezeichnet werden.

Vorstufe des „eigentlichen Lebens" aufgefaßt wurde.

Bei der brutalen „Kindereuthanasie", die in Deutschland während des Zweiten Weltkrieges durchgeführt wurde, handelte es sich um eine von den damaligen Machthabern angeordnete systematische Vernichtungsaktion ohne gesetzliche Grundlage. Sie war als geheime Reichssache durch ein rückdatiertes Ermächtigungsschreiben Hitlers vom 1. September 1939 unzulänglich kodifiziert und ermöglichte die straffreie „Gewährung eines Gnadentodes" durch „namentlich zu bestimmende Ärzte". Hitler hatte zuvor den Brief einer Familie mit der Bitte erhalten, eine schmerzlose Tötung ihres schwerbehinderten Kindes zu gewähren. Dieses Schreiben der Eltern wurde als Anlaß zur Einleitung einer bereits vorher geplanten Aktion genommen. Bereits im August hatte eine Besprechung stattgefunden, an der neben anderen auch die Psychiater Max de Crinis (Berlin), Carl Schneider (Heidelberg), Werner Heyde (Würz-

burg) und Berthold Kihn (Jena) teilgenommen hatten. Kurz darauf wurde angeordnet, daß alle schwerbehinderten Kinder einer zentralen Dienststelle in Berlin, Tiergartenstraße 4 („T4") zu melden seien. Mit dem Schreiben vom 18. August 1939 wurde eine „Meldepflicht für mißgestaltete Neugeborene" zur „Klärung wissenschaftlicher Fragen" (Benzenhöfer 2000) eingeführt. Danach mußten gemeldet werden: schwere geistige Behinderungen, schwere Gehirnmißbildungen (Mikrozephalie, Hydrozephalus) oder schwere Körpermißbildungen (fehlende Gliedmaßen, Lähmungen). Für die Erfassung von Patienten in kinderpsychiatrischen und psychiatrischen Anstalten wurden mit dem Runderlaß vom 1. Oktober 1939 Meldebögen für drei Krankheitsgruppen ausgeteilt: 1. Schizophrenie, Epilepsie, senile Erkrankungen, therapierefraktäre Paralyse und andere Lueserkrankungen, Schwachsinn jeder Ursache, Enzephalitis, Huntingtonsche Chorea und an anderen neurologischen Endzuständen leidende Patienten, 2. sämtliche Patienten, die sich mindestens 5 Jahre lang ständig in Anstalten befanden, 3. sämtliche Patienten, die als kriminelle Geisteskranke verwahrt wurden oder unter die nationalsozialistische Rassengesetzgebung fielen. Die eingehenden Unterlagen wurden an jeweils drei Gutachterärzte („Kreuzelschreiber") verteilt, die mit handschriftlichen Zeichen ihr Votum – rotes Pluszeichen für „Tötung", blaues Minuszeichen für „nicht töten" – abzugeben hatten. Danach erfolgten die Abtransporte der zu ermordenden Kinder durch eine „Gemeinnützige Krankentransportgesellschaft" in speziell dafür eingerichtete „Kinderfachabteilungen". Insgesamt sollen 25 bis 30 Kinderfachabteilungen (Benzenhöfer 2000) eingerichtet worden sein, in denen Kinder vor allem durch Luminal und Scopolamin, aber auch durch Nahrungsentzug getötet wurden. Jugendliche wurden häufig in den Gaskammern der für Erwachsene vorgesehenen Anstalten ermordet. Die dafür zur Verfügung stehenden sechs Einrichtungen befanden sich in Brandenburg, Grafeneck, Hartheim, Sonnenstein, Bernburg und Hadamar. Zur Geheimhaltung der schändlichen Aktion wurden die Abteilungen und das Personal weitgehend von der Außenwelt abgeschirmt. Die Asche der ermordeten Kinder und Jugendlichen wurde den Angehörigen unter Angabe fingierter Diagnosen zugestellt. Wegen der sich häufenden Proteste von Eltern und des Widerstandes der Kirchen – besonders kritisch hatte sich der katholische Bischof Clemens August Graf von Galen in seiner „Euthanasiepredigt" in Münster am 3. August 1941 geäußert – wurde am 24. Juni 1941 die Tötungsaktion offiziell beendet. Sie wurde jedoch ab 1942 in Form von Einzeltötungen weitergeführt und in einigen Anstalten als „wilde Euthanasie" bis zum Kriegsende heimlich fortgesetzt. Zum Leiter der

gesamten „T4-Aktion" war 1940 der Würzburger Ordinarius Werner Heyde (1902–1964) bestellt worden. Er gab Ende 1941 das Amt an Dr. Nitsche weiter. Nach seiner Verhaftung im Jahre 1964 beging Heyde Selbstmord. Zu den führenden Protagonisten der Kindereuthanasie gehörten der Kinderarzt Werner Catel (1894 bis 1981), der nach dem Krieg bis zu seiner Ablösung als Direktor der Kieler Universitätskinderklinik tätig war, und der Leiter der ersten „Kinderfachabteilung" in Brandenburg-Görden, der Kinderpsychiater Hans Heinze (1895 bis 1983), der nach dem Krieg mit der Leitung der Heil- und Pflegeanstalt Wehnen beauftragt wurde. Auch zahlreiche andere Ärzte, die an der T4-Aktion beteiligt waren, konnten nach dem Krieg letztlich unbehelligt als Ärzte weiterarbeiten. Der Kindereuthanasie fielen insgesamt mindestens 5000 Kinder, wahrscheinlich sogar über 10 000 (Benzenhöfer 2000) und weit über 70 000 Jugendliche und Erwachsene zum Opfer.

Nach einer Dissertation von M. Dahl (zit. bei M. Müller-Küppers, 2000) gab es Kinderfachabteilungen in: Ansbach, Berlin (1. Kinderklinik, 2. Wiesengrund), Blankenburg im Harz, Brandenburg-Görden, Bremen, Breslau, Egelfing-Haar bei München, Eichberg bei Eltville, Graz, Großschweidnitz bei Löbau, Hamburg (1. Rotenburgsort, 2. Langenhorn), Kalmenhof bei Idstein, Kaufbeuren, Klagenfurt, Königsberg, Leipzig (1. Dösen, 2. Universitätskinderklinik), Loben in Oberschlesien, Lüneburg, Meseritz-Obrawalde, Niedermarsberg, Plagwitz in Niederschlesien, Posen, Sachsenberg bei Schwerin, Schleswig-Stadtfeld, Stadtrhoda in Thüringen, Stuttgart, Tiegenhof bei Danzig, Uchtspringe bei Stendal, Ueckermünde bei Stettin, Waldniel bei Andernach, Wien, Ziegenort bei Stettin sowie im westlichen Sudetenland in Eger.

Die Grundlagen für Anordnung und Durchführung dieser Verbrechen des Nationalsozialismus bildeten politische Fehl- und radikale Überinterpretationen einiger herausragender biologischer Forschungsergebnisse des 19. und 20. Jahrhunderts und daraus abgeleitete Hypothesen und Meinungen. Der Begründer der Vererbungslehre, der Augustinermönch Gregor Mendel (1822–1884), hatte mit seinen experimentellen Forschungsarbeiten mit Pflanzenhybriden (1866), die zunächst der Vergessenheit anheimgefallen waren, aber einige Jahrzehnte später u. a. durch Carl Correns (1864–1933) neu entdeckt und methodisch bestätigt wurden, die wissenschaftliche Basis für eine moderne Humangenetik geschaffen. Der britische Naturforscher und Biologe Charles Darwin entwickelte mit der Abstammungslehre und der Evolutions- und Selektionstheorie Thesen von der natürlichen Zuchtwahl, von der Selektion, dem Überleben der Anpassungsfähigsten und der Aussonderung der Schwachen als Naturprinzip der Entwicklung. Während einer fünfjährigen Forschungsreise (1831–1835), die ihn fast um die ganze Welt führte, sammelte er Erkenntnisse über die Entwicklung des Lebens. Im „Kampf um das Dasein" würden durch natürliche Auslese schlechter Angepaßte durch besser Angepaßte verdrängt. Die Grundprinzipien seiner Evolutionslehre wurden durch zahlreiche Untersuchungen bestätigt. Nur im Schulunterricht einiger Staaten der USA gilt die biblische Schöpfungsgeschichte noch heute als unwiderlegt. Noch zu Lebzeiten Darwins wurden von namhaften Ärzten, Juristen und Geistlichen Versuche unternommen, seine Prinzipien politisch umzusetzen. Der sich daraus konstituierende Sozialdarwinismus führte die sozialen Gesetzmäßigkeiten von Gruppen, Nationen, Rassen und Gesellschaften auf das Prinzip des Daseinskampfes, der Auslese und der Anpassung zurück. In Deutschland war es der ebenso berühmte wie populäre („Die Welträtsel" 1899), aber auch als „Schwindler" bekämpfte Zoologe und Naturphilosoph Ernst Haeckel (1834–1919), der mit seinen Untersuchungen das „biogenetische Grundgesetz" (in der Ontogenese wiederholt sich die Phylogenese) begründete und die Abstammung des Menschen von affenähnlichen Primaten ableitete. Er studierte bei Albert von Koelliker Anatomie, bei Johannes Müller Zoologie und war Assistent bei Rudolf Virchow. Er verfügte damit über eine breite zoologische und anthropologische Basis. 1865 wurde er als Professor für Zoologie nach Jena berufen. Haeckel war, obgleich er die Lehre von der Vererbung erworbener Eigenschaften verfocht, ein vehementer Verehrer von Charles Darwin, den er ebenso wie Henry Huxley mehrfach in England besuchte. Er vertrat die Ansicht, daß die „Politik als angewandte Biologie" wirken müsse. Der Arzt Alfred Ploetz (1860–1940), ein Verwandter von Haeckel, prägte den Begriff „Rassenhygiene" und veröffentlichte 1895 eine Schrift über „Die Tüchtigkeit unserer Rasse und der Schutz der Schwachen", in der er vor einer bedrohlichen Zunahme der biologisch Negativen warnte. Ploetz gründete 1905 eine „Gesellschaft für Rassenhygiene" mit ausgeprägten sozialdarwinistischen Zügen, die in Deutschland und in Österreich starken Anklang fand. In Schweden, England und Frankreich wurden vergleichbare Gesellschaften gegründet. In Deutschland ebnete eine breite Akzeptanz des sozialdarwinistischen Gedankengutes der kommenden Katastrophe den Weg.

Hinzu kam, daß zahlreiche Ärzte und besonders Psychiater, die von der Erblichkeit vieler, wenn nicht der meisten psychischen Erkrankungen überzeugt waren, sich von den erbbiologischen Statistiken, die der Mathematiker Francis Galton (1822–1911) vorlegte, bestätigt fühlten. Der französische Psychiater Bénédict-Augustin Morel, ein tiefgläubiger ehemaliger Priester, glaubte in einer „vielleicht gottgewollten" Vererbung die Hauptursache für die Entstehung psychischer Krankheiten zu erkennen. Der degenerative Krankheitsverlauf lasse sich an äußerlich erkennbaren körperlichen Abweichungen („Stigmen") ablesen. Als Degeneration („Entartung") bezeichnete er eine sich über Generationen hinziehende Vererbung und stufenhafte Verschlechterung des menschlichen Erbgutes. Der Spannungsbogen reiche von einer allgemeinen Nervosität in der ersten, einer deutlichen psychischen Gestörtheit in der zweiten bis zur Psychose und Demenz in der dritten und vierten Generation. Die Degeneration führe jedoch nicht nur zum Verfall einzelner Familien, sondern zum Untergang von Rassen und Völkern. Zu den Anhängern seiner Lehre gehörten neben führenden Psychiatern wie Richard von Krafft-Ebing und Gabriel Anton zahlreiche andere Naturwissenschaftler und Ärzte, die glaubten, daß es sich bei der Rassenhygiene um eine solide Wissenschaft handle. Diesem Trend entsprachen die in den nationalen und internationalen Zeitschriften und Lehrbüchern als wertneutral verwendeten Begriffe wie asozial, anomal, abnorm, verwahrlost, blödsinnig, idiotisch, defektuös, degeneriert. Sie waren allgemein gebräuchlich und wurden als Bezeichnungen für psychische Störungen ebenso wie die Wörter Krüppel, Schwachsinn oder Idiotie überall in der Welt verwendet. Sie erhielten erst später durch eindeutig abwertende Termini wie: minderwertig, lebensunwertes Leben, Ballastexistenzen eine diffamierende und stigmatisierende Bedeutung. Der Posener Psychiater Ludwig Scholz, der sich als erster „Jugendpsychiater" (1912) verstand, gehörte zu den Ärzten, die öffentlich Zweifel hinsichtlich eines schlechten Erbgutes anmeldeten. Er gelangte in

seinem preisgekrönten „Leitfaden für Irrenpfleger", der 1925 die 26. Auflage erlebte, schon damals zu der Ansicht, daß es zwar naheliege, an eine „Welt- und Rassenverbesserung" durch eine Verminderung der Fortpflanzung untüchtiger Menschen zu denken, aber die „Kehrseite der Medaille" sei doch, daß – „etiamsi naturam expellas furca, tamen usque recurret" – die Natur sich so einfach nicht meistern lasse. Es würden sich „immer wieder neue Mischungen" ergeben. Dies hätten die Gesetze über Eheverbote in den USA für Syphilitiker, Alkoholiker und Epileptiker doch gezeigt. Man werde schon sehen, was daraus werde. Denn selbst wenn der „Typus des Entarteten" ausgerottet werden sollte: er würde immer wieder „durch Mischung von gesundem und krankem Blut" neu entstehen.

Nach dem Ende des Ersten Weltkriegs fanden biologische Modelle wie Eugenik, Humangenetik, Rassenhygiene und sozialdarwinistisches Gedankengut besonders in Deutschland und Österreich zahlreiche Anhänger. Nicht nur Naturwissenschaftler und Ärzte, sondern viele Zeitgenossen glaubten, daß die Erbgesundheitsbewegung und die Rassenhygiene eine auf Erfahrungen beruhende Wissenschaft sei, die zu einer positiven Neugestaltung der Gesellschaft führen werde. Im Jahr 1920 publizierten zwei sehr angesehene Professoren, der Frankfurter Staatsrechtler Karl Binding (1841–1921) und der Freiburger Psychiater Alfred Erich Hoche, ein Buch mit dem Titel: „Die Freigabe der Vernichtung lebensunwerten Lebens. Ihr Maß und ihre Form" (1920), auf das sich später die nationalsozialistischen Apologeten der „Euthanasie" beriefen. In dem Vorwort des Buches bekundete Hoche, daß für den inzwischen verstorbenen Binding und für ihn selbst die Abhandlung „Gegenstand eines von lebhaftestem Verantwortungsgefühl und tiefer Menschenliebe getragenen Nachdenkens" gewesen sei. Der Jurist Binding führte in seinem Eingangskapitel aus, daß die geltenden Gesetze nicht zwischen einer Vernichtung eines lebenswerten und eines lebensunwerten Lebens unterschieden, obgleich das lebensunwerte Leben keinen vollständigen Strafschutz verdiene. Er machte allerdings die Einschränkung, daß für zufriedene und glückliche geistesschwache Menschen eine „Ausmerzung" nicht in Betracht komme. Die Gruppe der unheilbar Blödsinnigen habe hingegen weder den Willen zu leben noch zu sterben. Deshalb gebe es für diese auch „keine beachtliche Einwilligung in die Tötung". Der Psychiater Hoche stellte hingegen fest, daß der Arzt ohne Rücksicht auf die bestehenden Gesetze schon praktisch genötigt sei, Leben zu vernichten. Wenn das Leben der Mutter während einer schwierigen Geburt gefährdet sei, müsse die Tötung des Kindes ebenso hingenommen werden wie eine Schwangerschaftsunterbrechung bei einer schwer erkrankten Mutter. Hoche bejahte die an sich selbst gestellte Frage, ob es Menschenleben gebe, „die so stark die Eigenschaft des Rechtsgutes eingebüßt haben, daß ihre Fortdauer für die Lebensträger wie für die Gesellschaft dauernd allen Wert verloren habe". Er verstand darunter die Gruppe des „endgültigen unheilbaren Blödsinns", der „geistig Toten", bei denen schwere und schwerste Fehl- und Mißbildungen des Gehirns unterschiedlicher Ursache vorlägen. Solange diese geistig Behinderten „nicht geistig tot" seien, würden die Ärzte nie aufhören, sie zu behandeln. Neben der finanziellen Belastung der Allgemeinheit durch ihre Unterbringung in Heimen und Anstalten sei die „gänzlich unfruchtbare Aufgabe des Pflegepersonals zu berücksichtigen". Durch die Pflege dieser „Menschenhülsen" und „Ballastexistenzen" würden diese Menschen unproduktiv alt werden. Aber eines Tages, so Hoche, werde die

Auffassung heranreifen, daß „die Beseitigung der geistig völlig Toten kein Verbrechen, keine unmoralische Handlung, keine gefühlsmäßige Roheit, sondern einen erlaubten und nützlichen Akt darstellt".

Der Nationalsozialismus usurpierte ihm passend erscheinende Thesen der Erbbiologie, der Genetik und der Evolution („Das Leben ist Kampf und wer nicht kämpfen will in dieser Welt des ewigen Ringens, verdient das Leben nicht", Hitler 1925) und vertrat radikale Vorstellungen eines elitären Rassismus. Unter der Chiffre „lebensunwertes Leben" wurden geistig und körperlich behinderte Kinder, Jugendliche und Erwachsene systematisch getötet. Der Leitgedanke dieser „Euthanasie" war, daß die Gefahr bestehe, daß biologisch minderwertige die Zahl der befähigten Menschen übertreffen werde. Bereits 1934, ein Jahr nach der nationalsozialistischen Machtübernahme, wurde ein „Gesetz zur Verhütung erbkranken Nachwuchses" durch Zwangssterilisationen erlassen. Vergleichbare Gesetze existierten zu dieser Zeit bereits in einigen Schweizer Kantonen, in Dänemark und einigen Bundesstaaten der USA. Sie sahen jedoch ebenso wie ein deutscher Gesetzesentwurf vor der Machtergreifung der Nationalsozialisten keine Zwangssterilisationen vor. Nach 1933 wurden vor der Eheschließung Ehetauglichkeitszeugnisse gefordert. Die Pflegesätze für Patienten in den psychiatrischen Kliniken wurden drastisch gesenkt; dieser „Halbierungserlaß" wurde erst 10 Jahre nach Kriegende geändert. Zur Verbreitung des menschenfeindlichen Gedankengutes trugen nach 1933 neben Zeitungsartikeln und Plakat-Aktionen auch die reichseinheitlichen Lehrpläne der Schulen bei, in denen geistig und körperlich behinderte Kinder und Erwachsene als wirtschaftliche „Ballastexistenzen" dargestellt wurden. Die Versorgung dieser gestörten und behinderten Menschen, der Blinden, Gehörlosen, Schwachsinnigen, Psychopathen, Epileptiker und Krüppel, koste jährlich viele Millionen, die von gesunden, teilweise in großer materieller Not lebenden Menschen aufgebracht werden müßten. Tendenziöse Filme wie „Ich klage an" schilderten eindrücklich das qualvolle Siechtum chronisch Kranker und ihre Sehnsucht nach einem erlösenden „Gnadentod", der ihnen durch schmerzlose Mittel gewährt werden könne. Der international hochangesehene Schweizer Erbbiologe und Psychiater **Ernst Rüdin (1874–1952)**, seit 1928 in der „Deutschen Forschungsanstalt für Psychiatrie" in München tätig, begründete in Kommentaren zu den erlassenen Gesetzen die erbhygienische Notwendigkeit der Einführung der Zwangssterilisationen, befürwortete die „Euthanasie" und wurde darin von den führenden Humangenetikern Fritz Lenz und Otmar von Verschuer uneingeschränkt unterstützt.

Die vom damaligen Zeitgeist bestimmten und von den nationalsozialistischen Machthabern durchgeführten Zwangssterilisationen und die Ermordung von angeblich erbkranken Kindern und vermeintlicher Erbträger hat sich, das läßt sich rückblickend feststellen, auch als ein absoluter wissenschaftlicher Irrtum erwiesen. In Deutschland und in Österreich leben nicht weniger geisteskranke oder geistesschwache Kinder und Jugendliche als in Ländern, in denen dieses furchtbare Massenexperiment nicht durchgeführt wurde.

14.5 Neubeginn nach dem Zweiten Weltkrieg

In den ersten Jahrzehnten der Nachkriegszeit war in Deutschland kaum jemand an der Aufarbeitung der nationalsozialistischen Verbrechen interessiert. Die Vernichtung von behinderten Menschen wurden durch den Nürnberger Ärzteprozeß (1946/1947) und durch die Euthanasieprozesse in den nachfolgenden 20 Jahren zwar in der Öffentlichkeit bekannt, aber Bücher wie „Das Diktat der Menschenverachtung" (1947) von Alexander Mitscherlich, Friedrich Mielke und anderen wurden über lange Zeit weitgehend ignoriert oder fanden keine Verleger. Die Aufarbeitung der Gewaltverbrechen begann erst zu Beginn der siebziger Jahre mit einer breiten Aufklärungswelle der Massenmedien und durch eine Zunahme entsprechender Publikationen. Im Hinblick auf den aktuellen psychiatrischen Notstand wurde im Jahre 1971 durch einen Beschluß des Deutschen Bundestages eine Expertenkommission einberufen mit dem Auftrag, einen Bericht zur Lage der Psychiatrie anzufertigen. Die Kommission, der namhafte Vertreter der Psychiatrie und der Kinder- und Jugendpsychiatrie angehörten, bestätigte die dramatische Lage der ambulanten und stationären Patientenversorgung und einen gravierenden Mangel an geeigneten Kliniken. Im Abschlußbericht der Enquête-Kommission (1975) wurden Vorschläge für eine Verbesserung der Personalschlüssel des Ärzte- und Pflegepersonals und für die Einbeziehung anderer Berufsgruppen gemacht, die auf Zustimmung stießen und in den nachfolgenden Jahrzehnten weitgehend realisiert wurden.

Die wissenschaftliche und organisatorische Gesamtsituation der Kinder- und Jugendpsychiatrie in Deutschland nach Kriegsende unterschied sich von der in anderen europäischen Ländern, abgesehen von den unterschiedlichen materiellen und personellen Ressourcen, nicht wesentlich von den Verhältnissen in der Vorkriegszeit. Die Schweiz, die Niederlande, die skandinavischen Länder, Großbritannien und Frankreich, Österreich und Deutschland (West und Ost) gehörten zu den Ländern, in denen von Beginn an der Kinder- und Jugendpsychiatrie breiterer Rahmen als in anderen Ländern eingeräumt wurde. Auch in Deutschland war es nicht unbedingt ein neuer Anfang, denn die Protagonisten der Vorkriegs- und Kriegszeit lebten und beteiligten sich aktiv am Wiederaufbau und an der Verselbständigung des Fachgebietes.

Die äußeren Bedingungen für eine verbesserte Versorgung und humane Behandlung der psychisch gestörten und behinderten Kinder und Jugendlichen waren, soweit sie von der Gesetzeslage abhingen, günstig. Seit Beginn des 20. Jahrhunderts und besonders in der Weimarer Republik gehörte das Deutsche Reich, was die Gesetzgebung für das Wohl des Kindes und die staatliche Fürsorge für behinderte oder gestörte Kinder und Jugendliche betraf, mit zu den führenden Nationen. Im Bürgerlichen Gesetzbuch (BGB), das am 1. Januar 1900 Kraft getreten war, stand im Mittelpunkt des Familienrechts die persönliche Autonomie. Jedes Kind hatte einen Anspruch auf Erziehung. Die Eltern hatten ihre Erziehungspflicht zum Wohle des Kindes auszuüben. Wenn das geistige oder seelische Wohl des Kindes gefährdet war, konnte das Gericht den Eltern das Sorgerecht entziehen und andere Personen damit beauftragen. Mit dem Reichsjugendwohlfahrtsgesetz von 1922 wurden erstmals für ganz Deutschland Strukturen einer staatlichen Jugendhilfe gesetzlich verankert. Während zuvor kommunale, kirchliche und private Institutionen partielle Aufgaben der Armenfürsorge und Jugendhilfe freiwillig wahrgenommen hatten, wurde durch dieses Gesetz das Recht eines jeden Kindes auf Erziehung und zur Erhaltung der körperlichen und seelischen Gesundheit staatlich festgeschrieben. Als sich nach 1945 bis 1963 die gesetzlichen Krankenkassen in mehreren Bundesländern weigerten, die Kosten für einen länger als sechs Tage dauernden stationären Aufenthalt für psychisch gestörte Kinder zu übernehmen, wurden sie nach den Richtlinien des Reichsjugendwohlfahrtsgesetzes beglichen, bis ab 1964 für alle Bundesländer eine befriedigende Regelung gefunden war. Bereits in den ersten Nachkriegsjahrzehnten begannen Bestrebungen, das Reichsjugendwohlfahrtsgesetz durch ein modernes Gesetz zur Neuordnung des Kinder- und Jugendhilferechts abzulösen. Sie konnten schließlich 1990 durch die Aufnahme der „Kinder- und Jugendhilfe" als Achtes Buch in das Sozialgesetzbuch aufgenommen werden. Nach dem Gesetz besteht u. a. für Kinder und Jugendliche das Anrecht auf staatliche Übernahme der Kosten für erforderliche heilpädagogische und therapeutische Leistungen.

Nach dem Erlaß des Jugendgerichtsgesetzes von 1923 und dem Reichsjugendgerichtsgesetz von 1943 wurde am 11. Dezember 1974 ein Jugendgerichtsgesetz (JGG) eingeführt, mit dem das Erziehungsstrafrecht weiterentwickelt wurde. Kinder vor Vollendung des 14. Lebensjahres galten als absolut strafunmündig. Als Jugendliche galten Minderjährige, die zur Zeit der Tat 14, aber noch nicht 18 Jahre alt waren; sie waren relativ strafmündig. Bei Jugendlichen mußte nach § 3 JGG in jedem Einzelfall festgestellt werden, ob nach dem Stand der geistigen und sittlichen Entwicklung eine strafrechtliche Verantwortlichkeit gegeben war. Heranwachsende waren Volljährige, die zur Zeit der Tat 18, aber noch nicht 21 Jahre alt waren. Sie waren absolut strafmündig. Bei Heranwachsenden mußte jedoch nach § 105, Abs. 1 JGG geprüft werden, ob der Täter nach seiner Persönlichkeit zur Zeit der Tat in seiner sittlichen und geistigen Entwicklung noch einem Jugendlichen gleichgestanden hatte. Wenn dies der Fall war, hatte der Richter die für Jugendliche geltenden Vorschriften anzuwenden, wenn es sich nach der Art, den

Umständen oder den Beweggründen der Tat um eine Jugendverfehlung handelte. Der Richter kann seitdem, wenn erforderlich, einen jugendpsychiatrischen Gutachter als Sachverständigen heranziehen. Zur Erziehung eines Jugendlichen, der mangels Reife strafrechtlich nicht verantwortlich war, konnte der Richter therapeutische Maßnahmen nach § 10 II JGG anordnen, durch die eine Betreuung durch geeignete Personen oder die Einweisung in ein Heim möglich war.

Nach dem Bundessozialhilfegesetz (BSHG) vom 30. Juni 1961 in der Fassung vom 13. Februar 1976 können Sozialhilfen behinderten Kindern und Jugendlichen gewährt werden. Die wichtigsten Bestimmungen finden sich in den § 39 und § 40 BSHG. Nach § 39 ist Personen, die körperlich, geistig oder seelisch wesentlich behindert sind, eine Eingliederungshilfe zu gewähren. Aufgabe der Eingliederungshilfe ist es, eine drohende Behinderung zu verhüten oder eine vorhandene Behinderung oder deren Folgen zu beseitigen oder zu mildern oder den Behinderten in die Gesellschaft einzugliedern. Den behinderten stehen dabei die von einer Behinderung bedrohten Kinder und Jugendlichen gleich. Maßnahmen der Eingliederungshilfe sind u. a. Gewährung einer ambulanten oder stationären Behandlung oder sonstige ärztliche oder ärztlich verordnete Maßnahmen zur Verhütung, Beseitigung oder Milderung der Behinderung durch heilpädagogische Maßnahmen für Kinder, die noch nicht im schulpflichtigen Alter sind, und Hilfe zu einer angemessenen Schulbildung.

In den ersten Nachkriegsjahrzehnten wurde in einigen europäischen Ländern mit der Bezeichnung „Jugendpsychiatrie" das Kindes- und Jugendalter eingeschlossen, während in anderen Ländern, etwa in Großbritannien und den USA, der Oberbegriff dafür der Terminus „Kinderpsychiatrie" war. In der Mitte des 20. Jahrhunderts wurde deshalb allgemein die Bezeichnung „Kinder- und Jugendpsychiatrie" eingeführt. Die klinische Psychiatrie des Kindes- und Jugendalters in Europa wurde in den ersten drei Nachkriegsjahrzehnten im deutschen Sprachraum durch Moritz Tramer und Jules Robert Corboz in der Schweiz, in Frankreich durch Georges Heuyer und Didier-Jacques Duché, in Österreich durch Hans Asperger, Andreas Rett und Walter Spiel, in der Bundesrepublik Deutschland durch Werner Villinger, Franz-Günther von Stockert und Hermann Stutte und in der DDR durch Gerhard Göllnitz repräsentiert. In Großbritannien nahmen Lionel Hersov und Michael Rutter, in Holland Arn van Krevelen, in Dänemark Kai Tolstrup, in Ungarn M. Vargha und Janos Szilard und in Schweden Anna-Lisa Annell die führenden Positionen ein. Sie wurde in der UdSSR von W. W. Kowalew, in Polen von Jacek Bomba und in Japan von K. Makita, in Finnland von Terttu Arajärvi, in Bulgarien von Meglena Atschkova, in Spanien von José Sacristán und in Italien von Giovanni Bollea vertreten. Die wissenschaftliche Gesamtbasis beruhte weiterhin auf den Grundlagen einer Psychopathologie, die von Wilhelm Griesinger, Henry Maudsley, Hermann Emminghaus und August Homburger und von Georges Heuyer, Moritz Tramer und Leo Kanner entwickelt worden war.

Hermann Stutte – sein Name stand über Jahrzehnte für Kinder- und Jugendpsychiatrie in Deutschland

Der Marburger Ordinarius Stutte hat wie kein anderer deutscher Kinder- und Jugendpsychiater des 20. Jahrhunderts die europäische und internationale Entwicklung des Faches geprägt. Als Wissenschaftler hat er sich in fast allen Teilbereichen, u. a. mit der Prognose dissozialer

Jugendlicher, mit Untersuchungen über biologische Asynchronien und über hirnorganische Psychosyndrome, mit katamnestischen Studien an behinderten Kindern und mit Sonderformen und der Rehabilitation kindlicher Oligophrenien sowie mit Untersuchungen über Charakterstörungen im Kindesalter und mit synoptischen und pathographischen Beiträgen zur Historiographie des Faches große Verdienste erworben. Sein besonderes Interesse galt dem Wohl und der Förderung psychisch gestörter und geistig behinderter Kinder, das ihn gemeinsam mit dem Pädagogen Tom Mutters und Eltern behinderter Kinder zur Gründung der „Lebenshilfe für das geistig behinderte Kind" (1958) führte; es drückte sich ebenso in seinen Beiträgen zu Gesetzesvorlagen, zu den „Marburger Richtlinien" zum Jugendgerichtsgesetz, zum Bundessozialhilfegesetzes und zum Jugendschutzgesetz u. a. aus.

Hermann Stutte (1909–1982) studierte Medizin an den Universitäten in Freiburg, Bonn, Königsberg, Paris, Frankfurt, München und Gießen. Den Weg zur Psychiatrie fand er nach eigenem Bekunden zunächst mehr durch die Schriften von Sigmund Freud, Alfred Adler und Karl Jaspers als durch die psychiatrischen Vorlesungen. Er wurde mit der Arbeit „Simulation von Zitterbewegungen" von dem angesehenem Gießener Psychiater und Wundt-Schüler **Robert Sommer (1864–1937)** promoviert. Mit Stipendienmitteln der Nauheimer Kerckhoff-Stiftung begann er in Gießen mit der Nachuntersuchung ehemaliger Fürsorgezöglinge. Sie wurde erst sechs Jahre später abgeschlossen und 1943 der Tübinger Fakultät als Habilitationsschrift vorgelegt, aber, wie Stutte anmerkte, wegen „dubiöser politischer Zuverlässigkeit" nur verzögert angenommen. 1938 übernahm Stutte das von Gaupp gegründete „Klinische Jugendheim". Nachdem Werner Villinger 1944 den Tübinger Lehrstuhl für Psychiatrie übernommen hatte, erfuhr die ehemals von ihm geleitete Kinderabteilung eine besondere Aufwertung. Das veranlaßte Stutte, Villinger nach dessen Berufung auf den Marburger Lehrstuhl für Psychiatrie (1946) zu folgen. Bereits 1947 wurde eine kinderpsychiatrische Abteilung gegründet, der 1949 eine aus Stiftungsmitteln errichtete Erziehungsberatungsstelle angegliedert wurde. Im Jahre 1951 erfolgte die Ernennung Stuttes zum Extraordinarius, der 1954 seine Ernennung zum Ordinarius folgte. Stutte war damit der erste Lehrstuhlinhaber dieses Faches in Deutschland. Die Kinder- und Jugendpsychiatrie hatte damals „einen schlechten Stand in den medizinischen Fakultäten" (Stutte); sie war in den meisten Universitäten Europas überhaupt nicht vertreten. 1951 konnte eine musterhafte Klinik in einem eigenen Gebäude eingeweiht und bezogen werden. Stutte nahm damit in Deutschland die singuläre Stellung ein, wie sie sonst nur Georges Heuyer in Frankreich, Moritz Tramer in der Schweiz und Leo Kanner in den USA innehatten. Auf dem 5. Kongreß der „International Association for Child Psychiatry" (IACP) 1962 in Scheveningen, an dem erstmals nach Kriegsende auch deutsche Kinderpsychiater teilnehmen konnten, waren die führenden Fachvertreter der Welt präsent, zu denen dauerhafte Kontakte geknüpft werden konnten.

Stutte war ein überaus produktiver Wissenschaftler. Seine wissenschaftlichen Arbeiten zeichneten sich durch Originalität, Sorgfalt und eine dichte, klare und straffe Diktion aus. Aus dem über 300 Arbeiten umfassenden Fundus seiner wissenschaftlichen Werke sollen hier nur einige hervorgehoben werden. Zu seinen wichtigsten Arbeiten zählte er selbst ein umfangreiches monographisches Kapitel „Kinderpsychiatrie und Jugendpsychiatrie" in der „Psychiatrie der Gegenwart" (1961) und „Psychologie des

Kindesalters" in „Biologische Daten für den Kinderarzt" (1954); ferner „Psychosen des Kindesalters" im „Handbuch für Kinderkrankheiten" (1969) und 1958, gemeinsam mit Horst Pfeiffer, „Grenzen der Sozialpädagogik. Ergebnisse einer Untersuchung praktisch unerziehbarer Fürsorgezöglinge" (1958) und „Pubertas praecox und psychische Reifungsverhältnisse" (1951). Zur forensischen Psychiatrie waren es Arbeiten wie „Kinder vor Gericht" (1951), „Forensische Aufgaben der Jugendpsychiatrie" (1956) und „Indikation und Möglichkeit der heilerzieherischen Behandlung jugendlicher Rechtsbrecher" (1959). Außerdem liegt eine größere Anzahl von Untersuchungen spezieller kinderpsychiatrischer Probleme vor, wie Beurteilung der Hilfsschulfähigkeit (1955), Hilfe für geistig behinderte Kinder (1961), Beobachtungen bei Flüchtlingskindern (1959), psychohygienische Aufgaben (1961) und Sozialprognosen bei verwahrlosten und kriminellen Jugendlichen (1966). Ein vollständiges Register aller bis 1969 publizierten Arbeiten findet sich im „Jahrbuch für Jugendpsychiatrie und ihre Grenzgebiete" (1969).

Im Jahr 1956 gründete Stutte zusammen mit Villinger das „Jahrbuch für Jugendpsychiatrie" (8 Bände), das seit 1973 als „Zeitschrift für Kinder- und Jugendpsychiatrie" fortgeführt wird. Ihm wurden hohe Ehrungen zuteil. Er war von 1967 bis 1971 Präsident der „Union Europäischer Pädopsychiater" und richtete 1967 den europäischen Kongreß in Wiesbaden aus. Von 1967 bis 1970 war er Vorsitzender der „Deutschen Gesellschaft für Kinder- und Jugendpsychiatrie" und blieb danach für die nachfolgenden Vorsitzenden der kompetente Ansprechpartner für alle anstehenden Fragen und Probleme. 1972 wurde ihm die „Heinrich-Hoffmann-Medaille für Verdienste um das behinderte Kind" verliehen, und er erhielt die Ehrendoktorwürde der juristischen und der philosophischen Fakultät.

Nach seinem Tod führte Stuttes Habilitationsschrift mit dem Titel „Über Schicksal, Persönlichkeit und Sippe ehemaliger Fürsorgezöglinge. Beitrag zum Problem der sozialen Prognose" (1944) wegen ihres angeblich tendenziösen ideologischen Inhalts vorübergehend zu einer öffentlichen Auseinandersetzung. Die Arbeit war, nicht ungewöhnlich in der letzten Phase des Krieges, nicht gedruckt worden. Sie gilt seitdem als verschollen. Weder in der Tübinger Fakultät noch in der Familie Stuttes konnten Originalexemplare ausfindig gemacht werden. Das gab Anlaß zu kritischen Vorwürfen und zu diffamierenden politischen Unterstellungen. Stuttes ehemaliger Chef, der Tübinger Ordinarius Hermann F. Hoffmann (1891–1944), ein anerkannter Wissenschaftler, aber bekennender Nationalsozialist, führte damals in seinem Habilitationsgutachten (zit. nach Castell 2003) aus: „Stutte hatte demnach 114 Probanden des städtischen Jugendamtes Gießen untersucht. Die letzte Erhebung war 1937 erfolgt, als die jüngsten Probanden 40 Jahre alt waren. Die Ergebnisse der Sozialprognose bezogen sich auf mehrere Generationen. Bei 39,5 Prozent der Probanden wurde der Fürsorgeerziehung ein voller Erfolg, bei 20,1 Prozent ein Mißerfolg bescheinigt. Von Bedeutung für die soziale Vorhersage waren nach Stutte Persönlichkeitsmerkmale, Verhaltensweisen und erbbiologische Gegebenheiten." Als wichtigste Determinante der Sozialprognose wurde die „anlagemäßige, ererbte Persönlichkeitsartung" erkannt. Die Untersuchung der Nachkommen der ehemaligen Fürsorgezöglinge habe gezeigt, daß die „Sozialprognose" weitgehend „auch Erbprognose" war. – Im Umgang mit seinen Mitarbeitern und jüngeren Kollegen legte Stutte nicht auf Distanz, sondern auf kollegiale Zusammenarbeit großen Wert. Sie wurde seinen Gesprächspartnern durch sein einnehmendes Wesen und sein bescheidenes Auftreten, sein lebhaftes, manchmal unruhiges, aber humorvolles Temperament erleichtert. Stutte war nach dem Zeugnis seiner klinischen Mitarbeiter, sei es Curt Weinschenk, Werner Munkwitz, Eckart Förster, Hubert Harbauer, Peter Strunk, Christian Eggers oder Helmut Remschmidt, seinem Nachfolger, ein gütiger, hilfsbereiter und toleranter Chef.

Gerhard Göllnitz war der kinder- und jugendneuropsychiatrische Mentor in der DDR

Gerhard Göllnitz (1920–2003) war in der damaligen DDR der seit 1963 einzige Lehrstuhlinhaber und Leiter einer Universitätsklinik für Kinder- und Jugendneuropsychiatrie an der Universität Rostock. Göllnitz hatte während des Krieges Medizin studiert, legte 1945 in Rostock das Staatsexamen ab und wurde 1946 promoviert. Ab 1946 arbeitete er als Assistenzarzt in der Rostocker Universitätsnervenklinik unter Direktor Hans Heygster. Göllnitz sah die Unterbringungsprobleme und die ungute Situation der psychisch kranken Kinder in den offenen und geschlossenen Stationen der Erwachsenenpsychiatrie, er erkannte den bestehenden Reformbedarf und handelte. Es gelang ihm, eine separate kinderpsychiatrische Station mit zunächst 14 Betten (Häßler 2003) einzurichten. Seine Habilitationsarbeit „Die Bedeutung der frühkindlichen Hirnschädigung für die Kinderpsychiatrie" (1954) erregte international große Aufmerksamkeit. Er fand unter 300 schwer erziehbaren bei 279 zusätzlich motorisch auffälligen Kindern im Pneumenzephalogramm damals als sicher geltende pathologische Ventrikelerweiterungen und in numerischer Übereinstimmung damit bei 21 erziehungsschwierigen Kindern mit einer ungestörten Motorik (Test

nach Oseretzky und Kwint) ein unauffälliges Ventrikelsystem. Aus der Vorgeschichte ergab sich, daß bei allen untersuchten Kindern vor, während und nach der Geburt gehäuft Komplikationen aufgetreten waren. Psychopathologisch resultierte ein von der Hirnlokalisation offenbar unabhängiges „hirnorganisch-psychisches Achsensyndrom", gekennzeichnet durch gesteigerte Reizbarkeit, Stimmungs- und Affektlabilität, Störungen der Aufmerksamkeit und Konzentration. Als Syndrombezeichnung führte Göllnitz den Begriff „Encephaloperoma infantis" ein, der sich international nicht durchsetzte und später auch von Göllnitz durch den Sammelbegriff „Enzephalopathie" ersetzt und mit seinen Unterformen dargestellt wurde. Die empirische Untersuchung von Göllnitz und die zahlreicher nachfolgender Studien führten zu einer über mehrere Jahrzehnte anhaltenden wissenschaftlichen Auseinandersetzung über die Bedeutung schwerer und besonders von leichten Hirnschäden für die emotionale und kognitive Entwicklung, die noch keineswegs abgeschlossen ist.

Nach der Berufung des Frankfurter Kinderpsychiaters Franz-Günther von Stockert auf den Rostocker Lehrstuhl im Jahre 1954 kam es zu Auseinandersetzungen zwischen dem neuen Direktor und seinem Oberarzt Göllnitz, über deren Verlauf unterschiedliche Versionen (Castell et al. 2003) vorliegen. Nachdem Stockert im Juli 1958 die DDR wieder verlassen hatte, wurde Göllnitz zunächst zum Leiter einer selbständigen Abteilung und schließlich 1963 zum ordentlichen Professor und Lehrstuhlinhaber ernannt und mit der Leitung der Universitätsklinik für Neuropsychiatrie des Kindes- und Jugendalters betraut.

Über das wissenschaftliche Werk und die Persönlichkeit führte der enge Mitarbeiter und jetzige Direktor der „Klinik für Kinder- und

Jugendneuropsychologie und Psychotherapie" der Universität Rostock, Frank Häßler, in seinem Nachruf über Göllnitz u. a. aus (zit. n. Häßler 2003): „Zu seinen wissenschaftlichen Arbeitsgebieten gehörten vor allem die psychophysischen Folgen des frühkindlichen Hirnschadens, die Früherfassung, Frühtherapie und langfristige Rehabilitation kindlicher Entwicklungs- und Persönlichkeitsstörungen sowie prospektive Kontrollen der Kompensation biologischer und sozialer Entwicklungsrisiken. Er wurde zum Wegbereiter einer Psychologie in der Medizin. Aus seinen 150 wissenschaftlichen Publikationen sind das 1992 in fünfter Auflage erschienene Lehrbuch „Neuropsychiatrie des Kindes- und Jugendalters" sowie das Buch „Zur Kompensation und Dekompensation in der kindlichen Entwicklung" und Veröffentlichungen zum nahezu gesamten Spektrum der Kinder- und Jugendneuropsychiatrie hervorzuheben. Besondere Anerkennung fand sein Wirken durch die Vergabe eines der ersten zentralen Forschungsprojekte an die Abteilung, die als Leiteinrichtung der kinder- und jugendpsychiatrischen Forschung in der DDR fungierte. Auch international genoß er hohes Ansehen. So übte er zwei Amtsperioden das Amt des Vizepräsidenten der 1960 gegründeten Union Europäischer Kinderpsychiater aus, war Ehrenmitglied der Österreichischen Gesellschaft für Kinderneuropsychiatrie, der Ungarischen Gesellschaft für Psychiatrie und der Purkyné-Gesellschaft. In Würdigung seiner Verdienste wurde ihm 1990 das Österreichische Ehrenkreuz I. Klasse für Wissenschaft und Kunst verliehen.

„Seiner Vordenkerrolle und seinem Engagement ist es zu verdanken, daß die Subspezialisierung für Kinderneuropsychiatrie, die dem Facharzt für Kinder- und Jugendpsychiatrie nach 1989 gleichgestellt wurde, seit 1974 gesetz-

lich verankert war. Die Psychotherapie, insbesondere die aktive und regulative Musiktherapie, die Tanz- und Gestalttherapie, die Heilpädagogik und die Entwicklungspsychologie sah er als integrale Bestandteile der Kinder- und Jugendpsychiatrie an. Bereits Anfang der sechziger Jahre waren die jetzige Schule für Kranke sowie die Tanz- und Musiktherapie in das diagnostische und therapeutische Gesamtkonzept integriert. Unzählige Kinder und mittelbar auch deren Eltern erhielten durch Göllnitz ärztliche und menschliche Hilfe."

Der Schweizer Kinderpsychiater Jakob Lutz beschrieb die Psychosen des Kindesalters aus neuer Sicht

Der Zürcher Kinderpsychiater **Jakob Lutz (1903–1998)** leitete seit 1929 die 1921 von H. W. Maier gegründete erste Schweizer kinderpsychiatrische „Kinderbeobachtungsstation" an der Psychiatrischen Universitätsklinik Burghölzli in Zürich (Haffter 1964), die er 1970 an seinen Schüler Jules Robert Corboz (1919 bis 1987) übergeben konnte. Im Jahre 1931 richtete Lutz eine Poliklinik für Kinder und Jugendliche ein und baute nach dem Krieg systematisch die für die Schweiz typischen „Kinderpsychiatrischen Dienste" aus. Lutz hatte sein Medizinstudium in der Schweiz und in Kiel absolviert. Er gab 1938 gemeinsam mit Max Isserlin (München), A. Ronald (Wien) und H. Hanselmann (Zürich) das „Lehrbuch der Psychopathologie des Kindesalters für Ärzte und Erzieher" heraus, das er mit einem ausführlichen Kapitel über „Schwachsinn und die organischen Hirnstörungen mit Einschluß der Epilepsie" einleitete. In seiner international sehr beachteten Habilitationsarbeit „Psychosen im Kindesalter" (1938) beschrieb er mögliche präpsychotische Phasen in der Vorgeschichte erwachsener Schizophrener: wenn das Kind „von früh an, oft familiär bedingt, abartig und schwächlich konturiert, nicht richtig stärkend ins Leben eingeführt wird", und wies auf das gehäufte Vorkommen chaotischer oder rigider Familienstrukturen hin. Eine von ihm aufgestellte und über eine längere Zeit nicht widerlegte Grundregel besagte, daß schizophrenieähnliche Krankheitsbilder mit großer Wahrscheinlichkeit nicht endogener, sondern exogener Natur seien. Würde man dies berücksichtigen, gäbe es nur sehr wenige unter zehn Jahre alte schizophrene Kinder. Lutz wurde 1949 zum Titularprofessor und 1961 zum Extraordinarius ad personam und „damit zum ersten universitären Fachvertreter der Kinderpsychiatrie in der Schweiz ernannt". Steinhausen (1998), Nachfolger von Corboz, führte dazu weiter aus: „Es ist ihm nicht nur zu verdanken, daß er nach dem Zweiten Weltkrieg den Kinderpsychiatrischen Dienst mit einem Netz von Regionalstellen im Kanton Zürich systematisch ausgebaut und damit in beispielhafter Weise die Grundlagen für eine bevölkerungsnahe kinder- und jugendpsychiatrische Versorgung gelegt hat. Vielmehr trug Jakob Lutz auch sehr aktiv dazu bei, die durch den Zweiten Weltkrieg unterbrochenen internationalen Beziehungen unter den Fachkollegen wieder zusammenzufügen. Sie dankten ihm diesen Einsatz mit zahlreichen Ehrungen. Die deutschen Kinderpsychiater, die ihm zu besonderem Dank für ihre Wiederaufnahme in den Kreis der europäischen Fachkollegen verpflichtet waren, ehrten ihn mit der Dr.-Heinrich-Hoffmann-Medaille." Lutz entwickelte auf dem Boden der Steinerschen Lehre eine eigenständige humane Menschenkunde und Heilpädagogik.

Walter Spiel gründete die erste Neuropsychiatrische Universitätsklinik Österreichs

Der in Wien als Sohn eines bekannten Pädagogen geborene **Walter Spiel (1920–2003)** wurde nach dem Abitur 1939 zum Militärdienst eingezogen. Während des Krieges begann er mit dem Medizinstudium; 1946 erfolgte seine Promotion. In der Zeit seiner Facharztausbildung erhielt er den Auftrag an der Wiener Psychiatrisch-Neurologischen Universitätsklinik eine Ambulanz für Kinder und Jugendliche einzurichten. Spiel schilderte (1976) eingehend und typisch für die allgemeine Situation der europäischen Kinder- und Jugendpsychiatrie, wie sich diese „jüngste medizinische Disziplin nur langsam und unter Überwindung unzähliger Schwierigkeiten" entwickeln konnte. Zunächst wurde ein „Kinderzimmer" mit sieben Betten eingerichtet, das 1951 zu einer selbständigen „Kinderstation" und 1970 auf 19 Betten erweitert wurde. 1975 bezog die inzwischen unabhängige „Universitätsklinik für Neuropsychiatrie des Kindes- und Jugendalters" einen Neubau. Spiel gelang es schon früh, durch Studienaufenthalte an den Universitäten in Zürich, Paris, Lyon und London dauerhafte internationale Verbindungen zu knüpfen. 1954 erhielt er von der Rockefeller Foundation ein Stipendium, das eine erhebliche Erweiterung des Personalschlüssels ermöglichte. 1973 erfolgte auf seine Initiative die Gründung der „Österreichischen Arbeitsgemeinschaft für Neuropsychiatrie des Kindes- und Jugendalters". Von 1971 bis 1975 war er Präsident der „Europäischen Vereinigung für Kinderpsychiatrie".

Spiel hinterließ neben der viel zitierten Habilitationsarbeit „Die endogenen Psychosen des Kindes- und Jugendalters" (1961) ein umfangreiches wissenschaftliches Werk, das den gesamten Bereich der Kinderpsychiatrie und -neurologie umspannte; besonders genannt seien das mit seinem Sohn Georg Spiel herausgegebene „Kompendium der Kinder- und Jugendneuropsychiatrie" (1987), „Die Therapie in der Kinder- und Jugendpsychiatrie" (1967, 1975) und das psychoanalytisch orientierte Buch „Die Phasen der kindlichen Entwicklung" (1974). Er war außerdem verantwortlicher Herausgeber von zwei Bänden der 20bändigen Enzyklopädie „Psychologie des 20. Jahrhunderts". Spiel organisierte zahlreiche nationale und internationale Tagungen und Kongresse; 1975 leitete er den Kongreß der Europäischen Gesellschaft für Kinder- und Jugendpsychiatrie in Wien.

In einem Nachruf führte Max H. Friedrich, sein früherer Oberarzt und Nachfolger auf der Wiener Lehrkanzel aus: „Walter Spiel zeichnete sich als humanistisch gebildeter Arzt, hervorragender Lehrer und wissenschaftlicher Initiator mit einem sicheren Gespür für neue Forschungsfelder aus", und „ihm ist es zu verdanken, wenn die vielfältigen Quellflüsse des Faches in einen Strom zusammengeführt wurden. Ihm ist es zu verdanken, daß die allgemeine Meinung, Kinderpsychiatrie sei eine Schmalspurpsychiatrie zur Besserung schlimmer Kinder, der Kenntnis um die neuropsychiatrisch, entwicklungspsychologisch, psychodynamisch und psychosozial definierten Krankheiten im Kindes- und Jugendalter gewichen ist. Seine von ihm gegründete Schule, deren Vertreter wir sind, ruht auf den Säulen wissenschaftlicher Exaktheit psychopathologischer Diagnostik, polypragmatischer Therapie und multidisziplinärer Forschungsansätze. Unter seinen Schülern finden sich Vertreter entwicklungsneurologischer und entwicklungspsychologischer Richtung, Vertreter aller anerkannten psychotherapeutischen Schulrichtungen wie auch Wissenschafter kinderneuropsychiatrischer Grundlagenforschung. Eine moderne kinderneuropsychiatrische Klinik wie jene Spiels muß neben der multidisziplinären Lehre Grundlagenwissenschaft und Kasuistik betreiben."

Hubert Harbauer war der Promotor eines selbständigen Fachgebietes für psychisch gestörte Kinder und Jugendliche

Hubert Harbauer (1919–1980), Inhaber des Lehrstuhls für Kinder- und Jugendpsychiatrie an der Johann-Wolfgang-Goethe-Universität in Frankfurt, wurde als Sohn eines Oberförsters in Würzburg geboren. Er studierte Medizin in Würzburg, München und Heidelberg. Nach dem Staatsexamen war er von 1947 bis 1949 Assistent bei Kurt Schneider in Heidelberg, bei dem er mit „Die Schizophrenie im Kindesalter" promovierte. Zu seinem Wunsch, Kinderarzt zu werden, meinte Schneider, was er dort wolle, Kinder könnten doch noch gar nicht denken. 1950 kam er zu dem kinderpsychiatrisch orientierten Pädiater C. Bennholdt-Thomsen in die Kölner Universitätskinderklinik. 1960 habilitierte er sich mit „Katamnestische Studie verhaltensgestörter und psychogen-funktionell erkrankter Kinder". Im selben Jahr folgte er einem Angebot von Hermann Stutte, als Oberarzt nach Marburg zu kommen. Hier profilierte er sich zu einem der führenden Kinder- und Jugendpsychiater Deutschlands. 1967 erhielt er den Ruf auf das Ordinariat für Kinder- und Jugendpsychiatrie an der Universität Frankfurt. Es war kein Zufall, daß er schon kurz danach, in der Zeit der Studentenunruhen von 1969 bis 1971, zum Dekan der medizinischen Fakultät gewählt wurde. In dieser schwierigen Zeit kamen ihm sein konziliantes Wesen, sein nüchternes Urteil, aber auch, wenn es sein mußte, sein kompromißloses und frontales Handeln zustatten. Kurt Schneider hatte ihn mit „Suaviter in modo, fortiter in re" charakterisiert.

Harbauer war ein hervorragender Hochschullehrer, der sein Kolleg sorgfältig vorbereitete. Seine didaktischen und rhetorischen Fähigkeiten machten ihn zu einem gesuchten Referenten, Tagungspräsidenten und Festredner; er war ein geschätzter forensischer Gutachter. Über 100 Veröffentlichungen stammen aus seiner Feder, viele Vorträge blieben unveröffentlicht. Er liebte die knappe Diktion, den klaren Stil und beurteilte die wissenschaftliche Produktion anderer auch danach. „Eher zu wenig als zuviel" war seine Maxime. Seine Hauptarbeitsgebiete waren: Reifungsbiologie und -pathologie, Prävention und Psychohygiene, Oligophrenie und hirnorganische Krankheiten und Psychosen und Neurosen des Kindes- und Jugendalters. Sein Buch „Geistig Behinderte" erschien 1976 in zweiter Auflage. Unter seinen Studenten galt das „Lehrbuch der speziellen Kinder- und Jugendpsychiatrie (1971)", das unter seiner maßgeblichen Mitwirkung entstand, als „großer" und sein Taschenbuch „Kinder- und Jugendpsychiatrie" als „kleiner Harbauer". Mit Hermann Stutte gab er das „Jahrbuch der Jugendpsychiatrie" heraus, das später in die „Zeitschrift für Kinder- und Jugendpsychiatrie" überführt wurde. Harbauer gehörte dem wissenschaftlichen Beirat der Zeitschriften „Der Nervenarzt", der „Monatsschrift für Kinderheilkunde" und der „Praxis der Kinderpsychologie und Kinderpsychiatrie" an und war Fachredakteur im „Deutschen Ärzteblatt".

Seine wissenschaftlichen Leistungen fanden ihren Niederschlag in zahlreichen Ehrungen durch deutsche und ausländische Fachgesellschaften. Er gehörte viele Jahre dem Vorstand der „Deutschen Gesellschaft für Kinder- und Jugendpsychiatrie" an, von 1970 bis 1972 als Vorsitzender. Von 1967 bis 1975 war er Vizepräsident der „Union europäischer Pädopsychia-

ter" (UEP). Er war u.a. korrespondierendes Mitglied der „Österreichischen Gesellschaft für Kinderheilkunde", der „Schweizerischen Gesellschaft für Kinder- und Jugendpsychiatrie" und Mitglied des „Wissenschaftlichen Beirats der Bundesärztekammer". Kurz vor seinem Tode wurde ihm die „Ernst-von-Bergmann-Medaille" für Verdienste um die ärztliche Fortbildung verliehen.

Hubert Harbauer war ein freundlicher und hilfsbereiter Chef, der den Kontakt und den Meinungsaustausch mit seinen Mitarbeitern pflegte. Er war ein entschiedener, aber auch ein kritischer Freund. Er liebte die direkte Ansprache und hatte gern die Lacher auf seiner Seite. Aber er schätzte ebenso die rasche, die scharfe Replik, auch und gerade wenn sie ihn betraf. Die selbstgebundene „Schleife" gehörte zu den unverwechselbaren Attributen seiner äußeren Erscheinung ebenso wie Optimismus, Selbstbewußtsein und Vitalität, die er ausstrahlte.

14.5.1 Wegweisende Kinder- und Jugendpsychiater

Nach Kriegsende dominierten in der Kinder- und Jugendpsychiatrie über mehrere Jahrzehnte viel stärker als in der allgemeinen Psychiatrie die psychotherapeutischen Konzepte. Die reimportierte Psychoanalyse und die Tiefenpsychologie erlangten in Deutschland (West) in den Erziehungsberatungsstellen und besonders in den nicht-universitären klinischen Einrichtungen ihre frühere Bedeutung zurück, während ihnen in den Universitäten nur ein begrenzter Zugang gewährt wurde und sie in der damaligen DDR ohne Bedeutung blieben. In dem während der NS-Zeit von M. H. Göring gegründeten „Deutschen Institut für Psychotherapie" in Berlin erweiterten und entwarfen Psychotherapeuten wie Harald Schultz-Hencke, Werner Kemper, Johannes Heinrich Schultz, Carl Müller-Braunschweig, G. Scheunert, Franz Baumeyer, Christian Paul Speer u. a. neue Konzepte, ohne dabei die alten völlig zu ignorieren. Auch in ihnen nahm das Kindesalter eine herausragende Rolle ein. Der damaligen Mitarbeiterin und später führenden Kinderpsychotherapeutin Annemarie Dührssen verdankt die deutsche Kinder- und Jugendpsychiatrie neue richtunggebende und weiterführende Impulse.

Hermann Stutte unterschied zwischen „geborenen" und „erzogenen" Kinder- und Jugendpsychiatern. Zu den „geborenen" zählte er in Deutschland Werner Villinger, Franz-Günther von Stockert und sich selbst, mit einigen Einschränkungen aber auch noch einige der nächsten Generation, die ihre Kenntnisse und ihr Wissen nicht oder nicht nur autodidaktisch erworben hatten. Zu denen gehörten, um nur einige zu nennen, z. B. Franz-Günther von Stockert, Heinrich Albrecht, Thea Schönfelder, Hubert Harbauer, Reinhart Lempp und Peter Strunk. Eine Durchsicht ihrer Autobiographien zeigt jedoch, daß auch die sogenannten „nativen" Kinder- und Jugendpsychiater ausnahmslos Lehrer mit mehr oder weniger stark ausgeprägten kinder- und jugendpsychiatrischen Interessen hatten. Der Frankfurter Kinderpsychiater Franz-Günther von Stockert war Oberarzt bei Gabriel Anton in Halle gewesen, der sich in mehreren Arbeiten mit psychiatrischen Problemen des Kindesalters beschäftigt hatte; er war auch der Lehrer des Hamburger Psychiaters Hans Bürger-Prinz, des Chefs der beiden Hamburger Lehrstuhlinhaber Heinrich Albrecht und Thea Schönfelder. Hubert Harbauer hatte seine Weiterbildung bei dem Kölner Pädiater Carl Gottlieb Bennholdt-Thomsen erhalten, der als Kinderarzt mehrere kinderpsychiatrische Arbeiten publiziert hatte und

zum Vorsitzenden der „Deutschen Gesellschaft für Kinder- und Jugendpsychiatrie" gewählt worden war. Der Tübinger Reinhart Lempp leitete unter Ernst Kretschmer (1888–1964) das von Gaupp geschaffene und vor ihm von den Kinder- und Jugendpsychiatern Werner Villinger und Hermann Stutte, und dann von Heinrich Koch über 10 Jahre geleitete „Klinische ". Der Freiburger Peter Strunk und der Würzburger Gerhardt Nissen schließlich waren Schüler von Hanns Ruffin (1902–1979) und von Heinrich Schulte (1898–1983), beide ehemalige Oberärzte des Berliner Psychiaters Karl Bonhoeffer, der schon 1921 eine „Kinder-Kranken- und Beobachtungsstation" gegründet hatte, die auch von seinen Oberärzten vorübergehend betreut worden war.

Die Fortschritte in der Diagnostik und Therapie der psychischen Störungen bei Kindern und Jugendlichen sind in erster Linie den Klinikern und Forschern zu verdanken, deren Verdienste in den vorangehenden Kapiteln eingehender gewürdigt wurden. Mit der sprunghaften Entwicklung des Fachgebietes sind die Namen so zahlreicher Kinder- und Jugendpsychiater verbunden, die aus naheliegenden Gründen nicht alle genannt und aufgezählt werden können. An dieser Stelle soll deshalb nur auf einige wenige Persönlichkeiten des deutschen Sprachkreises näher eingegangen werden, von denen ein abgeschlossenes Lebenswerk vorliegt.

Die „Jugendpsychiatrische Diagnostik und Begutachtung" von Gerhard Kujath war das deutsche Lehrbuch der Nachkriegszeit

Der Berliner Psychiater und Kinderarzt Gerhard Kujath (1908–1978), Leiter der heilpädagogischen Abteilung der Universitätskinderklinik in Berlin, war in den Nachkriegsjahren durch seinen in den meisten psychiatrischen Klinikbibliotheken und Erziehungsberatungs-

stellen vorhandenen und vielgelesenen Grundriß „Jugendpsychiatrische Diagnostik und Begutachtung" (1949) allen bekannt, die in dieser
Zeit kinderpsychiatrisch oder -psychothera-
peutisch tätig waren; das Buch erlebte drei Auflagen (1964). Außerdem war er Mitherausgeber
der „Einführung in die Entwicklungsphysiolo-
gie des Kindes" (1964) von H. Wiesener. Der
Verfasser begegnete ihm seit 1963 häufig auf den
regelmäßig stattfindenden Kolloquien in der
Berliner Kinderklinik unter Adalbert Loeschke
und schätze ihn wegen seiner oft klärenden Diskussionsbemerkungen, seiner großen Belesen-
heit und seines bescheidenen Auftretens. Kujath
hatte seine psychiatrische Ausbildung bei Maximilian de Crinis, dem Leiter der Nervenklinik
der Charité, der bei Kriegsende Suizid beging,
erhalten. Während des Krieges arbeitete Kujath
als Oberarzt der Kinderabteilung in den Witten-
auer Heilstätten, in der sich auch eine „Kinderfachabteilung" befand. Sein Vorgesetzter, der
Leiter der Berliner Kindernervenklinik Ernst
Hefter, ein Freund des „Reichsärzteführers"
Leonardo Conti, war einer der T4-Gutachter.

Heinrich Albrecht beschäftigte sich nach Schröder erneut mit der Bedeutung des „Gemütes" für die Entwicklung

Der Hamburger Psychiater und Kinderpsychiater **Heinrich Albrecht (1921–1961)** war neben
Hermann Stutte, Franz-Günther von Stockert
und Gerhard Göllnitz einer der ersten Lehrstuhlinhaber für Kinder- und Jugendpsychiatrie
im Nachkriegsdeutschland. Als Oberarzt des
damals sehr renommierten Psychiaters Hans
Bürger-Prinz, der 1935 als Schüler Paul Schröders die Arbeit „Der Beginn der Erbpsychosen"
(1935) im „Nervenarzt" veröffentlicht hatte,
wurde Albrecht Leiter der neu gegründeten Abteilung für Kinder und Jugendliche an der Universitätsnervenklinik Hamburg-Eppendorf. Er

veröffentlichte während seines kurzen Lebens –
er wurde nur 40 Jahre alt – zahlreiche richtunggebende Arbeiten, etwa „Sexuelle Probleme des Jugendalters. Warum Jugendschutz?"
(1952), „Zur Psychologie der Pubertätsstö-
rungen" (1952), „Motorische Unruhe im Kindesalter" (1952), „Zur Bewertung der Test-
methoden im Kindesalter" (1952) und seine
Habilitationsschrift „Über das Gemüt" (1961).
Er nahm nach dem Krieg an der Gründungssit-
zung der „Deutschen Vereinigung für Jugendpsychiatrie" teil und war später Vorsitzender des
Vorstandes.

Albrecht war ein toleranter Hochschullehrer,
der uns jüngere Kollegen lange vor „1968" aufforderte, die auf den großen Kongressen einge-
haltene Sitzordnung, nach der die ersten Reihen
den Ordinarien vorbehalten waren, die darauffolgenden als für Oberärzte reserviert galten
und denen die Assistenten erst nach einem weitaus größeren Abstand folgten, zu durchbrechen
und uns nach vorn zu setzen, weil man dort
„besser hören" könne.

Um die kassenärztliche Versorgung der Kinder und Jugendlichen hat sich Eckart Förster verdient gemacht

Der aus Sachsen stammende **Eckart Förster
(1920–1999)** leitete von 1957 bis 1982 in Essen
eine Erziehungsberatungsstelle, das spätere „Jugendpsychiatrische Institut", und im Krankenhaus Essen-Werden eine Jugendpsychiatrische
Abteilung. Förster wurde mit einem Thema zur
damals aktuellen Elektrokrampftherapie promoviert und arbeitete danach zielbewußt in
psychiatrischen Universitätskliniken in Leipzig, Tübingen und in Marburg bei Werner Villinger. Förster hat über 50 wissenschaftliche
Arbeiten verfaßt und mehrere Bücher mit
Schwerpunkt auf die psychogenen Störungen
bei Kindern und Jugendlichen herausgege-

ben; darunter gemeinsam mit Karl-Hermann Wewetzer „Jugendpsychiatrische und psychologische Diagnostik" (1966), „Systematik der psychogenen Störungen" (1968), „Systematische Tendenzen bei Persönlichkeitsbeurteilungen" (1969), „Selbststeuerung psychogener Störungen" (1973) und „Kooperation bei der Versorgung psychisch kranker Kinder und Jugendlicher" (1981). Förster war von 1980 bis 1982 Vorsitzender der „Deutschen Gesellschaft für Kinder- und Jugendpsychiatrie" und Mitbegründer und Vorsitzender des „Berufsverbandes deutscher Kinder- und Jugendpsychiater", durch den letztlich die kassenärztliche Versorgung der psychisch kranken Kinder in Deutschland eingeführt und sichergestellt wurde.

Hans Erwin Kehrer setzte sich für die Frühförderung autistischer Kinder ein und gründete ein „Institut für Autismusforschung"

Der langjährige Leiter der Abteilung (1966 bis 1985) für Kinder- und Jugendpsychiatrie an der Universität Münster, **Hans Erwin Kehrer** (1917–2002), hat sich seit 1983 besonders und sehr intensiv für die Frühdiagnostik und für Therapie geistig behinderter und besonders der autistischen Kinder und Jugendlichen eingesetzt. Er erwarb sich besonders große wissenschaftliche Verdienste sowohl um die Autismusforschung als auch mit seiner öffentlichen Arbeit für autistische Menschen: für ihre Erkennung, Behandlung und Prognose, durch Hilfen und Hinweise für ihre soziale Existenz (Schule, Arbeit, Wohnung, Unterbringung) und durch Unterstützung der schwer belasteten Eltern dieser Kinder. Er begründete 1983 ein „Institut für Autismusforschung", das nach seiner Emeritierung weiterhin unter seiner Leitung blieb. Er war lange Zeit Vorsitzender des Beirates des Bundesverbandes „Hilfe für das autistische

Kind", dem derzeit über 3000 Mitglieder angehören. Kehrer wurde nach seinem Studium an verschiedenen Unisversitäten 1944 promoviert, arbeitete nach Kriegsende in Münster, habilitierte sich und war Oberarzt an der dortigen Universitätsnervenklinik. Er hat zahlreiche wissenschaftliche Arbeiten über den Autismus veröffentlicht und gab das Buch „Autismus" (2000) heraus, das seitdem als Standardwerk gilt, und gemeinsam mit Barbara Classen und Hans-Joachim Peter das Übersichtswerk „Internationale Autismus-Bibliographie" (1991).

Die Verdienste von Andreas Rett beschränken sich nicht auf die Entdeckung des nach ihm benannten Syndroms

Der österreichische Kinderarzt und Heilpädagoge **Andreas Rett** (1924–1997) war als Leiter der Abteilung für entwicklungsgestörte Kinder und ab 1985 auch als ärztlicher Direktor am Neurologischen Krankenhaus Rosenhügel in Wien (1966–1989) tätig. Schon 1963 hatte er in Wien eine geschützte Werkstätte für behinderte Jugendliche gegründet. Die auf ihn gerichteten Erwartungen der Eltern intelligenzgeminderter Kinder, zwischen „Hoffnung, Utopie und Realität" (Rett 1984) angesiedelt, ließen ihn trotz zahlreicher therapeutischer Rückschläge nicht resignieren. Er setzte sich beharrlich für die Entwicklung neuer, besserer und humaner Behandlungsverfahren ein. So war es nicht nur einem „glücklichen Zufall", wie Rett bescheiden anmerkte, zu verdanken, daß ihm die Handstereotypien, die „washing movements" als Leitsymptom des neu entdeckten Syndroms auffielen, sondern ihre Erkennung war nur durch seinen geschulten klinischen Blick möglich. 1965 publizierte Rett die ersten 35 Fälle des später nach ihm benannten Syndroms mit dem Titel „Ein cerebral-atrophisches Syndrom bei Hyperammonämie" (1966), dessen angenommene Ursache sich jedoch nicht bestätigen ließ. Bis zum Jahr 2000 wurden in Schweden von Bengt Hagberg, der die klinische Symptomatologie erweiterte und präzisierte, bei 230 Mädchen ein Rett-Syndrom diagnostiziert. Einige Jahre vorher, 1998, wurde durch humangenetische Untersuchungen der Genort (das MeCP2-Gen liegt auf dem X-Chromosom) festgestellt und ein spezifischer Gentest entwickelt, durch den zahlreiche atypische Formen (Hagberg und Gillberg 1993) ermittelt werden konnten. Das Rett-Syndrom (ICD-10 F84.2) ist mit einer Häufigkeit von 1 : 10000 bis 15000 ebenso wie die Phenylketonurie eine zwar seltene, aber dennoch nach dem Down-Syndrom (1:500–700; Leiber und Olbrich 1972) mit 0,5 Prozent die zweithäufigste neurologische Erkrankung mit geistiger Behinderung. 1993 wurde von Eltern und Ärzten eine „Österreichische Rett-Syndrom-Gesellschaft" gegründet.

14.5.2 Ambulanzen, Polikliniken, Erziehungsberatungsstellen

Die Geschichte der kinder- und jugendpsychiatrischen Ambulanzen, Polikliniken und Erziehungsberatungsstellen läßt sich bis zum Beginn des 20. Jahrhunderts in der Schweiz, in Österreich, Deutschland und in den USA zurückverfolgen. Sie wurden als Ambulanzen an kommunalen Krankenhäusern und als Polikliniken an Universitätskliniken gegründet, soweit sie über kinder- und jugendpsychiatrische Stationen (Bonhoeffer, Berlin; Homburger, Heidelberg; Villinger, Tübingen; Schröder, Leipzig) verfügten oder als Erziehungsberatungsstellen auf kommunaler oder privater Ebene (Adler und Heller, Wien; Seif, München; Healy, Chicago) gegründet. Als Erziehungsberatung wird (Pfeifer 1975) „eine Form der wissenschaftlich fun-

dierten Klärung und Beeinflussung individuellen menschlichen Verhaltens mit dem Ziel der Therapie und Prophylaxe von Fehlentwicklungen" definiert. In der Regel handelt es sich dabei um eine beratende Unterstützung von Erziehern von Kindern und Jugendlichen bei der Lösung von Problemen, die sich vorwiegend im Zusammenhang mit der Erziehung ergeben haben. Während sich in den Gründerjahren eine deutliche Trennung zwischen Erziehungsberatungsstellen und kinder- und jugendpsychiatrischen Ambulanzen und Polikliniken als schwer durchführbar erwies, sind sie heute durch ihre unterschiedliche personelle, diagnostische und apparative Ausstattung eindeutig bestimmt.

Das 1922 in Deutschland erlassene Reichsjugendwohlfahrtsgesetz legte verbindlich fest, daß jedes Kind ein Recht auf Erziehung zur leiblichen, seelischen und gesellschaftlichen Tüchtigkeit habe. Jede Großstadt wurde zur Errichtung von Jugendämtern verpflichtet, die Beratungsstellen für Kinder und Jugendliche einzurichten hatten. Nach C. Boenheim bestanden 1933 allein in Berlin 68 Beratungsstellen. Bereits 1928 existierten dort 42 Beratungsstellen. In Österreich richtete Alfred Adler in Wien in jedem der 22 Stadtbezirke spezielle Erziehungsberatungsstellen ein. Während der Zeit des Nationalsozialismus wurde der Grundgedanke der individuellen Förderung des psychisch gestörten Kindes weitgehend aufgegeben, und an die Stelle des Förderungsauftrages trat das Konzept der „Erbgesundheit" und der „Volksgemeinschaft" mit allen sich daraus für die Kinder und Eltern ergebenden nachteiligen und schädlichen Konsequenzen.

Erziehungsberatungsstellen wurden früher aus unterschiedlichen Gründen auch als „Beratungsstelle für Kinder und Jugendliche", als „Familienberatung", „Institut für Erziehungshilfe", „Sozialer Beratungsdienst", „Erzieher- und Jugendlichen-Beratung", „Heilpädagogischer Beratungsdienst" oder als „Psychologische Beratungs- und Betreuungsstelle" (Stein 1969) bezeichnet. In Berlin gründete der Psychiater W. Fürstenheim (1879–1967) bereits 1906 eine „Medico-Pädagogische Poliklinik für Kinderforschung, Erziehungsberatung und ärztlich-erzieherische Behandlung" und einige Jahre danach in Frankfurt (1916) eine „Ärztlich-Heilpädagogische Jugendsichtungsstelle". Der Heidelberger Kinderpsychiater August Homburger, Leiter der Poliklinik der Psychiatrischen Universitätsklinik, richtete 1917 eine „Heilpädagogische Beratungsstelle" als Poliklinik an der Universitäts-Kinderklinik und einen psychiatrischen Beratungsdienst beim Städtischen Jugendamt ein, das über ein angeschlossenes Erziehungsheim verfügte. Der Nervenarzt und Psychotherapeut Walther Cimbal eröffnete in Hamburg-Altona 1903 eine Beratungsstelle für nervöse und psychisch kranke Kinder, in der bis zu 2000 Kinder im Jahr untersucht und begutachtet wurden. In den USA wurde 1922 in St. Louis die erste „Child Guidance Clinic" gegründet, an der Psychiater, Psychologen und Sozialarbeiter wirkten. Seitdem gibt es weitgehende organisatorische und personelle Parallelen zwischen den Erziehungsberatungsstellen in Deutschland und den amerikanischen Child Guidance Clinics.

In den Jahrzehnten nach dem Ende des Zweiten Weltkriegs vollzog sich eine tiefgreifende Neuorientierung. An die Stelle früherer Beratungsstellen für anomale oder psychopathische Kinder und Jugendliche, die auch von vielen hirnorganisch geschädigten Kindern konsultiert wurden, entstanden personell und organisatorisch besser ausgestattete Erziehungsberatungsstellen und ebenfalls personell, aber zusätzlich auch apparativ den Anforderungen entsprechend eingerichtete kinder- und jugendpsychiatrische Polikliniken. Zwei Jahrzehnte nach Kriegsende, 1965, bestanden in der Bundesrepublik Deutschland einschließlich West-Berlin bereits 345 Erziehungsberatungsstellen, von denen 210 mindestens eine hauptamtliche Fachkraft aufwiesen (Stein 1969). Insgesamt bestanden 1993 (Specht 2000) in den alten Bundesländern 833 (Haupt- und Nebenstellen) und in den neuen Bundesländern 236 Erziehungsberatungsstellen für erziehungsschwierige Kinder und Jugendliche in der Bundesrepublik Deutschland, die in den „Landesarbeitsgemeinschaften der Erziehungsberatungsstellen" zusammengeschlossen wurden. Nach § 28 des Jugendhilfegesetzes (1998) sollen Erziehungsberatungsstellen und andere Beratungsdienste und -einrichtungen Kinder, Jugendliche, Eltern und andere Erziehungsberechtigte bei der Klärung und Bewältigung individueller und familienbezogener Probleme und der zugrundeliegenden Faktoren bei der Lösung von Erziehungsfragen sowie bei Trennung und Scheidung unterstützen. Dabei sollen Fachkräfte verschiedener Fachrichtungen zusammenwirken, die mit unterschiedlichen methodischen Ansätzen vertraut sind. Erziehungsberatungsstellen werden meistens von Psychologen geleitet, daneben gehören Sozialarbeiter, manchmal auch überwiegend halbtags tätige Ärzte dort zum Beratungsteam. Daß nur wenige Kinder- und Jugendpsychiater in diesen Institutionen vertreten sind, erklärt sich sowohl aus dem Mangel an ausgebildeten Ärzten, die bereit sind, diese Aufgabe zu übernehmen, als auch aus einer unzureichenden Stellenausstattung.

In den im Vergleich mit den Polikliniken wesentlich zahlreicheren und stärker frequentierten Erziehungsberatungsstellen werden – neben Gesprächen und Explorationen der Kinder – Beratungen und Behandlungen der Eltern und psychodiagnostische Untersuchungen sowie kurz- und langfristige Einzel-, Gruppen- und Elterntherapien durchgeführt. Die ursprünglich fast ausschließlich tiefenpsychologisch verankerten Behandlungsansätze für Kinder mit Schul- und Erziehungsschwierigkeiten oder mit relevanten psychischen Störungen und Erkrankungen wurden durch die später hinzukommenden familien- und verhaltenstherapeutischen Verfahren ergänzt oder abgelöst.

Die Zusammenarbeit der kinder- und jugendpsychiatrischen Kliniken und Polikliniken mit Erziehungsberatungsstellen und mit sozialen Diensten ist überwiegend unproblematisch, da bei ungeklärten oder therapieresistenten psychischen Störungen der diagnostische Primat der Kinder- und Jugendpsychiatrie beachtet und akzeptiert wird. Erfahrene Diplompsychologen, psychologische Psychotherapeuten und Kinder- und Jugendlichenpsychotherapeuten sind für kinder- und jugendpsychiatrische Konsultationen ebenso aufgeschlossen wie Kinder- und Jugendpsychiater in der Klinik oder in der Praxis, die nicht auf die Zusammenarbeit mit Psychologen, Sozialarbeitern und Heilpädagogen verzichten können.

14.5.3 Stationen, Abteilungen, Kliniken

Zu Beginn des vergangenen Jahrhunderts bestanden unterschiedliche Vorstellungen darüber, in welchem Umfang psychisch gestörte Kinder stationär oder nur ambulant behandelt werden sollten. In den deutschsprachigen Ländern hatten traditionsgemäß die stationären Einrichtungen größere Bedeutung als in anderen Ländern. Hermann Stutte hat dies in einer Arbeit über soziale Aufgaben in der Kinder- und

Jugendpsychiatrie (1966) ausführlicher dargestellt. Erste Standorte (Tramer 1964) waren Genf (1830) und Paris (1850). In den USA wurde (nach Payk 2000) eine kinderpsychiatrische Klinik 1896 von dem aus Leipzig stammenden Lightner Witmer an einer Universitätsklinik in Pennsylvania eröffnet. Nach Moritz Tramer (1964) bestand in Prag eine derartige Abteilung seit 1920 unter Herfort. Im Oparany-Spital in der Tschechoslowakei befand sich von 1923 bis 1955 ein Institut für geistig kranke Kinder: Oligophrene, Kinder mit Psychosen, Epileptiker, psychische Störungen bei Tauben und Blinden. In Rußland wurde unter dem Psychiater W. A. Giljarowskj nach der Oktoberrevolution 1917 an der städtischen psychiatrischen Klinik von Moskau eine Kinderabteilung mit 40 Betten eröffnet, in der auch vorschulpflichtige Kinder aufgenommen und wo insbesondere die Anfangsformen der Kinderpsychose wissenschaftlich bearbeitet wurden. In Paris leitete Georges Heuyer in Ste. Anne eine besondere Kinderabteilung. Sonst erfolgte die Gründung von Stationen und Abteilungen für psychisch gestörte Kinder ganz überwiegend in außeruniversitären Anstalten. Anstalten für schwachsinnige und Heime für schwererziehbare Kinder und Jugendliche bildeten nicht selten den Grundstock für spätere Abteilungen und Kliniken für Kinder- und Jugendpsychiatrie. Vorläufer späterer stationärer Einrichtungen bestanden z. B. in Wildberg-Mariaberg/Württemberg (1835), Stetten (1848), Eckberg (1854) und Nürnberg (1854).

Nach dem Deutsch-Französischen Krieg 1870/1871 entstanden zahlreiche neue Abteilungen besonders für geistig behinderte Kinder an fast allen größeren Nervenkliniken Deutschlands. In Berlin wurde 1881 eine „Heil- und Erziehungsanstalt" mit eigener Sonderschule und eigenen Werkstätten gegründet, die sich später zur modellhaften (Enke 1963) „Nervenklinik für Kinder der Reichshauptstadt" entwickelte. An der Universitätskinderklinik in Wien wurde unter Erwin Lazar im Jahr 1911 die erste Heilpädagogische Abteilung für psychisch abnorme Kinder eingerichtet. In Frankfurt am Main gründete Emil Sioli, der Nachfolger des „Struwwelpeter-Hoffmann", 1914 eine eigene Abteilung für Kinder. Nach dem Ersten Weltkrieg eröffnete 1920 Werner Villinger unter Robert Gaupp in Tübingen eine Beobachtungsabteilung für Kinder und Jugendliche. Karl Bonhoeffer richtete mit Moritz Kramer 1921 eine Kinderstation an der Berliner Universitäts-Nervenklinik ein, der eine poliklinische „Psychopathenfürsorge für Kinder" angeschlossen war. Im Jahre 1926 folgten Paul Schröder in Leipzig, August Homburger in Heidelberg und Wilhelm Weygandt in Hamburg. In Bonn wurde 1926 die „Rheinische Provinzialanstalt für seelisch abnorme Kinder" unter der Leitung des später aus „rassischen" Gründen vertriebenen Psychiaters Otto Löwenstein (1889–1965) eröffnet, die nach dem Krieg als „Rheinische Landesklinik für Jugendpsychiatrie" weitergeführt wurde. In der Schweiz wurde die erste „Kinderbeobachtungsstation" von Eugen Bleuler in Verbindung mit der psychiatrischen Heilanstalt und Universitätsklinik Zürich 1921 errichtet, die „Stephansburg" im Parkareal des „Burghölzli", deren erster Leiter Jakob Lutz war.

Die Stationen und Abteilungen für psychisch gestörte Kinder und Jugendliche in kommunalen psychiatrischen Kliniken, Landeskrankenhäusern und Universitätskliniken zeigten unterschiedliche Strukturen. Es gab Abteilungen und Kliniken, die sich für sämtliche oder doch für die überwiegende Zahl der psychischen Störungen des Kindes- und Jugendalters zuständig fühlten, andererseits solche, die vorwiegend oder ausschließlich Kinder und Jugendliche mit hirnorganischen Schäden, mit schweren geistigen Behinderungen und Anfallskrankheiten stationär behandelten, ferner Abteilungen und Heime, die sich ausschließlich die Aufgabe einer Resozialisierung „verwahrloster" Kinder und Jugendlicher gestellt hatten, und schließlich psychodynamisch oder psychoanalytisch orientierte Einrichtungen, die sich ausschließlich auf Kinder und Jugendliche mit neurotischen und psychosomatischen Störungen spezialisiert hatten.

An einigen Universitäten wurden spezielle Polikliniken und kleine Abteilungen für Kinder in Kliniken und auf kommunaler und karitativer Ebene ambulante „Erziehungsberatungsstellen" eröffnet. Sie konnten allerdings nur zu einem geringen Teil die kinder- und jugendpsychiatrische Diagnostik abdecken und waren therapeutisch überwiegend tiefenpsychologisch orientiert.

Die Einrichtung spezieller Kliniken und Lehrstühle erfolgte in größerem Umfang aber erst nach dem Ende des Zweiten Weltkrieges. Der Wiener Ordinarius Walter Spiel hat später „diese merkwürdige Situation" beschrieben, daß in dieser Zeit ohne gegenseitige Kenntnis voneinander und fast zur gleichen Zeit in Deutschland (Bremen, Hamburg, Schleswig, Göttingen, Frankfurt, Tübingen, Marburg) und in Europa (Wien, Innsbruck, Zürich, Basel, Genf, Rom, Paris, London, Sevilla, Barcelona u. a.) kinder- und jugendpsychiatrische Stationen und Abteilungen an psychiatrischen Kliniken entstanden, aus denen sich allmählich Kliniken und seit den siebziger Jahren zunehmend Lehrstühle entwickelten. 1954 wurde der erste westdeutsche Lehrstuhl für Kinder- und Jugendpsychiatrie in Marburg (Hermann Stutte) eingerichtet. 1958 folgte der Lehrstuhl für Kinderneuropsychiatrie der DDR in Rostock (Franz von Stockert, danach Gerhard Göllnitz).

Spezielle Stationen und Abteilungen für psychisch gestörte Kinder und Jugendliche entstanden etwa gleichzeitig in der Psychiatrie und in der Pädiatrie. In Kinderkliniken wurden sie als „Heilpädagogische", „Psychosomatische" oder „Psychomedizinische" Abteilungen bezeichnet. In der Psychiatrie entwickelten sich aus den Kinderstationen in den psychiatrischen Landeskrankenhäusern und aus den „Heil- und Erziehungsanstalten" ebenso wie aus den seltenen Kinderstationen in Universitätskliniken Abteilungen für „psychopathische" und „epileptische Kinder" und seit 1950 besonders in einigen psychiatrischen Landeskrankenhäusern „Kinderbeobachtungsstationen".Vor Kriegsende gab es „im ganzen Westen Deutschlands" nach dem Bremer Klinikleiter Walther Kaldeway (zit. bei Engelbracht 2004) keine kinderpsychiatrischen Abteilungen an Nervenkliniken. Erst in der Zeit nach dem Zweiten Weltkrieg wurden nach dem Vorbild der Schweizer „Kinderbeobachtungsstationen" (1921) in Deutschland in einigen Psychiatrischen Kliniken vergleichbare Einrichtungen für psychisch gestörte Kinder gegründet. Es war der Direktor der Bremer Landesnervenklinik Heinrich Schulte, der als früherer Oberarzt der Berliner Charité nach dem Ersten Weltkrieg kinderpsychiatrische Erfahrungen gesammelt hatte und 1949 mit Unterstützung der amerikanischen Besatzungsmacht (Schulte 1949) in der Bremer Nervenklinik eine Beobachtungsstation für Kinder eröffnete. Schulte konnte während der NS-Zeit eine Reihe von Patienten dadurch vor dem sicheren Tod bewahren, daß er sie in der von ihm geleiteten Waldhaus-Klinik in Berlin versteckte, das Gesetz zur Verhütung erbkranken Nachwuchses durch zurückhaltende Diagnosestellung umging und in Einzelfällen Wehrdienstverweigerer („Fahnenflüchtige") exkulpierte. „Für Mut und Menschlichkeit in schwerer Zeit" ver-

lieh ihm der Bundespräsident 1981 das „Große Bundesverdienstkreuz der Bundesrepublik Deutschland". Als der Verfasser dieses Buches 1954 in Bremen seine Weiterbildung in der Kinder- und Jugendpsychiatrie begann, verfügte die psychodynamisch orientierte „Kinderbeobachtungsstation" zunächst über zwei Arztstellen, eine Psychologin und eine Jugendleiterin und war mit 13 bis 15 Betten ausgestattet. Dem Schweizer Vorbild entsprechend wurden sowohl hirnorganisch geschädigte als auch neurotische Kinder aufgenommen. Die Kinder wurden nicht nur körperlich, neurologisch und psychologisch untersucht; zusätzlich wurden routinemäßig Röntgenaufnahmen des Schädels angefertigt, obgleich fast nie ein pathologischer Befund erhoben werden konnte. In seltenen Fällen mußten Lumbalpunktionen mit und ohne Luftfüllungen der Hirnkammern durchgeführt werden. Die Narkose erfolgte durch rektale Einläufe, bestehend aus Chloralhydrat mit Haferschleim, eine oft mit Aufregung verbundene und riskante diagnostische Maßnahme. Bei Verdachtsfällen mußten zum Ausschluß von raumfordernden Hirnprozessen Carotis- und selten Vertebralis-Arteriographien durchgeführt werden. Die seit 1955 in Bremen möglich gewordenen EEG-Untersuchungen führten zu einer erheblichen Erweiterung des diagnostischen und therapeutischen Spektrums. Die Syphilis kam als Lues connata bei Kindern noch häufiger vor, deshalb erfolgten routinemäßig luesspezifische Untersuchungen. 1967 konnte in der zu dieser Zeit von mir geleiteten Berliner „Klinik für Kinder- und Jugendpsychiatrie" innerhalb von fünf Jahren noch bei 12 stationär aufgenommenen Kindern eine Lues nachgewiesen und behandelt werden. Auch basale Tbc-Enzephalitiden spielten wegen Liquor-Druckschwankungen, die kontrolliert und bei denen gelegentlich Druckentlastungen erfolgen mußten ebenso wie die Toxoplasmose, die mit einem Malariamittel (Daraprim) behandelt wurde, eine damals überschätzte pathogenetische Rolle. Man fahndete außerdem bei allen psychisch gestörten Kindern nach schwedischem Vorbild (Anna-Lisa Annell 1968) nach vorausgegangenen Infektionen als Ursache von Verhaltensstörungen.

In den deutschen Stationen und Abteilungen wurden in den ersten Jahrzehnten der Nachkriegszeit unterschiedliche therapeutische Modelle praktiziert. Besuche in in- und ausländischen kinderpsychiatrischen Kliniken (Nissen 1958, 1961) ergaben sowohl Gemeinsamkeiten als auch Unterschiede. In jedes Behandlungszimmer gehörte damals (gleich, ob in Schweden, Dänemark, Schweiz, Holland oder in den USA) eine Sandkiste, an der mit dem Kind Gespräche geführt und gespielt wurde. Das Toleranzspektrum innerhalb der Behandlungen war weit. Kindern und Jugendlichen war vieles erlaubt, was heute nicht mehr geduldet wird. Kinder durften, um eine therapeutisch erhoffte „Katharsis" zu erreichen, ihre Therapeuten schlagen; die Arme einiger Kollegen wiesen blaue Flecken auf. Bevor in unserer Abteilung ein spezieller Aggressionsraum mit gekachelten Wänden eingerichtet wurde, in dem mit Wasser, Sand und Feuer gespielt werden durfte, wandte der Verfasser sich ratsuchend an Moritz Tramer, der allerdings über „keine eigenen Erfahrungen" (1955) verfügte. Weil diese teilweise aggressiven Spiele nicht, wie erhofft, als ein „acting out" wirkten, sondern auf den Stationen fortgesetzt wurden, mußte der Raum bald wieder geschlossen werden. Der Antrag, 1961 eine selbständige Abteilung für Kinder- und Jugendpsychiatrie einzurichten, scheiterte am Einspruch der Behörde, die die damals europaweit beginnende Emanzipation der Kinder- und Jugendpsychiatrie als „obsolet" bezeichnete.

Bei meiner 1962 durchgeführten Rundreise und meinen Besuchen in sechs kinder- und jugendpsychiatrischen Kliniken und Abteilungen in Marburg, Hamburg, Göttingen, Kiel, Tiefenbrunn bei Göttingen und Schleswig fanden sich erwartungsgemäß große Unterschiede in der Raumverteilung, den Bettenzahlen und den für die Versorgung zuständigen Ärzten, Psychologen und therapeutischen Mitarbeitern. Die Marburger Universitätsklinik (Hermann Stutte) verfügte damals bereits neben einer eigenen Poliklinik (jährlicher Durchgang um 1000), über eine geschlossene Abteilung und zahlreiche Nebenräume; stationär standen 52 Plätze (sieben Ärzte oder Psychologen) zur Verfügung. In Hamburg waren es in der Psychiatrischen Klinik (Heinrich Albrecht) 26 Plätze (vier Ärzte oder Psychologen) und in der Hamburger Kinderklinik (Hedwig Wallis) 12 Plätze (vier Ärzte oder Psychologen), in Göttingen (Friedrich Specht) 16 Plätze (drei bis vier Ärzte oder Psychologen), in Kiel (Heinz-Walter Löwnau) 18 Plätze (drei bis vier Ärzte oder Psychologen), in Tiefenbrunn (Werner Schwidder) 22 Plätze (zwei Ärzte und zwei Psychagogen) und in Schleswig (Erich Opitz) ein in Planung befindliches Projekt mit 42 Plätzen (drei bis vier Ärzte oder Psychologen), während an der Psychiatrischen Klinik in Bremen (Heinrich Schulte) 12 Plätze (drei Ärzte oder Psychologen) zur Verfügung standen. Aus im gleichen Zeitraum geführten persönlichen Gesprächen mit den Leitern und Oberärzten der kinderpsychiatrischen Abteilungen in Köln (Hubert Harbauer), Frankfurt (Gerhard Bosch), Tübingen (Reinhart Lempp), Bonn (Hermann Schmitz), Süchteln (Heinrich Koch), Gütersloh (Helmut Hünnekens) ergaben sich keine wesentlichen Abweichungen im Hinblick auf die Raum- und Personalsituation.

Bereits 1968 wurden im „Verzeichnis der Erziehungsheime und Sondereinrichtungen für Minderjährige in der Bundesrepublik Deutschland und in Westberlin" 35 klinische Fachabteilungen und kinder- und jugendpsychiatrische Kliniken aufgeführt. In den 149 Kliniken für Kinder- und Jugendpsychiatrie in Deutschland befanden sich 6500 Behandlungsplätze. Im Jahr 2002 war die Kinder- und Jugendpsychiatrie in Gesamtdeutschland an 26 von den insgesamt 32 medizinischen Fakultäten mit Lehrstühlen vertreten. In Frankreich sind es 33, in der Schweiz 5, in Italien 24, in Großbritannien 18 und in Österreich 1, während Rußland, Portugal, Bulgarien und Tschechien bislang noch nicht über entsprechende Lehrstühle verfügen (Remschmidt 1999). Die heute in Europa bestehenden kinder- und jugendpsychiatrischen Polikliniken und Kliniken sind überwiegend so ausgestattet, daß sie die ganze Breite psychischer Störungen und psychiatrischer Erkrankungen dieses Lebensabschnitts versorgen können. Jede Klinik für Kinder- und Jugendpsychiatrie und Psychotherapie sollte deshalb in der Lage sein, leichte psychische Störungen ebenso wie schwere und akute psychiatrische Erkrankungen zu erkennen und zu behandeln. Es besteht jedoch ein Mangel an alters- und entwicklungsentsprechend ausgestatteten Intensiveinheiten für psychotisch kranke Kinder und Jugendliche und ihre Nachbehandlung, und an Spezialeinrichtungen für psychotherapeutische Behandlungen von dissozialen und verwahrlosten Kindern und Jugendlichen. Neben den Erziehungsberatungsstellen stehen in den Bundesländern personell teilweise gut ausgestattete schulpsychologische Dienste zur Verfügung, die neben leistungsdiagnostischen Untersuchungen auch psychotherapeutische Maßnahmen durchführen.

Für die Raumausstattung der Kliniken für psychisch kranke Kinder und Jugendliche gilt die Erkenntnis, daß Verfremdungseffekte durch aufwendige Repräsentationsbauten ebenso vermieden werden sollten wie eine klinisch-sterile Krankenhausatmosphäre. Als architektonisches Leitbild kann ein Gebäude gelten, das aufgrund seiner Gestaltung zur Schaffung einer kindgemäßen, familienähnlich-heimeligen Atmosphäre beiträgt. Für psychisch gestörte Kinder eignen sich manchmal verwinkelte Altbauten mit geräumigen Fluren und Mansardenzimmern besser als moderne und helle, aber nüchterne Klinikbauten, die der kindlichen Phantasie keinen Raum lassen. Krankenzimmer für „Privatkinder" sollten nicht gesondert eingeplant werden; sie entsprechen vielleicht den Wünschen einiger Eltern, aber nur selten denen der Patienten. Gleichberechtigte Zusammenarbeit aller Mitarbeiter und das Recht auf Mitbestimmung sind für ein kinder- und jugendpsychiatrisches Kollektiv keine demokratischen Forderungen, sondern eine seit jeher praktizierte Notwendigkeit. Nur dort, wo Ärzte, Psychologen, Schwestern, Erzieher und Therapeuten eng und vertrauensvoll miteinander arbeiten, kann ein multidimensionaler Therapieplan für das Kind erarbeitet und erfüllt werden.

14.5.4 Das Fachgebiet Kinder- und Jugendpsychiatrie

Die Verselbständigung der Kinder- und Jugendpsychiatrie, die in der Bundesrepublik Deutschland und in der DDR im Vergleich zu einigen anderen Kulturnationen erst relativ spät erfolgte, verlieh ihrer Weiterentwicklung kräftige Impulse. Eine große Anzahl der bereits bestehenden kinder- und jugendpsychiatrischen Polikliniken und Kliniken war so ausgestattet, daß sie die ganze Breite psychischer Störungen und psychiatrischer Erkrankungen dieses Lebensabschnitts vertraten. Dennoch wurde eine getrennte Unterbringung der psychisch gestörten Kinder in Kinderkliniken und der Jugendlichen in gesonderte jugendpsychiatrische Stationen in Psychiatrischen Kliniken erwogen oder daran gedacht, kinder- und jugendpsychiatrische Abteilungen in psychiatrischen oder unterbelegten Kinderkliniken einzurichten. Selbst nach der Anerkennung als selbständiges Fachgebiet wurden diese Planungen fortgesetzt, aber schließlich im Hinblick auf die bestehenden neuen Fakten eingestellt.

Bis 1964 stand ein Facharzttitel für Kinder- und Jugendpsychiatrie nicht ernstlich zur Diskussion; allenfalls ein Zusatztitel „Kinderpsychiatrie". Im Jahr 1965 wurde in einem Mitgliederrundbrief über einen von den Landesärztekammern in Hessen (Hubert Harbauer) und Hamburg (Heinrich Albrecht) der Bundesärztekammer vorgelegten entsprechenden Antrag berichtet. In nachfolgenden Rundbriefen wurden die Mitglieder in den Jahren von 1965 bis 1968 mehrfach über Bemühungen zur Einführung eines Zusatztitels und erstmals 1967 auch über die Möglichkeit eines Facharzttitels informiert. Auf dem 71. Deutschen Ärztetag am 20. Mai 1968 in Wiesbaden wurde schließlich mit Unterstützung der „Deutschen Gesellschaft für Psychiatrie und Nervenheilkunde" und der „Deutschen Gesellschaft für Kinderheilkunde" das Gebiet „Kinder- und Jugendpsychiatrie" in den Weiterbildungsordnungskatalog der Bundesärztekammer aufgenommen. Der Antrag wurde auf dem Deutschen Ärztetag von den Delegierten der Landesärztekammern in Hamburg, Hessen und Berlin-West gestellt, die die Argumente von drei Kinder- und Jugendpsychiatern (Albrecht, Harbauer, Nissen) vertraten, die sich mit dieser Absicht als Mitglieder der Landesärztekammern zur Wahl gestellt hatten.

Der Antrag der Delegierten wurde von dem einflußreichen Internisten Gotthard Schettler unterstützt, der bereits einige Jahre vorher im „Deutschen Ärzteblatt" die Einführung eines „Jugendpsychiaters" gefordert hatte. Mit der Facharztanerkennung fand eine Entwicklung ihren vorläufigen Abschluß, die vor 150 Jahren in der Psychiatrie und in der Pädiatrie begonnen hatte.

Die Weiterbildung in der Kinder- und Jugendpsychiatrie umfaßte nach den geltenden Richtlinien die Erkennung, nichtoperative Behandlung, Prävention und Rehabilitation bei psychischen, psychosomatischen, entwicklungsbedingten und neurologischen Erkrankungen oder Störungen sowie bei psychischen und sozialen Verhaltensauffälligkeiten im Kindes- und Jugendalter. Die Weiterbildungszeit betrug zunächst vier Jahre, davon ein Jahr Kinderheilkunde oder ein Jahr Psychiatrie und mindestens zwei Jahre im kinder- und jugendpsychiatrischen Stationsdienst. Später wurde die Weiterbildungszeit auf fünf Jahre an einer Weiterbildungsstätte festgelegt, davon ein Jahr Kinderheilkunde oder Psychiatrie und Psychotherapie (angerechnet werden konnte ein halbes Jahr Weiterbildung in der Neurologie), vier Jahre Kinder- und Jugendpsychiatrie und -psychotherapie, davon mindestens zwei Jahre im Stationsdienst. Zwei Jahre der Weiterbildung konnten bei einem niedergelassenen Arzt abgeleistet werden. – Inhalt und Ziele der Weiterbildung sind Vermittlung, Erwerb und Nachweis eingehender Kenntnisse, Erfahrungen und Fertigkeiten in den theoretischen Grundlagen, der Diagnostik und Differentialdiagnostik psychischer Erkrankungen des Kindes-, Jugend- und Heranwachsendenalters, einschließlich neurologischer Untersuchungen sowie in der Differentialdiagnostik psychischer Krankheitsbilder und Störungen, in der Pharmakotherapie, der Psychotherapie und der Soziotherapie von Kindern und Jugendlichen, auch unter Einbeziehung der erwachsenen Bezugspersonen. Vermittlung und Erwerb von Kenntnissen über Neurologie des Kindes- und Jugendalters und der Psychotherapie des Kindes- und Jugendalters. Der Facharzttitel wurde 1993 durch die Bezeichnung „Facharzt für Kinder- und Jugendpsychiatrie und -psychotherapie" abgelöst. Die in Österreich und in der DDR eingeführte Zusatzbezeichnung lautete „Neuropsychiatrie des Kindes- und Jugendalters".

Die Annahme, daß die gegen Ende des 19. Jahrhunderts erfolgte Trennung der Kinder- und Jugendpsychiatrie von den Mutterfächern Psychiatrie und Pädiatrie ausschließlich aus organisatorischen Gründen erfolgte, ist nicht zutreffend. Ihre Emanzipation war vielmehr das Resultat der Einsicht, daß neben einer kindgerechten psychopathologischen Diagnostik und Therapie in erster Linie die Forschung und die Lehre neue und eigene Wege gehen müßten, um zu einer alters- und entwicklungsorientierten Diagnostik und Therapie zu gelangen. Die lange tradierte Meinung, daß an Erwachsenen gewonnene psychiatrische Forschungsergebnisse prinzipiell nur auf Kinder und Jugendliche transponiert werden müßten, um auch für dieses Lebensalter Gültigkeit zu erlangen, hatte sich endgültig als falsch erwiesen.

Die Anerkennung der Kinder- und Jugendpsychiatrie als eigenständiges medizinisches Fachgebiet und die Trennung von ihren Elterndisziplinen Psychiatrie und Pädiatrie wurde von der Psychiatrie, von der sich gerade die Neurologie losgesagt hatte, fast kommentarlos registriert. Die Pädiatrie reagierte verständlicherweise sensitiver; wohl auch im Hinblick darauf, daß durch neue und verbesserte Behandlungsmethoden die Zahl der Klinikeinweisungen

reduziert werden konnte, was in den letzten Jahrzehnten zu der allgemein bekannten veränderten Situation in der klinischen Kinder- und Jugendmedizin beitrug.

Aus heutiger Sicht ist das Verhältnis der Kinder- und Jugendpsychiatrie zur Erwachsenenpsychiatrie dadurch definiert, daß die eine Disziplin Kinder und Jugendliche und die andere Erwachsene behandelt. Mit dem späten Jugendalter geht die fachliche Kompetenz des Kinder- und Jugendpsychiaters allmählich in die Zuständigkeit der allgemeinen Psychiatrie über. In dieser breiten Übergangszone zwischen Jugend- und Erwachsenenalter ist eine besonders enge Kooperation zwischen Kinder- und Jugendpsychiatern und Psychiatern erforderlich und ganz überwiegend gewährleistet.

Für die Pädiatrie, die sich als Allgemeinmedizin des Kindesalters versteht, war die Kinder- und Jugendpsychiatrie das erste Fach, das sich von der Pädiatrie abtrennte, die Kinderchirurgie folgte einige Jahre später. Das Verhältnis zwischen der Pädiatrie und der Kinder- und Jugendpsychiatrie ist durch eine enge Kooperation definiert, die sich mit den gegenseitigen konsiliarischen Diensten bewährt hat, etwa bei psychosomatischen Erkrankungen und bei den mit psychischen Störungen einhergehenden angeborenen Stoffwechselstörungen („inborn errors of metabolism"), die eine Domäne der Pädiatrie bilden. Andererseits besteht eine sich aus der Praxis ergebende Aufgabenteilung, soweit es sich um verhaltensgestörte und neurotische Kinder handelt. Die Etablierung der Verhaltensmedizin innerhalb der Pädiatrie gehört dazu. Die Trennung der fachlichen Zuständigkeit der Neuropädiatrie und der Kinder- und Jugendpsychiatrie wurde durch beiderseitige Vereinbarungen festgelegt, aber nicht immer beachtet. Das interdisziplinäre Beispiel einer relativ scharfen Kompetenzabgrenzung zwi schen Innerer Medizin und Allgemeiner Psychiatrie wurde hier noch nicht vollzogen.

Die Enquête-Kommission zur „Lage der Psychiatrie in der Bundesrepublik Deutschland" (1975), an der auch namhafte Kinder- und Jugendpsychiater teilnahmen, forderte eine bedarfsgerechte und gemeindenahe Versorgung aller psychisch Kranken und Behinderten. Im Jahr 1988 stellte eine Expertenkommission des Deutschen Bundestages fest – laut den Ausführungen von Christa Schaff (2004) –, daß in den alten Bundesländern ca. 15–18 Prozent aller Kinder und Jugendlichen „als kinder- und jugendpsychiatrisch behandlungsbedürftig" bezeichnet wurden, einschließlich der neuen Länder würde sich diese Zahl noch um weitere 900000 erhöhen. In Deutschland seien von den insgesamt 1166 Fachärzten für Kinder- und Jugendpsychiatrie und -psychotherapie nur 650 in freier Praxis tätig; von diesen stünden jedoch 128 Ärzte nur teilweise für die Versorgung von Kindern und Jugendlichen zur Verfügung, weil sie mit mehreren Facharztbezeichnungen zugelassen seien. Es liege somit eine erhebliche Unterversorgung vor, die nur durch einen bedarfsgerechten Zulassungsschlüssel behoben werden könnte. Das weiterhin bestehende starke Interesse an einer Facharztweiterbildung wird durch die bestehende begrenzte Anzahl und die Kapazität weiterbildungsberechtigter Institutionen und einen unzureichenden Stellenschlüssel eingeschränkt. Das Modellprogramm Psychiatrie der Bundesregierung (1980 bis 1985) und das geltende Kinder- und Jugendhilfegesetz hätten zwar ebenso wie die stufenweise Einführung der Psychiatriepersonalverordnung (1991 bis 1995) zu einer besseren Versorgung psychisch kranker und behinderter Kinder und Jugendlicher geführt; sie reichen jedoch für die Behebung des geschilderten Notstandes nicht aus.

Aus dem durch die Anerkennung des Facharztgebietes gewonnenen Selbstverständnis der Kinder- und Jugendpsychiatrie ergab sich die Forderung nach Neueinrichtung von weiterbildungsberechtigten kinder- und jugendpsychiatrischen Kliniken, Ambulanzen und Polikliniken und die Besetzung offener Arztstellen in Erziehungsberatungsstellen mit Kinder- und Jugendpsychiatern, die Beschäftigung von Kinder- und Jugendpsychiatern im öffentlichen Gesundheitsdienst und in Schul- und Jugendbehörden. Aus der gemeinsamen Arbeit mit psychisch gestörten Kindern bestehen bislang noch nicht voll genutzte Möglichkeiten einer besonders engen Zusammenarbeit mit Erziehungs-, Ehe- und Familienberatungsstellen, mit ärztlichen und psychologischen Psychotherapeuten und Kinder- und Jugendlichenpsychotherapeuten, Lehrern und Sonderschullehrern und dem schulpsychologischen Dienst.

Sorgen und Probleme der Psychiatrie, die teilweise von der Kinder- und Jugendpsychiatrie geteilt werden, daß nicht-medizinische ambulante Beratungsstellen und Institutionen, in denen die Präsenz oder die ständige Konsultation eines Arztes nicht gewährleistet ist, zu strukturell bedingten Fehldiagnosen und zu unzureichenden oder falschen Behandlungen führen können, lassen sich aus jahrzehntelanger Erfahrung nicht ganz von der Hand weisen. Beispiele und Hinweise, die sich beliebig ausweiten lassen, sind, daß nicht jeder unwillkürliche Urinabgang eine „Enuresis", nicht jede mimische Stereotypie ein „Tic" und nicht jedes „Fortlaufen" reaktiv bedingt sind und eine anhaltende Inappetenz und Gewichtsabnahme kein eindeutiger Hinweis für eine „Anorexia nervosa" ist. Diesen Symptomen können differentialdiagnostisch sowohl somatische Anomalien, hirnorganische Erkrankungen, epileptische Äquivalente, psychotische Störungen oder Kachexien unterschiedlicher Pathogenese zugrunde liegen.

Seit der Begründung als eigene medizinische Disziplin unterhält die Kinder- und Jugendpsychiatrie Kontakte zu zahlreichen Nachbardisziplinen: zur Heilpädagogik, Pädagogik und Sonderpädagogik, zur Jurisprudenz, zur Psychiatrie, zur Pädiatrie und zur Psychologie.

Die Kinder- und Jugendpsychiatrie ist auf eine besonders innige Zusammenarbeit mit der Psychologie, der Tiefenpsychologie, der Verhaltenstherapie, mit der Kinder- und Jugendmedizin, der Heilpädagogik und der Pädagogik angewiesen, sie muß sich außerdem ständig mit den Forschungsergebnissen der Neurophysiologie und der Psychopharmakologie, der Soziologie, der Kriminologie, der Psychohygiene und der allgemeinen Verhaltensforschung beschäftigen. Die alte Frage, ob die Sonderpädagogik der Kinderpsychiatrie nützlicher sei als umgekehrt, hat sich als Scheinproblem erwiesen, weil beide Disziplinen im Hinblick auf die optimale Förderung des psychisch gestörten und geistigbehinderten Kindes unterschiedliche Aufgaben haben, aber aufeinander angewiesen sind.

Die niedergelassenen Kinder- und Jugendpsychiater sind durch die praktische Anwendung neuer Erkenntnisse die eigentlichen Multiplikatoren des wissenschaftlichen Fortschritts. Sie sind es, die direkt und indirekt durch die täglichen Begegnungen mit Kindern, Jugendlichen und ihren Eltern maßgeblich an der Weiterentwicklung des Faches beteiligt sind. Es ist nur schwer abzuschätzen, wie hoch ihr qualitativer Beitrag am Gesamtvolumen der Versorgung und Behandlung der Kinder und Jugendlichen im Vergleich zu dem der Forschung, der Lehre und der Klinik einzuschätzen ist.

Überall dort, wo niedergelassene Ärzte für Kinder- und Jugendpsychiatrie oder Polikliniken und Kliniken dieses Fachgebiets nicht oder nicht ausreichend zur Verfügung stehen, sollte diese Versorgungslücke durch eine enge Kooperation zwischen Nerven- und Kinderärzten einerseits und andererseits mit psychotherapeutisch weitergebildeten Diplom-Psychologen, Kinder- und Jugendlichenpsychotherapeuten, Erziehungsberatungsstellen, schul- und sozialpsychiatrischen Diensten ausgeglichen werden. Dabei ist zu beachten, daß approbierte Ärzte ebensowenig wie Diplom-Psychologen ohne entsprechende Weiterbildung fähig sind, fachgerechte psychotherapeutische oder verhaltenstherapeutische Behandlungen auszuführen.

14.5.5 Alte und neue Klassifikationen

Im Lauf der Jahrhunderte hat sich die Psychopathologie der psychischen Störungen formal kaum, inhaltlich allerdings teilweise erheblich verändert. Dieses oft nicht erkannte, manchmal aber auch bewußt ignorierte Phänomen führte immer wieder zu therapeutischen Irrtümern und zur Entwicklung von darauf beruhenden neuen heuristischen Konzepten. Das Ziel einer natürlichen Krankheitslehre, die systematische Erfassung typischer Symptome mit einer klaren ätiologischen Zuordnung, blieb weiterhin nicht nur in der Kinder- und Jugendpsychiatrie und in der Psychiatrie, sondern auf vielen Gebieten der Medizin leider immer noch eine Fiktion, weil in der Kinder- und Jugendpsychiatrie dafür die Voraussetzungen fehlten, während die überwiegend ursachenzentrierte Therapie der naturwissenschaftlichen Medizin damit große Erfolge erzielte.

Daß sich weiterhin in der Kinder- und Jugendpsychiatrie ein ständiger diagnostischer und ätiologischer Wandel vollzieht, hängt in erster Linie damit zusammen, daß es im Gesamtbereich der psychischen Störungen nur wenige absolut neue Krankheitsbilder gibt. Es geht in erster Linie um Versuche, einer dem Stand der Wissenschaft entsprechende verbesserte Klärung der Ursachen, um die Systematik ihrer Erscheinungsbilder und ihre klassifikatorische Einordnung.

Der weitaus überwiegende Anteil der heute exakter als früher definierbaren psychischen Störungen bei Kindern und Jugendlichen war sehr wahrscheinlich bereits seit vielen Jahrhunderten bekannt. Sie wurden allerdings überwiegend in die großen Krankheitsgruppen der jeweilig gültigen Nosologien subsumiert und dadurch einer detaillierten Definition entzogen. Bemerkenswert ist, daß bereits um ca. 500 v. Chr. sechs psychiatrische Erkrankungen angeführt wurden, unter denen sich vier (Manie, Melancholie, Epilepsie, Hysterie) finden, deren Namen sich bis heute erhalten haben, aber, mit Ausnahme der Epilepsie, ihre Bedeutungsinhalte wechselten. Der generell ständige Wechsel der Klassifikationen von psychiatrischen Erkrankungen seit dem Altertum bis zur Gegenwart wurde von dem amerikanischen Psychiater Karl Menninger (1893–1990) in einem 60 Seiten umfassenden Kapitel über „Psychiatrische Klassifizierungen in Vergangenheit und Gegenwart" (1968) dargestellt. Danach fand nicht nur ein ständiger Wechsel der monokausalen Ätiologien, von der Säftelehre des Hippokrates über die Vermögenspsychologie von Johann Christian August Heinroth und die neurobiologisch-pathologische Grundlegung der Psychiatrie durch Theodor Meynert und Carl Wernicke statt, die erst in der gemischten ätiologischen und symptomatologisch angelegten Nosologie Wilhelm Griesingers und besonders Emil Kraepelins eine erste überzeugende Fixierung fand.

Zu den bereits in früheren Jahrhunderten relativ leicht diagnostizierbaren psychischen Störungsbildern des Kindes- und Jugendalters gehörten in erster Linie solche, die wegen ihrer typischen Erscheinungsformen fast auf den ersten Blick auffielen, teilweise „schon immer" vorkamen und wegen ihrer Homogenität als charakteristische Syndrome zusammenfassend bezeichnet werden konnten. Zu diesen Kategorien gehörten in erster Linie die großen Gruppen der Oligophrenien (Schwachsinn) und der Epilepsien (Anfallskrankheiten) mit ihren zahlreichen Unterformen und andere überwiegend erblich-konstitutionell bedingte oder ursächlich ungeklärte Störungen mit oder ohne begleitende körperliche Retardierungen oder Mißbildungen, aber auch andere psychiatrische Syndrome, deren Ursachen erst später durch spezielle hirnorganische oder sehr viel später durch exakte humangenetische Befunde belegt werden konnten. Zu dieser Gruppe gehörten aber auch die mit unterschiedlichen Termini belegten „dämonologisch" und später als „hysterisch" bezeichneten Syndrome und relativ gleichförmige psychische Störungen, die als „psychasthenisch", „psychopathisch" oder als „neurotisch" bedingte oder „erlernte" psychische Störungen bezeichnet wurden. Die noch bis zur Mitte des 20. Jahrhundert verwendeten generalisierenden Bezeichnungen wie „Schul- und Erziehungsschwierigkeit" oder „Verhaltensstörung" enthielten und enthalten weiterhin ebenso wie die weiterhin gebräuchlichen Begriffe wie „Verwahrlosung", aber auch die rein deskriptiven Symptome „Einkoten" oder „Einnässen" immanente Schuldvorwürfe gegenüber dem Kind selbst oder seinen Eltern und wurden dementsprechend kurzschlüssig pädagogisch geahndet und bestraft.

In Deutschland richtete sich die psychiatrische Nosologie seit 1931 nach einer vom

„Deutschen Verein für Psychiatrie" erarbeiteten Diagnosen-Tabelle, dem sogenannten „Würzburger Schema", das in den meisten deutschen Psychiatrischen Kliniken angewendet wurde, aber die Kinder- und Jugendpsychiatrie kaum berücksichtigt. Unter den insgesamt 21 Positionen waren die wichtigsten: Schwachsinn, Hirnschäden, luetische Erkrankungen, Encephalitiden, Morbus Huntington, andere organische Hirnerkrankungen, symptomatische Psychosen, Alkoholismus und andere Suchten, Vergiftungen, Epilepsie, schizophrene und manisch-depressive Erkrankungen, Persönlichkeitsstörungen, abnorme Rektionen und Nervenkrankheiten ohne psychische Störungen. Vergleicht man diese Klassifikation mit denen früherer Jahrhunderte, läßt sich ein nicht bestreitbarer Fortschritt in der deskriptiven Phänomenologie der psychischen Störungen erkennen, um Ordnung in ein bislang bestehendes Chaos zu bringen. Für die Erkrankungen des Kindes- und Jugendalters gab es allerdings nur eine einzige zusätzliche Position, Nr. 17, für „Psychopathische Kinder und Jugendliche".

Aus praktischen, statistischen, therapeutischen und wissenschaftlichen Gründen wurden deshalb in Deutschland und in anderen europäischen Ländern in den sechziger Jahren des 20. Jahrhunderts unabhängig voneinander in zahlreichen Kliniken bis zur Einführung verbindlicher internationaler Klassifikationen (1980) eigene Diagnosenschemata erarbeitet, um statistisch und wissenschaftlich brauchbare Übersichten (z. B. Nissen) zu erlangen, die auch für die Verhandlungen mit den Kostenträgern, den Krankenkassen, erforderlich wurden. In diesen ersten kinder- und jugendpsychiatrischen Diagnosenschemata wurden berücksichtigt: 1. Somatisch und konstitutionell bedingte Störungen (prä, peri- und postnatale Hirnschädigungen infolge von Infektionen oder Intoxikationen; genetisch bedingte Störungen, Gameto-, Embryo- und Fetopathien; Encephalo- und Endokrinopathien; Hirndurchblutungsstörungen verschiedenster Ursachen). 2. Intellektuelle Mängel (von der Schwachbegabung bis zu den verschiedenen Schwachsinnsgraden anlagebedingter oder erworbener Ursache einschließlich der Pseudo-Debilität, des Mongolismus und partieller Intelligenzmängel, Mißbildungen des Gehirns und des Schädels, Dementia infantilis, Hyperkinetisches Syndrom). 3. Cerebrale Anfallsleiden mit ihren zahlreichen Manifestationsformen (Absencen, kleine und große Krampfanfälle, Dämmerzustände und epileptische Äquivalente) und die relativ seltenen endogenen Psychosen des Kindesalters (Schizophrenie, Depression) sowie der „kindliche Autismus" verschiedener Ätiologie. 4. Entwicklungsstörungen (teilweise durch die erste Gruppe bedingt oder mitbedingt: sippeneigentümliche Spätentwickler, Entwicklungsverzögerungen und -beschleunigungen und die besondere Gruppe der Sprachentwicklungsverzögerungen und -hemmungen). 5. Verhaltens- und Charakterstörungen und kindliche Neurosen (z. B. Einnässen, Einkoten, Nägelbeißen, Fortlaufen, Tic, Magersucht, Asthma und Verwahrlosungen; ferner hysterische, zwangs- und angstneurotische Fehlverhaltensweisen, insbesondere bei primär somatisch oder konstitutionell gestörten Kindern und Jugendlichen).

Die Arbeit „Typen von Verhaltensstörungen bei Kindern" von dem amerikanischen Psychiater Richard L. Jenkins erschien im Jahre 1969 in deutscher Übersetzung. Sie beruhte auf Ergebnissen mehrerer Untersuchungen an großen Zahlen von Kindern, die sich in kinderpsychiatrischen Kliniken befanden. Die Arbeit fand in Deutschland ein starkes Echo, weil sie in einer weit verbreiteten psychiatrischen Zeitschrift erschien, weil es sich überwiegend um nichtneurologisch bedingte Störungen handelte und vielleicht auch deshalb, weil ein direkter psychoanalytischer Bezug fehlte. Obwohl die rein phänomenologischen Gruppierungen nur auf Ähnlichkeiten der Verhaltensstörungen der Kinder beruhten, ergaben „Untersuchungen des Familienmilieus in dem sich diese verschiedenen Verhaltensstörungen" entwickelt hatten, daß „deutliche Assoziationen mit den jeweiligen Verhaltensauffälligkeiten der Kinder" bestanden: „Bei einer genauen Untersuchung der Verhältnisse findet man, daß bei jedem dieser fünf Typen ein fehlerhafter Versuch gemacht wurde, sich mit der Welt zurechtzufinden." Es handelte sich bei diesen Gruppierungen um 1. eine „scheu-zurückgezogene Klasse" (Ängstlichkeit, Apathie, Depression, Empfindlichkeit); 2. um eine „überängstlich-neurotische Klasse" (Schlafstörungen, Furcht, häufiges Weinen, starke Phantasien, Nervosität, Minderwertigkeitsgefühle); 3. um eine „Hyperaktiv-ablenkbare Klasse" (hyperaktiv, konzentrationsschwach, „Boshaftigkeit", Unfähigkeit, sich mit anderen Kindern zu vertragen); 4. um eine „undomestizierte Klasse" (negativistisch, Auflehnung gegen Autorität, mürrisches Wesen, Wutausbrüche) und 5. um eine „sozialisiert-delinquente Klasse" (heimliches Stehlen, Banden-Stehlen, Weglaufen, Schulschwänzen, schlechte Freunde, kleine Diebstähle). Diese Untersuchung hatte den Nachteil, daß es sich mit Ausnahme des hyperkinetischen Syndroms fast ausschließlich um psycho- und soziogene Syndrome handelte.

Diese und andere diagnostische Schemata fanden einen gewissen, wenn auch ständig ergänzungs- und revisionsbedürftigen Abschluß in der „Internationalen Klassifikation psychischer Störungen" (ICD) der Weltgesundheitsorganisation und dem „Diagnostischen und Statistischen Manual Psychischer Störungen" (DSM). Diese dem an den jeweiligen Stand der wissenschaftlichen Forschung angepaßten Kodifizierungen psychischer Störungen wird es für eine nicht absehbare Zeit geben müssen, weil das Fernziel einer kausal und ätiologisch stringenten Klassifikation, wenn sie überhaupt jemals erreicht werden kann, in weiter Ferne liegt. Mit der Einführung der ICD und des DSM trat an die Stelle der alten Begriffe der Nosologie und der Nosographie der neue Begriff der Klassifikation. Ob es sich bei dem mit der Einführung der neuen Schemata verbundenen Rückgriff auf die Bezeichnung der psychischen „Störung" anstelle des von Wilhelm Griesinger, Georg Theodor Ziehen, Emil Kraepelin, Annemarie Dührssen u. a. bevorzugten Begriff der psychischen oder psychiatrischen „Krankheit" um eine zutreffende und überdauernde Entscheidung handelt, muß die Zukunft erweisen. Eine „Störung" bildet sich nach dem allgemeinen Sprachgebrauch oft spontan zurück oder läßt sich reparieren, abstellen und beseitigen. Dies ist jedoch bei vielen psychischen „Störungen" nicht der Fall, während der Begriff der „psychiatrischen Krankheit" sowohl eine Heilung und Besserung als auch eine Progredienz und Stagnation einschließt.

Zusätzlich zu der ICD und zum DSM wurde für die Kinder- und Jugendpsychiatrie ein „Multiaxiales Klassifikationsschema nach ICD-10" (MAS) (Remschmidt, Schmidt und Poustka 2001) mit sechs Unterachsen (Klinisch-psychiatrisches Syndrom, Umschriebene Entwicklungsstörungen, Intelligenzniveau, Körperliche Symptomatik, Aktuelle abnorme psychosoziale Umstände, Globalbeurteilung der psychosozialen Anpassung) und seine standardisierte „Basisdokumentation" (BADO) als Voraussetzung der Qualitätssicherung entwickelt.

15. Ausblick und Rückblick

Die antike Bezeichnung für die Medizin – *ars medica* – enthielt die Aussage, daß in ihr neben dem pragmatisch erworbenen rationalen Wissen eine numinose, irrationale Perspektive existiere und nur der Arzt, der auch den metaphysischen Anteil einer Krankheit berücksichtige, diese Kunst beherrschen könne; eine Einsicht, die für alle medizinischen Disziplinen galt und prinzipiell auch weiterhin im Zentrum der gesamten Humanmedizin stehen müßte. Doch durch die raschen diagnostischen Fortschritte der somatischen Medizin und ihre spektakulären Behandlungserfolge wurde der nicht-bewußten Dimension der Krankheitsursachen zunehmend geringere Bedeutung beigemessen. Dieses Doppelgesicht der Medizin als symbolische Darstellung der somatischen und psychischen Faktoren aller anthropologischen Erkrankungen hat jedoch für die psychischen und psychosomatischen Störungen des Kindes-, Jugend- und Erwachsenenalters unverändert seine Bedeutung behalten. Alle medizinischen und nicht-medizinischen Disziplinen, deren Aufgabenkataloge die Erkennung und Behandlung psychischer Abweichungen, Störungen und Erkrankungen im Kindes- und Jugendalter enthalten, sind damals wie heute gleichermaßen an die biologischen, psychologischen und soziologischen Voraussetzungen für die Krankheitsentstehung und für eine ihnen entsprechende multimodale Behandlung gebunden.

Die Zukunft der Kinder- und Jugendpsychiatrie läßt sich natürlich nicht aus der Vergangenheit voraussagen. Doch für einen Ausblick auf ihre mögliche zukünftige Entwicklung ist ein Rückblick auf ihre Geschichte nützlich. Denn neben vielen Irrtümern wurden wichtige Erkenntnisse gewonnen, die die Grundlagen für die im 19. Jahrhundert begonnene wissenschaftliche Forschung bildeten. Bei den zahlreichen Aufgaben, die vor der Kinder- und Jugendpsychiatrie liegen, könnte der Eindruck entstehen, daß sie selbst die Schwerpunkte ihrer Forschung bestimmt. Dies ist aber nur bedingt möglich. Sie ist vielmehr von der wissenschaftlichen Gesamtentwicklung, von der biologischen, pharmakologischen und technischen Forschung und von der Neu- und Weiterentwicklung der psychologischen, psychopathologischen und psychotherapeutischen Verfahren abhängig. Anders als in der somatischen Medizin, in der die Krankheiten überwiegend organisch diagnostiziert und mehr oder weniger erfolgreich behandelt werden können, ist manchmal bereits die diagnostische Abgrenzung von psychischer Gesundheit und psychischen Störungen unbestimmt und schwierig. Zahlreiche, nicht nur leichte psychische Störungen in der Kindheit bilden sich spontan zurück, während andererseits ein scheinbar ungestörter Entwicklungsverlauf rückblickend bereits immanente Keime einer Persönlichkeitsstörung in sich trug.

Zu Beginn des 21. Jahrhunderts stellen sich die Aufgaben der Kinder- und Jugendpsychiatrie in den verschiedenen Regionen der Welt sehr unterschiedlich dar. Die Weltbevölkerung hat sich im letzten Jahrhundert verdreifacht, während die Geburtenraten in vielen westlichen Ländern zurückgegangen sind und sich teilweise halbiert haben. Dieser dramatische Geburtenrückgang hat in den Industrieländern zwar zu einer durchgehenden Verbesserung der ökonomischen und gesundheitlichen Situation der Kinder und Jugendlichen geführt, aber er brachte auch Nachteile. Es gibt zwar kaum noch unerwünschte Kinder und keine überfüllten und dürftig ausgestatteten Heime mehr, aber die hochgespannten Erwartungen vieler Eltern an die Schul- und Berufskarriere eines Einzelkindes erweisen sich trotz aller Lerntortouren oft als nicht erfüllbar und führen zu schweren und anhaltenden Konflikten. Dagegen herrschen in einigen Entwicklungsländern Lebensbedingungen, die sich mit denen des europäischen Mittelalters vergleichen lassen. Nur in einigen asiatischen Industrienationen sind sprunghafte wirtschaftliche Fortschritte zu verzeichnen, die sich allmählich auch auf eine bessere medizinische und psychiatrische Versorgung der Kinder und Jugendlichen auswirken werden.

Bei einem Blick auf die Zukunft der psychisch gestörten Kinder oder Jugendlichen erhebt sich bei den bestehenden ökonomischen Unterschieden deshalb die Frage, ob es sich bei einem Ausblick nur um die Zukunft der privilegierten Kinder der europäischen, amerikanischen und anderer entwickelter Industrienationen handeln soll oder um die Zukunft der Kinder in der Welt überhaupt und damit auch um die Kinder in den Entwicklungsländern und in den ärmsten Ländern. Im Gegensatz zu den westlichen Industrienationen bilden in diesen Ländern, in denen 40 bis 60 Prozent der Bevölkerung Kinder unter 14 Jahren sind, selbst schwere psychische Störungen in Anbetracht ihrer kata-

strophalen wirtschaftlichen und gesundheitlichen Situation oft nur ein untergeordnetes Problem. Die dringlichsten Aufgaben der Ärzte liegen dort in der Erkennung und Behandlung der organischen Erkrankungen unter Berücksichtigung der schwer geistig behinderten, anfallskranken und psychotischen Kinder und Jugendlichen. Dies Krankheitsgruppen standen zu Beginn des 20. Jahrhunderts auch in Europa im Zentrum der Versorgung; sie wurden damals regelmäßig in den einleitenden Kapiteln der europäischen und amerikanischen kinder- und jugendpsychiatrischen Lehrbücher abgehandelt.

Während in den westlichen Industrienationen seit der Mitte des 20. Jahrhunderts die große Anzahl der infektionsbedingten psychischen Störungen drastisch zurückging, weil die bakteriellen Erreger der Lues, der Tuberkulose, des Typhus, der Hirnhaut- und Hirnentzündungen u. a. mit ihren oft schweren psychischen Folgen erfolgreich medikamentös behandelt oder durch vorbeugende Immunisierungen wie bei Masern, Scharlach, Keuchhusten, Mumps u. a. verhindert werden konnten, besteht in vielen anderen Ländern der Welt ein erhebliches medizinisches Defizit mit den sich daraus ergebenden Konsequenzen für die Entstehung von geistigen und seelischen Behinderungen. Dagegen stieg in den Industrienationen die Anzahl der unfallbedingten Hirnschäden und der leichten und schweren emotionalen und psychosomatischen Störungen ebenso wie die der Drogenabhängigkeiten und der „Luxuserkrankungen" (Nissen 1983) steil an, zu denen auch zahlreiche Formen der Anorexia und der Bulimia nervosa (Fichter 1985) gehören. Beispielhaft erwähnt sei auch ein epochaler Trend der Gegenwart, durch den anstelle der biblisch tradierten „moralischen Norm" statistisch gewonnene „Durchschnittsnormen" getreten sind, die in der westlichen Welt u. a. zur Scheidung jeder zweiten oder dritten Ehe beigetragen haben und für die davon betroffenen Kinder zum Verlust ihrer Familien führten. Noch in den fünfziger Jahren des vergangenen Jahrhunderts wurden in den USA überproportional häufig nicht-psychotische psychische Störungen als kindliche Schizophrenien diagnostiziert. Dieser scheinbare Anstieg psychotischer Erkrankungen bei Kindern in den USA war rein klassifikatorisch bedingt. Beim Besuch der Kinderabteilung einer psychiatrischen Universitätsklinik in New York 1958 durch den Autor wurden z. B. alle 12 bis 15 Klein- und Schulkinder einer Abteilung als „schizophren" bezeichnet. Eine damals führende amerikanische Kinderpsychiaterin, H. L. Mosse, hat dazu in ihrer Arbeit „The misuse of the diagnosis childhood schizophrenia" (1958, 1960) über den damals seit Jahrzehnten bestehenden Mißbrauch dieser Diagnose kritisch Stellung genommen.

Nach dem Zweiten Weltkrieg stieg aus zahlreichen Gründen das Interesse der Öffentlichkeit an den psychischen Störungen und Erkrankungen des Kindes- und Jugendalters an. In den nachfolgenden Jahrzehnten fand in der Kinder- und Jugendpsychiatrie insgesamt ein genereller Wandel der Anschauungen über die Ätiologie und Therapie psychischer Störungen statt. An die Stelle des besonders in den USA und in den europäischen Erziehungsberatungsstellen dominierenden psychoanalytischen Konzepts traten überwiegend synoptische entwicklungspsychologische, psychodynamische und verhaltenstherapeutische Modelle. In der Mitte des 20. Jahrhunderts wurde in nahezu allen europäischen und in vielen außereuropäischen Ländern die Kinder- und Jugendpsychiatrie als selbständige Wissenschaft anerkannt. Aber ihr Ringen um eine institutionelle und strukturelle Autonomie in Klinik und Praxis hat noch nicht

überall zu einem befriedigenden Erfolg geführt. Über eine eigene Facharztweiterbildung (Remschmidt 1999) verfügen zur Zeit nur Dänemark, Deutschland, Finnland, Frankreich, Großbritannien, Italien, Rumänien, Rußland, Norwegen, Schweden und die Schweiz; was die Art der Aus- und Weiterbildung betrifft, bestehen allerdings erhebliche Unterschiede.

Heute befindet sich die Kinder- und Jugendpsychiatrie und -psychotherapie in Europa, den USA und Japan in einer Phase der Konsolidierung und Verfestigung ihrer Positionen, die sich auch darin ausdrückt, daß z. B. in Deutschland jetzt neben 26 Universitätskliniken und -abteilungen für die Forschung und Versorgung etwa 70 außeruniversitäre Institutionen für die stationäre Diagnostik und Therapie zur Verfügung stehen. Fast alle Einrichtungen sind für eine psychiatrische, neurologische, reifungsbiologische und psychologische Diagnostik eingerichtet, und ihr therapeutisches Equipment reicht von psychodynamischen und verhaltenstherapeutischen und zahlreichen anderen psychotherapeutischen und heilpädagogischen Verfahren bis zu gezielten psychopharmakologischen Interventionen. Ein schwerwiegender Mißstand ist allerdings der eklatante Mangel an Fachärzten für Kinder- und Jugendpsychiatrie. Das ist einerseits auf eine zu geringe fachbezogene Ausbildungskapazität der Universitäten (Kinder- und Jugendpsychiatrie ist kein eigenes Prüfungsfach) zurückzuführen, andererseits jedoch auf unzureichende Weiterbildungsmöglichkeiten in den Fachkliniken (Stellenmangel).

Von der Geschichte der psychisch gestörten Erwachsenen unterscheidet sich die der psychisch gestörten Kinder und Jugendlichen in mehrfacher Hinsicht. Die Emanzipation des gesunden Kindes im Hinblick auf seine körperliche und seelische Sonderexistenz begann erst Anfang des 20. Jahrhunderts. Für die psychisch gestörten Kinder und Jugendlichen gestaltete sich die Loslösung von negativen Dogmen und überkommenen Ideologien wesentlich schwieriger als für die psychisch kranken Erwachsenen. Für die Kinder kam keine vergleichbare Befreiung wie bei den Geisteskranken durch die 1798 erfolgte symbolische Abnahme der Ketten und die Erlösung aus den Kerkern. Die allgemeine Ächtung der Prügelstrafe begann erst vor einigen Jahrzehnten; die offizielle und gesetzliche Abschaffung wurde noch nicht vollzogen.

Seit dem Beginn der diagnostischen Registrierungen, die Emil Kraepelin mittels handschriftlicher Zählkarten durchführte, sind über 100 Jahre vergangen. Das Resultat dieser Bemühungen zeigte sich darin, daß die von ihm begründete psychiatrische Nosologie in wesentlichen Teilen Bestand hatte und eine Grundlage für die internationalen psychiatrischen Klassifikationen bot. Mit den seit einigen Jahrzehnten geltenden, mehrfach überarbeiteten Klassifikationsschemata der ICD und DSM stehen auch der Kinder- und Jugendpsychiatrie weltweit verwendete diagnostische Grundlagen für psychische Störungen zur Verfügung. Sie wurden bis zu den notwendigen Erweiterungen für das Kindes- und Jugendalter durch mehrdimensionale Schemata und Katalogisierungen differenziert und ergänzt. Mit den „Leitlinien" für die Diagnose und Therapie psychischer Störungen bei Kindern und Jugendlichen, die nach Kriterien einer „evidence based medicine" nach international anerkannten wissenschaftlichen Standards ausgerichtet sind, wurde eine Hilfe für die Optimierung des empirischen Wissens zur Qualitätssicherung entwickelt, die eine ständige Aktualisierung erfährt. Dennoch ist nicht nur die Kinder- und Jugendpsychiatrie, sondern ebenso die Kinder- und Jugendmedizin und letztlich die gesamte Medizin noch

weit von einer kausalen Klassifikation entfernt. Sie muß sich vermutlich noch auf lange Zeit mit symptomatologisch orientierten Zuordnungen begnügen. Hinzu kommt, daß der Psychopathologie, unabdingbare Grundlage jeder kinder- und jugendpsychiatrischen Diagnostik und Systematik, trotz erwiesen hoher Kompetenz nur bedingt eine wissenschaftliche Äquivalenz mit organpathologischen, chemischen oder physikalischen Daten zugestanden wird.

In der Forschung bestand im Vergleich zu anderen medizinischen Disziplinen lange Zeit ein erhebliches Defizit an empirisch gesicherten Erkenntnissen. Das erklärte sich teilweise daraus, daß die Erforschung der psychischen Störungen insgesamt viel stärker als die in der somatischen Medizin durch philosophische, psychologische, soziologische, pädagogische und andere Theorien beeinflußt war und in Deutschland während des Zweiten Weltkriegs und längere Zeit danach praktisch zum Erliegen kam. Erst mit einiger Verzögerung wurde in der Kinder- und Jugendpsychiatrie durch prognostisch und epidemiologisch orientierte Studien der Weg für eine entwicklungsbiologische Grundlagenforschung geebnet. So konnte der deutsche „Wissenschaftsrat" gegen Ende des vergangenen Jahrhunderts (1986) feststellen, daß in den letzten Jahren in der Kinder- und Jugendpsychiatrie wichtige Forschungsergebnisse erarbeitet worden seien, daß jedoch weiterhin vor allem ein Mangel an gut dokumentierten Arbeiten zur Ursachen-, Verlaufs-, Familien- und Versorgungsforschung sowie im evaluativ therapeutischen Bereich bestehe. Diese Lücken müßten ebenso wie die im biologischen Bereich durch entsprechende Forschungsprojekte und die Gründung neuer Forschungszentren ausgeglichen werden, wenn die deutsche mit der internationalen Forschung in der Kinder- und Jugendpsychiatrie Schritt halten wolle.

Die in der Vergangenheit oft zu einseitig orientierte kinderpsychiatrische Forschung ist in den letzten Jahrzehnten zu ihrem alten mehrdimensionalen ätiologisch-pathogenetischen, dem „multimodalen Konzept" zurückgekehrt. Stärker als in der somatischen Medizin lassen sich für die Manifestation psychischer Störungen fast regelmäßig mehrere Kausalfaktoren nachweisen. Grundlage ist oft eine genetische Disposition oder eine angeborene oder erworbene erhöhte Vulnerabilität, die bei starker Ausprägung allein, meistens aber erst durch zusätzliche Begleitfaktoren zu einer Krankheitsmanifestation führen kann. Die Entwicklung psychischer Störungen kann andererseits aber auch durch bestimmte Schutzfaktoren verhindert oder erschwert werden; besonders die protektiven Faktoren spielen in der kinder- und jugendpsychiatrischen Forschung der letzten Jahre eine zunehmend bedeutsame Rolle.

In den vergangenen Jahrzehnten wurde durch langfristige Nachuntersuchungen belegt, daß viele psychische Störungen des Kindesalters, insbesondere Depressionen, Angststörungen und Störungen des Sozialverhaltens, bis in das Erwachsenenalter fortbestehen. Es blieben aber unüberbrückbare Wissensdefizite darüber bestehen, in welcher Weise die verschiedenen ursächlichen Faktoren miteinander verbunden sind. Trotz dieser und anderer Defizite befindet sich die Kinder- und Jugendpsychiatrie derzeit in einer Phase, in der sich die an psychisch gestörten Kindern gewonnenen Ergebnisse auf die Konzepte der Psychiatrie des Erwachsenenalters auszuwirken begonnen haben. Das betrifft nicht nur die derzeit besonders aktuellen Aufmerksamkeits- und hyperkinetischen Störungen und die „high-risk-Forschung" im Hinblick auf Vorstadien von endogenen Psychosen oder auf sich erst später manifestierenden Persönlichkeitsstörungen, sondern ebenso

auch die Ergebnisse katamnestischer Longitudinalstudien, die sich zu einem speziellen Forschungsgebiet ausgeweitet haben.

In den letzten 30 Jahren ist auch in der Kinder- und Jugendpsychiatrie eine „biologische Wende" eingetreten, die in weiten Bereichen der Kinder- und Jugendpsychiatrie bislang aber noch nicht zu den erforderlichen wissenschaftlichen Konsequenzen geführt hat. In der bis damals noch überwiegend psychoanalytisch bestimmten Psychiatrie der USA wurde die Losung ausgegeben: „Weiße Kittel anziehen und Reflexhammer und Stethoskop wieder auf den Schreibtisch." Das in der deutschen Kinder- und Jugendpsychiatrie noch bestehende Defizit an biologischer Forschung, das aus verschiedenen Gründen (Mangel an Fachkräften und Laboratorien) bislang nur schwer aufgefüllt werden konnte, ist eine vordringliche Aufgabe für die Zukunft. Das bedeutet jedoch nicht, daß mit einem biologischen Paradigmenwechsel therapeutische Verfahren, die sich bewährt haben, über Bord geworfen werden dürfen. Die Fortschritte in der Humangenetik, der molekularen Medizin und die Technik der bildgebenden Verfahren haben bestehende Hoffnungen verstärkt, daß es entgegen einer weithin vorherrschenden Skepsis gelingen könnte, biologische Ursachen einiger psychischer Störungen zu entdecken und in bestimmten Hirnregionen zu lokalisieren und pathogen wirksame Gene zu identifizieren.

Die psychopharmakologische Forschung hat mit ihren Erkenntnissen über die chemischen und bioelektrischen Vorgänge an den Synapsen, Rezeptoren und Zellwänden und durch die Identifizierung der Transmittersubstanzen Fenster aufgestoßen, die einen Einblick in die komplizierten Abläufe psychischer Prozesse im Zentralnervensystem erlauben. Die wichtigsten Überträgerstoffe sind bekannt, sie lassen sich identifizieren und durch Einwirkung anderer Substanzen modifizieren. Die Verordnung von Psychopharmaka für psychisch kranke Kinder und Jugendliche stützt sich im wesentlichen zwar immer noch auf Forschungsergebnisse, die an Erwachsenen gewonnen wurden, aber durch neue gesetzgeberische Maßnahmen haben sich die Aussichten gebessert, daß sie in Zukunft unter Einhaltung strikter Bedingungen auch mit Kindern und Jugendlichen vorgenommen werden können. Die bis vor einiger Zeit immer wiederkehrenden Berichte in den Medien über angebliche unkritische Verordnungen von Medikamenten sind in den letzten Jahren seltener geworden. Tatsächlich lautet heute die Frage nicht mehr, ob psychische Störungen bei Kindern und Jugendlichen mit Medikamenten behandelt werden dürfen oder nicht. Es kommt vielmehr darauf an, ob dafür eine absolute oder relative Indikation besteht und ob Behandlungsmaßnahmen bekannt sind, durch die optimale Erfolge erzielt werden können. Für einige Indikationen ist die Behandlung mit psychotropen Substanzen inzwischen zu einer Methode der ersten Wahl geworden.

Die Einstellung der Öffentlichkeit und der Eltern, der Erzieher und Lehrer zu den psychischen Störungen des Kindes- und Jugendalters und den Möglichkeiten ihrer Behandlungen hat sich gewandelt. Ihr Wissensstand über die unterschiedlichen Kompetenzen der verschiedenen Berufsgruppen, die sich mit Kindern beschäftigen, ist jedoch vergleichsweise gering und dringend aufklärungsbedürftig. Eltern mit psychisch gestörten Kindern und Jugendlichen wissen zwar überwiegend, daß es sich bei den Kinder- und Jugendpsychiatern und -psychotherapeuten um Ärzte handelt. Aber über die Berufsbilder und die speziellen Kompetenzen von Sozialpädagogen, von nicht-schulischen Heilpädagogen, von Gruppen- und Familientherapeuten, von Spiel-, Bewegungs-, Ergo-, Kunst- und Musiktherapeuten einerseits und über Ärzte für Psychosomatik und Psychotherapie und noch weniger über die Unterschiede zwischen ärztlichen und nicht-ärztlichen psychodynamischen, psychoanalytischen oder verhaltenstherapeutischen Psychotherapeuten und von Kinder- und Jugendlichenpsychotherapeuten sind sie nur unzureichend informiert. Die meisten Eltern sind deshalb nicht in der Lage, selbständig darüber zu entscheiden, wer über die für die Behandlung ihres Kindes erforderlichen speziellen Kenntnisse verfügt. Die Kinder- und Jugendpsychiatrie und mit ihr die fachspezifische Psychotherapie und Psychosomatik war und ist von Anbeginn in erster Linie eine psychiatrische Disziplin. Sie wird sich als eigenständige Disziplin auch in Zukunft behaupten und ihren Einfluß verstärken, wenn sie sich ihrer biologischen, psychopathologischen und psychologischen ebenso wie ihrer neurologischen und der psychotherapeutischen Grundlagen bewußt bleibt und sich nach außen als ein homogenes Spezialgebiet präsentiert, das nach innen über ein breites diagnostisches und therapeutisches Spektrum verfügt.

Die Sonderbotschaft des amerikanischen Präsidenten John F. Kennedy (1963) über „mental illness and mental retardation" hat seinerzeit nicht nur in den USA, sondern auch in Europa ein starkes Echo gefunden. Die große öffentliche Resonanz kam besonders den Kindern und Jugendlichen mit psychischen Störungen zugute. A. Thomas und S. Chess (1984) wiesen kritisch sowohl auf die pessimistische Erb- und Konstitutionslehre der dreißiger Jahre des 20. Jahrhunderts als auch auf den partiell lähmenden Einfluß bestimmter psychotherapeutischer Methoden auf die Kinder- und Jugendpsychiatrie hin, ebenso aber auch auf die dramatische biologische Wende und ihre möglichen Folgen. Der führende amerikanische Kinder- und Jugendpsychiater Leon Eisenberg warnte (1986) davor, daß die Fortschritte der biologischen Forschung die Gefahr in sich bergen könnten, die „hirnlose" Psychiatrie der Vergangenheit – er meinte damit die spekulativ-psychologischen Kausalmodelle der Vergangenheit – gegen eine „geistlose" und damit eine extrem biologische Kinder- und Jugendpsychiatrie der Zukunft einzutauschen.

Literaturverzeichnis

Bei älteren Titeln konnten die bibliographischen Angaben nicht immer vollständig ermittelt werden.

Abraham K ([1925]1972) Ansätze zur psychoanalytischen Erforschung und Behandlung des manisch-depressiven Irreseins und verwandter Zustände. In: Psychoanalytische Studien zur Charakterbildung. Frankfurt a. M.: Fischer

Abt AF, Garrison FH (1965) History of Pediatrics. Philadelphia/London: Saunders

Ackerknecht EH (1985) Kurze Geschichte der Psychiatrie. Stuttgart: Enke

Adler A (1895) Über die im Zusammenhange mit akuten Infektionskrankheiten auftretenden Geistesstörungen. Allg Z Psychiat 53: 740–785

Adler A (1917) Studien über die Minderwertigkeit von Organen. München: Bergmann

Aichhorn A (1925) Verwahrloste Jugend. 4. Aufl., Bern: Huber

Ainsworth MD (1969) Object relations, dependency and attachment: A theoretical review of the infant-mother-relationship. Child Devel 40: 969 bis 681

Ainsworth MDS (1977) Skalen zur Erfassung mütterlichen Verhaltens: Feinfühligkeit versus Unempfindlichkeit gegenüber den Signalen des Babys. In: Grossmann KE (Hrsg) Entwicklung der Lernfähigkeit. München: Kindler, S. 96–107

Ainsworth MD (1985) Patterns of infant-mother attachment: Antecedents and effects on development. Bull New York Medicine 61: 771–791

Ainsworth MDS, Blehar MC, Waters E, Wall S (1978) Patterns of attachment. A psychological study of the strange situation. Hillsdale, NJ: Erlbaum

Ajuriaguerra J de (1979) L'Enfant dans l'histoire – Problèmes psychologiques. Psychiatry de l'enfant XXII: 101–126

Albrecht H (1961) Über das Gemüt. Stuttgart: Enke

Alexander FG, Selesnick ST (1969) Geschichte der Psychiatrie. Konstanz: Diana

Allport FH (1955) Theories of Perception and the Concept of Structure. New York: John Wiley & Sons

Alonso-Fernández F (1976) Fundamentos de la psiquiatria actual. 3. Aufl., Madrid: Paz Montalvo

Alonso-Fernández F (1982) Compendio de Psiquiatria. San Ernesto. Madrid: Editorial Oteo

Alonso-Fernández F (1997) Ethnische Aspekte der Hysterie. In: Nissen G (Hrsg) Hysterie und Konversion. Prävention und Therapie. Bern/Stuttgart/Toronto: Huber, S. 117–125

Alterstabelle der Idioten und Irren im Großherzogtum Mecklenburg-Schwerin im Jahre 1862. Allg Z Psychiat 23 (1866) V: 1–55

Ament KW (1906) Fortschritte der Seelenheilkunde. Leipzig: Engelmann

Ament W (1904) Fortschritte der Kinderseelenkunde 1895–1903. Arch ges Psychol 2: 69–136

Ament W (1907) Eine erste Blütezeit der Kinderseelenkunde um die Wende des 18. zum 19. Jahrhundert. In: Schäfer KW (Hrsg) Bericht über den Kongreß für Kinderforschung und Jugendfürsorge in Berlin. Langensalza, S. 38 ff.

American Psychiatric Association (1994) Diagnostic and Statistical Manual of Mental Disorders. 4. Aufl., Washington DC

Andry N (1743) L'Orthopédie ou l'art de prévenir et de corriger dans les enfants les difformitez du corps. Bd. 1 (von 2). Bruxelles: Haye P, Hondt P de. Dt. (1744) Orthopädie oder die Kunst, bey den Kindern die Ungestaltheit des Leibes zu verhüten und zu verbessern. Zit. in Schott H (1993) Die Chronik der Medizin. Dortmund: Chronik Verlag

Annell A (1962) Die Psychopathologie der entzündlichen Hirnschädigung im Kindesalter. Acta paedopsychiat 29: 7

Anton G (1927) Über Charakter und Anlage. Ethik 6: 2

Arenz D (2001) Eponyme und Syndrome in der Psychiatrie. Biographisch-klinische Beiträge. Köln: Viavital

Ariès P (1975) L'enfant et la vie familiale sous l'Ancien régime. Paris 1973

Ariès Ph (1977) Geschichte der Kindheit. 4. Aufl., München: Hanser

Aristoteles (1968) Hauptwerke, hrsg von Nestle W. Stuttgart: Kröner

Arndt R (1883) Lehrbuch der Psychiatrie. Wien/Leipzig: Urban & Schwarzenberg

Asperger H (1944) Die „autistischen Psychopathen" im Kindesalter. Arch Psychiat 117: 1

Asperger H (1952) Heilpädagogik. Wien/New York: Springer

Asperger H (1969) Konstitutionell bedingte psychische Störungen. In: Opitz H, Schmid F (Hrsg) Handbuch der Kinderheilkunde VIII/1. Berlin/Heidelberg/New York: Springer

Asperger H, Wurst F (1982) Psychotherapie und Heilpädagogik bei Kindern. München: Urban & Schwarzenberg

Augustinus ([413–426]1916) Über den Gottesstaat, hrsg von Bardenhewer O, Schermann Th, Weymann K. Kempten: Kösel

Augustinus A ([397–398]1914) Bekenntnisse, hrsg von Bardenhewer O, Schermann Th, Weymann K. Kempten: Kösel

Ausubel DP, Sullivan EV (1974) Das Kindesalter. Fakten, Probleme, Theorie. München: Juventa

Axline V (1947) Play therapy. New York: Houghton Mifflin

Baastrup PC, Schou M (1967) Lithium as a prophylactic agent: its effect against recurrent depressions and manic-depressive psychosis. Arch Gen Psychiat 16: 162–172

Badinter E (1984) Die Mutterliebe. Geschichte eines Gefühls vom 17. Jahrhundert bis heute. München: dtv

Baer R (1998) Themen der Psychiatriegeschichte. Stuttgart: Enke

Baeyer W von (1974) August Homburger, Arzttum und soziale Verantwortung. Heidelberger Jahrbücher 18

Baginsky A (1876) Handbuch der Schulhygiene. Stuttgart: Enke

Banner D (1999) Der Begriff moderner Kindheit bei Rousseau, im Philanthropismus und in der deutschen Klassik. Z Pädag 1–19

Barner S (1980) Die Entwicklung der Kinderpsychiatrie in Frankreich. Von den Anfängen bis 1948. Freiburg: Schulz

Basedow JB ([1909]1963) Elementarwerk. In: Dörpfeld FW, Reble A (Hrsg) Ausgewählte pädagogische Schriften. Paderborn: Schöningh

Basedow JB (1785) Das Basedowische Elementarwerk. Ein Vorrath der besten Erkenntnisse zum Lernen, Lehren, Wiederholen und Nachdenken. Leipzig: Crusius

Bästlein K (1991) Die „Kinderfachabteilung" Schleswig 1941–1945. Schles-Hol Ärztebl 6

Baumgarten F von (1930) Wunderkinder. Leipzig: Barth

Bax M, Keith RM (1963) Minimal cerebral dysfunction. Lavenham: Lavenham Press

Beard GM (1869) Neurasthenia or nervous exhaustion. Boston Med Surg J 79: 217–221

Beard GM (1881) Die Nervenschwäche (Neurasthenie), ihre Symptome, Natur, Folgezustände und Behandlung. Leipzig: Vogel

Beck AT (1990) Kognitive Therapie der Depression. Weinheim: Beltz

Beck AT, Rush AJ, Shaw BF, Emery G (1994) Kognitive Therapie der Depression. 4. Aufl., Weinheim: Psychologie Verlags Union

Bekker B (1593) Bezauberte Welt. Dt. Ausg. Amsterdam, Buch 4, 9, S. 67–111

Bellack AS, Hersen M (1985) Dictionary of Behavior. Therapy Techniques. New York: Pergamon

Benjamin E, Hanselmann H, Isserlin M, Lutz J, Ronald A (1938) Lehrbuch der Psychopathologie des Kindesalters für Ärzte und Erzieher. Zürich/Leipzig: Rotapfel

Benn G (1911) Die Ätiologie der Pubertätsepilepsie. Allg Z Psychiat 68: 330

Benn G (1961) Autobiographische Schriften. 4, 7–9. Wiesbaden: Limes

Benzenhöfer U (1999) Der gute Tod? „Euthanasie" und Sterbehilfe in Geschichte und Gegenwart. München: C. H. Beck

Benzenhöfer U (2000) „Kinderfachabteilungen" und „NS-Kindereuthanasie" (Studien zur Geschichte der Medizin im Nationalsozialismus 1). Wetzlar: GWAB-Verlag

Berbez (1887, 1888) Hystérie et Traumatisme, paralysies, contractures, arthralgies, hystéro-traumatiques. Paris: Psychopharmaka 128. Allg Z Psychiat 44: 233–239

Berger FM (1995) Lob der Tranquilizer. In: Nissen G (Hrsg) Angsterkrankungen. Bern/Göttingen: Huber

Berger FM, Bradley W (1946) The pharmacological properties of a, b -dihydroxy-g -(2-methylphenoxy)-propane (Myanesin). Br J Pharmacol 1: 265–272

Berger H (1889) Über einen Fall von Zwangsvorstellungen und Zwangshandlungen bei einem Kinde. Allg Z Psychiat 45: 130

Berkhan O (1863) Irrsein bei Kindern. CorrBl dt Ges Psychiat und gerichtl Psychol 10: 65–76

Berkhan O (1864) Irrsein bei Kindern. Nachtrag. CorrBl dt Ges Psychiat und gerichtl Psychol 11: 129–137

Berkhan O (1883) Ueber das Stottern, seine Beziehung zur Armut und seine Behandlung. Arch Psychiat Nervenkr 14: 321–338

Berkhan O (1884) Bericht über den Massenunterricht stotternder und stammelnder armer Schulkinder behufs Beseitigung ihres Übels. Arch Psychiat Nervenkr 15: 496–505

Berkhan O (1886) Bericht über den Massenunterricht stotternder und stammelnder Schulkinder behufs Beseitigung ihres Übels. Arch Psychiat Nervenkr 17: 78–86

Berkhan O (1886) Über die Störung der Schriftsprache bei Halbidioten und ihre Ähnlichkeit mit dem Stammeln. Arch Psychiat Nervenkr 17: 897–900

Berkhan O (1894) Ein Fall von Psychose mit halbjähriger Lethargie. Allg Z Psychiat 50: 526–533

Berkhan O (1899, 1904) Ueber den angeborenen und früh erworbenen Schwachsinn. Für Aerzte und Lehrer dargestellt. 2 Teile. 2. Aufl., Braunschweig: Vieweg

Bernfeld S (1921) Kinderheim Baumgarten. Berlin: Jüdischer Verlag

Berrios GE (1999) Geschichte psychiatrischer Begriffe. In: Helmchen H, Lauter H, Sartorius N (Hrsg) Psychiatrie der Gegenwart 2. Berlin/Heidelberg/ New York: Springer

Bettelheim B (1977) Die Geburt des Selbst. Erfolgreiche Therapie autistischer Kinder. München: Kindler

Bettelheim B (1980) Kinder brauchen Märchen. Zürich: Ex Libris

Bierich JR (1971) Geschichte der Kinderheilkunde. Berlin: Springer

Biermann G (1969) Zur Geschichte der analytischen Kinderpsychotherapie. In: Biermann G (Hrsg) Handbuch der Kinderpsychotherapie. München/ Basel: Reinhardt

Bilz FE (1873) Das Naturheilverfahren. Leipzig: F. E. Bilz, 45. Aufl., Leipzig: Frankenstein und Wagner, S. 1147 ff.

Binding K, Hoche A (1920) Die Freigabe der Vernichtung lebensunwerten Lebens. Ihr Maß und ihre Form. Leipzig: Meiner

Binet A (1903) Etude expérimentale de l'intelligence. Paris: Schleicher

Binz C (1896) Dr. Johann Weyer, ein rheinischer Arzt, der erste Bekämpfer des Hexenwahns. Berlin: Hirschwald

Biographisches Lexikon hervorragender Ärzte der letzten fünfzig Jahre (1962). 3. Aufl., München/ Berlin: Fischer

Birbaumer N, Schmidt RF (1996) Biologische Psychologie. 3. Aufl., Berlin/Heidelberg/New York: Springer

Bird F (1849) Ueber den Einfluß der Einbildungskraft einer Mutter auf die Frucht. Allg Z Psychiat 6: 35–37

Birnbaum K (1928) Geschichte der psychiatrischen Wissenschaft. In: Bumke O (Hrsg) Handbuch der Geisteskrankheiten. Bd. I. Berlin: Springer, S. 30

Bleidick U (1957) Psychologie und Erziehung und der Standort der Sonderpädagogik. Z Heilpäd 18: 1–11

Bleidick U (1985) Heilpädagogik, Sonderpädagogik, Pädagogik der Behinderten. In: Bleidick U (Hrsg) Theorie der Behindertenpädagogik. Handbuch der Sonderpädagogik. Bd. 1. Berlin: Marhold

Bleuler E (1911) Dementia praecox oder Gruppe der Schizophrenien. In: Aschaffenburg G (Hrsg) Aschaffenburgs Handbuch der Psychiatrie. 15 Bde. Leipzig/Wien: Deuticke

Blöschl L (1981) Verhaltenstherapie depressiver Reaktionen. Bern/Stuttgart: Huber

Blöschl L (1988) Verhaltenstherapeutische Ansätze zur Depression im Kindes- und Jugendalter. In: Friese HJ, Trott G-E (Hrsg) Depressionen in Kindheit und Jugend. Bern/ Stuttgart: Huber

Bobertag O (1912) Begabungsprüfung für den Übergang von der Grundschule zu weiterführenden Schulen (Anleitung u. Testhefte). In: Bobertag O, Hylla E (Hrsg) Im Auftrag des Zentralinstituts für Erziehung und Unterricht in Berlin. Langensalza: Beltz

Bock CE (1859) Das Buch vom gesunden und kranken Menschen. Bd.– II. 13. Aufl., Leipzig: Keil, S. 422–426

Bodamer J (1948) Zur Phänomenologie des geschichtlichen Geistes in der Psychiatrie. Nervenarzt 19: 229–310

Bodamer J (1953) Zur Entstehung der Psychiatrie als Wissenschaft im 19. Jahrhundert. Fortschr Neurol Psychiat 21: 511–534

Bode (1895) Zum Schutz unserer Kinder vor Wein, Bier und Branntwein (Hildesheim). Bericht über die psychiatrische Literatur. Allg Z Psychiat 51: 224

Boenheim C (1933) Die Fürsorge für geistig und seelisch abnorme Kinder. Leipzig: Voss

Boesch H (1900) Kinderleben in der deutschen Vergangenheit. Mit einhundertundvierzig Abbildungen und Beilagen nach den Originalen aus dem 15. bis 18. Jahrhundert. Leipzig, Nachdruck (1979) Düsseldorf/Köln

Boland E (1890) Talentierte Idioten. Allg Z Psychiat 46: 373 f.

Boldt R, Eichler W (1982) Friedrich Wilhelm August Fröbel. Leipzig: Urania Verlag

Bonhoeffer K (1912) Die Psychosen im Gefolge von akuten Infektionen. Hb. der Psychiatrie, Teil II. Leipzig/Wien: Springer

Bonhoeffer K (1940) Die Geschichte der Psychiatrie in der Charité im 19. Jahrhundert. Z Neur 168: 37–64

Bonin WF (1983) Die großen Psychologen. München: Econ

Bosch G (1962) Der frühkindliche Autismus. Berlin/Göttingen/Heidelberg: Springer

Bowlby J (1951) Maternal Care and Mental Health. Genf: WHO Monograph Series No 2

Bowlby J (1960) Separation Anxiety. Int J Psychoanal 41: 89–113. – Dt. (1961) Die Trennungsangst. Psyche 15: 411–427

Bowlby J (1968) Effects on behaviour of disruption of an infectional bond. In: Thoday JM, Parkes AS (Hrsg) Genetic and environmental influences on behaviour. Edinburgh: Oliver & Boyd

Bowlby J (1969) Attachment and loss. Vol. 1, Attachment. London: Hogarth Press. – Dt. (1975) Bindung. Eine Analyse der Mutter-Kind-Beziehung. München: Kindler

Bowlby J (1973) Attachment and loss. Vol. 2, Separation and anger. New York: Baxic Books. – Dt. (1976) Trennung. München: Kindler

Bowlby J (1980) Loss, sadness and depression. London: Hogarth Press. – Dt. (2001) Das Glück und die Trauer. Herstellung und Lösung affektiver Bindungen. Stuttgart: Klett-Cotta

Bowlby J (1988) Developemental psychiatry comes of age. Am J Psychiat 145(1): 1–10

Bradley Ch (1937) The Behaviour of Children receiving Benzedrine. Am J Psychiat 94: 577–585

Brandes G (1865, 1866) Die Irrencolonieen, im Zusammenhang mit den ähnlichen Bestrebungen auf dem Gebiet der Armen- und Waisenpflege. Hannover: Rümpler. – Zit. in: Miscellen. Allg Z Psychiat 23: 276–280

Breuer J, Freud S (1893) Über den psychischen Mechanismus hysterischer Phänomene. Wiener medizinische Presse 34(4): 121 ff.

Brierre de Boismond A (1865, 1866) Du suicide et de la folie suicide. Paris: Baillière. – Zit. n. Droste A, in: Literatur. Allg Z Psychiat 23: 699–704

Briquet P (1859) Traité clinique et thérapeutique de l'hystérie. Paris: Verlag

Briquet P (1999) Clinical and Therapeutic Treatise on Hysteria (1859). In: Cousin FR, Garrabé J, Morozov D (Hrsg) Anthology of French Language Psychiatric Texts. Le Plessis-Robinson: Institut Synthélabo

Bromberg W (1969) The mind of man. The history of psychotherapy and psychoanalysis. New York: Harper, S. 64

Brosius CM (1859 a) Über die häuslichen Verhältnisse der Irren. Irrenfreund 1: 17–22

Brosius CM (1859 b) Zweifelhafte Todesart eines im Eise gefundenen Kindes. Dt Z Staatsarzneik 13: 310–353

Brosius CM (1864) Über Geistesstörungen im Kindesalter und deren richtige Würdigung und Behandlung. Irrenfreund 6: 56–61, 65–70, 8–87, 103–112

Brosius M (1877) Die Katatonie. Eine psychiatrische Skizze. Allg Z Psychiat 33: 772–802

Bruns L (1896) Über Hysterie im Kindesalter. Allg Z Psychiat 52: 658–661

Bruns L (1897) Die Hysterie im Kindesalter. Halle: Marhold

Bruns L (1901) Die traumatischen Neurosen. Unfallsneurosen. Wien: A. Hölder

Bruns L (1912) Krankheiten des Rückenmarks und der peripheren Nerven im Kindesalter. In: Bruns L, Cramer A, Ziehen Th (Hrsg)(1912) Handbuch der

Nervenkrankheiten im Kindesalter. Berlin: Karger, S. 247–544

Bruns L, Cramer A, Ziehen Th (1912) Handbuch der Nervenkrankheiten im Kindesalter. Berlin: Karger

Bühler Ch (1922) Das Seelenleben des Jugendlichen. Jena: Fischer

Bühler Ch (1922) Zwei Mädchentagebücher. Jena: Fischer

Bühler Ch (1925) Zwei Knabentagebücher. Jena: Fischer

Bühler Ch (1928) Kindheit und Jugend. Göttingen: Hogrefe

Bühler Ch (1933) Der menschliche Lebenslauf als psychologisches Problem. Leipzig: Hirzel

Bühler Ch (1972) Charlotte Bühler. In: Pongratz L, Traxel W und Wehner E (Hrsg) Psychologie in Selbstdarstellungen. Bern: Huber, S. 9 ff.

Bühler C, Hetzer H (1929) Zur Geschichte der Kinderpsychologie. Festschrift zu Karl Bühlers 50. Geburtstag. Jena

Bühler Ch, Hetzer H (1932) Kleinkindertests. Leipzig: Barth

Bühler K (1907) Tatsachen und Probleme zu einer Psychologie der Denkvorgänge. Über Gedanken. Arch Ges Psychol 9: 365

Bühler K (1930) Die geistige Entwicklung des Kindes. 6. Aufl., Jena: Fischer

Bürger-Prinz H (1935) Der Beginn der Erbpsychosen. Nervenarzt 6: 617

Bürgin D (1984) Über erste Aspekte der pränatalen Entwicklung. In: Nissen G (Hrsg) Psychiatrie des Säuglings- und frühen Kleinkindalters. Bern/Stuttgart/Wien: Huber, S. 23–55

Busemann A (1965) Psychologie der Intelligenzdefekte. München/Basel: Reinhardt

Bush M (1851) Über jugendliche Vergehen und Entartungen in den höheren Klassen der Gesellschaft. Allg Z Psychiat 475–478

Bussewitz F, Nissen G (1972) Aufgaben einer kinder- und jugendpsychiatrischen Beratungsstelle im öffentlichen Gesundheitsdienst. Öffentl Gesundheitswes 34: 168–173

Bussiek D, Castell R, Rexroth C (2003) Hermann Stutte. Die Bibliographie. Göttingen: Vandenhoeck & Ruprecht

Cade JFT (1949) Lithium salts in the treatment of psychotic excitement. Med J Aust 2: 349–352

Calmeil-Leubuscher (1848) Der Wahnsinn in den letzten vier Jahrhunderten. Halle

Cameron K (1956) Past and Present Trends in Child Psychiatry. J Ment Sci 102: 581–593

Campbell JD (1952) Manic-depressive psychoses in children. Report of 18 cases. J nerv ment Dis 116: 424–439

Campbell M (1975) Psychopharmatherapy in early infantile autism. Biol Psychiat 10: 399–423

Campbell M (1979) Psychopharmacology. In: Nospitz LD (Hrsg) Basic Handbook of Child Psychiatry, Bd. 3. New York: Basic Books, 23: 376 bis 409

Campe JH (1785) Über die große Schädlichkeit einer allzu frühen Ausbildung der Kinder. Revisionswerk V, S. 1–160

Campe JH (Hrsg)(1785) Allgemeine Revision des gesammten Schul- und Erziehungswesens. Erster Theil. Hamburg: Bohn

Cantwell DP (1972) Psychiatric illness in the families of hyperactive children. Arch Gen Psychiat 27: 414–417

Cantwell DP (1977) Psychopharmacology and child psychiatry. Am Pharm 19: 22–26

Carus CG ([1831]1958) Vorlesungen über Psychologie. Leipzig: Fleischer/Darmstadt: Wissenschaftliche Buchgesellschaft

Carus CG ([1846]1926) Psyche. In: Klages L (Hrsg) Gott und die Natur. Jena: Diederichs

Castell R, Nedoschill J, Rupps M, Bussiek D (2003) Geschichte der Kinder- und Jugendpsychiatrie in Deutschland in den Jahren von 1937 bis 1961. Göttingen: Vandenhoeck & Ruprecht

Charcot JM (1882) De l'hystérie chez les jeunes garçons. Leçons recueillies par Ch. Féré. Progr méd 10: 984–987, 1003 f.

Charcot JM (1886) Neue Vorlesungen über die Krankheiten des Nervensystems insbesondere über Hysterie. Übs. von Freud S. Leipzig/Wien: Toeplitz & Deuticke, S. 309 f.

Charcot JM, Guinon G (1892) Hysterischer Somnambulismus. Allg Z Psychiat 42: 119–123

Chardon (1830) in: Revue med. franç. et étrang. Journal de clinique de l'Hôtel Dieu de la Charité et des grands Hospitaux de Paris 231: 51

Christoffel H (1936) Zur Kinderpsychiatrie vor 50 Jahren. Allg Z Kinderpsychiat 4

Cimbal W (1927) Die Neurosen des Kindesalters. Berlin/Wien: Urban & Schwarzenberg

Cloer E (1978) Ausgewählte systematische Fragestellungen der Geschichte der Kindheit und der historischen Familien- und Sozialisationsforschung. In: Neue Sammlung 18(5): 519–539

Cohen MM (1982) The child with multiple birth defect. New York: Raven

Collin FE (1732) Christliche Gedancken von guter Kinder-Zucht, in einigen Regeln und beygefügten Anmerckungen verfasset. Halle

Comenius JA ([1633–1638] 2000) Große Didaktik. In: Flitner A (Hrsg) Die vollständige Kunst, alle Menschen alles zu lehren. Stuttgart: Klett-Cotta

Comte A (1824) On the History and Culture of Science. Zit. von Ostwald W (1914) Wilhelm August Comte. Der Mann und sein Werk. Leipzig: Unesma

Connell HM (1979) Essentials of Child Psychiatry. Oxford u. a.: Blackwell

Conolly J (1830) An inquiry concerning the indications of insanity, with suggestions for the better protection and care of the insane. London: J. Taylor

Corboz RJ (1973) Zürcher Kinder- und Jugendpsychiatrie heute. Schweiz Arch Neurol Neurochir Psychiat 112(1): 31–40

Coulson W (1851) Hysterical affections of the hip joint. London J med, tom III: 631

Cramer A (1912a) Funktionelle Neurosen im Kindesalter. In: Bruns L, Cramer A, Ziehen Th (Hrsg) Handbuch der Nervenkrankheiten im Kindesalter. Berlin: Karger

Cramer A (1912b) Nervöse Kinder. In: Bruns L, Cramer A, Ziehen Th (Hrsg) Handbuch der Nervenkrankheiten im Kindesalter. Berlin: Karger

Cramer A (1912c) Nervosität, Hysterie, Epilepsie, Chorea, Stottern, Tics im Kindesalter. In: Bruns L, Cramer A, Ziehen Th (Hrsg) Handbuch der Nervenkrankheiten im Kindesalter. Berlin: Karger

Crichton-Browne J (1866) Psychical diseases of early life. J Ment Sci 6: 284–320

Croner (1867) Die Resultate der Berliner Irrenzählung vom Jahre 1867. Arch Psychiat Nervenheilk 580–582

Cullen W (1785) Anfangsgründe der praktischen Arzneiwissenschaft. Vierter Theil, welcher die Gemüthskrankheiten und Cachexien enthält. Leipzig: Fritsch

Cumming WF (1852) Notes of Lunnatic asylums in Germany and other parts of Europe. London, S. 634–649

Cytryn L, Gilbert A, Eisenberg M (1960) The effectiveness of tranquilizing drugs plus supportive psychotherapy on training behavior disorders in children. A double blind study of eighty outpatients. Am J Orthopsychiat 30: 113–129

Czerny A (1908, 1946) Der Arzt als Erzieher des Kindes. Leipzig/Wien: Deuticke

Czerny A (1942) Sammlung klinischer Vorlesungen über Kinderheilkunde. Leipzig: Thieme

Dandy W (1848) On the cerebral diseases of children. London

Darwin ChW (1859, 1890) Die Entstehung der Arten durch natürliche Zuchtwahl. Leipzig: Reclam

Darwin C (1877) A biographical sketch of an infant. Mind 2: 285–294

Datler W (1984) Sonder- und Heilpädagogik in Auseinandersetzung mit Pädagogik, Tiefenpsychologie, Psychotherapie und Kommunikationstheorie. München: Reinhardt

Degkwitz R (1982) Biographische Daten im Text erwähnter Psychiater. In: Degkwitz R, Hoffmann SO, Kindt H (Hrsg) Psychisch krank. München/Wien/Baltimore: Urban & Schwarzenberg

Delasiauve M (1865, 1866) Journal de médicine. Paris: Masson. – Zit. n. Flemming CF in: Literatur. Allg Z Psychiat 23: 373–380

Delay J, Deniker P (1952) 38 cas de psychoses traitées par la cure prolongée et continuée de 4568 RP. Ann Méd Psychol 110: 364–360

Delbrück A (1892) Die pathologische Lüge und die psychisch abnormen Schwindler. Allg Z Psychiat 48: 215–218

Demaitre L (1977) The idea of childhood and child care in medical writings of the middle ages. J Psychohist 4: 461–490

Demos J (1973) Developmental Perspectives on the History of Childhood. In: J Interdisciplinary History 2, 5: 315–327. Abgedruckt in: Rabb TK, Rotberg RJ (Hrsg) The Family in History. New York

Dessoir M (1902) Geschichte und Probleme der angewandten Psychologie. Berlin: Duncker

Dessoir M (1911) Abriß einer Geschichte der Psychologie. Heidelberg: Carl Winter

Dessoir M (1917) Vom Jenseits der Seele. Stuttgart: Enke

Deutsche Gesellschaft für Kinder- und Jugendpsychiatrie und Psychotherapie u. a. (2000) Leitlinien zur Diagnostik und Therapie von psychischen Störungen im Säuglings-, Kindes- und Jugendalter. Köln: Deutscher Ärzte Verlag

Diagnostisches und Statistisches Manual psychischer Störungen (DSM IV) (1994) Göttingen: Hogrefe

Dilling H, Mombour W, Schmidt MH (1993) Internationale Klassifikation psychischer Störungen. Klinisch-diagnostische Leitlinien. 2. Aufl., Bern/Göttingen: Huber

Dinzinger L (1999) Georg Friedrich Müller. Zusammenleben und Zusammenwirken. Berlin: Edition Marhold im Wissenschaftsverlag Spiess

Dirx R (1967) Das Kind, das unbekannte Wesen. Frankfurt a. M./Hamburg: Fischer

Dittmer P (1960) Zur Geschichte der Zwangs- und Fürsorgererziehung. Die Entwicklung der Gesetzgebung in Deutschland unter besonderer Berücksichtigung Preußens, Diss. Hamburg

Doernberger (1891) Zur Casuistik der Psychosen im Kindesalter. Münch Med Wschr 27

Döpfer-Werner A (1983) Zur Geschichte der Kinderpsychotherapie im 19. Jahrhundert. Würzburg: Königshausen & Neumann

Dornblüth O (1887) Ein geheilter Fall von Dementia acuta. Neurol Centralbl 6: 267–269

Dörner K (1980) Der Krieg gegen die psychisch Kranken. Rehberg/Loccum: Psychiatrie-Verlag

Dörner K, Plog U, Teller C (2004) Irren ist menschlich. Rehberg/Loccum: Psychiatrie-Verlag

Dorsch F (1973) Geschichte und Probleme der angewandten Psychologie. Weinheim: Beltz

Dorsch F (1987) Psychologisches Wörterbuch. Bern: Huber

Doucet F (1971) Forschungsobjekt Seele. Eine Geschichte der Psychologie. 2. Aufl., München: Kindler

Down J (1867) Observation on an ethnic classification of idiots. J Ment Sci 13 : 121 ff.

Down JL (1887) On some of the mental affections of childhood and youth. („Letisonian Lectures", and other papers). London: Churchill, S. 165 f.

Drechsler J (1994) Die Geschichte der Kinder- und Jugendpsychiatrie im deutschsprachigen Raume des 19. Jahrhunderts. Inaug.-Diss. Würzburg

Duché D-J (1990) Histoire de la psychiatrie de l'enfant. Paris: Presses Universitaires de France

Dührssen A (1956) Psychogene Erkrankungen bei Kindern und Jugendlichen. Göttingen: Vandenhoeck & Ruprecht

Dührssen A (1962) Katamnestische Ergebnisse bei 1004 Patienten nach analytischer Psychotherapie. Z Psychosom Med 8 : 94 ff.

Dührssen A (1992) Psychotherapie bei Kindern und Jugendlichen. 15. Aufl., Göttingen: Verlag für medizinische Psychologie

Dührssen A (1994) Ein Jahrhundert psychoanalytische Bewegung in Deutschland. Göttingen: Vandenhoeck & Ruprecht

Dupuis G (1992) Enzyklopädie der Sonderpädagogik, der Heilpädagogik und ihrer Nachbargebiete. Berlin: Marhold

Ebbinghaus H ([1885]1971) Über das Gedächtnis. Leipzig: Duncker & Humblot. Nachdruck Darmstadt: Wissenschaftliche Buchgesellschaft

Ebbinghaus H (1897) Über eine neue Methode zur Prüfung geistiger Fähigkeiten und ihre Anwendung bei Schulkindern. In: Z Psychol Physiol Sinnesorg 13

Ebstein E (1923) Ärzte – Memoiren aus vier Jahrhunderten. Berlin: Springer

Eckhardt G (1999) Wilhelm Peters – Aspekte seines Lebenswerkes. In: Janke W, Schneider W (Hrsg) Hundert Jahre Institut für Psychologie und Würzburger Schule der Denkpsychologie. Göttingen: Hogrefe

Egger J, Carter CM, Graham PJ, Gumley D, Soothill JF (1985) Controlled trial of oligoantigenic treatment in the hyperkinetic syndrome. Lancet 11: 540–545

Eggers C, Lempp R, Nissen G, Strunk P (1994) Kinder- und Jugendpsychiatrie. 7. Aufl., Berlin u. a.: Springer

Eggert D (1996) Der Paradigmenwandel in der Diagnostik und seine Konsequenzen. Behinderte in Familie, Schule und Gesellschaft 19: 43–64

Eisenberg L (1986) Mindlessness and brainlessness in psychiatry. Br J Psychiat 148: 497–508

Eisenberg L et al. (1961) The effectiveness of psychotherapy alone and in conjunction with perphenazine or placebo in the treatment of neurotic and hyperkinetic children. Am J Orthopsychiat 17: 1088–1093

Eisenberg L et al. (1963) A psychopharmacologic experiment in a training school for delinquent boys. Am J Orthopsychiat 33: 431–447

Eisert HG (1986) Lerntheorien. In: Müller Ch (Hrsg) Lexikon der Psychiatrie. Berlin/Heidelberg: Springer

Ellenberger HF (1985) Die Entdeckung des Unbewußten. Zürich: Diogenes

Ellinger H (1845) Über den Einfluß der Selbstbefleckung auf die Erzeugung irrer Zustände. Allg Z Psychiat 2: 22–57

Ellis A (1982) Rational-emotive Therapie. In: Corsini CR (Hrsg) Psychotherapie. Weinheim: Beltz

Elmiger J (1900) Über 49 Fälle von Pubertätsirresein. Allg Z Psychiat 57: 490–494

Emminghaus H (1870) Ueber hysterisches Irresein. Med. Diss. Jena

Emminghaus H (1875) Über den psychopathischen Zustand in der Hundswut des Menschen. Allg Z Psychiat 31: 524–584

Emminghaus H (1878) Allgemeine Psychopathologie zur Einführung in das Studium der Geistesstörungen. Leipzig: Vogel

Emminghaus H (1882) Blödsinn und Schwachsinn. In: Maschka (Hrsg) Handbuch gerichtl. Med., Bd. 4. Tübingen: Laupp, S. 199–250

Emminghaus H (1882) Kinder und Unmündige. In: Maschka (Hrsg) Handbuch gerichtl. Med., Bd. 4. Tübingen: Laupp, S. 157–198

Emminghaus H (1887) Die psychischen Störungen des Kindesalters. Tübingen: Laupp

Engelbracht G (2004) Von der Nervenklinik zum Zentralkrankenhaus Bremen-Ost. Bremer Psychiatriegeschichte 1945 bis 1977. Bremen: Edition Temmen

Engelhardt D von (Hrsg)(2002) Biographische Enzyklopädie deutschsprachiger Mediziner. München: Saur

Engelken F (1852) Über die Prophylaxis der Geisteskrankheiten. Allg Z Psychiat 9: 454–463

Engelken F (1924) Jean Paul Friedrich Ludwig Scholz 1831–1907. In: Kirchhoff Th (Hrsg) Deutsche Irrenärzte, Bd. – II. Berlin: Springer

Enke W (1963) Struktur und Funktionen der jugendpsychiatrischen Klinik. Mat Med Nordm 10: 393–402

Enquête über die Lage der der Psychiatrie in Deutschland (1973) Deutscher Bundestag. Drucksache 7/1124

Erikson EH ([1950]1971) Kindheit und Gesellschaft. Stuttgart: Klett; jetzt 13. durchges. Aufl., Klett-Cotta 1999

Erlenmeyer AA (1850) Bericht über die württembergischen Heil- und Erziehungs-Anstalten für schwache und blödsinnige Kinder. Allg Z Psychiat 63–71

Erlenmeyer AA (1853) Das Irrenwesen in der Schweiz. Dt Staatsarzneik 1: 359–398

Erlenmeyer AA (1854) Zusammenstellung der Heil- und Erziehungsanstalten für schwachsinnige Kinder. Allg Z Psychiat 11:530

Erlenmeyer FA (1892) Über eine durch congenitale Syphilis bedingte Gehirnerkrankung. Allg Z Psychiat 48: 381–386

Ernst K (1971) Katamnesen von Kinderneurosen. Acta paedopsychiat 38: 316–324

Ernst K (1983) Geisteskrankheiten ohne Institution. Eine Feldstudie im Kanton Fribourg aus dem Jahre 1875. Schweiz Arch Neurol Neurochir Psychiat 2: 239–263

Eschenmayer AKJ (1830) Mysterien des inneren Lebens. Erläutert an der Geschichte der Seherin von Prevost usw. Tübingen (ohne Verlag)

Esquirol JE (1832) Des illusions chez les aliénés. Die Geisteskrankheiten in Beziehung zur Medizin und Staatsarzneikunde, 2 Bde. (dt. 1838)

Esquirol JED (1827) Allgemeine und specielle Pathologie und Therapie der Seelenstörungen. Frei bearbeitet von Dr. K. C. Hille. Nebst einem Anhange kritischer und erläuternder Zusätze von Dr. J. C. A. Heinroth. Leipzig: C. H. F. Hartmann

Esser G (Hrsg)(2002) Lehrbuch der klinischen Psychologie und Psychotherapie des Kindes- und Jugendalters. Stuttgart: Thieme

Esser G, Schmidt M (1987) Minimale Cerebrale Dysfunktion – Leerformel oder Syndrom? Stuttgart: Enke

Esser G, Schmidt MH, Blanz B, Fätkenheuer B, Fritz A, Koppe T, Laucht M, Rensch, Rotenberger A (1992) Prävalenz und Verlauf psychischer Störungen im Kindes- und Jugendalter. Z Kinder-/Jugendpsychiat 20(1): 232–242

Essert T (1860) Über tuberkulöse Meningitis. Würzburger med Z I: 315

Eysenck HJ (1947) Dimensions of Personality. London: Routledge & Kegan Paul

Eysenck HJ (1959) Learning theory and behavior therapy. J Ment Sci 105: 61–75

Eysenck HJ (1960) The effects of psychotherapy: An evaluation. In: Handbook of abnormal psychology. London: Pipman

Eysenck HJ (1964) Behavior therapy and the neuroses. New York: Pergamon

Eysenck HJ (1981) A Model for Personality. Berlin: Springer

Eysenck HJ (1983) Wege und Abwege der Psychologie. 13. Aufl., Frankfurt a. M.: Klotz

Eysenck HJ (1985) Decline and fall of the Freudian empire. Harmondsworth: Viking. Dt. Sigmund Freud. Niedergang und Ende der Psychoanalyse. München: List, 1985

Eysenck HJ, Rachmann SJ (1967) Neurosen. Ursachen und Heilmethoden. Berlin: Deutscher Verlag der Wissenschaften

Falk F (1866) Studien der Irrenheilkunde der Alten. Allg Z Psychiat 23: 429–566

Falt T (1969) Geschichte der Waisenhäuser. In: Heese G, Wegener H (Hrsg) Enzyklopädisches Handbuch der Sonderpädagogik. Bd. 3. Berlin: Marhold

Fanconi G (1972) Lehrbuch der Pädiatrie. Basel: Schwabe

Fauser A (1891) Zur Allgemeinen Pathologie und Pathogenese des Irreseins. Allg Z Psychiat 47: 110–126

Fechner GT (1873) Einige Ideen der Schöpfungs- und Entwicklungsgeschichte der Organismen. Leipzig: Breitkopf und Härtel

Feer E (1922) Eine eigenartige Neurose des vegetativen Nervensystems beim Kleinkind. Erg Inn Med Kinderheilk 124: 100–122

Fegert JM (1986) Zur Vorgeschichte der Kinder- und Jugendpsychiatrie. Z Kinder-/Jugendpsychiat 14: 126–144

Feldner J (1955) Entwicklungspsychiatrie des Kindes. Wien: Springer

Féré A (1895) Beitrag zur Geschichte des moralischen Chocs bei Kindern. Allg Z Psychiat 51

Feuchtersleben E von (1845) Lehrbuch der ärztlichen Seelenkunde. Als Skizze zu Vorträgen bearbeitet. Wien: Gerold

Fichter MM (1985) Magersucht und Bulimia. Berlin u. a.: Springer

Fink M (1881) Beitrag zur Kenntnis des Jugendirreseins. Allg Z Psychiat 33: 612

Finkelnburg CM (1894) Über die vorläufigen Ergebnisse der Irrenstatistik in der Rheinprovinz. Allg Z Psychiat 50: 1100–1104

Fischer A (1924) Heinrich Schüle 1840–1916. In: Kirchhoff Th (Hrsg) Deutsche Irrenärzte, Bd. II. Berlin: Springer, S. 97–100, 184–195

Flechsig P (1920) Anatomie des menschlichen Gehirns und Rückenmarkes. Leipzig: Thieme

Flemming CF (1846) Rezension Wilhelm Griesinger. Z Psychiat 3: 297–311

Flemming CF (1850) Zit. bei Thore. Ein Wort über Halluzinationen in der frühen Kindheit. Allg Z Psychiat 652–653

Flitner A, Hornstein W (1964) Kindheit und Jugendalter in geschichtlicher Betrachtung. In: Z Pädag 10(5): 311–339

Flitner A, Scheuerl H (2000) Einführung in pädagogisches Sehen und Denken. Weinheim: Beltz

Flitner W (1980) Allgemeine Pädagogik. Frankfurt a. M./Berlin/Wien: Ullstein

Flügge C (1898) Beiträge zur modernen Epilepsiebehandlung. Allg Z Psychiat 54: 669–681

Foerster HCh (1987) Unruhige Kinder in der deutschen Pädiatrie und Kinderpsychiatrie zwischen 1760 und 1980. Med. Diss. Freiburg i. Br.

Foerster O (1913) Das phylogenetische Moment in der spastischen Lähmung. Berl Klin Wschr 50: 1217

Forel A (1905) Die sexuelle Frage in der Pädagogik. In: Forel A (Hrsg) Die sexuelle Frage. München: Reinhardt

Franconi G, Wallgren A (1972) Lehrbuch der Pädiatrie. 9. Aufl., Basel: Schwabe

Frank JP ([1790]1960) Akademische Rede vom Volkselend als der Mutter der Krankheiten (Pavia). Dt. übertragen und mit Erklärungen versehen von Lesky E. Leipzig: J. A. Barth

Frank JP (1780) System einer vollständigen medicinischen Polizey. Mannheim: Schwan

Freud A ([1968]1994) Wege und Irrwege in der Kinderentwicklung. 6. Aufl., Stuttgart: Klett; jetzt Klett-Cotta

Freud A (1966) A short history of child analysis. Psychoanal. Study of the Child. 21, 7

Freud A (1968) Einführung in die Pychoanalyse für Pädagogen. Bern: Huber

Freud A, Burlingham DT (1949) Kriegskinder. London: Imago

Freud A, Burlingham DT (1950) Anstaltskinder. London: Imago

Freud S ([1895]1968) Über die Berechtigung, von der Neurasthenie einen bestimmten Symptomenkomplex als „Angstneurose" abzutrennen. Gesammelte Werke Bd. 1, Frankfurt a. M.: Fischer

Freud S ([1898]1952) Die Sexualität in der Ätiologie der Neurosen. Gesammelte Werke Bd. 1, Frankfurt a. M.: Fischer, S. 491–516

Freud S ([1905]1973) Drei Abhandlungen zur Sexualtheorie. Gesammelte Werke Bd. 5. Frankfurt a. M.: Fischer, S. 27–145

Freud S (1898) Zur Ätiologie der Hysterie. Wiener klinische Rundschau. Gesammelte Werke Bd. 22, zit. von Vorster J. Allg Z Psychiat 54: 148

Freud S (1899) Die Sexualität in der Ätiologie der Neurosen. Wiener klinische Rundschau. Gesammelte Werke Bd. 1, Frankfurt a. M.: Fischer, S. 491–516

Freud S (1909) Analyse der Phobie eines fünfjährigen Knaben. Gesammelte Werke Bd. 7. Frankfurt a. M.: Fischer

Freud S (1975) Psychologie des Unbewußten. Frankfurt a. M.: Fischer

Friedemann A (1967) Vorgeschichte und Entwicklung der Union Européenne des Pédopsychiatres (UEP). Jb für Jugendpsychiatrie und ihre Grenzgebiete 6

Friedmann M (1892) Über Nervosität und Psychosen im Kindesalter. Münch Med Wschr 21, 22: 359–361, 388–392

Friedreich JB (1830) Versuch einer Literär-Geschichte der Pathologie und Therapie psychischer Krankheiten, von den ältesten Zeiten bis zum 19. Jahrhundert. Würzburg: Strecker

Friedreich FJB (1832) Allgemeine Diagnostik der psychischen Krankheiten. Würzburg: Strecker

Friese HJ, Nissen G (1983) Die Klinik für Kinder und Jugendpsychiatrie im Urteil von Kindern und Jugendlichen. Ergebnisse einer nachgehenden Befragung. Dt Ärztebl 13: 151–165

Fritsch Th (1910) Die Anfänge der Kinderpsychologie und die Vorläufer des Versuchs in der Pädagogik. Allg Z Psychiat pädag Psychol 11: 149

Fritze J (1989) Einführung in die biologische Psychiatrie. Stuttgart/New York: Fischer

Fritze J, Trott G-E (1998) Pharmakologische Grundlagen. Historische Entwicklung. In: Nissen G, Fritze J, Trott G-E (Hrsg) Psychopharmaka im Kindes- und Jugendalter. Ulm/Stuttgart: Fischer

Fritzsch Th (1906) Zur Geschichte der Kinderforschung und Kinderbeobachtung. Z Philo Pädag 13(5): 497–506

Fröbel FW (1999) Kleine Schriften zur Volkserziehung und Menschenbildung, hrsg von Dietrich T. 7. Aufl., Bad Heilbrunn: Klinkhardt

Fürstner C (1894) Über die Bedeutung und Anwendung der Hydrotherapie bei psychischen Angstzuständen. Allg Z Psychiat 50: 1074–1080

Ganser S (1898) Über einen eigenartigen hysterischen Dämmerzustand. Arch Psychiat Nervenkr 30: 633–640

Ganser SJM (1895) Über hysterische Psychose. Allg Z Psychiat 51

Ganser SJM (1904) Zur Lehre vom hysterischen Dämmerzustand. Arch Psychiat Nervenkr 30: 633–641

Garrabé J (1999) Pierre Briquet (1796–1881). In: Cousin FR, Garrabé J, Morozov D (Hrsg) Anthology of French Language Psychiatric Texts. Le Plessis-Robinson: Institut Synthélabo

Gaupp R (1918) Psychologie des Kindes. Leipzig/Wien: Teubner

Gaupp R (1925) Die Unfruchtbarmachung geistig und sittlich Kranker und Minderwertiger. Berlin: Springer

Gehlen A (1940) Der Mensch. Seine Natur und seine Stellung in der Welt. Berlin: Junker und Dünnhaupt

Gehrig J (1950) Karl Philipp Moritz als Pädagoge. Diss. Zürich

Geisel A (1864) Der Schreibkrampf und die functionellen Krämpfe und Lähmungen. Würzburger med Z V: 245

Georgens JD, Deinhardt HM (1861, 1863) Die Heilpädagogik. Mit besonderer Berücksichtigung der Idiotie und der Idiotenanstalten. 2 Bde. Leipzig: Fleischer

Gerhard UJ, Blanz B (2003) Wilhelm Strohmayer (1874–1936). Anmerkungen zum Titelbild. Nervenarzt 74: 626–628

Gerhard UJ, Demmler A, Böhm G (1998) Wilhelm Strohmayer – ein Pionier der Kinder- und Jugendpsychiatrie in Deutschland. In: Nissen G, Badura F (Hrsg) Schriftenreihe der DGGN. Würzburg: Königshausen & Neumann

Gerhardt C (1877) Handbuch der Kinderkrankheiten. 12 Bde. Tübingen: Laupp

Gerhardt C (1881) Vorstellung eines Knaben. Sitzungsbericht der Physikalisch-medicinischen Gesellschaft Würzburg, 41

Gerlach F (1892) Ein Fall von Geisteskrankheit im Kindesalter. Allg Z Psychiat 48: 586–598

Giehler W, Lüscher K (1975) Die Soziologie des Kindes in historischer Sicht. Neue Sammlung 15: 442–463

Gilles de la Tourette G, Cathelineau MH (1892) Die Ernährung während der Anorexie, dem Erbrechen und der permanenten motorischen Störungen der

Hysterie. (Berichte über die psychiatrische Literatur, Anhang.) Allg Z Psychiat 48: 302–303

Gittelman-Klein R (Hrsg)(1975) Recent advances in child pharmacology. New York: Human Sciences

Goldfarb W (1943) Infant rearing and problem behaviour. Am J Orthopsychiat 13: 249–265

Göllnitz G (1954) Die Bedeutung der frühkindlichen Hirnschädigung für die Kinderpsychiatrie. Leipzig: VEB Thieme

Göllnitz G (1981) Neuropsychiatrie des Kindes- und Jugendalters. 4. Aufl., Stuttgart: Fischer

Gontard A von (1988) The development of child psychiatry in the 19th century. Br J Child Psychol Psychiat 29: 569–588

Goodman R, Scott St, Rothenberger A (2000) Kinderpsychiatrie kompakt. Darmstadt: Steinkopff

Görlitz G (1993) Kinder ohne Zukunft? München: Pfeiffer

Gött T (1931) Funktionelle Nervenkrankheiten, Psychopathie und Psychosen. In: Pfaundler M von, Schlossmann A (Hrsg) Handbuch der Kinderheilkunde. Berlin/Heidelberg/New York: Springer

Graham P (1986) Child psychiatry. A developmental approach. Oxford: University Press

Grashey H (1894) Zur Theorie der Zwangsvorstellungen. Allg Z Psychiat 50: 1061–1074

Grawe K, Donati R, Bernauer F (1994) Psychotherapie im Wandel. Von der Konfession zur Profession. Göttingen: Hogrefe

Greenspan SI, Wieder S (1993) Regulatory disorders. In: Zeanah C (Hrsg) Handbook of infant mental health. New York: Guilford Press

Griesinger W ([1845, 1867] 1964) Die Pathologie und Therapie der psychischen Krankheiten für Ärzte und Studenten. Stuttgart: Krabbe. Nachdruck Amsterdam: EJ Bonset

Griesinger W (1868) Über die Phänomene der Besessenheit und Inspiration. Arch Psychiat Nervenheilk 755

Griesinger W (1868) Über einen wenig bekannten psychopathischen Zustand. Arch Psychiat Nervenheilk 753–754

Griesinger W (1868) Verbrechen und Wahnsinn. Arch Psychiat Nervenheilk 756ff.

Griesinger W (1868, 1869) Bücher-Anzeigen: H. Maudsley: The Physiology and Pathology of the Mind. Arch Psychiat Nervenheilk 217–220

Griesinger W (1868, 1869) Irrenanstalten und deren Weiter-Entwicklung in Deutschland. Arch Psychiat Nervenheilk 8–43

Grimm H (1961) Ärztliche Jugendkunde 53: 154

Groddeck A (1923) Das Buch vom Es. Neudruck 1979. Frankfurt a. M.: Fischer

Groos K (1913) Das Seelenleben des Kindes. Berlin: Reuther und Reichardt

Guentz EW (1859) Der Wahnsinn der Schulkinder, eine neue Art der Seelenstörungen. Allg Z Psychiat 16: 187

Guggenbühl JJ (1845) Extracts from the first report of the institution on the Abendberg for the cure of cretins. London

Gundlach H (1999) Oswald Külpe und die Würzburger Schule. In: Jahnke W, Schneider W (Hrsg) Hundert Jahre Institut für Psychologie und Würzburger Schule der Denkpsychologie. Göttingen/Bern/Toronto/Seattle: Hogrefe

Guttmann P (1869) Seltener Fall von Hysterie: halbseitige Sensibilitäts- und Motilitätsparese. Arch u CorrBl 6: 289 und 305

Guttmann P (1869) Zit. bei Lange-Cosack H, Kammer G (1960) Neurologie und Psychiatrie des Kindes- und Jugendalters. Dt Med J, Festschr 95 bis 98

Guttstadt A (1877) Die Selbstmorde in Preußen im Jahre 1877. Allg Z Psychiat 37: 447–453

Guttstadt A (1879) Zur Statistik der Idiotenanstalten. Allg Z Psychiat 35: 560–562

Häcker HO, Stapf KH (2004) Dorsch. Psychologisches Wörterbuch. 14. Aufl., Bern/Göttingen: Huber

Haffter C (1964) Die Kinderpsychiatrie in der Schweiz. Acta Paedopsychiat 31: 235

Häfner H (2000) Die Geschichte der Versorgung psychisch Kranker. München: C. H. Beck

Hagberg B, Gillberg C (1993) Rett variants – Retoid phenotypes. In: Hagberg R (Hrsg) Rett syndrome – clinical and biological aspects. Clin Dev Med 127: 40–60

Hagen FW (1878) Statistische Untersuchungen über Geisteskrankheiten. Arch Psychiat Nervenkr 13: 188, 217

Hahn (1892) Ein Fall von akuter Geisteskrankheit im Kindesalter. Verhandlungen psychiatrischer Vereine. Allg Z Psychiat 48: 398–399

Haindorf A (1811) Versuch einer Pathologie und Therapie der Geistes- und Gemüthskrankheiten. Heidelberg

Haisch E (1959) Irrenpflege in alter Zeit. Ciba-Z 95 Bd. 8: 3142–3172

Haisch E (1962) Der Hexenwahn. Ciba-Z 101 Bd. 9: 3346–3380

Hall GS (1904) Adolescence. New York: Appleton

Hamburger F (1932) Kinderheilkunde. Kurz gefaßtes Lehrbuch für praktische Ärzte und Studenten. Leipzig/Wien: Deuticke

Hamburger F (1939) Die Neurosen des Kindesalters. Stuttgart: Enke

Hänsel D (1974) Die „physiologische Erziehung" der Schwachsinnigen – Edouard Séguin (1812–1880) und sein Konzept einer medizinischen Pädagogik. Freiburg: Schulz

Harbauer H (1962) Die Neuropathie des Kindes und ihre Abgrenzung. In: Kranz H (Hrsg) Psychopathologie heute. Stuttgart: Thieme

Harbauer H (1971) Die körperliche Entwicklung und ihre Störungen. In: Harbauer H, Lempp R, Nissen G, Strunk P (Hrsg) Kinder- und Jugendpsychiatrie. 1. Aufl., Berlin u. a.: Springer

Harbauer H (1976) Geistig Behinderte. Ein Ratgeber für Eltern, Erzieher und Ärzte. Stuttgart: Thieme

Harbauer H (1984) 40 Jahre Kinder- und Jugendpsychiatrie. Z Kinder-/Jugendpsychiat 12: 5–18

Harbauer H, Lempp R, Nissen G, Strunk P (1980) Lehrbuch der speziellen Kinder und Jugendpsychiatrie. 4. Aufl., Berlin/Heidelberg/New York: Springer

Harmann K (1977) Theoretische und empirische Beiträge zur Verwahrlosungsforschung. Berlin/Heidelberg: Springer

Harms E (1960) At the cradle of child psychiatry. Am J Orthopsychiat 30: 186–190

Harms E (1962) Die Entwicklung der Kinderpsychiatrie. Prax Kinderpsychol Kinderpsychiat 11: 81–85

Harms E (1967) The origins of modern psychiatry. Springfield: Thomas

Hartmann H (1951) Comments on the psychoanalytic theory of the ego. Psychoanal Stud Child 5

Hartmann K (1986) Verwahrlosung. In: Müller Ch (Hrsg) Lexikon der Psychiatrie. Berlin/Heidelberg: Springer

Haslam J (1798) Observations on insanity with practical remarks on the disease and an account of the morbid appearances on dissection. London, S. 10, 122

Hasse JP (1881) Über den Einfluß der Überbürdung unserer Jugend auf den Gymnasien und höheren Töchterschulen mit Arbeit auf die Entstehung von Geistesstörungen. Allg Z Psychiat 37: 532–563

Häßler F (2003) Nachruf Prof. Dr. G. Göllnitz. Z Kinder-/Jugendpsychiat 31(2): 157 f.

Hauptmann A (1912) Über Luminal bei Epilepsie. Münch Med Wschr 59: 1907

Hautzinger M (1996) Verhaltenstherapie und kognitive Therapie. In: Reimer Ch, Eckhart J, Hautzinger M, Wilke E (Hrsg) Psychotherapie. Berlin/Heidelberg: Springer

Hecker E (1874) Die Hebephrenie. Archiv für Pathologische Anatomie und Physiologie und für klinische Medizin 25

Hecker E (1877) Hebephrenie. Virch Arch path Anat Physiol 52: 394

Hecker JFC (1832) Die Tanzwuth, eine Volkskrankheit im Mittelalter. Berlin: Enslin

Hecker JFC (1845) Kinderfahrten. Eine pathologisch-historische Skizze. Berlin

Heese G, Wegener H (1969) Enzyklopädisches Handbuch der Sonderpädagogik und ihrer Grenzgebiete. Bd. 1 bis 3. 3. Aufl., Berlin: Marhold

Hehlmann W (1967) Geschichte der Psychologie. Stuttgart: Kröner

Heiland H (1995) Friedrich Fröbel. In Selbstzeugnissen und Bilddokumenten. Hamburg: Rowohlt

Heimann H (1987) Mythos der Unheilbarkeit psychischer Krankheiten. psycho 13: 73 f.

Heinroth JChA (1818) Lehrbuch der Störungen des Seelenlebens oder der Seelenstörungen und ihre Behandlung. Leipzig: Vogel

Heller Th (1907) Über Dementia infantilis. Z Erforsch Behandl jugl Schwachsinns 1: 17–28

Heller Th (1912) Grundriß der Heilpädagogik. 2. Aufl., Halle: Marhold

Heller Th (1927) Über Psychologie und Psychopathologie des Kindes- und Jugendalters. Wien: Springer

Heller Th, Zappert J (1909) Geistige Schwächezustände bei Kindern. Z allg Wien Med 209

Henke A (1830) Handbuch zur Erkenntnis und Heilung der Kinderkrankheiten. 3. Aufl., Wien: Lechner

Hennermann H (1985) Werner Heyde und seine Würzburger Zeit. In: Nissen G, Keil G (Hrsg) Psychiatrie auf dem Wege zur Wissenschaft. Stuttgart/New York: Thieme

Henoch E (1893) Vorlesungen über Kinderkrankheiten. 7. Aufl., Berlin: Hirschwald

Henoch EH (1868) in: Lange-Cosack H, Kammer G (1960) Neurologie und Psychiatrie des Kindes- und Jugendalters. Dt Med J, Festschr

Herbart JF ([1825]1965) Lehrbuch zur Psychologie. Amsterdam: Bonset

Herberhold U (1977) Theodor Ziehen. Ein Psychiater der Jahrhundertwende und sein Beitrag zur Kinderpsychiatrie. Inaug.-Diss. Freiburg i. Br.

Hermann U, Renftle S, Roth L (1980) Bibliographie zur Geschichte der Kindheit, Jugend und Familie. München: Juventa

Hermelin B (2000) Rätselhafte Begabungen. Eine Entdeckungsreise in die faszinierende Welt außergewöhnlicher Autisten. Stuttgart: Klett-Cotta

Herpertz-Dahlmann B, Resch F, Schulte-Markwort M, Warnke A (Hrsg)(2003) Entwicklungspsychiatrie. Stuttgart/New York: Schattauer

Hersov L (1986) Child psychiatry in Britain – the last 30 years. J Child Psychol Psychiat 27: 781 bis 801

Herzka St, Schuhmacher A von, Tyrangiel A (1989) Die Kinder der Verfolgten. Göttingen: Vandenhoeck & Ruprecht

Hess EH (1975) Prägung. Die frühkindliche Entwicklung von Verhaltensmustern bei Tier und Mensch. Mit einem Vorwort von Konrad Lorenz. München: Kindler

Hetzer H (1995) Angewandte Entwicklungspsychologie des Kindes- und Jugendalters. Heidelberg: Quelle und Meyer

Hetzer H, Tent L (1958) Der Schulreifetest. Auslesemittel oder Erziehungshilfe? Die Weilburger Testaufgaben zur Gruppenprüfung von Schulanfängern und ihre praktische Anwendung. Lindau: Piorkowski

Hetzer H, Todt E, Seiffge-Krenke I, Arbinger, R (1979, 1995) Angewandte Entwicklungsdiagnostik des Kindes- und Jugendalters. 3. Aufl., Heidelberg: Quelle & Meyer

Heubner OV (1909) Zur Geschichte der Säuglingsheilkunde. In: Festschrift zur Eröffnung des Kaiserin-Auguste-Victoria-Hauses zur Bekämpfung der Säuglingssterblichkeit im Deutschen Reiche. Berlin: Stilke

Heubner O (1918) Über die Zeitfolge in der psychischen Entwicklung des Säuglings und des jungen Kindes. Erg Inn Med Kinderheilk 16

Heuyer G (1952–1966) Introduction à la psychiatrie infantile. Paris: Presses Universitaires

Hippius H (2003) Universitätskolloquien zur Schizophrenie. Bd 1, Darmstadt: Steinkopff

Hirsch A ([1884]1992) Biographisches Lexikon der hervorragenden Ärzte aller Zeiten und Völker. 6 Bde. Wien/Leipzig. Reprint New York: Martino

Hirt L (1891) Zur Würdigung der Suggestivtherapie. Allg Z Psychiat 47: 168–169

Hirt L (1893) Eine Epidemie von hysterischen Krämpfen in einer Dorfschule. Allg Z Psychiat 49: 206

Hitler A (1925) Mein Kampf. München: Eher

Hjelman (1891) Eine Epidemie hysterischer Zustände. Allg Z Psychiat 47: 251 f.

Hoche AE (1900) Über Zwangsvorstellungen. Allg Z Psychiat 57: 127–129

Hoffmann H ([1883] 1990) Zur Feier des 50-jährigen Doktor-Jubiläums. In: Essenberg E und K, Jung M (Hrsg) Schriften zur Psychiatrie. Frankfurt a. M.: Insel

Hoffmann H (1883) Kleinere Mitteilungen. Die Anstalt für Irre und Epileptiker in Frankfurt/M. und andere. Allg Z Psychiat 39: 145–151

Hoffmann H (1985) Lebenserinnerungen. In: Herzog CH, Siefert H (Hrsg) Gesammelte Werke. Frankfurt a. M.: Insel

Hofmeister A (1939) Pommersche Lebensbilder. Stettin: A. Steffen

Hofstätter PR (1957) Psychologie. Frankfurt a. M.: Fischer

Hohendorf G, Rotzoll M, Richter P, Mundt C (2002) Die Opfer der nationalsozialistischen Euthanasie-Aktion T4. Nervenarzt 11, 1065–1074

Hohmann JS (1982) Gemeinsam oder garnicht. Jugend zwischen Protest und Anpassung. Düsseldorf: Econ

Hohnbaum K (1848) Psychische Gesundheit und Irreseyn in ihren Übergängen. Berlin: Reimer

Hole G (1999) Hypnose als psychotherapeutisches Verfahren. In: Nissen G (Hrsg) Verfahren der Psychotherapie. Stuttgart: Kohlhammer

Holzinger JM (o. J.) List of Plants collected by C. S. Sheldon and M. A. Carleton the Indian Territory in 1891. Contr Nat Herb I

Holzinger JM, Report of collection of Plants made by J. H. Sandberg in Idaho. Contr Nat Herb III

Homburger A (1926) Vorlesungen über Psychopathologie des Kindesalters. Berlin: Springer

Hoppe H (1889) Der Teufels- und Geisterglaube und

die psychologische Erklärung des Besessenseins. Allg Z Psychiat 45: 290

Hoppe H (1898) Lage und Stellung der Ärzte an den öffentlichen Irrenanstalten des Deutschen Reiches. Allg Z Psychiat 54: 429–476

Horst G (1822) Zauberbibliothek. Bd. 3, 215–226

Hübertz RJ (1844) Statistisches Irrenwesen in Dänemark. Allg Z Psychiat 457–479

Hufeland CW ([1796] 1958) Makrobiotik oder die Kunst, das menschliche Leben zu verlängern. 5. Aufl., 1832 Wien: Lechner. Stuttgart: Hippokrates Verlag

Hufeland CW ([1829] 1960) Guter Rat an Mütter über die wichtigsten Punkte der körperlichen Erziehung der Kinder in den ersten Jahren nebst einem Unterricht für junge Eheleute, die Vorsorge für Ungeborene betreffend. Grenzach/Baden: Deutsche Hoffmann-La Roche

Hufeland CW (1833) Allgemeine Ideen über Kinderkrankheiten und die wichtigsten Kindermittel. In: Mezler FJ von (Hrsg) Sammlung ausgelesener Abhandlungen über Kinderkrankheiten. Prag

Hug-Hellmuth H von (1913) Zur Technik der Kinderanalyse. Int Z ärztl Psychoanal 1: 470

Huppmann G (2000) Georg Ernst Stahl. In: Nissen G, Badura F (Hrsg) Schriftenreihe der Deutschen Gesellschaft für Geschichte der Nervenheilkunde. Würzburg: Königshausen & Neumann

Husler J (1931) Exudative Diathese. In: Pfaundler M von, Schlossmann A (Hrsg) Handbuch der Kinderheilkunde. Berlin/Heidelberg/New York: Springer

Ibrahim J (1911) Pathologische Bedingungsreflexe als Grundlage neurologischer Krankheitsbilder. Neurol Centralbl 30: 710–722

Ibrahim MJB (1915) Über pathologische Bedingungsreflexe und gewisse Formen der sogenannten monosymptomatischen Kinderhysterie. In: Sitzungsberichte der Physikalisch-medicinischen Gesellschaft Würzburg XXXVI

Ideler CW (1853) Über die Entstehung des Wahnsinns aus Träumen. Allg Z Psychiat 340–341

Infeld M (1902) Beiträge zur Kenntnis der Kinderpsychosen. Jb Psychiat XXII: 326–345

Innerhofer P (1977) Das Münchner Trainingsmodell. Beobachtung, Interaktionsanalyse, Verhaltensänderung. Heidelberg: Springer

Internationale Klassifikation psychischer Störungen: Klinisch-diagnostische Leitlinien. (2004) Bern: Huber

Ireland WW (1898) The mental affections of children. Philadelphia: Blariston

Ireland W (1900) The mental affections of children, idiocy, imbecillity and insanity. 2. Aufl., London: Churchill

Itard J (1794) Report et memoirs sur le sauvage de l'Aveyron. Paris: Bureau de Progrès de Médicine

Jackson S (1869) Über Bewußtsein und Fälle sogenannten Doppeltbewußtseins. Am J med. Sc 17 – Dt. zit. in Bibliographie. Allg Z Psychiat 26: 582 bis 587

Jacobi M (1844) Die Hauptformen der Seelenstörungen. Berlin: Eidmann

Jaensch ER (1923) Über den Aufbau der Wahrnehmungswelt und ihre Struktur im Jugendalter. Leipzig: Ambrosius

Jaensch W (1926) Grundzüge einer Physiologie und Klinik der psychophysischen Persönlichkeit. Berlin: Julius Springer

Jahnke W, Schneider W (1999) Hundert Jahre Institut für Psychologie und Würzburger Schule der Denkpsychologie. Göttingen/Bern/Toronto/Seattle: Hogrefe

James W (1907) The meaning of truth Pragmatism, a new name for some old ways of thinking. – Dt. Der Pragmatismus. Ein neuer Name für alte Denkmethoden. Bd. 1, Leipzig: Philosophisch-soziologische Bücherei (1908)

Janet P (1903) Les obsessions et la psychasthénie. 2. Aufl., Paris: Alcan

Janzarik W (1974) Themen und Tendenzen der deutschsprachigen Psychiatrie. Berlin/Heidelberg/New York: Springer

Janzarik W (1979) Psychopathologie als Grundlagenwissenschaft. Stuttgart: Enke

Jaspers K (1913) Allgemeine Psychopathologie. Berlin/Göttingen/Heidelberg: Springer

Jastrowitz M (1870) Studien über die Enzephalitis des ersten Kindesalters. Arch Psychiat 2: 389

Jastrowitz M (1872) Entgegnung auf den Artikel von Rudolph Arndt „Zur Histologie des Gehirns". Arch Psychiat 3: 483

Jean Paul ([1807]1984) Levana oder Erziehungslehre. In: Werke, 5. Bd. München: Saur

Jenkins RL (1969) Typen von Verhaltensstörungen bei Kindern. Der Nervenarzt 3: 197–203

Jessen PW (1855) Versuch einer wissenschaftlichen Begründung der Psychologie. Berlin: Veit

Jessen W (1865) Über doppeltes Bewußtsein. Allg Z Psychiat 22: 403–414

Jetter D (1971) Zur Typologie des Irrenhauses in Frankreich und Deutschland. Darmstadt: Wissenschaftliche Buchgesellschaft

Joachim (1891) Über Psychosen nach Scharlach im Kindesalter. Jb Kinderheilk 24: 3 und Neurol Centralbl 23

Jolly F (1873) Bericht über die Irrenabtheilung des Juliusspitals zu Würzburg für die Jahre 1870, 1871 und 1872. Verh Phys med Ges Würzbg NF IV

Jolly F (1875) Hysterie. In: Ziemssen H von (Hrsg) Handbuch der speziellen Pathologie und Therapie. Leipzig: Vogel

Jolly F (1891) Über Chorea hereditaria. Neurol Centralbl 10: 320–325

Jolly F (1892) Über Hysterie bei Kindern. Berl Klin Wschr XXIV: 841–845

Jolly F (1895) Über die traumatische Epilepsie und ihre Behandlung. Berl Klin Wschr 32: 21

Jolly F (1896) Über infantile Entbindungslähmungen. Charité-Ann. 21

Joppich G (1959) Kinderheilkunde. In: Hartmann F, Linzbach J, Nissen R, Schaefer H (Hrsg) Medizin III. Frankfurt/Hamburg: Fischer, S. – 181

Julius NH (1845) Fortschritte des britischen Irrenwesens. Allg Z Psychiat 506–518

Jung CG (1928) Die Beziehungen zwischen dem Ich und dem Unbewußten. Darmstadt: Otto Reichel

Jung CG (1946) Psychologie und Erziehung. Zürich: Rascher

Jung W (1864) Untersuchungen über die Erblichkeit von Seelenstörungen. Allg Z Psychiat und psych gerichtl Med 21: 534–654

Jurkat E (1963) Untersuchung über Stereotypenbildung bei Hilfsschülern. Examensarbeit. Zit. bei Bracken H von in: Pädagog. Rundschau 10(10): 711–723

Kaendler SHA (1991) Heinrich Hoffmann (1809 bis 1894). Autor des „Struwwelpeter" und Leiter der Anstalt für Irre und Epileptische in Frankfurt am Main. In: Nissen G, Badura F (Hrsg) Schriftenreihe der Deutschen Gesellschaft für Geschichte der Nervenheilkunde 2. Würzburg: Königshausen & Neumann, S. 171–181

Kahlbaum KL (1863) Die Gruppierung der psychischen Krankheiten und die Eintheilung der Seelenstörungen. Danzig: Kafemann

Kahlbaum KL (1866) Die Sinnesdelirien. Ein Beitrag zur klinischen Erweiterung der psychiatrischen Symptomatologie und zur physiologischen Psychologie. Allg Z Psychiat 23: 1–83

Kahlbaum KL (1874) Die Heil- und Pflegeanstalt für Nerven- und Gemüthskranke zu Görlitz. Prospekt. Görlitz: Gretsel

Kahlbaum KL (1874) Klinische Abhandlungen über psychische Krankheiten. 1. Heft: Die Katatonie, oder das Spannungsirresein. Berlin: Hirschwald

Kahlbaum KL (1884) Über jugendliche Nerven- und Gemütskranke und ihre pädagogische Behandlung. Allg Z Psychiat 40: 863–873

Kahlbaum KL (1890) Über Heboidophrenie. Allg Z Psychiat 46: 461–474

Kanfer F (2000) Selbstmanagement-Therapie. Ein Lehrbuch für die klinische Praxis. Stuttgart: Springer

Kanfer F (2001) Wegweiser Verhaltenstherapie: Psychotherapie als Chance. Stuttgart: Springer

Kanner L (1935–1972) Child Psychiatry. Springfield: Charles Thomas

Kanner L (1943) Autistic disturbances of affective contact. Nerv Child 2: 217–250

Kanner L (1960) Child psychiatry, retrospect and prospect. Am J Psychiat 117: 15–22

Kanner L (1964) A history of care and study of mental retarded. Springfield: Thomas

Kant I ([1798]1870) Anthropologie in pragmatischer Hinsicht. Königsberg: Nicolovius. Ausgabe von Kirchmann JH. Berlin: Heimann

Kapfhammer HP (2001) Somatoforme Störungen. Nervenarzt 72: 487–500

Kaplan L, Meyer E (1900) Zwei Fälle organischer Psychosen auf Grundlage von hereditärer Lues. Neurol Centralbl 19: 46

Kästner AG, Kirsten AF (1796) Der Erinnerung eines Kindes und seiner Mutter gewidmet. Göttingen

Kaul FK (1971) Dr. Sawade macht Karriere. Frankfurt a. M.: Röderberg

Keene LM, Hewer EE (1931) Some observations on myelination in the human central nervous system. J Anat (London) 66: 1–13

Kehrer HE, Claasen B, Peter HJ (1991) Internationale Autismus-Biographie. Weinheim: Deutscher Studien Verlag

Keil G (1988) „Weme daz herze von leids wegen we

tuot." Psychiatrisches in altdeutschen Rezepten. In: Friese HJ, Trott G-E (Hrsg) Depression in Kindheit und Jugend. Bern/Stuttgart: Huber

Keil G (1995) Franz von Rinecker (1811–1883). Mediziner. Sonderdruck aus „Lebensbilder Würzburger Professoren." In: Baumgart P, Quellen und Beiträge zur Geschichte der Universität Würzburg, Band 8

Keil G (1998) Rinecker und die Anfänge der Pädiatrie I und II. Der Kinderarzt 29: 198 bis 201 und 345 bis 351.

Keil G (2003) Geschichte. In: Silbernagl S (Hrsg) Bericht 2002. Die Medizinische Fakultät Würzburg

Keil W (1995)Wie Johann Heinrich seine Kinder lehrt … Lebensgeschichte und Erziehung des Hans Jacob Pestalozzi. Bd. 1, und ders.: Dokumentarbd. 2. Regensburg: Roderer

Keilson H (1979) Sequentielle Traumatisierung bei Kindern. Stuttgart: Enke

Keim IM (1999) Die institutionelle Entwicklung der Kinder- und Jugendpsychiatrie in Hessen ab 1900. Frankfurt a. M.: Mabuse, S. 10–15

Kellner A (1891) Ein Fall von impulsivem Irresein. Allg Z Psychiat 47: 448–460

Kelp FAL (1874) Psychosen im Kindesalter. Allg Z Psychiat 31: 75–79

Kelp FAL (1888) Psychosen im Kindesalter. Allg Z Psychiat 44: 652

Kennedy JF (1963) Sonderbotschaft über Geisteskrankheiten und geistiges Zurückbleiben vom 05. 02. 1963. Washington DC: Weißes Haus

Kern F (1847) Pädagogisch-diätetische Behandlung Schwach- und Blödsinniger. Leipzig: Klinkhardt

Kern F (1855) Gegenwart und Zukunft der Blösinnigenbildung. Allg Z Psychiat 522–571

Kern KF (1856) Literatur. Allg Z Psychiat 13: 312–315

Kern KF (1859) Miscellen. Allg Z Psychiat 16: 802–803

Kerner J (1835) Geschichten Besessener neuerer Zeit. 2. Aufl., Karlsruhe: Braun

Kerschensteiner J (1876) Die Kindersterblichkeit in München. Jb Kinderheilkd 9: 339–356

Key E (1902) Das Jahrhundert des Kindes. Berlin: S. Fischer

Kielhorn H (1888) Schule für schwachbefähigte Kinder in Braunschweig. Allg Z Psychiat 44: 323–324

Kienzle N, Braun-Scharm H (1993) Schizophrene Psychosen. In: Steinhausen H-C, Aster M von (Hrsg) Handbuch Verhaltenstherapie und Verhaltensmedizin bei Kindern und Jugendlichen. Weinheim: Psychologie Verlags Union

Kind KF (1882) Über die Idiotenfrage. Allg Z Psychiat 38: 691–706

Kindt H (1971) Vorstufen der Entwicklung zur Kinderpsychiatrie im 19. Jahrhundert. Freiburg i. Br.: Hans Ferdinand Schulz

Kirchhoff Th (1888) Beziehungen des Dämonen- und Hexenwesens zur deutschen Irrenpflege. Allg Z Psychiat 44: 330–398

Kirchhoff Th (1890) Grundriß einer Geschichte der deutschen Irrenpflege. Berlin. Zit. n. Weygandt W (1936) Der jugendliche Schwachsinn. Stuttgart: Enke

Kirchhoff Th (1921) Deutsche Irrenärzte. Einzelbilder ihres Lebens und Wirkens. 2 Bde. Berlin: Springer

Kirmsse M (1906) Johann Heinrich Katenkamp. Z Behandl Schwachsinn 26 (7/8): 124–127

Kirmsse M (1909) Zur Geschichte der Kinderseelenkunde. Z Kinderforsch 14: 149–157

Kirmsse M (1911) Zur Geschichte der erziehlichen Behandlung Schwachsinniger. In: Weises Betrachtung über geistesschwache Kinder. Langensalza, S. 66–97

Kirmsse M (1914, 1915) Dr. F. K. Kern, ein Bahnbrecher der Schwachsinnigenbildung. Eos 10 und 11

Kirmsse M (1915) Séguins Ansichten über die Behandlung der Geistesschwachen nach der physiologischen Methode. Z Kinderforsch 20: 102 ff.

Kirn L (1892) Die Psychosen der Influenza. Allg Z Psychiat 48: 1–15

Kirn L (1893) Über den gegenwärtigen Stand der Kriminal-Anthropologie. Allg Z Psychiat 50: 705–713

Kirn L (1894) Über Diagnose und Therapie der Neurasthenie. Allg Z Psychiat 50: 137–138

Klee E (1983) „Euthanasie" im NS-Staat. Frankfurt a. M.: Fischer

Klee E (1992) Sichten und Vernichten. DIE ZEIT 38: 60

Klein M (1926) Die psychologischen Grundlagen der Frühanalyse. Imago 6

Klein M (1932, 1934) Die Psychoanalyse des Kindes und andere Beiträge zur Psychoanalyse. Wien: Intern. Psychoanalyt. Verlag

Klein M (1945) A Contribution to the Psychogenesis of Manic-Depressive States. Int J Psychoanal 16

Klein M (1945) The Oedipus complex in the light of early anxieties. Int J Psychoanal 16, 145: 11–33

Klein M (1957) Envy and gratitude. New York: Basic Books

Kloppe W (1966) Medizinhistorische Miniaturen. Mannheim: Mannheimer Großdruckerei

Klotz E (1849) Mitteilungen aus Sonnenstein. Allg Z Psychiat 435–447

Knobel M et al. (1959) Hyperkinesis and Organicity in Children. Arch Gen Psychiat I: 310–321

Knölker U, Mattejat F, Schulte-Markwort M (2000) Kinder- und Jugendpsychiatrie und Psychotherapie systematisch. 2. Aufl., Bremen: Unimed-Verlag

Kobert R (1897) Lehrbuch der Pharmakotherapie. Stuttgart: Enke

Koch (1895) Die Bedeutung der psychopathischen Minderwertigkeiten für den Militärdienst. Allg Z Psychiat 51: 36

Koch EW (1935) Über die Veränderung des menschlichen Wachstums im ersten Drittel des 20. Jahrhunderts. Leipzig: Barth

Koch JLA (1885) Grundriß der Philosophie. Göttingen: Herwig

Koch JLA (1888) Kurzgefaßter Leitfaden der Psychiatrie. Ravensburg: Dorn

Koch JLA (1891–1893) Die psychopathischen Minderwertigkeiten. 8 Bde. Ravensburg: Maier

Koch JLA (1897) Geschlechtliche Anomalien. In: Die Kinderfehler. 2. Jahrgang, 13–23

Koch JLA (1902) Die psychopathischen Minderwertigkeiten in der Schule. Ein Beitrag zu: Baur (Hrsg) Das kranke Schulkind. Stuttgart: Enke

Koch JLA (1903) Die Schulhygiene mit Rücksicht auf die psychopathischen Minderwertigkeiten. Ein Beitrag zu: Baur (Hrsg) Die Hygiene des kranken Schulkindes. Stuttgart: Enke

Kochmann R (1963) Über Diagnose und Prognose besonders der Psychopathie in der Kinderpsychiatrie. Acta paedopsychiat 30: 21–28

Köhler (1890) Rückblicke auf meine 33jährige Tätigkeit im Bereich des practischen Irrenwesens von Mitte 1855 bis 1888. Allg Z Psychiat 46: 167

Kollbrunner J (2001) Der kranke Freud. Stuttgart: Klett-Cotta

Kolle K (1965) Grosse Nervenärzte. 21 Lebensbilder. Stuttgart: Thieme

Könniker ML (1996) Kinderschaukel. Bd. 1 u. 2. Darmstadt/Neuwied

Koster F, Tigges W (1864) Geschichte und Statistik der westfälischen Provinzial-Irrenanstalt Marsberg. Allg Z Psychiat 24: 255

Kotlarek F (1973) Das unterschätzte Neugeborene. Der funktionelle Reifegrad der Hirnrinde des Neugeborenen. Nervenarzt 44: 471–475

Kovacs M (1985) The Children's Depression Inventory (CDI) Psychopharm Bull 21, 995 bis 998

Kovacs M, Marsh J (1988) Diagnose depressiver Zustände in der Kindheit. In: Friese HJ, Trott G-E (Hrsg) Depression in Kindheit und Jugend. Bern/Stuttgart: Huber

Kraepelin E (1881) Über den Einfluß akuter Krankheiten auf die Entstehung von Geisteskrankheiten. Allg Z Psychiat XI und XII

Kraepelin E (1883) Compendium der Psychiatrie. Leipzig: Abel

Kraepelin E (1890) Psychosen nach Influenza. Dt Med Wschr 11: 209

Kraepelin E (1892) Über die Beeinflussung einfacher psychischer Vorgänge durch einige Arzneimittel. Jena: Fischer

Kraepelin E (1897) Zur Überbürdungsfrage. Jena: Fischer

Kraepelin E (1909–1915) Psychiatrie. Ein Lehrbuch für Studierende und Ärzte. 4 Bde. 8. vollst. umgearb. Aufl., Leipzig: J. A. Barth

Kraepelin E (1918) Hundert Jahre Psychiatrie. Z Ges Neurol Psychiat 38: 161–275

Kraepelin E (1924) Paul Julius Möbius (1853–1907). In: Kirchhoff: Deutsche Irrenärzte Bd. II. Berlin: Springer, S. 274–279

Kraepelin E, Lange J (1927) Psychiatrie. Bd. II: Klinische Psychiatrie. Leipzig: Barth

Krafft-Ebing R von (1875) Über Irresein durch Onanie bei Männern. Allg Z Psychiat 31: 425 bis 440

Krafft-Ebing R von (1879a) Lehrbuch der Psychiatrie. Stuttgart: Enke, S. 141.

Krafft-Ebing R von (1879b) Über Geistesstörung durch Zwangsvorstellung. Allg Z Psychiat 39: 302 bis 328

Krafft-Ebing R von (1883) Über transitorisches Irresein auf neurasthenischer Grundlage. Irrenfreund 25: 49–57

Krafft-Ebing R von (1886) Psychopathia sexualis. Stuttgart: Enke

Krafft-Ebing R von (1888) Eine experimentelle Studie auf dem Gebiete des Hypnotismus nebst Bemerkungen über Suggestion und Suggestionstherapie. Stuttgart: Enke

Kramer F, Pollnow H (1932) Über eine hyperkinetische Erkrankung im Kindesalter. Mschr Psychiat Neurol 82: 1–40

Kranz H (1955) Das Thema des Wahns im Wandel der Zeit. Fortschr Neurol Psychiat 23: 58

Krasnogorski N (1931) Bedingte und unbedingte Reflexe im Kindesalter und ihre Bedeutung für die Klinik. Erg Inn Med 39: 613

Krauss F (1888) Der Kriminalfall Marie Schneider. Bl gerichtl Medicin 38: 552

Kretschmer E (1949) Psychotherapeutische Studien. Stuttgart: Thieme

Kreuter A (1996) Deutschsprachige Neurologen und Psychiater. Ein biographisch-bibliographisches Lexikon von den Vorläufern bis zum 20. Jahrhundert. München u. a.: Saur

Krevelen DA van (1978) Kinderpsychiatrie im Umbruch der Zeiten. Psychiat Neurol Med Psychol 5: 277–281

Kroemer G (1896) Beitrag zur Kastrationsfrage. Allg Z Psychiat 52: 1–74

Krünitz JG (1786) Oekonomisch-technologische Encyclopädie. Theil 37. Berlin, S. – 599

Kruse G (1975) Autogenes Entspannungstraining mit Kindern. Köln: Deutscher Ärzteverlag

Kuhn R (1957a) Über die Behandlung depressiver Zustände mit einem Iminodibenzyl (G 22355). Schweiz Med Wschr 1135–1140

Kuhn R (1957b) Wilhelm Griesingers Auffassung der psychischen Krankheiten und seine Bedeutung für die weitere Entwicklung der Psychiatrie. Bibl Psychiat Neurol 100: 41–62

Kuhn R (1963) Über kindliche Depressionen und Behandlung. Schweiz Med Z 2: 86

Kuhn R (1984) The imipramine story. In: Ayd FJ, Blackwell B (Hrsg) Discoveries in Biological Psychiatry. Baltimore: Ayd Medical Communications, 205–217

Kujath G (1964) Jugendpsychiatrische Diagnostik und Begutachtung. 3. Aufl., Leipzig: Barth

Külpe O (1893) Grundriss der Psychologie auf experimenteller Grundlage dargestellt. Leipzig: Engelmann

Kuntze MA (1963) Friedrich Fröbel. Frankfurt a. M.: Moritz Diesterweg

Kurella HG (1888) Eine 12jährige Mörderin. Bericht über die psychiatrische Literatur. Allg Z Psychiat 44: 34

Kurella HG (1893) Naturgeschichte des Verbrechers. Stuttgart: Enke

Kürschners Gelehrten-Lexikon (1926). Berlin: de Gruyter

Kussmaul A (1859) Untersuchungen über das Seelenleben des neugeborenen Menschen. Leipzig/Heidelberg: Winter [zit. n. Flemming CF (1861) Allg Z Psychiat 18: 271–272]

Kussmaul A (1863) Über geschlechtliche Frühreife. Würzburger Med Z III: 321.

Laehr H (1873) Einige Beziehungen der Pädagogik zur Psychiatrie. Allg Z Psychiat 29: 601–606

Laehr H (1875) Über den Einfluß der Schule auf die Verhinderung von Geistesstörungen. Allg Z Psychiat 32: 216

Laehr H (1882, 1891) Die Heil- und Pflegeanstalten für psychisch Kranke des deutschen Sprachgebietes. Berlin: Reimer

Laehr BH (1884) Kleinere Mitteilungen: 50jähriges Jubiläum H. Hoffmanns. Allg Z Psychiat 40: 700–701

Laehr H (1888) Zur Geschichte der Psychiatrie in der 2. Hälfte des 19. Jahrhunderts. Allg Z Psychiat 44: 294–295

Lallemand L (1910, 1912) Histoire de la Charité Paris. 4. Bd.

Lang H (Hrsg)(1994) Wirkfaktoren der Psychotherapie. Würzburg: Königshausen & Neumann

Lange W (1862, 1863) Friedrich Fröbels gesammelte pädagogische Schriften. Friedrich Fröbel in seiner Entwicklung als Mensch und Pädagog. Berlin

Lange-Cosack H, Kammer G (1960) Neurologie und Psychiatrie des Kindes- und Jugendalters. Dt Med J, Festschr 95–98

Langer G (1983) Zur Geschichte psychotroper Drogen vor der Ära der modernen Psychopharmaka. In Langer G, Heimann H (Hrsg) Psychopharmakologie. Grundlagen und Therapie. Wien/New York: Springer

Langworthy OR (1933) Zit. n. Müller D (1968) Neurologische Untersuchung und Diagnostik im Kindesalter. Wien: Springer

Laufenauer K (1888) Über Hystero-Epilepsie bei Knaben. Allg Z Psychiat 44: 232–233

Lazar E (1925) Medizinische Grundlagen der Heilpädagogik für Erzieher, Lehrer, Richter und Fürsorgerinnen. Wien: Springer

Lazarus A (1979) Multimodale Verhaltenstherapie. Frankfurt: Klotz

Lazarus RS (1984) On the Primacy of Cognition. American Psychologist, 39: 124–129

Legrand du Saulle H (1874) Die erbliche Geistesstörung. Vorlesungen gehalten an der École Pratique zu Paris. Dt. von Stark. Stuttgart: Lindemann

Legrand du Saulle H (1875) Folies du doute. Neu in franz. Sprache aufgelegt Boismenu P (2002) Penne d'Agenais

Leibbrand W, Wettley A (1961) Der Wahnsinn. Geschichte der abendländischen Psychopathologie. Freiburg/München: Alber

Leiber B, Olbrich G (1972) Die klinischen Syndrome. München/Berlin/Wien: Urban & Schwarzenberg

Lempp R (1964, 1978) Frühkindliche Hirnschädigung und Neurose. 3. Aufl., Stuttgart/Wien: Huber

Lempp R (1967) Eine Pathologie der psychischen Entwicklung. 4. Aufl., Bern: Huber

Lempp R (1976) Klinisches Wohnheim. Tübinger Universitätszeitung, 1.

Lempp R (1997) Die Kinder- und Jugendpsychiatrie – Eine Randerscheinung, ein Spezialgebiet oder die Grundlage der allgemeinen Psychiatrie? In: Wiedemann G, Buchkremer G (Hrsg) Mehrdimensionale Psychiatrie. Stuttgart/Jena/Lübeck/Ulm: Gustav Fischer, S. 23 f.

Lempp R (1998) Was damals passierte, kann man nicht beschreiben. Forum der Psychoanalyse, Springer

Leonhard K (1984) Als geistige Behinderung verkannte Kindheitsschizophrenie. In: Nissen G (Hrsg) Psychiatrie des Schulalters. Bern/Stuttgart/Wien: Huber, S. 28–46

Leppmann A (1924) Heinrich Neumann. In: Kirchhoff Th (Hrsg) Deutsche Irrenärzte, Bd. 1, Berlin

Leubuscher R (1850) Über die Wehrwölfe und Thierverwandlungen im Mittelalter. Berlin: Reimer, S. 8, 66

Leubuscher R (1851) Zit aus: Am J Insan Vol. V. Nr. 3, Januar 1849. Allg Z Psychiat 8: 98–111

Lindberg B (1991) Rett-Syndrom. Wien: Universitätsverlag

Linden M, Hautzinger M (Hrsg) (1993) Verhaltenstherapie. Techniken und Einzelverfahren. 2., überarb. u. erweit. Aufl., Berlin: Springer

Locke J (1693) Some thoughts concerning education. London: Birt. Dt. von Sallwürk E (1919). Langensalza: Beyer

Lorenz K (1935) Der Kumpan in der Umwelt des Vogels. J Ornithol 83: 137–213, 289–413

Lotze RH (1852) Medizinische Psychologie oder Physiologie der Seele. Leipzig: Weidmann

Lück HE, Miller R (1999) Illustrierte Geschichte der Psychologie. 2. Aufl., Weinheim: Beltz

Luderer HJ (1999) Zur Geschichte der psychiatrischen Behandlungsverfahren. Vortrag in Jena

Lutz C (1889) Aufnahme und Verpflegung von Geisteskranken und Epileptikern im Juliusspitale. In: Rieger R (Hrsg) Die Psychiatrie in Würzburg. Würzburg: Selbstverlag

Lutz J (1964) Kinderpsychiatrie. Zürich: Rotapfel

Lutz J (1971) Zur Frage der Entstehung der Schizophrenie. Beitrag zur Kinderpsychiatrie. In: Bleuler M, Angst J (Hrsg) Die Entstehung der Schizophrenie. Bern/Stuttgart/Wien: Huber

Lutz J (1980) Psychosen im Kindesalter. In: Spiel W (Hrsg) Die Psychologie des 20. Jahrhunderts. Enzyklopädie in 15 Bänden, Band XII. Zürich: Kindler

Macht DI (1920) The effect of some antipyretics on the acuity of hearing. J Pharmacol Exp Ther 15: 149–165

Macht DI, Mora CF (1921) Effect of opium alcaloids on the behavior of rats in the circular maze. J Pharmacol Exp Ther 16: 219–235

Maier E (1969) Wilfried Zeller. In: Heese H, Wegener H (Hrsg) Enzyklopädisches Handbuch der Sonderpädagogik. Bd. 3, Berlin: Marhold, S. 3848 bis 3849

Maisch A (1997) Wider die natürliche Pflicht und eingepflanzte Liebe. Illegitimität und Kindsmord in Württemberg im 17. und 18. Jahrhundert. Z Württ Landesges 56: 65–103

Malson L, Itard J, Mannoni O (1964) Les enfants sauvages. Mythe et réalité. Paris: Union générale d'Editions

Manheimer-Gommès M (1899, 1900) Les troubles mentaux de l'enfance: Précis de psychiatrie infantile. Paris: Soc. d'édit. sci. In: Danter. Allg Z Psychiat 65

Margraf J (1995) Grundprinzipien und historische Entwicklung. In: Margraf J (Hrsg) Lehrbuch der Verhaltenstherapie. Bd. 1, Grundlagen, Diagnostik, Verfahren, Rahmenbedingungen. Berlin/New York: Springer

Mason O (1894) Die doppelte Persönlichkeit. Allg Z Psychiat 50: 148 f.

Mattejat F (1997) Indikationsstellung und Therapie-
planung. In: Remschmidt H (Hrsg) Psychotherapie im Kindes- und Jugendalter. Stuttgart: Thieme,
S. 18–44

Mattejat F (1997) Therapie. In: Knölker U, Mattejat F,
Schulte-Markwort M (Hrsg) Kinder- und Jugendpsychiatrie systematisch. Bremen: Uni-med

Mattejat F (2003) Entwicklungsorientierte Psychotherapie. In: Herpertz-Dahlmann B, Resch F,
Schulte-Markwort M, Warnke A (Hrsg) Entwicklungspsychiatrie. Stuttgart/New York: Schattauer

Maudsley H (1867) The physiology and pathology of
mind. London: Macmillan

Maudsley H (1870) Body and Mind. London:
Thoemmes Press

Maudsley H (1895) The pathology of mind. London:
Macmillan

Maudsley H (1908) Heredity, Variation, and Genius.
London: John Bale, Sons & Danielsson

Mause Ll de (1977) The History of Childhood. New
York: The Psychohistory Press. – Dt. Hört ihr die
Kinder weinen? Frankfurt a. M.: Suhrkamp

Mause Ll de (1979) Über die Geschichte der Kindheit.
Aus dem Englischen von R. und R. Wiggershaus.
Frankfurt a. M.: Suhrkamp

McMillan MB (1960) Extra-Scientific Influence in
the History of Child Psychopathology. Am J Psychiat 116: 1091–1096

Meischner-Metge A (2000) Gustav Theodor Fechner.
In: Schönpflug W (Hrsg) Geschichte und Systematik der Psychologie. Weinheim: Beltz

Mendel EE ([1884] 1960) Über Hysterie beim männlichen Geschlecht. In: Lange-Cosack H, Kammer G
(1960) Neurologie und Psychiatrie des Kindes-
und Jugendalters. Dt Med J, Festschr 95–98

Mendlewicz J, Praag H van (1978) Childhood Psychopharmacology. Basel u. a.: Karger

Menninger K (1968) Das Leben als Balance. Seelische
Gesundheit und Krankheit als Lebensprozeß.
München: Piper

Merzbacher F (1970) Die Hexenprozesse in Franken.
2. Aufl., München: Stiftung Juliusspital

Merzbacher F (1970) Die Hexenprozesse in Franken.
Schriftenreihe zur bayerischen Landesgeschichte.
Bd. 56. München: Beck

Meschede F (1872) Zur Pathologie und pathologischen Anatomie der Pyromanie. Allg Z Psychiat 29:
1–92

Meschede F (1874) Über Verfolgungswahnsinn im
frühen Kindesalter. Allg Z Psychiat 30: 84 bis
87

Mettenleiter A (2001) Das Juliusspital in Würzburg,
Bd. III. Medizingeschichte. Würzburg: Oberpflegeamt der Stiftung Juliusspital Würzburg

Meyer L (1857) Gerichtliches Gutachten über eine
zwölfjährige Brandstifterin. Allg Z Psychiat 17:
227–257

Meyerson AA (1936) Effect of benzedrine sulfate on
mood and fatigue in normal and neurotic persons.
Arch Neurolog Psychiat 36: 816–822

Meynert Th (1867) Das Gesamtgewicht und die
Theilgewichte des Hirns in ihren Beziehungen
zum Geschlechte, dem Lebensalter und dem Irresein untersucht nach einer neuen Wägungsmetho-
de. Vierteljahresschrift für Psychiatrie 126–170

Michaelis E (1931) Carl Gustav Carus. Vorlesungen
über Psychologie. Zürich: Rotapfel

Mierke K (1966) Konzentrationsfähigkeit und Kon-
zentrationsschwäche. Bern/Stuttgart: Huber &
Klett

Miller A (1979) Das Drama des begabten Kindes und
die Suche nach dem wahren Selbst. Frankfurt
a. M.: Suhrkamp

Minuchin S (1970) The use of an ecological frame-
work in the treatment of a child. In: Anthony L,
Kopernik C (Hrsg) The child and its family. New
York: Raven Press

Mispelbaum F (1891) Über Psychosen nach Influenza. Allg Z Psychiat 47: 125–153

Mitscherlich A, Mielke F (1962) Medizin ohne
Menschlichkeit. Dokumente des Nürnberger Ärz-
teprozesses. Frankfurt a. M.: Fischer

Möbius P (1893/1895) Abriss der Lehre von den Nervenkrankheiten. Leipzig: Ambr. Abel

Möbius PJ (1889, 1903) J.-J. Rousseau. Eine Pathographie. Leipzig: Barth

Möbius PJ (1884) Über nervöse Familien. Allg Z
Psychiat 40: 28–243

Möbius PJ (1898) Zum Andenken an J. Ch. A. Heinroth. Allg Z Psychiat 55: 1–18

Möckel A (1984) Historische und gesellschaftliche
Aspekte der pädagogischen Förderung Geistigbe-
hinderter. Geistige Behinderung 1: 3–19

Möckel A (1988) Geschichte der Heilpädagogik.
Stuttgart: Klett-Cotta

Moeli C (1892) Lüge und Geistesstörung. Allg Z
Psychiat 48: 257–300

Moeller F (1882) Beitrag zur Lehre von dem im Kindesalter entstandenen Irresein. Arch Psychiat Nervenkr XIII: 188–217

Moll A (1897) Untersuchungen über die Libido sexualis. Berlin: Kornfeld

Mönkemöller O (1899) Psychiatrisches aus der Zwangserziehungsanstalt. Allg Z Psychiat 56: 14 bis 71

Montaigne M de ([1580]1953) Essais. Auswahl und Übersetzung von Lüthy H. Zürich: Manesse

Moreau de Tours P (1889) La folie chez les enfants. Dt. von Galatti. Stuttgart: Enke

Moreau de Tours P (1897) L'alcoholisme chez les enfants. Annales med Psychol. Zit. bei Peretti J. Allg Z Psychiat 53: 230

Moritz KP ([1773–1783]1986) Magazin zur Erfahrungsseelenkunde. Bibliophiler Nachdruck. Nördlingen: Franz Greno

Moritz KP ([1785–1790]1997) Anton Reiser, ein psychologischer Roman. Köln: Könemann Classics

Morrison JR, Steward MA (1973) The psychiatric status of the legal families of adopted hyperactive children. Arch Gen Psychiat 28

Mosse HL ([1958] dt. 1960) The misuse of the diagnosis childhood schizophrenia. Am J Psychiat 114(9): 791–794. Der Mißbrauch der Schizophreniediagnose im Kindesalter. Jb Jugendpsychiatrie und ihre Grenzgebiete 11: 6876

Mowrer OH, Mowrer MW (1938) Enuresis – a method of its study and treatment. Am J Orthopsychiat 8: 436–459

Müller C (1973)(Hrsg) Lexikon der Psychiatrie. Gesammelte Abhandlungen der gebräuchlichsten psychopathologischen Begriffe. Berlin/Heidelberg/New York: Springer

Müller CH (1986)(Hrsg) Lexikon der Psychiatrie. Gesammelte Abhandlungen der gebräuchlichsten psychiatrischen Begriffe. 2., neubearb. u. erw. Aufl., Berlin/Heidelberg/New York: Springer

Müller FC (1881) Über psychische Krankheiten bei akuten fieberhaften Krankheiten. Inaug.-Diss. Kiel

Müller FC (Hrsg)(1893) Handbuch der Neurasthenie. Leipzig: Vogel

Müller H (1921) Einleitung. In: Salzmann CG (Hrsg) Krebsbüchlein. Bielefeld: Velhagen & Klasing

Müller LR (1918) Beitrag zur Psychologie der Türken. Verh Phys med Ges Würzbg NF XLV: 111.

Müller U, Quaschner K (1997) Verhaltenstherapie. In: Remschmidt H (Hrsg) Psychotherapie im Kindes- und Jugendalter. Stuttgart/New York: Thieme

Müller-Küppers M (1969) Das leicht hirngeschädigte Kind. Enke: Stuttgart

Müller-Küppers M (1974) Zur Lage der Kinder- und Jugendpsychiatrie heute. Heidelberger Jahrbücher 18

Müller-Küppers M (1976) Ein Gedenktag der Kinderpsychiatrie. Z Kinder-/Jugendpsychiat 4: 211 bis 215

Müller-Küppers M (1990) Staatlich angeordnete und sanktionierte Kindesmißhandlung und Kindstötung zwischen 1933 und 1945. In: Martinius J, Frank R (Hrsg) Vernachlässigung, Mißbrauch und Mißhandlung von Kindern. Bern: Huber

Müller-Küppers M (2000) Vortrag am 21. 09. 2000 in Berlin. Jahreskongreß des Berufsverbandes der deutschen Kinder- und Jugendpsychiater

Munk H (1881) Über die Funktionen der Großhirnrinde. Gesammelte Abhandlungen. Berlin: Hirschwald

Munk K (1956) Das medizinische Berlin um die Jahrhundertwende. Berlin: Urban & Schwarzenberg

Munkwitz M (1962) Jugendpsychiatrie. Ausgewählte Kapitel aus der Kinder- und Jugendpsychiatrie von W Villinger und M Munkwitz. Das Medizinische Prisma 4. Ingelheim: Boehringer Sohn

Müri W (Hrsg)(1962) Der Arzt im Altertum. Griechische und lateinische Quellenstücke. 3. Aufl., München: Heimeran, S. 223 ff.

Näcke A (1895) Die Criminal-Anthropologie, ihr jetziger Standpunkt, ihre ferneren Aufgaben und ihr Verhältnis zur Psychiatrie. Allg Z Psychiat 51: 35 f.

Nasse KFW (1864) Neue Beobachtungen über den Einfluß des Wechselfiebers auf das Irresein. Allg Z Psychiat 21: 1–46

Nasse W (1870) Über die Beziehung zwischen Typhus und Irresein. Allg Z Psychiat 27: 11–43

Nasse KFW (1882) Jahresversammlung des Vereins deutscher Irrenärzte in Frankfurt a. M. Allg Z Psychiat 38: 656–682

Nasse KFW (1884) Bericht über die psychiatrische Literatur. Allg Z Psychiat 40: 328–329

Nasse KFW (1888) Rezension über Hermann Emminghaus: Die Psychosen des Kindesalters. In: Handbuch der Kinderkrankheiten. Allg Z Psychiat 44: 176–183

Neisser (1911) in: Allg Z Psychiat 64

Neisser C (1924) Karl Ludwig Kahlbaum. In: Deutsche Irrenärzte, Bd. 2. Berlin: Springer

Neuhäuser G, Steinhausen HC (Hrsg)(2003) Geistige Behinderung. 3. Aufl., Stuttgart: Kohlhammer

Neumann H (1859) Lehrbuch der Psychiatrie. Erlangen: Enke

Neumann M (1900) Eine hysterische Hausepidemie. Mschr Psychiat Neurol V, 6

Neumärker K-J (1982) Zu Geschichte der Abteilung für Neuropsychiatrie an der Berliner Charité. Acta Paedopsychiat 48: 287

Neumärker K-J (1990) Karl Bonhoeffer. Leipzig: Hirzel

Nissen G (1962) Zur gegenwärtigen Situation der Kinderpsychiatrie. Brem Ärztebl 3–11

Nissen G (1965a) Aus Jahresberichten der Erziehungsanstalt Wittenau 1894–1915. Berlin: Selbstverlag

Nissen G (1965b) Klinische Jugendpsychiatrie in Vergangenheit und Gegenwart. Dt Ärztebl 62(41): 2202–2205

Nissen G (1967) Geschichte der Kinderpsychiatrie und Kinderpsychotherapie. In: Heese H, Wegener H, Enzyklopädisches Handbuch der Sonderpädagogik und ihre Grenzgebiete, Bd. 2, 1. Berlin: Marhold, S. 2620–2623

Nissen G (1969) H. Piper – Promotor einer kinderpsychiatrisch orientierten Heilpädagogik. Jb. Jugendpsychiatrie u. Grenzgeb. VII. Bern/Stuttgart/Wien: Huber, S. 11–19

Nissen G (1971a) Depressive Syndrome im Kindes- und Jugendalter. Berlin/Heidelberg/New York: Springer

Nissen G (1971b) Die Situation der Kinder- und Jugendpsychiatrie in Berlin-West. Berl Ärztekamm 4: 85f.

Nissen G (1972a) Das hyperkinetische Kind. Der Kinderarzt 10: 393f.

Nissen G (1972b) Der Psychagoge in der kinderpsychiatrischen Klinik. Prax Kinderpsychol/Kinderpsychiat 1: 10ff.

Nissen G (1973) Lage und Probleme der Kinder- und Jugendpsychiatrie in der Bundesrepublik und Berlin West. Spektrum 4: 103f.

Nissen G (1974a) Das behinderte Kind und die Gesellschaft. Z Nervenarzt 5: 259–262

Nissen G (1974b) History of Child Psychiatry. Med Bull 31: 228–234

Nissen G (1974c) Seelische Fehlentwicklung im Kindesalter und Gesellschaftsstruktur. Neuwied: Luchterhand

Nissen G (1974d) Zur Geschichte der Kinder- und Jugendpsychiatrie in Deutschland. Z Kinder-/Jugendpsychiat 2: 148–162

Nissen G (1975a) Biologische Aspekte der Kinderpsychiatrie. In: Helmchen H, Hippius H (Hrsg) Entwicklungstendenzen biologischer Psychiatrie. Stuttgart: Thieme

Nissen G (1975b) Kinder- und Jugendpsychiatrie. In: Familien- und Lebensberatung. Ein Handbuch. Stuttgart/Berlin: Kreuz Verlag

Nissen G (1975c) Kinderpsychiatrie und Sonderpädagogik. Z Heilpäd 12: 870–873

Nissen G (1976) Psychopharmaka bei Verhaltensstörungen im Kindesalter. In: Spiel W (Hrsg) Die Therapien im Kindes- und Jugendalter. Wien: Egermann

Nissen G (1977) Psychopathologie des Kindesalters. Darmstadt: Wissenschaftliche Buchgesellschaft

Nissen G (1980a) Medizinische Aspekte der Lernbehinderung. In: Kanter GO, Speck O (Hrsg) Pädagogik der Lernbehinderten. 2. Aufl., Berlin: Marhold

Nissen G (1980b) Psychosen im Kindesalter. In: Spiel W (Hrsg) Die Psychologie des 20. Jahrhunderts. Enzyklopädie in 15 Bänden, Band XII. Zürich: Kindler

Nissen G (1981a) Antidepressiv wirkende Infusionen bei Jugendlichen. In: Kielholz P, Adams C (Hrsg) Antidepressive Infusionstherapie. Stuttgart/New York: Thieme

Nissen G (1981b) In memoriam Hubert Harbauer. Nervenarzt 3: 123f.

Nissen G (1981c) The Use of Psychotropics in Childhood (with Special Reference to Sulpiride). In: Mendlewicz J, Praag M van (Hrsg) Depressive Illness. Biological and Psychopharmacological Issues. Basel u. a.: Karger

Nissen G (1982a) Frühe Beiträge aus Würzburg zur Entwicklung der Kinder- und Jugendpsychiatrie. In: Baumgart P (Hrsg) Vierhundert Jahre Universität Würzburg. Neustadt: Degener, S. 935 bis 950

Nissen G (1982b) Zur Geschichte der Psychiatrie des Säuglings- und frühen Kleinkindalters. In: Nissen G (Hrsg) Psychiatrie des Säuglings- und frühen Kleinkindalters. Bern/Stuttgart/Wien: Huber

Nissen G (1983a) Deutsche Gesellschaft für Kinder- und Jugendpsychiatrie. Kinderarzt 3, 345f.

Nissen G (1983b) Kinder- und Jugendpsychiatrie – ein Luxusfach? Z Kinder-/Jugendpsychiat 11: 205 ff.

Nissen G (1983c) Psychopharmakologie beim Kind. In : Langer G, Heimann H (Hrsg) Psychopharmakologie. Grundlagen und Therapie. Wien/New York: Springer

Nissen G (1983d) Zur Geschichte der Psychopathologie. In: Nissen G (Hrsg) Psychiatrie des Kleinkind- und frühen Vorschulalters. Bern/Stuttgart/Wien: Huber

Nissen G (1984) Zur Geschichte der Psychiatrie des Schulalters. In: Nissen G (Hrsg) Psychiatrie des Schulalters. Bern/Stuttgart/Wien: Huber

Nissen G (1985) Zur Geschichte der Psychiatrie der Pubertät. In: Nissen G (Hrsg) Psychiatrie des Pubertätsalters. Bern/Stuttgart/Toronto: Huber

Nissen G (1986a) Hermann Emminghaus. Ein Begründer der wissenschaftlichen Kinder- und Jugendpsychiatrie. Z Kinder-/Jugendpsychiat 14: 81–87

Nissen G (1986b) Psychische Störungen im Kindes- und Jugendalter. Ein Grundriß zur Kinder- und Jugendpsychiatrie. Berlin u. a.: Springer

Nissen G (1986c) Zur Geschichte der Psychiatrie des Jugendalters. In: Nissen G (Hrsg) Psychiatrie des Jugendalters. Bern/Stuttgart/Wien: Huber

Nissen G (1990) Bedeutungswandel zerebraler Erkrankungen bei Kindern und Jugendlichen. In: Nissen G (Hrsg) Somatogene Psychosyndrome und ihre Therapie im Kindes- und Jugendalter. Bern/Stuttgart/Toronto: Huber

Nissen G (1991a) Neurasthenia in Children and Adolescents. In: Gastpar M, Kielholz P (Hrsg) Problems of Psychiatry in General Practice. Neurasthenia and Obsessive-Compulsive Disorder. Advances in Treatment of Depression. Teaching and Training of the G. P. Lewiston. New York/Toronto/Bern/Göttingen: Hogrefe und Huber

Nissen G (1991b) The History of the Child and Adolescence Psychiatry. In: Seva A (Hrsg) The European Handbook of Psychiatry and Mental Health II. Child and Adolescent Psychiatry. Zaragoza: Prensas Universitarias, S. 1459–1467

Nissen G (1991c) Zur Geschichte der Kinder- und Jugendpsychiatrie. Nervenarzt 62, 148–157

Nissen G (1991d) Zur Ideengeschichte der endogenen Psychosyndrome. In: Nissen G (Hrsg) Endogene Psychosyndrome und ihre Therapie im Kin-

des- und Jugendalter. Berlin/Göttingen/Toronto: Huber

Nissen G (1994) Zur Forschung in der Kinder- und Jugendpsychiatrie. Standortbestimmung und Bestandsaufnahme in Deutschland 1980 bis 1990. Z Kinder-/Jugendpsychiat 1: 66–72

Nissen G (2002) Seelische Störungen bei Kindern und Jugendlichen. Stuttgart: Klett-Cotta

Nissen G (2004) Zur Vorgeschichte des Berufsverbandes der Ärzte für Kinder- und Jugendpsychiatrie in Deutschland. Forum Kinder-/Jugendpsychiat 1: 29–35

Nissen G (Hrsg)(1999) Verfahren der Psychotherapie. Stuttgart: Kohlhammer

Nissen G, Badura F (1994–2001) Schriftenreihe der Deutschen Gesellschaft für Geschichte der Nervenheilkunde Bd. 1–7. Würzburg: Königshausen & Neumann

Nissen G, Fritze J, Trott G-E (1998) Psychopharmaka im Kindes- und Jugendalter. Ulm/Stuttgart: Fischer

Nissen G, Fritze J, Trott G-E (2004) Psychopharmaka im Kindes- und Jugendalter. 2. Aufl., Ulm: Fischer

Nissen G, Holdorff B (2003) Schriftenreihe der Deutschen Gesellschaft für Geschichte der Nervenheilkunde Bd. 8. Würzburg: Königshausen & Neumann

Nissen G, Keil G (1985) Psychiatrie auf dem Weg zur Wissenschaft. Stuttgart/New York: Thieme

Nitsch K (1961) in: Nitsch K, Hartung K, Klimakuren bei Kindern zur Behandlung von Konstitutionsschwächen. Stuttgart: Thieme

Oehme J (1984a) Pädiatrie im 18. Jahrhundert. Lübeck: Hansisches Verlagskontor

Oehme J (1984b) Pioniere der Kinderheilkunde. Eduard Heinrich Henoch. Kinderkrankenschwester, 141

Oehme J (1986) Medizin in der Zeit der Aufklärung unter besonderer Berücksichtigung der Kinderkrankheiten. Lübeck: Hansisches Verlagskontor

Oehme J (1987) Die Anfänge der Kinderpsychologie. Der Kinderarzt 18: 79–86

Oehme J (1988a) Das Kind im 18. Jahrhundert. Beiträge zur Sozialgeschichte des Kindes. Lübeck: Hansisches Verlagskontor

Oehme J (1988b) Zur Sozialgeschichte des Kindes im 18. Jahrhundert. Sozialpädiatrie in Praxis und Klinik. Mainz/Kirchheim, 10(8): 548–554

Oehme J (1989) Professor Dr. med. Dr. med. h. c. Albrecht Peiper zum 100. Geburtstag am 23. Oktober 1989. Der Kinderarzt 20: 1471–1474

Oehme J (1992) Erste Ordinarien für Kinderheilkunde. Der Kinderarzt 23(4): 693–699

Oehme J (1993) Themen der Kinderheilkunde. Pioniere der Kinderheilkunde. Lübeck: Hansisches Verlagskontor

Opitz E (1961) Einführung in die Kinderpsychiatrie. In: Wege der medizinischen Forschung. Göttingen: Weise (Sonderdruck)

Opitz E (1969) Nervenschwäche. In: Heese G, Wegener H (Hrsg) Enzyklopädisches Handbuch der Sonderpädagogik. Bd. 2. Berlin: Marhold

Pagel J (Hrsg)(1901) Biographisches Lexikon der hervorragenden Ärzte des 19. Jahrhunderts. Berlin: Urban & Schwarzenberg

Parry-Jones WLl (1972) The Trade in Lunacy. London: Routledge & Kegan Paul

Parry-Jones WLl (1989) Annotation. The History of Child and Adolescent Psychiatry: Its present day relevance. J Child Psychol Psychiat 30(1): 3–11

Parry-Jones WLl (1989) Annotation: the history of child and adolescent psychiatry: its present day relevance. J Child Psychiat 30: 3–11

Pauleikhoff B (1983–1992) Das Menschenbild im Wandel der Zeit. Bd. 1–7. Hürtgenwald: Pressler

Payk TR (2000) Psychiater. Forscher im Labyrinth der Seele. Stuttgart: Kohlhammer

Peiper A (1928) Die Hirntätigkeit des Säuglings. Berlin: Springer

Peiper A (1949) Die Eigenart der kindlichen Hirntätigkeit. Leipzig: Thieme

Peiper A (1965) Chronik der Kinderheilkunde. 4. Aufl., Leipzig: Thieme

Peiper A (1966) Quellen zur Geschichte der Kinderheilkunde. Bern/Stuttgart: Huber

Peiper A (1971) Geschichte der Kinderheilkunde. In: Opitz H, Schmid F (Hrsg) Handbuch der Kinderheilkunde. I/1. Berlin/Heidelberg/New York: Springer, S. 1–29

Pelman CW (1893) Traumatisch-hysterische Lähmung. Zit. von Magnan. Allg Z Psychiat 49: 323 bis 324

Pelman CW (1893) Über die Entwicklung der Psychiatrie in den verflossenen 25 Jahren. Allg Z Psychiat 49: 503 f.

Perfect W (1787) Select cases in the different species of insanity, lunacy or madness. Rochester

Perfect W (1791) A remarkable case of madness, with the diet and medicines used in the cure. Rochester

Peritz G (1912) Die Nervenkrankheiten des Kindesalters. Berlin: Fischers Med. Buchhandlg.

Perls FS (1973) The Gestalt-Approach – Eye Witness to Therapy. Palo Alto: Science and Behavior Books

Pestalozzi JH ([1801]1994) Wie Gertrud ihre Kinder lehrt. Ein Versuch, den Müttern Anleitung zu geben, ihre Kinder selbst zu unterrichten. In: Reble A (Hrsg) Klinkhardts Pädagogische Quellentexte. 5. Aufl., Bad Heilbrunn: Klinkhardt

Pestalozzi JH ([1801] 1999) Kleine Schriften zur Volkserziehung und Menschenbildung. Dietrich T (Hrsg) 7. Aufl., Bad Heilbrunn: Klinkhardt

Pestalozzi JH ([1801]1999) Lienhard und Gertrud. Ein Buch für das Volk. Reble A (Hrsg) 5. Aufl., Bad Heilbrunn: Klinkhardt

Petermann F (2000) Fallbuch der klinischen Kinderpsychologie und -psychotherapie. Göttingen: Hogrefe

Petermann F (2002) Lehrbuch der Klinischen Kinderpsychologie und -psychotherapie. Göttingen: Hogrefe

Peters U (1979) Anna Freud – Ein Leben für das Kind. München: Kindler

Peters UH (1990) Wörterbuch der Psychiatrie und der medizinischen Psychologie. 4. Aufl., München/Wien/Baltimore: Urban & Schwarzenberg, S. 97

Peters W (1917a) Zur Entwicklung der Farbenwahrnehmung bei Kindern. Sitzungsbericht der Physikalisch-medicinischen Gesellschaft, S. 113

Peters W (1917b) Zur Entwicklung der geistigen Leistungsfähigkeit. Sitzungsbericht der Physikalisch-medicinischen Gesellschaft, S. 113

Petrilowitsch N (1966) Abnorme Persönlichkeiten. 3., erw. Aufl., Basel: Karger

Petzina D (1990) Bevölkerung, Wirtschaft, Gesellschaft seit der Industrialisierung: Festschrift für Wolfgang Köllmann zum 65. Geburtstag. Dortmund

Petzina D, Revlecke JC (1990) Bevölkerung, Wirtschaft, Gesellschaft seit der Industrialisierung: Festschrift für Wolfgang Köllmann zum 65. Geburtstag. Dortmund: Linnepe Verlagsgesellschaft

Pfannenmüller (1903) in: Borst, Berichte über Arbeiten an dem Pathologischen Institut der Universität Würzburg. Verh Phys med Ges Würzbg NF XXXV 126

Pfaundler M von (1899) Über Saugen und Verdauen. Wien Klin Wschr 41: 1012

Pfaundler M von (1904) Demonstration eines Apparates zur selbständigen Signalisierung stattgehabter Bettnässung. Verh Ges Kinderheilkd 21: 219–220

Pfaundler M von (1924) Über Anstaltsschäden an Kindern. Mschr Kinderheilk 29: 661

Pfaundler M von (1925) Geschichte der Kinderheilkunde. In: Handbuch der Kinderkrankheiten. Heidelberg: Springer

Pfaundler M von (1931) Exudative Diathese. In: Pfaundler M von, Schloßmann (Hrsg) Handbuch der Kinderheilkunde. Heidelberg: Springer

Pfaundler M von (1947) Biologische Allgemeinprobleme der Medizin. Konstitution, Diathese, Disposition. Berlin: Springer

Pfeifer W (1975) Erziehungsberatung. In: Familien- und Lebensberatung. Ein Handbuch. Stuttgart/Berlin: Kreuz Verlag

Pfister H (1904) Nekrolog für H. Emminghaus. Allg Z Psychiat 61

Pfister O (1917) Was bietet die Psychonalyse dem Erzieher? Leipzig: Klinkhardt

Piaget J (1972) Die Entwicklung des Lernens. Stuttgart: Klett

Piaget J (1976) Werk und Wirkung. Mit autobiographischen Aufzeichnungen. Mit Beiträgen v. Busoni G, Cellerier G, Goldmann L u. a. München: Kindler

Piaget J (1992) Das Weltbild des Kindes. München: Klett-Cotta im Deutschen Taschenbuch-Verlag

Pichot P (1983) Ein Jahrhundert Psychiatrie. Basel: Hoffmann-la Roche

Pick A (1891) Über primäre chronische Demenz (sog. Dementia praecox) im jugendlichen Alter. Prag Med Wschr 16: 289, 301, 312

Pick A (1904) Über einige bedeutsame Psycho-Neurosen des Kindesalters. Sammlung zwangloser Abhandlungen aus dem Gebiete der Nerven- und Geisteskrankheiten. Band V, 1–28

Pinel P (1801) Philosophisch-medicinische Abhandlung über Geistesverirrungen oder Manie. Aus dem Französischen übersetzt und mit Anmerkungen versehen von M. Wagner. Wien: Carl Schaumberg und Compagnie

Ploetz A (1895) Die Tuechtigkeit unserer Rasse und der Schutz der Schwachen: ein Versuch ueber Rassenhygiene und ihr Verhaeltniss zu den humanen Idealen, besonders zum Socialismus. Berlin: Fischer

Ploog D (1964) Verhaltensforschung und Psychiatrie. In: Gruhle H, Jung W, Mayer-Gross R, Müller M (Hrsg) Psychiatrie der Gegenwart I/1b. Berlin/Heidelberg/New York: Springer, S. 291–443

Pongratz LJ (1967) Problemgeschichte der Psychologie. München: Franke

Pongratz LJ (1972) Psychologie in Selbstdarstellungen. Bern: Huber

Portmann A (1968) Biologie und Geist. Frankfurt a. M.: Suhrkamp

Postman N (1982) Das Verschwinden der Kindheit. Frankfurt a. M.: Fischer

Prechtl HFR (1973) Das leicht hirngeschädigte Kind. In: Safer DJ (Hrsg) A familial factor in minimal brain dysfunction. Behav Genet 3: 175–186

Premerstein E von (1963) Max Kirmsse, ein Historiker des Sonderschulwesens. Leben und Werk. Z Heilpäd 14(12): 688–695

Preyer W (1882) Die Seele des Kindes. Beobachtungen über die geistige Entwicklung des Menschen in den ersten Lebensjahren. Leipzig: Grieben

Preyer W (1890) Der Hypnotismus. Wien: Urban & Schwarzenberg

Preyer W (1895) Zur Psychologie des Schreibens. Hamburg: Voss

Prichard JC (1835) A treatise on insanity. London, S. 12, 17, 55 ff., 165, 167

Prince M (1908) The Dissociation of a Personality. New York

Raecke J (1909) Katatonie im Kindesalter. Arch Psychiat Nervenkr 45: 245–279

Raecke J (1909/1910) Die Behandlung nervöser Schulkinder. Dtsch. Bl. f. erziehenden Unterricht 37: 373

Raecke J (1912) Die Beobachtungsabteilung für Jugendliche an der städtischen Irrenanstalt in Frankfurt a. M. In: Deutsche Fürsorge-Erziehungsanstalten. Halle: Marhold

Ranschburg P (1928) Die Leseschwäche (Legasthenie) und Rechenschwäche (Arithmasthenie) der Schulkinder im Lichte des Experiments. Berlin: Springer

Ranschburg P (1928) Die Lese- und Schreibstörungen des Kindesalters.

Raspe HH (1973) Kinderärzte als Erzieher. Ein spezieller Beitrag zur allgemeinen Geschichte der deutschen Pädiatrie (1800–1908). Diss. Freiburg i. Br.

Rauchfleisch U (2000) Dissozialität, Delinquenz. In: Mertens W, Waldvogel B (Hrsg) Handbuch psychoanalytischer Grundbegriffe. Stuttgart: Kohlhammer

Reble A (1960) Geschichte der Pädagogik. Stuttgart: Klett; jetzt Klett-Cotta, 20. Aufl. 2002

Reich H (1881) Über transitorisches Irresein bei Kindern. Berliner klinische Wochenschrift 8

Reich W ([1933]1989) Charakteranalyse. Köln: Kiepenheuer & Witsch

Reichelt E (1889) Wohin drängt die Entwicklung der Schwachsinnigen-Schulen? Allg Z Psychiat 46: 181

Reichert B (1989) Hermann Emminghaus. Inaug.-Diss. Würzburg 1989. Memmingen: Ludwig Reichert

Reil JCh (1803) Rhapsodieen über die Anwendung der psychischen Curmethode auf Geisteszerrüttungen. Halle: Curtsche Buchhandlung

Reinecker H (1994) Forschungsprobleme in der Klinischen Psychologie. In: Ders. (Hrsg) Lehrbuch der Klinischen Psychologie. Göttingen: Hogrefe

Reinecker H (1994) Grundlagen der Verhaltenstherapie. 2., überarb. Aufl., Weinheim: Psychologie Verlags Union

Reiners L (1955/1990) Der ewige Brunnen. Ein Hausbuch deutscher Dichtung. Nördlingen: Beck

Remak (1860–1864) Zit. bei Lange-Cosack H, Kammer G (1960) Neurologie und Psychiatrie des Kindes- und Jugendalters. Dt Med J, Festschr 95–98

Rembold (1894) Akute psychische Contagion in einer Mädchenschule. Allg Z Psychiat 50: 215–216; Berl Klin Wschr 27

Remplein H (1950) Die seelische Entwicklung in der Kindheit und Reifezeit. Grundlagen und Erkenntnisse der Kinder- und Jugendpsychologie. München: Reinhardt

Remplein H (1963) Die seelische Entwicklung des Menschen im Kindes- und Jugendalter. 11. Aufl., München/Basel

Remschmidt H (1978) Die „Psychopathie" in der Kinder- und Jugendpsychiatrie. Z Kinder-/Jugendpsychiat 6(3): 280–301

Remschmidt H (1988) Historische Entwicklung der Kinder- und Jugendpsychiatrie. In: Remschmidt H, Schmidt M (Hrsg) Kinder- und Jugendpsychiatrie in der Klinik und Praxis. New York: Thieme

Remschmidt H (1997) Psychotherapie im Kindes- und Jugendalter. Stuttgart/New York: Thieme

Remschmidt H (2001) Deutsche und internationale Kinder- und Jugendpsychiatrie. Z Kinder-/Jugendpsychiat 29(3)

Remschmidt H, Engeland H (1999) Child and Adolescent Psychiatry. Historical Development. Current Situation. Future Perspectives. Darmstadt: Steinkopff

Remschmidt MH, Schmidt M, Poustka F (2001) Multiaxiales Klassifikationsschema für psychiatrische Störungen im Kindes- und Jugendalter nach ICD-10 der WHO. Bern/Göttingen: Huber

Rennstich K (1998) Traugott Bautz. In: Biographisches-Bibliographisches Kirchenlexikon, Bd. XIV, 385–388

Resch P, Parzer P, Brunner RG (1999) Entwicklungspsychopathologie des Kindes- und Jugendalters. Weinheim: Beltz

Rett A (1966) Ein cerebral-atrophisches Syndrom bei Hyperammonämie. Wien: Hollinek

Rett A (1984) Der Geistigbehinderte zwischen Hoffnung, Utopie und Realität. In: Nissen G (Hrsg) Psychiatrie des Schulalters. Bern/München: Huber

Rexroth C (2003) Hermann Stutte. Die Bibliographie. Unter Mitarbeit von S. Gruß. Göttingen: V&R unipress

Richter P (1882) Bildungsanomalien bei Geisteskranken. Allg Z Psychiat 38: 80–89

Rieger E (1897) Die Psychiatrie in Würzburg von 1583 bis 1893. Verh Phys med Ges Würzbg 31: 123–170

Rieger K (1883) Über die Irrenabteilung des Juliusspitals zu Würzburg und die Verhältnisse der Geisteskranken in Unterfranken überhaupt. Allg Z Psychiat 39: 577–600

Rieger K (1893) Die neue psychiatrische Klinik der Universität Würzburg. Klin Jb 5

Rieger K (1894) Über Neubauten für psychiatrische Kliniken. Centralbl Nervenheilk

Rieger K (1899) Über die Psychiatrie in Würzburg seit 300 Jahren. Würzburg

Rieger K (1914) Hundert Jahre bayerisch. Aus dem Juliusspital und der ältesten psychiatrischen Klinik. Würzburg: Stürtz, S. 303

Rimland B (1964) Infantile autism: The syndrome and its implications for a neural theory of behaviour. New York: Meredith

Rimland B, Fein D (1988) Special talents of autistic savants. In: Obler LK and Fein D (Hrsg) The exceptional brain. Neuropsychology of talent and special abilities. New York: Guilford, S. 444–492

Rinecker F von (1875) Über essentielle Paralyse bei Kindern. Allg Z Psychiat 33: 191 f.

Rinecker F von (1875) Über Irresein der Kinder. Allg Z Psychiat 32: 560–565

Rinecker F von (1881) Vorstellung eines mikrocephalen Kindes. Verh Phys med Ges Würzbg XV, 252

Rinecker F von (1894) Rezension über Danillo SN: Zur Lehre der Geistesstörungen im zweiten Kindesalter. Wjestnik psychiatrii. 9, 2. In: Allg Z Psychiat 50: 115–116

Ringleb F (1873) Kindermorbidität und Mortalität in Würzburg. Verh Phys med Ges Würzbg IV: 81

Roback AA (1961) History of Psychology and Psychiatry. New York, Philosophical Library. Dt. (1970, 2000) Weltgeschichte der Psychologie und Psychiatrie. Freiburg: Walter

Robertson CL, Rutherford J (1867) Mental Pathology and Therapeutics. 2. Aufl., London: The New Sydenham Society

Röder J (1896) Medizinische Statistik der Stadt Würzburg. Verh Phys med Ges Würzbg NF XXIX: 172

Roelans C (1925) De aegritudine infantum (1483). In: Ruhräh J (Hrsg) Pediatrics in the past. New York: Hoeber

Rosén von Rosenstein N (1766) Anweisung zur Kenntnis und Cur der Kinderkrankheiten. Dt. Ausg. von Murray JA. Gotha/Göttingen: Dieterich

Rosenberger (1890) Über traumatische Aphasie. Sitzungsbericht der Physikalisch-medicinischen Gesellschaft in Würzburg 5: 27

Roskoff G ([1869] 1987) Geschichte des Teufelsglaubens. II. Nördlingen: Greno, S. 388

Rossmann P (1991) Depressionsdiagnostik im Kindesalter. Bern/Stuttgart: Huber

Rothenberger A (1986) Kindheit im Mittelalter. Der Kinderarzt 4: 589–598

Rousseau J-J ([1762] 1985) Emile oder Über die Erziehung. Rang M (Hrsg) Frankfurt a. M.: Insel

Rousseau J-J ([1764–1770] 1983) Bekenntnisse. Emile oder Über die Erziehung, hrsg von Rang M. Stuttgart: Reclam

Rudolf G (1993) Psychotherapeutische Medizin. Stuttgart: Enke

Rumford J (1875) The Complete Works: Establishment for the Poor at Munich. Bd. 4. Boston, S. 229

Rutschky K (1983) Deutsche Kinderchronik. Wunsch- und Schreckensbilder aus vier Jahrhunderten. Köln: Kiepenheuer & Witsch

Rutter (1986) Child psychiatry. Looking 30 years ahead. J Child Psychol Psychiat 27: 803–840

Saarma JM (1981) 100-letie Kefredi i Kliniki Psichiatrii v Tartu. Zurnal Nevropatologi i Psichiatrii Imeni, 1716–1720

Sachs (1907) Nervenkrankheiten des Kindesalters. Wien: Deuticke

Saegert CW (1845) Über die Heilung des Blödsinns auf intellektuellem Wege. Berlin: Selbstverlag

Safer DJ (1973) A familial factor in minimal brain dysfunction. Behav Genet 3: 175–176

Salimbene von Parma (1221–1290) Chronica. Scalia G (Hrsg)(1282) Scrittori d'Italia. Dt. Die Chronik des Salimbene von Parma; bearb. von Heinisch K (1994). Kaiser Friedrich II. Sein Leben in zeitgenössischen Berichten. 4. Aufl., München: dtv

Salzmann CG (1921) Krebsbüchlein. Anweisung zu einer unvernünftigen Erziehung der Kinder. Müller H (Hrsg) Bielefeld: Velhagen & Klasing

Sanctis S de (1908) Dementia praecossissima catatonica. Folia Neurobiol 2: 9

Sargant W, Blackborn JM (1936) The effect of benezedrine on intelligence scores. Lancet 12, 1385 ff.

Savage GH (1890) Insanity and allied neuroses. London: Cassell & Company

Schaff C (2004) Ambulante Kinder- und Jugendpsychiatrie in Deutschland als ein wohnortnahes Netz für psychische kranke Kinder und Jugendliche. Forum Kinder-/Jugendpsychiat 3: 13–29

Schaller K (1955) Zur Grundlegung der Einzelwissenschaft bei Comenius und Fichte. Eine Studie zum Problem des Studium Generale. Diss. Köln

Scheerenberger RC (1983) A history of mental retardation. Baltimore/London: Brooles

Schelsky H (1961) Anpassung und Widerstand. Heidelberg: Quelle & Meyer

Schenk-Danzinger L (1963) Studien zur Entwicklungspsychologie und zur Praxis der Schul- und Beratungspsychologie. München: Ernst Reinhardt

Schenk-Danzinger L (1981) Entwicklungspsychologie. 15. Aufl., Wien: Österreichischer Bundesverlag

Schenk-Danzinger L (1984) Zur Geschichte der Kinderpsychologie: Das Wiener Institut. Z Entwicklungspsychol Pädag Psychol 16 (2): 85–101

Schipperges H (1990) Die Kranken im Mittelalter. München: Beck, S. 50–53

Schmidt E (1856) Zum Schutze der Irren. Würzburg: Stahel

Schneider K ([1923] 1950) Die psychopathischen

Persönlichkeiten. Breslau: Hirt. 9. Aufl., Wien: Deuticke

Schneider K (1959) Klinische Psychopathologie. 5. Aufl., Stuttgart: Thieme

Schneider PJ (1824) Entwurf zu einer Heilmittellehre gegen psychische Krankheiten. Tübingen

Schnell F (1862) Das Seelenleben des Menschen. Unter dem Gesichtspunkt seiner organischen Entwicklung, Verjüngung und Gesundheit. Zit n. Velthusen K, in: Literatur. Allg Z Psychiat 19: 113 bis 116

Schöffler HH (1971) Kind im Wandel des Jahrhunderts: Ein Kinderarzt zur Situation. Stuttgart: Verlag freies Geistesleben

Scholz F (1879) Gutachten über die Ursache einer Manie mit Ausgang in Genesung nach Mißhandlung. Wschr Gerichtl Med 31: 1

Scholz F (1890) Handbuch der Irrenheilkunde. Leipzig: Mayer

Scholz F (1891) Die Charakterfehler des Kindes. Leipzig: Mayer

Scholz F (1896) Über Reform der Irrenpflege. Leipzig: Mayer

Scholz L (1895) Über Pubertätsschwachsinn. Allg Z Psychiat 51: 912–932

Scholz L (1912) Anomale Kinder. Berlin: Karger

Schöneich Ch von (1779) Leben, Thaten, Reisen und Tod eines sehr klugen und sehr artigen Kindes Christian Henrich Heineken aus Lübeck. 2. Aufl., Göttingen: Vandenhoeck

Schönpflug W (2000) Geschichte und Systematik der Psychologie. Weinheim: Beltz

Schorr A (1984) Die Verhaltenstherapie. Ihre Geschichte von den Anfängen bis zur Gegenwart. Weinheim/Basel: Beltz

Schott H (1993) Die Chronik der Medizin. Dortmund: Chronik Verlag

Schowalter JE (2000) Child and Adolescent Psychiatry Comes of Age. In: Menninger R, Nemiah J (Hrsg) American Psychiatry After World War II (1944–1994). Washington DC: American Psychiatric Press, 461–480.

Schowalter JE (2003) Eine Geschichte der Kinder- und Jugendpsychiatrie in den Vereinigten Staaten. Psychiat. Zeiten, XX, 9

Schrappe O (1984) Psychiatrische Klinik und Poliklinik. In: Schrappe O, Nissen G (Hrsg) Universitäts-Nervenklinik Würzburg. Wertheim-Wartberg: Hinckel

Schröder P (1935) Charakter-Erb-Lehre. Der Nervenarzt 8: 4

Schröder P (1943) Kinderpsychiatrie und Heilpädagogik. Z Kinderforsch 49: 9–14

Schröder P, Heinze K (1931) Kindliche Charaktere und ihre Abartigkeiten. Breslau: Hirt

Schroeter W (1869) Fälle von intermittierender und akuter Melancholie. Allg Z Psychiat 26: 359 bis 368

Schroeter W (1870) Über den therapeutischen Wert des Chloralhydrat in der Psychiatrie. Allg Z Psychiat 27: 217–239

Schüle H (1878) Die Seelenstörungen des Kindes. In: Ziemssen H von (Hrsg) Handbuch der speziellen Pathologie und Therapie. 1. Aufl. Leipzig: Vogel

Schüle H (1885) Wohin mit den geisteskranken Kindern? Z Behandl Schwachsinn u Epilept I, Nr. 6, Dezember

Schulte H (1949) „Ellen." Bemerkungen zur Eröffnung der neurochirurgischen und Kinder-Beobachtungsabteilung am 1. Dezember 1949. Brem Ärztebl 2: 298 f.

Schulte H (1958) Geschichte und Aufgaben der Psychohygiene in Deutschland. In: Ehrhardt E, Ploog D, Stutte H (Hrsg) Psychiatrie und Gesellschaft. Bern: Huber

Schultz JH (1918, 1963) Die seelische Krankenbehandlung. 8. Aufl., Stuttgart: Fischer

Schultze E (1898) Beitrag zur Lehre von den pathologischen Bewußtseinsstörungen. Allg Z Psychiat 55: 807–810

Schultz-Hencke H (1940) Der gehemmte Mensch. Entwurf eines Lehrbuches der Neo-Psychoanalyse. Leipzig: Thieme

Schulz S (1980) Die Entwicklung der Kinderpsychiatrie in Frankreich von den Anfängen bis 1948. Freiburger Forschungen zur Medizingeschichte. Freiburg i. Br.: Schulz

Schwab JJ, Schwab-Stone ME (1999) Die Geschichte der Kinderpsychiatrie in den USA. Von sozialen Reformen und Psychoanalyse zur Psychiatrie der Familie. Z Kinder-/Jugendpsychiat 27(4)

Schweich (1836) Die Influenza. Berlin

Seel O (1953) Cicero. Wort – Staat – Welt. Stuttgart: Klett

Seeligmüller A (1877) Über epidemisches Auftreten von hysterischen Zuständen. Allg Z Psychiat 33: 510–528

Séguin E (1864) Die Idiotie und ihre Behandlung

nach der physiologischen Methode. (Orig. New York 1864) Dt. (1912) Wien: Graeser

Seguin SE, Krenberger S (1912) Die Idiotie und ihre Behandlung nach physiologischer Methode. Dt. Wien: Graeser

Seidel M (1987) Theodor Ziehen (12. 11. 1862–29. 12. 1950) – Leben und Werk. Psychiat Neurol Med Psychol 39(11): 693–699

Seidler E (1964) Kindliche Anfallsleiden in der pädiatrischen Literatur des 18. Jahrhunderts. Mschr Kinderheilk 112: 393–398

Seidler E (1964) Der Neugeborenenversuch Friedrichs II. von Hohenstaufen. Dt Ärztebl 39: 2029–2032

Seidler E (1966) Das Kind im Wandel wissenschaftlicher Betrachtung. Heidelberger Jahrbücher 10: 83

Seidler E (1986) Das kranke Kind. Historische Modelle einer medizinischen Anthropologie des Kindesalters. In: Martin J, Nitschke A (Hrsg) Zur Sozialgeschichte der Kindheit. Freiburg/München: Alber

Seidler E (1989) Der unruhige Säugling als historisches und anthropologisches Problem. In: Pachler JM, Straßburg HM (Hrsg) Der unruhige Säugling. Lübeck: Hansisches Verlagskontor

Seidler E (2004) „Zappelphilipp" und ADHS: Von der Unart zur Krankheit. Dt Ärztebl 101, 239

Selbmann F (1982) Jan Daniel Georgens. Leben und Werk. Inaug.-Diss. Gießen

Selg H, Bauer W (1976) Forschungsmethoden der Psychologie. Stuttgart: Kohlhammer

Seligman M (1993) Pessimisten küßt man nicht – Optimismus kann man lernen. München: Droemer/Knaur

Seligman MEP (1975) Learned Helplessness. San Francisco: Freeman

Selter P (1903) Über Trophodermatoneurose. Verh Ges Kinderheilkd 220(1): 45

Selter P (1904) Die Verwertung der Fäcesuntersuchung für die Diagnose und Therapie der Säuglingsdarmkatarrhe nach Biedert. Stuttgart: Enke

Selye H (1957) Streß beherrscht unser Leben. Düsseldorf: Econ

Sengelmann HM (1885) Idiothophilus. Systematisches Lehrbuch der Idiotenheilpflege. Soltau: Norden

Sengelmann P (1891) Die Arbeit an den Schwach- und Blödsinnigen. Gotha: Perthes

Sérieux, zit. bei Verster (1893) Traumatisch-hysterische Lähmung. Allg Z Psychiat 49: 323 f.

Shahar S (1991) Kindheit im Mittelalter. München: Artemis und Winkler, S. 173–190

Shorter E (1977) Die Geburt der modernen Familie. Reinbek: Rowohlt

Shorter E (1999) Geschichte der Psychiatrie. Berlin: Fest

Shuttleworth K (1889) Die Erziehung schwachbefähigter Kinder. Allg Z Psychiat 46: 180–181

Siebert F (1853) Ueber die Ursachen der Nervosität unserer Zeit. Zit. in: Deutschsprachige Neurologen und Psychiater. Bd. 3. München: Saur, S. 1350

Siebert F (1853) Ueber Erblichkeit und Erziehung. Zit. in „Deutschsprachige Neurologen und Psychiater." Bd. 3. München: Saur, S. 1350

Siemerling E (1889) Zur Lehre von der congenitalen Hirn- und Rückenmarkssyphilis. Arch Psychiat Nervenkr 19: 401–437

Siemerling E (1890/1909) Über nervöse und psychische Störungen der Jugend. Vortrag. zit. bei Vogt H (1901) Über Fälle von Jugendirresein im Kindesalter. Frühformen des Jugendirreseins. Allg Z Psychiat 266(1): 542–573

Sikorski (1908) Die seelische Entwicklung des Kindes. Zit. bei Peiper A (1949) Die Eigenart der kindlichen Hirntätigkeit. Leipzig: Thieme

Silberschlag C (1882) Über die Sitte des Kindesmordes im Altertum und über die Pflege der sogenannten Haltekinder in heutiger Zeit. Dt Vierteljahresschr Öff Gesundheitspfl 13: 199–208

Skae D (1863) On the classification of the various forms of insanity on a rational and practical basis. Being an address delivered at the Royal College of Physicians, London, at the Annual Meeting of the Association of Medical Officers of Asylums, 9th Juli 1863. Zit. n. Menninger K (1968)

Skinner BF (1953) Science and human behaviour. New York: Mamillan

Snell LDC (1852) Reise-Erinnerungen aus der Schweiz. Allg Z Psychiat 9: 200–220

Snell L (1860) Die Personenverwechslung als Symptom der Geistesstörung. Allg Z Psychiat 17: 545–555

Snell L (1865) Monomanie als primäre Form der Seelenstörung. In: Allg Z Psychiat 22: 368–381

Snell L (1882) Zur Frage der Überbürdung der Schüler der höheren Lehr-Anstalten. Allg Z Psychiat 38: 334–339

Snell O (1891) Hexenprozesse und Geistesstörung. München: Lehmann

Soldan W, Heppe H (1911) Geschichte der Hexenprozesse. Neu bearbeitet und herausgegeben von Max Bauer. München: Georg Müller

Soldan WG (1880) Geschichte der Hexenprozesse. Neu bearbeitet von H. Heppe. Stuttgart: Cotta

Specht F (2000) Entwicklung der Erziehungsberatungsstellen in der Bundesrepublik Deutschland – ein Überblick. Praxis der Kinderpsychologie und Kinderpsychiatrie 49: 728–736

Specht F, Anton S (2002) Einrichtungen für Kinderpsychiatrie und Jugendpsychiatrie in der Bundesrepublik Deutschland. Göttingen: Vandenhoeck & Ruprecht

Speck O ([1987]2003) System Heilpädagogik. 6. Aufl., München/Basel: Reinhardt

Sperling (1887) Zit. bei Lange-Cosack H, Kammer G (1960) Neurologie und Psychiatrie des Kindes- und Jugendalters. Dt Med J, Festschr 95–98

Spiel W (1977) 25 Jahre Neuropsychiatrie des Kindes- und Jugendalters in Wien (1951–1976). Beilage Z Kinder-/Jugendpsychiat 1

Spiel W (1980) Die Psychologie des 20. Jahrhunderts. Band XII. Enzyklopädie in 15 Bänden. Zürich: Kindler

Spitz R ([1967] 1996) Vom Säugling zum Kleinkind. 11. Aufl., Stuttgart: Klett; jetzt Klett-Cotta

Spitz R (1945) Hospitalism and inquiry into the genesis of psychiatric conditions in early childhood. Psychoanal Stud Child 1: 53–74

Spitz R, Wolf KM (1946) The smiling response: A contribution to the ontogenesis of social relations. Psychoanal Stud Child 2: 313

Spitzka E (1890) Über masturbatorisches Irresein. (Bericht über die psychiatrische Literatur, Anhang.) Allg Z Psychiat 46: 302 f.

Sponsel R (1995) Handbuch Integrativer Psychologischer Psychotherapie. Nördlingen: IEC-Verlag

Spreen O (1978) Geistige Behinderung. Berlin/Heidelberg/New York: Springer

Spreen O, Strauss E (1998) A compendium of Neuropsychological Tests. New York/Oxford: Oxford University Press

Staabs G von (1940) Der Scenotest. Bern/Stuttgart: Huber

Statistisches Bureau (1892) Die Selbstmorde der Schüler in Preußen. Allg Z Psychiat 42: 339–340

Stein (1864) Zit. bei Lange-Cosack H, Kammer G (1960) Neurologie und Psychiatrie des Kindes- und Jugendalters. Dt Med J, Festschr 95–98

Stein R (1969) Erziehungsberatung. In: Heese G, Wegener H (Hrsg): Enzyklopädisches Handbuch der Sonderpädagogik und ihrer Grenzgebiete. Berlin: Marhold

Steiner A (1964) Das nervöse Zeitalter. Der Begriff der Nervosität bei Laien und Ärzten in Deutschland und in Österreich um 1900. Zürcher medizingeschichtliche Abhandlungen. Bd. 20. Zürich: Juris-Verlag

Steiner J (1873) Compendium der Kinderkrankheiten für Studierende und Ärzte. Leipzig: Vogel

Steinhausen H-C, Aster M von (Hrsg) (1993) Handbuch Verhaltenstherapie und Verhaltensmedizin bei Kindern und Jugendlichen. Weinheim: Psychologie Verlags Union

Stern C, Stern W (1909) Erinnerung, Aussage und Lüge in der ersten Kindheit. Leipzig, Barth.

Stern E (1953) Über Verhaltens- und Charakterstörungen bei Kindern und Jugendlichen. Zürich: Huber

Stern W (1900) Über Psychologie der individuellen Differenzen. Ideen zu einer Differentiellen Psychologie. Leipzig: Barth

Stern W (1914) Psychologie der frühen Kindheit bis zum sechsten Lebensjahr. Leipzig: Quelle & Meyer.

Stern W (1925) Anfänge der Reifezeit. Ein Knabentagebuch in psychologischer Bearbeitung. Leipzig: Quelle & Meyer

Stern W ([1935] 1950) Allgemeine Psychologie auf personalistischer Grundlage. 2. Aufl., Den Haag: Martinus Nijhoff

Stern W, Stern C (1907) Die Kindersprache. Leipzig: Barth

Sternbach L (1979) Benzodiazepine story. J Med Chem 22: 1–7

Stewart P (1972) Toward a History of Childhood. In: Hist Educ Quart XII: 198–210

Still GF (1902) Some abnormal physical conditions in children. Lancet

Still GF (1965) The history of paediatrics. London: Dawson

Stimpfl J (1899) Stand der Kinderpsychologie in Europa und Amerika. Literaturbericht 1890–1900 zur Kinderpsychologie. Z pädag Psychol 1: 344 bis 361

Stockert FG von (1967) Einführung in die Psychopathologie des Kindesalters. München/Berlin/Wien: Urban & Schwarzenberg

Stolz J (1877) Gedanken über moralisches Irresein (moral insanity). Allg Z Psychiat 33: 732–744

Stölzle R (1908) Pädagogische Einrichtungen und Stiftungen im Juliusspital zu Würzburg. In: Histpol Bl 141: 285–292

Stölzle R (1914) Erziehungs- und Unterrichtsanstalten im Juliusspital zu Würzburg von 1580 bis 1803. Erstmals aktengemäß dargestellt. München: Beck

Stölzner (1877) Über das Lebensalter der weiblichen Irren. Allg Z Psychiat 34: 341–352

Stone L, Church J (1978) Kindheit und Jugend, Einführung in die Entwicklungspsychologie. Bd. 1 und 2. Stuttgart: Thieme

Stone M (1979) The family, sex and marriage in England. Harmondsworth: Penguin

Storch J (1751) Theoretische und practische Abhandlung von Kinderkrankheiten, 4. Eisenach, S. 217ff.

Störring G (1900) Vorlesungen über Psychopathologie in ihrer Bedeutung für die normale Psychologie. Leipzig: Engelmann

Stötzner HE (1864) Altes und Neues auf dem Gebiet der Heilpädagogik. Pädagogische Vorträge und Abhandlungen in zwanglosen Heften, II. Leipzig

Strauss AA, Lethinen LE (1947) Psychopathologie and education of the brain-injured child I. 14. Aufl. 1967, New York: Grune & Stratton

Ströder J (1982) Zur Geschichte der Kinderheilkunde und der Kinderklinik der Universität Würzburg. In: Baumgart P (Hrsg) Vierhundert Jahre Universität Würzburg. Neustadt: Degener, S. 897–908

Strohmayer W (1910) Vorlesungen über die Psychopathologie des Kindesalters für Mediziner und Pädagogen. Tübingen: Laupp

Strohmayer W (1910–1923) Die Psychopathologie des Kindesalters. München: Bergmann

Strunk P (1984) Kinderpsychiatrie und Heilpädagogik. In: Nissen G (Hrsg) Ärzte zu Themen der Zeit. Köln: Tropon

Strunk P, Faust VB (1967) Die Bewertung hirnorganischer Befunde bei Verhaltensstörungen im Kindesalter. Arch Psychiat Nervenkr 210: 152

Studienbüro für Jugendfragen (1961) Handbuch zur Jugendforschung. München: Juventa

Stutte H (1957) Zur Geschichte und Gegenwartssituation der deutschen Kinder- und Jugendpsychiatrie. Fortschr Med 23: 611–622

Stutte H (1958) Grenzen der Sozialpädagogik. Hannover-Kleefeld: AFET

Stutte H (1959) Kinderpsychiatrie und Heilpädagogik. In: Duhm, Stutte, Peter (Hrsg) Selbstdarstellung heilpädagogischen Handelns, 2541. Hrsg. vom evang. Reichs-Erziehungs-Verband (EREV). Die Selbstdarstellung heilpädagogischen Handelns. Evangelischer Reichs-Erziehungs-Verband in Verbindung mit dem Deutschen Verband der evangelischen Heilerziehungs-/Heil- und Pflegeanstalten. Essen

Stutte H (1960) Kinderpsychiatrie und Jugendpsychiatrie. In: Gruhle HW, Jung R, Mayer-Gross W, Müller M (Hrsg) Klinische Psychiatrie. Berlin/Heidelberg/New York: Springer

Stutte H (1966) Soziale Aufgaben der Kinder- und Jugendpsychiater. Jb Jugendpsychiat Grenzgeb V: 173–185

Stutte H (1970) 30 Jahre Deutsche Vereinigung für Jugendpsychiatrie. Nervenarzt 41, 313–317

Stutte H (1974a) August Homburgers Bedeutung in der Geschichte der Kinderpsychiatrie. Heidelberger Jahrbücher 18

Stutte H (1974b) Zur Geschichte des Terminus Kinderpsychiatrie. Acta paedopsychiat 41: 209

Stutte H (1977) Hermann Stutte. In: Pongratz LP (Hrsg) Psychiatrie in Selbstdarstellungen. Bern/Stuttgart/Wien: Huber

Stutte H (1982) Die fachgeschichtliche Bedeutung des I. Kinderpsychiatrie-Kongresses 1937 in Paris. Z Kinder-/Jugendpsychiat 10: 274–283

Stutte H, Harbauer H (1966) Zur Geschichte jugendpsychiatrischer Institutionen. In: Förster und Wewetzer (Hrsg) Jugendpsychiatrische und psychologische Diagnostik. Bern: Huber

Stutte H, Koch H (1970) Charakteropathien und frühkindliche Hirnschädigungen. Berlin/Heidelberg/New York: Springer

Tannen (1892) Hysterie bei einem Kinde. (Verhandlungen psychiatrischer Vereine.) Allg Z Psychiat 48: 424ff.

Tellenbach H (1974) Melancholie. Berlin/Heidelberg/NewYork/Tokio: Springer

Terrien (1894) Die Hysterie in der Vendée. (Berichte über die psychiatrische Literatur.) Allg Z Psychiat 50: 201–207

Tetens JN ([1777]1975–1979) Philosophische Versuche über die menschliche Natur und ihre Entwicklung. Leipzig: Weidmanns Erben

Thesing T (1999) Leitideen und Konzepte bedeutender Pädagogen. Freiburg i. Br.: Lambertus

Thom A (1983) Zur Geschichte der Psychiatrie im 18. Jahrhundert. Berlin: Verlag Volk und Gesundheit

Thomas A, Chess S (1984) Genesis and evolution of behavioural disorders: from infancy to early adult life. Am J Psychiat 141: 1–9

Thomas von Aquino. De veritate. In: Peiper A (Hrsg)(1949) Die Eigenart der kindlichen Hirntätigkeit. Leipzig: Thieme

Tiedemann D (1787) Beobachtung über die Entwicklung der Seelentätigkeit bei Kindern. Hessische Beiträge zur Gelehrsamkeit und Kunst 1: 313–333, 3: 486–502

Tiling Th (1896) Über angeborene moralische Degeneration oder Perversität des Charakters. Allg Z Psychiat 52: 258–313

Tissot SA (1760) Gesammelte Werke in 15 Bänden. Lausanne, 1783–1795; in 8 Bänden: Paris, 1809

Tölle R (1999) Psychiatrie einschließlich Psychotherapie. 12. Aufl., Berlin: Springer

Tolman EC (1949) There is more than one kind of learning. Psychol Rev 56

Tramer M ([1942] 1964) Lehrbuch der allgemeinen Kinderpsychiatrie. 4. Aufl., Basel/Stuttgart: Schwabe

Tramer M (1945) Kinder im Hexenglauben und Hexenprozeß des Mittelalters. Z Kinderpsychiat 5: 11

Tramer M (1960) Zur Entwicklung der Kinderpsychiatrie. Acta paedopsychiat. 22: 238–249

Tremoth K (1891) Beiträge zur Lehre vom Irresein im Kindesalter. Inaug.-Diss. München: Lehmann

Trommer G (1988) Philanthropische Erziehung. Naturgeschichte und allseitige Kräftebildung. In: Oehme J (Hrsg) Das Kind im 18. Jahrhundert. Lübeck: Scheffler, S. 56 ff.

Trott G-E (1988) In: Nissen G (Hrsg) Ein Dezennium Kinder- und Jugendpsychiatrie an der Universität.Würzburg 1978–1988. Würzburg: Eigenverlag

Trott G-E (1991) Das hyperkinetische Syndrom des Kindes- und Jugendalters. Therapeutische Möglichkeiten und deren Evaluation. Habilitationsschrift. Würzburg

Trott G-E (1993) Das hyperkinetische Syndrom und seine medikamentöse Behandlung. Leipzig/Berlin/Heidelberg: Barth

Trüper H, Trüper I (1978) Ursprünge der Heilpädagogik in Deutschland. Johannes Trüper, Leben und Werk. Stuttgart: Klett-Cotta

Trüper J (1894) Psychopathische Minderwertigkeiten im Kindesalter. Ein Mahnwort an Eltern, Lehrer und Erzieher. Allg Z Psychiat 50: 234–235

Tsai LY (1992) Diagnostic issues in High-Functioning Autism. In: Schopler E, Mesibow GB (Hrsg) High-Functioning Individuals with Autism. New York/London: Plenum Press, S. 11–40

Tuke DH (1885) Moral or educational insanity. J Ment Sci 31: 174–190, 360–366

Ufer CD (1897) Dietrich Tiedemanns Beobachtungen über die Entwicklung der Seelenfähigkeiten bei Kindern. Altenburg

Underwood M (1848) Handbuch der Kinderkrankheiten. Dt. Erstausg. von Schulte W, Behrend FJ (Hrsg) Leipzig: Brockhaus

Velthusen WK (1862) Darstellung und Beurteilung der Erweckungen im Elberfelder Waisenhause. Allg Z Psychiat 19: 275–292

Villinger W (1923) Die Kinderabteilung der Universitätsnervenklinik Tübingen. Z Kinderforsch 28: 128–160

Villinger W (1952) Seelische Störungen im Kindesalter (Kinderpsychiatrie). In: Gruhle HW (Hrsg) Lehrbuch der Nerven- und Geisteskrankheiten. Halle: Marhold

Villinger W (1956) Aufgaben der Jugendpsychiatrie. Nervenarzt IV: 545–552

Virchow R (1852) Apoplexie der Neugeborenen. Verh Phys med Ges Würzbg II: 11

Virchow R (1852) Die Hungerepidemie in Unterfranken. Verh Phys med Ges Würzbg III 5: 161

Virchow R (1852) Die Noth im Spessart. Verh Phys med Ges Würzbg III: 105

Virchow R (1852) Über die Verbreitung des Cretinismus in Unterfranken. Verh Phys med Ges Würzbg III: 247

Virchow R (1865) Vortrag auf der Naturforscherversammlung zu Hannover 1865. Virch Arch 38: 129, 44: 473

Vogt H (1901) Über Fälle von Jugendirresein im Kindesalter. Frühformen des Jugendirreseins. Allg Z Psychiat 266(1): 542–573

Vorster (1898) Zur Ätiologie der Hysterie (Freud). Allg Z Psychiat 54: 148

Wachsmuth AW (1859) Allgemeine Pathologie der Seele. Frankfurt a. M.: Meidinger Sohn & Comp.

Walk A (1964) The pre-history of child psychiatry. Brit J Psychiat 110: 754–767

Wanke G (1905) Psychiatrie und Pädagogik. Wiesbaden: Bergmann

Warnke A (1990) Legasthenie und Hirnfunktion. Bern: Huber

Warnke A (1996) Die Bedeutung der Kinder- und Jugendpsychiatrie für die Heilpädagogik. In: Opp G, Peterander F (Hrsg) Fokus Heilpädagogik. Objekt Zukunft. München: Reinhardt

Warnke A (1998) Zukünftige Entwicklung der Psychotherapie im Kindes- und Jugendalter. In: Remschmidt H (Hrsg) Praxis der Psychotherapie mit Kindern und Jugendlichen. Köln: Deutscher Ärzte-Verlag

Warnke A (1999) Psychotherapie im Kindes- und Jugendalter. In: Nissen G (Hrsg) Verfahren der Psychotherapie. Stuttgart: Kohlhammer

Warnke A, Beck N, Wewetzer Ch (1998) Störungsspezifische Psychotherapie in der Kinder- und Jugendpsychiatrie. Z Kinder-/Jugendpsychiat 26: 197 bis 210

Warnke A, Lehmkuhl G (1990) Kinder- und Jugendpsychiatrie und Psychotherapie in der Bundesrepublik Deutschland. Stuttgart/New York: Schattauer

Watson JB (1928) The ways of Behaviorism. New York: Pergamon

Weis G, Hechtmann L (1986) Hyperactive children grown up. New York: Guilford Press

Weltgesundheitsorganisation (1993). Internationale Klassifikation psychischer Störungen. ICD-10. Bern/Göttingen: Huber

Wendehorst A (1976) Das Juliusspital in Würzburg. Bd I. Kulturgeschichte. Würzburg: Oberpflegeamt

Wender PH (1995) Attention-deficit hyperactivity disorder in adults. New York/Oxford: University Press

Werner A (1983) Zur Geschichte der Kinderpsychotherapie im 19. Jahrhundert. Würzburg: Königshausen & Neumann

Werner H (1933) Einführung in die Entwicklungs-Psychologie. Leipzig: Barth

Werry JS (1978) Beyond the hyperactive child and minimal brain damage. In: Setyonegoro RK (Hrsg) Asian Workshop on Child and Adolescent Psychiatry. Jakarta

Werry JS (1978) Pediatric psychopharmacology. New York: Brunner & Mazel

West C (1852) Lectures on the diseases of infancy and childhood. London: Longman, Brown, Green & Longman

Westphal C (1877) Über Zwangsvorstellungen. Berlin: Hirschwald

Westphal CFO (1873) Zur Vorgeschichte der Agoraphobie. Allg. Ztschr. Psychiat. 29: 613–617

Wewetzer KH (1963) Das hirngeschädigte Kind. Stuttgart: Huber

Weyer J (1563) De Praestigiis Daemonum et incantationibus ac veneficiis. Basel

Weygandt W (1900) Psychiatrisches zur Schularztfrage. Allg Z Psychiat 57: 129 ff.

Weygandt W (1902) Atlas und Grundriß der Psychiatrie. München: Lehmann

Weygandt W (1911) Handbuch der Erforschung und Fürsorge des jugendlichen Schwachsinns. München: Lehmann

Weygandt W (1935) Entwicklungsstörungen der Psyche und des Nervensystems im Kindesalter. In: Weygandt W (Hrsg) Lehrbuch der Nerven- und Geisteskrankheiten. Halle: Marhold

Weygandt W (1936) Der jugendliche Schwachsinn, seine Erkennung, seine Behandlung und Ausmerzung. Stuttgart: Enke

Wichern JH (1984) Ausgewählte Schriften, hrsg von Hinrich J. Gütersloh: Gütersloher Verlagsbuchhandlung

Wichmann (1892) Die sogenannte Veitstanzepidemie in Wildbad. (Bericht über die psychiatrische Literatur, Anhang.) Allg Z Psychiat 48: 304 f.

Wiener JM (1977) Psychopharmacology in Childhood and Adolescence. New York: Basic Books

Wildermuth HA (1889) Amylenhydrat gegen Epilepsie. Neurol Centralbl 8: 451–458

Wildermuth HA (1884) Reiseerinnerungen an Frankreich, England, Schottland und Belgien. Allg Z Psychiat 40: 762

Wille W (1898) Die Psychosen des Pubertätsalters. Leipzig/Wien: Deuticke

Windelband W (1948) Lehrbuch der Geschichte der Philosophie, hrsg von Heimsoeth H. 14. Aufl., Tübingen: Mohr, Siebeck

Winzenried FJM (1969) Beziehungen periodischer Verhaltens- und Befindensstörungen im Kindesalter zu den endogenen Psychosen. In: Hippius H, Selbach H (Hrsg) Das depressive Syndrom. München/Berlin/Wien: Urban & Schwarzenberg

Wissenschaftsrat (1986) Empfehlungen zur klinischen Forschung in den Hochschulen. Köln: Wissenschaftsrat

Witkowski L (1879) Einige Bemerkungen über den Veitstanz des Mittelalters und über psychische Infektion. Allg Z Psychiat 35: 591–598

Wittern R (1983) Die Geschichte psychotroper Drogen vor der Ära der modernen Psychopharmaka. In: Langer G, Heimann H (Hrsg) Psychopharmakologie. Grundlagen und Therapie. Wien/New York: Springer

Wolffheim N (1930) Psychoanalyse und Kindergarten. München: Reinhardt

Wolffheim N (1951) Freud zu Kinderpsychologie. In: Psychoanalyse und Kindergarten. München/Basel: Reinhardt, 1966

Wolpe J (1969) The practice of behavior therapy. New York: Pergamon

Wulff (1893) Die geistigen Entwicklungshemmungen durch Schädigung des Kopfes vor, während und gleich nach der Geburt der Kinder. Allg Z Psychiat 49, 133–142

Wunderlich K (1963) Die Psychodiagnostik des organisch hirngeschädigten Kindes. Stuttgart: Huber

Wundt W (1874) Grundzüge der physiologischen Psychologie. Leipzig: Engelmann, S. 212

Wundt W (1889) System der Philosophie. Leipzig: Engelmann

Wundt W (1907) Über die Ausfrageexperimente und über die Methoden zur Psychologie des Denkens. Psychologische Studien 3: 301–360

Wurst F (1982) Testpsychologie im Kindes- und Jugendalter. In: Asperger H, Wurst F (Hrsg) Psychotherapie und Heilpädagogik bei Kindern. München/Wien/Baltimore: Urban & Schwarzenberg

Zapotoczky HG, Hofman P (1997) Werk und Person von Krafft-Ebing aus der Sicht unsrer Zeit. In: Nissen G, Badura F (Hrsg) Schriftenreihe der Deutschen Gesellschaft für Geschichte der Nervenheilkunde. Bd. 3. Würzburg: Königshausen & Neumann

Zappert J (1922) Dementia infantilis. Mschr Kinderheilk 22: 389

Zeller G (1968) Welcher psychiatrischen Schule hat Wilhelm Wilhelm Griesinger angehört? Dt Med J 19(9): 328–334

Zeller G (1981) Von der Heilanstalt zur Heil- und Pflegeanstalt. Ein Beitrag zur Geschichte des psychiatrischen Krankenhauswesens. Fortschr Neurol Psychiat 49: 121

Zeller W (1844) Bericht über die Wirksamkeit der Heilanstalt Winnenthal. Allg Z Psychiat 1: 1–74

Zeller W (1936) Der erste Gestaltwandel des Kindes. Leipzig: Barth

Ziehen Th (1884) Psychiatrie für Ärzte und Studierende. Leipzig: Hirzel

Ziehen Th (1898–1900) Die Ideenassociation des Kindes. In: Samml. Geb. d. pädag. Psychol. 2 Bde. Berlin: Reuther & Reichard

Ziehen Th (1902, 1906, 1915) Die Geisteskrankheiten des Kindesalters. In: Sammlung von Abhandlungen aus dem Gebiete d. Pädagog. Psychol. und Physiol. Ed. V, 1. Heft (1902), Ed. VII, 1. Heft (1904) u. Ed. VIII, 7. Heft (1906)

Ziehen Th (1915) Die Geisteskrankheiten des Kindesalters. Berlin: Reuther & Reichard

Zilboorg G (1941) History of Medical Psychology. New York: Norton & Company

Zilboorg G, Henry GW (1941) A history of medical psychology. New York: Norton & Company

Zinn K (1894) Statistische Mitteilungen über die Krankenbewegung der Brandenburgischen Landesirrenanstalt zu Eberswalde in den Jahren von 1877–1892. Allg Z Psychiat 50: 995–1041

Ziolkowski T (1992) Das Amt des Poeten. Stuttgart: Klett-Cotta

Zulliger H (1930) Heilende Kräfte im kindlichen Spiel. Stuttgart: Klett

Zulliger H (1953) Umgang mit dem kindlichen Gewissen. Stuttgart: Klett

Zulliger H (1957) Bausteine zur Kinderpsychotherapie. Bern/Stuttgart: Huber

Personenregister

Fett gedruckt sind die Hauptfundstellen zur Biographie.

Abraham, Karl 233, 392, 407 f.
Ach, Narziß 305
Ackerknecht, Erwin H. 38, 107, 140, 336, 400 f.
Adler, Alfred 126, 202, 285, 407, 490, 500
Aichhorn, August 407, 410
Ainsworth, Mary 281
Albrecht, Heinrich 455, **497 f.**, 505, 507
Alembert, Jean Le Rond d' 50
Alexander der Große 21
Alexander, Franz Gabriel 108, 203, 364, 477
Alkmaion von Kroton 19
Alzheimer, Alois 451
Andry, Nicholas 41
Annell, Anna-Lisa 229, 489, 505
Anton, Gabriel 464, 469, 485, 497
Arajärvi, Terttu 489
Arenz, D. 344
Aretaios von Kappadokien 19, 23
Ariès, Philippe 154
Aristoteles 17, 20–23, 142, 286, 297, 300 f., 311, 481
Arndt, Rudolph Gottfried 212 f., 256
Arnold, K. 448
Asperger, Hans 161, 265, 358 f., **465 ff.**, 489
Aster, Michael von 413, 427, 430
Atschkova, Meglena 489
Augustinus 24
Aurelianus 24
Autenrieth, Heinrich Ferdinand 97, 100, 194 f., 325 f.
Avenarius, Richard 378
Avicenna 29, 82, 262
Axline, Virginia M. 407

Baastrup, Poul Christian 436
Babinski, Joseph François Félix 321, 400 f.
Bach, Johann Sebastian 64
Badura, Frank 263
Baer, Karl-Ernst von 360

Baeyer, Walter Ritter von 293, 436
Baginsky, Adolf 105, 401
Baillarger, Jules Gabriel François 258
Ballexserd, J. 75
Bandura, Albert 397, 421, **425 f.**
Bárány, Róbert 361
Bardeleben, Karl von 376
Barner, Susanne 114, 462
Basedow, Emilie 68 f.
Basedow, Johann Bernhard 14, 48, **57–60**, 63, 68 f., 80, 93, 135, 286, 289, 309, 356
Bateson, Gregory 432
Baumeyer, Franz 496
Baumgarten, Franziska von 68
Bax, M. 444
Bayle, Antoine Laurent Jessé 332
Beard, George Miller 108, 216, 226 f.
Beaunis, Henri E. 322, 399
Bechterew, Wladimir 302, 415
Beck, Aaron T. 421, 423 f., 430
Beers, Clifford W. 475
Behring, Emil Adolph von 264
Bekker, Balthasar 36, 195
Bellack, A. S. 413
Bender, L. 445
Benedict, Ruth 307
Beneke, Friedrich Eduard 135, 140
Benn, Gottfried 235
Bennholdt-Thomsen, Carl Gottlieb 495
Benzenhöfer, U. 482 f.
Berbez, Paul 166
Berendes, 435
Berger, Frank M. 436
Berger, Hans 178, 390, 415
Bergmann, Ernst von 468
Bergson, Henri 302, 404
Berkeley, George 377

Berkhan, Oswald 173, 188, **210 ff.**, 245 f., 359, 370 f.
Bernard, Claude 113
Bernauer, F. 405
Berndt 172
Bernheim, Hippolyte-Marie 397, **399 ff.**
Bertola, Maria 25
Bettelheim, Bruno 192
Betz, Friedrich 130
Biermann, Gerd 404
Billard, C. M. 263
Bilz, F. E. 199
Binding, Karl 391, 485 f.
Binet, Alfred 305, 308, 319, 321 f.
Binswanger, Otto 361, 375, 384, 389 f., 392
Birbaumer 337
Bird, Friedrich 153
Birnbaum, Karl 347
Bismarck, Otto Fürst 159, 182, 208
Blackbourn, J. M. 445
Bleidick, U. 295
Bleuler, Eugen 187, 254, 319, 451, 458, 467, 477, 503
Blöschl, Lilian 424, 430
Blumenbach, Johann Friedrich 59
Blunk 453
Bobath, Karel 156
Bobertag, Otto 314, 321
Bock, Karl Ernst 199
Bode 163
Bodelschwingh, Friedrich von 97
Bodmer, Johann Jakob 55
Boenheim, C. 500
Boerhaave, Hermann 73, 153
Boland, E. 185
Bollea, Giovanni 489
Bomba, Jacek 489
Bonhoeffer, Karl 105, 134, 222 f., 227, 344, 353, 375, 378, 454, 457, 474 f., 497, 500, 503
Bosch, Gerhard 505
Bosco, Don Giovanni 297
Bossier de Sauvages, François 46, 110, 231
Bourneville, Désiré-Magloire 109 f.
Bowlby, John 280–283, 407
Bradley, Charles 445
Bradley, W. 436
Braid, James 396, 399
Breuer, Josef 162, 396, 402 f.
Brierre de Boismond, A. 184, 349
Briquet, Pierre 270, 397 f.
Broca, Paul 332

Bromberg 37
Brosius, Caspar Max 130, 240, 247 f.
Brücke, Ernst von 310, 402
Brueghel d. Ä., Pieter 74
Bruns, Ludwig 170, 201, 265, **270–275**, 277, 361, 378
Büchner, Georg 138
Bühler, Charlotte 305, **315–318**
Bühler, Karl 304 f., **315–318**
Bumke, Oswald 361, 454
Bumm, Anton 451
Burdach, Carl Friedrich 360
Bürger-Prinz, Hans 258, 455, 497 f.
Burlingham-Tiffany, Dorothy 409
Bush, M. 180

Cade, John 436, 442
Cailleux, de 126 f.
Calmeil-Leubuscher 40
Campe, Joachim Heinrich 57, 59, 63 f., 68, 265
Carl August, Herzog von Weimar 265
Carus, Carl Gustav 14, 91, 298, 300, **311 f.**, 404
Castel, R. 491
Catel, Werner 483
Cathelineau, M. H. 175
Charcot, Jean Martin 40, 109, 134, 162, 165 ff., 175, 178, 183, 217, 221, 223, 226 f., 271, 273 f., 321, **396–402**, 414 f.
Chardon 229
Chess, S. 234, 519
Chiarugi, Vincenzo 82, 108
Chiron 17
Chodowiecki, Daniel Nikolaus 58
Chomsky, Noam 422
Cicero 23
Cimbal, Walther 393, 501
Claparède, Edouard 319
Classen, Barbara 499
Claudius, Matthias 64
Cohen, M. M. 113, 285
Collin, Friedrich Eberhard 265
Comenius, Johann Amos 41, 48 f., 52, 55, 286
Comte, Auguste 133
Condillac, Etienne Bonnot de 52, 87, 109
Conolly, James 116 f., 200, 248
Conti, Leonardo 498
Cook 200
Corboz, Jules Robert 489, 493 f.
Correns, Carl 484

Cover Jones, Mary 415 f.

Cramer, August 83, 172, 228, 265, 271 ff., 277, 361, 378, 465

Cranach d. Ä., Lucas 28

Creutzfeldt, Hans-Gerhard 474

Crinis, Max de 482, 497

Croner 124

Cullen, William C. 46 f., 86, 108, 142, 243

Cumming, W. F. 91, 93, 140

Cytryn, Leon 438

Czerny, Adalbert 131, 164, 264 f., **268 ff.**, 284 f., 443, 447, 459

Dahl, M. 483

Damerow, Heinrich Philipp August 121, 129 f., 202 ff., 212, 346

Dandy, Walter Edward 14, 119

Danillo, S. N. 164

Darwin, Charles 118, 143, 298, 309 f., 414, 457, 484

Datheus, Erzpriester 77

Defoe, Daniel 64

Degkwitz, R. 361

Deinhardt, Heinrich Marianus 102 f., 287, 294, 465

Déjerine, Jules Joseph 222

Delasiauve, Louis-Jean-François 239

Delay, Jean 436, 462

Delbrück, Anton 182

Demaitre, L. 36

Demokrit von Abdera 19

Demosthenes 414

Deniker, Pierre 436

Descartes, René 52

Dewey, John 415

Diderot, Denis 50

Dieffenbach, Friedrich 271

Dilthey, Wilhelm 314

Disselhoff, Julius 97

Donati, R. 405

Dörner, K. 119

Doucet, F. 418

Down, John Langdon Haydon 83, 118, 185

Drechsler, Judith 338, 438

Du Bois-Reymond, Emil 301, 310

Duché, Didier-Jacques 88, 110, 462 f., 473, 489

Dührssen, Annemarie 407, **411 f.**, 425, 496, 513

Durand-Fardel, M. 384

Ebbinghaus, Hermann 313 f., 316, 320, 377, 453, 475

Eckhardt, G. 161

Economo 463, 474

Eggers, Christian 492

Eggert, D. 86

Ehrt, D. 98

Eisenberg, Leon 445, 520

Ellinger, Heinrich 195–198, 250

Ellis, Albert 184, 421, 423

Ellis, W. C. 197

Elmiger, Joseph 251

Emminghaus, Hermann 15, 117, 124, 131 ff., 159, 179, 182, 189, 197, 209, 228, 236, 239 f., 245, 247, 253, 259, 268, 273, 277, 324, 326, 340 f., 348 f., 353 f., **357–375**, 381, 389, 435, 437, 449, 451 f., 467, 472, 477

Empedokles 22

Engeland, Herman van 448

Engelken, Friedrich (d. Ä.) 260

Engelken, Friedrich (d. J.) 245, 260, 353

Enke, W. 105, 503

Epée, Charles Michel de, Abbé 90, 109

Erb, Wilhelm 226

Erikson, Erik H. 365, 406

Erlenmeyer, Adolf Albrecht 93, 98, 100, 130, 158 f., 206, 210, 248

Ernst, Klaus 84, 126 f., 234

Escherich, Theodor 279

Esquirol, Jean Etienne Dominique 37, 82, 89, 91, **109–113**, 128, 137, 184, 200, 202, 231, 239, 245, 324, 349 f., 373

Esser, Günther 234, 444

Essert, T. 155

Ewald, Johann Ludwig 309

Ey, Henri 137

Eysenck, Hans Jürgen 305, 397, 413, 420 ff., **425**

Falk, Johannes Daniel 78 ff.

Falret, Jean-Pierre 113, 184, 258

Falt, Theodor 77, 293

Fanconi, Guido 285

Fauser, August 134

Fechner, Gustav Theodor 29, 54, 298, 300 f., 313, 320, 325, 457

Federn, Paul 410

Feer, Emil 229

Fein, D. 64, 185

Feldner, Josef 15, 158, 326

Féré, A. 162 f.

Ferenczi, Sándor 407 f.

Fernel, Jean 82

Feuchtersleben, Ernst Frhr. von 35, 136, 141 f., 237, 243

Fichter, M. M. 515

Fink, M. Emanuel 250 f.

Finkelnburg, M. 124, 163

Finkelstein, Heinrich 268

Fischer, Max 346 f.

Flechsig, Paul 163, 218, 415, 451

Flemming, Carl Friedrich 121, 129 f., 143, 182, 202 f., 213, 239 f., 325 f., 328 f., 346

Floßdorf, D. 293

Flügel, Fritz Eugen 455

Flügge, Carl 163, 438

Flumine 262

Foa, Edna B. 422

Foerster, Otfried 218, 457

Forel, August 198, 361

Förster, Eckart 492, 498 f.

Francke, August Hermann 43, 80

Frank, Johann Peter 43, 68, 86, 138, 263, 294

Frankl, Lieselotte 317

Frankl, Victor 317

Fredi, Bartolo di 31

Freeman, David 174

Freud, Anna 402, 404, **407–412**, 471, 475

Freud, Sigmund 15, 20, 28, 47, 54, 133 f., 157, 160, 162, 165, 175, 178, 192, 197, 200, 213, 215 f., 227, 271, 300, 312, 319, 333, 336, 355, 365, 385 f., 390, 392, 395–398, **400–409**, 411, 413, 418, 421, 450, 471, 490

Frey, E. F. 470

Friedemann, Adolf 468

Friedmann, Max 356 f.

Friedreich, Johannes Baptista 19, 121, 135, 143, 147, 165, 220, 324 f.

Friedreich, Nicolaus Anton 165 f.

Friedrich II., dt. Ks. 35, 75

Friedrich II. der Große, Kg. von Preußen 77

Friedrich IV., Kg. von Dänemark 66

Friedrich, Caspar David 312

Friedrich Max H. 495

Friedrich Wilhelm I., Kg. von Preußen 77, 136

Fries, Jacob 143

Fritsch, Theodor 308

Fritze, J. 436

Fröbel, Friedrich Wilhelm August 41, 48, **55 f.**, 80, 90, 96, 103, 286, 288

Frobenius, Else 174

Frontali, G. 269

Galen, Clemens August Graf von 483

Galenus aus Pergamon 18, 24, 262

Gall, Franz Joseph 143, 184

Ganser, Sigbert 183, 224

Gaupp, Robert 451, 457, 468, 490, 497, 503

Gauß, Carl Friedrich 64

Gauster, Moritz 130

Gehlen, Arnold 270

Geisel, A. 164

Georgens, Johann (Jan) Daniel 91, 102 f., 287, 294, 465

Georgens, Jeanne-Marie 102

Gerhard, J. P. 102

Gerhardt, Carl 159, 209, 267, 273, 341, 359

Gesell, Arnold 475

Gibran, Khalil 448

Giljarowski, W. A. 449, 502

Gilles de la Tourette, Georges 175

Gittelman-Klein, R. 438

Glanzmann, Eduard 269, 285

Goethe, Johann Wolfgang von 21, 58, 61 ff., 79, 141, 144 f., 265, 289, 297, 300, 308, 311 f., 346, 404, 414

Goethe, Ottilie von 141

Goetze, J. M. 58

Goldfarb, W. 282

Goldstein, Kurt 317

Göllnitz, Gerhard 444, 489, **492 f.**, 498, 503

Gontard, A. von 116

Göring, M. H. 496

Graf, Andreas 309

Grashey, Hubert von 178, 328, 342

Grawe, Klaus 397, 405

Greenspan, S. I. 283

Gregor 469

Griesbach 454

Griesinger, Wilhelm 15, 19, 97, 100, 108, 117, 121, 123, 129 ff., 133 f., 143, 147, 151, 157, 179 f., 189, 191, 197 f., 203 ff., 208, 212 f., 216, 220, 232, 236 f., 240, 243, 246, 261, 298, **324–338**, 347, 349 f., 352, 353 f., 365, 367, 370, 397, 406, 415, 443, 449 f., 452, 477, 511, 513

Grillparzer, Franz 141, 466

Grimm, Brüder 192

Grimmelshausen, Johann Jakob Christoffel von 33, 76

Groddeck, Georg 192, 233

Groos, Karl 220, 394

Gruhle, Hans Walter 394 f., 451, 468, 471

Gudden, Bernhard von 130, 217, 328, 342, 346, 451

Guentz, Eduard Wilhelm 193 f., 206, 325
Guentz, Justus Edmund 194
Guggenbühl, Johann Jakob 86, 89–94, 100, 103, 113, 116, 295, 320
Guinon, Georges 167
Guislain, Joseph 245, 327 f., 332
Gundlach, H. 305
Gustav Adolf von Schweden 360
Gutenberg, Johannes 36
Guthmuths, Johann Christoph Friedrich 63
Guthrie, Edwin Ray 417 f., 422
Guttmann, Paul 167
Guttstatt, Albert 83, 172 f., 185
Gutzmann, Albert (Taubstummenlehrer) 105, 172
Gutzmann, Hermann (Sprachforscher) 105, 171 f., 401

Hadamar, Lorichius von 435
Haeckel, Ernst Heinrich 310, 313, 484
Haecker, Valentin 378
Haffter, C. 493
Hagberg, Bengt 500
Hagen, Friedrich Wilhelm 259
Haindorf, Alexander 135 f., 140
Haisch, Erich 32, 34, 73, 107 f.
Haldenwang, Karl Georg 99
Hall, Marshall 331
Haller, Albrecht von 77
Hallervorden, Eugen 343
Haltau, Ernst von 309
Hamburger, Franz 265, 466
Hammurabi 18
Hanselmann, H. 493
Harbauer, Hubert 492, 495 ff., 505, 507
Hardenberg, Karl August Furst von 141
Harms, Ernest 212, 348, 358, 364, 380, 450, 477
Harnisch, Wilhelm 97
Hartmann, Eduard von 313
Hartmann, Klaus 410
Hartung, K. 285
Haslam, John 115 f., 245
Hasse, Jean Paul 203, 206 ff., 216
Häßler, Frank 492 f.
Hauptmann, Alfred 382, 438
Hauser, Kaspar 86
Haüy, Valentin 109
Healy, William 475, 500
Hebbel, Christian Friedrich 308

Hecker, Ewald 178, 216, 243, 250 f., 326, 342 ff., 349, 351, 382, 451, 453
Hecker, Justus F. C. 34 ff., 169, 349, 351
Heckscher 461
Hefter, Ernst 498
Hegel, Georg Wilhelm Friedrich 91, 152
Heim, Ernst Ludwig 200
Heinecke, Samuel 90
Heineken, Christian Henrich 65 ff.
Heinrich, Kg. von Navarra 49
Heinrich VIII., Kg. von England 115
Heinroth, Johann Christian August 97, 99, 113, 121, 128, 131, 135–141, 143, 145, 194, 213, 265, 298, 301, 511
Heinze, Hans 455, 481, 483
Helferich, Jakob Heinrich 100
Hellbrügge, Theodor 293
Helle, J. 301
Heller, Simon 473
Heller, Theodor 255, 294, 465, 469, **473 f.**, 500
Helmholtz, Hermann von 301, 303
Henke, A. 154, 276
Henoch, Eduard Heinrich 154, 156, 158, 201, 240, 264, 271 f., 278, 384
Heppe 32
Herbart, Johann Friedrich 295
Herberhold, U. 377 f.
Herder, Johann Gottfried 49, 79, 311
Herfort 502
Hergt, Karl 346 f.
Hermelin, Beate 67
Herodot 75, 435
Hersen, M. 413
Hersov, Lionel 489
Herz, Marcus 289
Herzog, C. H. 442
Hesiod 23
Hess, E. H. 275
Hesse, Hermann 308
Hetzer, Hildegard 310, 317
Heubner, Otto Johann Leopold 268 f., 278
Heuchler, Eduard 309
Heuyer, Georges 114, 458, **462 f.**, 467, 469, 489 f., 502
Hewer, E. E. 219
Heyde, Werner 482 f.
Heyer, F. 172
Heygster, Hans 492
Hippokrates 19 ff., 23 f., 82, 258, 262, 511
Hirsch, A. 340

Hirt, L. 166f.
Hitler, Adolf 482, 486
Hitzig, Julius Eduard 273
Hjelman 169
Hobbes, Thomas 297
Hoche, Alfred Erich 178, 361, 391, 485f.
Hoffbauer, Johann Christoph 121, 129, 140, 143,
    145
Hoffmann, Friedrich 270
Hoffmann, Heinrich 188, **190–193**, 208, 220, 233,
    325, 442, 474, 503
Hoffmann, Hermann 457, 469, 491
Hofman, G. 215
Hofstätter, P. R. 415, 425
Hohnbaum, Karl 153, 157
Hölderlin, Friedrich 194f.
Hole, Günter 397
Holzinger, J. M. 33
Homburger, August 93, 97ff., 162, 228, 233, 257,
    284, 348, 358f., 371, 385, **392–395**, 443, 449, 452,
    467, 500f.
Homer 19
Hoppe, Hugo 39f.
Horn, Ernst 200
Horn, Karl Friedrich 78
Horst, Gregor 31, 209
Howe, Samuel Gridley 92, 94
Hübertz, R. J. 124
Hufeland, Christoph Wilhelm 53, 63, 153, 265f.,
    270f.
Hug-Hellmuth, Hermine von **407ff.**, 475
Hull, Clark Leonard 417f., 422
Humboldt, Wilhelm von 63, 144
Hume, David 51
Hünnekens, Helmut 434, 505
Huppmann 43
Husserl, Edmund 316, 393
Huxley, Henry 484

Ibrahim, Jussuf 164, 279, 417
Ideler, Carl Ludwig 172, 325
Ideler, Carl Wilhelm 83, 85, 121, 135f., 140f., 143,
    172, 216, 244
Imhotep (Pharao) 17
Infeld, Moritz 255ff.
Innocenz III., Papst 72f.
Ireland, William 118, 358, 381, 449, 452
Iserlin, J. 54
Isserlin, Max 461, 469, 472, 493

Itard, Jean-Marc Gaspard 71, 85–91, 93, 109, 111,
    292, 295, 320

Jackson, Don D. 432
Jackson, S. 169
Jacobi, Friedrich Heinrich 145
Jacobi, Maximilian Karl Wiegand (Sohn des Fried-
    rich Heinrich) 121, 129, 135f., 141, 143, 145ff.,
    210, 212, 298, 324, 326f.
Jacobson, Edmund 397, 420, 432
Jakob I., Kg. von England und Schottland 153
James, William 302ff., 313, 416, 421
Janet, Pierre 284, 400f.
Jaspers, Karl 113, 187, 189, 228, 347, 362, 393, 395,
    433, 490
Jastrowitz, Moritz 156, 206f.
Jean Paul (Richter) 102, 309
Jenkins, Richard L. 445, 512
Jenner, Edward 263, 266
Jessen, Peter Willers 200f.
Joachim 435
Johann von Wesel 196
Jolly, Friedrich 121, 217f., 254, 271, 342, 370, 375
Joppich, G. 278
Jörg, J. C. G. 309
Julius Echter von Mespelbrunn, Fürstbischof 120
Julius, N. H. 124
Jung, Carl Gustav 20, 314, 319, 392, 400, 406f.
Jung, Paul August Wilhelm 236
Jurkat, E. 288

Kahlbaum, Karl Ludwig 14, 119, 131, 212, 216, 243,
    247, 251–254, 290f., 326, 332, **342–345**, 351, 353,
    356, 375, 382, 451
Kammer, G. 155f., 158, 171
Kanfer, Frederick H. 422, 426f.
Kanner, Leo 67, 94, 133, 212, 358f., 380, 449, 458,
    467, **476–479**, 490
Kant, Immanuel 41, 53f., 57, 64, 82, 91, 135, 270,
    286, 295
Kaplan, Leopold 241
Karl der Große 29
Karl V., dt. Kaiser 30
Kästner, Abraham Gotthelf 67f.
Katenkamp, Johann Heinrich 99
Kayssler, Adalbert 129
Keene, L. 219
Kehrer, Hans Erwin 499
Keil, Gundolf 267, 436

Keilson, H. 229
Keim, Ingeborg M. 191
Keller, Gottfried 308
Kelp, Franz Anton Ludwig 219, 239 f., 244, 254, 437
Kemper, Werner 496
Kemsies 454
Kennedy, John F. 476, 519
Kern, Karl Ferdinand 71, 86, 89 f., 93–97, 103, 172, 207, 286, 320
Kerner, Justinus 140 f.
Kerschensteiner, Josef 155, 276
Key, Ellen 288, 447
Kielhorn, Heinrich 172, 210
Kierkegaard, Søren 309
Kieser, Dietrich Georg von 135, 140
Kihn, Berthold 482
Kind, Karl Friedrich 172
Kindt, Hildburg 348, 361
Kiphard, Ernst Jonny 434
Kircher, Athanasius 434
Kirchhoff, Theodor 34, 138, 179, 216
Kirmsse, Max Bruno 86, 89, 96, 104 f., 146, 295
Kirn, Ludwig 181, 346
Kirsten, Johann Gotthilf 67
Klages, Ludwig 455
Klein, Melanie 20, **407 ff.**, 411 f., 475
Kleinschmidt, Hans 269
Kleist, Karl 464
Klenner, W. 293
Kloppe, W. 63
Klopstock, Friedrich Gottlieb 64
Klotz, E. 124
Knight 237
Knobel, M. 445
Knoblauch, August 393
Kobert, Robert 360 f., 435
Koch, Heinrich 497, 505
Koch, Julius Ludwig August 124, 130, 181, 216, 230, 232 f., 457
Koch, Robert 104
Kochmann, R. 234
Koelliker, Albert von 342, 360
Koestveld van 93
Kohlberg, Lawrence 157, 365
Köhler (1890) 173
Kollbrunner, Jürg 402
Kolle, Kurt 461
Koller, Carl 402
Konfuzius 17

Konniker, M. L. 309
Konstantin I. der Große, röm. Kaiser 18
Koster, Friedrich 130, 259
Kotlarek, F. 219
Koupernik, Cyrille 462
Kovacs, Maria 424, 430
Kowalew, W. W. 489
Kraepelin, Emil 14, 83 f., 119, 131, 133, 163, 173 f., 183, 195, 209 f., 221–224, 233, 243, 251, 254, 258, 302, 305, 321, 332, 340, 342 f., 347, 360, 385, 394, 406, 413, 435, **449–454**, 457, 461, 467, 473, 511, 513, 517
Krafft-Ebing, Richard von 114, 130, 177, 179, 188, 198, **213 ff.**, 217, 250, 253, 255, 346 f., 361, 371, 438, 485
Kramer, Franz 474 f.
Kramer, Moritz 240, 443, 469, 503
Kranz, Heinrich 237
Krasnogorski, N. 164
Krauss, August 177
Kretschmer, Ernst 223, 274, 390, 394, 432, 457, 497
Kreuter, A. 194, 310
Krevelen, Arn van 489
Kries, Johannes von 316
Kroemer, G. 167
Krueger, Felix 302
Krünitz, J. G. 154
Kuhn, Roland 189, 436
Kujath, Gerhard 497 f.
Külpe, Oswald **302–305**, 315 f.
Kurella, Hans Georg 177, 181, 391
Kussmaul, Adolf 152, 171, 175, 346, 457

Laborit, Henri 436
Lacan, Jacques 20
Laehr, Bernhard Heinrich 98–101, 103 f., 111, 116, 122, 126, 129 f., 151, 172, 188, 193, 200, **203–208**, 217, 220, 337, 350, 443, 474
Lange, C. 436
Lange, Johannes 451 f., 469
Lange-Cosack, H. 155 f., 158, 171
Langermann, Johann Gottfried 121, 140 f., 145
Langworthy, O. R. 219
Laotse 17
Lasègue, Charles 113, 163
Lashley, Karl S. 417
Laufenauer, Karl 166
Lavater, Johann Kaspar 54, 58
Lazar, Erwin 161, 393, 503

Lazarus, Arnold A. 413, 421, **424**
Lazarus, Richard S. 397, **421 f.**
Lebovici, Serge 462
Legrand du Saulle, Henri 179, 216
Lehmann, Heinz E. 190
Leibbrand, Werner 139 f., 337 f., 347
Leiber, B. 500
Leibniz, Gottfried Wilhelm 21, 142, 297, 404, 458
Leidesdorf, Max 214
Lejeune 119
Lempp, Reinhart 445, 497, 505
Lenz, Fritz 487
Leonhard, Karl 173, 256, 474
Leopold Friedrich Franz von Anhalt-Dessau, Fürst 58
Lepois, Charles 270
Lessing, Gotthold Ephraim 64
Lethinen, L. E. 444
Leubuscher 33
Levasseur, Thérèse 51
Lewinson, Peter M. 423
Leydig, Franz 267
Lichtenberg, Georg Christoph 311
Lidz, Theodore 432
Liébeault, Ambroise Auguste 396, 399
Liebig, Justus von 153, 436
Liepmann, Hugo 457
Lindsley, Ogden R. 413
Linné, Carl von 46, 110
Lipmann, Fritz 314
Lochander, Martin 70
Locke, John 22, 42, 46, 48, 50, 52, 57, 64, 86 f., 109, 135, 142, 174, 265, 286, 297, 309
Loeschke, Adalbert 497
Lombroso, Cesare 108, 180 f., 184, 189, 232
Lorenz, Konrad 275, 307
Lotze, Rudolf Hermann 300, 302, 304
Löwenfeld, Leopold 391
Löwenstein, Otto 503
Löwnau, Heinz-Walter 505
Lück, H. E. 287
Luderer, Hans-Jürgen 85
Ludwig II., Kg. von Bayern 451
Ludwig XIV., Kg. von Frankreich 109
Ludwig XVI., Kg. von Frankreich 72
Ludwig, Carl 359
Luther, Martin 33 f., 174
Lutz, Jakob 118, 358, 468, 493 f., 503
Lykurg 18

Mach, Ernst 378
Macht, D. I. 436
MacLean, R. 441
Magnan, Valentine J.-J. 114, 221 ff.
Mahoney, Michael J. 421
Maier, Erne 472
Maier, H. W. 493
Maimon, Salomon 289
Makita, K. 489
Mandli, Adam 372
Manheimer-Gommès, Marcel 358, 452, 459, **472 f.**
Mann, Thomas 308
Marbe, Karl 305
Marcus, Carl Friedrich von 121, 210
Margraf, J. 413, 422 f., 427
Maria Stuart 153
Marsh, J. 430
Maschka, Josef von 374
Maslow, Abraham 317
Mason, O. 168
Mattejat, Fritz 428
Maudsley, Henry 14, 111, 114, **117 ff.**, 180, 238, 244, 324, 333, 349, 355, 358 f., 363, 365, 370, 477
Mause, Lloyd de 448
Mauthner, Wilhelm 103
Mauz, Friedrich 457
McKeen Cattell, James 321
McKeith, R. 444
McMillan, M. B. 477
Mead, Margaret 174, 307
Mecheln, C. R. von 262
Medicus, Max 100
Meichenbaum, Donald 421 f.
Meinertz, Friedrich 293
Melanchthon, Philipp 174
Menander 48
Mendel, Emanuel 167
Mendel, Gregor 484
Mendelssohn, Moses 289
Mendlewicz, J. 438
Menninger, Karl 26, 54, 119, 230, 338, 348, 511
Mertens, Wolfgang 422
Merzbacher, F. 32
Meschede, Franz 176, 237, 240, 351
Mesmer, Franz Anton 44, 137, 396, 399
Messer, August 305
Metlinger 262
Meyer, Adolf 232, 449, **477 f.**
Meyer, Ernst 241

Meyer, Johann 98, 172
Meyer, Ludwig 130, 176
Meyerson, A. 445
Meynert, Theodor 130, 134, 143, 214, 216, 219, 238,
    325, 342, 376 f., 402, 464, 511
Michaelis, Edgar 312
Michaux, Léon 462 f.
Mielke, Friedrich 487
Mierke, Karl 210
Minuchin, Salvador 432
Mitscherlich, Alexander 422, 487
Möbius, Paul Julius 51, **221 ff.**, 242
Möckel, Andreas 287, 296
Moeli, Karl 105, 182
Moeller, Friedrich 15, 125, 158, 259, 326, 349, 353
Mohammed 26
Moll, Albert 405
Monakow, Constantin von 458
Mönkemöller, Otto 183 f.
Montague, Lady 263
Montaigne, Michel de 14, 41, 49 f., 52, 275, 286
Montessori, Maria 89, 292 f.
Moor, Paul 432
Mora, C. F. 436
Moreau de Tours, Paul 163, 177, 184, 358, 381,
    449
Morel, Bénédict-Augustin 108, 110, 113 f., 143,
    214, 220, 222, 310, 342, 347, 380, 485
Moreno, Jakob L. 431
Morgan, W. P. 211
Morgenstern, Sophie 114, 464
Moritz, Karl Philipp 289 f.
Moro, Ernst 393
Morrison, J. R. 445
Mosse, H.-L. 134, 516
Mowrer, Hobart 416
Mowrer, Willie Mae 416
Mozart, Wolfgang Amadeus 64
Müller, Anton 97, 126
Müller, Georg Elias 304
Müller, Georg Friedrich 97, 100
Müller, H. 60
Müller, Johannes Peter 54, 298, 301, 303, 330, 484
Müller, Ludwig Robert 158
Müller-Braunschweig, Carl 496
Müller-Küppers, Manfred 405, 444, 480, 483
Munk, F. 376
Munk, Hermann 238
Munk, Klaus 376

Munkwitz, W. 468, 492
Münsterberg, Hugo 302
Mutters, Tom 490

Naecke, Paul 181
Napoleon I. 280
Nasse, Christian Friedrich 19, 121, 129 f., 135 ff.,
    143, 146
Nasse, Karl Friedrich Werner 146, 165, 177, 208,
    218, 260, 363, 372
Neill, Alexander 297
Neisser, Clemens 200, 226
Nendel, E. 130
Neuenretter 240
Neuhäuser, G. 434
Neumärker, K.-J. 475
Neumann, Heinrich Wilhelm 14, 170, 188, 212, 236,
    324, 328, 332, **337 f.**, 342, 359, 442
Newell, Alan 422
Nietzsche, Friedrich 221, 404
Nissl, Franz 348, 393, 451
Nitsch, K. 285
Nitsche Dr. 483
Noeggerath, Carl 268

Oehme, Johannes 43, 67, 69, 72, 75, 77, 154, 262,
    309 f., 340
Oesterreicher, Sebastian 36
Oken, Lorenz 300
Olbrich, G. 500
Opitz, Eduard 284
Opitz, Erich 505

Panizzon, Leandro 445
Pappenheim, Berta („Anna O.") 402 f.
Paracelsus 30, 38 ff., 82
Parry-Jones, William Lloyd 115, 117, 475
Pasteur, Louis 180
Paulsen, Friedrich 389
Pawlow, Iwan Petrowitsch 164, 313, 396 f., **414–419**,
    459, 463
Payk, T. R. 195, 475, 502
Peiper, Albrecht 53, 261 ff., 265, 269 f., 278, 309 ff.
Pelman, Carl Wilhelm 114, 207 f., 386
Pereire, Jacob Rodriguez 87, 109
Perfect, William 115, 245
Peritz, Georg 158, 240
Perls, Frederick S. 419
Pertusato, Nikolasito 25

Pestalozzi, Johann Heinrich 41, 48, 54 f., 57, 61, 80, 90, 93, 286, 290, 308
Pestalozzi, Jakob 55
Peter, Hans-Joachim 499
Peters, U. 224
Peters, Wilhelm 161
Petzina, D. 79
Pfaundler, Meinhard von 75, 131, 264, 276, **278 f.**, 284 f., 361, 417, 447, 461
Pfister, Hermann 361 f.
Pfister, Oskar 407, 411
Phaer, T. 36, 262
Philipp I., Landgraf von Hessen 120
Philipp II., Kg. von Makedonien 21
Piaget, Jean 53, 157, 281, **318 ff.**, 365, 405, 430
Pichot, Pierre 108 f., 129, 137, 146, 231, 236, 322, 329, 342, 362, 400, 451
Pick, Arnold 168, 188, **219 ff.**, 251, 350, 443, 474
Pienitz, Gottlob 202
Pinel, Philippe 82, 87, 89, **108–111**, 115, 117, 128, 137, 231, 324, 433
Piper, Hermann 104 f., 401
Pirquet, Clemens von 466
Platon 17, 20–23, 42, 48, 286, 297, 481
Platter, Felix 30, 39 f., 82, 92
Plinius d. Ä. 53
Ploetz, Alfred 484
Ploog, Detlev 306 f.
Plutarch 23
Pollnow, Hans 443, 474 f.
Pongratz, Ludwig 315
Popper, Karl 316
Portmann, Adolf 275, 472
Poseidonios 24
Praag, H. van 438
Prechtl, H. F. R. 444
Premerstein, E. von 295
Preyer, Wilhelm Thierry 310 f.
Prichard, James Cowles 116, 163, 180, 232
Prince, Morton 165
Prinzhorn, Hans 433
Probst, Joseph 90, 97, 100 f.
Protagoras 19
Psammetich (Pharao) 75
Puységur, Marquis de 45

Rachman, Stanley 420 ff., 425
Raecke, Julius 254
Rauchfleisch, Udo 410

Raulin, Joseph 270
Rayner, Rosalie 416
Recke-Volmerstein, Graf Adelbert von der 79
Régis 114
Reichelt, E. 212
Reichert, Brigitte 189, 277, 359 f., 435
Reil, Johann Christian 126, 129 f., 136, 140, **143–146**, 195, 325
Reimarus, Hermann Samuel 58
Rein, Wilhelm 379
Reiners, L. 141
Remak 167
Rembold 169
Remschmidt, Helmut 397, 448, 492, 506, 513, 516
Rennstich, K. 80
Repond 469
Rett, Andreas 489, **499 f.**
Rhazes (pers. Arzt) 28, 262
Ribot, Théodule Armand 320 ff.
Richter, P. 113, 453
Rickert, Heinrich 316
Rieger, Konrad 120 f., 341, 343
Rilke, Rainer Maria 309
Rimland, B. 64, 185
Rinecker, Franz von 131, 159, 164, 188, 207, 209, 217, 224, 250, 267 f., 324, 340 ff., 359 f., 371, 375, **449–452**
Ringleb, F. 154
Rivers, W. H. 161, 453
Roback, Abraham 310
Robin, Gilbert 119, 462
Roesch, Karl Heinrich 97, 100, 103, 194, 245, 325
Rogers, Carl 316 f.
Roller, Christian Friedrich Wilhelm 327, 346 f.
Rorschach, Hermann 411
Rosén von Rosenstein, Nils 43, 263
Rosenberger 159
Roser, Wilhelm 329 f.
Rossmann, Peter 424
Roth, Heinrich 268
Rothenberger 36
Roubinovich 114
Rousseau, Jean-Jacques 14, 41, 48, **50–54**, 56, 59, 61, 64, 80, 93, 135, 221 f., 263, 266, 275, 286, 290, 307, 318, 356, 406, 410, 447
Rüdin, Ernst 487
Ruffin, Hanns 497
Rush, Benjamin 14, 108, 232, 245
Rush, James 415, 433

Rutherford, J. 100, 330
Rutter, Michael 489

Saarma, J. M. 360, 435
Sacher-Masoch, Leopold Ritter von 215
Sachs 273
Sacristán, José 489
Saegert, Carl Wilhelm 71, **89 ff.**, 94, 103, 286, 320
Safer, D. J. 445
Sagi, A. 293
Salimbene da Parma 75
Salzmann, Christian Gotthilf 48, **57–63**, 77, 286
Sanctis, Sante de 382, 449, 459, 473
Sander, Friedrich 105, 256
Sander, Wilhelm 207
Sargant, W. 445
Saslow, George 422
Satir, Virginia 432
Savage, George H. 119
Schaff, Christa 509
Schaller 48
Schelling, Friedrich Wilhelm Joseph 135, 144, 146, 311
Schelsky, Hellmuth 229
Schenk-Danzinger, Lotte 317 f.
Schettler, Gotthard 507
Scheunen, A. 130
Scheunert, G. 496
Schiller, Friedrich 54 f., 141, 404
Schipperges, H. 195
Schlöss, Heinrich 182
Schloßmann, Arthur 361
Schlözer, August Ludwig von 69
Schlözer, Dorothee von 69
Schmidt, E. 120
Schmidt, Martin H. 234, 444
Schmidt, R. F. 337
Schmitz, Hermann 505
Schneider, Carl 482
Schneider, Ernst 411
Schneider, Kurt 232 f., 257, 394, 444, 471, 495
Schnell, F. 152 f.
Scholz, Jean Paul Friedrich 122, 132, 324, **353–356**, 386, 443
Scholz, Ludwig 14, 133, 198, 233, 251, 356, 358, 381, **386–389**, 459, 485
Schöneich, Ch. von 65
Schönfelder, Thea 497
Schönlein, Lukas 271

Schönpflug, W. 287, 303, 310
Schopenhauer, Arthur 221, 404
Schorr, A. 415, 423 f.
Schou, Mogans 436
Schowalter, John E. 475
Schreber, Daniel Gottlob Moritz 197
Schröder, Paul 293, 449, 451, **454 ff.**, 458, 463, 466 f., 469, 475, 480 f., 498, 500, 503
Schroeter, Friedrich 172, 207
Schröter, W. 99, 104, 162
Schubert, Franz 141
Schuchard, Johannes 448
Schüle, Heinrich 97, 117, 125, 130–133, 157, 174, 183, 213, 236 f., 243, 253, 298, 324, 336, 339, **345–353**, 361, 437
Schulte, Heinrich 497, 504 f.
Schultheß, Anna 54
Schultz, Johannes Heinrich 233, 390, 396 f., 400, 432, 496
Schultze, Ernst 182 f.
Schultz-Hencke, Harald 227, 412, 496
Schulze, Friedrich 454
Schumann, Robert 221
Schwanen, T. 301
Schwarz, F. C. 308
Schwidder, Werner 412, 505
Seeligmüller, Otto Ludwig 169
Séguin, Edouard O. **85–91**, 93 f., 101, 109, 116, 291 f., 295, 320, 443
Seidel, M. 375 f.
Seidler, Eduard 263, 448
Seif 500
Selesnik, Sheldon T. 108, 364, 477
Selter, P. 229
Selvini Palazzoli, Mara 432
Selye, Hans 210, 228 f.
Sengelmann, Heinrich Matthias 88 ff., 97, 101 f.
Séricux 162
Setschenow, Iwan 396
Shaftesbury, Lord 42
Shahar, S. 27
Shannon, Claude 422
Shelley, Percy B. 275
Shorter, Edward 71, 128, 336
Shuttleworth, K. 212
Siebert, Friedrich 208 f., 359, 367
Siegert, Ferdinand 354
Siemerling, Ernst 159, 254
Sigismund 308

Sikorski 310
Simon, Théodore 305, 319
Sioli, Emil Franz 191, 254, 325, 503
Skae, Davis 119
Skinner, Burrhus Frederic 305, 413, **419 f.**, 422
Snell, Ludwig Daniel Christian 93, 165, 207 f., 328
Snell, Otto 33, 328
Sohrt, August 360, 435
Sokrates 20, 22
Soldan 32
Solomon, H. C. 413
Solon 18
Sommer, Robert 305, 490
Soranus 18, 23 f., 262
Specht, Friedrich 501, 505
Speck 47
Speer, Christian Paul 496
Spence, Kenneth W. 417
Sperling 168
Spiel, Georg 494
Spiel, Walter 474, 489, **494 f.**, 503
Spitz, René **280 f.**, 407
Spitzer, Mme 114
Spitzka, Edward 197
Spreen, O. 84
Staabs, Gerhild von 411
Stahl, Georg Ernst 43, 47, 86, **135 ff.**, 144
Stanley Hall, Granville 302, 308, 313 f.
Steffen, August 267, 341
Stein 35, 168
Stein, R. 501
Steiner, Johann 201, 370, 372
Steiner, Rudolf 297, 494
Steinhausen, Hans-Christoph 413, 427, 430, 494
Stekel, Wilhelm 407
Stern, Clara 314
Stern, William 308, 314 f., 321 f., 379, 394, 457
Sternbach, L. 436
Steward, M. A. 445
Stierlin, Helm 432
Stifter, Adalbert 141
Still, George 443
Stockert, Franz-Günther Ritter von 464, 468 f., 489, 492, **496 ff.**, 503
Stolz, J. 180
Stölzle, Remigius 71, 120
Stölzner 98
Storch, Johannes 67, 263

Störring, Gustav 189, 362
Stötzner, Heinrich Ernst 296
Strauss, A. A. 444
Ströder, Josef 267
Strohmayer, Wilhelm 358, 381, **389–393**
Strümpell, Adolf von 221, 274, 308, 354
Strunk, Peter 293, 444, 492
Stutte, Hermann 106, 358, 457 f., 471, 478, **489 ff.**, 495 f., 498, 502 f., 505
Sulzer, Johann Georg 68
Sydenham, Thomas 209
Szilard, Janos 489

Tacitus 25, 174
Tannen 167
Tasso, Torquato 49
Taylor, Frederik Winslow 421
Telemann, Georg Philipp 66
Tellenbach, Hubertus 22, 223, 238, 242
Tent, Lothar 318
Terien 166
Tetens, Johannes Nikolaus 297
Thales von Milet 17
Thesing, T. 88
Thomas, A. 234, 472, 519
Thomas von Aquin 23 f., 297
Thore 202, 239
Thorndike, Edward Lee 414, **416 f.**, 421
Thukydides 15
Tieck, Ludwig 312
Tiedemann, Dietrich 308, 457
Tigges, Wilhelm 259
Tiling, Theodor 182
Timon von Lokroi 19
Tissot, Simon André 196
Tolman, Edward Chace 417 f., 421 f.
Tolstrup, Kai 489
Toulouse, Edouard 114
Tralles 24
Tramer, Moritz 29, 32, 68, 90, 93, 339, 358 f., 447, 449, **457–462**, 469, 472, 476 ff., 489 f., 502
Trapp, Ernst Christian 57
Tredgold, Alfred 443
Tremoth, Karl 246 f.
Trommer, G. 58 f.
Trott, G.-E. 436
Truman, Harry S. 475
Trüper, H. 290
Trüper, I. 290

Trüper, Johannes 232, 290 f., 356, 379, 384, 390, 405, 469
Tsai, L. Y. 67
Tuczeck, Franz 97
Tuke, William 115

Ufer, Christian 130, 232
Underwood, Michael 263

Vargha, M. 489
Velázquez 25
Velthusen, W. K. 34, 152
Vering, Albrecht Matthias 98, 294
Verschuer, Otmar von 487
Verster 162
Victor (Wildkind) 53, 86 ff., 111, 291
Villinger, Werner 457, 462, **467 – 471**, 489 ff., 496, 498, 500
Vincent von Paul 72
Vincenzo di Beauvois 174
Virchow, Rudolf 155 f., 159, 225, 301, 342, 363, 484
Vogel 245, 371
Vogt, Oskar 39
Voisin 163
Vorster 175

Wachsmuth, Adolph W. 189
Wagner, Ernst Leberecht 218
Wagner, Michael 231
Wagner von Jauregg, Julius 218, 255, 454, 464
Waldeyer-Hartz, Wilhelm 376
Waldvogel, Bruno 422
Walk, Alexander 36
Wallgren, A. 285
Wallis, Hedwig 505
Waren, Louise von 50
Warnke, Andreas 211, 428
Watson, John B. 313, **415 – 418**
Watzlawick, Paul 432
Weber, Carl Maria von 312
Weber, Eduard Friedrich 300
Weber, Ernst Heinrich 299 ff.
Weber, Wilhelm 300
Weigert, Carl 393
Weinschenk, Curt 492
Weiße, Christian Felix 309
Weitzmann, B. 421
Wendehorst, A. 70

Werner, Gustav 80
Werner, Heinz 314 f.
Wernicke, Carl 134, 216, 332, 376, 378, 454, 475, 511
Werry, J. S. 438
West, Charles 118, 245, 359, 370
Westphal, Carl Friedrich Otto 129 f., 167, 178 f., 207 f., 215 f., 219, 370 f.
Wettley, Annemarie 139 f., 337 f., 347
Wewetzer, Karl-Hermann 444, 498 f.
Weyer, Johannes 30, 37, 39 f.
Weygandt, Wilhelm 25, 32, 34, 67, 83, 97, 209, **224 ff.**, 451, 468, 471
Wichern, Johann Hinrich 80 f., 286
Wichmann 170
Wieder, S. 283
Wieland, Christoph Martin 79
Wiener, Norbert 422
Wiesener, H. 497
Wildermuth, H. A. 163, 438
Wilhelm Bombast von Hohenheim 38
Wille, Ludwig 251, 361
Willis, Thomas 82
Wilmann, Otto 394
Winzenried, F. J. M. 339
Witkowski, L. 35
Witmer, Lightner 475, 502
Wittern, R. 435
Wolf, Käthe 317
Wolffheim, N. 401
Wolpe, Joseph 413, 416, **420 f.**, 424 f.
Woyzek 138
Wulff 156
Wunderlich, Karl August 268, 328 ff., 444
Wundt, Wilhelm 54, 134, 161, 189, 210, 224, 238, 298, 300, **302 – 305**, 313, 320, 325, 390, 415, 422, 451, 453, 457, 473
Wyneken, Gustav 297

Yates, Aubrey 422

Zacchias, Paolo 82
Zapotoczky, H. G. 215
Zappert, Julius 474
Zeller, Christian Heinrich 79 f.
Zeller, Ernst von 327
Zeller, Ernst Albert von 121, 129, 146, 212, 245, **324 – 328**, 330 ff., 337, 347
Zeller, Gerhart 195, 327, 329 f., 332

Zeller, Wilfried 124, 160, 472
Ziehen, Georg Theodor 83, 131, 133, 255 f., 271, 273,
    277, 290 f., 324, 326, 343, 358, 361, **374–386**, 389 f.,
    392 ff., 449, 452, 477, 513
Ziehnert, Amadeus 309

Ziemssen, Hugo von 209, 237, 347
Zilboorg, G. 30, 142
Zschokke, Johann Heinrich 39
Zulliger, Hans 407, 411
Zwinger, Theodor 263

Sachregister

Abendberg, Schweiz 91 ff., 113
Abtreibung 22, 75 f.
Abwehr 410
ADHS-Syndrom 192, 206, 220, 350, 355 f., 440, 443, 446, 474 f.
Adoptionsforschung 238
affektive Störungen 463
Affektpsychosen 258
Agoraphobie 216
Akzeleration 175, 449
Alkohol, Alkoholismus 46, 114, 163, 181, 183, 241, 379, 381, 453
Alsterdorfer Anstalten 101 f.
Amentia 29
American Academy of Child and Adolescent Psychiatry 476
Anatomie 151
Angstneurose 403
Angststörungen 175 f., 215
Angstthermometer 429
Animismus 43
Anomalien 113, 367
Anorexie 150, 175, 192, 515
Anthroposophie 297
Antidepressiva 441 f.
Antisemitismus 391
Arbeitslosigkeit 79
Arbeitstherapie 105
Armut 79
Ärzte 192 f., 264, 516, 519
Asperger-Syndrom 467
Assoziations-Psychologie 377 f.
Asyle 85 ff.
Ätiologie 111 f., 133, 335 f.
Attributionstheorie 430
Aufklärung, Epoche 57 ff., 137
Aufklärungspädagogik 58 ff.

Autismus 64, 67, 174, 466 f., 477, 479, 499, 512
Autobiographien 308 f.
Autogenes Training 390, 429
Autohypnose 424
Autosuggestion 162, 166

Behandlungsmethoden 112, 127, 145 f., 166 f., 170 f., 194 f., 197, 207, 225, 275, 291 f., 341, 373, 428, 505
Behaviorismus 397, 413 ff., 459
Belastungsreaktion, akute 257, 371
Beratungsstellen 392
Berufsausbildung 105
Beschäftigungstherapie 105, 152, 343
Besessenheit 26–30, 274
Bicêtre, Paris 109 ff.
Bindungsforschung 73, 281 ff.
Bindungsmuster 283
Bindungsstörungen 76, 269
Binet-Simon-Test 322
Biofeedback-Therapie 430
biologische Wende 518 ff.
bio-psycho-soziales Modell 189
Blödsinn (Imbezilität, Idiotie) 111
Brenztraubensäureschwachsinn 442
Brom 163, 368, 382, 437 f.
Bühler-Hetzer-Test 317
Bulimie 175, 373, 515

Charakter 143
Charakterfehler 354 f., 386, 463
Charakterneurosen 233
Child guidance clinics 133, 444, 475, 501
Chorea minor 45, 170
Coping-Techniken 427
Corpus Hippocraticum 19

Dämmerzustände 168, 183, 201, 214, 224, 242, 245, 384

Dämonenglaube 26 ff.
Dämonologie 137
Dämonomanie 73, 111
Defektpsychosen 255, 381 f.
Degenerationslehre 113 f., 118, 133, 143, 165, 214, 222 f., 232, 240, 350, 387
Delinquenz 183, 380, 449
Dementia acuta 246, 370
Dementia praecox 254, 347, 382, 451
Depersonalisation 235
Depression 210, 258 f., 368, 383, 423 f.
Deprivation 445
Deprivationsforschung 281 f.
Deprivationsstörungen 76
Deutsche Arbeitsgemeinschaft für Kinderpsychiatrie 454
Deutsche Gesellschaft für Jugendpsychiatrie 293
Deutsche Gesellschaft für Kinder- und Jugendpsychiatrie 491
Deutsche Psychoanalytische Gesellschaft 401 f.
Diagnoseschemata 512 f.
Diagnostik 109, 497 f.
Diagnostisches und Statistisches Manual Psychischer Störungen (DSM) 513, 517
dialogische Psychotherapie 412
Diathese 284 f.
Diphtherie 264, 268
Diskriminierung 389
Dissozialität 410
Doppelbewußtsein 169
Down-Syndrom 83 f., 119, 126, 150, 185, 442, 500
Drehladen 72 f., 280
Dreiinstanzenmodell 403 f.
Drogen 241, 434 f., 515
Dysphrenien 343

Economo'sche Encephalitis 474
Einheitspsychose 200, 236, **337 ff.**
Einsichts- und Einwilligungsfähigkeit 439
Empirismus 42
Encephalitis congenita 155 f.
endogen/exogen 179, 222 ff., 238, 242 f., 349
Entspannungsverfahren 432
Entwicklungsdiagnostik, neurologische 270
Entwicklungshemmungen 156 f.
Entwicklungshysterie 453
Entwicklungspsychiatrie 128, 131 f., 186, 323–357
Entwicklungspsychologie 41 f., 287, 304–307, 314 ff.

Entwicklungspsychopathologie 42, 111, 306
Entwicklungsstörungen 161
Enuresis nocturna, nächtliches Einnässen 158, 417
Enzephalopathie 492
Epilepsie 19 f., 23 ff., 29, 36, 38, 150, 163, 173, 176, 364, 438
Erbbiologie 486 f.
Erbsünde 113, 135
Ergotherapie 433
Erschöpfungssyndrom 210, 229
Erziehung 47 ff., 54 ff., 157 f., 265 ff.
Erziehungsberatungsstellen 230, 490, 496, 500 f., 516
Erziehungsfehler 61 ff., 352, 355, 366, 442
Eßstörung 164, 175
Evolutionsbiologie 414, 484
Evolutionspsychologie 309 f.
Exorzismus 27–32, 34, 40, 140, 170
Experimentelle Psychologie 302 ff., 419 ff.

Familie, und Geisteskranke 125 f., 199 f., 222, 259, 389, 412
Familienanamnese 187
Familientherapie 431
Farbenwahrnehmung 161
Festhaltemethode 89
Fetischismus 215
Findelhäuser 44, 51, 70–78
Flat-heads (Aztekentyp) 340 f.
Fluidum-Therapie 44 f.
Forschung 517 f.
Franckesche Anstalten, Halle 77
Französische Revolution 53, 57
freie Assoziation 401, 404, 408
freier Aufsatz 411
Freiheit 138 f.
Fröbelgaben 55 f., 96, 288
Fugue 219 f.

Ganser-Syndrom 224, 341
Gebärdensprache 90
Geburtsschäden 157, 452
Gedächtnis 238
Gehirn 146 f., 218 f.
Geist 152 f.
Geisteskrankheiten 145, 150, 376
gelernte Hilflosigkeit 423, 426
Gemüt 454 ff.

Geneva Declaration of the Rights of the Child (1924) 439
Gerichtsmedizin 108, 138, 374, 393, 463
Gesetz des Effektes 416
Gestalttherapie 419
Gestaltwandel 160
Gesundheitserziehung 63
Gilles-de-la-Tourette-Syndrom 442
Grübelsucht 179
Gruppentherapie 431
Gymnasium 209f., 227

Halluzinationen 202, 242, 371
Hebephrenie 250ff., 342ff., 382, 453
Heboidophrenie/Heboid 252f.
Heil- und Pflegeanstalten 70, 85, 99ff., 107ff., 119ff., 188
Heilpädagogik 41, 47ff., 88, 97, 102–105, 287–294, 392f., 432f., 465
Heilungsoptimismus 92f., 100
Hellersche Demenz 382, 473
Hexenverfolgungen 30–34, 137f.
High-functioning autism 67, 185
High-risk-Forschung 238
Hilfsschulen 105, 212
Hirnentwicklung 237
Hirnerkrankungen 344, 350, 379, 452
hirnorganisches Achsensyndrom 444, 492
Hirnschädigungen 149f., 157, 444f.
Hirnstrommessung (EEG) 390, 504
Homosexualität 25, 29, 198, 403
Hospitalismus 73, 75f., 154, 275, 279
Hutchinsonsche Trias 159
Hydrozephalus 19, 67, 159, 225
Hygiene 264, 266
Hyoscin 360, 435f.
Hyoscyamin 360, 435f.
Hypnose 45, 166, 396–401
Hypnotismus- und Suggestionslehre 133
Hypochondrie 334, 351, 370
Hysterie 24, 40, 162, 164–172, 217f., 270–275, 373, 396–403, 437
hysterisch-histrionisch 271

ICD, Internationale Klassifikation psychischer Störungen 513, 517
Ich-Entwicklung 253, 351
Ich-Psychiatrie 333
Ich-Psychologie 336

Idiot savant 64, 67, 111, 185
Idiotie 64, 82, 172, 340, 373f.
Idiotismus 89, 150, 349, 373f.
Imipramin 436, 441
Impfungen 180, 264
Individualpsychologie 126
Industrialisierung 79f., 84
Infektionen 153, 229, 263, 352, 505, 515
Intelligenzminderung 83f., 157, 382f.
Intelligenzquotient IQ 314, 321
Intelligenztests 320ff.
International Association for Child Psychiatry (IACP) 490
Internationale Gesellschaft für Kinderpsychiatrie 454
irrationale Gedanken 423f.
Irrenanstalten 120ff.
Irresein 189, 245ff., 372

Jackson-Epilepsie 159
James-Langesche Theorie 304
Jugendämter 501
Jugendgerichtsgesetz 488, 490
Jugendpsychiatrie 251, 386
Jugendrecht 470
Jugendschutzgesetz 490
Juliusspital, Würzburg 70ff., 120ff., 217f., 250

Kachexie 20
Kanner-Syndrom 467, 477ff.
Kasuistiken 132, 148–185, 187, 349
Katalepsie 399
Katathymes Bilderleben 432
Katatonie 247ff., 254f., 342, 344
Kinder- und Jugendpsychiatrie 114f., 506ff., 514ff.
Kinderanalyse 407ff.
Kinderarbeit 79, 288, 388, 448
Kinderbeobachtungsstationen 447, 458, 493, 497, 504
Kinderdörfer 78
Kinderfehler 158, 367
Kindergarten 56
Kinderkrankheiten 262f.
Kinderlähmung, zerebrale 173
Kinderpsychiatrie 133, 191, 212, 364, 457ff.
Kinderpsychologie 310ff.
Kinderpsychosen 246f., 257, 364f., 367, 493f.
Kinderpsychotherapie 407ff.

Kindersterblichkeit 74f., 96, 98, 154f., 262ff., 276, 278f.
Kindesaussetzungen 18
Kindfahrten 35
Kindheit 52
Kindheitserlebnisse 406
Kindstötung 18, 25
Klassifikationen 131f., 138, 148, 151, 231, 342, 385, 451, 510ff.
Kognitionspsychologie 318ff., 430
kognitive (Verhaltens-)Therapie 413, 421ff.
kognitive Wende 421ff.
Kommunikationsforschung 432
Konditionierung 88, 397, 415ff., 420ff.
Konversionsstörung 201, 224
Körper/Seele (antike Theorien) 18ff.
Körper/Seele, Ätiologien für seelische Erkrankungen 135ff., 142, 145, 202
Kraniostenose 82
Krankheitsbereitschaft 465
Krankheitseinsicht 384
Kretinismus 82f., 92ff., 172, 225
Kriminalität 180f., 380, 449

Lähmungen 164, 166, 170, 173, 218, 272ff., 399, 402
Latenzzeit 160
Lebenskraft (élan vital) 365
Leidenschaften 140f.
Leistungsfähigkeit 161f.
Lernen 52, 89f.
Lernen am Modell 425f.
Lernpsychologie 416ff.
Lerntheorie 417ff.
Lerntorturen 67ff.
Lesen/Schreiben 89
Lese-Rechtschreibschwäche 171, 210f.
Lethargie 29, 399
Levana, Wien 91, 102f., 288
Libido 175f., 405
Lithium 436, 438, 442
Lokalisation, hirnorganische 385, 518
Lückentest 313
Lues/Syphilis 132, 150, 158f., 183, 241ff., 255, 504
Luminal 382, 438
Lustprinzip 404
Lutherhof, Weimar 78, 80
Lykanthropie 46, 86

Magenpförtnerkrampf 465
Magersucht 36
Magnetismus, tierischer 44, 137, 396f.
Maltherapie 433
Manie 20, 24, 38, 139, 258, 344, 368f., 383
manisch-depressives Irresein 259f., 452
Masochismus 215
Massenepidemien, psychische 30, 34f., 37, 73, 165, 167, 170
Maudsley Hospital, London 117
Medikamente 152, 244, 368
Medizin 514
Melancholie 20, 22, 24, 29, 38f., 46, 112, 118, 139, 162, 258, 370
Meningitis 146, 155f., 159, 267f.
Messen/Zählen 300ff.
Mikrozephalie 82, 164, 225, 340
Milieutheorie 313
Milieutherapie 17
Miltown 436
Minderwertigkeit 232f., 254
minimal brain damage (MBD) 444
Mißhandlung 61, 110, 115f., 126f., 159, 354, 389, 395, 517
Montessori-Pädagogik 292ff.
Moral insanity 83, 108, 116ff., 150, 180f., 189, 232, 256, 348, 380
Mörder, Kinder und Jugendliche als 177
Morphium 260, 436
multimodale Verhaltenstherapie 425
Multiple Persönlichkeitsstörung 168
Musiktherapie 18f., 27, 262, 434f.

National Institutes of Mental Health 475
Nationalsozialismus, Erziehung unter dem 479ff.
Naturrecht 36
Neobehaviorismus 417ff.
Nervosität 221ff.
Neurasthenie 216, 226−230, 367f., 401
Neurohistologie 215f.
Neuroleptika 436
Neuropathie 284
Neuropathologie 129, 215
Neurophysiologie 416
Neurose 46f., 142, 162, 216, 243
Neurotransmitter 439
No restraint, Befreiung der Geisteskranken 110f., 115ff., 200, 361
Nomenklatur 131, 151, 201, 245

Nootropika 441 f.
Nosographie 119, 148, 342 f.
Nosologie 134, 348 f., 149, 511 ff.
Nürnberger Resolutionen (1948) 439

Ödipus-Komplex 402
Oligophrenie 64, 82, 364
Onanie/Masturbation 112, 138, 195−200, 207,
 214 f., 218, 227, 252, 261, 350, 352, 373, 388,
 402
Opium 36, 114, 368, 435−438
Organwahl 202 f.
Orthopädie 41

Pädagogik 47 ff.
Pädiatrie 36, 261 ff.
Paranoia 246, 370
Paraphrenien 343
pathologische Lüge 182
pathologische Träumereien 220 f.
Pavor nocturnus 158, 384
Persönlichkeitsentwicklung 154, 282, 450, 452
Persönlichkeitsforschung 425
Persönlichkeitsstörungen 234, 283
Pflügersches Nervenzuckungsgesetz 213
Pfropfschizophrenie 256 f.
Pharmakologie 38, 360
Pharmakotherapie 360 ff.
Phasenmodell 404, 406
Phenylketonurie 500
Philanthropen 42, 63 f., 77
Philanthropine 58, 60, 63 f.
Philanthropismus 57 ff., 265
Phobien 46, 216, 405, 420, 429
Phrenitis 20, 24, 29
Pietismus 77
Placebos 166, 438
Pockenschutzimpfung 263, 266
Polikliniken 266
posttraumatische Belastungsstörung 162 f.
Prophylaxe 260 f.
Psychagogik 291, 407
Psychasthenie 284, 401
Psychiatrie 121, 325 ff.
Psychiatrische Kliniken 347, 502 ff.
Psychiatrische Vereine 130, 367
Psychiker/Somatiker, psychiatrischer Richtungsstreit
 107, 113, 128, 135−147, 324 f.
psychische Störungen 39, 45 f., 145

Psychoanalyse 133, 227, 233, 392, 394−397,
 401−412
Psychodiagnostik 313
Psychodrama 424, 431
Psychologie 286 ff., 297 ff.
Psychomotorische Therapie 434
Psychoneurose 158, 403
Psychopathie 216, 230−234, 394
Psychopathologie 148, 187, 189 ff., 358, 362 ff.
Psychopharmaka 439 ff.
Psychopharmakologie 348
Psychopharmakotherapie 434−446
Psychophysik 298 ff.
Psychosen 20, 36, 39, 142, 151, 179 f., 235 f.,
 238−259, 341, 349, 357, 376 f., 383
psychosomatische Einheit 188
Pubertät 23, 174 ff., 201, 221, 351, 369 f., 388
Pubertätsdemenz 251 f., 352
Pubertätsepilepsie 235
Pubertätspsychose 251 ff.
Pyromanie 176

Quecksilbervergiftung 229, 239

Rachitis 183, 225
Rassenideologie 484 ff.
Rauhe Haus, das, Hamburg 80 f.
Rechte des Kindes 447 f.
Reflexaction 331
Reflexe 237 f., 397, 413 ff.
Reformpädagogik 447
Regulationsforschung 281 ff.
Regulationsstörungen 269
Reichsjugendwohlfahrtsgesetz (1922) 488, 500
Reiz/Reaktion 416 ff.
Rett-Syndrom 499 f.
Rettungshäuser 78−81, 226
Romantik 136, 141
Rorschach-Test 411

Sadismus 215
Säftelehre 23
Salpêtrière, Paris 109, 113
Säuglinge 152, 218 f., 270, 277, 308, 365
Säuglingsforschung 263, 280 ff.
Säuglingssterblichkeit 74 f., 96, 152, 154, 262 f., 276,
 278 f.
Schädelanomalien 181 f.
Schädelmessungen 151

Scharlach 339, 352 f.

Schizophrenie 134, 173 f., 242 f., 254, 339, 403, 451, 495, 516

Schlafkuren 400

Schreibkrampf 164

Schule 49, 54, 59 ff., 146, 160 ff., 172 f., 193 f., 203 ff.

Schwachsinn 67, 82, 111, 172 f., 222 ff., 333, 374

Schwachsinnigenanstalten 97 ff.

Seele 18 ff., 152, 213, 217, 289 ff., 302, 311 ff.

Seelenkrankheit 143

Seelenschmerz 247, 259

Selbstmanagement 426 f.

Serotonin-Wiederaufnahmehemmer (SSRI) 442

Sexualität 198, 403

Sexualität, kindliche 213 ff., 405

Simulation 272

Sinnesdelirien 252

Sinnesphysiologie 301

Sinnesschulung 85, 89 f., 93, 95, 225

Sinnestäuschungen 357

Situationsneurose 257

Somnambulismus 166, 201, 384, 399, 466

Sonderpädagogik 294 f.

Sozialhilfen 489

Sozialhygiene 43

Sozialisationsstörungen 180 f.

Spieltherapie 408 f., 412, 430 f.

Sprache 337–339

Sprachentwicklung 464

Sprech- und Sprachstörungen 171, 173, 211 f.

Stammeln/Stottern 164, 173, 210 ff.

Stereotypien 245, 442

Stigmen 113 f., 118, 133, 143, 168, 399

Stimmungsschwankungen 174

Strafmündigkeit 388, 488

Streßforschung 210, 228 f.

„Struwwelpeter" 190 ff., 233

Suizidalität 184 f., 215, 245, 352, 356, 384

Summerhill, Schulversuch 297

Symptomatologie 366, 385

Symptome 148 f.

Systemische Familientherapie 431 f.

T4-Aktion (Kindereuthanasie) 101, 455, 468 f., 481 ff., 498

Tanzwut 35

Taubstummenschule 90 f., 94, 172

Teilleistungsstörungen 445

Tempelschlaf 17, 19, 27, 262, 435

Terminologie 231

Tics 178, 219 f.

Tiefenpsychologie 401–412

Token-Programme 429

Tollwut 153, 179 f., 264

Toxoplasmose 156, 505

Tranquilizer 441

transitorisches Irresein 214

Traumatisierung 230

Treibhauserziehung 68

Trichotillomanie 442

Triebe 140

Typhus 139, 146, 155, 207, 218, 339

Überbürdung 50, 160, 168, 193 f., 204 ff., 227 f., 273, 284 f., 335, 357, 368, 453 f.

Überforderung 59, 191

Übertragung 409

Ungeborene, seelische Entwicklung 152 f., 157

Union der Europäischen Kinderpsychiater (UEP) 462

Unterricht 60, 93, 225 f.

Veitstanz 38, 209

Verbrecher, geborener 108, 180 ff., 232

Verein Deutscher Irrenärzte 96, 204

Vererbung 113 f., 139, 147, 222 f., 235, 336, 347 f., 366, 387

Verfolgungswahnsinn 240

Verhaltensforschung 275, 306 ff., 413 ff.

Verhaltensstörung 444 f.

Verhaltenstherapie 397, 413–430

Verstärkertheorie 419 f., 429

Verwahrlosung 78–81, 110, 116, 126 f., 183, 395, 449

Vitalismus 144

Volkserziehung 54, 56, 64

Volksschule 49, 54

Vorsorgeuntersuchungen 266

Wahninhalte 237, 239

Wahnsinn 20 f., 38

Waisenhäuser 44, 70–78

Waldorfschulen 297

Webersches Gesetz 299, 301

Wechselbalg 29, 31, 34

Weglaufen 183, 220, 455

Werkstätten 105

Wildkinder 86 ff., 111

Wolfskinder 86

Wunderkinder 64–69
Würzburger Schema 512
Würzburger Schule 304 f.

Zeitfaktor 339, 460
Zeitschriften 129 f., 146, 151, 201, 203, 209, 327, 346,
    411 f., 468 f., 496

Zivilisierung/Moralisierung 53
Zwang/Gewalt, bei der Erziehung 50, 52
Zwangsneurose 216, 403
Zwangssterilisation 232, 391, 457, 468, 482, 487
Zwangsstörungen 177 ff., 214 f., 355, 371, 420 f.
Zwillingsforschung 238

Abbildungsnachweis

Die Abbildungen stammen aus der privaten Sammlung des Verfassers,
außerdem